JN431069

제 4 판

사례생리학

CASE PHYSIOLOGY

고석신 김민희 김영준 김정선 김해동 김현주 박지환 서병도 성윤희
이경희 이문영 이지용 이진종 이현주 전용진 정선영 외 공저

정문각 JMK

사례생리학 제4판

CASE PHYSIOLOGY

편집위원

위원장 이 문 영

고석신 김민희 김영준 김정선 김해동 김현주 박지환 서병도
성윤희 이경희 이지용 이진종 이현주 전용진 정선영

집필위원

강윤정 동의과학대학교
고석신 대전보건대학교
구현모 경성대학교
김민희 을지대학교
김영준 혜전대학교
김정선 강동대학교
김지훈 가야대학교
김해동 청주대학교
김현주 한국교통대학교
김효섭 충북보건과학대학교
박주영 경남정보대학교
박지환 대전보건대학교
박희수 경동대학교
서병도 경운대학교
성윤희 경남대학교
양대중 세한대학교
이건철 경남정보대학교
이경희 백석대학교
이대희 유원대학교
이문영 호남대학교
이정훈 선린대학교
이지용 연세대학교
이진종 전남과학대학교
이현주 수원과학대학교
장 철 경남정보대학교
전용진 경동대학교
정선영 호산대학교
조성현 남부대학교
한슬기 대전보건대학교

가나다 순

머리말

‘사례생리학’이 출간된 지 꼭 10년이 되었습니다. 10년이면 강산도 변한다는 표현이 진부할 지는 모르겠지만 어찌 이리도 잘 맞는지 신기할 정도입니다. 그동안의 대학의 상황, 학생들의 세대, 교육의 지형 등 참 많은 것이 바뀌어 왔고, 저희 저자들은 이에 맞춰 네 번째 개정판을 출간하게 되었습니다. 특히 요즘과 같이 디지털화 되고 개인주의가 만연한 시대에서 하나의 대학교재가 10년 이상을 유지한다는 것이 쉬운 일은 아닙니다. 그만큼 저자로 참여하시는 교수님들께서 실제 10년 동안 생리학 강의를 직접 하시면서 내용을 구성하시고 보다 쉽게, 보다 정확하게, 보다 오류 없이 저술했기 때문이 아닐까 자평해 봅니다.

생리학을 가르치면서 늘 느끼는 점은 ‘어렵다’는 것입니다. 생리학의 내용도 내용이거니와 기초과목인 만큼 저학년을 대상으로 심오한 생리학적 기전을 가르치는 일은 호락호락하지 않습니다. 그래서 본 저서인 ≪사례생리학(Case Physiology)≫은 어려운 생리기전을 실생활의 예를 들어 [Tip]으로 알기 쉽게 설명하였고 각 장의 마지막 부분에는 임상에서 많이 다루는 임상 [사례(case)]를 각 단원마다 수록하여 수강생들이 전공에 들어가서도 흥미를 가지고 생리와 연계하여 학습할 수 있도록 구성하였습니다. 특히 이번 개정판에서는 본문에서 주요한 내용에 밑줄을 긋고 맨 마지막에서 주요 내용을 정리할 수 있는 문제를 추가하였습니다. 모쪼록 학습자들에게 도움이 되길 바랍니다.

코로나19로 멈춘 듯했던 교육의 흐름이 다시 회복되었지만 비대면으로 생리학을 배웠던 학생들이 여전히 기초에 대한 어려움을 느끼고 있고, 갈수록 줄어드는 학령인구 가운데에서 학습자들의 역량을 향상 시키기는 더 어려워지는 것 같습니다. 하지만 저자와 이 책을 사용하시는 모든 교수자는 또 언제 그랬냐는 듯 열정적인 모습으로 강단에 설 것입니다.

이 책의 출간에 헌신적인 지원을 아끼지 않으신 정문각 김시동 회장님, JMK 김재민 대표님 감사합니다. 무엇보다도 학기와 방학을 가리지 않고 수고해 주신 개정작업 참여 교수님들께 진심으로 감사드립니다. 앞으로도 꾸준히 사랑받으면서 학생들에게 도움이 되며 다음 10년을 기약하는 교재가 되도록 노력하겠습니다. 감사합니다.

2023년 8월

대표저자 이문영

차례

CHAPTER 05 말초신경계 생리 / 109

CHAPTER 06 감각기관 생리 / 141

CHAPTER 07 근육생리 / 169

CHAPTER 10 소화생리 / 279

CHAPTER 11 배설생리 / 315

CHAPTER 12 생식생리 / 345

- 이현주 교수

CHAPTER 01 인체생리 개요

학습목표

1. 생리학의 개념을 이해할 수 있다.
2. 생명체의 구조 수준을 이해할 수 있다.
3. 인체의 생명 현상 유지를 위한 생명 활동을 이해할 수 있다.
4. 인체의 항상성 기전의 종류와 특징을 이해할 수 있다.

의학용어

1. 생리학(physiology)
2. 화학물질(chemical substances), 세포(cell), 조직(tissue), 기관(organ), 계통(system), 생명체 또는 유기체(organism)
3. 조직화(organization), 신진대사(metabolism), 반응(response), 생식(reproduction), 발생(genesis), 성장(growth), 발달(development), 노화(aging)
4. 항상성(homeostasis), 음성 되먹임 기전(negative-feedback mechanism), 양성 되먹임 기전(positive-feedback mechanism)

생리학은 생명체에 대한 현상 또는 기능을 다루는 학문이다. 생명체는 6단계의 구조 수준, 즉 화학물질 수준, 세포 수준, 조직 수준, 기관 수준, 계통 수준, 생명체 수준으로 구성된다.

인체생리학은 생리학을 분류하는 한 분야로 우리 몸의 현상과 기능을 연구하는 분야이며, 조직화, 신진대사 반응, 생식과 발생, 성장과 발달, 노화와 같이 복잡하고 특징적인 생명활동을 수행한다.

사람의 몸에 외적인 자극과 내적인 자극이 발생해도 몸은 정상 생리기전을 유지하기 위해 스스로의 노력을 하는데 이를 항상성 기전이라고 한다. 자극을 억제하거나 최소화하기도 하고, 강화작용을 통해 우리 몸의 항상성이 유지된다.

이 단원에서는 생리학과 생명체의 기본 개념과 우리 몸의 기능에 대해 개괄적으로 알아보고자 한다.

01 생리학의 기본 개념

1) 생리학이란 무엇인가?

생리학(physiology)은 자연을 뜻하는 physis와 학문을 뜻하는 logos에서 기원된 단어로, 자연의 대상인 **생명체(organism)**에 대한 현상 또는 기능을 다루는 과학적 학문이다. 연구 대상에 따라 사람의 몸을 연구하는 **인체생리학**, 동물생리학, 식물생리학 등으로 구분되기도 하며, 생명체의 특정 기능에 따라 신경생리학, 근육생리학, 뇌생리학 등으로 분류된다. 또한 세포와 조직, 기관의 기능에 연구의 초점을 두어 세포생리학, 조직생리학, 기관생리학으로 구분되기도 한다.

인체생리학을 학습하는 목적은 첫째, 자극에 대한 몸의 기능과 반응을 이해하고 예상하는 것, 둘째, 끊임없이 변하는 내부 환경과 외부 환경에서 몸이 어떻게 좁은 범위의 기준값 안에서 몸의 상태를 정상적으로 유지하는 기전(mechanism)을 이해하는 것이다.

2) 생명체의 구조 및 기능적 구성

생명체는 6단계의 구조 수준, 즉 화학물질, 세포, 조직, 기관, 계통, 생명체(유기체, organism) 수준으로 구성된다(그림 1-1).

(1) 화학물질 수준

모든 생명체의 구조와 기능적 특성은 화학적 구조에 의해 결정된다. 화학물질(chemical substances) 수준에는 수소와 탄소 같은 **원자(atoms)**와 원자가 형성되는 **분자(molecule)**로 구성된다. 서로 상호작용하여 분자의 기능은 그 구조와 밀접하게 연관되어 있으며, 분자들이 결합하여 탄수화물, 지방, 단백질과 같은 **거대분자(macromolecule)**를 구성한다.

(2) 세포 수준

세포(cell)는 모든 생명체의 구조와 기능의 기본적인 단위이다. 탄수화물, 지방, 단백질은 여러 세포의 세포막, 핵, 세포 소기관 등의 각 부분들을 만들고, 이것들이 모여 세포를 만든다. 세포의 구조와 기능적인 측면에서 세포의 유형이 다르더라도, 세포는 많은 공동의 특성을 가진다. 세포의 특성과 다양성에 관한 지식은 생리학을 기본적으

TIP 우리 몸을 이루는 세포, 조직, 기관, 기관계통

한 채의 집이 지어지기 위해서는 많은 수의 벽돌과 재료가 필요하고, 이들이 모여 벽, 기둥, 바닥 등의 구조물을 형성하고 방, 거실, 화장실을 구성하는 것이 필요하다. 우리 몸을 이루는 원리도 이와 유사하다. 우리 몸은 수백조 개의 세포로 구성되어 있는데, 집을 구성하는 벽돌과 재료처럼 세포는 우리 몸을 이루는 최소 단위의 역할을 수행하게 된다. 재료 역할을 하는 세포가 모여 조직인 구조물을 만들어내고, 두 가지 이상의 조직이 모여 특정한 기능을 수행할 수 있는 기관을 이루며, 유사한 역할을 수행하는 기관들이 10여 가지의 기관계통을 이루어 우리 몸이 구성된다. 집을 튼튼하게 짓고 효율적으로 잘 활용하기 위해서는 집을 이루는 기본 요소들을 이해하는 것이 필요한 것처럼, 우리 몸을 잘 이해하고 건강하게 유지하는 기전을 이해하기 위해서는 우리 몸을 이루는 기본 요소인 세포, 조직, 기관, 기관계통을 체계적으로 이해하는 것이 필요하다.

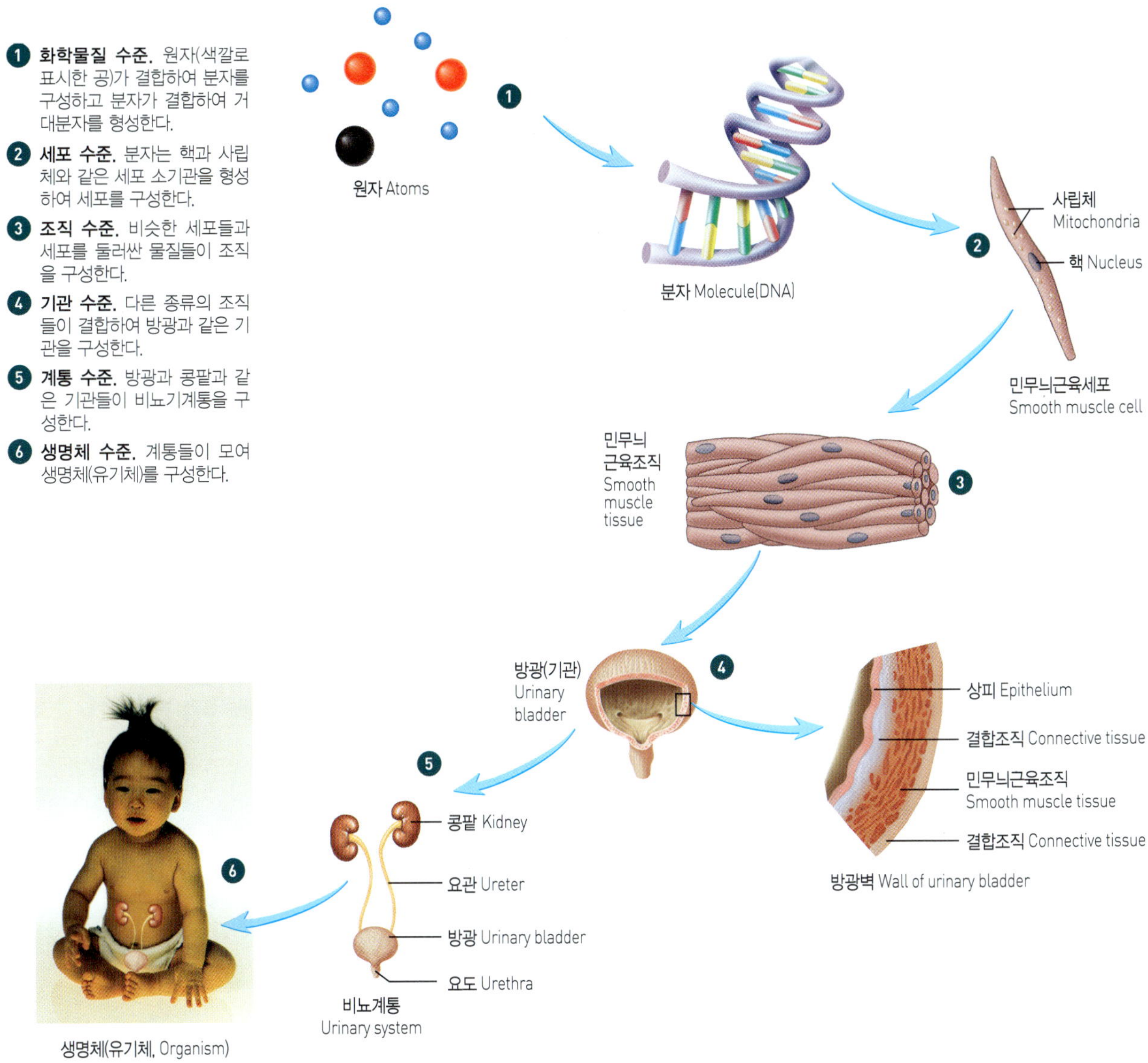

그림 1-1 생명체의 6단계 구조 수준

로 이해하는 데 필수적이다.

(3) 조직 수준

조직(tissue)은 유사한 세포들과 세포를 둘러싸고 있는 물질의 모임이다. 세포의 특성과 이를 둘러싼 물질이 조직의 기능을 결정한다. 몸을 구성하는 많은 기관들은 네 개의 기본 조직인 상피조직, 결합조직, 근육조직, 신경조직으로 구성된다.

(4) 기관 수준

기관(organ)은 두 가지 이상의 조직으로 구성되어 있으며, 함께 공동의 기능을 수행하는 구조체를 말한다. 피부, 위, 심장, 콩팥, 방광 등이 기관의 예이다(그림 1-2).

(5) 계통 수준

계통(system)은 공통적인 목표를 달성하기 위해 서로 관련된 기능을 수행하는 기관의 모임이다. 예를 들어, 비뇨계통은 콩팥, 요관, 방광, 요도 등으로 구성되어 있다. 콩팥은 소변을 생산하고, 요관을 통하여 방광으로 운반되

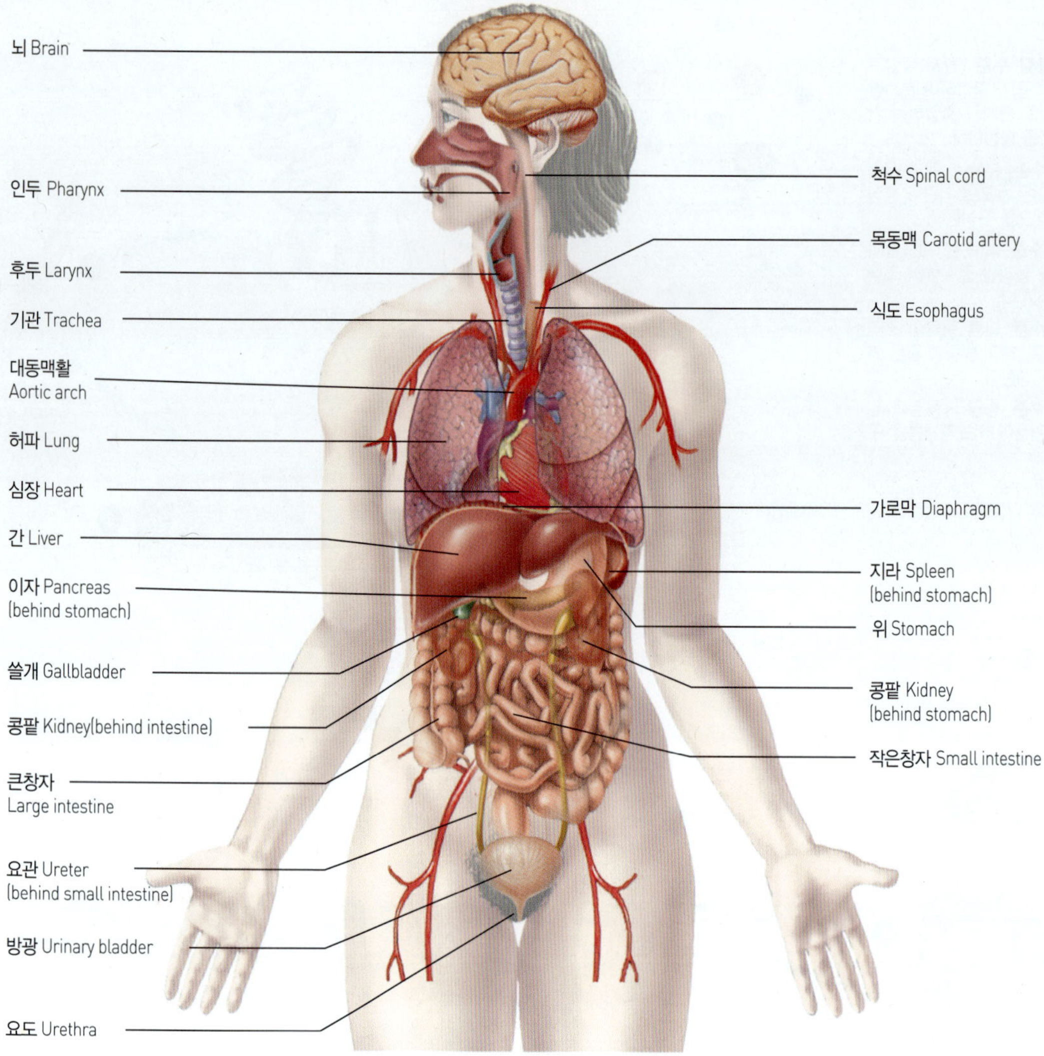

그림 1-2 몸의 주요 기관

어 몸에서 요도를 통하여 빠져나갈 때까지 방광에 저장된다. 우리 몸에는 보통 11개로 구분되는 주요 계통, 즉 외피계통, 뼈대계통, 근육계통, 림프계통, 호흡계통, 소화계통, 신경계통, 내분비계통, 심장혈관계통, 비뇨계통, 남·여 생식계통이 있다(그림 1-3). 계통의 조화로운 활동이 정상적인 기능에 필수적이다.

(6) 생명체 수준

생명체(유기체, organism)는 하나의 세포로 구성된 박테리아에서부터 수백 조 개의 세포로 구성된 사람에 이르기까지 살아 있는 생물 전체를 생명체로 본다. 사람은 상호 종속관계에 있는 계통의 복합체이다.

3) 생명의 특징

사람은 생명 현상을 유지하기 위해 조직화, 대사, 반응, 생식과 발생, 성장과 발달, 노화와 같은 복잡하고 특징적인 생명 활동을 수행한다.

(1) 조직화

조직화(organization)는 생명체가 가지고 있는 각각의 계통 사이에서 일정한 질서를 가지고 유기적인 활동을 수행하는 것을 의미한다. 모든 생명체는 하나 이상의 세포로 구성되어 있고, 정확한 기능을 수행하기 위해 고도로 조직화되고 전문화된 세포 기관으로 구성된다. 조직화된 상태의 붕괴는 기능상실과 죽음으로 이어질 수 있다.

을 의미한다. 세포의 생식 없이는 성장과 조직 재생이 불가능하고, 생명체의 생식이 없으면 종이 소멸된다.

(5) 발생

발생(genesis)은 생명체의 생식과 수정 과정 이후에 진행한다. 사람 몸의 주요 기관은 대부분 배아기 과정을 거쳐 형성되며, 팔과 다리는 수정 후 28일을 전후로 팔다리싹의 형태로 발생한다.

(6) 성장

성장(growth)은 생명체의 전체 또는 일부분의 크기 증가를 나타낸다. 성장은 세포 수, 세포 크기, 세포를 둘러싸고 있는 물질 증가의 결과이다.

(7) 발달

생명체의 변화를 포함하는 발달(development)은 시간이 흐름에 따라 생명체가 수정되는 순간에서 시작하여 사망할 때 끝난다. 가장 큰 발달은 출생 이전에 일어나지만, 많은 발달이 출생 이후에도 계속되며 일생에 걸쳐 발달은 계속된다. 발달은 일반적으로 성장뿐만 아니라 분화의 의미도 포함한다. 분화(differentiation)란 세포 구조와 기능이 특수화되는 발달이다. 예를 들어, 수정 이후 일반적인 세포가 특수화되어 피부, 뼈, 근육, 신경세포 등과 같은 특정한 세포 유형으로 발달된다. 이러한 세포 분화는 조직과 기관을 형성하는 데 필수적이다.

(8) 노화

노화(aging)의 과정은 생명체의 정상 발달 과정으로, 대부분의 세포가 일생을 거쳐 분열하고 성장하며 노화된 세포를 대체한다. 신경세포와 같이 일부 세포에서는 노화된 세포가 죽게 되면 분열을 중지하고 대체하지 않는다.

핵심돋보기

생리학은 생명체에 대한 현상 또는 기능을 다루는 학문이다. 생명체는 6단계의 구조 수준, 즉 화학물질 수준, 세포 수준, 조직 수준, 기관 수준, 기관계통 수준, 생명체 수준을 기본으로 구성되고, 조직화, 신진대사, 반응, 생식과 발생, 성장과 발달, 노화와 같이 많이 복잡하고 특징적인 생명 활동을 수행하고 있다.

4) 항상성 기전

항상성(homeostasis)이란 외부 환경 또는 내부 환경의 변화에도 불구하고 몸 안의 상태를 정상의 범위 내로 유지하는 인체의 정상기전이다. **항상성 기전(homeostatic mechanisms)**은 생명체의 상태를 정상 범위 또는 표준 범위에서 유지하게 하려는 현상으로, 대부분은 신경계통 또는 내분비계통에 의해 조절된다.

계통은 내부 환경의 조절에 관여하여 내부 환경이 비교적 일정하게 유지되게 한다. 예를 들어, 소화계통, 호흡계통, 심장혈관계통, 비뇨계통 기능이 함께 작용하여 몸에 있는 각 세포가 충분한 산소와 영양분을 공급받을 수 있게 하고 세포 속의 노폐물이 중독량까지 축적되지 않도록 한다. 만약 세포 주변 환경의 항상성이 깨지면, 세포들은 정상적인 기능을 못하고 파괴될 수도 있다. 질병은 항상성을 깨뜨려 생명을 위태롭게 할 수도 있다. 현대 의학은 항상성을 깨뜨리는 기전을 이해하려 노력하고, 생명체의 상태를 정상 범위로 되돌리려는 노력을 하고 있다. 항상성 기전은 음성 되먹임 기전과 양성 되먹임 기전으로 나눈다.

(1) 음성 되먹임

항상성을 유지하는 기전들 중 대다수는 음성 되먹임 기전(negative-feedback mechanism)을 활용한다. 음성(negative)이라는 뜻은 표준 값에서 멀어진 편차를 아주 작게 하거나 제한하는 것을 의미한다. 음성 되먹임은 값의 변동 자체를 방지하는 것이 아니라 변동에 대한 보상작용을 통해 정상 범위 안에 유지시키는 것이다.

항상성 유지를 위한 세 가지 기본 요소가 있다. 첫째는 **수용기(receptor)**로 혈압과 같은 변화를 감시한다. 둘째, 뇌에 있는 **조절중추(control center)**로 조절중추가 표준 범위를 설정하면 변화되는 값이 표준 범위 내에서 유지된다. 셋째, **효과기(effector)**로 조절중추에서의 조절 명령이 효과에 직접적으로 작용하여 조절중추에서 설정된 표준값과 현재 이 값의 차이를 정상적으로 조절할 수 있다(그림 1-4). 외부와 내부 환경에서의 변화는 몸의 변화를 유발한다. 이를 수용기가 감지하면 뇌의 조절중추를 통해 항상성 기전을 작동시키게 되고, 효과기에 의해 정상 범위 내

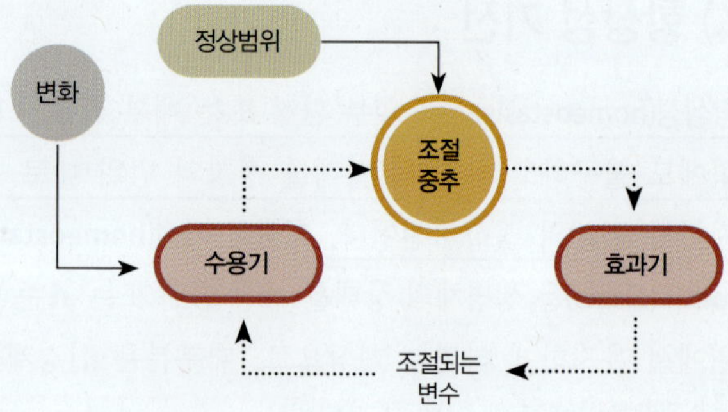

그림 1-4 항상성 유지를 위한 세 가지 요소

로 돌아오게 되면 정상으로 돌아온 몸의 변화를 수용기가 감지하여 조절중추로 보내 효과기의 작용을 멈추게 된다.

정상 체온의 유지는 음성 되먹임의 좋은 예시이다(그림 1-5). 체온이 떨어진 경우 피부 등에 있는 온도 수용기가 전달해 온 체온의 변화를 조절 중추인 시상하부에서 인식하여 피부에서의 열 손실을 줄이고, 근육에서 수축과 떨림을 통해 열을 발생시키는 등의 노력을 통해 체온을 올려 정상으로 유지되게 한다. 체온이 높아진 경우에는 피부를 통한 열 발산을 높이고 땀 배출 등을 통해서 체온을 내려 정상으로 복귀시킨다.

(2) 양성 되먹임

양성 되먹임 기전(positive-feedback mechanism)은 초기의 변화에 대한 반응으로 인해 계속해서 추가적인 반응이 더 발생되는 것이다. 그 결과, 표준 범위에서 멀어진 편차가 더욱 커진다.

예를 들어, 출혈이 발생하면 지혈기능을 담당하는 혈소판이 활성화되면 다른 혈소판을 더 불러올 수 있는 화학물질을 분비하여 더 많은 혈소판을 불러 모으는 요소로 작용하고, 이를 반복하는 양성 되먹임 작용이 일어난다. 지혈이 잘 진행되어 출혈이 멈추어 항상성이 깨진 상황이 해결되면 이러한 작용이 멈추게 된다.

양성 되먹임의 다른 예는 출산이다. 출산이 임박하면, 아기의 몸에 의해 자궁이 늘어난다. 특히 자궁입구 주변이 늘어나면 자궁수축 호르몬인 옥시토신(oxytocin)이 분비되어 자궁근육의 수축을 자극한다. 자궁의 수축으로 인해 아기가 자궁입구로 이동하면 자궁입구가 더 늘어나게 될 뿐만 아니라 분비된 호르몬이 더 많은 호르몬을 분비되게 하고 이러한 변화가 추가 수축을 더 일으키고, 그 결과로 추가적인 확장이 더 일어난다. 이와 같은 양성 되먹임을 통해 자궁수축이 아기가 출산될 때까지 계속적으로 발생하게 된다(그림 1-6).

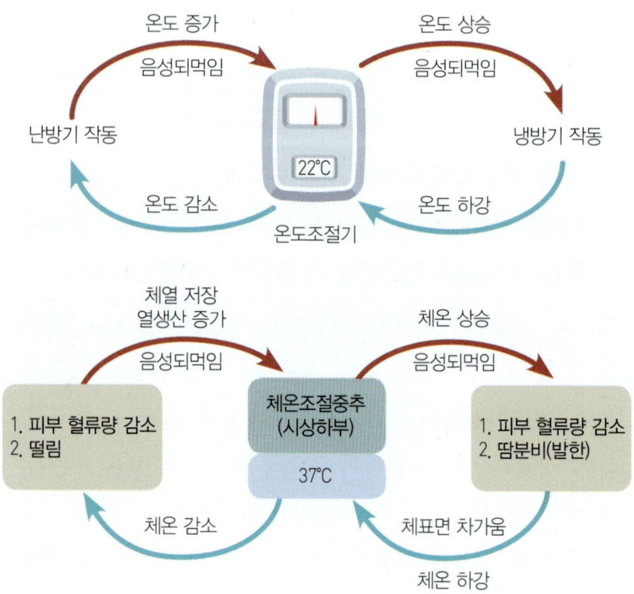

그림 1-5 음성 되먹임을 통한 체온조절 과정

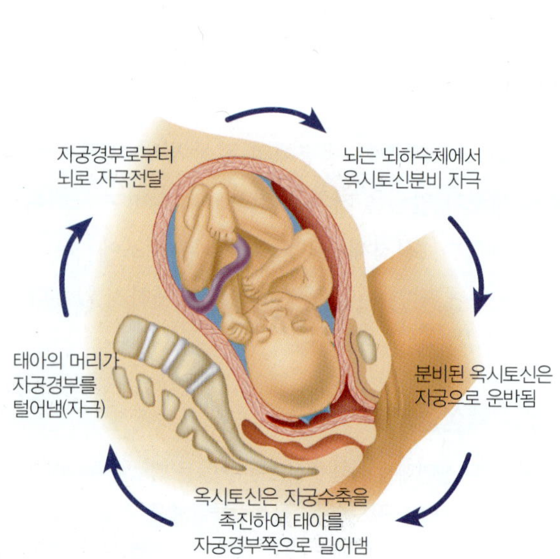

그림 1-6 양성되먹임을 통한 자궁수축 및 분만과정

핵심돋보기

항상성은 외부 환경 또는 내부 환경의 변화에도 몸 안의 상태를 정상의 범위 내로 유지하는 것으로, 변동에 대한 보상작용을 통해 정상 범위 안에 유지시키기 위한 음성 되먹임 기전과 초기의 변화에 대한 반응으로 인해 계속해서 추가적인 반응이 더 발생되는 양성 되먹임 기전이 있다.

TIP 항상성의 조절

생리학에서 가장 중요한 개념 중 하나는 항상성이다. 우리 몸에 존재하고 있는 모든 요소들은 일정한 정상 범위 내에서 유지될 수 있도록 조절되고 있는데 이를 항상성이라고 한다. 우리 몸은 다양한 외부적인 환경 변화와 내부적인 조절적 변화에 노출될 수밖에 없기 때문에 정상 범위를 벗어나게 되는 일이 자주 발생하게 된다. 그러면 우리 몸은 항상성을 통해 정상 범위로 돌아가기 위한 수많은 시도를 수행하게 되는데, 몸 내부에서 조절을 통해 변화를 유도할 뿐만 아니라 특정한 행동을 하게 만들기도 한다. 이러한 수행이 성공하게 되면 우리는 정상적인 상태의 건강을 유지할 수 있다. 그러나 이러한 시도가 실패하게 되거나 정상 범위로 돌아가지 못하면 질병에 걸리게 되는 것이다. 가장 쉬운 예로 체온을 생각할 수 있다. 우리는 곧잘 추위나 더위에 노출된다. 추위에 노출되면 우리의 체온은 낮아지게 되는데, 정상 범위를 벗어난 체온은 우리 몸의 여러 생리학적 또는 병리학적 변화를 가져오게 된다. 따라서 우리의 몸은 정상 체온으로 돌아가기 위한 많은 시도를 하게 되는데, 피부에서의 열 손실을 줄이고, 근육에서 수축과 떨림을 통해 열을 발생시키는 등의 노력을 한다. 이러한 노력에도 불구하고 정상 체온으로 돌아가지 못하게 되면 상황이 허락하는 범위에서의 행동을 수행하게 되는데, 더 많은 옷을 껴입거나 실내 난방기를 가동하는 것과 같은 시도 또한 항상성을 위한 노력으로 생각해 볼 수 있다. 이와 같은 체온 상승의 노력이 성공하면 우리는 건강을 유지하겠지만, 실패할 경우 우리는 감기와 같은 질병에 걸리게 된다.

>> 요 약

1. 생리학(physiology)은 자연을 뜻하는 physis와 학문을 뜻하는 logos에서 기원된 단어로, 자연의 대상인 생명체(organism)에 대한 (   ) 또는 (   )을 다루는 과학적 학문이다.
2. 인체생리학을 학습하는 목적은 첫째, (   )에 대한 몸의 (   )과 (   )을 이해하고 예상하는 것, 둘째, 끊임없이 변하는 내부 환경과 외부 환경에서 몸이 어떻게 좁은범위의 기준값 안에서 몸의 상태를 정상적으로 유지하는 (   )을 이해하는 것이다.
3. 생명체는 6단계의 구조 수준, 즉 (   ), (   ), (   ), (   ), (   ), (   ) 수준으로 구성된다.
4. 사람은 생명 현상을 유지하기 위해 (   ), (   ), (   ), (   ), (   ), (   )와 같은 많이 복잡하고 특징적인 생명 활동을 수행한다.
5. 항상성(homeostasis)이란 (   ) 또는 (   )의 변화에도 불구하고 몸 안의 상태를 (   ) 내로 유지하는 인체의 정상기전이다. 항상성 기전은 (   )기전과 (   )기전으로 나눈다.

>> 참고문헌

1. 사례생리학(제3판), 고석신 외 저, 정문각, 2020.
2. 생리학(6판), 한국해부생리교수협의회 저, 정담미디어, 2021.
3. 인체구조와 기능 I(제8판), 김덕수 외 역, JMK, 2017.
4. 인체구조와 기능 II(제8판), 김덕수 외 역, JMK, 2017.
5. 인체생리학(제6판), 이강이 외 저, 현문사, 2018.
6. 인체생리학(제10판), 고한철 외 편저, 정문각, 2022.
7. 해부생리학, 한국해부생리교수협의회 저, 현문사, 2023.

사례
Case 1 » 인체의 혈압 저하는 어떻게 회복될까?

환자병력

20대 여성인 B씨는 월경주기가 진행되는 동안 혈압이 평상시보다 약간 저하되고 종종 어지러움증이 발생하나 단시간 내에 회복이 되곤 한다.

– 음성 되먹임 기전의 개념

우리 몸이 내적 또는 외적 지극을 받더라도 일정한 정상범위의 수준을 유지하는 것을 항상성(homeostasis)이라고 하며, 이 중 초기 자극으로 인한 우리 몸의 변화를 반대의 방향으로 되먹임하는 과정을 음성 되먹임 기전(negative-feedback mechanism)이라고 한다.

– 원인

우리 몸이 혈압을 감시하는 압력수용기를 통해 혈압의 감소를 감지하게 되면, 압력수용기는 뇌의 조절중추에 정보를 전달한다. 출혈 수준이 대량이 아니거나 혈압의 저하가 심하지 않은 경우 우리 몸은 음성 되먹임 기전으로 심장박동수를 증가시킨다.

– 증상

혈관이 좁아지고 심장박동수가 증가하며, 혈압이 상승하면서 다시 혈압이 정상 범위로 회복된다.

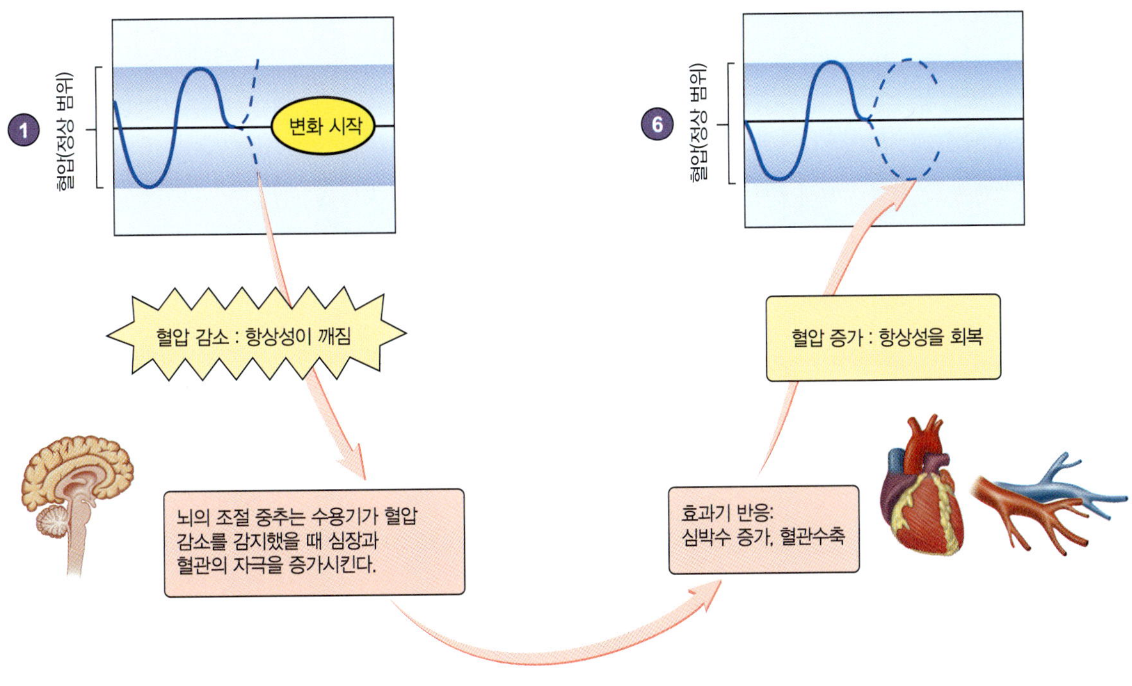

그림 1 혈압의 음성 되먹임 조절

사례

Case 2 » 다량의 출혈 시 혈압 조절 기능은 어떻게 저하될까?

환자병력

한산한 도로에서 고속으로 오토바이를 타고 가던 20세 A씨는 마주오는 자동차와 충돌하면서 허벅지 부위에 개방성 골절과 함께 다량의 출혈이 발생했으나 신속한 응급처치가 이루어지지 못한 채 근처 병원으로 이송되었다.

- 양성 되먹임 기전의 개념

항상성 기전 중 초기 자극의 발생에 추가적인 반응의 지속 발생과정을 통해 항상성을 회복하는 기전을 양성 되먹임 기전(positive-feedback mechanism)이라고 한다. 이러한 양성 되먹임 기전으로 인해 우리 몸은 회복을 이루기도 하지만 해로운 일이 발생하기도 한다.

- 원인

극심한 출혈로 발생한 혈압의 저하는 심장근육으로 가는 적절한 혈류를 보장하지 못하게 되고, 심장근육 혈류의 항상성을 훼손하게 된다. 이로 인해 심장 근육은 정상적인 기능이 어려워지며 적은 양의 혈액을 분출하게 되고, 혈압을 더욱 저하시킨다.

- 증상

혈압은 점점 하강하고, 심장근육으로 가는 혈류는 더욱 감소하며, 적은 혈액의 분출과 함께 혈압이 다시 감소하는 현상이 발생한다.

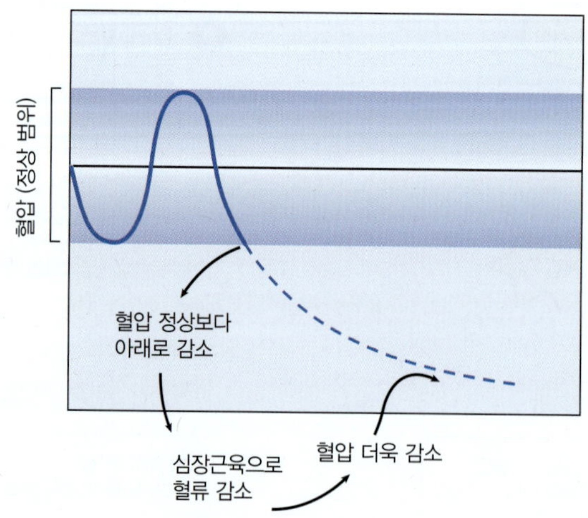

그림 2 유해한 양성 되먹임의 예

– 김민희 교수

CHAPTER 02 세포 생리와 조직 생리

학습목표

1. 세포의 구조와 기능을 이해하고 설명할 수 있다.
2. 세포막의 구조를 이해하고 이를 통한 물질 이동을 설명할 수 있다.
3. 세포 소기관의 종류 및 기능에 대해 이해할 수 있다.
4. 세포에 존재하는 핵에 대해 이해하고 유전자의 발현 및 세포 주기에 대해 설면할 수 있다.
5. 조직의 종류 및 기능에 대해 이해할 수 있다.
6. 상피조직, 결합조직, 근육조직, 신경조직의 구성에 대해 이해할 수 있다.
7. 상피조직의 기능과 종류에 대해 설명할 수 있다.
8. 결합조직의 기능과 종류에 대해 설명할 수 있다.
9. 근육조직의 종류와 기능에 대해 설명할 수 있다.
10. 신경조직 특성에 대해 설명할 수 있다.

의학용어

1. 유동 모자이크 모델(fluid-mosaic model), 세포바깥액(세포외액, extracelluar fluid), 세포속액(세포내액, intracelluar fluid), 인지질(phospholipid), 친수성(hydrophilic), 소수성(hydrophobic), 통합 단백질(integral protein), 주변 단백질(peripheral protein)
2. 수동수송(passive transport), 능동수송(active transport), 확산(diffusion), 촉진확산(facilitated diffusion), 삼투(osmosis), 여과(filtration), 일차 능동수송(primary active transport), 이차 능동수송(secondary active transport), 세포내유입(endocytosis), 세포외유출(exocytosis)
3. 세포질그물(endoplasmic reticulum), 리보솜(ribosomes), 골지복합체(Golgi apparatus), 소포(vesicle), 용해소체(lysosome), 과산화소체(peroxisome), 사립체(mitochondria), 세포뼈대(cytoskeleton), 중심체(centrosome), 섬모(cilia), 편모(flagella), 미세융모(microvilli)
4. DNA(deoxyribonucleic acid), RNA(ribonucleic acid), 전사(transcription), 유전자부호해독(translation), 세포분열(cell division)
5. 상피조직(epithelial tissue), 결합조직(connective tissue), 근육조직(muscle tissue), 신경조직(nervous tissue)
6. 단층편평상피(simple squamous epithelium), 단층입방상피(simple cuboidal epithelium), 단층원주상피(simple columnar epithelium), 거짓중층원주상피(pseudostratified columnar epithelium), 중층편평상피(stratified squamous epithelium), 중층입방상피(stratified cuboidal epithelium), 중층원주상피(stratified columnar epithelium), 이행상피(transitional epithelium)
7. 고유결합조직(connective tissue proper), 성긴결합조직(소성결합조직, loose connective tissue), 치밀결합조직(dense connective tissue), 지지결합조직(supporting connective tissue), 연골(cartilage), 뼈(bone), 액체결합조직(fluid connective tissue), 혈액(blood), 림프(lymph)
8. 근육섬유(muscle fiber), 뼈대근육(골격근, skeletal muscle), 심장근육(cardiac muscle), 민무늬근육(smooth muscle)
9. 신경세포(neuron, nerve cell), 세포체(cell body), 가지돌기(dendrite), 축삭(axon)

세포는 생명 기능을 수행하는 최소 단위로, 세포막을 기준으로 세포 안과 밖의 환경으로 구분된다. 세포 중심에 유전 정보를 저장하고 있는 핵이 위치하며 시토졸과 세포 소기관으로 구성되는 세포질로 채워져 있다. 핵에는 유전자가 포함되어 있는데, 이는 개인마다 다양한 형태로 단백질을 합성하고 세포 분열과 관련된 역할을 수행한다. 세포막을 통한 수송은 수동 수송과 능동 수송으로 분류된다. 수동 수송은 물질의 농도 차이에 의해 자연스럽게 발생하기 때문에 에너지가 필요하지 않고 자발적 수송이라고도 하며, 확산, 촉진 확산, 삼투, 여과 등이 포함된다. 능동수송은 물질의 농도 차이에 역행하기 때문에 수송에 에너지를 이용하고 운반체 단백질을 대부분 사용하며 에너지의 사용방법에 따라 일차 능동 수송, 이차 능동 수송, 대량 수송이 포함된다. 상피 조직은 몸 전체의 속면과 겉면을 덮어 우리 몸을 보호하는 역할을 수행한다. 결합 조직은 우리 몸에 가장 널리 분포되고 가장 많은 양을 차지한다. 근육 조직은 몸을 움직이게 하는 수축력을 가지고 있고, 신경 조직은 몸의 활동을 통합시키거나 조절하기 위한 다양한 정보를 전달하는 능력을 가진다.

01 세포 생리

1) 세포 구조

세포(cell)는 생명 기능을 수행하는 최소 단위이다. 세포의 평균 크기는 뾰족한 연필로 종이에 찍을 수 있는 가장 작은 점 의 크기의 1/5 정도이다. 세포의 크기는 매우 작지만, 살아 있는 구조의 복합체로서의 역할을 수행하기 위한 공통적인 요소와 특정한 기능을 수행하기 위한 특수한 요소를 가진다. 따라서 사람의 몸을 구성하고 있는 수많은 세포는 위치에 따라 전문화된 세포의 집단으로 이루어져 있고, 세포 집단의 통합된 기능은 사람과 같은 생명체의 생존에 중요하다.

- 세포를 둘러싸고 있는 세포막(cell membrane)을 기준으로 세포 안과 밖의 환경으로 구분되며, 상호 간의 연락을 위한 구조와 기능을 가지고 있다.
- 세포 중심에 유전정보를 저장하고 있는 핵이 위치한다.
- 세포 안은 시토졸(cytosol)과 세포 소기관(organelles)으로 구성되는 세포질(cytoplasm)로 채워져 있다.
- 각 세포 속에 들어 있는 세포 소기관의 수와 형태는 세포의 특수한 구조와 기능을 결정한다(그림 2-1, 표 2-1).

2) 세포의 기능

우리 몸의 세포는 고도로 체계화된 단위로, 여러 가지 주요 기능을 수행한다.

(1) 세포 대사와 에너지 사용

세포 속에서 일어나는 화학반응을 세포 대사라고 한다. 대사 활동 중 방출되는 에너지는 새로운 분자의 합성, 근육 수축과 체온을 유지하는 것을 돕는 열 생산 등과 같은 세포 활동에 활용된다.

표 2-1 세포의 구조와 특징

구조	특징
세포막	세포 경계 구성, 물질 이동, 세포 사이 정보 전달
세포질	생명 활동 반응, 시토졸과 세포 소기관으로 구성
과립세포질그물	단백질 및 펩티드 호르몬 합성
무과립세포질그물	지질 및 스테로이드 호르몬 합성
리보솜	단백질 합성
골지복합체	세포질그물과 리보솜에서 합성된 물질 농축, 변형, 포장
소포	세포 안에서 물질을 저장하고 운반
용해소체	세포질 내에서 불필요한 물질 분해
과산화소체	과산화수소를 물과 산소로 분해
사립체	ATP 생산
미세관, 미세섬유, 중간섬유	세포질 구조 지지, 물질 수송, 세포 이동
중심체	세포 분열
섬모, 편모, 미세융모	세포 운동
핵막	핵막 공간 형성, 물질 이동
염색질	유전 정보, 단백질 구조 결정
핵소체	리보솜 형성

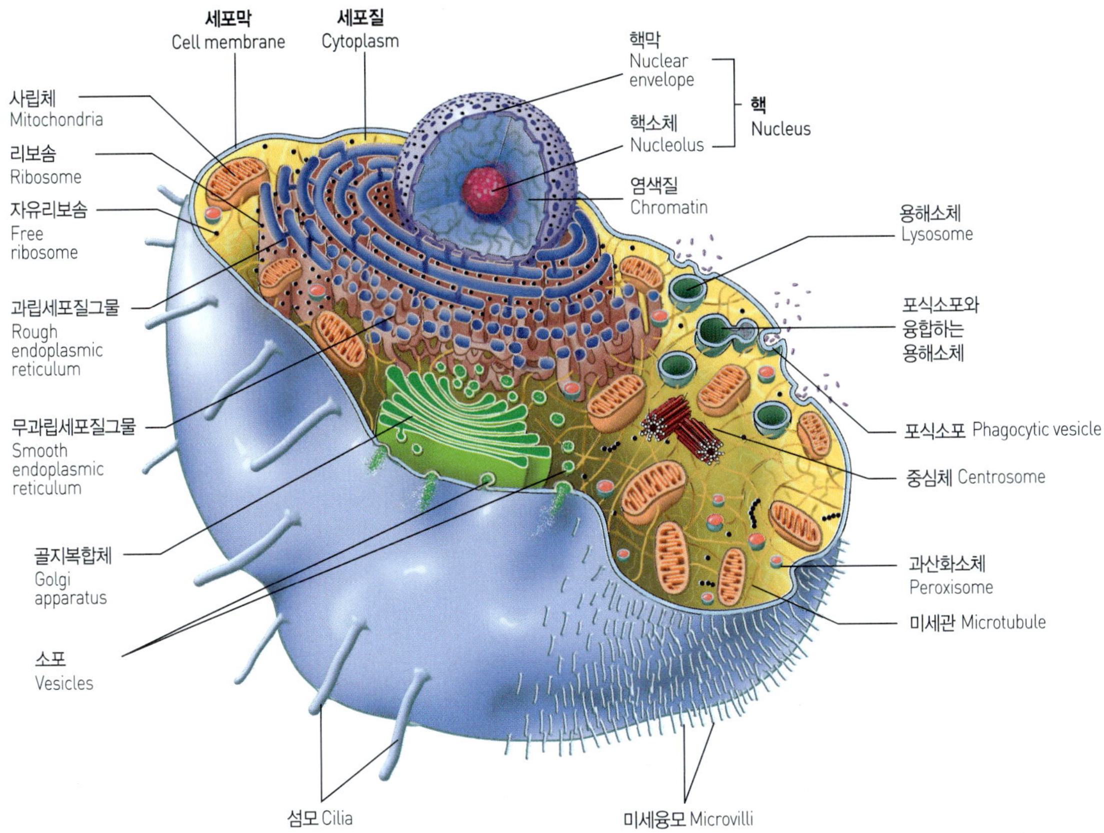

그림 2-1 세포의 일반적인 구조

(2) 분자의 합성

세포는 핵산, 단백질과 지질을 포함하는 다양한 형태의 분자를 합성한다. 세포의 종류에 따라 서로 다른 분자들을 생산한다. 따라서 세포의 구조와 기능의 특성은 세포가 생산하는 분자의 종류에 따라 결정된다.

(3) 소통

세포는 다른 세포와 서로 소통하기 위해 화학 신호 또는 전기 신호를 만들고 받아들인다. 예를 들어, 신경세포는 다른 신경세포 소통하기 위해 화학 신호와 전기 신호를 만들고, 근육세포와 소통하여 근육세포를 수축하게 한다.

(4) 생식과 유전

각 세포는 개체의 유전정보의 복사본을 가지고 있다. 정자세포와 난자세포는 유전정보를 다음 세대로 전달한다.

> **핵심돋보기**
>
> 세포는 생명 기능을 수행하는 최소 단위이다. 세포막을 기준으로 세포 안과 밖의 환경으로 구분되고 세포 중심에 유전정보를 저장하고 있는 핵이 위치하며 시토졸과 세포 소기관으로 구성되는 세포질로 채워져 있다.

3) 세포막

세포막 또는 형질막(plasma membrane)은 세포의 가장 바깥에 위치한 구성요소이다. 세포막은 세포질을 둘러싸고 있으며, 세포 속의 환경과 세포 바깥의 환경 사이에 경계를 구성한다. 세포 바깥의 환경을 **세포바깥액(세포외액, extracelluar fluid)**이라 하고, 세포 속의 환경을 **세포속액(세포내액, intracelluar fluid)**이라 한다. 세포를 둘러싸는 것뿐만 아니라 세포 내용물을 지지해주고, 세포막은 세포 속 및 세포 바깥으로의 움직임을 결정하는 선택적인 장벽으로 작용하며, 세포 사이의 정보 전달에 중요한 역할을 담당한다. 세포막을 구성하는 주요 분자는 인지질과 단백질이며, 추가적으로 콜레스테롤과 탄수화물 등의 분자도 포함하고 있다.

(1) 유동 모자이크 모델

유동 모자이크 모델(fluid-mosaic model)은 세포막의 구조를 이해하기 위해 현재까지 가장 타당한 설명으로 제시되어 왔다(그림 2-2). 이 모델의 설명에 따르면, 세포막은 두 층(이중층, bilayer)의 **인지질(phospholipid)** 분자로 구성된다. 두 층의 인지질은 액체와 비슷한 유동적인 성질을 가지고 있다. 서로의 위치를 바꾸거나 제자리를 회전하는 운동을 하게 되는 유연성을 가지며, 인지질막 속에 위치한 **콜레스테롤**이 인지질의 과도한 운동성을 제한하는 역할을 담당해 준다.

극성을 지니면서 인이 위치한 인지질의 머리쪽은 물을 좋아하는 특성(친수성, hydrophilic)을 가지기 때문에 세포바깥액과 세포속액을 향해 배열한다. 비극성이면서 지방산(fatty acid)이 위치한 인지질의 꼬리쪽은 물을 싫어하는 특성(소수성, hydrophobic) 때문에 꼬리쪽끼리 마주 보게 배열한다(그림 2-3). 이러한 두 층의 인지질의 배열의 특수성으로 인해 세포의 속과 바깥 사이에 지질장벽이

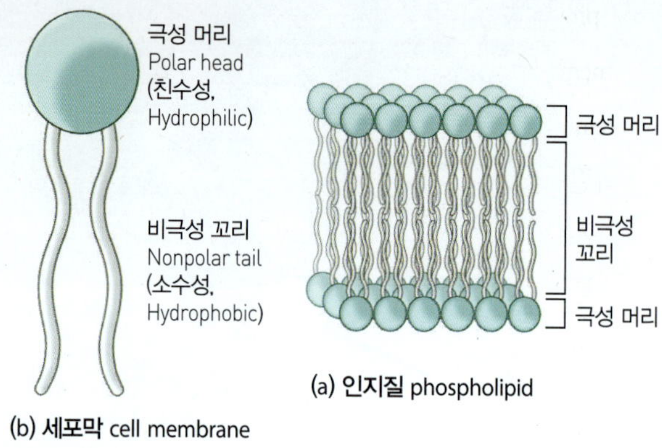

그림 2-3 인지질의 구조 및 배열

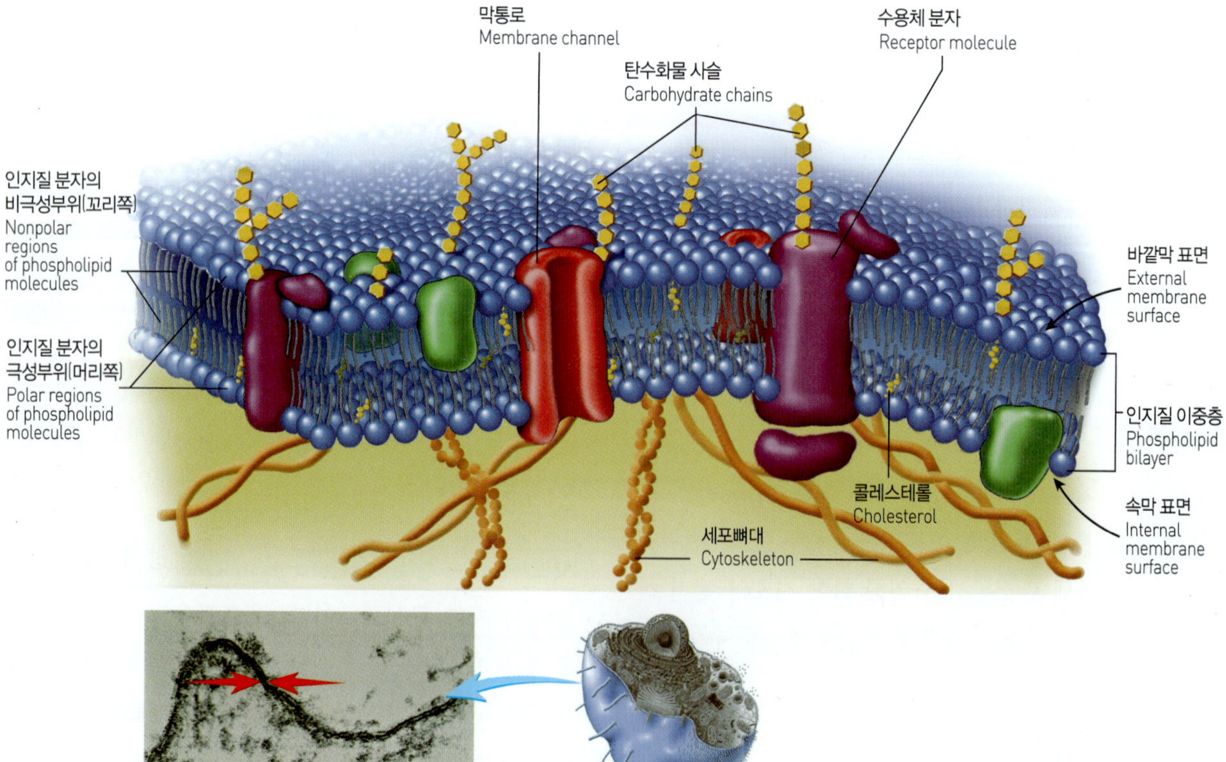

그림 2-2 유동 모자이크 모델을 이용한 세포막의 구조

형성된다. 이들이 가진 분자적 특성으로 인해 특정한 조건에 부합되는 분자만이 통과할 수 있는 선택적인 투과성(selective permeability)을 가지게 된다.

단백질 분자는 인지질 분자 사이에 떠 있으면서 자유롭게 이동할 수 있으며, 어떤 경우에는 세포막의 속에서 바깥까지 확장된다. 세포막에 위치하고 있는 단백질에는 막관통 단백질(transmembrane protein) 등의 통합 단백질[integral protein(=내재성 단백질, intrisic protein)], 막연합 단백질(membrane associated protein) 등의 주변 단백질[peripheral protein(=외재성 단백질, extrinsic protein)]이 있다. 이러한 단백질은 막 안에서 이온통로, 운반체 분자, 수용체, 효소, 구조적 지지 등의 다양한 역할을 수행한다(그림 2-4). 이온통로와 운반체 분자는 세포막을 통한 물질의 운반에 관여하고, 수용체는 세포 속 연락체계의 일부분으로 세포 인식과 세포 활동의 조화를 가능하게 한다. 탄수화물은 일부 단백질과 인지질 분자와 결합하여 각각 당단백질(glycoprotein)과 당지질(glycolipid)을 형성하고, 이들의 기능에 변화를 주는 것으로 알려지고 있다.

핵심돋보기

세포막은 세포의 가장 바깥에 위치한 구성요소로 세포바깥액과 세포속액을 구분하여 주고 유동 모자이크 모델로 설명된다. 세포막을 구성하는 주요 분자는 인지질과 단백질이며, 추가적으로 콜레스테롤과 탄수화물 등의 분자도 포함한다.

(2) 세포막을 통한 물질이동

세포막의 구조적 특이성에 의한 선택적인 투과성은 세포 안과 밖의 이온 및 물질의 농도 차이와 이동에 관여한다. 세포 안에는 효소, 당원뿐만 아니라 K^+, Mg^{2+} 등과 같은 물질이 많이 분포하고, 반면에 세포 바깥에는 Na^+, Ca^{2+}, Cl^- 등과 같은 물질이 많이 분포한다. 또한, 영양분은 계속적으로 세포로 들어가고, 노폐물은 배출된다. 세포막의 선택적인 투과 특성과 막에 포함된 단백질 분자에 의한 물질수송 능력 때문에 세포 속 분자의 농도가 유지될 수 있다. 세포막을 통해 물질을 이동시키는 방법은 에너지의 사용 여부에 따라 **수동수송(passive transport)**과 **능동수송(active transport)**으로 구분된다(표 2-2).

물질의 농도 차이에 의해 자연스럽게 발생하기 때문에 에너지가 필요하지 않는 수동수송은 자발적 수송(spontaneous transport)이라고도 하며, 확산, 촉진확산, 삼투 등이 포함된다. 물질의 농도 차이에 역행하기 때문에 수송에 에너지를 이용하는 능동 또는 에너지 필요수송(energy-requiring transport)에는 에너지의 사용방법에 따라 일차 능동수송, 이차 능동수송, 대량 수송이 포함된다.

한편, 가스 분자, 직경이 0.8nm 이하의 작은 극성 분자, 소수성(hydrophobic) 분자 등은 지질 이중층을 바로 통과할 수 있다(그림 2-5). 그러나 직경이 큰 분자나 전하를 띠는 이온 등은 특성에 따라 세포막을 구성하고 있

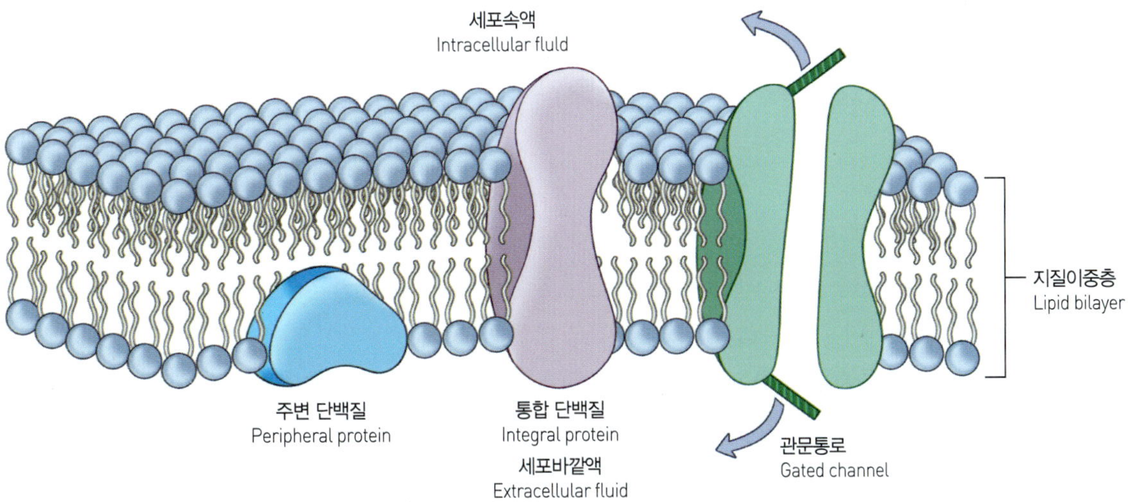

그림 2-4 세포막에 포함된 단백질 분자

표 2-2 세포막을 통한 물질이동

종류	운반 기전	ATP 소모	예
확산(diffusion)	세포막의 지방 부분을 경계로 또는 막통로를 경계로 발생한 농도 차이	소모하지 않음	O_2, CO_2, Cl^-, 요소
촉진확산 (facilitated diffusion)	세포막의 지방 부분을 경계로 또는 막통로를 경계로 발생한 농도 차이 운반체 이용	소모하지 않음	대부분 세포에서 포도당의 이동
삼투(osmosis)	세포막의 지방 부분을 경계로 또는 막통로를 경계로 발생한 농도 차이	소모하지 않음	H_2O
여과(filtration)	세포막의 지방 부분을 경계로 또는 막통로를 경계로 발생한 압력 차이	소모하지 않음	Na^+, 포도당
일차 능동수송 (primary active transport)	운반체 분자에 의한 농도 차이에 대항함	소모함	Na^+, K^+, Ca^{2+}과 H^+, 아미노산
이차 능동수송 (secondary active transport)	운반체 분자에 의한 농도 차이에 대항함. 한 물질을 이차 능동수송하기 위한 에너지는 다른 물질의 농도 차이에서 비롯됨	소모함	포도당, 아미노산
세포내유입(endocytosis)	소포에 의해 세포 속으로 이동	소모함	포식작용에 의한 입자의 소화. 수용체 매개 세포 내 섭취. 포액작용에 의한 액체 소화
세포외유출(exocytosis)	소포에 의해 세포 바깥으로 이동	소모함	단백질의 분비

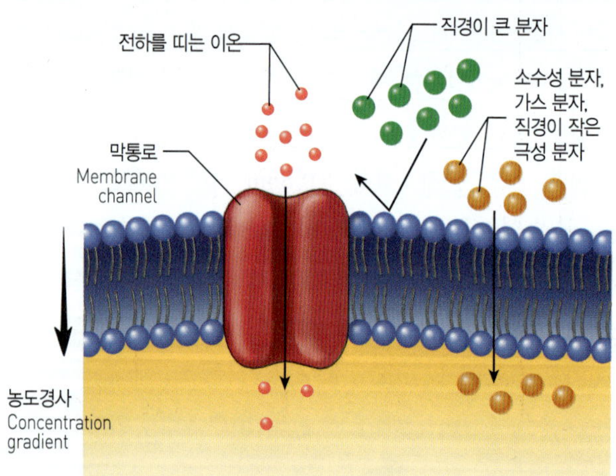

그림 2-5 세포막을 통한 확산(지용성 분자처럼 막을 바로 통과하는 그림)

는 지질 이중층을 직접적으로 통과하지 못한다. 대신에 세포막에 있는 이온통로(ion channel)나 운반체 단백질(carrier protein)을 이용하여 세포막을 통과한다. 운반체 단백질을 통한 물질의 이동은 운반하려는 분자가 막의 한쪽 면에 있는 특정한 운반체 분자에 결합한 다음 운반체 분자의 입체구조가 변하면서 운반되는 분자는 세포막의 반대편으로 이동된다. 세포막 반대편으로 운반된 후, 분자는 운반체 분자에서 분리되고 운반체 분자는 원래의 모양으로 되돌아가게 된다. 이온통로를 통한 물질의 이동은 운반체 단백질을 통한 물질의 이동과는 달리 특별한 분자적 결합 없이 이동만이 발생한다. 이온통로 또는 운반체를 이용한 운반은 한 가지 특정한 분자만이 이동할 수 있는 특이성(specificity)이 있다.

① 수동수송

수동수송은 물질의 농도 차이에 의해 자연스럽게 발생하기 때문에 에너지가 필요하지 않고 자발적 수송이라고도 하며, 확산, 촉진확산, 삼투, 여과 등이 포함된다.

가. 확산

용액(solution)은 용매(solvent)라는 액체 또는 기체에 용질(solute)이라는 하나 또는 그 이상의 물질이 녹아 있는 것이다. 용액 속의 모든 용질은 자연적이고 지속적으로 운동한다. 두 용액의 농도 차이가 있는 경우에는 농도가 높은 곳에 더 많은 용질 입자가 존재하고 농도가 낮은 곳에 더 적은 용질이 존재하는데, 이때 두 지점에서 물질의 농도 차이를 **농도경사(concentration gradient)**라고 한다. 자연스러운 용질의 운동으로 인해 용질 입자가 농도가 높은 곳에서 낮은 곳으로 움직이는 것이 낮은 농도에서 높은 농도로 이동할 기회보다 더 많아진다. 따라서, 용액 속에서 이온이나 분자 같은 용질은 높은 농도의 영역에

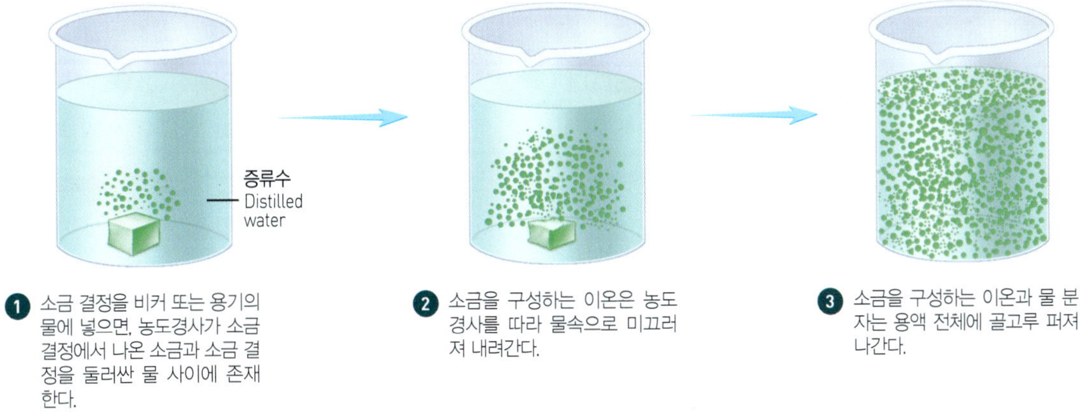
증류수
Distilled water
1 소금 결정을 비커 또는 용기의 물에 넣으면, 농도경사가 소금 결정에서 나온 소금과 소금 결정을 둘러싼 물 사이에 존재한다.
2 소금을 구성하는 이온은 농도 경사를 따라 물속으로 미끄러져 내려간다.
3 소금을 구성하는 이온과 물 분자는 용액 전체에 골고루 퍼져 나간다.

그림 2-6 확산과정

서 낮은 농도의 영역으로 이동하려는 경향이 자연스럽게 발생한다. 이러한 농도경사에 따른 용질의 이동 과정을 확산(diffusion)이라고 한다. 확산의 예는 공기의 흐름이 없는 방 전체에 연기 또는 향기의 퍼짐, 잔잔한 물에서의 물감 또는 소금의 점진적인 퍼짐 등이 있다(그림 2-6).

우리 몸에서 확산은 세포바깥액과 세포속액을 통한 물질수송의 중요한 수단이 된다. 많은 가스, 이온, 영양분, 노폐물 등은 세포 안과 바깥으로 확산한다. 이러한 확산에 있어서 이중층인 인지질은 선택적 투과성을 지닌 장벽으로 작용한다. 확산을 통해 가스 분자, 작은 극성 분자, 지용성 분자 등은 지질 이중층을 바로 통과하고, 직경이 큰 분자나 전하를 띠는 이온 등은 세포막에 있는 특정 통로로 이동하게 된다(그림 2-7). 각 통로는 특정한 분자만 통과를 허용하고, 크기, 모양, 분자의 전하는 특정 분자의 통과 여부를 결정하는 요소가 된다. 이온통로에서 일어나는 이온의 이동은 차이가 있다. 어떤 통로는 이온이 빠져나가는 것을 끊임없이 허용하며, 이런 통로를 **누출통로(leak or non-gated channel)**라고 한다. 어떤 통로는 막을 통과하는 이온의 이동을 문을 열고 닫음으로써 제한하며, 이러한 통로를 **관문통로(gated channel)**라고 한다.

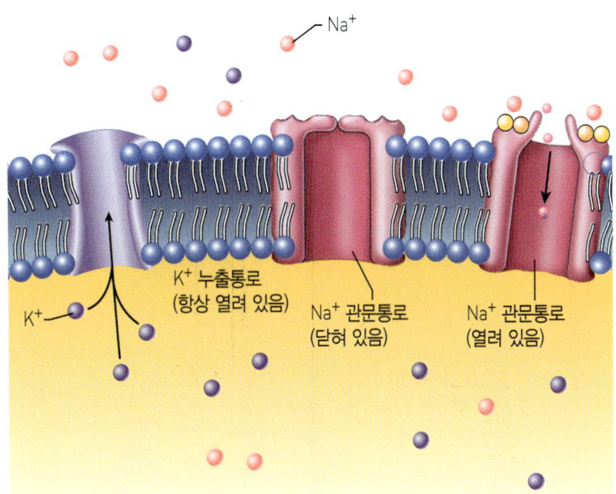

그림 2-7 누출통로와 관문통로

나. 촉진확산

촉진확산(facilitated diffusion)은 농도경사에 따라 물질의 농도가 높은 곳에서 낮은 곳으로 이동시키는 확산 중 운반체 단백질을 이용한 운반이다(그림 2-8). 촉진확산에서는 단순확산과 마찬가지로 에너지가 사용되지 않으며, 운반체 단백질과 결합한 분자는 그 농도가 높은 곳에서 낮은 곳으로 운반된다. 단순확산은 농도경사가 증가할수록 이동속도가 증가하지만, 촉진확산의 경우 운반체 단백질을 활용한다. 그래서 촉진확산은 농도가 증가하더라도 운반체 단백질의 결합에는 한계가 있어서 일정 속도 이상은 증가할 수 없다. 그러나 일반적으로 운반체 단백질 결합 한계 이하의 농도에서는 단순확산보다 이동속도가 빠르다(그림 2-9).

다. 삼투

삼투(osmosis)는 세포막과 같은 반투과성 막을 경계로 농도가 낮은 곳에서 농도가 높은 곳으로 용매인 물이 이동하는 것이다. 물은 인지질 분자 사이 또는 물 통로를 지나서 세포막을 통과하여 쉽게 이동할 수 있다. 물의 이동에 따른 부피의 급격한 변화는 정상적인 세포의 기능에 큰 영향을 끼치기 때문에 삼투는 세포에 있어서 중요한 현상이다. 삼투는 반투과성 세포막의 존재로 인해 용질이 이동하지 못할 때 물이 고농도 용액에서 세포막을 가로질러 저농도의 용액 속으로 확산된다.

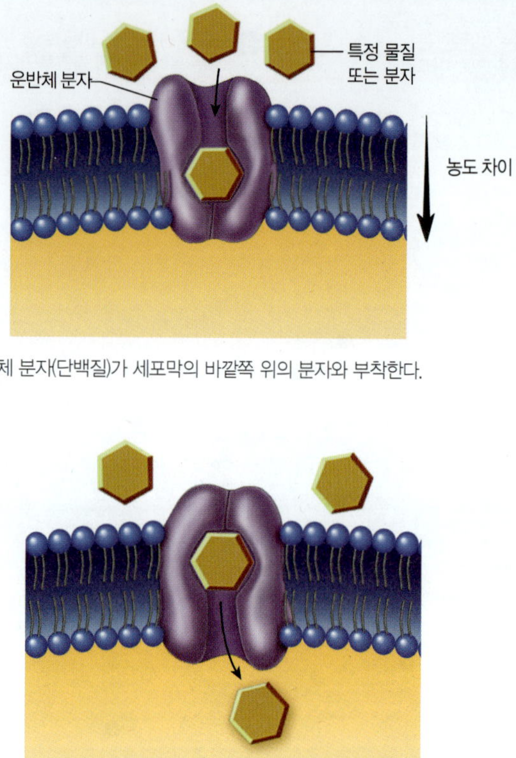

❶ 운반체 분자(단백질)가 세포막의 바깥쪽 위의 분자와 부착한다.

❷ 운반체 분자는 모양을 바꾸고 분자를 세포막의 안쪽으로 방출한다.

그림 2-8 촉진확산

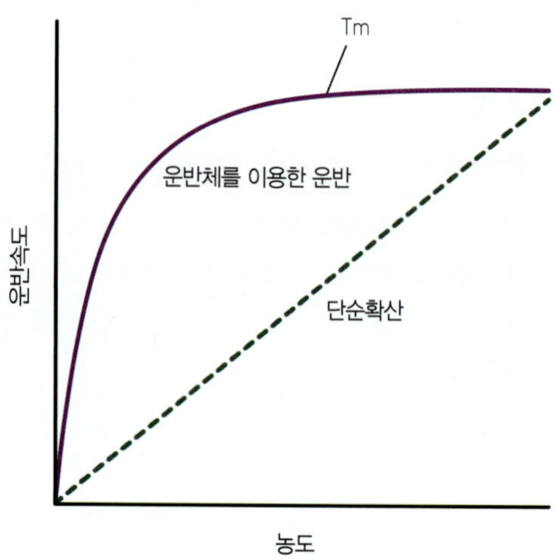

그림 2-9 확산과 촉진확산의 속도 변화

농도 차이가 있는 두 용액이 반투과성 막을 경계로 위치할 때, 투과성 용매와 비투과성 용질로 구성된 용액이 반투과성 막에 가하는 압력을 **삼투압(osmotic pressure)**이라고 한다. 따라서 삼투압은 반투과성 막을 가로지르는 삼투에 의해 이동하는 물의 경향을 측정하는 척도이다. 용액의 농도가 높아질수록 물이 높은 농도의 용액 쪽으로 이동하려는 경향이 커지고 삼투압도 높아진다.

적혈구 세포를 용액 안에 두었을 때, 용액과 세포 속 물질의 농도 차이에 따라 물이 이동하여 세포의 모양이 변화될 수 있다(그림 2-10). 세포 속에 포함되어 있는 물질의 농도와 동일한 용액인 등장액(isotonic solution)에 세포를 담그면, 세포에서는 아무런 변화가 없다. 등장액의 일반적인 예는 0.9% NaCl 용액인 생리식염수가 있다. 저장액(hypotonic solution)은 세포질에 포함된 용액에 비해 농도가 낮은 용액을 의미한다. 저장액 세포를 담그게 되면, 반투과성 세포막에 의해 용질은 이동하지 못하고 삼투에 의해 물이 농도가 낮은 용액에서 세포 속으로 들어가게 되어 세포가 부풀어 오르게 된다. 계속적으로 세포가 부풀면 파열되는데 그 과정을 용혈(hemolysis)이라고 한다. 적혈구를 세포질에 포함된 용액에 비해 농도가 높은 용액인 고장액(hypertonic solution)에 담그면, 물이 삼투현상에 의해 세포에서 고장액으로 빠져나가게 되고 그 결과 세포가 쭈그러지거나 무딘 톱날 모양(crenation)이 된다. 일반적으로 용액을 혈관 속으로 주입하거나 조직 속으로 주입할 때는 반드시 등장액 상태여야 한다.

라. 여과

여과(filtration)는 막을 기준으로 하여 두 부분으로 나누어진 영역에서 압력의 차이가 있을 때 압력이 높은 곳에서 낮은 곳으로 용액이 이동하면서 막의 구멍 크기에 따라 용매 또는 용매와 용질이 걸러지는 현상을 의미한다. 막의 구멍이 용질의 크기보다 작은 경우 용매만 통과하고, 막의 구멍이 용질의 크기보다 큰 경우 용매와 용질이 함께 통과할 수 있으며, 용질이 여러 종류 섞여 있는 경우 막의 구멍의 크기에 따라 통과할 수 있는 용질이 결정된다. 우리 몸에서는 콩팥에 있는 토리에서 물질을 여과

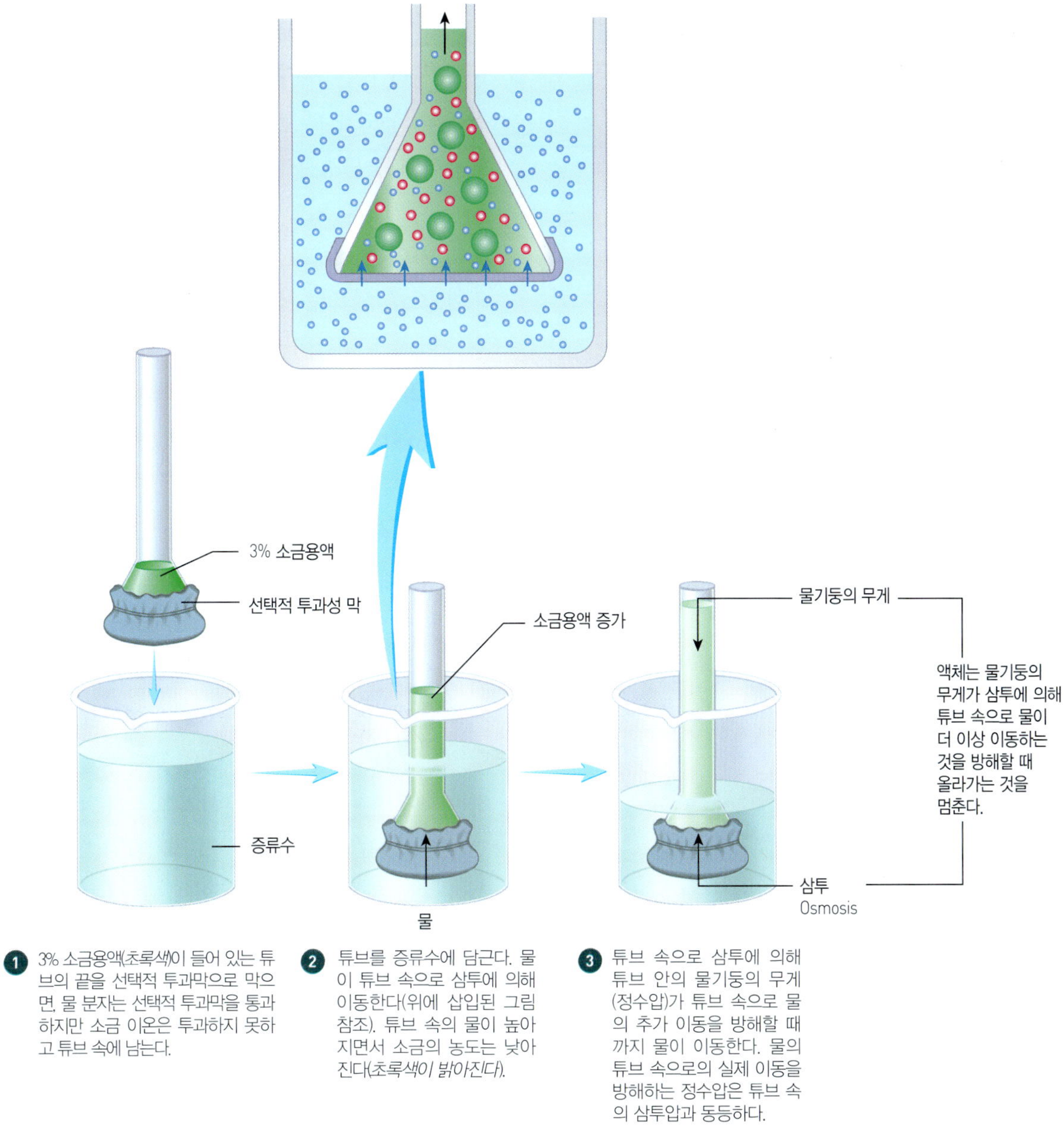

그림 2-10 삼투현상에 따른 등장액, 저장액, 고장액이 적혈구에 미치는 영향

하는 현상을 쉽게 볼 수 있다.

핵심돋보기

수동수송은 물질의 농도 차이에 의해 자연스럽게 발생하기 때문에 에너지가 필요하지 않고 자발적 수송이라고도 하며, 확산, 촉진확산, 삼투, 여과 등이 포함된다.

② 능동수송

능동수송은 물질의 농도 차이에 역행하기 때문에 수송에 에너지를 이용하고 운반체 단백질을 대부분 사용하며 에너지의 사용 방법에 따라 일차 능동수송, 이차 능동수송, 대량 수송이 포함된다.

가. 일차 능동수송

일차 능동수송(primary active transport)은 에너지 물질인 **ATP(adenosine triphosphate)**를 필요로 한다. ATP를 가수

분해하여 농도가 낮은 곳에서 높은 곳으로 물질을 이동시키거나 교환한다. **Na^+-K^+ 펌프(Na^+-K^+ pump)**는 세포 밖의 농도가 더 높은 Na^+을 세포 밖으로 3개 이동시키고, 세포 안의 농도가 더 높은 K^+을 2개 세포 안으로 에너지를 이용하여 농도경사에 역행하여 이동시킨다(그림 2-11). Na^+-K^+ 펌프의 지속적인 활동에 의해 유지되는 이온 농도의 차이는 세포의 안정막전위를 위해 매우 중요하다. 또한, Ca^{2+} 펌프는 세포막이나 근육세포질그물에서 Ca^{2+}의 농도를 역행하여 이동시켜 세포 내 Ca^{2+}에 의한 흥분성 및 근육의 수축에 핵심적인 역할을 수행한다.

나. 이차 능동수송

이차 능동수송(secondary active transport)은 농도를 역행하여 이동해야 할 용질의 이동을 순행하여 발생하는 다른 용질(대부분 Na^+)의 이동하는 힘을 활용하여 이동시키고 이차적으로 에너지를 활용하게 된다. Na^+은 세포 밖의 농도가 높아서 세포 안으로 자연스럽게 확산하게 되는데, 이 때 발생하는 Na^+의 이동을 이용하여 포도당, Ca^{2+}, H^+ 등이 농도가 낮은 곳에서 높은 곳으로 이동하기 때문에 에너지를 사용하지 않는다. 다만, 세포 안으로 이동한 Na^+이 이전에서 설명된 Na^+-K^+ 펌프 등을 이용하여 세포 밖으로 돌아가기 위해 에너지를 이차적으로 사용하기 때문에 이를 이차 능동수송이라 한다. 이때 농도를 역행하여 이동하는 물질이 Na^+의 이동 방향과 같이 세포 밖에서 안으로 이동하는 경우를 **공동 수송(cotransport or symport)**이라 하고(그림 2-12), Na^+-glucose 수송에서 주로 사용된다. 또한, Na^+의 이동 방향과 반대로 세포 안에서 밖으로 이동하는 경우를 **역방향 수송(countertransport or antiport)**이라고 하는데(그림 2-13), Ca^{2+}-Na^+ 과 Na^+-H^+ 수송에서 볼 수 있다.

③ 대량 수송

대량 수송(bulk transport or vesicular transport)은 크기가 큰 수용성 분자와 작은 물질 조각 등을 세포막의 일부분이나 골지체에서 만들어진 소포(vesicle)에 둘러싸서 세포막을 가로질러 발생하는 이동 방법이다. 세포막의 유동적 특성으로 인해 소포와 세포막이 융합하는 과정을 통해 소포 속의 내용물이 막을 가로질러 대량으로 이동하

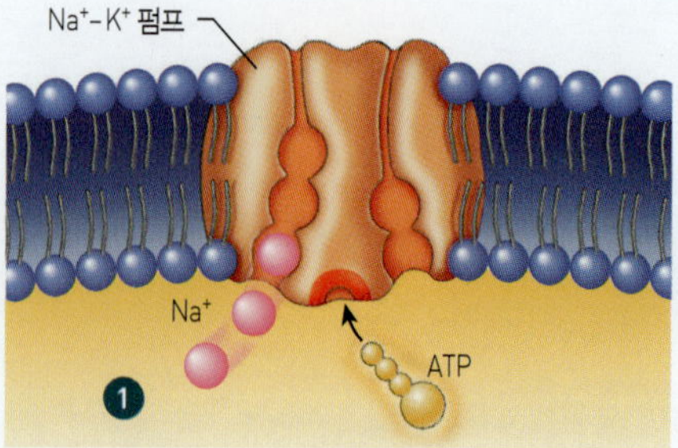

1 3개의 Na^+과 ATP가 Na^+-K^+ 펌프에 결합한다.

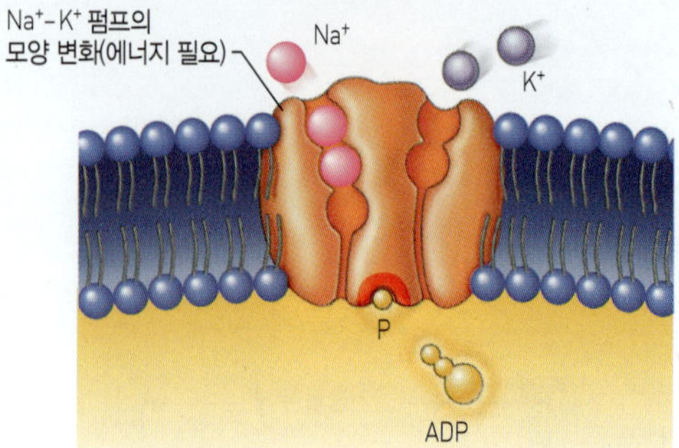

2 ATP가 분해되어 ADP와 인산기가 되고 에너지를 방출한다. 방출된 에너지는 Na^+-K^+ 펌프의 모양을 변화시키는 데 사용된다.

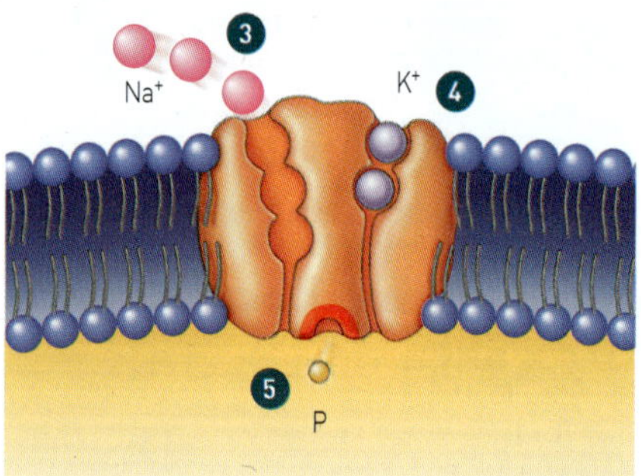

3 Na^+-K^+ 펌프의 모양 변화로 Na^+이 막을 통과하여 세포바깥액으로 이동된다.
4 2개의 K^+이 Na^+-K^+ 펌프에 결합한다.
5 Na^+-K^+ 펌프로부터 인산기가 방출된다.

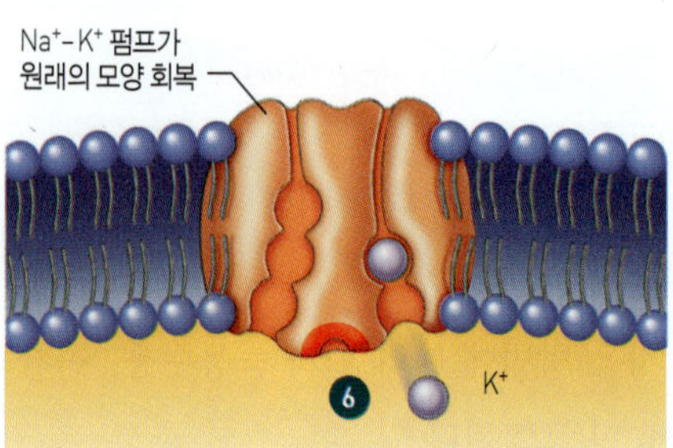

6 Na^+-K^+ 펌프는 모양이 변하여, K^+이 막을 가로질러 이동하여 세포질 속으로 들어간다. Na^+-K^+ 펌프는 다시 Na^+과 ATP와 결합한다.

그림 2-11 Na^+-K^+ 펌프의 일차 능동수송

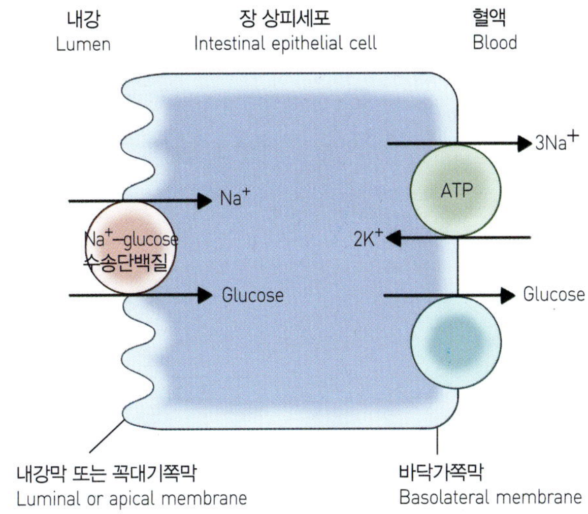

그림 2-12 공동 운반의 예

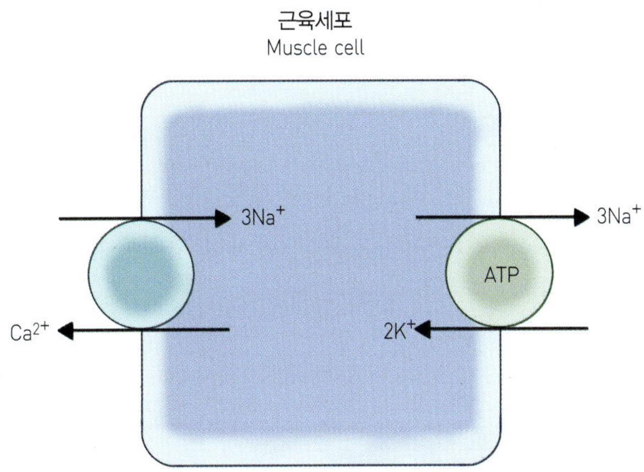

그림 2-13 역방향 운반의 예

게 된다.

가. 세포내유입

세포내유입(endocytosis)은 세포막이 안으로 함입되어 접히면서 소포를 형성하여 세포 밖의 물질을 세포 속으로 이동 시키는 것을 말한다(그림 2-14). 세포막에는 특정한 물질이 결합할 수 있는 특정한 수용체가 있다. 이 특정한 물질이 수용체와 결합되면 세포내유입이 발생되어 물질이 세포 속으로 운반되기 때문에 수용체에 의한 세포내유입(receptor-mediated endocytosis)이라고도 할 수 있다. 콜레스테롤과 성장인자는 수용체에 의한 세포내유입에 의해 세포 속으로 유입되는 분자이다. 백혈구에서 주로 발생하는 세균이나 바이러스의 처리 역시 수용체에 의한

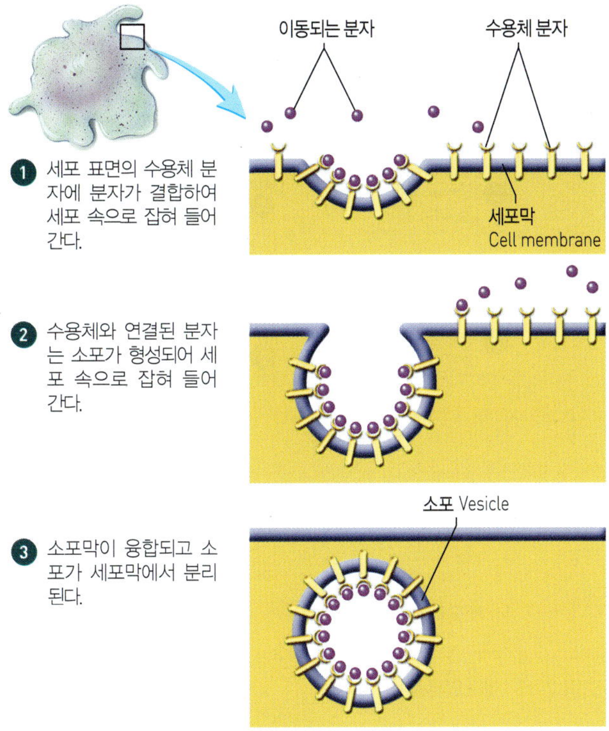

그림 2-14 수용체 매개 세포내유입

세포내유입의 일종이다.

이러한 세포내유입에는 고체의 큰 입자가 세포 내로 들어오는 **식세포작용(phagocytosis)**과 매우 작은 입자가 세포바깥액과 함께 세포 내로 들어오는 **음세포작용(pinocytosis)**의 두 가지 형태가 존재한다.

나. 세포외유출

세포에서 만들어진 세포 밖으로 유출될 물질은 골지체에서 분비소포(secretory vesicle)라는 주머니에 포장되고 세포막 쪽으로 이동하여 소포의 막이 세포막과 융합되면서 소포 속의 물질이 세포로부터 방출되는 과정을 거친다. 이러한 과정을 **세포외유출(exocytosis)**이라 한다(그림 2-15). 다양한 분비세포에서 만들어진 물질은 이러한 과정을 통해 분비된다.

핵심돋보기

능동수송은 물질의 농도 차이에 역행하기 때문에 수송에 에너지를 이용하고 운반체 단백질을 대부분 사용한다. 이때, 에너지의 사용방법에 따라 일차 능동수송, 이차 능동수송, 대량 수송이 포함된다.

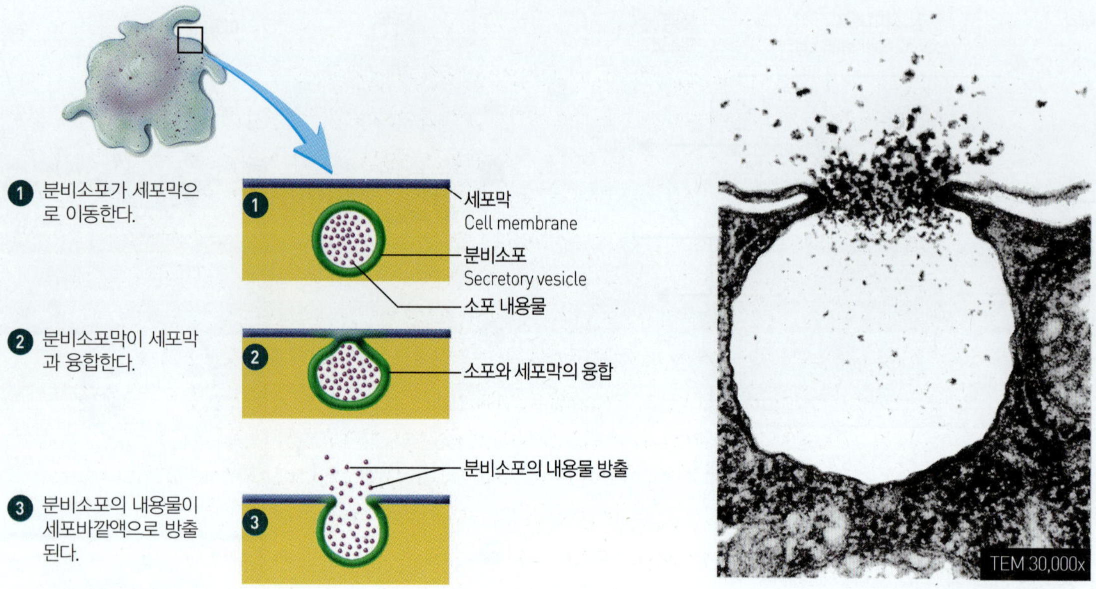

(a) 세포외유출 모식도

(b) 세포외유출의 투과전자현미경 사진

그림 2-15 세포외유출

4) 세포질 속 소기관들

(1) 과립세포질그물과 무과립세포질그물

세포질그물(형질내세망, endoplasmic reticulum, ER)은 바깥쪽 핵막에서 세포질로 확장되어 있는 막의 연속이다. 과립세포질그물(조면내형질세망, rough ER, rER)은 리보솜이 결합된 형태로 되어 있기 때문에 단백질 및 펩티드 호르몬을 합성한다. 반면 리보솜이 부착되지 않은 무과립세포질그물(활면내형질세망, smooth ER, sER)은 지질, 스테로이드 호르몬을 합성한다. 또한, 심장근육이나 뼈대근육세포의 무과립세포질그물에는 Ca^{2+}이 저장되어 있어 근육수축에 매우 중요한 역할을 수행한다. 세포질그물에서 합성된 단백질, 탄수화물, 지질, 호르몬 등은 골지복합체로 이동하여 저장 및 농축을 거친 후 세포 내부 및 외부에 필요한 곳으로 수송되어 역할을 담당하게 된다(그림 2-16).

(2) 리보솜

리보솜(ribosomes)은 단백질의 합성이 일어나는 세포 소기관이다. 자유 리보솜은 세포질 내에 자유롭게 떠다니는 상태로 존재하며, 세포질그물의 막에 결합된 형태로 존재하는 것도 있다. 리보솜은 rRNA로 구성된 60S의 대단위 소체와 40S의 소단위 소체가 합쳐진 형태이며, mRNA와 tRNA가 리보솜에 붙어 단백질을 합성하게 된다(그림 2-17).

(3) 골지복합체

골지복합체(Golgi apparatus)는 막으로 둘러싸인 작은 주머니들이 밀접하게 중첩된 더미로 구성되어 있다(그림 2-18). 골지복합체는 세포질그물과 리보솜에서 합성된 물질들을 농축시키고 변형시키며 포장하는 역할을 한다. 리보솜에서 합성된 단백질이 세포질그물에서 골지복합체로 이동하면, 골지복합체는 이들을 농축시키고, 필요에 따라서 탄수화물이나 지질 분자와 결합시켜 단백질을 화학적으로 변형시킨다. 이러한 단백질들은 소포에 계속 저장되다가 골지복합체의 가장자리를 통해 세포 안과 밖의 표적 위치로 이동하게 된다. 골지복합체는 침샘이나 이자세포와 같이 물질을 분비하는 세포 내에 많이 발달되어 있다.

(4) 소포

소포(vesicle)는 세포 안에서 물질을 저장하고 운반하는

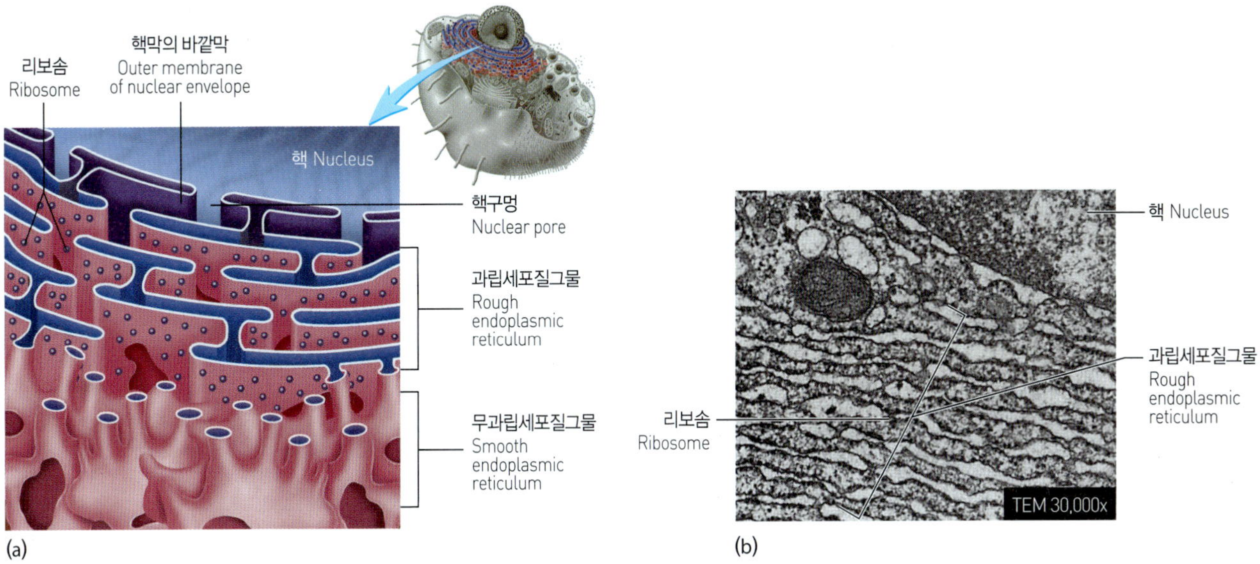

그림 2-16 세포질그물

(a) 세포질그물은 핵막이 연속된 것이고 과립세포질그물(리보솜과 함께) 혹은 무과립세포질그물(리보솜 없음)로 존재한다. (b) 과립세포질그물의 투과전자현미경 사진.

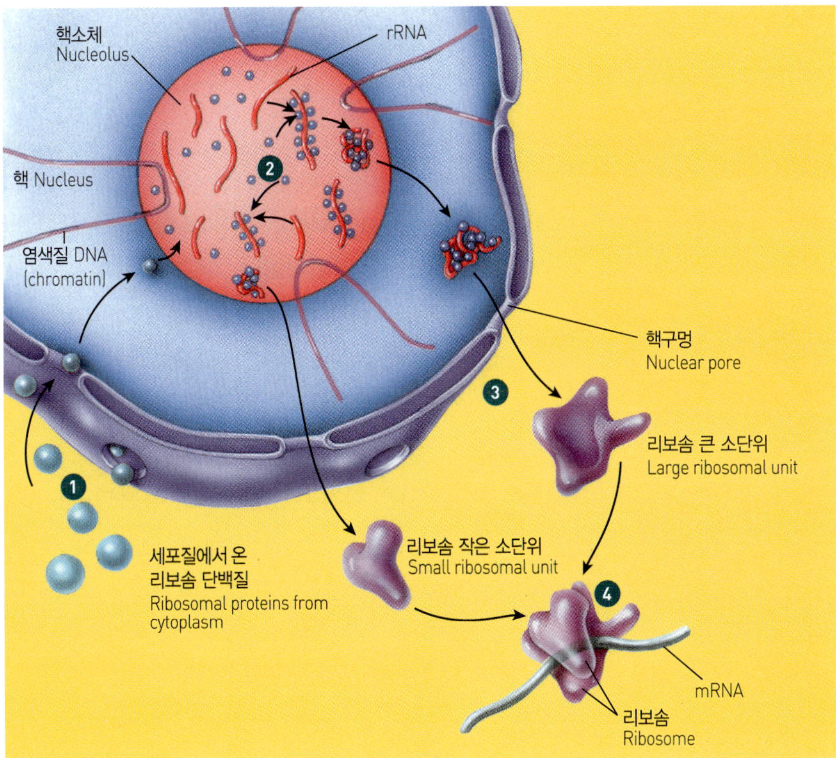

1. 세포질에서 생산되는 리보솜은 핵구멍을 통해 핵소체로 이동된다.
2. 핵소체에서 대부분이 생산되는 rRNA는 리보솜 단백질과 조립되어 리보솜 작은 소단위와 큰 소단위를 형성한다.
3. 리보솜 작은 소단위와 큰 소단위는 핵소체와 핵을 핵구멍을 통해서 빠져나간다.
4. 리보솜 작은 소단위와 큰 소단위는 세포질에서 단백질을 생산하는 동안 서로 결합하고 mRNA와 결합한다.

그림 2-17 리보솜의 단백질 합성

역할을 하는 작은 막으로 구성된 주머니이다(그림 2-18). 합성된 물질의 특성에 따라 세포 내부 및 외부로 이동하는데, 특히 **분비소포(secretory vesicle)**는 세포의 표면으로 이동한다. 소포의 막은 세포막과 융합하며 소포 내의 내용물들은 외부로 방출한다. 예를 들면, 신경세포는 다른 세포와 소통하기 위하여 분비소포를 이용하여 신경전달물질을 방출한다. 또한 호르몬이 들어 있는 분비소포는 호르몬을 방출하라는 신호가 올 때까지 내분비세포의 세포질 안에 머물러 있다. 예를 들면, 인슐린은 혈액의 포도당이 높아져서 분비를 자극할 때까지 이자세포의 세포질에 남아 있다.

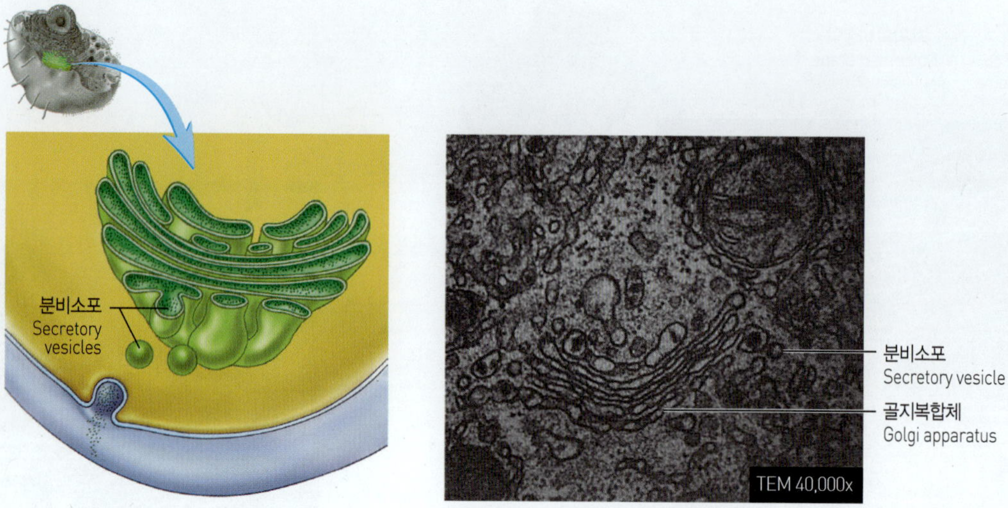

그림 2-18 골지복합체

(5) 용해소체와 과산화소체

용해소체(lysosome)는 강력한 분해효소들을 가지고 있는 작은 구형 소체이다. 이 효소들은 세포질 내에서 불필요한 물질들을 분해하는 역할을 한다(그림 2-19). 특히, 백혈구 계열의 세포에서 잘 발달되어 있다. 세포내유입을 통해 박테리아나 바이러스가 소포에 싸여 들어오면, 용해소체와 결합되어 용해소체 내에 있는 효소들이 이를 용해시킨다.

과산화소체(peroxisome)는 과산화수소를 분해하는 카탈라아제(catalase) 효소가 들어 있는 작은 막성 소체이다. 과산화소체에 들어 있는 효소는 과산화수소를 물과 산소로 분해한다. 간과 콩팥세포처럼 해독작용에 관여하는 세포에는 과산화소체가 많이 분포되어 있다.

(6) 사립체

사립체(미토콘드리아, mitochondria)는 속막과 바깥막이 공간으로 나뉘어 있는 작은 세포 소기관이다. 바깥막은 매끈하지만 속막에는 능선(crista)이라는 수많은 주름이 있다(그림 2-20). 사립체는 세포 내에서 ATP를 생산하는 중요한 장소이다. 사립체는 호흡을 통해 공급되는 산소와 음식물 섭취를 통해 공급되는 당 분자를 이용하여 ATP를 생산하는 세포 내 호흡작용을 수행한다. ATP는 세포 내에서 일어나는 대부분의 화학반응에 필요한 중요 에너지원이다.

(7) 세포뼈대

세포뼈대(세포골격, cytoskeleton)는 세포를 지지하고, 세포 소기관을 제자리에 위치시키며, 세포가 모양을 변하게 할 수 있도록 하는 단백질로 구성된다. 세포뼈대는 미세관, 미세섬유와 중간섬유가 있다(그림 2-21).

① 미세관

미세관(microtubule)은 직경이 25nm이고, 튜불린(tubulin) 단백질의 소단위로 만들어진 관 형태의 구조이다. 미세관은 세포의 물질수송, 세포질의 구조적 지지, 세포분열 등에 중요한 기능을 담당한다. 또한, 섬모와 편모와 같은 세포 소기관의 기본 성분을 형성하는 것과 같은 다양한 역할을 수행한다.

② 미세섬유

미세섬유(microfilament)는 액틴(actin) 단백질 등의 소단위로부터 형성된 구조적으로 세포질을 지지하는 7nm의 작은 직경을 가진 원섬유이다. 세포 이동에도 관여하고, 특히, 근육세포의 미세섬유는 세포 수축에 중요한 역할을 담당한다.

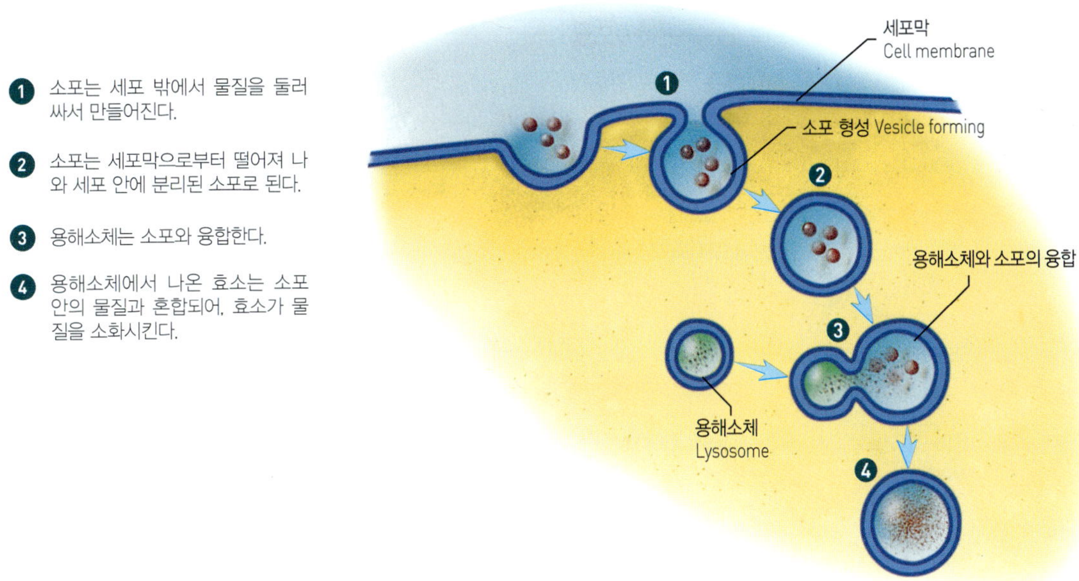

그림 2-19 용해소체의 작용

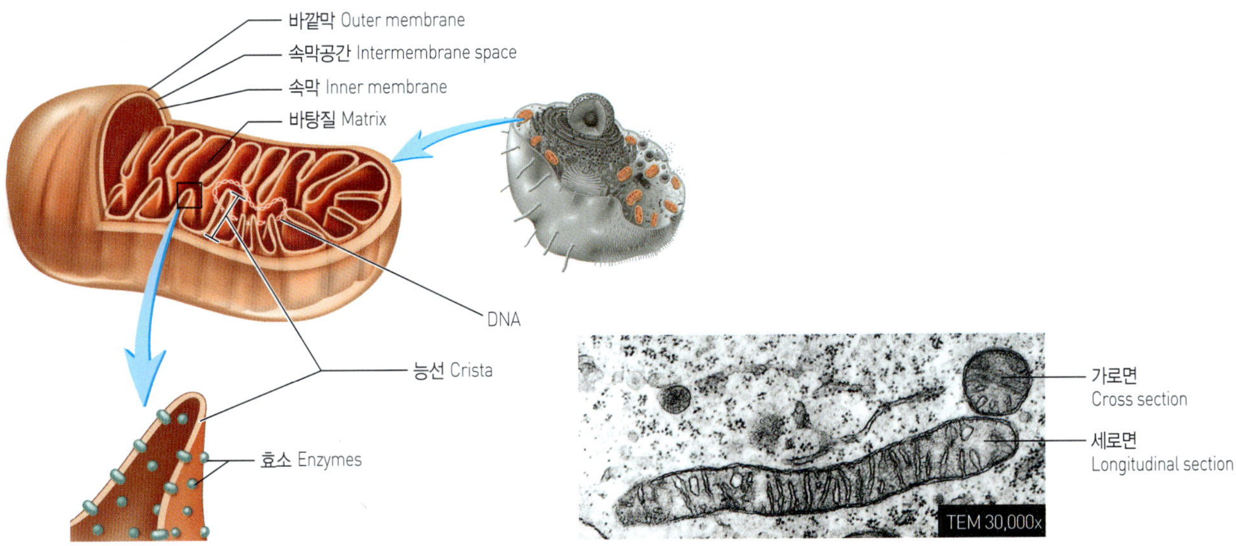

(a) 전형적인 사립체 구조

(b) 사립체의 세로면과 가로면의 투과전자현미경 사진

그림 2-20 사립체

③ 중간섬유

중간섬유(intermediate filament)는 10nm 직경을 가진 원섬유이다. 세포에 따라 중간섬유를 구성하는 단백질이 다르다. 중간섬유는 세포의 기계적 지지와 운동에 관련된 역할을 담당한다.

(8) 중심체

중심체(centrosome)는 핵 가까이에 있는 미세관 형성이 일어나는 부분에 위치하고 있고, 서로 직각 방향으로 위치하는 두 개의 중심소체(centrioles)를 포함하고 있다. 각 중심소체는 작은 원기둥 모양의 소기관으로 9개의 미세관세짝(triplets)이다. 각 미세관세짝은 세 개의 평행한 미세관이

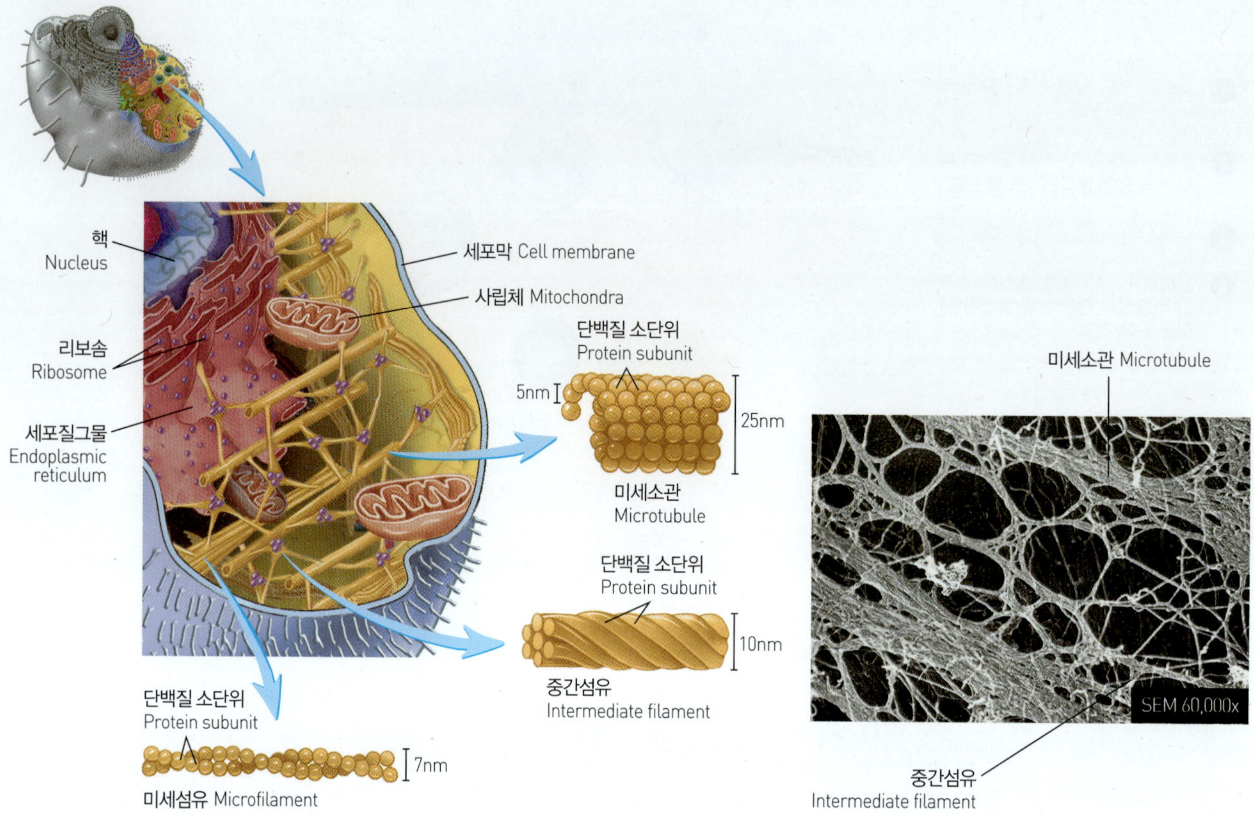

(a) 세포뼈대의 모식도

(b) 세포뼈대의 주사전자현미경 사진

그림 2-21 세포뼈대

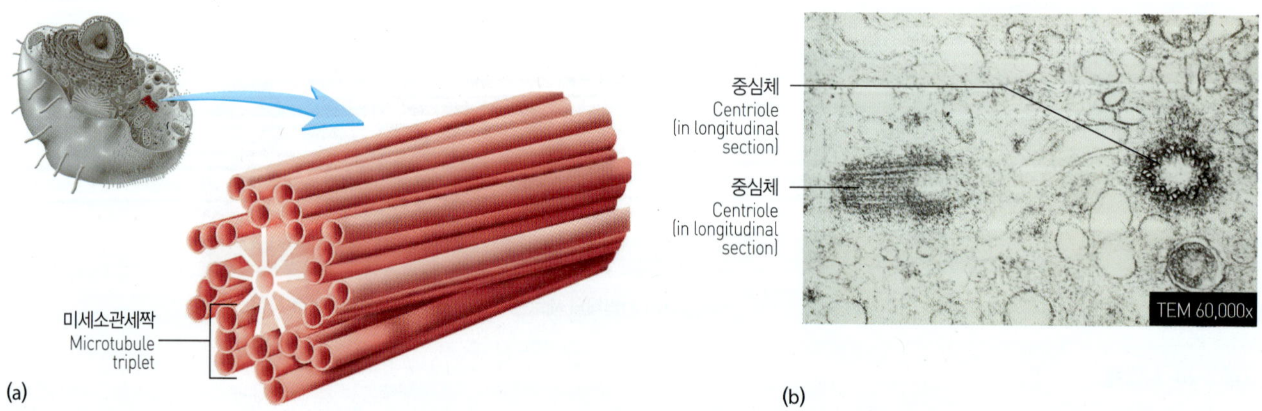

그림 2-22 중심소체

(a) 중심소체의 구조는 9개의 미세관세짝으로 구성되어 있다. 각 미세관세짝은 한 개의 완전한 미세관과 2개의 불완전한 미세관이 서로 융합된 것을 포함하고 있다.
(b) 한 쌍의 중심소체 투과전자현미경 사진으로 핵 근처에 정상적으로 위치하고 있다. 하나는 가로면 그리고 다른 하나는 세로면이 보인다.

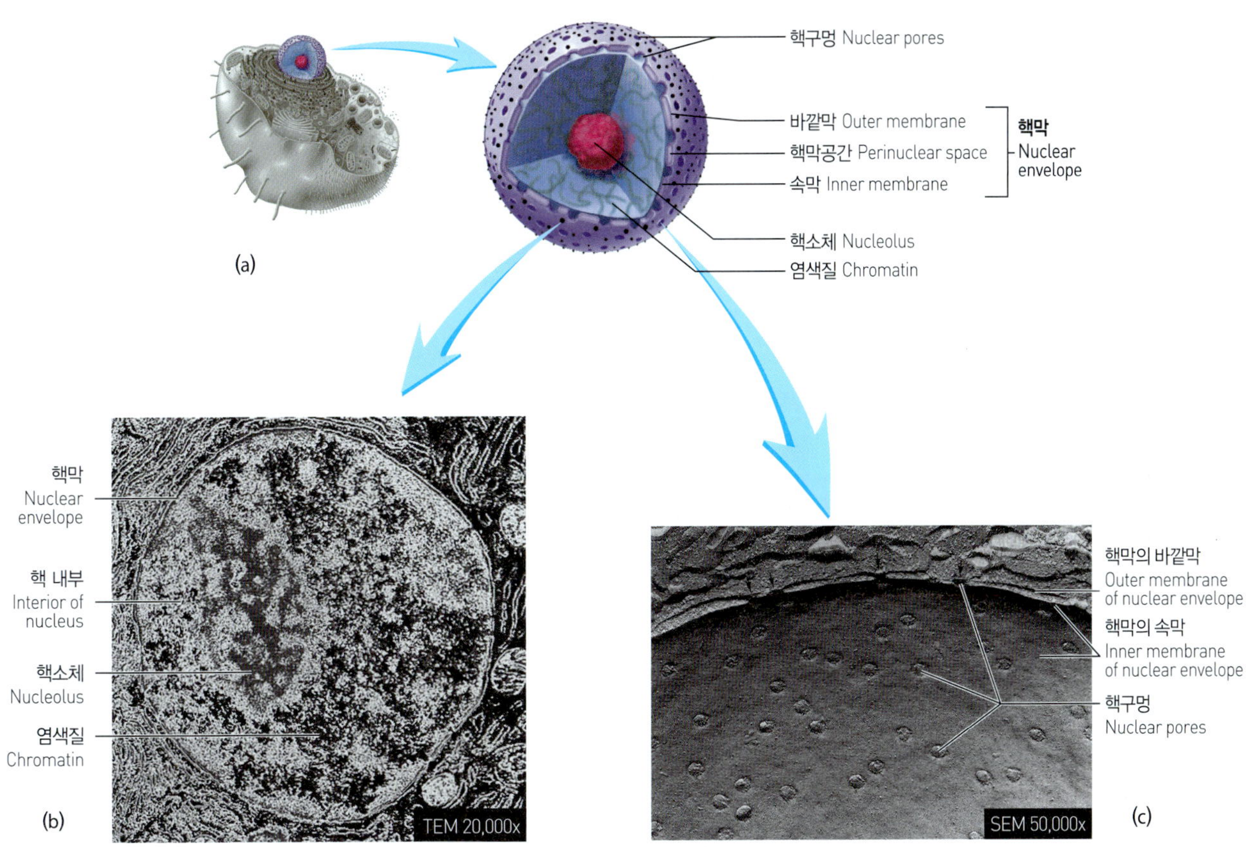

그림 2-23 핵

(a) 핵막은 속막과 바깥막으로 구성되어 있는데, 합쳐져서 핵구멍을 만든다. 핵소체는 막으로 싸여 있지 않은 핵의 농축된 부위로 대부분이 RNA와 단백질로 구성된다. (b) 핵의 투과전자현미경 사진. (c) 주사전자현미경 사진에서 핵막의 막과 핵구멍을 보여준다.

서로 연결되어 구성된다(그림 2-22). 추가되는 미세관은 중심체 지역으로부터 확장하여 세포분열에서 중요한 역할을 수행한다.

(9) 섬모, 편모, 미세융모

섬모(cilia)는 세포 표면으로 돌출하며 세포의 운동을 가능하게 한다. 섬모의 수는 세포에 따라 하나도 없는 것에서 천 개까지 매우 다양하다. 섬모는 세포로부터 확장된 원기둥 구조로, 미세관으로 구성되어 세포막으로 싸여 있는 중심체의 양상과 비슷하게 형성되어 있다. 섬모는 호흡기관을 덮고 있는 상피세포에 많이 분포한다.

편모(flagella)는 섬모와 유사한 구조를 갖지만 훨씬 더 길고 세포에 한 개만 존재한다. 정자세포에 있는 한 개의 편모는 정자세포를 운동시키는 기능을 한다.

미세융모(microvilli)는 미세섬유에 의해 지지되는 세포막이 확장된 형태이지만, 섬모나 편모처럼 능동적으로 움직이지 못한다. 미세융모의 수는 무수히 많으며 세포의 표면적을 증가시키는 기능을 한다. 특히 창자, 콩팥 등의 흡수가 중요한 역할을 하는 부위에서 세포 표면에 풍부하게 존재한다.

핵심돋보기

세포 속에는 과립세포질그물, 무과립세포질그물, 리보솜, 골지복합체, 소포, 용해소체, 과산화소체, 사립체, 세포뼈대, 중심체, 섬모, 편모, 미세융모 등이 포함되어 있고, 각각의 기능을 수행하여 세포의 생명 유지에 중요한 역할을 수행한다.

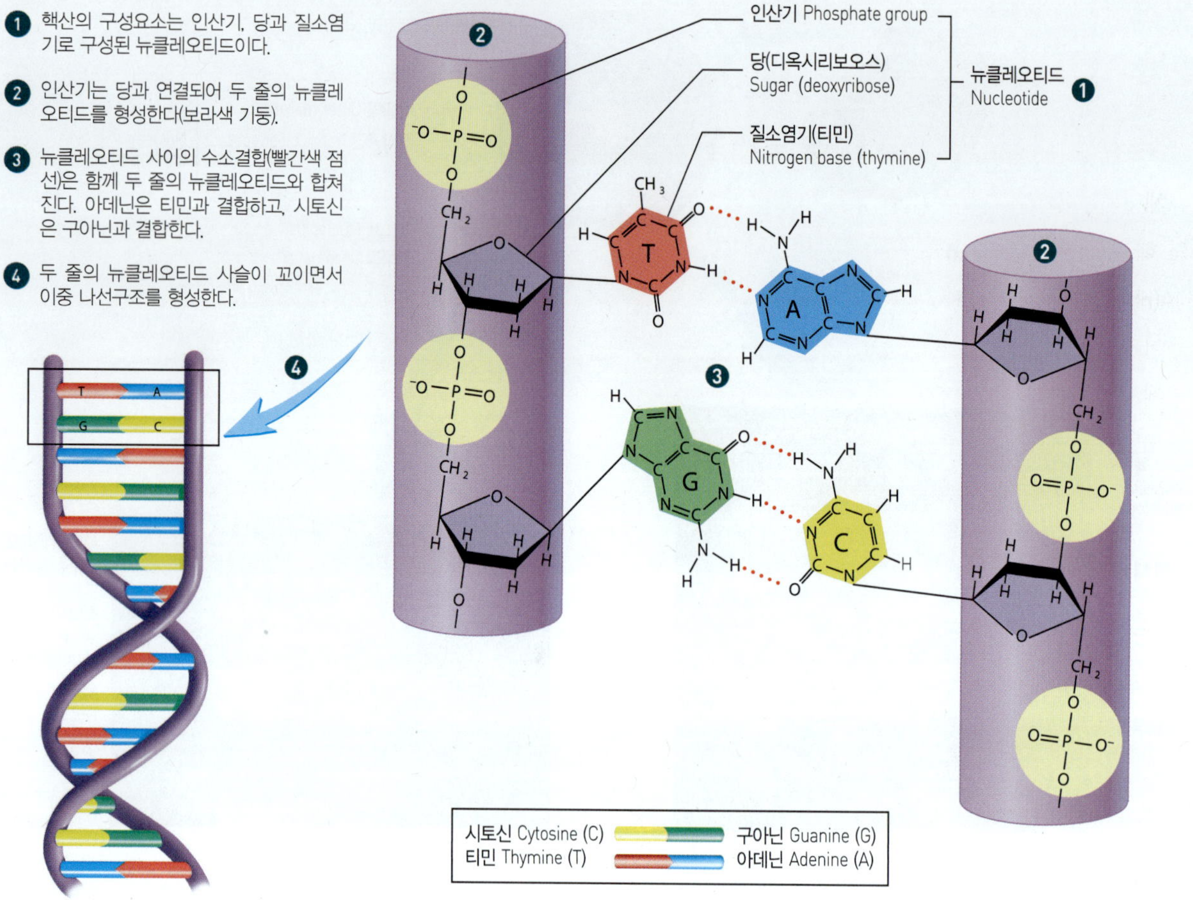

그림 2-24 DNA의 구조

5) 핵

3~10μm 직경의 **핵(nucleus)**은 세포의 중앙에 위치하는 중요한 세포 구성요소이다. 몸에 있는 모든 세포는 핵 내에 존재하는 유전정보에 따라 생활주기가 조절된다(그림 2-23). 핵 내에 저장되어 있는 유전정보에 따른 성장주기에 맞추어 DNA(deoxyribonucleic acid)를 복제(replication)하여 세포분열을 조절하고, 전사(transcription) 과정을 통해 RNA(ribonucleic acid)를 합성하여 유전정보를 발현시킬 단백질의 합성에 필수적인 역할을 수행한다. 그러나 모든 세포들이 단 하나의 핵을 세포의 중앙에 가지고 있는 것은 아니며, 세포의 특성에 따라 차이가 있다. 적혈구와 혈소판 등은 핵이 없고, 뼈대근육세포 여러 개의 핵이 세포의 가장자리에 위치한다.

(1) 핵막

핵은 25~40nm 두께의 얇은 두 개의 막으로 둘러싸여 있다. 핵막(nuclear envelope)을 구성하는 속막(inner membrane)과 바깥막(outer membrane)이 서로 합쳐져 핵막 공간(perinuclear space)을 만들고, 핵과 세포질 사이의 물질 이동이 이루어지는 핵구멍(핵공, nuclear pore)이 여러 곳에 존재한다.

(2) 염색질

핵막 안에는 DNA와 히스톤(histone) 단백질로 구성된 염색질(chromatin)이 느슨하게 꼬여 있다. 각 개인의 구조와 기능별 특징에 영향을 주는 유전자는 DNA의 일부분이며, 유전자는 단백질의 구조를 결정하는 방법으로 세포의 구조와 기능을 총괄하는 역할을 한다. 길고 느슨한 구조로 염색질을 구성하는 염색사는 세포분열을 준비할 때 단단하게 꼬이고 현미경으로 알아 볼 수 있을 만큼 선명한 형태가 되는데 이를 **염색체(chromosome)**라고 한다. 사람의 세포에는 23쌍의 염색체가 들어 있다.

(3) 핵소체

핵소체(nucleolus)는 핵 안에 들어 있는 부분으로, 보통 하나의 핵 속에 여러 개의 핵소체가 들어 있다. 핵소체에서 **rRNA(ribosomal ribonucleic acid)**와 리보솜의 소단위들이 만들어지고 저장된다. 성장, 증식, 단백질 합성이 왕성한 세포에서는 핵소체가 커지는 현상이 발생한다. 이때 생성된 rRNA은 핵구멍을 통해 세포질로 나가 단백질을 합성하는 역할을 담당한다.

(4) DNA와 RNA

DNA는 2개의 뉴클레오티드(nucleotide) 사슬이 이중 나선구조를 하고 있고, 이 나선구조는 나선형 사다리와 같은 형태로 돌면서 꼬여 있다. 사다리의 각각은 질소 염기 쌍으로 구성되어 있는데, 염기는 **아데닌(adenine)**과 **구아닌(guanine)**의 퓨린 염기(purine base)와 **티민(thymine)**과 **시토신(cytosine)**의 피리미딘 염기(pyrimidine base)로 구성된다. 염기 사이에 발생하는 수소결합으로 인해 아데닌은 티민과만 결합하고 시토신은 구아닌과만 결합한다. DNA를 구성하는 염기의 배열로 유전정보가 암호화되어 저장된다(그림 2-24).

이러한 염기가 배열된 뉴클레오티드는 화학적인 언어를 형성할 수 있는 화학적인 문자로 기능한다. **유전자(gene)**는 특별한 단백질을 만들어내는 화학적인 언어로 된 뉴클레오티드의 연속을 의미한다. 각각의 DNA 분자는 많은 다른 유전자들을 갖고 있으며, 단백질 분자에서 발견되는 아미노산 서열과 형태뿐만 아니라 세포에서 일어나는 화학반응의 속도와 형태도 저장되어 있다. DNA에 포함된 유전자 정보는 궁극적으로 모든 세포 활동을 정의하고 결정하는 역할을 한다. 따라서 DNA로 부호화된 내용에 의해서 만들어지는 단백질은 사람의 많은 구조적 형태와 특성을 결정하게 된다. 단백질은 사람의 구조적 형태와 특성의 많은 부분을 결정하게 된다.

한편, DNA의 단일 뉴클레오티드 사슬과 유사한 구조를 가진 RNA는 DNA과 같이 서로 다른 네 개의 염기가 RNA 분자를 만드는데, 티민이 우라실(uracil)로 대체된 것만 제외하고 나머지는 같으며 우라실은 아데닌과만 결합한다. RNA는 단백질 합성을 위해 정보를 전달하는 **mRNA(messenger RNA)**, 아미노산을 리보솜까지 운반하는데 관련된 **tRNA(transfer RNA)**, 아미노산 합성과 리보솜 구조의 일부인 **rRNA** 등이 있다.

(5) 유전자의 발현

DNA는 수많은 단백질들을 만들기 위해 그에 따른 유전자를 갖는데, 분자 크기가 매우 커서 핵구멍을 통해 통과할 수가 없기 때문에 핵 속에만 위치하게 된다. 따라서 DNA를 통한 유전자 발현은 전사와 **유전자부호해독(translation)**의 두 과정으로 구성된다. **전사(transcription)**는 특

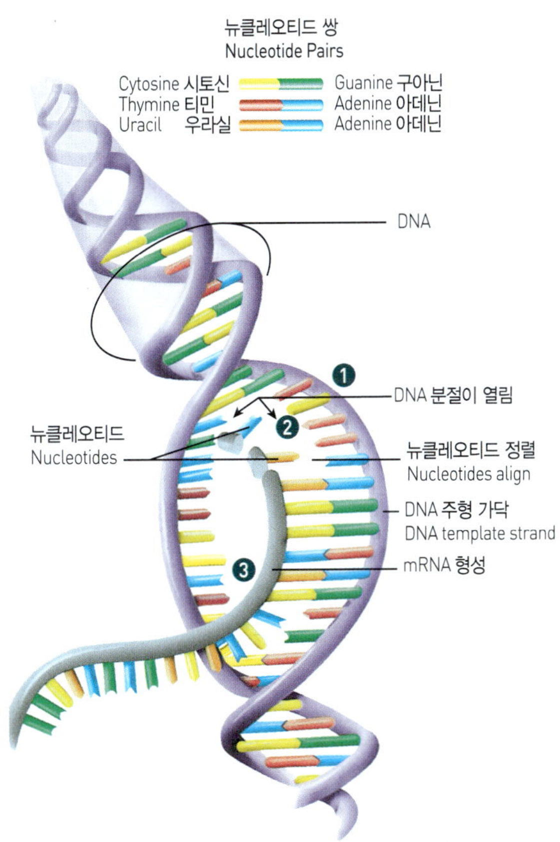

1. DNA 분자의 가닥은 서로 분리된다. 한 개의 DNA 가닥이 mRNA 합성의 주형으로 제공된다.
2. mRNA를 형성할 뉴클레오티드는 DNA의 뉴클레오티드와 그림의 위쪽에 위치한 설명표에 나타난 것 같은 염기쌍의 배열에 따라 형성된다. 따라서, DNA 주형 가닥(보라색)의 뉴클레오티드 서열은 mRNA(회색) 뉴클레오티드 서열을 결정한다. 효소(안 보임)는 mRNA의 뉴클레오티드를 서로 연결한다.
3. 뉴클레오티드가 덧붙여질 때 mRNA 분자가 형성된다.

그림 2-25 DNA 전사에 의한 mRNA 형성

정 유전자 발현을 위한 분자를 만드는 데 필요한 DNA 정보를 복사한 mRNA를 제작하는 과정을 의미한다. 이후 mRNA가 핵에서 세포질의 리보소체로 이동하고, 복사한 정보를 통해 단백질을 형성하게 되는 과정이 유전자부호해독이다. 단백질을 합성하는 데 필요한 재료는 바로 아미노산이다. mRNA의 정보에 따라 tRNA가 아미노산을 리보소체로 운반하여 순서대로 아미노산을 배열하고 결합하여 아미노산 사슬을 만든다. 요약하면, 단백질의 합성은 DNA에서 정보의 일부를 복사하는 전사와 복사된 정보를 단백질로 바꾸는 유전자부호해독으로 구성된다.

① 전사

전사는 유전자 발현의 첫 단계로, 세포의 핵에서 일어난다. DNA의 이중 가닥이 분리되고, DNA에서 티민, 아데닌, 시토신, 구아닌으로 구성된 뉴클레오티드는 RNA에서 상보적 결합을 할 수 있는 우라실, 아데닌, 시토신, 구아닌의 뉴클레오티드와 쌍을 이루게 된다. 이후 효소가 RNA 뉴클레오티드 사이에 화학결합을 이루면서 긴 mRNA 분획을 연결하는 반응을 촉진시키고 mRNA가 형성되면 전사가 완성된다(그림 2-25).

② 유전자부호해독

유전자부호해독은 mRNA의 정보를 기반으로 단백질을 합성하는 과정으로 리보소체에서 일어난다. 전사 과정에서 만들어진 mRNA는 핵구멍을 통과한 후 리보솜으로 이동하여 유전자부호해독을 진행한다. 유전자부호해독 과정에는 mRNA뿐만 아니라 tRNA와 rRNA도 필요하다. 각 mRNA에서 유전자 정보는 특정한 아미노산을 의미하는 유전자부호인 **코돈(codon)**이라는 연속된 세 개의 뉴클레오디드에 담겨져 있다. 이를 위한 tRNA가 별도로 존재한다.

mRNA의 코돈과 tRNA의 세 개의 연속된 뉴클레오티드로 된 대응유전자부호인 **안티코돈(anticodon)**은 쌍을 이루게 되고, 이에 해당되는 아미노산이 tRNA의 다른 부분에 결합하게 되는 것이다. 예를 들면, mRNA의 우라실(U), 시토신(C), 아데닌(A)이 연속 배열된 뉴클레오티드인 UCA는 tRNA의 안티코돈 AGU와 대응되고, 아미노산 중 세린(serine)과 결합하게 되는 것이다. mRNA 유전자부호의 조합은 모두 64개이지만, 유전자부호에 의해 생산되는 아미노산은 20개뿐이다. 즉 여러 개의 유전자부호가 한 개의 아미노산에 특정된다. 예를 들어, 유전자부호 CGA, CGG, CGU, CGC는 모두 최종적으로 아미노산 중 아르기닌(arginine)에 대응되고, UUU와 UUC는 페닐알라닌(phenylalanine)에 대응되는 방식이다. 그 중, 일부 유전자 부호는 특정한 아미노산에 대응되지 않고, 특수한 기능을 수행하는 경우도 있다. 예를 들면, AUG와 UAA는 특정한 아미노산을 위한 것이 아니라, 유전자부호해독 과정을 시작하거나 끝내는 신호로 작용하기 때문에 AUG는 개시코돈, UAA는 정지코돈이라고 한다. 이러한 방법은 mRNA의 유전자 부호에 따라 tRNA에 의해 정확하게 아미노산이 짝을 맞추는 것을 보장하게 한다(표 2-3, 그림 2-26).

유전자부호해독 과정 동안 mRNA는 리보솜과 결합한다. 리보솜은 mRNA를 tRNA 분자와 같이 정렬시키는 역할을 수행한다. 따라서 tRNA의 안티코돈이 적절한 mRNA의 코돈과 쌍을 이루고 리보솜과 연관된 효소에 의해 tRNA에 결합된 특정한 아미노산 사이가 **펩티드 결합(peptide bond)**으로 연결된다. 리보솜이 mRNA의 하나의 코돈으로 움직여 내려가고 그 때 하나의 tRNA를 방출하여 다음 tRNA가 제자리로 이동하도록 한다. 이런 과정이 계속되어 아미노산이 여러 개 연결된 **폴리펩티드 사슬(polypeptide chain)**이 형성된다. 유전자부호해독 과정은 리보솜이 mRNA의 정지코돈에 도달할 때까지 계속된다(일차 구조). 이렇게 만들어진 폴리펩티드 사슬은 리보솜에서 방출되고, 이 사슬이 접히고 꼬이면서 이차, 삼차, 사차 구조를 형성하여 단백질 분자의 입체구조를 형성한다. 최종적으로 단백질은 한 개의 폴리펩티드 사슬 또는 그 이상의 폴리펩티드 사슬이 결합하여 만들어진다(그림 2-27).

(6) 세포주기

성장과 분화를 하는 동안 세포분열을 통해 세포 수가 증가하는데, 이러한 세포 분열을 통한 세포 수의 증가는 손상된 조직의 교체와 재생을 가능하게 한다. 세포주기는 **사이기(간기, interphase)**라는 분열이 발생하지 않는 단계와 세포분열 단계로 크게 나눌 수 있다. 세포는 살아있는 대부분의 기간을 정상 기능을 수행하면서 사이기로 보낸다.

사이기 동안, 세포의 핵 내에서는 DNA가 복제된다. DNA의 두 가닥이 서로 분리되고, 각 가닥은 DNA의 새로운 가닥을 생산하기 위한 틀(template)로 활용된다. 틀이 되는 기존의 DNA 안의 뉴클레오티드의 배열은 아데닌은 티민과 짝을 이루고 시토신은 구아닌과 쌍을 이루는 방식으로 DNA의 새로운 가닥의 뉴클레오티드의 서열을 결정한다. 이러한 방식으로 배열된 새로운 DNA의 뉴클레오티드는 효소에 의하여 합쳐져서 DNA의 새 가닥을 형성하고, 기존의 뉴클레오티드와 쌍을 이룬다. 이러한 방법으로 두 개의 새로운 DNA 가닥이 두 개의 기존의 DNA 가닥과 결합하여 DNA의 2개의 이중가닥을

표 2-3 RNA 코돈표

첫글자	두번째글자 U	두번째글자 C	두번째글자 A	두번째글자 G	세번째글자
U	UUU, UUC – Phe UUA, UUG – Leu	UCU, UCC, UCA, UCG – Ser	UAU, UAC – Tyr UAA 정지 UAG 정지	UGU, UGC – Cys UGA 정지 UGG Trp	U C A G
C	CUU, CUC, CUA, CUG – Leu	CCU, CCC, CCA, CCG – Pro	CAU, CAC – His CAA, CAG – Gln	CGU, CGC, CGA, CGG – Arg	U C A G
A	AUU, AUC, AUA – Ile AUG - Met 또는 시작	ACU, ACC, ACA, ACG – Thr	AAU, AAC – Asn AAA, AAG – Lys	AGU, AGC – Ser AGA, AGG – Arg	U C A G
G	GUU, GUC, GUA, GUG – Val	GCU, GCC, GCA, GCG – Ala	GAU, GAC – Asp GAA, GAG – Glu	GGU, GGC, GGA, GGG – Gly	U C A G

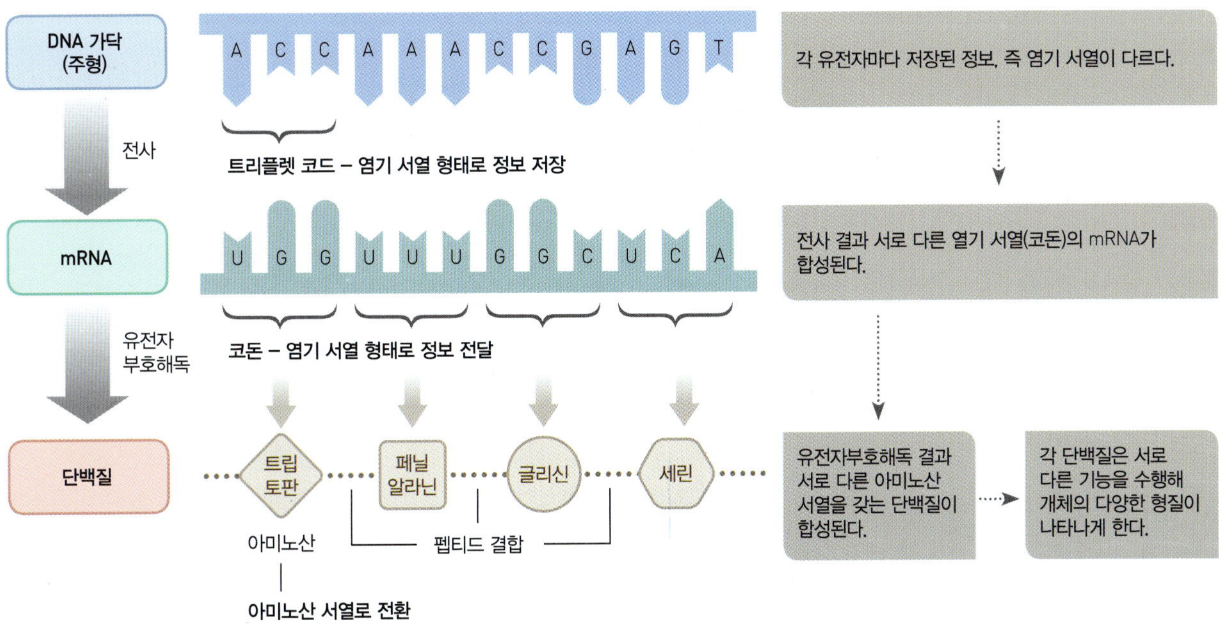

그림 2-26 유전자 부호

❶ 단백질 합성이 시작되면 리보솜가 mRNA에 결합. 리보솜는 두 개의 tRNA가 결합하는 자리를 갖고 있는데, 하나는 아미노산을 가진 tRNA가 차지한다. mRNA의 유전자부호와 tRNA의 대응유전자부호가 배열하고 결합하는 것을 주목하라. 다른 tRNA 결합자리는 열려 있다.

❷ 열려 있는 tRNA 결합자리를 차지함으로써, 다음 tRNA가 mRNA 그리고 다른 tRNA와 적합하게 배열한다.

❸ 리보솜 안의 효소는 아미노산 사이의 펩티드 결합을 형성하는 합성반응을 촉매작용을 한다.

❹ 리보솜는 세 개의 뉴클레오티드에 의해 위치를 바꾼다. 아미노산이 없는 tRNA는 리보솜로부터 방출되고, 아미노산을 가진 tRNA가 그 자리를 차지한다. tRNA 결합 자리는 변화에 의해 열린 채로 남겨진다. 아미노산 추가는 2~4단계를 반복하여 추가된다. 결국, mRNA의 정지 유전자부호는 아미노산을 단백질(폴리펩티드)에 추가되는 것을 끝내고, 리보솜로부터 방출된다.

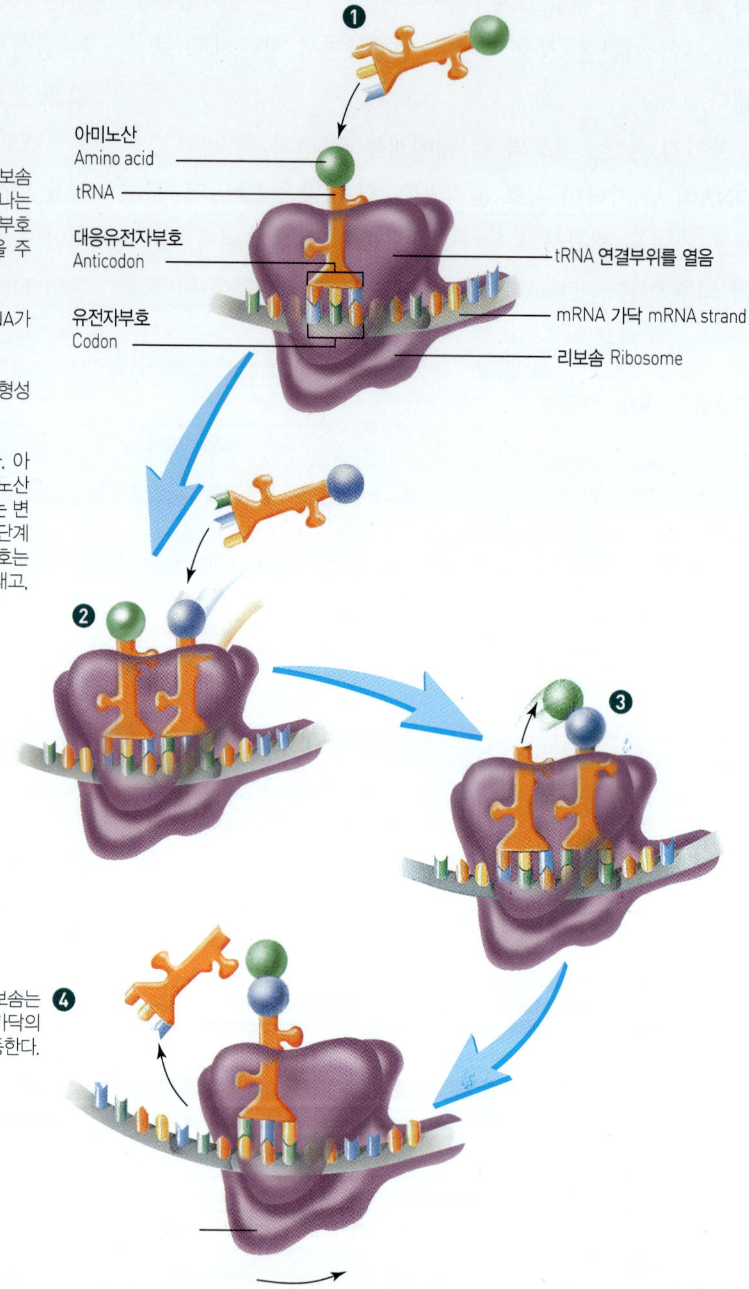

그림 2-27 단백질 생산을 위한 mRNA의 유전자부호해독

형성하게 된다. 사이기가 끝나가는 시점에는 세포의 핵 안쪽에는 두 배의 유전물질이 있게 된다. DNA는 핵 전체에 흩어져서 가는 실과 같은 염색사의 형태로 존재한다(그림 2-28).

세포분열(cell division)은 하나의 세포로부터 새로운 세포를 형성하는 과정이다. 새 세포는 성장과 조직 재생에 필요하며 **유사분열(mitosis)**을 통해 형성된다. 생식세포(gamete)는 생식을 위해 필요하고 **감수분열(meiosis)**을 통해 형성된다. 사람 몸에서 생식세포를 제외를 제외한 대부분의 세포에는 46개의 염색체가 들어 있다. 생식세포에는 다른 세포들의 염색체 수의 반인 23개가 있다. 46개의 염색체는 2개가 한 쌍이 되는 **이배체(diploid)**로 구성되고, 각 세포에는 총 23쌍의 염색체가 존재하게 된다. 23쌍에는 중에는 1쌍의 성염색체와 나머지 22쌍

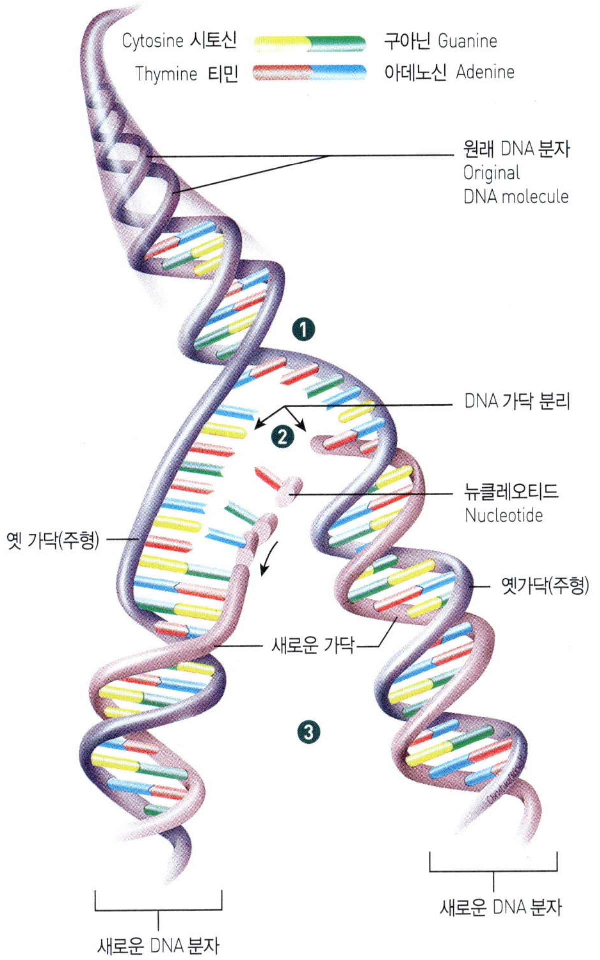

❶ DNA의 가닥이 서로 분리된다.

❷ 각각의 옛가닥(*짙은 보라색*)은 새로운 가닥(*옅은 보라색*)의 형성을 위한 주형 기능을 한다.
뉴클레오티드의 염기배열은 새로 형성된 뉴클레오티드의 서열을 결정한다.

❸ 똑같은 두 개의 DNA가 생산된다.

그림 2-28 DNA의 복제
사이기 동안의 복제를 통해 똑같은 두 개의 DNA가 생산된다.

의 염색체인 **상염색체(autosome)**가 포함된다. 이중 상염색채는 개인의 일반적인 특성을 결정하고, 성염색체는 성별을 결정한다. 만약 여성일 때는 2개의 X 염색체(X chromosome)이고, 남성일 때는 X 염색체와 Y 염색체(Y chromosome)로 구성되어 있다.

① 유사분열

생식세포를 제외한 몸에 있는 대부분의 세포에서는 유사분열의 방식으로 증식한다. 유사분열 기간 동안, 세포는 분열하여 DNA의 양과 종류가 같은 두 개의 새로운 세포를 형성한다. DNA가 세포의 구조와 기능을 결정하기 때문에, 새롭게 증식된 세포는 기존의 세포와 똑같은 DNA를 가지게 되고, 결과적으로 같은 구조와 같은 기능을 수행하게 된다. 유사분열은 전기, 중기, 후기, 말기의 네 가지 시기로 구분된다(그림 2-29).

가. 전기(prophase)

전기가 진행되는 동안, 염색사가 농축되어 뭉치면서 관찰이 가능한 상태의 염색체가 형성된다. 사이기 이후에, 각 염색체는 **중심절(centromere)**에 연결되는 **염색분체(chromatid)**라는 두 개의 유전적으로 동일한 염색체 가닥으로 만들어진다. 유전물질의 복제는 사이기 동안 각 염색체의 두에서 중심절까지 확장된다. 중심소체는 갈라진 후 세포의 양극으로 이동한다. 늦은 전기 때 핵소체와 핵막이 사라진다.

나. 중기(metaphase)

중기 동안 염색체는 세포의 중심 가까이에 정렬한다.

다. 후기(anaphase)

후기가 시작될 때 염색분체가 분리되는데, 이때의 염색분체를 염색체라고 한다. 이 시점에는 2개의 동일한 46개의 염색체가 세포 속에 존재한다. 후기의 끝 무렵에 염색체의 각 세트는 세포의 양극에 이르고, 세포질이 나눠지기 시작 한다.

라. 말기(telophase)

말기가 진행되는 동안, 각각의 새롭게 만들어진 세포의 염색체는 두 개의 분리된 핵을 형성해 간다. 염색체는 풀리기 시작하여 사이기 동안에 염색사가 된다.

마. 말기 이후

말기 이후에는 두 세포의 세포질이 완전하게 나뉘고, 2개의 분리된 새로운 세포가 만들어진다.

② 감수분열

남성의 고환과 여성의 난소에서는 생식세포를 생산하는데, 감수분열이라는 세포분열의 방식이 이용된다. 감수분열은 고환과 난소에서만 일어난다. 감수분열 동안, 세포는 연속되는 두 번의 세포분열을 거쳐 네 개의 새로운 세포를 생산하고, 이 세포는 원래 세포가 가지고 있었던 염색체 수의 반을 갖는다(그림 2-30). 감수분열은 일

❶ **사이기**는 세포분열 사이의 시간이다. DNA는 핵 속에서 얇은 염색질을 형성한다. DNA의 복제는 사이기에 일어난다.

❷ **전기:** 염색질이 응축하여 염색체로 변한다. 각 염색체는 중심절에서 합쳐진 두 개의 염색분체로 구성된다. 중심소체는 세포의 반대쪽 끝으로 이동하고, 핵소체와 핵막이 사라진다.

❸ **중기:** 염색체는 방추사에 연결된 채로 세포의 중앙에 배열한다.

❹ **후기:** 염색분체가 분리되어 똑같은 두 무리의 염색체를 형성한다. 방추사의 도움으로 염색체들은 중심소체를 향해 이동한다. 세포질이 나뉘기 시작한다.

❺ **말기:** 염색체가 흩어지면서 핵막과 핵소체가 형성되며, 세포질이 나뉘면서 두 개의 세포를 형성한다.

❻ 세포분열이 완료되고 새로운 사이기가 시작한다. 염색체가 풀어져서 염색질이 된다. 세포분열로 인해 부모 세포와 똑같은 DNA를 갖고 있는 두 개의 딸세포가 생산된다.

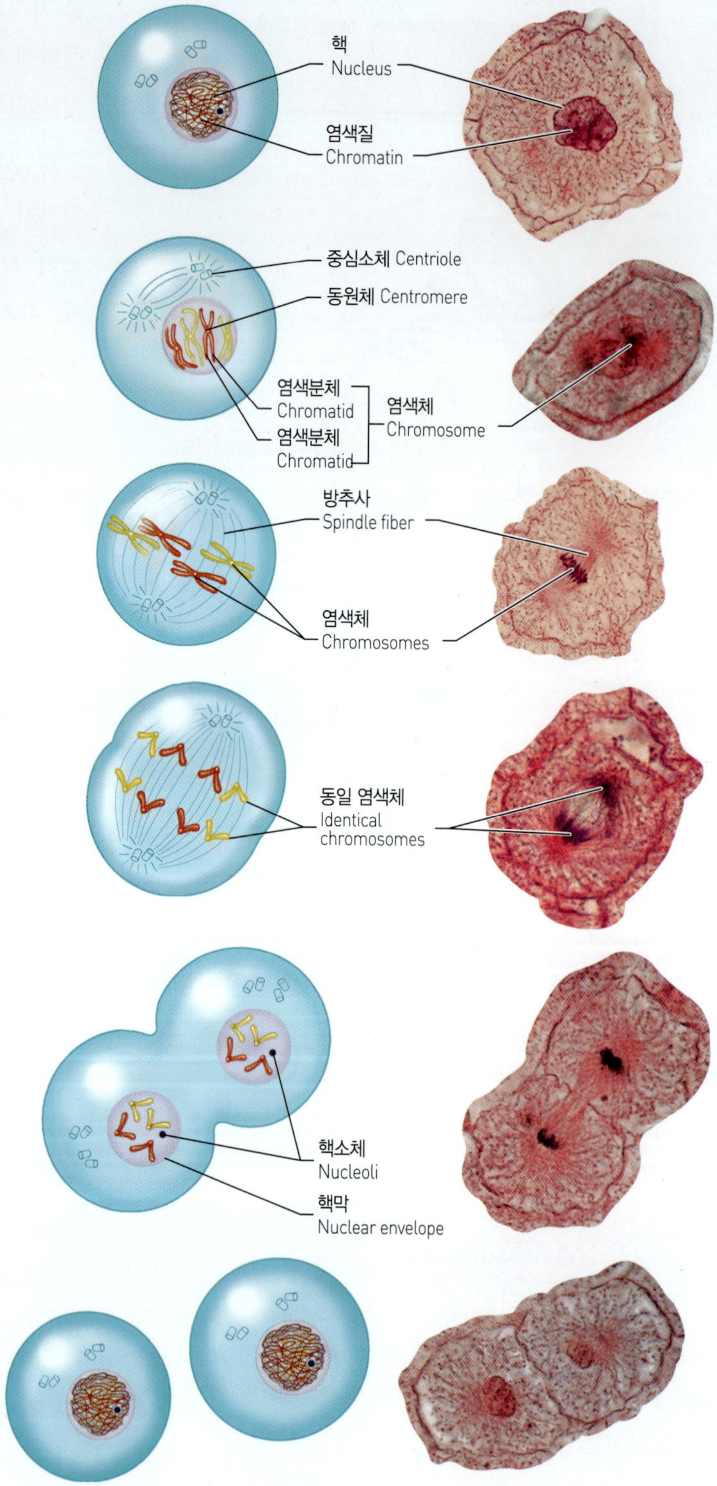

그림 2-29 세포생활사

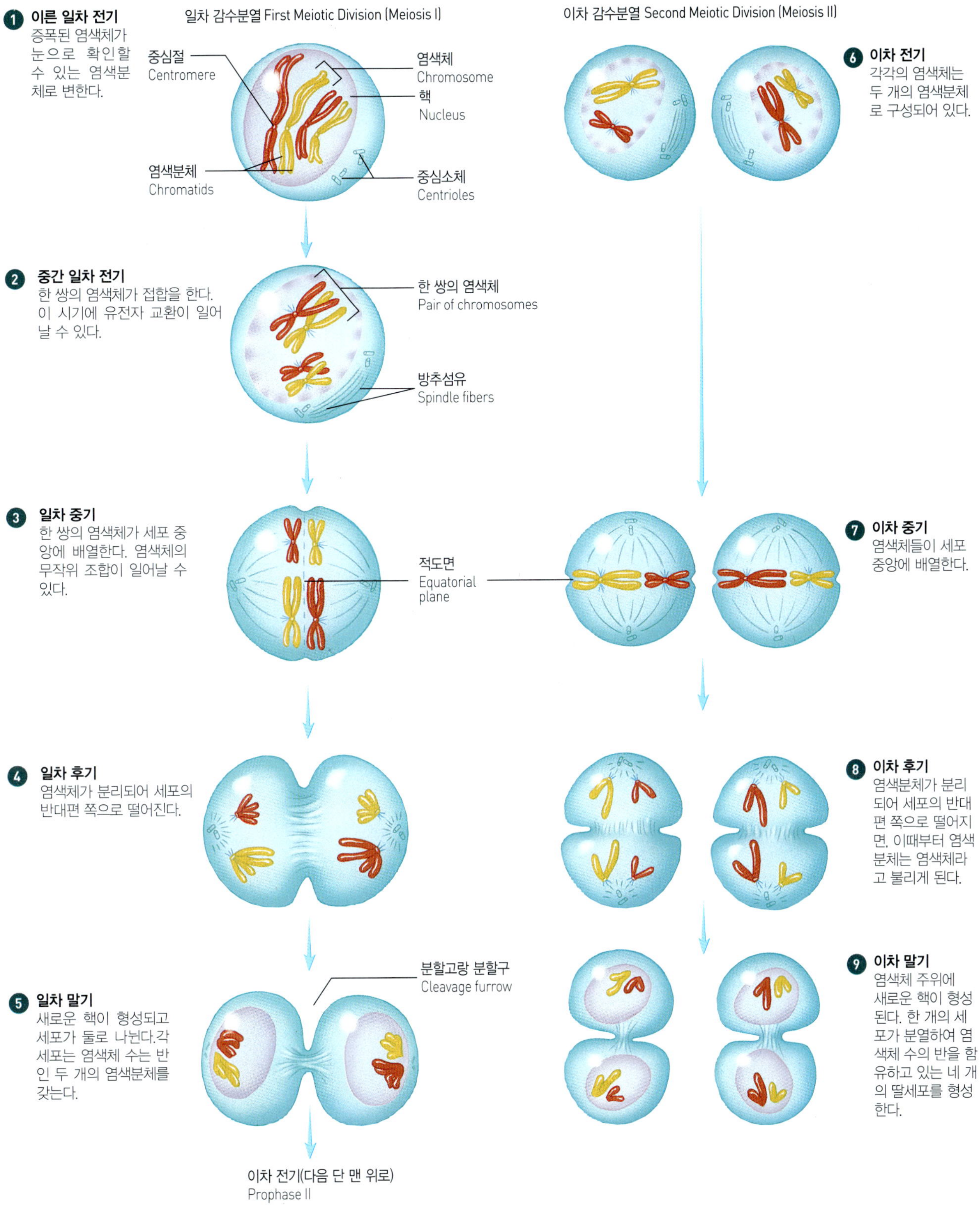

일차 감수분열 First Meiotic Division (Meiosis I)
이차 감수분열 Second Meiotic Division (Meiosis II)
1 이른 일차 전기
증폭된 염색체가 눈으로 확인할 수 있는 염색분체로 변한다.
중심절
Centromere
염색체
Chromosome
핵
Nucleus
염색분체
Chromatids
중심소체
Centrioles
6 이차 전기
각각의 염색체는 두 개의 염색분체로 구성되어 있다.
2 중간 일차 전기
한 쌍의 염색체가 접합을 한다. 이 시기에 유전자 교환이 일어날 수 있다.
한 쌍의 염색체
Pair of chromosomes
방추섬유
Spindle fibers
3 일차 중기
한 쌍의 염색체가 세포 중앙에 배열한다. 염색체의 무작위 조합이 일어날 수 있다.
적도면
Equatorial plane
7 이차 중기
염색체들이 세포 중앙에 배열한다.
4 일차 후기
염색체가 분리되어 세포의 반대편 쪽으로 떨어진다.
8 이차 후기
염색분체가 분리되어 세포의 반대편 쪽으로 떨어지면, 이때부터 염색분체는 염색체라고 불리게 된다.
분할고랑 분할구
Cleavage furrow
5 일차 말기
새로운 핵이 형성되고 세포가 둘로 나뉜다.각 세포는 염색체 수는 반인 두 개의 염색분체를 갖는다.
9 이차 말기
염색체 주위에 새로운 핵이 형성된다. 한 개의 세포가 분열하여 염색체 수의 반을 함유하고 있는 네 개의 딸세포를 형성한다.
이차 전기(다음 단 맨 위로)
Prophase II

그림 2-30 감수분열

차 감수분열과 이차 감수분열로 구분된다. 유사분열처럼 감수분열도 전기, 중기, 후기, 말기로 구성된다. 그러나 감수분열과 유사분열 사이에는 아주 분명한 차이점이 있다. 감수분열이 시작되기 전에 모든 염색체는 두 배로 늘어나고, 감수분열이 시작될 때 모든 46개 염색체들은 중심절에서 연결된 두 개의 염색 분체가 된다. 염색체들이 한 쌍으로 정렬하는 것을 **접합(synapsis)**이라고 한다. 모든 염색체들이 두 개의 염색분체를 가지고 있기 때문에, 쌍을 이룬 염색체들은 각각 두 개씩 염색분체를 가지고 있는 상황이 된다. 가끔 어떤 염색체에 속한 염색분체의 일부가 끊어지면서 다른 염색체에 속한 염색분체의 일부와 교체되기도 한다. 이러한 현상을 **유전자 교환(crossing over)**이라고 하며, 유전자 교환에 의해 염색체 사이에서 유전물질이 교환되는 것이 가능해진다.

염색체들이 세포의 중간 부분으로 정렬한 뒤, 한 쌍의 염색체들이 분리되어 세포의 옆쪽으로 이동한다. 이렇게 일차 감수분열이 끝나고 나면, 각각의 새롭게 형성된 세포는 한 쌍의 염색체로부터 분리된 한 개의 염색체를 포함하게 되고, 23개의 염색체를 갖는다. 새로운 세포에 존재하는 23개의 염색체들은 여전히 중심절에서 연결된 두 개의 염색분체를 가진 상태가 된다. 염색체 숫자가 46개(23쌍)에서 23개로 줄어드는 것은 일차 감수분열 때 일어나기 때문에, 일차 감수분열을 일반적으로 감수분열이라고 한다.

이차 감수분열은 유사분열과 비슷하다. 두 개의 염색분체를 가지고 있는 염색체들이 세포의 가운데 부분으로 정렬한다. 이후 염색분체가 중심절부위에서 분리되며 새롭게 형성된 세포에는 각각의 염색체로부터 한 개의 염색분체를 가지게 된다. 중심절에서 분리된 각각의 염색분체를 염색체라고 부르게 된다. 따라서 감수분열에 의해 4개의 새로운 세포가 만들어지고 각각의 세포는 23개의 염색체를 가지게 된다.

수정이 이루어질 때, 부모로부터 각각 한 벌의 염색체(23개의 염색체)를 받게 되고, 유전물질의 절반씩을 부모로부터 물려받지만 유전조합은 부모의 조합과는 다르다.

핵심돋보기

핵은 세포의 중앙에 위치하고 유전정보를 담고 있는 중요한 세포 구성요소이다. 핵 안에는 핵막, 염색질, 핵소체 등이 포함되어 있다.

02 조직 생리

1) 조직의 특성

조직(tissue)은 비슷한 구조와 기능을 가진 세포의 집단이다. 조직의 구조와 기능에 대한 지식은 각각의 세포들이 어떻게 체계화되어 조직을 형성하고 조직들이 어떻게 체계를 세워 기관을 형성하는지를 이해하는 데 중요하다. 각 기관에서의 조직의 구조는 조직의 기능과 장기 기능과 관련된다. 가장 기본적인 조직에는 상피조직, 결합조직, 근육조직, 신경조직이 있다.

2) 상피조직

상피조직(epithelial tissue) 또는 상피(epithelium)는 몸 전체의 속면과 겉면을 덮고 있는데, 피부의 바깥층뿐만 아니라 소화관, 호흡경로, 혈관 등과 같은 공간을 덮는 것을 포함한다. 상피조직은 대부분의 샘도 형성한다. 대부분의 상피세포들은 다른 세포들과 접촉하지 않는 **자유면(free surface)**과 밑에 있는 조직에 상피세포를 붙여주는 바닥막에 인접한 **바닥면(기저면, basal surface)**을 가지고 있다. 상피조직은 단층의 상피세포 또는 자유면과 바닥막 사이에 있는 여러 층의 상피세포로 구성된다(그림 2-31).

(1) 상피조직의 기능

- 각 부분의 표면 구조를 보호한다. 예를 들면, 피부 바깥쪽에 위치하는 상피조직은 많은 독성물질과 미생물로부터 몸을 보호하고 입안에 위치한 상피조직은 씹기로 인한 마모를 방지한다.
- 물질의 통과를 허용한다. 상피조직은 상피를 통한 물

질의 이동을 필요에 따라 허용한다. 예를 들면, 산소와 이산화탄소는 허파의 상피를 통해 공기와 혈액 사이에서 확산에 의해 교환된다.

- 물질을 분비한다. 땀샘, 점액샘, 이자의 소화효소를 분비하는 부분은 모두 상피세포로 구성된다.
- 물질을 흡수한다. 상피조직 중 일부는 물질의 흡수를 조절하는 운반 단백질을 세포막에 포함하고 있다. 예를 들면, 창자의 상피세포는 소화된 음식물 분자, 비타민, 이온 등을 흡수할 수 있다.

(2) 상피조직의 분류

상피조직은 세포의 층수와 형태에 따라 분류된다. 단층상피(simple epithelium)는 한 층의 세포로 구성되고, 중층상피(stratified epithelium)는 두 층 이상의 상피로 구성된다. 상피세포의 종류는 형태를 기준으로 편평(squamous), 입방(cuboid), 원주(columnar)로 구분된다(표 2-4).

표 2-4 상피의 분류

층수	세포 모양
단층상피(한 층) (simple epithelium)	편평(squamous) 입방(cuboid) 원주(columnar)
거짓중층상피(단층의 변형) (pseudostratified epithelium)	원주(columnar)
중층상피(두 층 이상) (stratified epithelium)	편평(squamous) 입방(cuboid) 원주(columnar)
이행상피(중층의 종류) (transitional epithelium)	늘어나지 않았을 때는 대략 입방에서 원주이고, 늘어났을 때는 편평

① 단층편평상피

단층편평상피(simple squamous epithelium)란 얇고 편평한 상피세포가 한 층으로 배열된 조직을 말한다. 단층편평상피의 얇은 층은 선택적으로 물질을 통과시킬 수 있다. 단층편평상피는 심장막, 가슴막, 림프관, 복막, 허파꽈리, 장막 등에서 점액을 분비하여 기관 사이의 마찰을 방지하고 확산과 여과의 역할을 한다(그림 2-32).

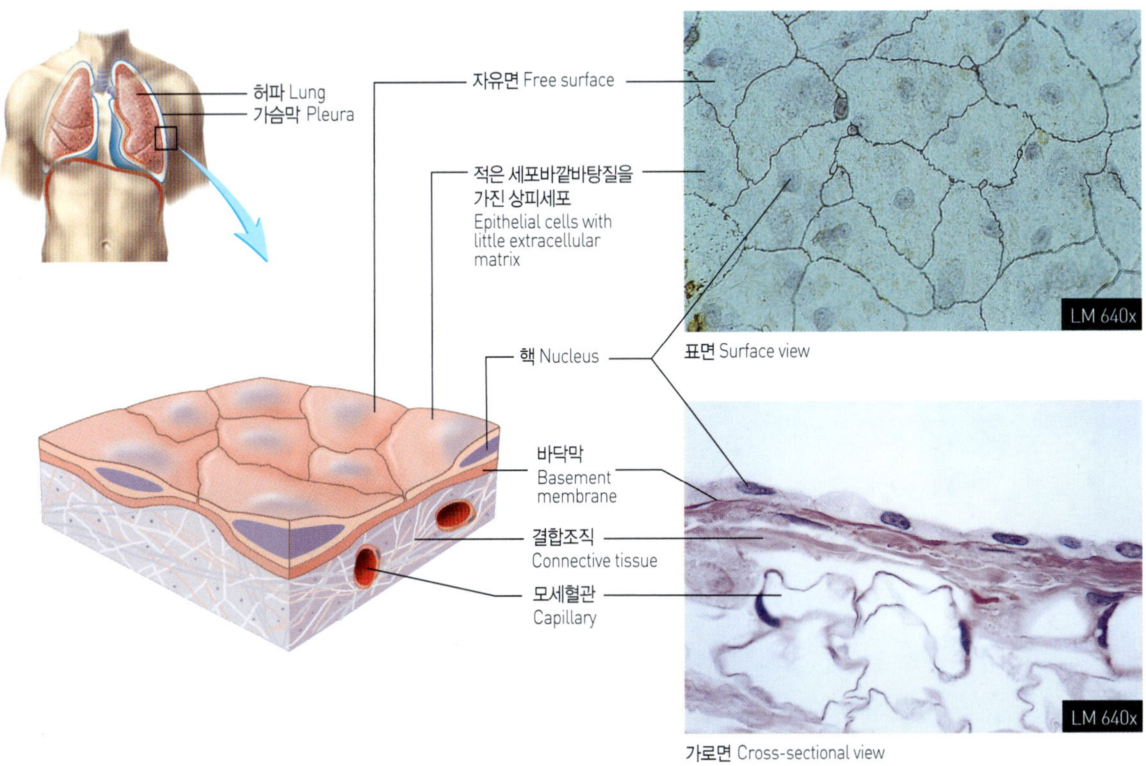

그림 2-31 상피의 특징

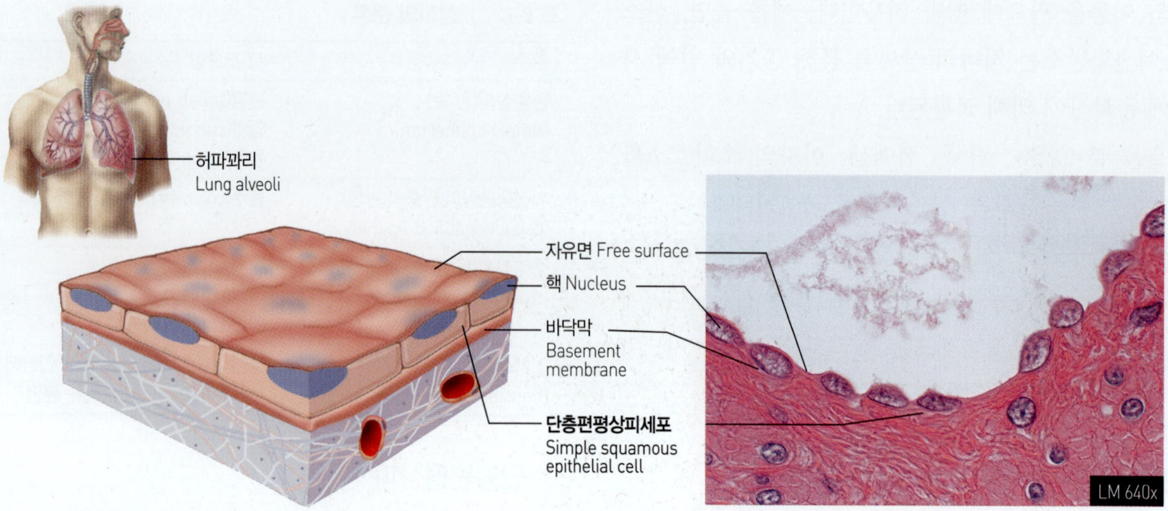

그림 2-32 단층편평상피

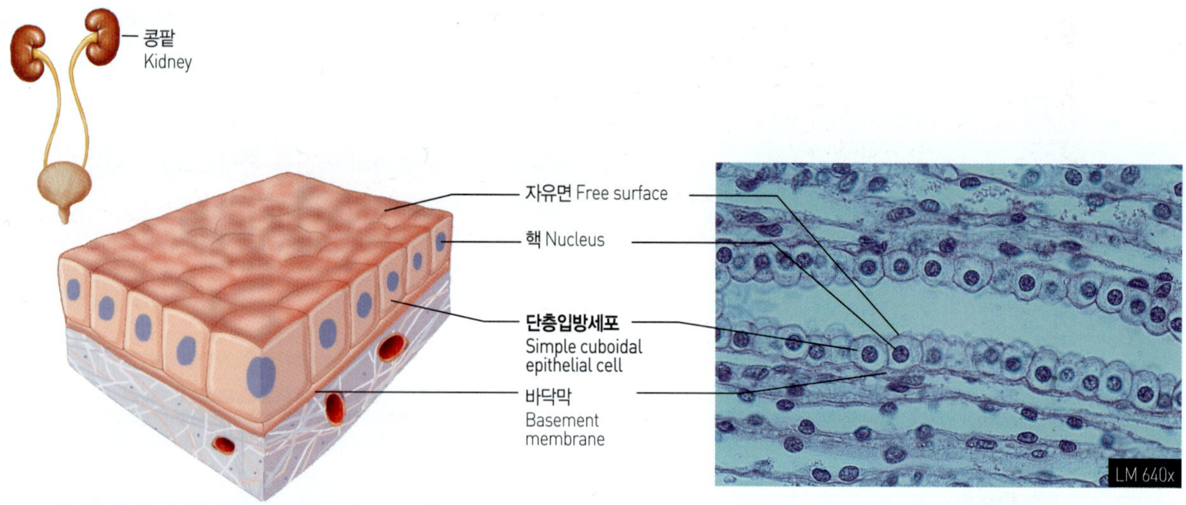

그림 2-33 단층입방상피

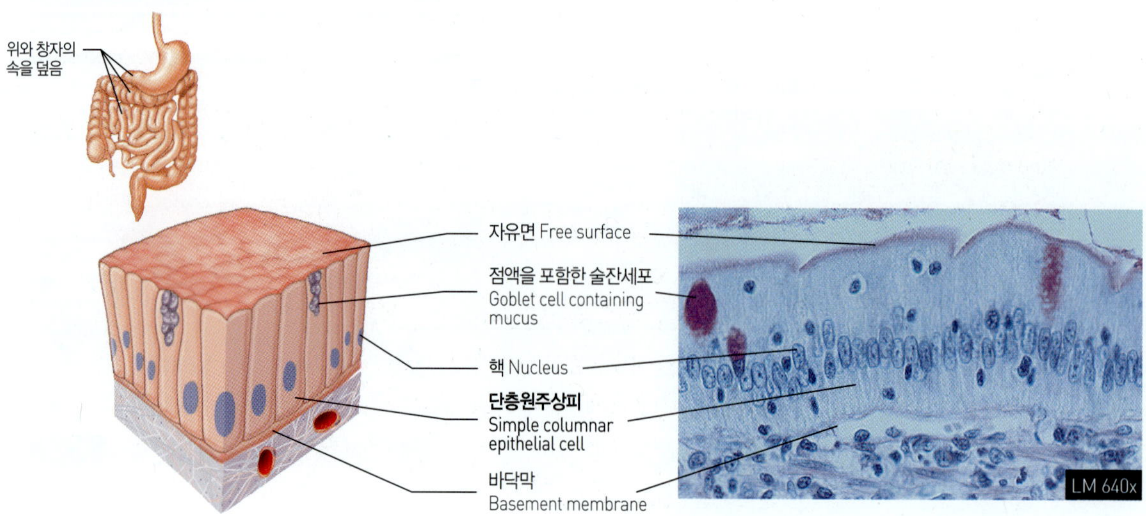

그림 2-34 단층원주상피

② 단층입방상피

단층입방상피(simple cuboidal epithelium)는 능동수송, 확산촉진, 분비를 수행할 수 있는 한 층의 정육면체 모양 세포로 구성된다. 상피세포는 단백질을 분비할 수 있는 세포 소기관을 포함하고 있으며, 단층편평상피세포보다 더 큰 부피와 더 많은 양의 세포 소기관을 포함하고 있다. 일부 입방상피세포는 분비와 흡수를 위하여 표면적을 넓히는 미세융모를 가지고 있는 경우도 있다. 단층입방상피는 콩팥세관, 샘과 분비관, 뇌의 맥락얼기, 허파의 종말세기관지 등에 분포한다(그림 2-33).

③ 단층원주상피

단층원주상피(simple columnar epithelium)는 길고 가는 원주형 모양의 세포가 한 층으로 구성된 조직이다. 이러한 조직은 위, 작은창자 등의 소화기관에 위치하고 점액과 소화효소를 생산하는 세포 소기관을 포함한다. **점액**은 창자의 점막을 보호하고, 소화효소는 음식 소화과정을 끝마친다. 원주상피세포는 능동수송, 확산촉진, 확산에 의해 소화된 음식물을 흡수하는 역할도 담당한다(그림 2-34).

④ 거짓중층원주상피

거짓중층원주상피(위중층원주상피, pseudostratified columnar epithelium)는 특수한 형태의 단층상피이다. 접두사 pseudo-는 거짓을 의미하는데, 이 상피조직은 중층처럼 보이지만 중층이 아니라 한 층의 세포로 구성되어 있다. 그러나 이들 세포의 일부는 길이가 길어서 자유면까지 이르고, 일부의 세포들은 길이가 짧아 자유면에 이르지 못하기 때문에 여러 층으로 보인다. 거짓중층원주상피는 도관, 귀관 등의 샘의 일부분, 코안, 코곁굴, 인두, 기도와 기관지 같은 호흡기관의 통로를 덮고 있으며 상피의 점액을 분비하는 기능도 있다(그림 2-35).

⑤ 중층편평상피

중층편평상피(stratified squamous epithelium)는 여러 층의 세포로 구성되어 있기 때문에 단층편평상피보다 더 두껍다. 가장 깊은 층에 있는 세포들은 정육각형이며 새로운 세포들로 분열하여 새로운 세포를 생산하는데, 이때 새롭게 형성된 세포들이 표면으로 밀고 올라가기 때문에 얇거나 납작해진다. 중층편평상피의 한 예는 피부의 바깥층을 형성하는 각질편평 상피이다. 죽은 세포는 마찰로부터 아래쪽 세포를 보호하고 몸으로 들어오는 미생물과 독성 물질을 방지하는 장벽을 형성하며 몸에서 수분의 손실을 줄이는 보호작용을 한다. 만약 표면에 있는 세포가 손상 받거나 마찰에 의해 탈락되면 깊은 층에서 형성된 세포로 대체된다. 피부의 바깥층, 입, 목구멍, 후두, 식도 등에 분포한다(그림 2-36).

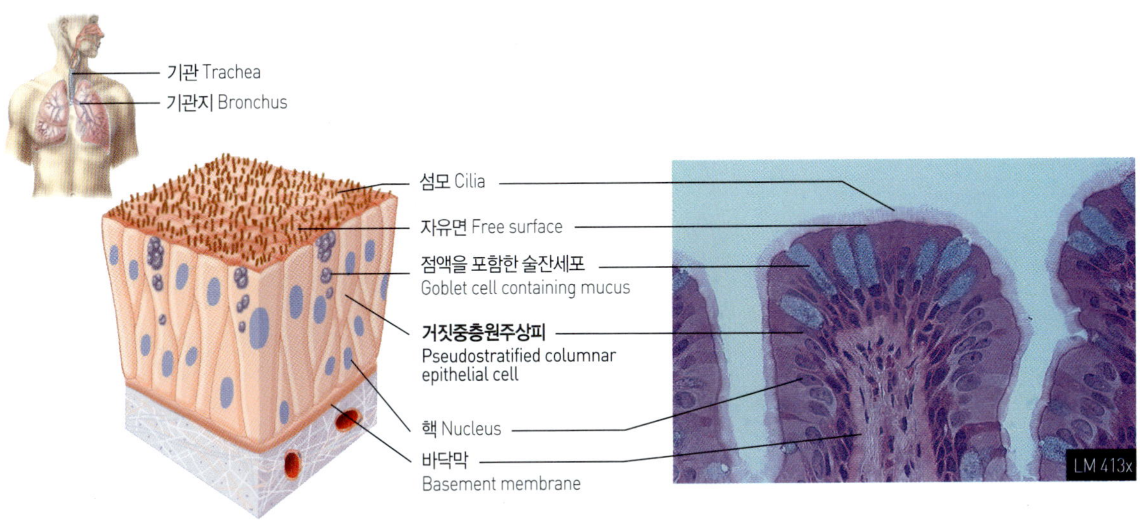

그림 2-35 거짓중층원주상피

⑥ 중층입방상피

중층입방상피(stratified cuboidal epithelium)는 두 층 이상의 입방상피세포로 구성되어 있다. 이런 상피 형태는 드문 편이며, 땀샘의 관, 난포세포, 침샘에서 발견된다. 이 상피의 기능은 흡수, 분비, 보호이다.

⑦ 중층원주상피

중층원주상피(stratified columnar epithelium)는 두 층 이상의 상피세포로 구성되어 있지만 표면에 있는 세포만 원주형이다. 깊은 층은 불규칙한 모양이거나 입방형이다. 중층원주상피 또한 비교적 드물다. 이 상피는 젖샘관, 후두, 남성 요도의 일부분에서 발견되며, 분비, 보호, 약간의 흡수를 수행한다.

⑧ 이행상피

이행상피(transitional epithelium)는 크게 늘어날 수 있고 여러 층의 세포로 구성되어 있는 중층편평상피의 특수한 형태이다. 이행상피는 신장됨에 따라서 입방상피에서 편

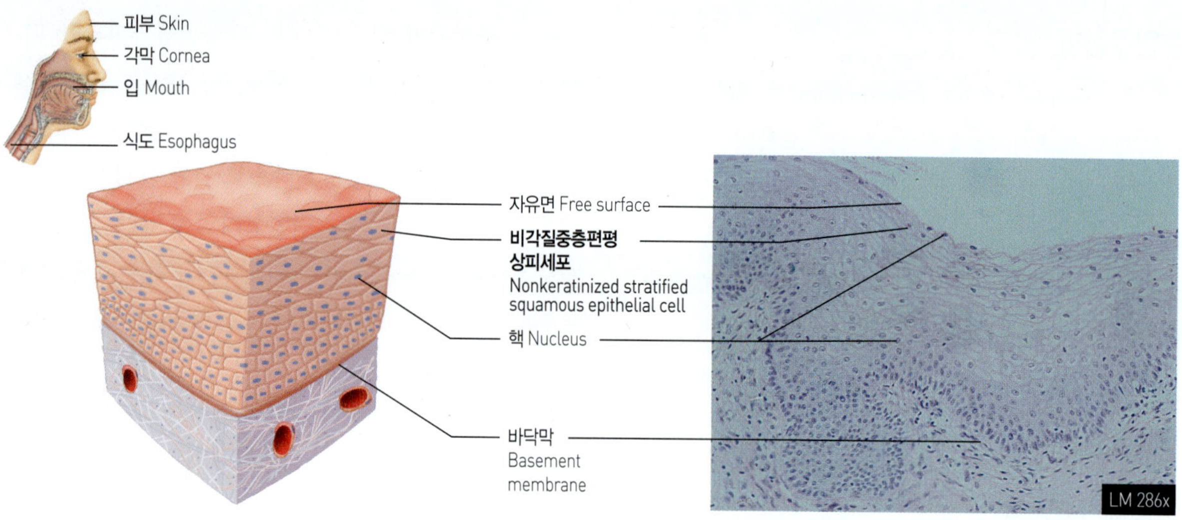

그림 2-36 중층편평상피

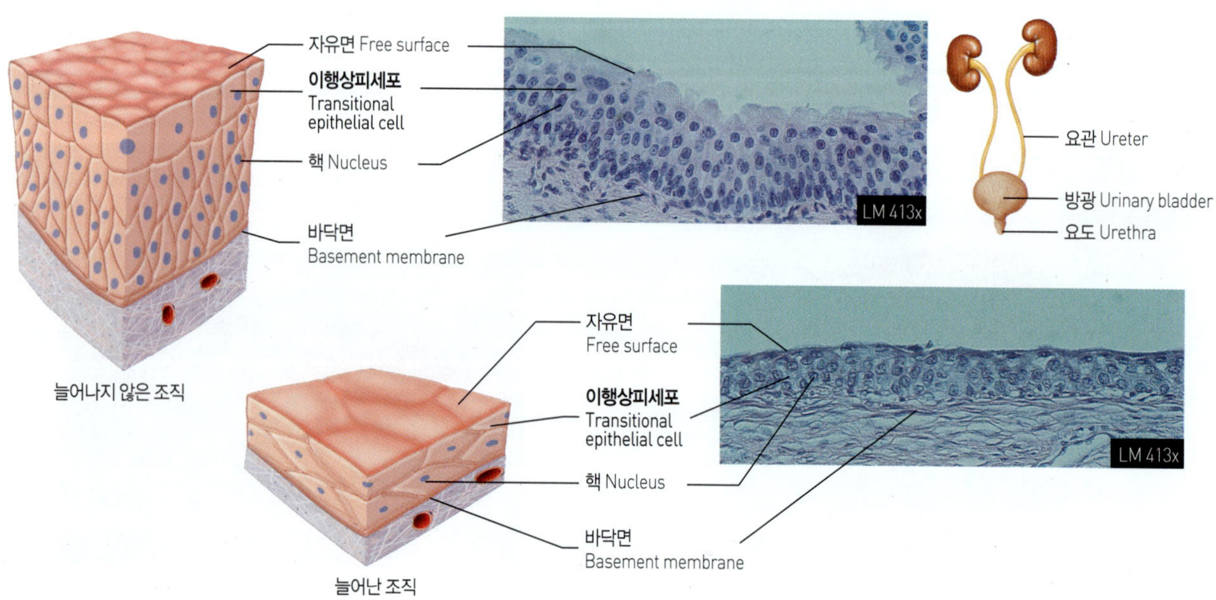

그림 2-37 이행상피

평상피로 변화하여 세포층 수가 감소된다. 이행상피는 방광, 요관과 같이 많이 확장되어야 하는 부분의 속공간을 덮고 있어 액체의 부피 변동을 수용하고 점액을 이동하는 역할을 수행한다(그림 2-37).

핵심돋보기

상피조직은 몸 전체의 속면과 겉면을 덮어 우리 몸을 보호하는 역할을 수행한다. 세포의 층수와 형태에 따라 한 층의 세포로 구성되는 단층상피와 두 층 이상의 상피로 구성되는 중층상피를 기준으로 형태에 따라 편평, 입방, 원주로 구분된다.

3) 결합조직

결합조직(connective tissue)은 우리 몸에 가장 널리 분포되고 가장 많은 양을 차지한다. 결합조직은 세포 사이를 분리하는 다량의 세포바깥바탕질로 구성된다. **세포바깥바탕질(세포외기질, extracellular matrix)**은 세 가지 중요 구성요소가 있다. 첫째, 단백질 섬유, 둘째, 비섬유성 단백질과 바탕질, 셋째, 액체 조직이 그것이다. 세 가지 종류의 단백질 섬유가 대부분의 결합조직을 형성한다. 아교섬유(교원섬유, collagen fiber)는 미세한 밧줄처럼 생겨 수축성이 있지만, 신장력에는 저항하는 특성을 가진다. 그물섬유(망상섬유, reticular fiber)는 매우 가늘고 짧은 아교섬유로 가지를 쳐서 그물 모양을 형성한다. 탄력섬유(elastic fiber)는 침대 스프링과 유사한 구조를 가지고 있으며 늘어난 다음 원래의 모양으로 다시 감길 수 있다.

바탕질(기질, ground substance)은 광학현미경으로 관찰할 때 모양이 없는 배경처럼 보인다. 그러나 그 속에 있는 분자들은 매우 구조적이다. 프로테오글리칸(proteoglycan)은 단백질로 가지를 구성하고 다당류가 솔잎을 형성하는 소나무의 줄기와 비슷한 구조를 가진다. 이 구조는 다당류 사이에서 많은 양의 물을 함유할 수 있게 한다.

섬유모세포(fibroblast)는 세포바깥바탕질 속의 섬유와 바탕질을 형성하는 세포이고, 섬유세포(fibrocyte)는 그것을 유지하는 역할을 한다. 뼈모세포(골모세포, osteoblast)는 뼈를 형성하고, 뼈세포(골세포, osteocyte)는 뼈를 유지하며, 뼈파괴세포(파골세포, osteoclast)는 뼈를 파괴하여 뼈의 재구성에 관여한다.

또한 결합조직에는 면역계통에 관련된 세포가 포함된다. 큰포식세포(대식세포, macrophage)는 백혈구의 한 종류로, 운동 능력과 식세포 작용 능력을 가진다. 비만세포(mast cell)는 염증을 일으키는 히스타민 같은 화학물질을 분비하는 움직임이 없는 세포이다.

(1) 결합조직의 기능

① 조직 사이 분리

결합조직의 일부가 기관을 둘러싸는 피막이나 분리하는 층을 형성한다.

② 조직 사이 연결

힘줄은 근육을 뼈에 부착하고, 인대는 뼈를 지탱한다.

③ 몸의 지지 및 이동

뼈는 몸을 지탱시키고, 연골은 코, 귀, 관절의 표면을 지지한다.

④ 화합물 저장

지방조직은 고에너지 분자를 저장하고, 뼈는 칼슘과 인 등의 무기질을 저장한다.

⑤ 충격흡수와 단열

지방조직은 조직에서 완충 및 보호 작용을 하고, 열을 보존하는 단열층을 형성한다.

⑥ 운반

혈액은 가스, 영양분, 효소, 호르몬을 몸 전체로 운반한다.

⑦ 방어

면역계통의 세포들과 혈액은 독소, 조직손상, 미생물에 대한 방어작용에 기여한다. 뼈는 부상으로부터 다른 조직을 보호한다.

(2) 결합조직의 분류

결합조직은 여러 종류가 섞여 있어 서로 구별이 어렵다. 결과적으로 결합조직은 세포의 형태, 구성 비율, 세포바깥 바탕질에 따라 분류한다. 결합조직은 고유결합조직(성긴결합조직과 치밀결합조직), 지지결합조직(연골과 뼈), 액체결합조직(혈액과 림프)으로 나눈다(표 2-5).

① 고유결합조직

가. 성긴결합조직

성긴결합조직(소성결합조직, loose connective tissue)은 그물 모양으로, 바탕질과 액체 조직으로 대부분 채워지고 상대적으로 적은 단백질 섬유로 구성된다. 성긴결합조직에 있는 대부분의 세포는 바탕질을 생산하는 섬유모세포이다. 성긴결합조직은 몸 전체에 넓게 분포하고, 피부, 장막, 점막 등을 그 아래에 위치한 조직에 연결시키며, 관련된 구조에 영양을 공급한다. 성긴결합조직은 성근조직, 지방조직 등으로 나눠진다. **성근조직(윤문상 조직, areolar tissue)**은 세포바깥바탕질의 대부분이 아교섬유이며, 아주 적은 탄력섬유로 구성되어 있다(그림 2-38). **지방조직(adipose tissue)**은 에너지 저장을 위해 많은 양의 지질을 포함하는 지방세포로 구성된다(그림 2-39). 다른 결합조직 형태와는 달리, 지방조직은 느슨하게 배열된 아교섬유와 그물섬유, 약간의 탄력섬유로 구성된 적은 양의 세포바깥바탕질로 구성되어 있다. 각각의 세포들은 서로 빽빽하게 채워져 있다. 지방조직은 몸에서 완충재 및 단열재의 역할을 수행한다.

표 2-5 결합조직의 분류

고유결합조직(connective tissue proper)
성긴결합조직(섬유가 적고 무형질이 더 많다)
성근결합조직(areolar)
지방조직(adipose)
치밀결합조직(섬유가 많고 무형질이 적다)
치밀아교결합조직(dense, collagenous)
치밀탄력결합조직(dense, elastic)
지지결합조직(supporting connective tissue)
연골[cartilage(semisolid matrix)]
유리연골(hyaline)
섬유연골(fibrous)
탄력연골(elastic)
뼈[bone(solid matrix)]
해면뼈(spongy)
치밀뼈(compact)
액체결합조직(fluid connective tissue)
혈액(blood)
적혈구(red blood cell)
백혈구(white blood cell)
혈소판(platelet)
림프(lymph)

나. 치밀결합조직

치밀결합조직(dense connective tissue)은 굵은 다발을 형성하고 세포바깥 공간의 거의 대부분을 단백질 섬유로 채워진다. 이 단백질 섬유는 섬유모세포가 생산한다. 치밀결합조직은 치밀아교결합조직과 치밀탄력결합조직으로 나눠진다.

치밀아교결합조직(dense collagenous connective tissue)은 대부분 아교섬유로 구성된 세포바깥 물질로 형성되어 있다. 치밀아교결합조직으로 만들어진 구조에는 근육을 뼈에 부착시키는 힘줄, 뼈를 다른 뼈에 부착시키는 인대, 피부의 결합조직인 진피가 포함된다. 치밀아교결합조직은 간과 콩팥 등의 기관을 둘러싸는 피막들을 형성하기도 한다. 아교섬유는 힘줄과 인대에서 같은 방향으로 배열되어 있지만, 진피와 장기 피막에서는 여러 방향으로 배열된다(그림 2-40).

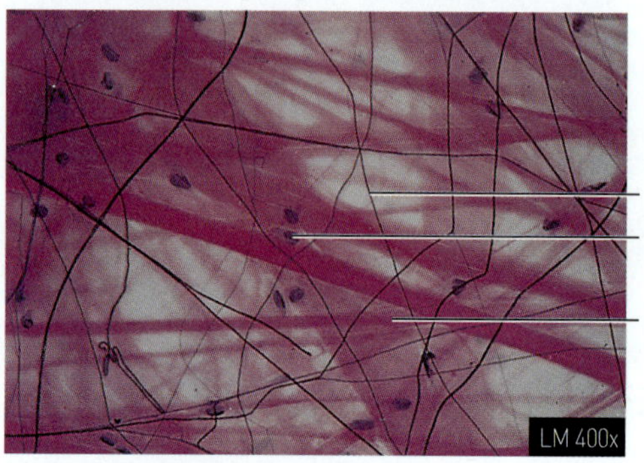

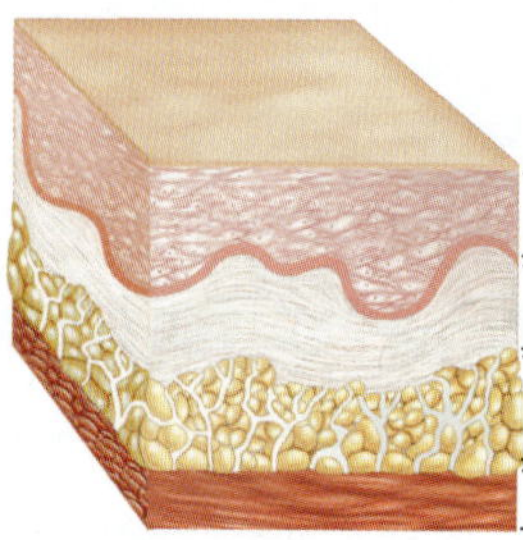

그림 2-38 성긴결합조직

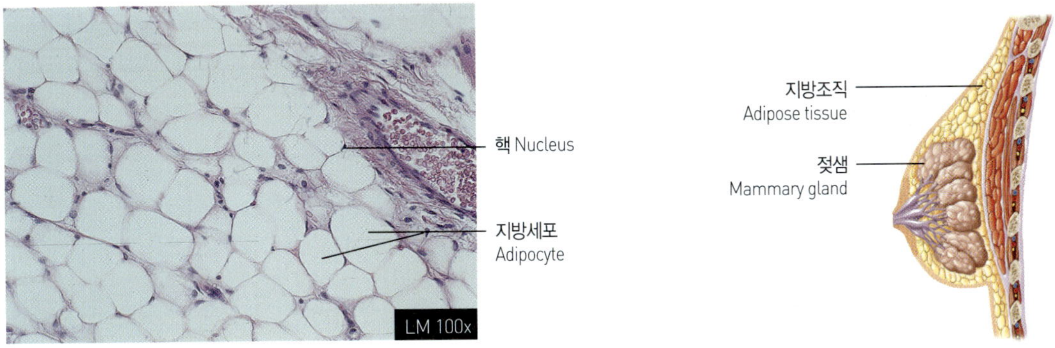

그림 2-39 지방조직

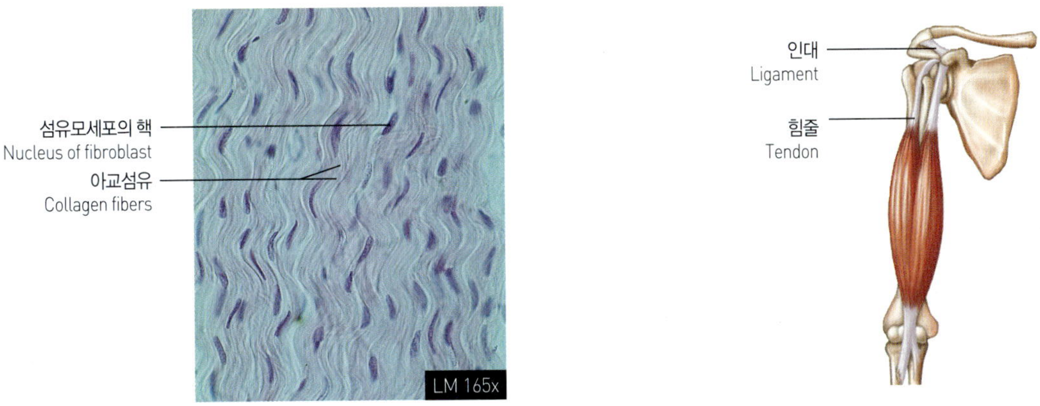

그림 2-40 치밀아교결합조직

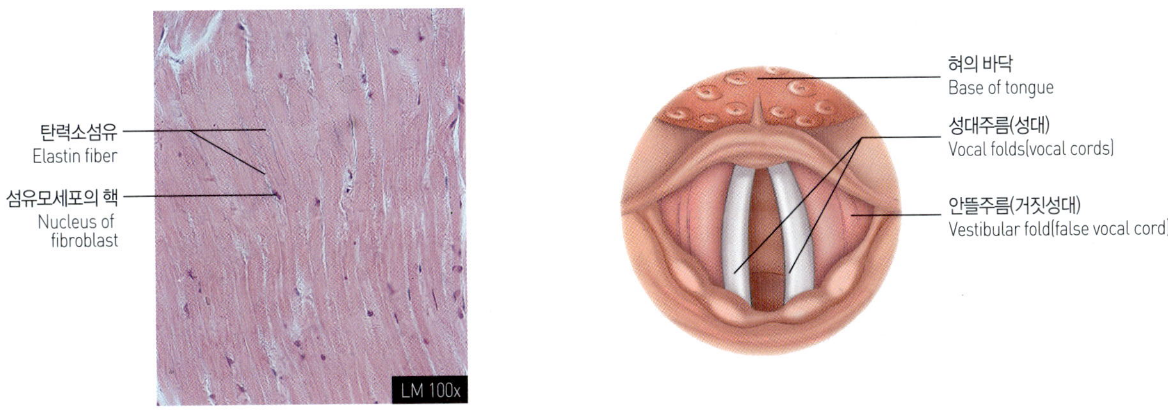

그림 2-41 치밀탄력결합조직

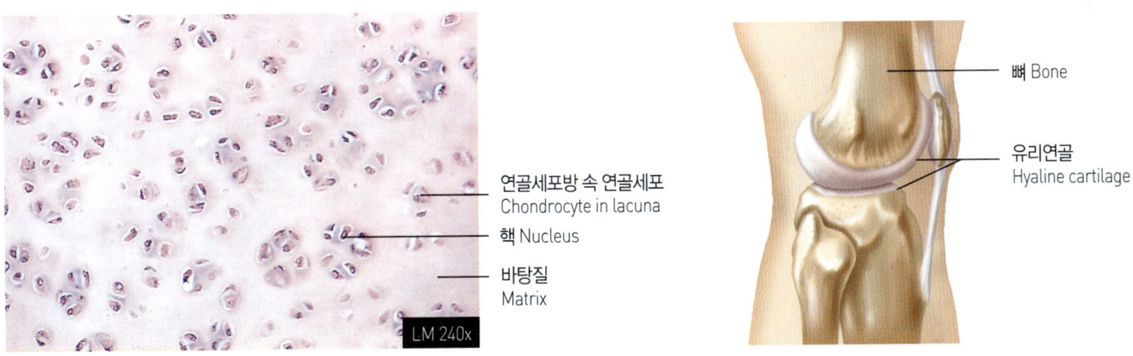

그림 2-42 유리연골

치밀탄력결합조직(dense elastic connective tissue)은 아교섬유 사이에 많은 양의 탄력섬유를 가지고 있다. 탄력섬유는 조직이 늘어날 수 있게 한다. 성대, 탄력인대, 큰 동맥의 벽 속에 치밀탄력조직이 포함되어 있다. 탄력인대와 성대 안의 탄력섬유는 같은 방향으로 배열되지만, 동맥의 벽에 있는 탄력섬유는 여러 다른 방향으로 배열된다(그림 2-41).

② 지지결합조직

가. 연골

연골(cartilage)은 많은 바탕질을 포함하고 있는 **연골세포방(연골소강, lacuna)**이라는 공간에 위치한 연골세포(chondrocyte)로 구성되어 있다. 바탕질 내의 아교섬유는 연골을 유연하고 단단하게 만든다. 바탕질의 프로테오글리칸이 많은 물을 함유하여 견고하게 압력에 견딜 수 있기 때문에 연골은 탄력성을 가지며 약간 굽히거나 눌러도 본래의 모습으로 회복될 수 있다. 연골에는 혈관이 분포되어 있지 않기 때문에 손상 후에 치유를 위해서 필요한 세포들과 영양물질이 손상 받은 부위에 쉽게 도달하지 못하여 느리게 치유된다. 다음 세 종류의 연골이 있다.

유리연골(초자연골, hyaline cartilage)은 연골 중 가장 많은 유형으로, 많은 기능을 가지고 있다. 유리연골은 관절을 형성하는 뼈끝을 싸고 있는데, 이는 지속되는 압박에 저항할 수 있는 매끄럽고 탄력 있는 표면을 형성하게 된다. 유리연골은 기도의 연골 고리, 코 연골, 갈비뼈를 복장뼈에 연결시키는 갈비연골을 형성한다(그림 2-42).

섬유연골(fibrous cartilage)은 유리연골보다 더 많은 아교섬유를 가지고 있으며, 바탕질에서도 아교섬유다발을 볼 수 있다. 강한 압박에 견딜 수 있고 당기는 힘에도 저항할 수 있다. 섬유연골은 척추뼈 사이의 척추사이원반, 무릎, 턱관절 등의 일부 관절에서 발견된다(그림 2-43).

탄력연골(elastic cartilage)에는 탄력섬유, 아교섬유, 프로테오글리칸이 포함되어 있다. 탄력섬유는 아교섬유다발 사이에 둥글게 감긴 섬유 형태로 나타난다. 탄력연골은 구부러졌을 때 원래의 모습으로 되돌아 갈 수 있는 능력이

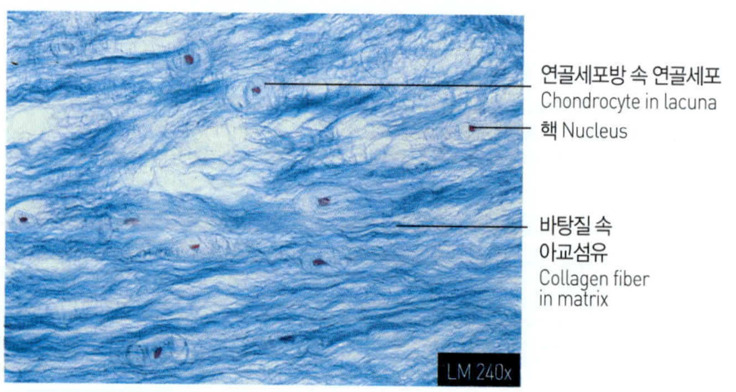

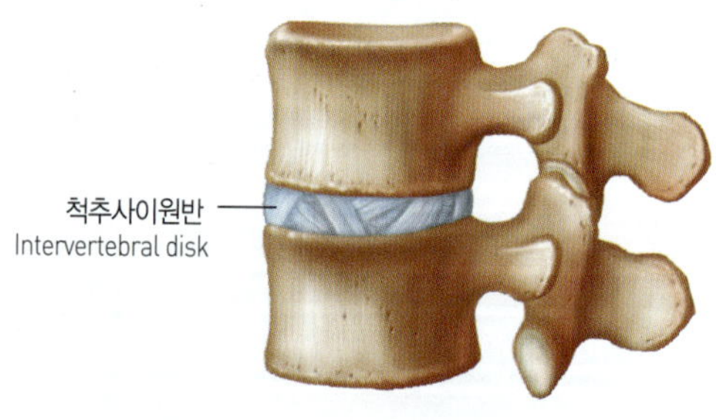

그림 2-43 섬유연골

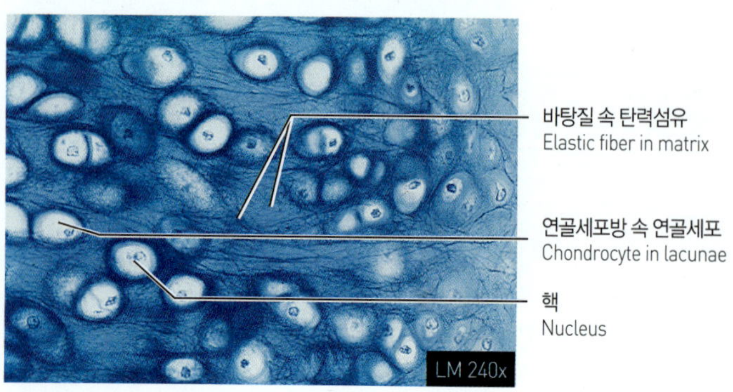

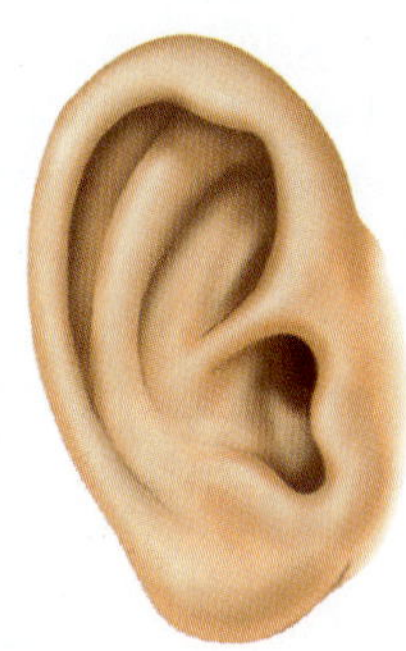

그림 2-44 탄력연골

있다. 바깥귀, 후두덮개, 귀관에는 탄력연골이 들어 있다(그림 2-44).

나. 뼈

뼈(골, bone)는 무기물을 함유한(광물성) 세포로 구성된 단단한 결합조직이다. 뼈세포는 **뼈세포방(lacuna)**이라고 불리는 바탕질 내의 공간에 위치한다. 바탕질에 함유된 무기물은 뼈를 단단하고 견고하게 하여 인체의 조직과 기관을 유지하고 보호하는 데 적합하게 한다. 뼈는 치밀뼈(치밀골, compact bone)와 해면뼈(해면골, spongy bone) 두 종류로 구성된다(그림 2-45).

③ 액체조직

가. 혈액

혈액(blood)은 바탕질이 액체로 구성되어 있기 때문에 혈액 세포가 액체에 떠서 움직일 수 있도록 하는 특징을 가지고 있다. 이러한 액체 형태의 바탕질은 혈액을 빠르게 흐르게 하여 세포와 조직에 영양물, 산소 등의 물질이 신속하게 운반되게 한다(그림 2-46).

나. 림프

림프(lymph)는 혈액 성분의 일부가 조직으로 나와서 남아 있다가 단백질과 함께 모세림프관으로 다시 되돌아가는 액체조직을 의미한다. 림프는 림프관과 림프절 등을 통한 림프순환을 통해 정맥계의 혈액순환으로 회수된다.

> **핵심돋보기**
>
> 결합조직은 우리 몸에 가장 널리 분포되고 가장 많은 양을 차지한다. 결합조직은 고유결합조직(성긴결합조직과 치밀결합조직), 지지결합조직(연골과 뼈), 액체결합조직(혈액과 림프)으로 나뉜다.

4) 근육조직

근육조직(muscle tissue)의 중요한 특성은 우리 몸을 움직이게 하는 수축력을 가지고 있다는 것이다. 근육수축은 근육 세포 내에 있는 수축에 관여하는 여러 단백질과 근육을 구성하는 근육미세섬유 덕분에 가능하다. 근육세포

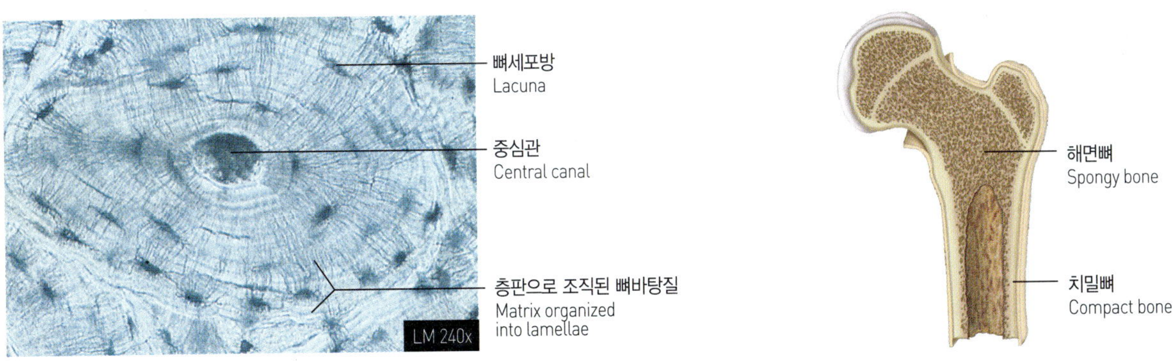

그림 2-45 뼈

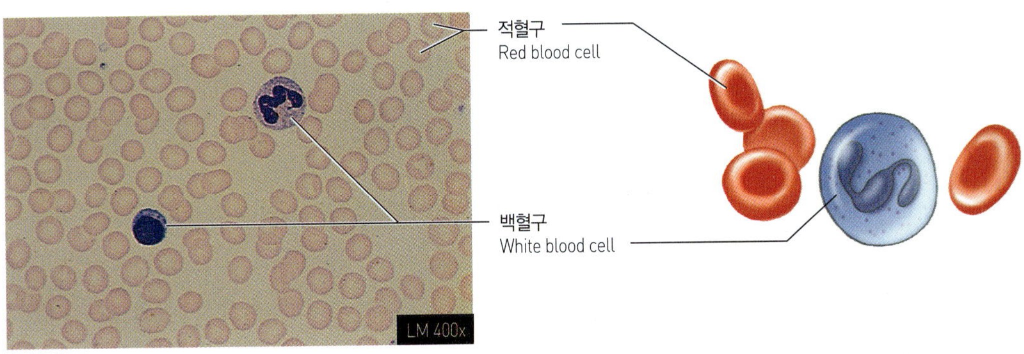

그림 2-46 혈액

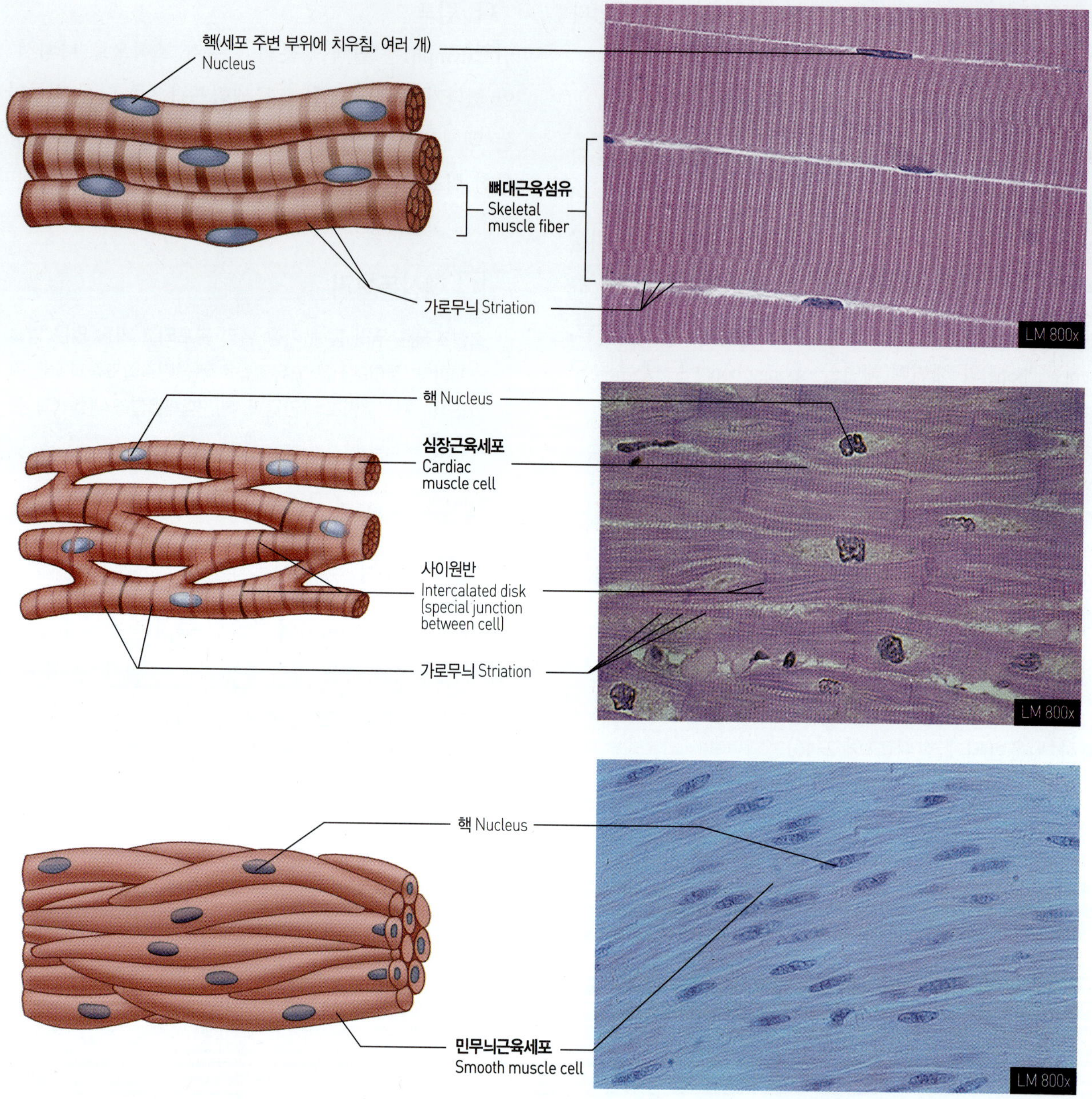

그림 2-47 뼈대근육조직, 민무늬근육조직, 심장근육조직

는 가느다란 실 모양이기 때문에 근육섬유(muscle fiber)라고 부르기도 한다. 근육조직에는 뼈대근육, 심장근육, 민무늬근육이 있다(그림 2-47).

뼈대근육(골격근, skeletal muscle)은 우리가 보통 근육이라고 생각하는 가장 일반적인 형태의 근육이다. 뼈대근육은 사람 체중의 약 40%를 구성하고, 뼈에 부착되어서 인체 운동을 일으킨다. 뼈대근육은 우리의 의도에 따라 마음대로 근육을 수축하여 특정한 몸의 움직임을 수행할 수 있기 때문에 맘대로근육(수의근, voluntary muscle)이라고 한다. 뼈대근육은 세포가 여러 개의 핵을 가지고, 긴 원통 모양이다. 뼈대근육세포들은 세포 내에 있는 근육미세섬유의 배열 때문에 가로줄무늬(횡문, striation)가 나타난다.

심장근육(심근, cardiac muscle)은 심장에 위치한 근육이다. 심장근육은 불수의적(involuntary)으로 조절되고, 원통 모양이며, 뼈대근육에 비해서 짧다. 심장근육세포는 세포마다 1~2개의 핵을 가지고 가로줄무늬가 있으며 사이원반(윤반, intercalated disk)에 의해서 세포 사이가 구분되어 있다. 사이원반에는 세포를 서로 연결시켜주는 단백질 구조와 세포 사이의 연락을 빠르게 전달할 수 있는 단백질 구조를 함께 포함하기 때문에, 많은 개체의 심장근육세포들이 한 단위로서 기능을 하여 협동적인 수축작용이 가능하다.

민무늬근육(평활근, smooth muscle)은 심장을 제외한 장기의 벽을 형성하며 피부와 눈 등에서도 발견된다. 민무늬근육의 끝은 뾰족하며 한 개의 핵을 가지고 가로줄무늬가 없으며 불수의적으로 조절된다.

5) 신경조직

신경조직(nervous tissue)은 뇌와 척수, 뇌신경과 척수신경을 형성하며 많은 인체의 활동을 통합시키거나 조절하기 위한 다양한 정보를 전달하는 능력을 가진 세포들이다. 예를 들면, 신경조직은 뼈대근육의 수의적인 수축 조절과 심장근육과 민무늬근육의 불수의적인 조절에 작용한다. 우리 자신의 의식과 외부환경, 정서, 추리능력 그리고 기억하는 것은 신경조직에서 수행하는 기능에 의한 것이다. 신경세포가 감각을 수용하여 뇌와 척수로 보내고 지각과 인지 등의 과정을 통해 근육을 수축시키기 위해 정보를 전달하는 방법은 활동전위(action potential)라고 불리는 전기적인 신호 작용이다.

신경조직은 활동전위의 전도 능력을 갖는 신경세포와 신경세포의 기능을 보조하는 신경아교세포로 구성되어 있다. **신경세포(neuron, nerve cell)**는 세포체, 가지돌기(수상돌기, dendrite), 축삭(axon)으로 구성되어 있다. 세포체(cell body)는 핵을 비롯한 세포 소기관이 위치하는 곳으로, 일반적인 세포의 기능을 수행한다. 가지돌기와 축삭은 신경세포의 세포돌기이다. 가지돌기는 다른 세포에서 오는 정보를 수용하여 세포체로 전도하며, 신경세포에 한 개만 있는 축삭은 세포체로부터 받은 활동전위를 다른 세포로 전달하는 역할을 수행한다. **신경아교세포(신경교세포, neuroglia)**는 신경세포를 보조하고 신경세포에 영양을 공급하며 보호하는 역할을 담당한다(그림 2-48).

핵심돋보기

근육조직은 몸을 움직이게 하는 수축력을 가지고 있고, 신경조직은 몸의 활동을 통합시키거나 조절하기 위한 다양한 정보를 전달하는 능력을 가진다.

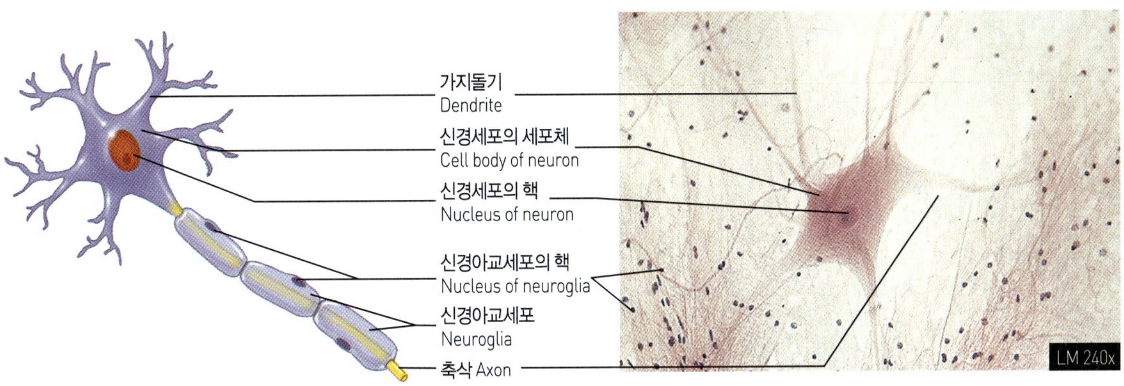

그림 2-48 신경조직

>> 요 약

1. ( )는 생명 기능을 수행하는 최소 단위로 세포를 둘러싸고 있는 ( )을 기준으로 세포 안과 밖의 환경으로 구분된다. 세포 중심에 유전 정보를 저장하고 있는 ( )이 위치하며 시토졸과 ( )으로 구성되는 세포질로 채워져 있다.
2. ( ) 또는 ( )은 세포의 가장 바깥에 위치한 구성요소이다. 세포막을 구성하는 주요 분자는 ( )과 ( )이며, 추가적으로 ( )과 ( ) 등의 분자도 포함하고 있다.
3. 물질의 농도 차이에 의해 자연스럽게 발생하기 때문에 에너지가 필요하지 않는 ( )은 ( )이라고도 하며, ( ), ( ), ( ) 등이 포함된다. 물질의 농도 차이에 역행하기 때문에 수송에 에너지에너지를 이용하는 ( ) 또는 ( )에는 에너지의 사용 방법에 따라 ( ), ( ), ( )이 포함된다.
4. 세포 속에는 과립세포질그물, 무과립세포질그물, 리보솜, 골지복합체, 소포, 용해소체, 과산화소체, 사립체, 세포뼈대, 중심체, 섬모, 편모, 미세융모 등이 포함되어 있고, 각각의 기능을 수행하여 세포의 생명 유지에 중요한 역할을 수행한다.
5. ( )내에 저장되어 있는 유전정보에 따른 성장주기에 맞추어 DNA(deoxyribonucleic acid)를 복제(replication)하여 세포분열을 조절하고, 전사(transcription) 과정을 통해 RNA(ribonucleic acid)를 합성하여 유전정보를 발현시킬 단백질의 합성에 필수적인 역할을 수행한다.
6. ( )은 비슷한 구조와 기능을 가진 세포의 집단이다. 가장 기본적인 조직에는 ( ), ( ), ( ), ( )이 있다.
7. ( ) 또는 ( )는 몸 전체의 속면과 겉면을 덮고 있는데, 피부의 바깥층뿐만 아니라 소화관, 호흡경로, 혈관 등과 같은 공간을 덮는 것을 포함한다. ( )은 세포의 층수와 형태에 따라 분류된다. ( )는 한 층의 세포로 구성되고, ( )는 두 층 이상의 상피로 구성된다. 상피세포의 종류는 형태를 기준으로 ( ), ( ), ( )로 구분된다.
8. ( )은 우리 몸에 가장 널리 분포되고 가장 많은 양을 차지한다. 결합조직은 세포 사이를 분리하는 다량의 ( )로 구성된다.
9. ( )의 중요한 특성은 우리 몸을 움직이게 하는 수축력을 가지고 있다는 것이다. 근육조직에는 ( ), ( ), ( )이 있다.
10. ( )은 뇌와 척수, 뇌신경과 척수신경을 형성하며 많은 인체의 활동을 통합시키거나 조절하기 위한 다양한 정보를 전달하는 능력을 가진 세포들이다.

>> 참고문헌

1. 기초 생리학, 조양혁 외 저, 범문에듀케이션, 2013.
2. 생리학(4판), 한국해부생리학교수협의회 저, 정담미디어, 2012.
3. 생리학(5판), 최명애 외 저, 현문사, 2011.
4. 생리학(제12판), 박인국 역, 라이프사이언스, 2014.
5. 셔우드의 기초생리학, 강신성 외 역, 사이플러스, 2013.
6. 인체생리학(개정4판), 이강이 외 편저, 현문사, 2012.
7. 인체생리학(제4판), 범진필 외 저, 정문각, 2013.
8. 한눈에 알 수 있는 생리학(2/e), 한희철 외 역, E-Pubic, 2010.
9. Lippincott's Illustrated Reviews, Preston, Robin R. et al., Lippincott Williams & Wilkins, 2013.
10. Medical Physiology(2/e), Boron, Walter F. et al., Elsevier Science Health Science div, 2011.

사례
Case 1 » 욕창(bedsore)은 어떻게 발생할까?

환자병력

공사장에서 근무하고 있던 66세의 A씨는 3년 전에 작업 중 3층에서 떨어지면서 C5 수준에서 척수 손상을 당해 사지마비가 발생하였다. 산업재해 보험 적용의 문제로 인해 집에서 요양하던 중 욕창이 발생하여 병원에 이송되었다.

- 욕창의 개념

뼈가 돌출되어 있는 곳에 계속적이고 반복적으로 압박이 가해질 때 혈액순환의 불량으로 피부를 구성하는 세포나 조직이 괴사와 같은 죽음을 일으켜 그 일부가 결손된 것을 욕창이라고 하며, 이러한 현상이 압박에 의해 발생하기 때문에 압박궤양(pressure sore)이라고 한다.

- 압박궤양을 일으키는 세포의 괴사

세포가 심한 외부의 충격이나 스트레스를 받아서 정상적인 유지가 힘들 때, 여러 가지 요인으로 인해 손상되었을 때, 내인적인 이상이 발생하였을 때 세포는 회복되지 못하고 죽음에 이르게 된다. 세포의 죽음에는 크게 두 가지의 형태가 있는데, 괴사(necrosis)와 세포자멸사(apoptosis)가 그것이다. 이 두 가지는 발생 원인, 진행 기전, 역할 등에서 차이가 나타난다. 세포가 병리적인 과정을 통해 죽는 것이 괴사이고, 세포가 보통 생리적인 기전에 의해 스스로 죽는 것이 세포자멸사이다. 그 중 압박궤양을 일으키는 괴사는 치명적인 손상을 입은 세포의 효소가 그 기능을 잃는 것으로 시작된다. 괴사된 세포는 세포막의 형태를 원래대로 유지할 수 없기 때문에 내용물이 밖으로 나온다. 세포를 소화시킬 수 있는 효소가 용해소체에서 나와 세포를 녹이는 방식으로 진행된다. 세포뿐만 아니라 조직 단위에서도 괴사가 발생하게 되며, 이는 기관 전체의 죽음으로 이어지기도 한다.

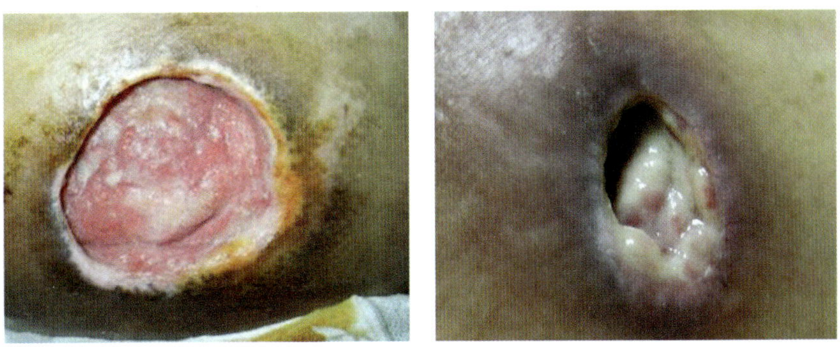

그림 1 욕창

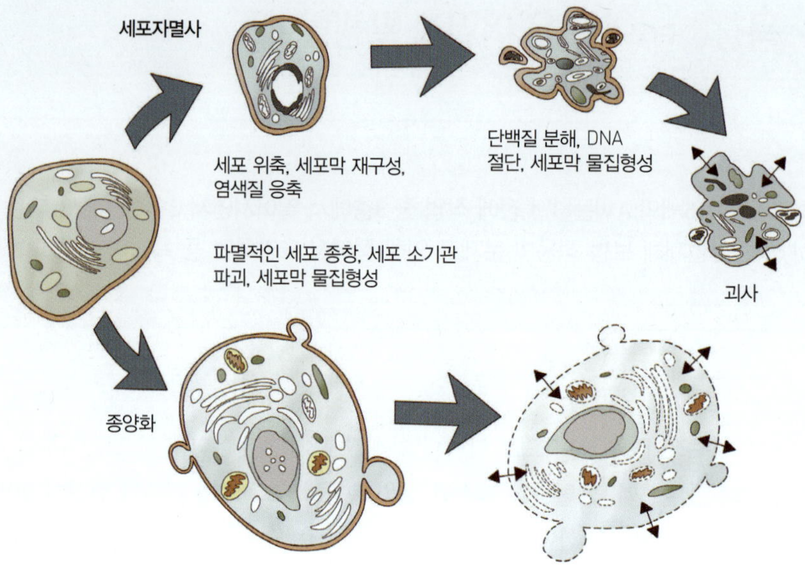

그림 2 세포의 괴사

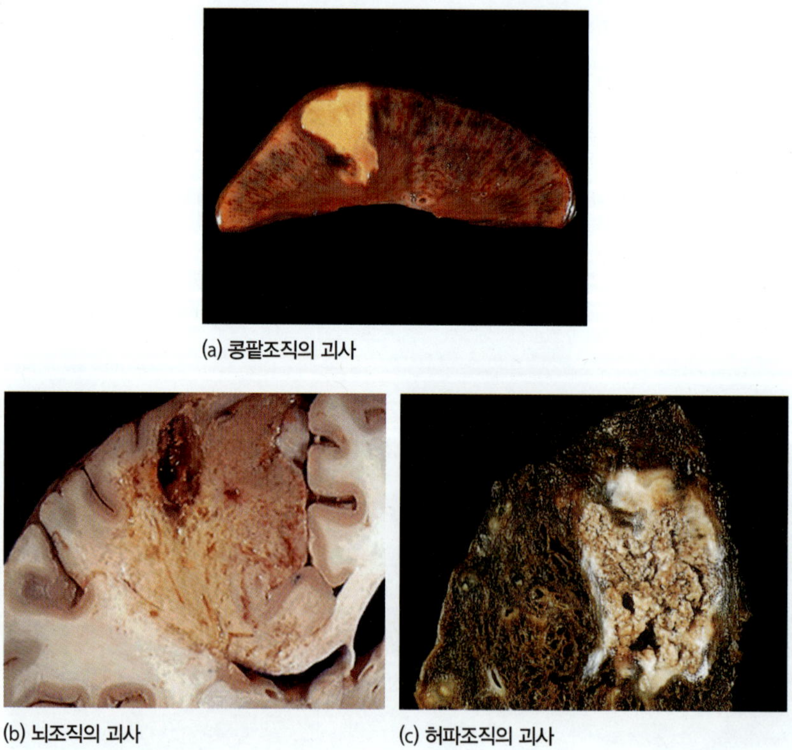

(a) 콩팥조직의 괴사

(b) 뇌조직의 괴사

(c) 허파조직의 괴사

그림 3 다양한 조직에서의 괴사

사례
Case 2 ≫ 골절(fracture)은 어떻게 회복될까?

환자병력

공장에서 근무하고 있는 55세의 A씨는 6주 전에 근무 중 줄에 걸려 넘어지면서 팔에 골절상을 입었다. 동료들에 의해 병원으로 이송되어 석고붕대를 하게 되었고, 오늘 석고붕대를 제거하면서 물리치료를 받기로 하였다. 팔을 움직일 때 통증이 있고, 피로감이 심하게 발생함을 호소하고 있다.

- 골절의 개념

뼈의 연속성이 완전 혹은 불완전하게 단절된 상태이다. 보통, 외부의 힘에 의하여 발생하고, 손상 정도에 따라 주변에 있는 물렁 조직이나 기관 등의 손상이 동반될 수도 있다. 발생하는 위치와 골절편의 수에 따라 구분된다.

- 골절의 원인

뼈가 견딜 수 있는 능력을 초과한 외력이 가해질 때 골절이 발생한다. 골절의 가장 중요한 원인은 외상으로, 직접적인 외상과 간접적인 외상으로 구분된다. 직접적인 외상에 의한 골절은 물체가 신체에 떨어지거나 부딪혀서 발생하는 것이다. 간접적인 외상에 의한 골절은 먼 곳에서 가해진 힘이 뼈에 붙은 근육이나 인대에 적용되어 발생한다. 그 밖에도 골다공증 등으로 인해 약한 힘에 의해 발생하는 병적 골절(pathologic fracture)과 일정한 부위에 반복되는 스트레스가 가해질 때 발생하는 피로골절(fatigue fracture, stress fracture) 등도 포함된다.

- 골절의 증상

골절이 발생하면 통증이 발생한다. 또한, 골절 부위에 출혈 및 부종과 종창이 발생하고, 피부 바깥에 보이는 점상출혈이 발생할 수도 있다. 부러진 뼈가 변형되거나 위치가 변하게 되어 거짓관절이 형성되거나 회전되기도 하며, 팔, 다리의 뼈에서 골절이 발생한 경우 근육 경직과 골절된 부위가 겹쳐지는 현상이 발생하기도 한다. 신경의 손상이 있을 경우 감각 이상이 발생한다. 외상의 정도와 발생 위치에 따라 장기 손상 등이 동반될 수 있고, 쇼크에 빠지는 경우도 있다.

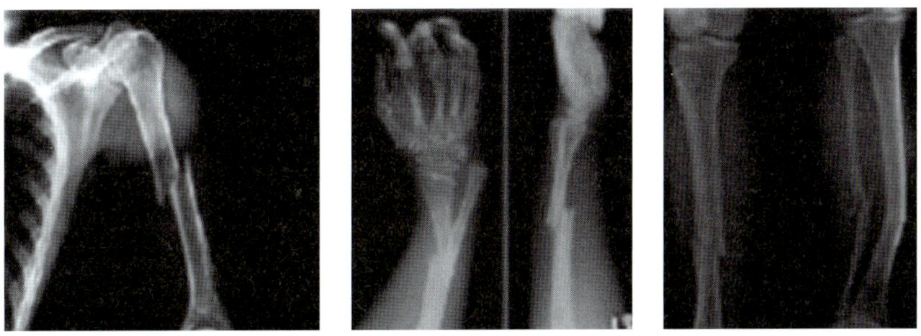

(a) 위팔뼈의 골격 (b) 노뼈와 자뼈의 골절 (c) 정강뼈와 종아리뼈의 골절

그림 4 골절의 X선 사진

- 회복

골절의 회복과정은 조직학적으로 세 단계로 진행되며, 제1단계는 염증기, 제2단계는 복원기, 제3단계는 재형성기로 구분된다. 이 세 단계는 서로 엄격하게 구분되는 것은 아니며 약간씩 겹치면서 진행된다. 염증기는 골절 직후부터 비교적 짧은 기간(수일에서 수 주) 동안 지속되는 과정으로, 골절 당시에 생긴 출혈로 인해 혈종이 형성되고 여러 염증 매개 세포들이 모여 염증반응을 일으킨다. 염증기가 끝나감에 따라 통증과 부종이 감소되는 경향을 보인다. 복원기는 염증기에 생겼던 혈종이 흡수되고 그 자리에 애벌뼈(가골, callus)가 형성되는 과정으로 복원기가 끝나감에 따라 골절부위의 유합이 어느 정도 이루어진다. 재형성기는 골절의 유합이 발생한 이후부터 모든 뼈의 상태가 다치기 이전과 유사한 정상으로 되돌아갈 때까지의 기간을 의미한다. 대략 수 개월에서 수년까지 소요된다.

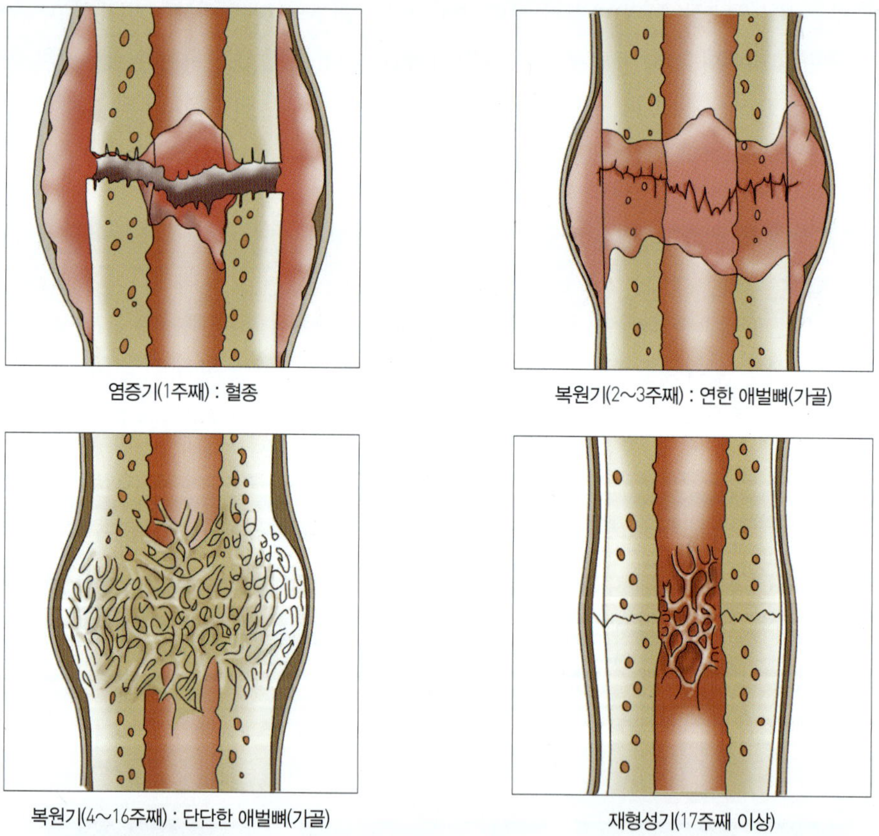

그림 5 골절 치유과정

- 김영준 교수

CHAPTER 03 신경생리

학습목표

1. 신경세포의 구조를 이해하고 기능과 형태에 따라 분류할 수 있다.
2. 신경아교세포의 종류와 특징을 이해할 수 있다.
3. 말이집의 특성과 기능을 이해할 수 있다.
4. 신경세포의 손상과 회복에 대해 이해할 수 있다.
5. 안정막전위와 활동전위를 이해할 수 있다.
6. 실무율과 불응기에 대해 이해할 수 있다.
7. 활동전위의 전도의 생리적 특성을 이해할 수 있다.
8. 시냅스의 구조와 생리적 특성을 이해할 수 있다.
9. 신경전달물질의 종류와 각각의 특성에 대해 이해할 수 있다.
10. 신경경로와 시냅스의 통합에 대해 이해할 수 있다.

의학용어

1. 신경세포(신경원, 뉴런, neuron), 세포체(cell body), 가지돌기(수상돌기, dendrite), 축삭(axon)
2. 감각신경세포(sensory neuron) 들신경세포(구심성 신경원, afferent neuron) 운동신경세포(motor neuron) 날신경세포(원심성 신경원, efferent neuron), 연합신경세포(association neuron), 사이신경세포(개재신경원, interneuron), 뭇극신경세포(다극신경원, multipolar neuron), 두극신경세포(양극신경원, bipolar neuron), 거짓홑극신경세포(위단극신경원, pseudo-unipolar neuron)
3. 신경아교세포(신경교세포, neuroglia, glial cell), 별아교세포(성상교세포, astrocyte), 뇌실막세포(상의세포, ependymal cell), 미세아교세포(소교세포, microglia), 희소돌기아교세포(희돌기교세포, oligodendrocyte), 신경집세포(신경초세포, Schwann cell), 혈액-뇌장벽(blood-brain barrier, BBB)
4. 말이집(수초, myelin sheath), 말이집축삭(유수축삭, myelinated axon), 민말이집축삭(무수축삭, unmyelinated axon), 신경섬유마디(신경섬유절, nodes of Ranvier)
5. 신경성장인자(nerve growth factor, NGF), 뇌유래신경영양인자(brain derived neurotrophic factor, BDNF), 왈러 변성(Wallerian degeneration), 신경가소성(neuroplasticity)
6. 안정막전위(휴지막전위, resting membrane potential), 활동전위(action potential), 탈분극(depolarization), 문턱값(역치, threshold), 재분극(repolarization), 과다분극(hyperpolarization)
7. 불응기(refractory period), 연속전도(continuous conduction), 도약전도(saltatory conduction)
8. 시냅스(연접, synapse), 연접이전종말(presynaptic terminal), 연접이후막(연접후막, postsynaptic membrane)
9. 신경전달물질(neurotransmitter), 아세틸콜린(acetylcholine, Ach), 노르에피네프린(norepinephrine), 세로토닌(serotonin), 도파민(dopamine), 감마아미노부티르산(gamma-aminobutyric acid, GABA), 글리신(glycine), 에피네프린(epinephrine)
10. 집중(수렴, convergence), 퍼짐(발산, divergence), 공간적 가중(spatial summation), 시간적 가중(temporal summation), 촉진소통(facilitation), 막힘(폐색, occlusion)

신경계통은 몸의 각 기관과 계통의 정보를 전달하여 하나의 유기체로 연결시키는 기관이다. 뇌와 척수를 이루는 중추신경계와 신경섬유와 신경절과 같은 말초신경계로 구분된다. 중추신경계와 말초신경계에 대한 자세한 내용은 제4, 5장에서 다룰 것이다.

인체의 중추신경계는 인체 유전자의 40%로 형성되어 있는 복잡한 기관으로 약 천억 개의 신경세포와 이보다 10배 이상 많은 신경아교세포로 이루어져 있다. 신경세포는 신경계통을 이루는 기본 단위로 여러 감각자극을 받아들여 분석하고 전달하는 모든 과정에 쓰인다. 신경세포와 신경아교세포는 뇌 모세혈관과 함께 기능적 단위를 형성하고 시냅스 활동, 세포 외 물질의 항상성, 에너지 대사, 신경세포의 보호와 같은 정상적 뇌 기능을 위해 필요하다. 이들의 상호작용에서 일어나는 장애는 뇌의 허혈, 간질, 퇴행성 신경병, 뇌부종과 정신병 등 많은 신경학적 질병을 일으키는 원인이 된다. 이 단원에서는 신경계통의 신경조직에 대해 설명하고 신경세포가 외부 자극에 흥분하여 활동전위를 일으키는 전기적 신호의 발생 원리와 다음 세포로 전달하기 위해 시냅스를 통해 일어나는 화학적 신경전달과 신경전달물질에 대하여 알아보고자 한다.

01 신경조직

신경조직(nervous tissue)은 몸 전체에 연결되어 있는 연락체계로 신경계통의 신경기능을 주관하는 신경 성분인 **신경세포(neuron)**와 이를 지지하고 보호하는 버팀 성분인 **신경아교세포(neuroglia)**로 구성되어 있다.

1) 신경세포

신경세포(신경원, 뉴런, neuron)는 신경계통의 구조적 최소 단위로 신경단위라고도 한다. 신경세포는 수용체로부터 물리화학적 자극을 받아들이고, 전기화학적인 신호를 다른 신경세포나 효과기로 전달한다.

(1) 신경세포의 구조

신경세포는 **세포체(cell body)**와 **가지돌기(수상돌기, dendrite)** 및 **축삭(axon)**으로 구성되어 있다(그림 3-1, 그림 3-2).

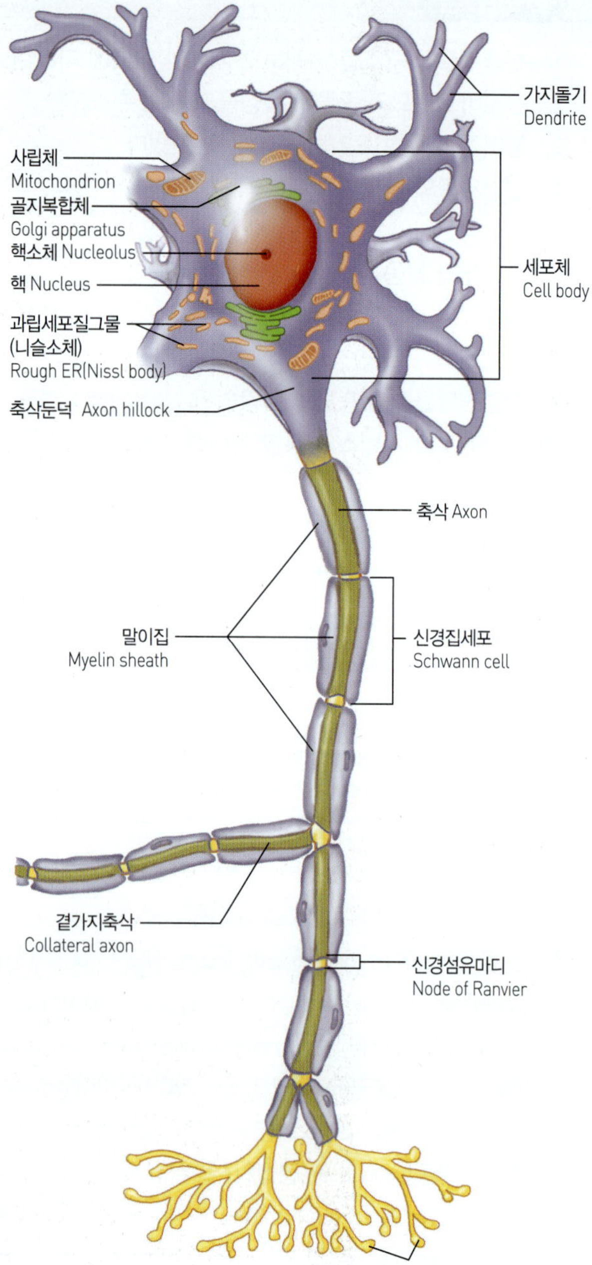

그림 3-1 신경세포의 일반적인 구조

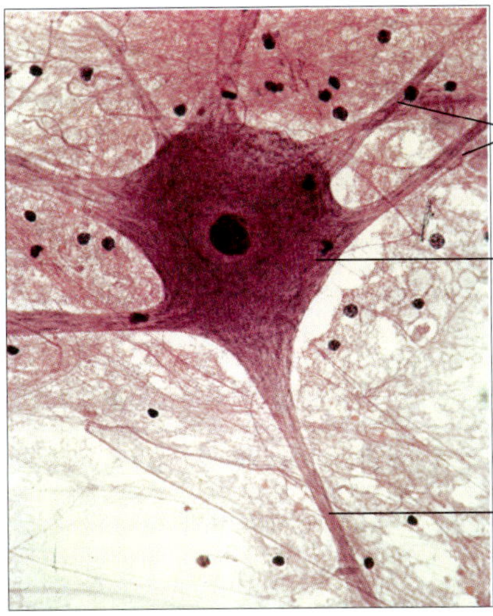

그림 3-2 신경세포의 광학현미경 사진

① 세포체

세포체는 가지돌기와 축삭을 제외한 핵과 세포질을 말하며, 다른 세포들보다 크고 한 개의 핵을 가지고 있다. 신경세포의 핵은 유전자 발현을 위한 정보가 담겨 있으며, 많은 수의 과립세포질그물과 골지복합체 및 사립체가 핵을 둘러싸고 있고, 신경미세섬유와 미세관들이 세포질의 뼈대를 이루고 있다.

핵심돋보기

니슬소체(Nissl body)는 세포체의 과립세포질그물과 자유리보솜이 결합한 것으로 염기성 염료(크롬)로 염색되기 때문에 크롬친화성 물질로도 불린다. 단백질을 합성하여 신경세포의 영양과 재생에 관여한다. 축삭에는 니슬소체가 없기 때문에 축삭이 절단되면 스스로 재생을 못하고 세포체로부터 다시 재생되어야 하는 이유이기도 하다. 뇌와 척수조직에서 세포체들이 모여 있는 곳을 회색질(gray matter)로 부르는데 니슬소체 때문에 어두워 보이기 때문이다.

② 가지돌기

가지돌기는 신경세포의 세포체로부터 점점 가늘게 뻗어 있는 수많은 가지를 만든다. 대부분의 가지돌기는 신경세포의 세포체가 확장된 것이지만, 구조가 같은 가지돌기는 일부 감각신경세포 축삭의 끝부분으로부터 나오기도 한다. 가지돌기는 보통 다른 신경세포나 감각수용체로부터 정보를 받아들이고, 신경세포의 세포체 쪽으로 정보를 전달한다.

③ 축삭

각각의 신경세포는 세포체로부터 연장된 하나의 긴 세포돌기인 축삭을 가지고 있다. 축삭이 신경세포의 세포체로부터 시작되는 부위를 **축삭둔덕(축삭소구, axon hillock)**이라고 한다. 각각의 축삭은 동일한 두께로 일정하게 형성되어 있으며, 길이는 다양하게 나타날 수 있다. 감각신경세포의 축삭은 활동전위를 말초신경계에서 중추신경계 쪽으로 전달하고, 운동신경세포의 축삭은 중추에서 말초 쪽으로 활동전위를 전달한다. 축삭은 뇌 또는 척수의 한 부분으로부터 다른 부분으로 활동전위를 전달하기도 한다. 축삭은 일반적으로 가지를 뻗지 않지만, 곁가지(측지, collateral axon)를 형성하는 분절을 만들기도 한다. 축삭은 **말이집(수초, myelin sheath)**이라 부르는 고도로 분화된 절연층에 의해 싸여 있을 수 있다. 축삭의 말단 부위를 **종말단추(terminal button)**라 하는데 가지돌기처럼 많은 가지를 내며 다른 신경세포나 효과기와 만나 시냅스(연접, synapse)를 이룬다. 시냅스를 중심으로 설명할 때는 시냅스 앞에 위치한 것 때문에 종말단추를 **연접이전 종말(presynaptic terminal)**이라 한다(그림 3-1).

(2) 신경세포의 분류

신경세포는 기능과 형태에 따라 다음과 같이 분류할 수 있다.

① 기능적 분류

신경세포는 자극의 전달 방향에 따라 기능적으로 분류한다. **감각신경세포(sensory neuron)** 또는 **들신경세포(구심성 신경원, afferent neuron)**는 **수용기(receptor)**에 입력된 감각 자극을 중추신경계로 전달하며, **운동신경세포(motor neuron)** 또는 **날신경세포(원심성 신경원, efferent neuron)**는 중추신경계에서 발생된 운동자극을 근육이나 분비샘 같은 **효과기(effector)**로 전달한다. **사이신경세포(개재신경원, interneuron)** 또는 **연합신경세포(association neuron)**는 이 두 사이에서 존재한다(그림 3-3, 표 3-1).

표 3-1 신경세포의 기능적 분류

세포유형	다른 명칭	기능 및 구성
감각신경세포	들신경세포	정보수집, 몸감각신경세포, 내장감각신경세포
운동신경세포	날신경세포	명령전달, 몸운동신경세포, 내장운동신경세포, 자율신경세포
사이신경세포	연합신경세포	정보(흥분) 전달 또는 억제, 억제사이신경세포

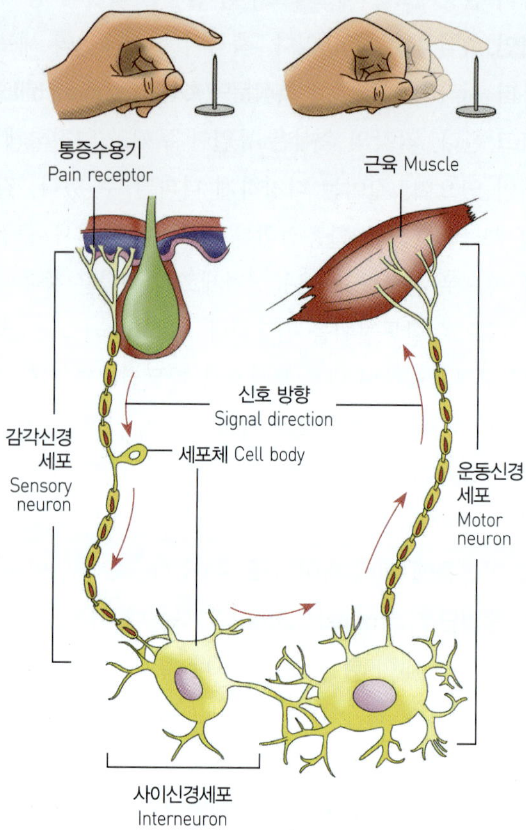

그림 3-3 신경세포의 기능적인 분류

② 형태적 분류

신경세포는 가지돌기와 축삭이 어떻게 배열되어 있느냐에 따라 형태적으로 분류할 수 있다. **뭇극신경세포(다극신경원, multipolar neuron)**는 많은 가지돌기와 하나의 축삭을 가지고 있다. 중추신경계에 위치하는 대부분의 신경세포와 거의 모든 운동신경세포가 뭇극신경세포에 해당한다. **두극신경세포(양극신경원, bipolar neuron)**는 각각 한 개씩의 가지돌기와 축삭을 가지고 있으며, 눈의 망막이나 코안 공간과 같은 일부 감각기관에 존재한다. 대부분의 감각신경세포는 **거짓홑극신경세포(위단극신경원, pseudo-unipolar neuron)**로 세포체로부터 하나의 돌기가 나오는 것처럼 보여 홑극신경세포라 하는데 실제로는 두 개의 돌기로 갈라지기 때문에 거짓이라는 이름이 앞에 붙는다. 갈라진 두 개의 돌기는 중추신경계로 들어가는 짧은 축삭과 말초에서 감각정보가 입력되는 가지돌기로 작용한다. 감각수용기로 입력된 감각 정보는 가지돌기를 통해 세포체로 입력된 뒤 축삭을 통해 중추신경계 쪽으로 활동전위를 보냄으로써 정보가 전달된다(그림 3-4, 표 3-2).

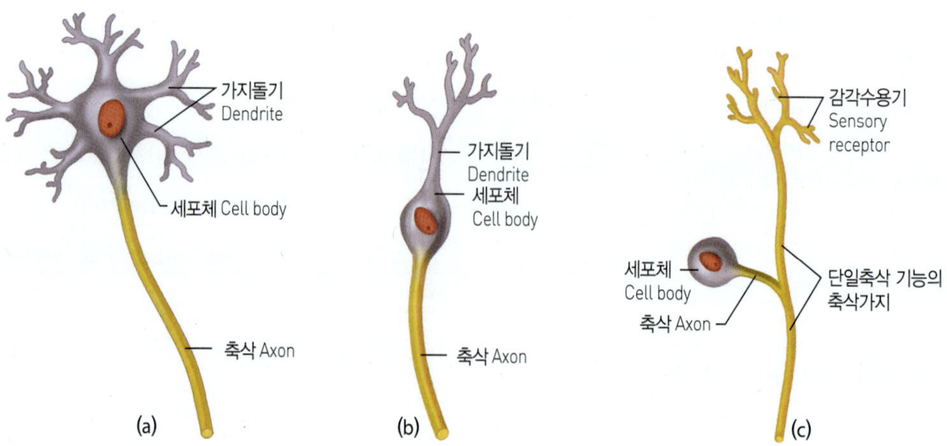

그림 3-4 신경세포의 형태적 분류

(a) 뭇극신경세포는 많은 가지돌기와 축삭을 가지고 있다. (b) 두극신경세포는 각각 하나씩의 가지돌기와 축삭을 가지고 있다.
(c) 거짓홑극신경세포의 축삭은 있고, 가지돌기는 없는 것으로 보인다.

표 3-2 신경세포의 형태적 분류

세포 유형	형태	기능 및 구성
뭇극신경세포	다수의 돌기(다수의 가지돌기, 축삭 1개)	대부분의 운동신경세포, 중추신경계에 위치하는 신경세포
두극신경세포	2개의 돌기(가지돌기, 축삭 1개)	후각신경, 망막신경, 달팽이신경절, 안뜰신경절
거짓홑극신경세포	1개의 돌기(축삭, 가지돌기가 하나로 보임)	대부분의 감각신경세포, 뇌신경과 척수신경의 신경절

2) 신경아교세포

신경아교세포(신경교세포, neuroglia, glial cell)는 중추와 말초신경계의 신경세포와는 다른 기능을 하는 세포로 신경세포에 비해 그 수가 훨씬 더 많다. 수년간 신경아교세포를 중추신경계의 결합조직으로 간주해왔으나 최근에는 신경세포와 함께 중추신경계 내에서 의사소통 역할을 하는 것으로 알려져 있다. 신경아교세포는 신경세포와는 다르게 분열할 수 있는 능력을 가지고 있으며, 뇌졸중 같은 뇌의 상해가 일어날 때 더욱 두드러진다.

신경아교세포는 **별아교세포(성상교세포, astrocyte)**, **뇌실막세포(상의세포, ependymal cell)**, **미세아교세포(소교세포, microglia)**, **희소돌기아교세포(희돌기교세포, oligodendrocyte)**, **신경집세포(신경초세포, Schwann cell)**의 다섯 가지로 나누며 별아교세포와 희소돌기아교세포는 큰아교세포(대교세포, macroglia)로 분류하기도 한다(그림 3-5, 표 3-3).

(1) 별아교세포

별아교세포는 중추신경계에서 대부분 버팀세포처럼 작용한다. 이러한 작용으로 신경세포의 가까이에서 신경세포 간의 신경정보전달 과정을 촉진하거나 억제할 수 있다. 일부의 별아교세포는 혈관에 발돌기를 내보내어 모세혈관을 감싸고 **혈액-뇌장벽(blood-brain barrier, BBB)**이라는 투과장벽을 형성한다. 또한 시냅스나 신경세포의 표면을 감싸는 돌기를 내보내어 신경세포에 영양이 되는 물질을 만들어내며 K^+이나 신경전달물질인 글루타메이트(glutamate)와 감마아미노부티르산(gamma-aminobutyric acid, GABA) 등을 흡수함으로써 이온과 신경전달물질의 적절한 농도 유지를 돕는다. 신경세포에 가해지는 손상을 감소시키는 데 도움이 되지만, 회복과정에서 손상된 축삭의 재생을 방해할 수 있는 상처를 만든다(그림 3-5a).

핵심돋보기

혈액-뇌장벽(BBB)은 다른 장기에는 들어갈 수 있는 약물이 뇌 안으로 들어갈 수 없도록 막기 때문에 뇌질환의 약물 치료를 어렵게 한다. 파킨슨병 치료 시 도파민을 투여하면 되지만 도파민은 혈액-뇌장벽을 통과하지 못하기 때문에 전구물질인 레보도파(L-Dopa)를 치료약으로 투여하면 파킨슨병으로 인한 근육경직과 운동마비가 호전된다.

(2) 뇌실막세포

뇌실막세포(상의세포, ependymal cell)는 뇌의 뇌실과 척수의 중심관의 표면을 덮는 세포로 뇌실계통에 존재한다. 일부의 뇌실막세포는 뇌척수액을 만들고, 표면에 섬모를 가지고 있는 뇌실막세포는 뇌척수액의 흐름을 도와준다(그림 3-5b).

표 3-3 신경아교세포

구분	세포 유형	형태	기능 및 구성
중추신경계	별아교세포	많은 돌기를 뻗고 있음	신경세포를 구조적으로 지지하고, 신경정보의 전달과정을 조절하며, 혈관-뇌장벽을 형성하는 데 관여함. 신경조직의 재생을 도움
	뇌실막세포	상피세포와 유사함	뇌의 뇌실계통과 척수의 중심관에 존재하고, 뇌척수액을 순환시키며, 일부는 뇌척수액을 생성하는 맥락얼기를 형성함
	미세아교세포	작고, 이동할 수 있는 세포임	세균의 감염으로부터 중추신경계를 보호하고, 염증에 반응하여 포식세포가 됨
	희소돌기아교세포	다양한 축삭을 에워쌀 수 있는 돌기를 가진 세포임	세포의 돌기는 중추신경계에서 축삭을 싸는 말이집을 형성하거나 민말이집 축삭을 에워쌈
말초신경계	신경집세포	축삭을 에워싸고 있는 하나의 세포임	말초신경계에서 축삭을 둘러싸는 말이집을 형성하거나 민말이집 축삭을 에워쌈

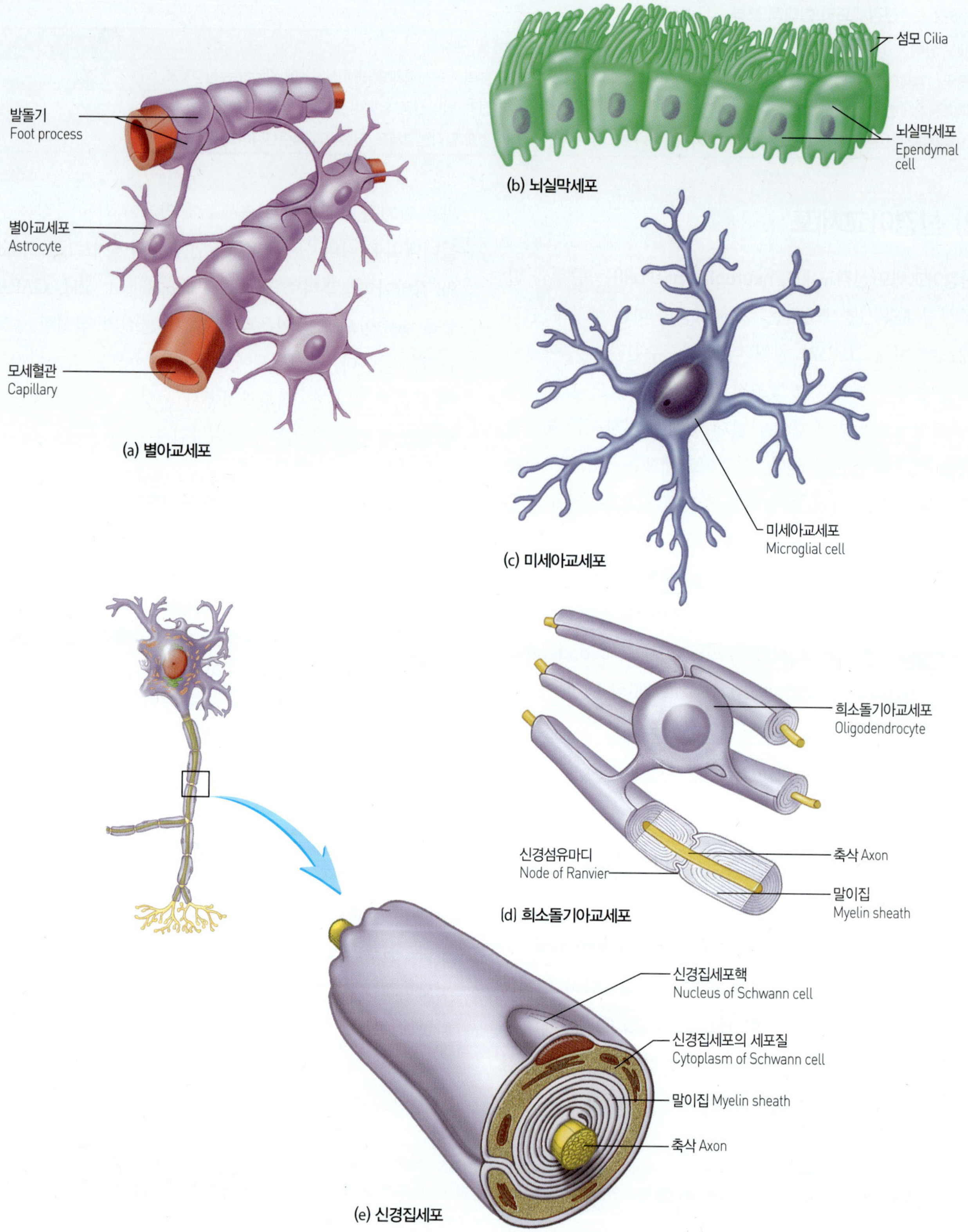

그림 3-5 신경아교세포의 종류

(a) 혈관을 싸고 있는 발돌기를 만드는 별아교세포.
(b) 표면으로부터 연장된 섬모를 가지고 있는 뇌실막세포.
(c) 미세아교세포.
(d) 중추신경계에서 세 개의 축삭을 싸고 있는 말이집을 형성한 희소돌기아교세포.
(e) 말초신경계에서 축삭의 말이집을 형성하고 있는 신경집세포.

(3) 미세아교세포

미세아교세포(소교세포, microglia)는 일반 조직의 큰포식세포(대식세포, macrophage)와 비슷한 중추신경계의 청소부 세포이다. 다발성경화증, 파킨슨병, 알츠하이머병과 같은 질병과 세균의 감염, 상해와 같이 신경세포의 손상으로 나타나는 부산물을 제거함으로써 뇌를 보호하는 데 도움을 준다. 미세아교세포는 신경계통 밖에서 형성된 큰포식세포가 중추신경계에 들어간 것으로 다른 신경세포들과 차이를 보인다(그림 3-5c).

TIP 신경섬유의 전도속도

신경섬유는 말이집의 유무와 신경섬유의 직경의 크기에 따라 전도속도가 다르다. 전도속도에 따라 A, B, C 섬유로 구분하는데 신경섬유의 직경이 길수록 전도속도가 빠르며 직경이 작을수록 느리다. A섬유(A fiber)는 큰 크기의 말이집신경섬유로 몸신경(somatic nerve)을 이루고 있고, 직경에 따라 다시 알파(α) 베타(β) 감마(γ) 델타(δ) 섬유로 분류된다. B섬유(B fiber)는 얇은 말이집신경섬유로 자율신경의 신경절 이전섬유에서 볼 수 있으며, C섬유(C fiber)는 직경이 작은 민말이집신경섬유로 교감신경의 신경절이후섬유와 느린통각을 전달하는 감각신경섬유가 해당된다.

감각신경섬유의 경우는 섬유의 유형을 Ⅰ, Ⅱ, Ⅲ, Ⅳ로 구분하여 쓰기도 하는데, Ⅰa와 Ⅰb는 같은 Aα 섬유이지만 근육방추와 골지힘줄기관을 구분하기 위해 따로 표기한다.

뼈대근육의 운동신경섬유와 몸과 근육을 보호하기 위해 필요한 근육방추와 골지힘줄기관에서 입력되는 감각신호가 가장 빠른 속도를 내고, 감각입력 및 자율신경 관련 신경섬유는 상대적으로 속도가 느린 것은 효율성의 측면으로 이해하면 된다.

섬유유형	직경(um)	전도속도(m/초)	특성
Aα	15~20	70~120	운동신경(뼈대근육)
Aα Ⅰa	15~20	70~120	감각신경(근육방추)
Aα Ⅰb	15~20	70~120	감각신경(골지힘줄기관)
Aβ Ⅱ	15~10	30~70	감각신경(촉각, 압각)
Aγ	3~6	15~30	운동신경(근육방추)
Aδ Ⅲ	2~5	12~30	감각신경(빠른통각)
B	<3	3~15	자율신경(신경절이전섬유)
C	0.5~1	0.5~2	자율신경(신경절이후섬유)
C Ⅳ	0.5~1	0.5~2	감각신경(느린통각)

(4) 희소돌기아교세포

희소돌기아교세포(희돌기교세포, oligodendrocyte)는 중추신경계의 여러 곳의 축삭을 둘러싸고 있는 말이집(수초, myelin sheath)을 만드는 데 관여한다(그림 3-5d).

(5) 신경집세포

신경집세포(신경초세포, Schwann cell)는 말초신경계의 축삭을 싸고 있는 말이집을 만드는 데 관여한다(그림 3-5e).

3) 말이집

축삭을 둘러싸고 있는 **말이집(수초, myelin sheath)**은 중추신경계에서는 희소돌기아교세포, 말초신경계에서는 신경집세포에 의해서 형성된다(그림 3-5d, e). 말이집으로 둘러싸여 있는 축삭을 **말이집축삭(유수축삭, myelinated axon)**이라 하는데 희소돌기아교세포와 신경집세포는 축삭의 주위를 반복적으로 감싸 견고하게 둘러싸여 있는 세포막을 형성한다. 말이집이 없다는 뜻으로 불리는 **민**

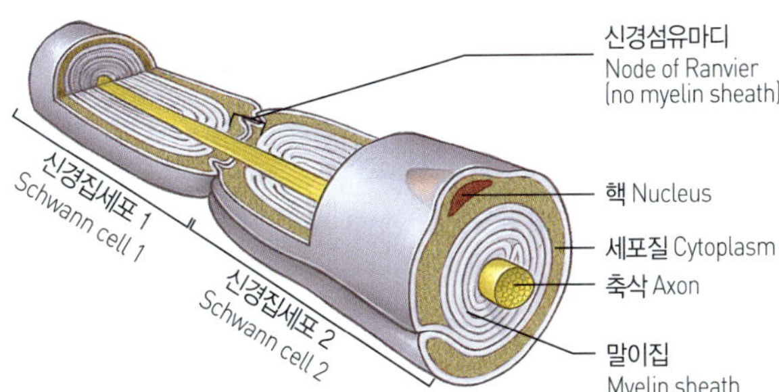

(a) 말이집축삭(Myelinated axon)

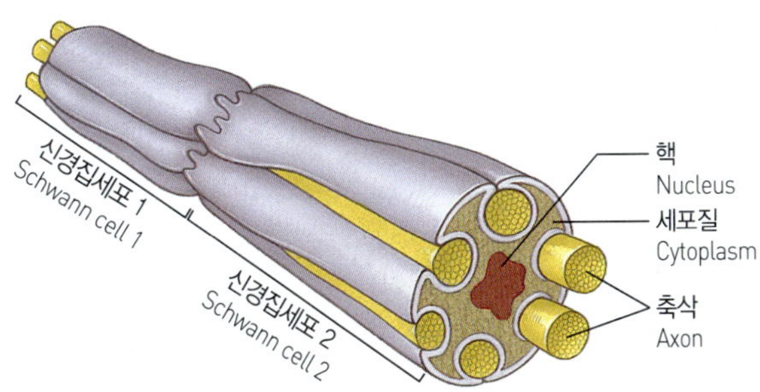

(b) 민말이집축삭(Unmyelinated axon)

그림 3-6 말이집축삭과 민말이집축삭의 비교

(a) 하나의 축삭을 싸고 있는 말이집을 두 개의 신경집세포가 각각 형성하고 있는 것을 볼 수 있다.
(b) 여러 개의 축삭을 싸고 있는 두 개의 신경집세포는 말이집을 형성하지 않고 있는 것을 볼 수 있다.

말이집축삭(무수축삭, unmyelinated axon)은 실제 희소돌기아교세포나 신경집세포의 함몰 부위에 놓여 있다(그림 3-6). 말이집은 세포막을 가로지르는 거의 모든 이온의 이동을 방해하는 우수한 절연체다. **신경섬유마디(신경섬유절, nodes of Ranvier)**라 불리는 말이집의 틈새는 희소돌기아교세포의 구역 사이와 각 **신경집세포** 사이에 mm 단위로 나타나며, 이온의 이동은 신경섬유마디에서만 일어날 수 있다.

축삭의 말이집은 축삭을 따라 발생하는 활동전위의 효율성과 속도를 증가시킨다.

4) 신경세포의 손상과 회복

신경세포의 생존은 신경영양인자에 의하여 결정된다. 인체에 생성된 신경세포는 유전자에 계획된 대로 세포사멸이 일어나고 있다. 이러한 잠재된 세포사멸 프로그램을 억제하는 물질로 **신경성장인자(nerve growth factor, NGF)**와 **뇌유래신경영양인자(brain derived neurotrophic factor, BDNF)**, 뉴로트로핀-3(neurotrophin-3, NT-3) 등이 보고되고 있다. 이들 신경영양인자들이 많이 분비되는 표적세포 쪽으로 신경세포의 축삭이 뻗어나가게 되며 적절한 양의 신경영양인자를 받지 못한 신경세포들은 계획된 세포사멸에 의해 퇴화되고 사라진다. 시냅스는 신경아교세포에서 나오는 신호들을 따라 생성되며 초기에 형성된 신경회로들은 시냅스의 재배열을 통해 필요에 따라서 수정된다. 인간이 경험하는 새로운 경험은 새로운 시냅스 연결을 만들 수 있다. 이것은 손상이나 질병으로 인해 생긴 장애를 극복하기 위해 뇌를 다시 재구성하고 훈련시키는 치료가 가능함을 나타낸다.

말초신경의 말이집축삭이 절단되었을 때는 세포체로부

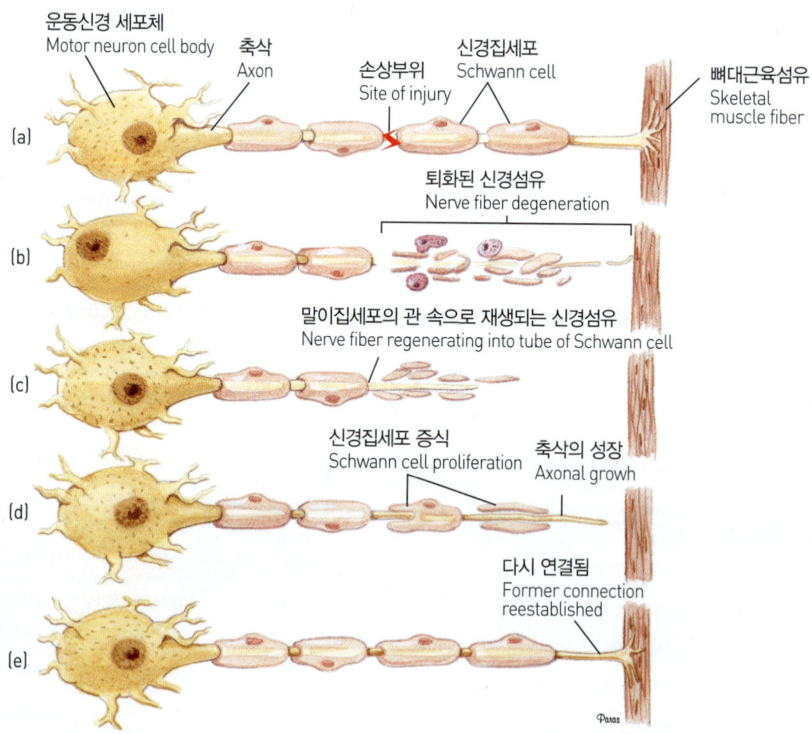

그림 3-7 말초신경계통 신경세포의 손상과 재생

(a) 말초신경의 말이집 축삭의 손상.
(b) 세포체로부터 먼 쪽은 포식작용에 의해 퇴화되며 가까운 쪽은 변성되지 않음(왈러 변성).
(c) 축삭 회복을 위해 말이집세포관 속에서 신경섬유가 재생됨.
(d) 신경집세포의 증식과 축삭의 성장.
(e) 이전의 연결보가 재형성되어 신경자극 전달이 회복됨.

터 먼 쪽 부위의 단절된 축삭은 퇴화되어 신경집세포에 의해서 포식되지만 신경세포체에 가까운 부분은 변성되지 않는데 이를 **왈러 변성(Wallerian degeneration)**이라 한다. 이때 축삭의 절단 부위에 성장원뿔(growth cone)을 형성하며, 신경집세포는 영양인자와 유인인자를 분비하고 다량의 접착성 단백질을 발현하여 말이집을 재생한 뒤 축삭의 성장을 촉진한다(그림 3-7).

중추신경계에서 축삭이 절단되면 말단부는 해체되고 말이집은 파편화된다. 또한 반응성 별아교세포라 불리는 생화학적으로 변형된 별아교세포와 미세아교세포가 손상 부위로 유인되어 축삭의 재생을 방해하고 억제한다. 이는 아교세포 흉터(glial scar)의 원인이 된다. 이러한 현상으로 신경퇴행이 일어날 수 있다. 손상으로 유도된 흉터는 축삭 재생을 방해하며 이 때문에 중추신경계는 말초신경계보다 손상받은 후 재생하는 능력이 떨어진다. 이처럼 기존의 경로로는 신경전달이 어렵기 때문에 새로운 경로를 만들어야만 회복이 가능하다. 목적 있는 과제 훈련을 통해 반복적인 새로운 감각 입력을 주게 되면 주변의 신경아교세포에서 신경영양인자를 분비하여 기존 경로를 우회한 새로운 신경경로를 만들거나 전혀 다른 신경세포가 그 역할을 대신하게 되어 회복하는데, 이를 **신경가소성(neuroplasticity)**이라 한다.

핵심돋보기

몸에 외상이나 염증이 생기면 우리 몸을 보호하기 위해 통증(pain)을 느끼게 된다. 손상된 조직에서는 브래디키닌(bradykinin)과 같은 여러 화학물질이 방출되는데, 이를 통각수용기인 자유신경종말(free nerve ending)에서 받아들여 흥분되어 통각전도가 시작된다. 통증은 처음에는 짧고 날카로운 빠른통증을 느끼며, 그 후 무디고 지속적인 느린통증을 느끼는데, 이는 빠른통증은 A-델타(Aδ)섬유(Ⅲ군)에 의해 6~30m/s의 속도로 전달되고, 느린통증은 0.5~2m/s의 속도로 C섬유(Ⅳ군)에 의해 전달되기 때문이다.

02 신경의 흥분전도

1) 안정막전위

모든 세포는 전기적인 특성을 나타내는데, 대부분 세포막의 안쪽은 음전하(-)를, 세포막의 바깥쪽은 양전하(+)를 띤다. 이러한 전하 분포의 불균형은 세포막이 분극(polarization)되어 있음을 의미하고 이러한 불균형한 상태를 **안정막전위(휴지막전위, resting membrane potential)**라 한다. 신경세포의 안정막전위는 약 -70mV를 띠는데, 세포막의 안쪽에는 K^+의 농도가 높고 바깥쪽은 Na^+의 농도가 높은 데 반해 세포막의 투과율은 Na^+에 비해 K^+이 높은 것이 안정막전위가 형성되는 요인이다(그림 3-8의 1단계). 따라서 안정막전위는 세포막을 가로지르는 이온의 농도 차이와 세포막 투과율의 차이에 의해 나타난다.

세포막 투과율의 차이는 막을 통해 열리는 이온통로의 수적인 차이 때문이다. 이온은 혼자 세포막을 가로질러 자유롭게 이동하지 못하고, 세포막에 존재하는 이온통로를 통해 흐른다. 세포막을 가로지르는 이온의 농도차 때문에 통로를 통해 이온이 흐르게 된다. 이러한 종류에는 누출통로와 관문통로 두 가지 기본 형태의 이온통로가 있다(그림 3-7 참조).

누출통로(leak channel)는 항상 열려 있어서 이온통로의 명칭이 의미하는 것과 같이 이온은 세포막을 가로질러 세포의 밖으로 누출될 수 있고, 그들의 농도경사는 떨어진다. 세포가 휴지기에 있을 때, 막전위는 이온통로를 통한 이온의 확산에 의해 안정화된다. Na^+ 통로보다 K^+ 통로가 50~100배 가량 많기 때문에, 휴지기의 세포막은 Na^+에 비해 K^+에 더 높은 투과성을 보인다. 그러므로 K^+ 통로는 휴지기의 막전위에 가장 크게 기여한다. 관문통로(gated channel)는 특정한 신호에 의해 열리기 전까지는 닫혀 있다. 전압의존형 통로(voltage-gated channel)는 막전위의 변화에 의해 열리는 반면, 화학작동 통로(chemically gated channel)는 신경전달물질이나 다른 화학물질에 의해 열린다. 통로가 열리면 관문통로는 막전위를 변화시킬 수 있다. 따라서 이러한 과정을 통해 활동전위가 발생될 수 있다.

이처럼 안정상태의 신경세포 안쪽은 음전하를, 바깥쪽

은 양전하를 띤다. 세포 안쪽이 음전하를 나타내는 근본적인 원인은 음전하를 가진 단백질 분자의 농도가 높기 때문인데, 세포막은 이러한 물질에 대해서 불투과성을 가지기 때문에 단백질은 세포 밖으로 확산되어 나가지 못한다(그림 3-8의 2단계). 그 결과, 양전하를 띠는 K^+이 이온통로를 통해 세포 밖으로 유출되기 때문에 세포막의 안쪽은 더욱더 음전하가 된다. 세포 안쪽의 음전하를 나타내는 분자들은 양전하를 띠고 있는 K^+을 세포 안쪽으로 잡아당기는 경향을 나타낸다. 세포 밖 K^+의 농도경사는 세포 안으로 K^+을 끌어당기는 세포 안의 음전하에 의해 균형이 유지되기 때문에 평형상태가 유지되며 이를 안정막전위라 한다(그림 3-8의 2단계).

Na^+-K^+ **펌프(sodium-potassium pump)**는 세포막 안쪽의 K^+과 바깥쪽의 Na^+ 농도를 유지하기 위해 필요하다. Na^+-K^+ 펌프는 이온의 평형상태를 유지하기 위해 많은 양의 에너지를 소모하는 아주 중요한 펌프로 정상적인 세포에서 총 ATP의 25%와 신경세포에서 총 ATP의 70%를 소모하며, K^+을 세포 안쪽으로 Na^+을 세포바깥쪽으로 운반하는 능동수송의 대표적 기전이다(그림 3-8의 3단계).

2) 활동전위

근육세포와 신경세포는 흥분성 세포(excitable cell)이고, 안정막전위는 관문통로를 활성화시킬 수 있는 자극에 반응하여 변하게 된다. 관문통로의 열림과 닫힘은 형질막의 투과율 특성을 변화시킬 수 있고, 그 결과 막전위를 바뀌게 할 수 있다.

❶ 휴지기의 세포에서 세포막의 안쪽은 K^+의 농도가 높고, 세포의 밖은 Na^+ 이온의 농도가 높다.
세포막은 음전하를 띠고 있는 단백질이 투과할 수 없기 때문에 이들은 세포막의 안쪽에 분리되어 있다.

❷ 이곳에는 Na^+ 누출통로보다 K^+ 누출통로가 더 많이 있다. 휴지기의 세포에서 오직 누출통로만이 열리고, 관문통로는 닫혀 있다. 형질막을 교차하는 이온 농도의 차이 때문에 K^+은 세포 밖으로 확산되어 그것의 농도경사를 떨어뜨리고, Na^+은 세포 안으로 확산되어 그것의 농도경사를 떨어뜨린다. 세포 밖으로 확산되려는 K^+의 경향성은 음전하를 띠는 단백질에 의해 세포 안으로 끌어당겨지는 K^+의 성향에 의해 방해받게 된다.

❸ Na^+-K^+ 펌프는 세 개의 Na^+을 세포 밖으로 두 개의 K^+을 세포 안으로 교환되게 하는 펌프작용에 의해 Na^+과 K^+의 격차 수준을 유지하는 데 도움이 된다. 이 펌프는 ATP의 가수분해에 의해 작용한다. 안정막전위는 세포 밖으로 이동하는 K^+이 세포 안으로 이동하는 K^+과 평형을 이룰 때 유지된다.

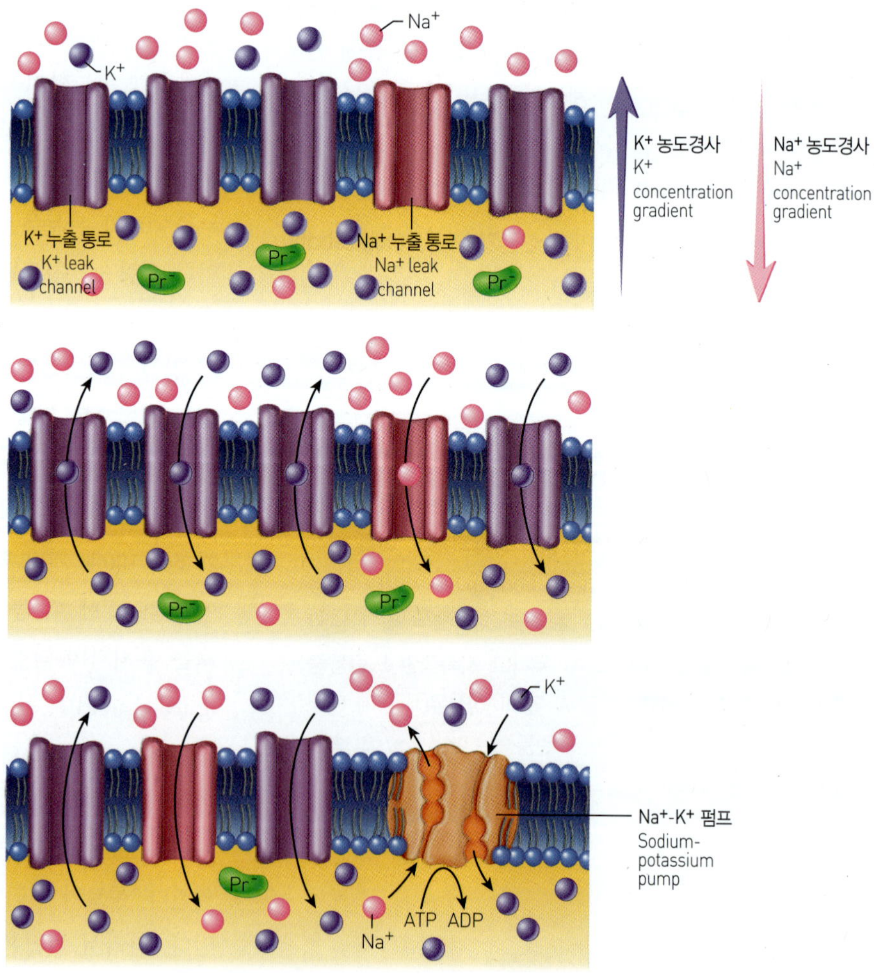

그림 3-8 안정막전위의 발생

활동전위(action potential)의 생성에 관여하는 통로는 전압의존형 Na^+ 통로와 K^+ 통로이다. 형질막이 휴지기에 있을 때, 전압의존형 통로는 닫혀 있다(그림 3-9의 1단계). 신경세포에 자극이 주어지면, Na^+ 통로가 아주 빨리 열리게 되고, 이때 Na^+이 신속하게 세포 안으로 유입된다(그림 3-9의 2단계). 국소전류(local current)라 불리는 이러한 Na^+의 이동은 세포막의 안쪽을 양전하를 띠게 만들고, 그 결과 세포막은 **탈분극(depolarization)**된다. 이러한 탈분극은 국소전위(local potential)를 생성되게 하는데 탈분극이 충분하게 강하지 않을 경우, Na^+ 통로는 다시 닫히고, 국소전위는 신경세포의 막을 따라 전파되지 못하고 사라지게 된다. 탈분극의 강도가 충분하면 Na^+은

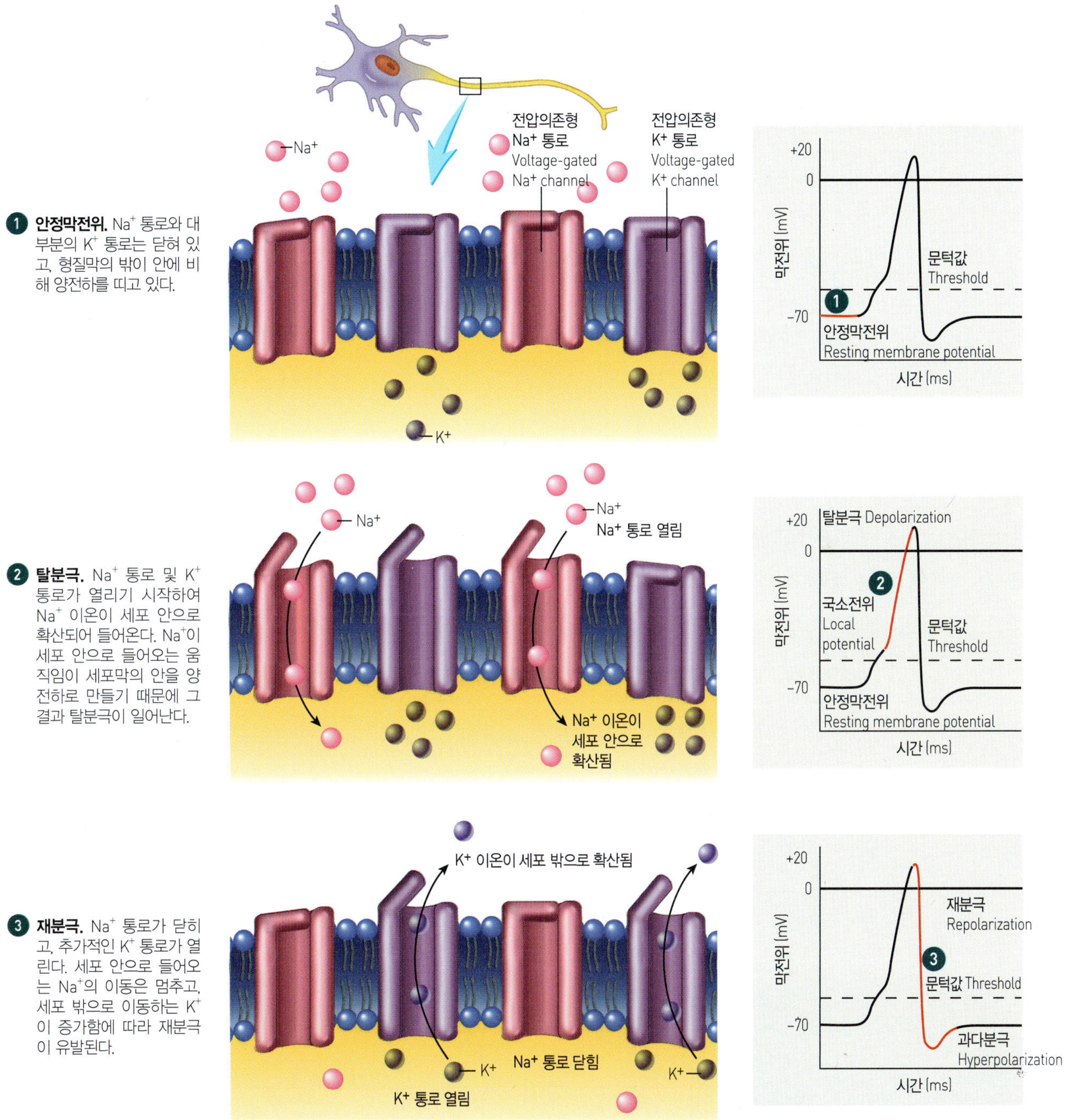

그림 3-9 전압의존형 이온통로와 활동전위

단계 1은 휴지기의 세포에서 전압의존형 Na^+ 통로와 K^+ 통로의 상태를 보여주고 있다. 2단계와 3단계는 어떻게 통로가 열리고, 닫혀서 활동전위를 만드는지를 보여주고 있다. 각 단계에 대한 다음 그래프는 이온통로의 상태에 의해 야기되는 막전위를 붉은 선으로 보여주고 있다.

세포 안으로 유입되고, 국소전위는 **문턱값(역치, threshold)**에 도달하게 된다. 이러한 문턱값 이상의 탈분극은 전압의존형 Na^+ 통로를 열리게 하여 국소전위는 거의 대부분 세포체 근처의 축삭둔덕(axon hillock)에 도달하게 된다. 이러한 통로가 열림에 의해 Na^+에 대한 세포막의 투과성은 600배 이상 증가된다. 그 후 전압의존형 K^+ 통로도 열리기 시작한다. 더욱더 많은 Na^+이 세포 안으로 유입됨으로 인해 빠른 시간 안에 막전위를 역전시킬 수 있는 탈분극이 일어나고, 이때 세포막의 안쪽은 바깥쪽에 비해 상대적으로 양전하를 띠게 된다. 전위의 역전은 Na^+ 통로를 닫히게 하고, 더욱 더 많은 K^+ 통로가 열리게 하기 때문에 Na^+의 세포내유입은 멈추고, K^+은 세포의 바깥쪽으로 확산되어 나가게 된다(그림 3-9의 3단계).

이러한 과정은 세포막을 안정막전위로 **재분극(repolarization)**시킨다. 따라서 탈분극과 재분극은 활동전위(action potential)의 구성요소가 된다. 재분극이 끝날 때 세포막의 전위는 일시적으로 안정막전위보다 음전하를 띠게 되는데, 이러한 상태를 **과다분극(hyperpolarization)**이라 한다. 이때 증가되었던 K^+에 대한 투과율은 짧은 시간 동안만 유지된다(그림 3-10).

요약하면, 안정막전위는 이온통로의 활성도에 의해 조절된다. 자극에 의해 화학 개방통로가 열리고 국소전위가 발생한다. 국소전위가 충분히 강하게 일어나면 활동전위를 생성하는 전압의존형 통로를 활성화시킨다.

3) 실무율과 불응기

신경에 가해진 자극이 문턱값에 도달하면 활동전위를 발생시키지만, 문턱값에 도달하지 못하면 활동전위는 발생하지 않는데 이를 **실무율(all-or-none low)**이라 한다. 세포에서 활동전위는 모두 같은 크기의 값을 가지기 때문에 전위의 역전을 위한 크기도 항상 같은 값을 가진다. 강력한 자극은 아주 높은 빈도의 활동전위를 만들지만, 각 활동전위의 크기는 증가하지 않는다. 따라서 신경정보의 전달은 활동전위의 빈도에 의해 조절된다.

신경세포에 문턱값 이상의 자극이 활동전위가 일어나는 중에 입력되면 두 번째 자극에 반응이 일어나지 않는데, 이를 **불응기(refractory period)**라고 한다.

Na^+ 통로가 열려 있는 상태에는 아무리 큰 자극이 주어져도 새로운 활동전위가 일어나지 않아 **절대불응기(absolute refractory period)**라 하며, K^+의 투과성이 증대된 시기에 처음 자극보다 큰 자극이 입력되면 다시 Na^+ 통로가 열리면서 새로운 활동전위가 생길 수 있는 시기를 **상대불응기(relative refractory period)**라 한다. 이러한 불응

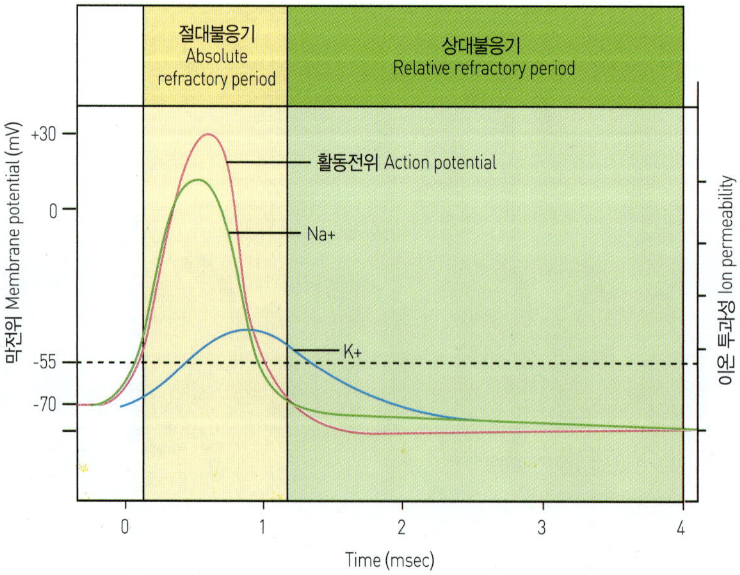

그림 3-10 절대불응기와 상대불응기

기는 독립된 활동전위만 전도하게 하는 원인이 된다(그림 3-10).

4) 활동전위의 전도

활동전위는 민말이집축삭에서는 전달속도가 느리고, 말이집에 싸여 있는 말이집축삭에서는 전달속도가 더 빠르다. 민말이집축삭 세포막의 일정한 구역에서 발생하는 활동전위는 세포막의 인접한 부위에서 국소전위의 발생을 촉진한다. 막의 인접한 부위에서 발생한 국소전위는 활동전위를 생성하고, 이것에 의해 활동전위는 축삭에 형성되어 있는 형질막을 따라 전달된다. 이러한 종류의 활동전위 전파를 **연속전도(continuous conduction)**라고 한다(그림 3-11).

말이집축삭의 신경섬유마디에서 활동전위는 그 주위를 싸고 있는 세포바깥액과 축삭의 세포질을 통해 다음 섬유마디로 활동전위의 전달을 촉진시키는 국소전위가 흐르도록 한다. 이것에 의해 활동전위는 신경섬유마디에서 다음 마디로 건너뛰면서 축삭을 따라 전파된다. 이러한 활동전위의 전파 형태를 **도약전도(saltatory conduction)**라 한다(그림 3-12). 이러한 도약전도는 세포막의 전체 길이에 걸쳐 활동전위가 전파될 필요가 없기 때문에 전도속도를 크게 증가시킨다.

자율신경세포의 특징과 같이 소량의 말이집에 의해 싸여 있는 중간 정도의 두께를 가진 축삭은 1초에 3~15m의 속도로 활동전위를 전달하는 데 반해, 두꺼운 말이집에 싸여 있는 축삭은 초당 15~120m의 속도로 활동전위를 전달한다. 감각신경과 운동신경에 의해 전달되는 빠른 활동 전위의 전도는 인체가 외부 환경의 변화에 대하여 신속하게 대응할 수 있도록 한다. 민말이집축삭에 비

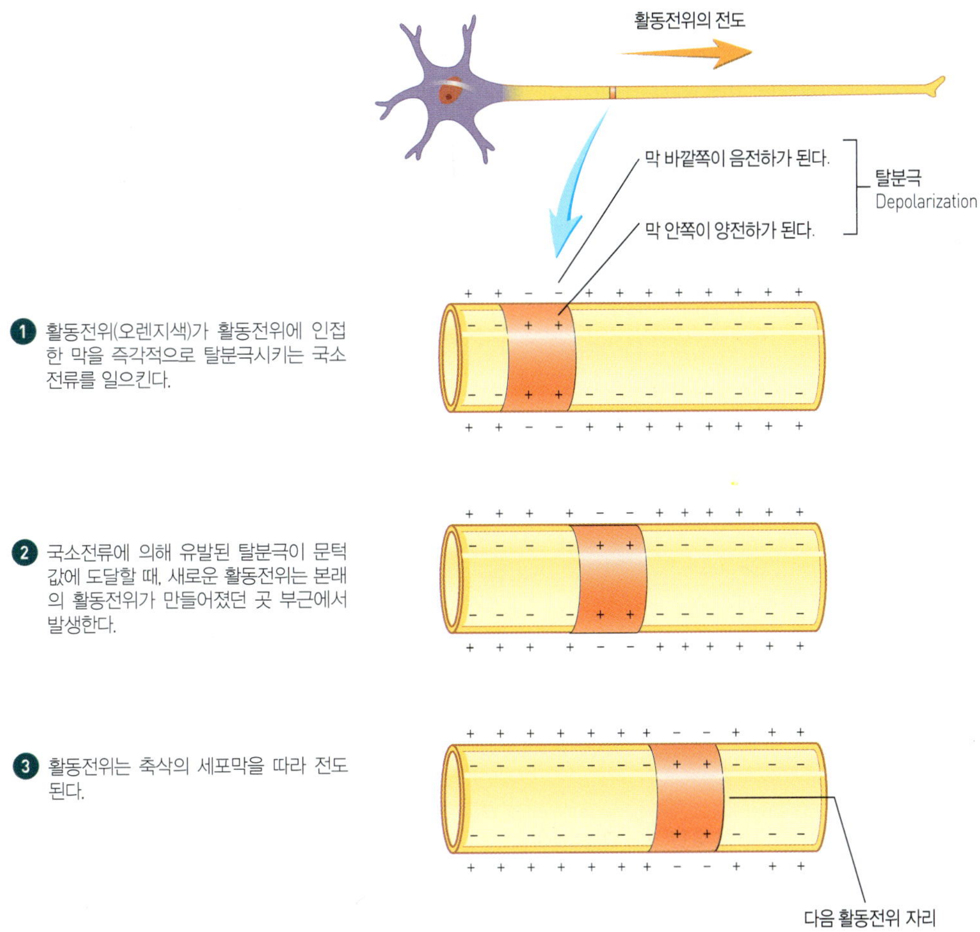

그림 3-11 민말이집축삭의 연속적인 신경전도

해 말이집축삭의 전도 동안 세포막을 가로지르는 이온의 양은 현저하게 감소하게 된다. 그렇기 때문에, 이온의 분포를 유지하는 Na^+-K^+ 펌프를 위해 필요로 하는 에너지의 양이 최소화된다.

핵심돋보기

국소마취제(local anesthetic)는 감각신경의 축삭에서 활동전위의 전도를 막는다. 국소마취제는 전압의존성 Na^+ 통로의 특정 부위에 결합하여 탈분극을 막아 활동전위를 일으키는 능력을 감소시킨다. 이를 통해 외부로부터 들어오는 감각 입력을 막아 뇌에서 느끼지 못하게 한다. 국소마취제로 처음 사용된 코카인(coaine)은 독성과 남용의 문제가 있어 다른 마취제들이 개발되었다. 국소마취제로 많이 사용되는 리도카인(lidocaine), 프로카인(procaine), 테트라카인(tetracaine) 등은 코카인의 합성 유사물이다.

03 시냅스

1) 시냅스의 구조

시냅스(연접, synapse)는 신경세포의 축삭이 이웃하고 있는 또 다른 신경세포나 근육 또는 샘과 같은 효과기와 맞닿아 있는 구조로, 축삭의 끝부분은 연접이전종말(presynaptic terminal)을 형성한다. 가지돌기 또는 효과기세포의 세포막을 연접이후막(연접후막, postsynaptic membrane)이라 하고, 연접이전과 연접이후막 사이의 공간을 연접틈새(연접간열, synaptic cleft)라 한다(그림 3-13).

신경전달물질(neurotransmitter)이라고 하는 화학물질은 연접이전종말에서 연접소포(synaptic vesicles)에 저장된다. 활동전위가 연접이전종말에 도달하면 전압의존형 Ca^{2+} 통로가 열리고, Ca^{2+}이 세포의 안쪽으로 들어오게 된다. 이러한 Ca^{2+}의 세포내유입은 연접이전종말로부터 세포외유출을 통해 신경전달물질의 방출을 유도한다. 이렇게 분비된 신경전달물질은 연접틈새를 가로질러 연접이후막에 존재하는 특정한 수용체에 달라붙는다. 연접이후막에 존재하는 막 수용체에 신경전달물질이 붙게 되면 연접이전종말에서 분비되는 신경전달물질의 종류와 연

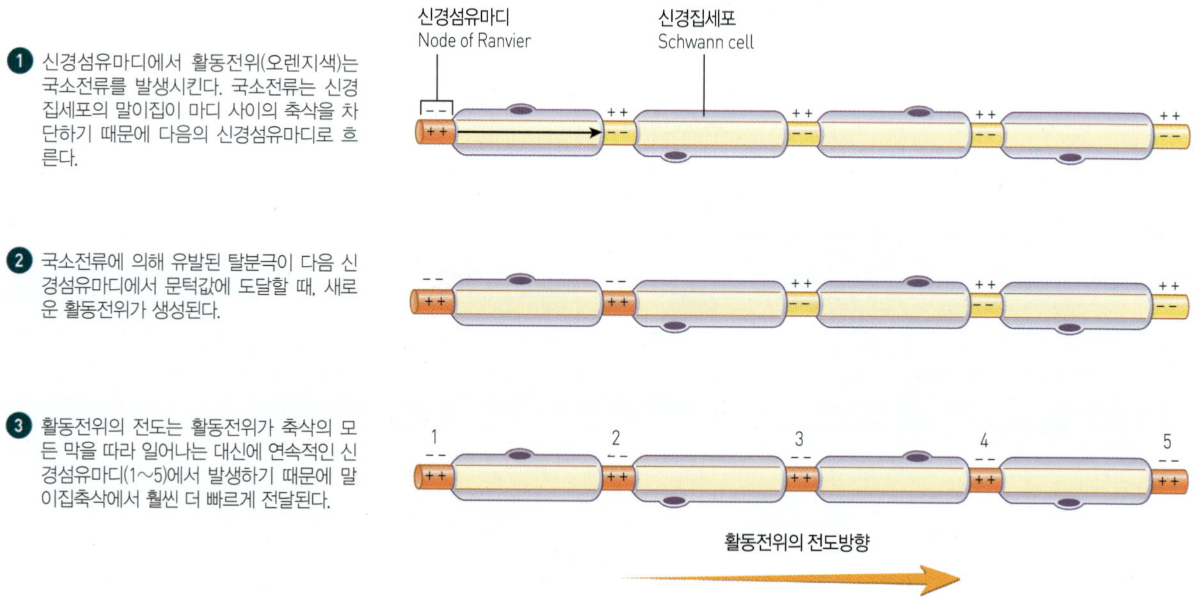

그림 3-12 말이집축삭의 도약전도

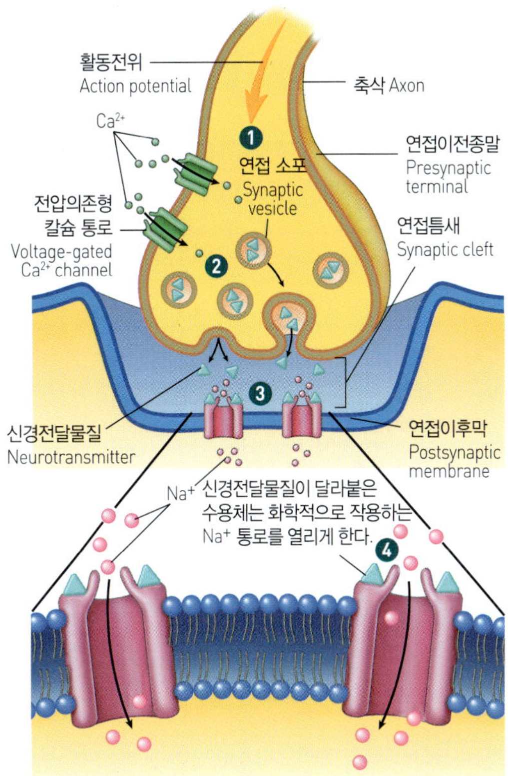

❶ 연접이전종말에 도착한 활동전위는 전압의존형 Ca^{2+} 통로의 개방을 유도한다.

❷ Ca^{2+}은 세포 안으로 확산되어 들어가고, 연접소포가 신경전달물질을 분비하도록 촉진한다.

❸ 신경전달물질은 연접이전종말을 가로질러 연접틈새로 분비된다.

❹ 신경전달물질은 특정한 수용체에 결합하고, 화학적으로 작용하는 Na^+ 통로의 개방을 유도한다. Na^+은 세포 안으로 확산되어 들어가서 막전위의 변화를 촉진한다.

그림 3-13 시냅스(신경연접)의 단계별 전달 과정

시냅스는 신경세포의 끝부분(연접이전종말)과 작은 공간(연접틈새) 및 다른 신경세포나 근육 및 샘세포와 같은 효과기 세포의 연접이후막으로 구성되어 있다.

접이후막에 존재하는 수용체의 종류에 따라 연접이후막에서는 Na^+과 K^+ 및 염화물에 대해 화학적으로 개방되는 통로를 열리거나 닫히게 한다.

이러한 반응에 의해 연접이후세포에서 활동전위가 발생하거나 억제된다. 예를 들어, Na^+ 통로가 열리게 되면 연접이후세포는 탈분극되기 시작하고, 문턱에 도달하면 활동전위가 생성된다. 그러나 K^+이나 염화물 통로가 열리게 되면 연접이후세포의 안쪽은 더욱더 음전하를 띠게 되어 과다분극(hyperpolarization)되고, 활동전위의 발생이 억제된다. 이후 바로 안정막전위를 되찾게 된다.

2) 신경전달물질

시냅스 틈새를 지나 표적세포를 흥분 또는 억제시키는 화학물질을 **신경전달물질(neurotransmitter)**이라 하는데 가장 대표적인 것은 **아세틸콜린(acetylcholine, Ach)**과 **노르에피네프린(norepinephrine)**이다. 그 밖의 신경전달물질에는 세로토닌(serotonin), 도파민(dopamine), 감마아미노부티르산(gamma-aminobutyric acid, GABA), 글리신(glycine), 엔도르핀(endorphin), 에피네프린(epinephrine) 등이 있다(표 3-4). 이들 중 도파민, 노르에피네프린, 에피네프린을 카테콜아민(Catecholamine)이라 부르는데 이

표 3-4 신경전달물질의 예

물질	분비장소	효과	임상예
아세틸콜린(acetylcholine, ACH)	중추신경계 및 자율신경계의 신경연접, 신경근육이음부	흥분성 또는 억제성	노인 치매의 한 종류인 알츠하이머병은 아세틸콜린을 분비하는 신경세포의 감소와 연관되어 있다. 뼈대근육이 약화되는 중증근육무력증은 아세틸콜린 수용체의 감소에 의해 야기된다.
노르에피네프린(norepinephrine, NE)	일부 중추신경계 및 자율신경계의 신경연접	흥분성	코카인과 암페타민은 노르에피네프린의 방출을 증가시키고, 재흡수를 막기 때문에 연접이후신경세포를 과도하게 자극한다.
세로토닌(serotonin)	중추신경계의 신경연접	일반적으로 억제성	이 물질은 감정, 불안장애 및 수면유도와 관련되어 있다. 세로토닌의 수준은 정신분열증(과대망상, 환청 및 환각, 금단증상)에서 증가된다. 세로토닌 전달체를 막는 프로작(prozac)과 같은 약물은 불안장애와 우울증을 치료하기 위해 사용된다.
도파민(dopamine)	일부 중추신경계 및 자율신경계의 신경연접	흥분성 또는 억제성	수의운동 조절의 저하를 나타내는 파킨슨병은 도파민을 분비하는 신경세포의 파괴에 의해 나타난다.
감마아미노부티르산(gamma-aminobutyric acid, GABA)	중추신경계의 신경연접	억제성	감마아미노부티르산의 기능을 증가시키는 약물은 신경세포가 지나치게 과흥분하는 간질을 치료하기 위해 사용된다.
글리신(glycine)	중추신경계의 신경연접	억제성	글리신 수용체는 스트리크닌 독소에 의해 억제된다. 스트리크닌은 일부 신경세포의 억제작용을 감소시키기 때문에 신경세포를 과흥분시킨다. 스트리크닌 독성은 강력한 근육수축과 경련을 유발한다. 호흡근육의 지속성 강직은 사망을 초래할 수 있다.
엔도르핀(endorphin)	내림통증경로	억제성	마약성 모르핀과 헤로인은 연접이전 신경세포의 엔도르핀 수용체에 붙으며, 신경전달물질의 분비를 막음으로써 통증을 감소시킨다.

표 3-5 신경전달물질의 분류

성분		물질
콜린 유도체(choline derivative)		아세틸콜린(acetylcholine, Ach)
생체아민(biogenic amines)		도파민(dopamine, DA) — 카테콜아민(catecholamine)
		노르에피네프린(norepinephrine, NE) — 카테콜아민(catecholamine)
		에피네프린(epinephrine, Ep) — 카테콜아민(catecholamine)
		세로토닌(serotonin)
		히스타민(histamine)
아미노산(amino acids)	흥분성	글루탐산염(glutamate), 아스파라진산염(aspartate)
	억제성	감마아미노부티르산(GABA), 글리신(glycine)
신경펩티드(neuropeptides)		물질 P(substance P), 엔도르핀(endorphin), 엔케팔린(enkephalins)
신경조절물질(neuromodulators)	호르몬	항이뇨호르몬(ADH), 옥시토신(oxytocin), 세크레틴(secretin), 글루카곤(glucagon), 프로스타글란딘(prostaglandin), 콜레시스토키닌(CCK) 등

들은 교감신경 흥분작용을 나타내는 아민으로 구성되어 있기 때문이다(표 3-5).

신경전달물질은 연접틈새에서 효소에 의해 빠르게 분해되거나 연접이전종말로 재흡수된다. 이러한 과정에 의해 신경전달물질은 연접틈새로부터 제거되기 때문에, 연접이후막에서 이 물질의 영향은 아주 짧은 시간 안에 이루어진다.

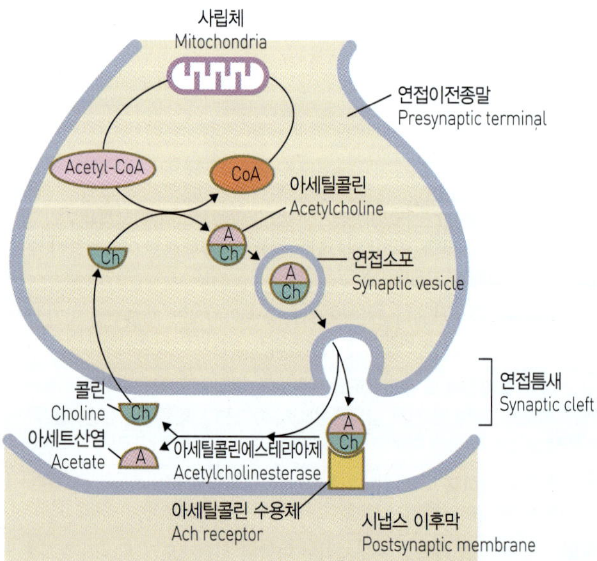

그림 3-14 신경종말에서 아세틸콜린의 분비와 재흡수

연접소포에 저장된 아세틸콜린은 연접틈새로 분비되어 아세틸콜린 수용체에 결합한 뒤 연접틈새에 존재하는 아세틸콜린에스테라아제(acetylcholinesterase)에 의해 콜린(choline)과 아세트산염(acetate)으로 분해된다. 콜린은 종말단추(연접이전종말) 속으로 흡수되어 아세틸콜린 재합성에 사용된다.

아세틸콜린이 신경전달물질로 사용되는 신경근육이음부(신경근연접, neuromuscular junction)와 같은 시냅스에서 아세틸콜린에스테라아제(acetylcholinesterase)라는 효소가 아세틸콜린을 분해한다. 이렇게 분해된 물질은 재사용을 위해 연접이전종말로 재흡수된다(그림 3-14).

노르에피네프린은 연접이전종말로 빠르게 재흡수되거나 효소에 의해 분해된다. 신경전달물질의 방출과 분해 또는 재흡수는 빠른 시간에 일어나고, 연접이후세포는 수초간 받게 된다. 약물은 시냅스에서 이러한 신경전달물질의 영향을 조절할 수 있다. 코카인과 암페타민은 노르에피네프린의 방출을 증가시키고, 재흡수를 막아서 연접이후신경세포를 과도하게 자극하여 인체에 유해한 영향을 준다. 세로토닌의 재흡수를 막는 약물은 우울증과 행동장애를 치료하는 데 효과적인 물질이다.

TIP 보톡스의 효과

흔히 보톡스라 불리는 시술은 보툴리눔 독소(botulinum toxin)를 신경에 주입하여 신경세포의 신경전달을 막아 근육의 이완성 마비를 일으키는데, 치료 목적으로 행하는 시술법이다. 보툴리눔 독소는 신경전달을 방지하여 마비를 일으키는 세균의 생성물 중 하나이다. 이 신경독소는 단백질 가수분해효소로 작용한다. 시냅스 소포와 원형질막의 융합복합체의 특정 성분을 분해함으로써 시냅스 소포의 세포외유출을 억제하고 신경전달물질인 아세틸콜린의 방출을 막아 근육의 이완성 마비를 일으킨다.

3) 신경경로

신경세포는 중추신경계에서 비교적 단순한 형태에서 아주 복잡한 형태로 배열되어 있는 신경경로를 만든다. 두 가지의 단순한 경로는 집중과 퍼짐의 경로이다. **집중(수렴, convergence)**은 두 개 또는 그 이상의 신경세포가 같은 신경세포에 모이는 형태의 시냅스를 형성한다(그림 3-15a). 이것은 하나의 신경경로에서 전달되는 신경정보보다 더 많은 정보가 단일경로에 모여드는 형태로 전달될 수 있게 한다. **퍼짐(발산, divergence)**은 하나의 신경세포에서 나온 축삭이 여러 갈래로 갈라지고 하나 이상의 신경세포와 시냅스를 형성한다(그림 3-15b). 이것은 하나의 신경경로가 두 개 또는 그 이상의 신경경로로 퍼져나가는 형태로 정보가 전달될 수 있게 한다.

4) 시냅스의 통합

중추신경계와 말초신경계의 시냅스에서 이러한 연결은 시냅스 이후에 어떤 전위가 발생하느냐에 따라 **흥분성 시냅스(흥분성 연접, excitatory synapse)**와 **억제성 시냅스(억제성 연접, inhibitory synapse)**로 구분할 수 있으며, 흥분성 시냅스는 주로 Na^{+}과 Ca^{2+} 통로의 투과성을 높이는 경

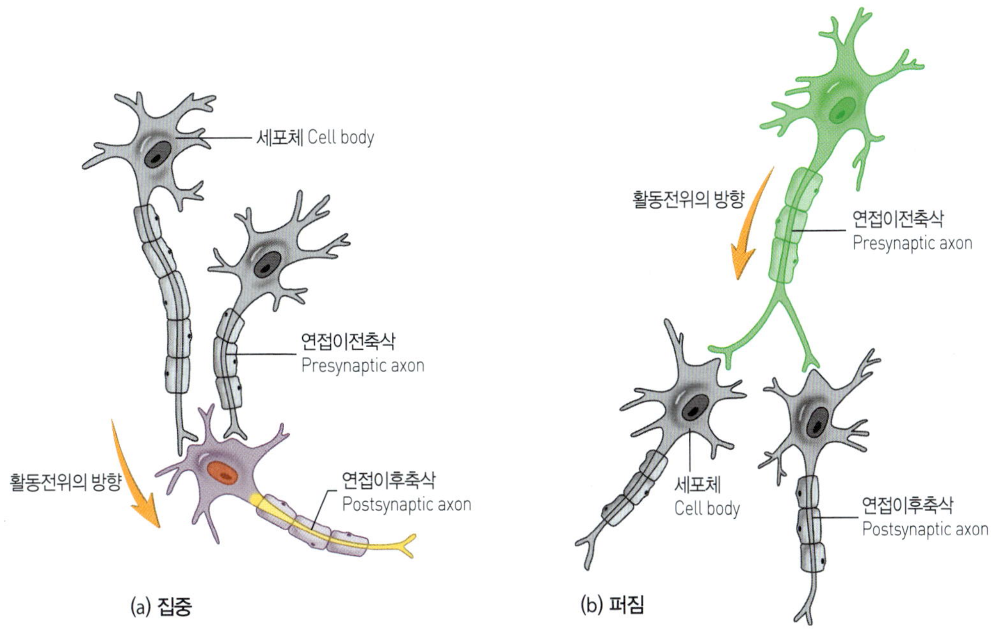

그림 3-15 집중과 퍼짐의 신경경로
(a) 두 개의 신경세포가 하나로 모이는 것을 보여주는 집중경로의 일반적인 방식.
(b) 하나의 신경세포가 두 개 이상의 신경세포로 퍼져 나가는 것을 보여주는 퍼짐경로의 일반적인 방식.

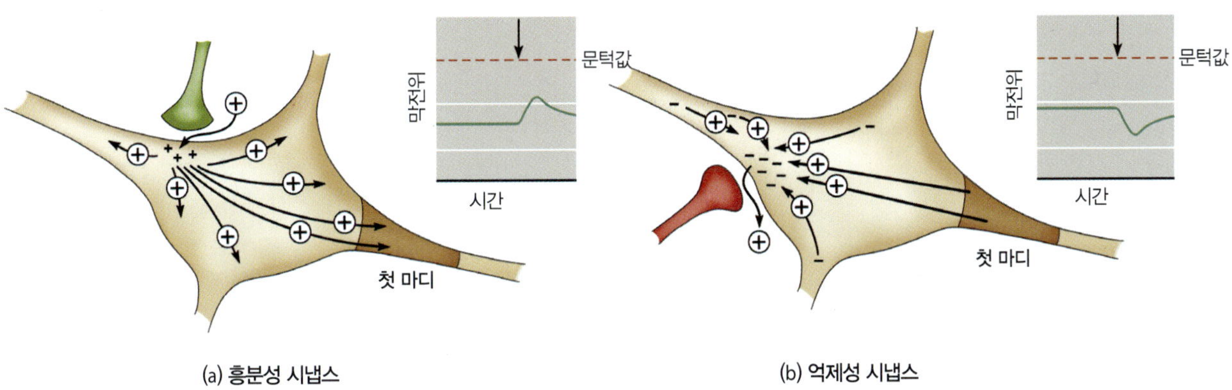

그림 3-16 시냅스의 구분

우이고, 억제성 시냅스는 주로 K^+과 Cl^- 통로의 투과성을 높이는 경우이다(그림 3-16).

하나의 신경세포를 통해 전달된 연접이전 활동전위는 일반적으로 문턱값에 미치지 못하므로 표적 세포에서 활동전위를 유도하기에 충분한 연접이후 국소전위를 발생시키지 못한다. 따라서 많은 연접이전 활동전위를 통해 **가중(summation)**이라는 과정이 필요한데, 신경경로에서 신호의 가중은 다수의 문턱밑 국소전위를 통합하게 한다. 국소전위의 가중은 막전위의 문턱을 넘고, 활동전위를 유발한다. **공간적 가중(spatial summation)**은 국소전위가 시냅스 이후 신경세포의 서로 다른 구역으로부터 일어날 때 발생하고, **시간적 가중(temporal summation)**은 국소전위의 시간이 중복될 때 발생한다(그림 3-17). 이것은 국소전위가 일시적으로 중복될 수 있도록 빠르게 발생하는 단일입력으로부터 만들어진다. 공간적 가중과 시간적 가중은 신호의 형태에 따라 흥분이나 억제의 원인이 될 수 있다. 다중입력의 이러한 통합은 연접이후 신경세포가 활동전위를 생성할 수 있는지를 결정한다.

이처럼 자극이 동시 혹은 연속적으로 가해질 때 가중의 효과가 각각 자극의 크기를 더한 것보다 크면 **촉진소통(facilitation)**, 작으면 **막힘(폐색, occlusion)**이라고 한다.

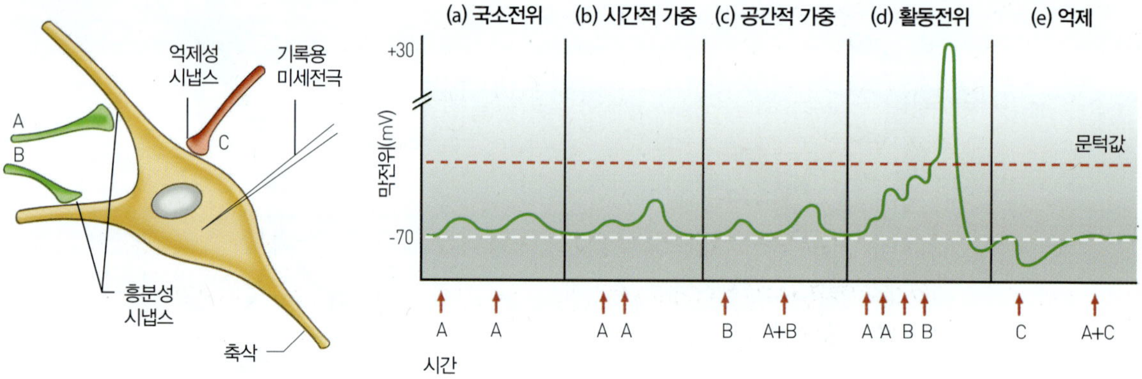

그림 3-17 가중과 억제

(a) 단일 시냅스의 연속적인 국소전위.
(d) 시간적 가중과 공간적 가중을 통해 문턱값을 넘어 활동전위가 발생함.
(c) 다른 시냅스와의 중복 입력으로 일어나는 공간적 가중.
(b) 국소전위의 빠른 중복으로 일어나는 시간적 가중.
(e) 억제성 시냅스의 자극으로 일어나는 억제.

>> 요 약

1. 신경세포는 자극의 전달 방향에 따라 기능적으로 분류한다. (　　　　) 또는 (　　　　)는 수용기(receptor)에 입력된 감각 자극을 중추 신경계로 전달하며, (　　　　) 또는 (　　　　)는 중추신경계에서 발생된 운동자극을 근육이나 분비샘 같은 효과기(effector)로 전달한다. (　　　　) 또는(　　　　) 는 이 두 사이에서 존재한다. 신경세포는 (　　　　)와 (　　　　)이 어떻게 배열되어 있느냐 에 따라 형태적으로 분류할 수 있다. (　　　　)는 많은 가지돌기와 하나의 축삭을 가지고 있다. (　　　　)는 각각 한 개씩의 가지돌기와 축삭을 가지고 있으며, 눈의 망막이나 코안 공간과 같은 일부 감각기관에 존재한다.
2. 신경아교세포는 (　　　　), (　　　　), (　　　　), (　　　　), (　　　　)의 다섯 가지로 나누며 별아교세포와 희소돌기아교세포는 (　　　　)로 분류하기도 한다.
3. 축삭을 둘러싸고 있는 (　　　　)은 중추신경계에서는 희소돌기아교세포, 말초신경계에서는 신경집세포에 의해서 형성된다. 신경섬유(마디)라 불리는 말이집의 틈새는 희소돌기아교세포의 구역 사이와 각 신경집세포 사이에 mm 단위로 나타나며, 이온의 이동은 신경섬유마디에서만 일어날 수 있다.
4. 신경섬유는 (　　　　)의 유무와 신경섬유의 직경의 크기에 따라 전도속도가 다르다. 전도속도에 따라 A, B, C 섬유로 구분하는데 신경섬유의 직경이 (　　　　)수록 전도속도가 빠르며 직경이 (　　　　)수록 느리다
5. 말초신경의 말이집축삭이 절단되었을 때는 세포체로부터 먼 쪽 부위의 단절된 축삭은 퇴화되어 신경집세포에 의해서 포식되지만 신경세포체에 가까운 부분은 변성되지 않는데 이를 (　　　　)이라 한다.
6. 전하 분포의 불균형은 세포막이 분극(polarization)되어 있음을 의미하고 이러한 불균형한 상태를 (　　　　)라 한다.
7. (　　　　)펌프는 세포막 안쪽의 K^+과 바깥쪽의 Na^+ 농도를 유지하기 위해 필요하다. (　　　　)펌프는 이온의 평형상태를 유지하기 위해 많은 양의 에너지를 소모하는 아주 중요한 펌프로 정상적인 세포에서 총 ATP의 25%와 신경세포에서 총 ATP의 70%를 소모하며, K^+을 세포 안쪽으로 Na^+을 세포바깥쪽으로 운반하는 능동수송의 대표적 기전이다.
8. 신경세포에 자극이 주어지면, Na^+ 통로가 아주 빨리 열리게 되고, 이때 Na^+이 신속하게 세포 안으로 유입된다. (　　　　)라 불리는 이러한 Na^+의 이동은 세포막의 안쪽을 양전하를 띠게 만들고, 그 결과 세포막은 (　　　　)된다.
9. 신경에 가해진 자극이 (　　　　)에 도달하면 활동전위를 발생시키지만, (　　　　)에 도달하지 못하면 활동전위는 발생하지 않는데 이를 (　　　　)이라 한다.
10. Na^+ 통로가 열려 있는 상태에는 아무리 큰 자극이 주어져도 새로운 활동전위가 일어나지 않아 (　　　　)라 하며, K^+의 투과성이 증대된 시기에 처음 자극보다 큰 자극이 입력되면 다시 Na^+ 통로가 열리면서 새로운 활동전위가 생길 수 있는 시기를 (　　　　)라 한다.
11. 말이집축삭의 신경섬유마디에서 활동전위는 그 주위를 싸고 있는 세포바깥액과 축삭의 세포질을 통해 다음 섬유마디로 활동전위의 전달을 촉진시키는 국소전위가 흐르도록 한다. 이것에 의해 활동전위는 신경섬유마디에서 다음 마디로 건너뛰면서 축삭을 따라 전파된다. 이러한 활동전위의 전파 형태를 (　　　　)라 한다.
12. (　　　　)는 신경세포의 축삭이 이웃하고 있는 또 다른 신경세포나 근육 또는 샘과 같은 효과기와 맞닿아 있는 구조로, 축삭의 끝부분은 (　　　　)을 형성한다.
13. 시냅스 틈새를 지나 표적세포를 흥분 또는 억제시키는 화학물질을 (　　　　)이라 하는데 가장 대표적인 것은 (　　　　)과 (　　　　)이다. 그 밖의 신경전달물질에는 (　　　　), (　　　　), (　　　　), (　　　　), (　　　　), (　　　　) 등이 있다.
14. (　　　　)은 두 개 또는 그 이상의 신경세포가 같은 신경세포에 모이는 형태의 시냅스를 형성한다. (　　　　)은 하나의 신경세포에서 나온 축삭이 여러 갈래로 갈라지고 하나 이상의 신경세포와 시냅스를 형성한다.
15. 국소전위의 가중은 막전위의 문턱을 넘고, 활동전위를 유발한다. (　　　　)은 국소전위가 시냅스 이후 신경세포의 서로 다른 구역으로부터 일어날 때 발생하고, (　　　　)은 국소전위의 시간이 중복될 때 발생한다.
16. 자극이 동시 혹은 연속적으로 가해질 때 가중의 효과가 각각 자극의 크기를 더한 것보다 크면 (　　　　), 작으면 (　　　　)이라고 한다.

>> 참고문헌

1. 사람 뇌의 구조와 기능, 정천기 외, 범문에듀케이션, 2014.
2. 생리학(6판), 한국해부생리학교수협의회, 학지사메디컬, 2021.
3. 생리학(15판), 박인국 역, 라이프사이언스, 2020.
4. 신경과학(2판), 이광우 외, 범문에듀케이션, 2014.
5. 인체 구조와 기능, 박대균 외 공역, JMK, 2015.
6. 인체해부학(2판), 안창식 외, 정문각, 2011.
7. 임상신경학(5판), 이광우 편저, 범문에듀케이션, 2013.
8. Ganong's 의학생리학(24판), 대한생리학회 역, 대한의학서적, 2013.
9. Kandel 신경과학의 원리(5판), 강본균 외 역, 범문에듀케이션, 2014.
10. Neuroscience: Fundamentals for rehabilitation, 5th ed, Laurie, Elsevier, 2017.
11. Vander's 인체생리학(14판), 강신성 외 역, 라이프사이언스, 2017.

사례

Case 1 » 왜 다발성 경화증(multiple sclerosis, MS)을 일으킬까?

환자병력

32세 여성 A씨는 1년 전 독감을 심하게 앓고 난 뒤 발이 화끈거리거나 얼얼한 느낌이 생겨 이상하게 여겼지만 일상생활을 하던 중 증상이 완화되어 다행으로 여겼다. 이후 현기증을 느끼고 쓰러질 것 같은 경험을 해서 빈혈로 의심하여 철분제와 영양제를 챙겨 먹기도 했다. 호전되는 듯했지만 허리통증과 다리의 무감각과 발저림이 생겨 병원을 찾아 검사를 했고 검사결과 가벼운 촉각과 통증 감각이 저하되어 있는 것으로 나타났다. X선 촬영 결과 신경경로를 막거나 손상을 줄 만한 이상이 없는 것으로 나타나 소염제 처방을 받았는데 증상은 점차 호전되었다. 3개월 뒤에 같은 증상이 나타났고 운동부족인 것 같아서 운동을 하면 발저림이 심해졌으며, 한쪽 방향을 응시할 때 상이 2개로 맺히는 증상과 지속적인 어지러운 증상이 추가되었고 근육에 힘이 더 빠지는 듯이 악화되었다. 음식이나 침을 삼키기도 힘들어지게 되어 병원에 다시 내원하였다. 뇌척수액 검사를 통해 항체 단백질의 비정상적인 증가를 확인하고 MRI를 통해 척수, 뇌줄기, 뇌의 뇌실 부근에서 비정상적인 상해가 발견되어 다발성 경화증으로 임시 진단을 받았다. 4개월 후 MRI 재검에서 상해의 수가 증가하고 크기가 커진 것을 확인하고 다발성 경화증 확진을 받았다.

- 원인

유전적 요인이나 바이러스, 홍역, 헤르페스, 수두, 인플루엔자 감염과 같은 환경적 요인 등으로 인해 중추신경계에 발생하는 만성 신경면역계질환(자가면역질환)으로 말이집 손상이 주요 원인이다. 면역체계의 항체와 백혈구가 중추신경계의 말이집을 파괴하여 말이집의 염증과 손상을 유발한다. 신경을 감싸던 말이집이 소실되고 전압의존성 통로를 통해 K^+가 유출되어 과분극 상태가 지속되면서 활동전위의 전달이 불가능하게 되고 뇌와 신경의 감각과 운동마비를 일으킨다.

- 증상

경미한 강직과 반사항진을 동반한 하반신 불완전마비, 감각이상, 무감각, 요실금, 열과민증 등이 있다. 시야가 흐려지고 색지각 능력이 떨어지는 시야결손과 눈 움직임 시 통증이 수반되는 시신경염, 조음장애, 삼킴곤란도 나타날 수 있다. 다양한 신경이상 증상이 나타났다 호전되고 재발되는 경우도 있고, 증상이 악화되며 차도를 보이는 기간이 없는 경우도 있다. 일반적으로 다른 시기와 장소에서 반복 진행되어 다양한 증상이 나타나기 전까지는 진단하기가 어렵다.

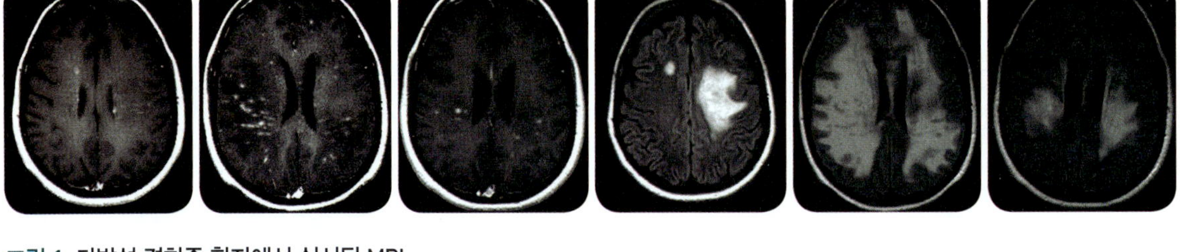

그림 1 다발성 경화증 환자에서 실시된 MRI
백색질 부위에 다발성의 병변이 관찰되고 있다.

사례

Case 2 » 왜 파킨슨병(Parkinson's disease)을 일으킬까?

환자병력

65세 남성 A씨는 평소 팔다리가 아프다며 자녀에게 주물러 달라 요구했다. 최근 가만히 있을 때는 손가락과 손목이 떨리며, 걷거나 서 있을 때 환약을 말듯이 엄지와 검지를 비비는 떨림이 나타났다. 세수하기, 식사하기, 옷 입기, 목욕하기 등 일상생활에서 동작이 느려져 시간이 오래 걸리고, 특히 옷 단추 끼우기와 글쓰기가 힘들다며 하기 싫어했다. 말하는 것도 느리고 얼굴표정에 변화가 줄어들면서 병원에 내원하게 되었고, 검사 결과 파킨슨병으로 진단받았다.

- 원인

원인은 확실하지 않으나 노년층에 많이 발생하며 가장 흔한 신경퇴행성 질환 중 하나로, 65세 이상의 인구 중 1~2% 정도 발병하는 것으로 추산된다. 도파민 신경세포 및 도파민 수용체는 정상인의 바닥핵(기저핵, basal nuclei)에서도 나이에 따라 점차 소실되며 이런 소실의 가속이 파킨슨병을 유발하는 것으로 보인다. 바닥핵의 흑색질(흑질, substantia nigra)에서 줄무늬체(선조체, corpus striatum)로 가는 도파민성 신경세포 중 60~80%가 소실되면 증상이 나타난다. 최근에는 유전자 돌연변이와의 관련성을 찾거나 외인성 독소에 대한 연구들이 이루어지고 있다. 병리적 소견은 멜라닌 색소로 검게 보이는 흑색질이 창백하게 보이며, 남아 있는 세포의 세포질 내에는 호산구성 봉입체인 루이체(Lewy body)가 관찰된다.

- 증상

초기에는 임상증세가 애매하나 종종 근육통증을 호소한다. 매초 4~7회의 거친 진전(tremor)이 발현된다. 한쪽 상지에 시작되어 사지 모두 침범되며 주로 휴식 중에 일어나며 움직임에 의해 호전되고 수면 중에 소실된다. 주로 목, 몸통(체간) 및 사지의 굴곡근(flexor muscles) 부위에 경직이 나타나 구부정한 자세(flexed posture)를 보인다. 간혹 서 있는 경우나 걷는 경우에 손에서 엄지와 검지가 떨림의 방향이 서로 다르게 나타나는 형태인 환약말이떨림(pill rolling tremor) 증상이 나타나기도 한다. 얼굴근육의 움직임이 둔화되어 가면성 얼굴 모습을 보이며 씹기, 말하기, 삼키기를 담당하는 근육 및 사지의 근육에 느린 움직임이 나타난다. 발음장애(dysarthria)나 삼킴장애(dysphagia) 등이 나타나며 보행장애 및 보행 시 팔의 움직임이 감소되는 증세 등이 나타난다. 또한 움직임을 시작할 때 시작이 힘들어지며 걸음 초기에 종종걸음을 걷거나 점점 빨라지는 가속보행을 보인다. 50%에서 우울증이 나타나며 치매 가능성이 높아지고, 발병 약 20년 뒤에 80%에서 치매가 발생한다.

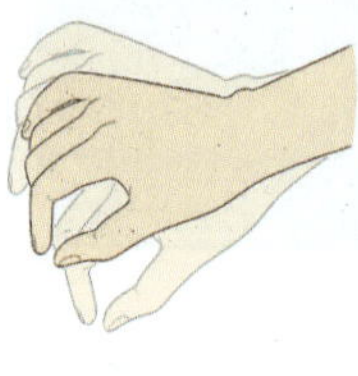

그림 2 떨림

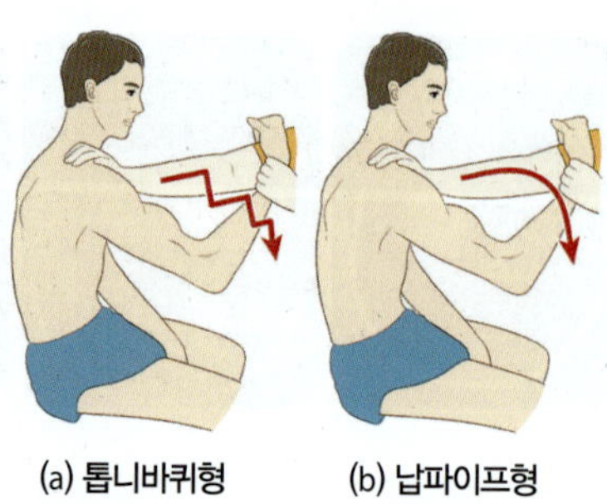

그림 3 경축

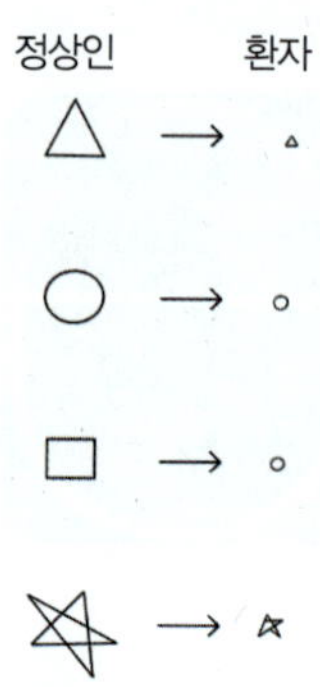

그림 4 작은글씨증

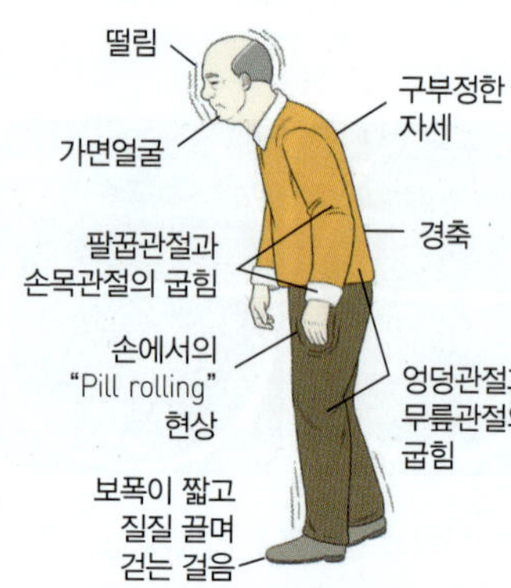

그림 5 파킨슨병 환자의 특징적인 증상

- 전용진 교수

CHAPTER 04 중추신경계 생리

학습목표

1. 중추신경계를 구성하는 뇌와 척수의 구조와 기능을 이해할 수 있다.
2. 대뇌를 구성하는 구조물의 구조와 기능을 이해할 수 있다.
3. 사이뇌를 구성하는 구조물의 구조와 기능을 이해할 수 있다.
4. 소뇌의 구조와 기능을 이해할 수 있다.
5. 뇌줄기를 구성하는 구조물의 구조와 기능을 이해할 수 있다.
6. 척수를 구성하는 구조물의 구조와 기능을 이해할 수 있다.
7. 반사와 반사활 및 척수반사를 이해할 수 있다.
8. 뇌전도와 뇌파에 따른 뇌의 이상상태를 이해할 수 있다.
9. 안구운동에 따른 수면단계와 전기활성도를 이해할 수 있다.
10. 뇌 신경가소성에 따른 중추신경계 회복을 이해할 수 있다.

의학용어

1. 뇌(brain), 연질막(pia mater), 거미막(arachnoid mater), 경질막(dura mater), 거미막밑공간(subarachnoid space)
2. 대뇌(cerebrum), 대뇌반구(cerebral hemisphere), 대뇌겉질(cerebral cortex), 이마엽(frontal lobe), 마루엽(parietal lobe), 관자엽(temporal lobe), 뒤통수엽(occipital lobe), 브로드만 영역(Brodmann area), 대뇌 백색질(cerebral white matter), 바닥핵(basal ganglia), 둘레계통(limbic system)
3. 사이뇌(diencephalon), 시상(thalamus), 시상하부(hypothalamus), 시상상부(epithalamus), 시상밑부(subthalamus)
4. 소뇌(cerebellum), 소뇌겉질(cerebellar cortex), 소뇌 백색질(cerebella white matter), 안뜰소뇌(vestibulocerebellum), 척수소뇌(spinocerebellum), 다리뇌소뇌(pontocerebellum)
5. 뇌줄기(brain stem), 중간뇌(midbrain), 다리뇌(pons), 숨뇌(medulla oblongata)
6. 척수(spinal cord), 척수원뿔(conus medullaris), 종말끈(filum terminale), 말총(cauda equina), 앞뿔(ventral horn), 뒤뿔(dorsal horn), 척수신경절(spinal ganglion), 척수시상로(spinothalamic tract), 뒤섬유단(posterior white column), 겉질척수로(corticospinal tract)
7. 반사(reflex), 뻗침반사(stretch reflex), 굽힘반사(flexion reflex), 교차폄반사(crossed extension reflex), 척수쇼크(spinal shock)
8. 뇌파(brain wave), 뇌전도(electroencephalography), 알파파(α-wave), 베타파(β-wave), 감마파(γ-wave), 델타파(δ-wave), 세타파(θ-wave)
9. 수면(sleep), 급속안구운동수면(rapid eye movement sleep), 비급속안구운동수면(non rapid eye movement sleep), 느린안구운동(slow eye movement)
10. 뇌 가소성(brain plasticity), 신경가소성(neuroplasticity), 습관화(habituation), 학습(learning), 기억(memory)

중추신경계는 뇌와 척수 속에 있는 신경세포들로 구성되어 있다. 연한 조직으로 되어 있기 때문에 뇌는 머리뼈에 의해 덮여 있으며, 척수는 척주 내부에 놓여 있다. 신경의 세포체가 모여 형성된 회색질과 신경섬유가 모여 있는 부분인 백색질로 구성된다. 뇌와 척수의 안쪽이나 깊은 곳에 위치하는 회색질은 대뇌와 소뇌에서 바깥쪽에 위치하여 대뇌겉질과 소뇌겉질을 구성한다.

신체 표면이나 내부에서 감지되는 다양한 외부의 자극들이 말초신경계에서 수집되고 감각섬유들은 중추신경계로 향하는 다양한 경로를 통해 전달된다. 중추신경계로 전달된 자극 정보들은 무시되거나 반사작용을 통해 전달될 수 있으며, 입력된 정보를 보다 확장된 결과물로 반응을 이끌어 내기도 한다. 이와 같은 과정에서 나타나는 반사란 감각수용기를 흥분시키는 말초 자극이 들신경세포를 따라 중추신경계에 도달하면 입력된 정보를 분석하여 적합한 반응을 날신경세포로 전달하여 효과기에서 신체 반응을 발생시키는 작용이다. 반사와 더불어 중추신경계 기능의 특징으로 통합을 들 수 있다. 통합이란 여러 가지의 운동반사와 정신기능들이 서로 비교, 분석, 해석되며 결합, 조정되어 매 순간 무엇을 할 것인지를 결정하는 과정을 말한다. 이 단원에서는 중추신경계의 구조와 기능에 대해 알아보고자 한다.

01 뇌

뇌(brain)는 가장 복잡한 신경계통으로 단단한 머리뼈로 덮여 있으며 뇌척수액(cerebrospinal fluid, CSF)에 떠 있어 외부 충격으로부터 보호를 받는다. 성인 뇌의 무게는 1,100~1,700g이며, 세 개의 층으로 된 뇌막으로 싸여 있고 남성의 뇌가 여성의 뇌보다 무겁다. 대뇌겉질과 가장 가까운 안쪽에는 부드러운 연질막(연막, pia mater)이 있으며, 중간층을 형성하고 안쪽에 혈관들이 풍부하게 형성되어 있는 거미막(지주막, arachnoid mater)이 위치하고, 두껍고 단단한 경질막(경막, dura mater)이 가장 바깥층을 차지한다. 연질막과 거미막 사이의 공간인 거미막밑공간(지주막하강, subarachnoid space)은 뇌척수액이 순환하는 통로로 사용되고 있다.

신경세포의 세포체가 위치하고 겉질로 덮여 있는 뇌를 대뇌와 소뇌로 구분하며, 겉질이 덮고 있지 않은 구조는 뇌줄기로 구분한다. **대뇌(cerebrum)**는 한 쌍으로 구성된 대뇌반구(cerebral hemisphere)와 중앙의 깊은 안쪽에 위치하고 있는 사이뇌(간뇌, diencephalon)로 구성되어 있다. 대뇌반구는 바깥부분에 많은 주름을 형성하는 대뇌겉질(cerebral cortex), 그리고 그 안에 위치하는 대뇌 백색질(cerebral white matter), 백색질 속에 자리잡은 회색질인 바닥핵(기저핵, basal ganglia)으로 이루어져 있다. 대뇌와 뇌줄기 사이의 부분으로 명칭되는 사이뇌는 시상(thal-

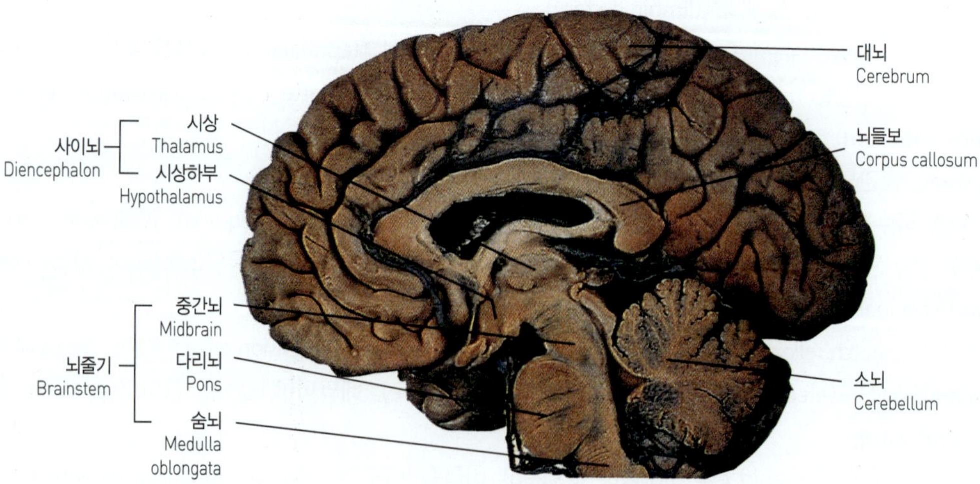

그림 4-1 뇌의 여러 부위

amus), 시상하부(hypothalamus), 시상상부(epithalamus), 시상밑부(subthalamus)의 네 부분으로 이루어져 있다. **소뇌(cerebellum)**는 근육운동을 조절하는 중추로 소뇌반구(cerebellar hemisphere)와 중앙의 벌레(vermis)로 이루어져 있으며 뇌줄기의 뒤쪽에 위치한다. 소뇌겉질, 소뇌 백색질(cerebellar white matter), 그리고 소뇌 백색질 속에 위치하는 소뇌핵(cerebellar nuclei)으로 구성되어 있다. **뇌줄기(뇌간, brainstem)**는 소뇌의 앞쪽에 위치하는 중간뇌(midbrain), 다리뇌(pons), 숨뇌(medulla oblongata)로 구성되어 있다(그림 4-1).

뇌는 척수의 반사중추 역할도 하고 기억, 사고, 판단이나 감정과 같은 고위 정신기능을 수행하며 부위에 따라 기능을 수행하는 수준에서도 차이를 보인다. 척수는 가장 낮은 기능 수준에 있고 숨뇌, 중간뇌, 시상하부, 시상, 대뇌겉질의 순서로 기능이 고등화가 되며, 대뇌겉질쪽으로 향할수록 정교하고 중요한 기능이 옮겨 가는데 이것을 대뇌화(encephalization)라고 한다.

1) 대뇌

(1) 대뇌겉질의 구조

대뇌는 뇌의 가장 고위 중추이며 뇌의 약 80%를 차지한다. 뇌줄기와 소뇌를 덮고 있으며 양쪽의 대뇌반구는 대뇌세로틈새(대뇌종렬, longitudinal fissure)에 의해 왼쪽과 오른쪽으로 분리되며, 큰 섬유다발인 뇌들보(뇌량, corpus callosum)에 의해 연결되어 있어 서로 정보를 교환한다. 대뇌반구의 깊고 주요한 고랑 혹은 틈새들을 경계로 4개의 엽, 즉 이마엽(전두엽, frontal lobe), 마루엽(두정엽, parietal lobe), 관자엽(측두엽, temporal lobe), 뒤통수엽(후두엽, occipital lobe)으로 구분된다(표 4-1). 그 밖에 대뇌섬(도, insular lobe)과 둘레엽(변연엽, limbic lobe)이 있는데, 대뇌섬은 이마엽, 마루엽, 관자엽 부분들로

표 4-1 대뇌겉질의 구분

구분	영역	위치	역할
이마엽	40%	대뇌겉질의 앞부분 중심고랑과 가쪽고랑의 경계	움직임 조절과 계획, 감정 조절 및 식별, 학습, 의식적인 움직임 조절
마루엽	21%	중심고랑에서 마루뒤통수 고랑 위쪽	피부의 감각영역, 기억, 인식, 공간관계 인지, 비교, 판단
관자엽	21%	대뇌겉질의 옆면 가쪽고랑과 마루엽 아래 경계선과 뒤의 마루뒤통수 고랑	청각과 후각, 언어 인식에 필요한 언어중추가 존재하며 판단과 기억, 시각정보의 분석과 통합
뒤통수엽	17%	마루엽과 관자엽의 뒤쪽	시각정보를 받아 분석

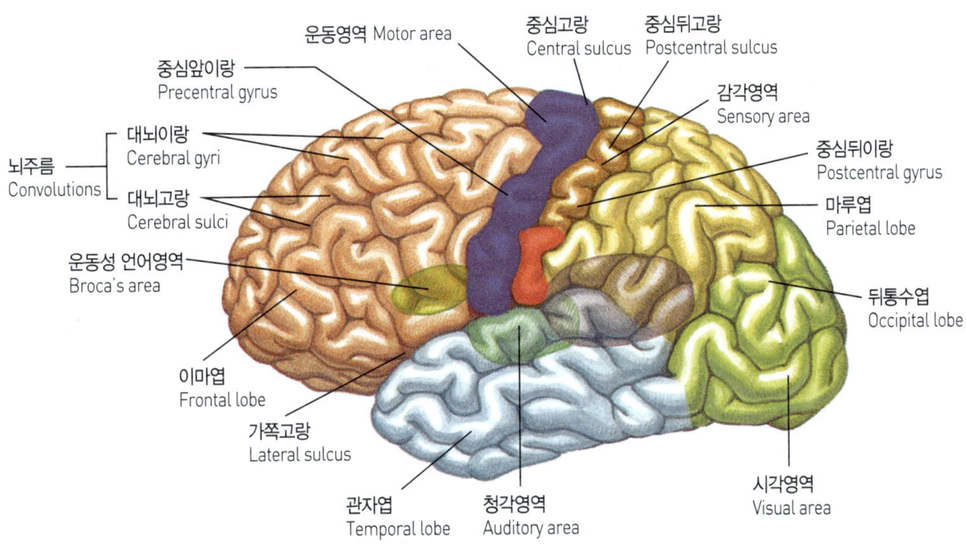

그림 4-2 대뇌겉질의 영역 표시

구성되며 대뇌가로틈새(대뇌횡렬, transverse fissure) 안에 위치하고, 둘레엽은 가쪽뇌실 둘레에 있으며 둘레계통(변연계통, limbic system)을 구성하여 대뇌반구의 아래면과 안쪽면을 고리 모양으로 가쪽뇌실을 싸고 있는 생리

> **TIP 컴퓨터의 중추신경계**
>
> 중추신경계는 컴퓨터의 본체와 같은 역할을 한다. 말초신경계는 그 밖의 필요한 장치들과 같다. 마우스와 키보드 같은 입력장치는 인체의 감각수용기와 들신경과 같다. 이를 통해 외부의 감각정보를 받아들이면 대뇌와 같은 본체에서는 CPU와 RAM, HDD 등 중앙처리장치를 통해 정보를 분석하고 판단한다. 이때 저장된 여러 소프트웨어를 이용하는데 신경계통의 발달과정 중 경험에 의해 만들어진 뇌의 신경회로가 이와 같은 소프트웨어의 역할을 한다. 뇌의 학습은 새로운 소프트웨어를 설치하는 것과 같다. 입력장치를 통해 입력된 정보를 분석하고 판단하여 처리된 결과물은 모니터나 프린터, 스피커를 통해 나타나는데, 이는 신경계통의 날신경과 효과기와 같다.
>
> 중추신경의 변성은 컴퓨터에 바이러스가 감염되거나 외부 충격을 받아 파손되듯이 중추신경계가 세균이나 바이러스에 감염되거나 외부의 충격으로 뇌손상을 당하는 것과 같다. 이런 손상을 통해 프로그램이 제대로 작동되지 않거나, 처리속도가 느려지고, 오류가 나서 멈추게 된다. 바이러스에 감염되면 백신 프로그램 등을 통해 치료를 하는 것은 약물치료와 같고, HDD를 포맷하여 새로 프로그램을 설치하는 것은 대뇌에 손상된 신경회로를 다시 연결시키고 다시 프로그램을 설치하기 위해 물리치료와 작업치료와 같은 재활 훈련을 하는 것과 같다.

학적 개념에서 정의된 기능적 엽이다(그림 4-2).

(2) 대뇌겉질의 기능

대뇌겉질의 기능은 수의운동을 담당하는 운동기능과 청각, 시각, 후각, 미각, 통각 등의 감각을 담당하는 감각기능, 기억, 사고, 판단, 정서 등의 높은 정신기능을 담당하는 연합기능을 수행한다. 브로드만(Korbinian Brodmann, 1868~1918)은 대뇌겉질의 각 영역이 수행하는 기능을 나타내는 대뇌지도를 만들었으며, 대뇌겉질에 47개, 대뇌속질에 5개의 영역에 고유번호를 사용하여 기능적 영역으로 총 52개 영역으로 나누고 구분하였다. **브로드만 영역(Brodmann area)**은 대뇌겉질을 기능적 영역으로 구분하는 표준으로 사용되고 있으며, 대뇌겉질을 기능의 중요한 영역에 따라 운동영역, 감각영역, 연합영역으로 나눈다(그림 4-3).

① 운동영역

이마엽의 뒷부분에 위치하는 운동영역(motor area)은 일차운동영역(primary motor area), 운동앞영역(premotor area), 보완운동영역(supplementary motor area)으로 나눌 수 있다.

브로드만 영역 4번에 해당하는 **일차운동영역**은 대뇌겉질의 중심이랑 앞에 위치하고 뼈대근육(skeletal muscle)의 수의적 운동을 조절하는 기능을 하며 몸의 부위에 맞춰 부위별로 정해진 위치가 있다. 다리를 지배하는 부분

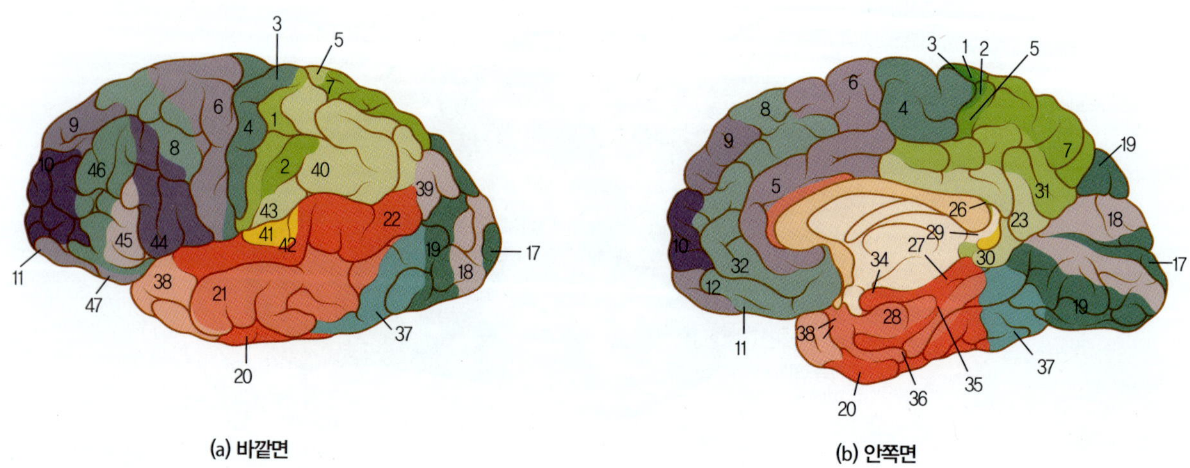

그림 4-3 브로드만 영역

은 운동영역의 상부에, 신체의 상부를 지배하는 부분은 운동영역의 하부에, 얼굴은 운동영역 제일 하부에 존재한다. 수의운동을 지배하는 **겉질척수로(피질척수로, corticospinal tract)**가 숨뇌의 아랫부분에서 피라미드교차(추체교차, pyramidal decussation)가 일어나 왼쪽의 섬유는 오른쪽으로, 오른쪽의 섬유는 왼쪽으로 교차되어 신체 근육의 운동은 반대쪽 중추의 지배를 받는다. 대뇌겉질의 넓은 부분을 차지하는 손, 얼굴 부위는 정확하고 세밀한 운동을 할 수 있는 부위를 나타낸다(그림 4-4b).

브로드만 영역 6번에 해당하는 운동앞영역은 **일차운동영역**의 앞에 위치하며, 감각자극에 따른 운동과 밀접한 관련을 가진다. 몸의 무의식적 운동이나 긴장을 담당하며 운동을 계획하고 실행에 옮기는 과정 등과 같은 복잡한 운동을 일으킬 수 있다. 동일한 브로드만 영역 6번의 대뇌세로틈새(longitudinal fissure)에 위치한 **보완운동영역**은 일차운동영역과 운동앞영역의 조화를 이루어 복잡하고 숙련된 운동을 수행하는 것과 관련이 있다.

② 감각영역

감각영역(sensory area)은 대뇌겉질 중심고랑 뒤에 위치하며 마루엽, 관자엽, 뒤통수엽에 존재하고 일차몸감각영역(일차 체성감각영역, primary somatosensory area), 몸감각연합영역(체성감각연합영역, somatosensory association area), 시각영역(visual area), 청각영역(auditory area), 후각 및 미각영역(olfactory and taste area)으로 나눌 수 있다.

브로드만 영역 3, 1, 2번에 해당하는 **일차몸감각영역**은 피부에서 오는 일반감각인 온각, 냉각, 촉각, 압각과 관절의 고유감각과 근육의 깊은 부위 감각을 받아들인다.

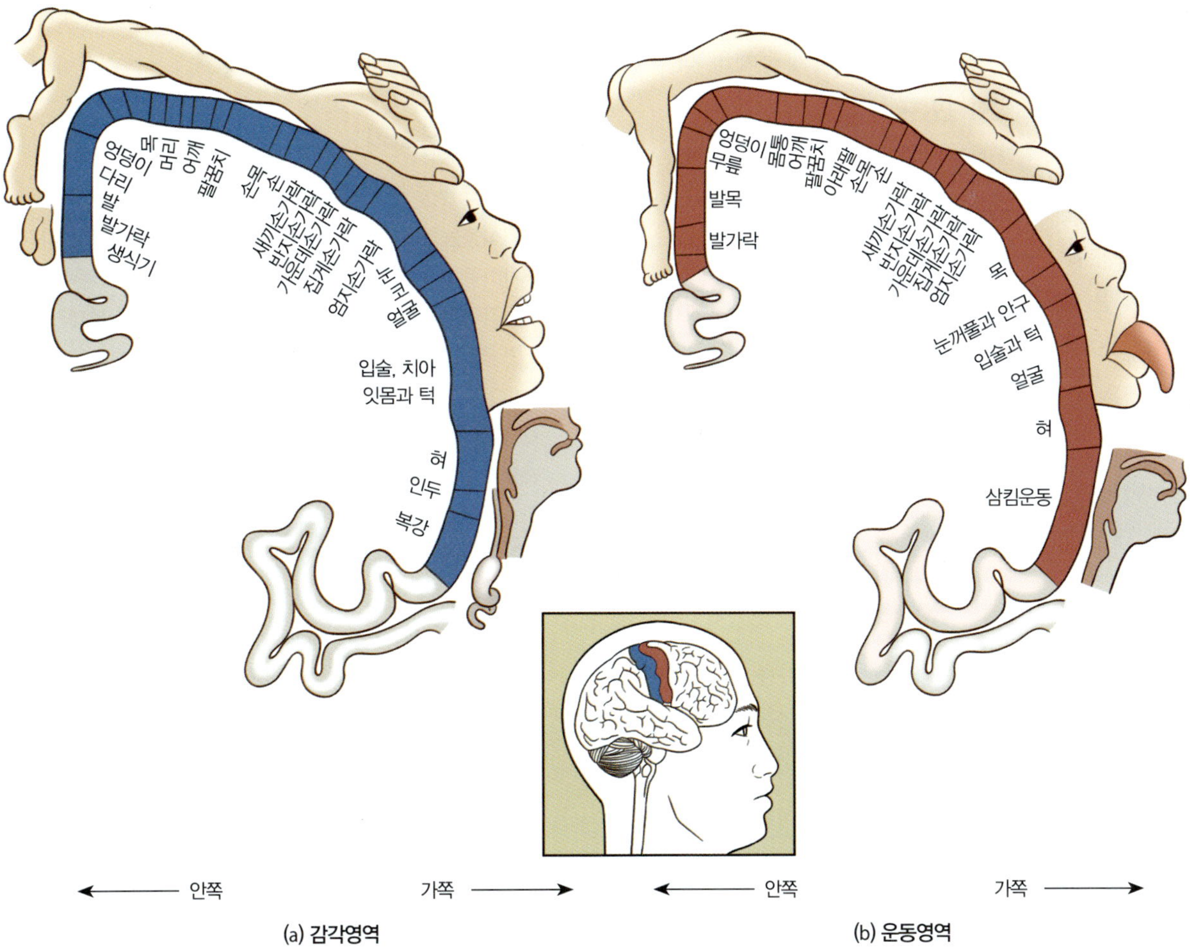

그림 4-4 대뇌겉질 감각과 운동영역의 신체 표시

일반감각을 전달해주는 척수시상로(spinothalamic tract)도 대뇌로 도달하는 과정에서 교차하여 전달되므로 반대쪽에서 전달되는 감각정보를 받아들이게 된다. 감각영역과 몸의 각 부분과 대응 연결된 모양은 운동영역과 유사하게 손과 얼굴이 많은 부분을 차지하고 있지만 손이 다소 작고 얼굴에서는 입술이 매우 크다. 이것은 얼굴에 많은 영역을 차지하는 삼차신경이 광범위하게 얼굴 감각을 지배하고 있기 때문이다(그림 4-4a).

브로드만 영역 5, 7번에 해당하는 **몸감각연합영역**은 일차몸감각영역 뒤에 위치하고 일차몸감각영역에서 느낀 감각의 종류를 종합, 분석하여 판단하며 과거의 경험과 새로 입력된 몸감각 정보를 통합하는 기능을 가진 곳이다.

시각영역은 뒤통수엽의 새발톱고랑(조거구, calcarine sulcus) 주위에 위치하며, 브로드만 영역 17번에 해당되는 일차시각영역, 18번은 이차시각영역, 19번은 삼차시각영역이라고 한다. 망막에서 발생되는 시각적 자극이 시각신경 전도로를 거쳐 뒤통수엽에 투사되어 물체의 색, 크기, 모양, 움직임 등을 인지한다.

청각영역은 관자엽 상부에 존재하는 구역으로 브로드만 영역 41, 42번에 해당되는 일차청각영역과 브로드만 영역 22번에 해당되는 곳을 이차청각영역이라 한다. 일차청각영역은 음의 고저 및 음조를 구별하며 이차청각영역은 음의 소재나 의미를 판별한다.

후각영역은 후각로 뒤쪽의 관자엽 안쪽면의 일부인 브로드만 영역 50번에 해당되며, 미각영역은 마루엽의 중심고랑 바닥에 위치하며 브로드만 영역 43번에 해당한다.

③ 연합영역

연합영역(association area)은 대뇌겉질의 기능 중 운동영역과 감각영역을 제외한 나머지 영역으로 언어, 기억, 학습, 상상, 지각, 이성, 인격 등의 여러 가지 감각을 통합하고 인식하게 하는 높은 정신기능에 관여한다. 감각의 통합은 독립된 감각들을 연관성을 가지고 종합하며 과거의 기억이나 비교, 대조를 통해 대상을 인식할 수 있게 된다. 과거의 기억을 상기하여 인식해 내는 것은 연합영역의 모든 감각이 통합된 결과라고 할 수 있다. 연합영역은 언어영역과 이마앞연합영역으로 구분할 수 있다.

언어영역은 브로드만 영역 22번에 해당하는 **베르니케 영역(Wernicke's area)**과 브로드만 영역 44번의 **브로카 영역(Broca's area)**으로 구성된다. 베르니케 영역은 목소리를 듣거나 글을 읽고 이것을 언어로 이해할 수 있도록 작용하는 영역으로 감각언어영역(sensory language area)이라고 불린다. 브로카 영역은 언어에 필요한 종합적인 운동을 지배하는 곳으로 언어를 표현하고 말을 하도록 작용하는 영역으로 운동언어영역(motor language area)이라고 한다. 베르니케 영역을 통해 음성을 듣고 글을 읽어 이해할 수 있으며, 브로카 영역을 통해 적절한 단어를 찾아 말로 전달하게 되는 것이다. 베르니케 영역이 손상되면 말을 할 수 있지만 대화의 의미나 뜻을 이해할 수 없는 감각언어상실증(sensory or receptive aphasia)이 발생되고, 브로카 영역이 손상되면 대화를 듣고 글을 읽고 의미를 이해할 수 있지만 목소리를 내기 위한 발음이 불가능한 운동언어상실증(motor or express aphasia)이 유발된다(그림 4-5).

핵심돋보기

연합영역 손상 시 발생되는 증상

- 인식불능증(agnosia): 과거 경험의 기억이나 현재 감각의 차이를 파악하지 못해 대상을 인식하지 못하게 된다. 일차몸감각영역에 문제가 없더라도 몸감각영역에 문제가 생기면 감각정보를 이해할 수 없게 된다. 예로, 브로드만 영역 18, 19번 손상 시 시각을 통해 대상을 인식하지 못한다.
- 행위상실증(apraxia): 수의적 행동을 수행하는 데 손상이 생겨 필요한 동작을 순차적으로 진행하는 데 장애가 발생되는 증상이다. 숙련된 운동을 시행하는 데 필요한 운동영역이나 몸감각연합영역에 손상이 생기면 발생한다. 환자가 운동 과제의 개념을 이해하지 못해 스스로 수행하지 못하는 관념실행증(ideational apraxia)과 운동과제의 개념은 이해하지만 따라 하거나 스스로 운동 과제를 수행하지 못하는 관념운동성 실행증(ideomotor apraxia)으로 구분할 수 있다.
- 언어상실증(aphasia): 의사소통은 언어를 이해하고 적절히 말을 하는 일련의 과정을 진행하는 것이다. 하지만 언어와 글에 대한 이해와 표현에 장애가 생겨 정상적 청각기능이지만 이해하지 못하거나, 글을 읽을 수 있지만 뜻을 이해하지 못하는 경우, 표현에 있어 말을 못하거나 동문서답을 하는 경우 등이 발생된다.

(3) 대뇌 백색질

대뇌 백색질(cerebral white matter)은 대뇌겉질의 세포들과 연결되는 신경섬유다발로 방향과 기능에 따라 맞교차섬유(교련섬유, commissural fibers), 연합섬유(association fibers), 투사섬유(projection fiber)로 구분된다.

맞교차섬유는 대뇌반구의 양 겉질부분을 교차하여 연결하는 신경섬유로 대표적인 것은 뇌들보이다. **연합섬유**는 같은 쪽 대뇌겉질의 위와 아래를 연결하는 섬유로 이웃하거나 먼 곳의 이랑을 연결하는 짧은연합섬유(short association fibers)와 긴연합섬유(long association fibers)로 구분된다. **투사섬유**는 대뇌겉질의 운동흥분을 척수로 내려보내는 내림섬유와 신체에서 전달된 감각흥분을 척수에서 대뇌겉질로 전달하는 오름섬유로 구성된다(그림 4-6).

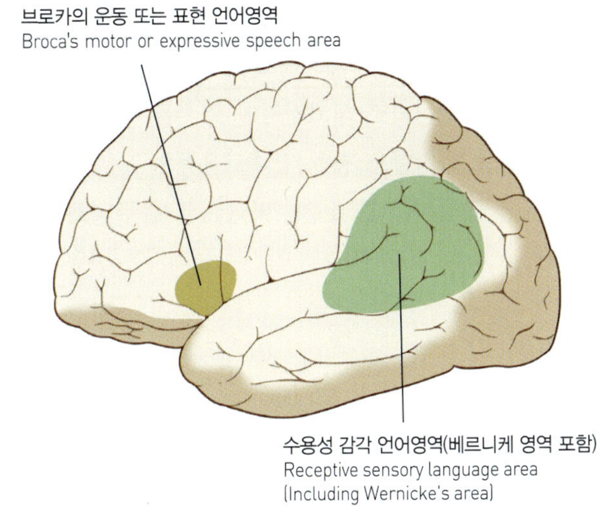

그림 4-5 언어영역

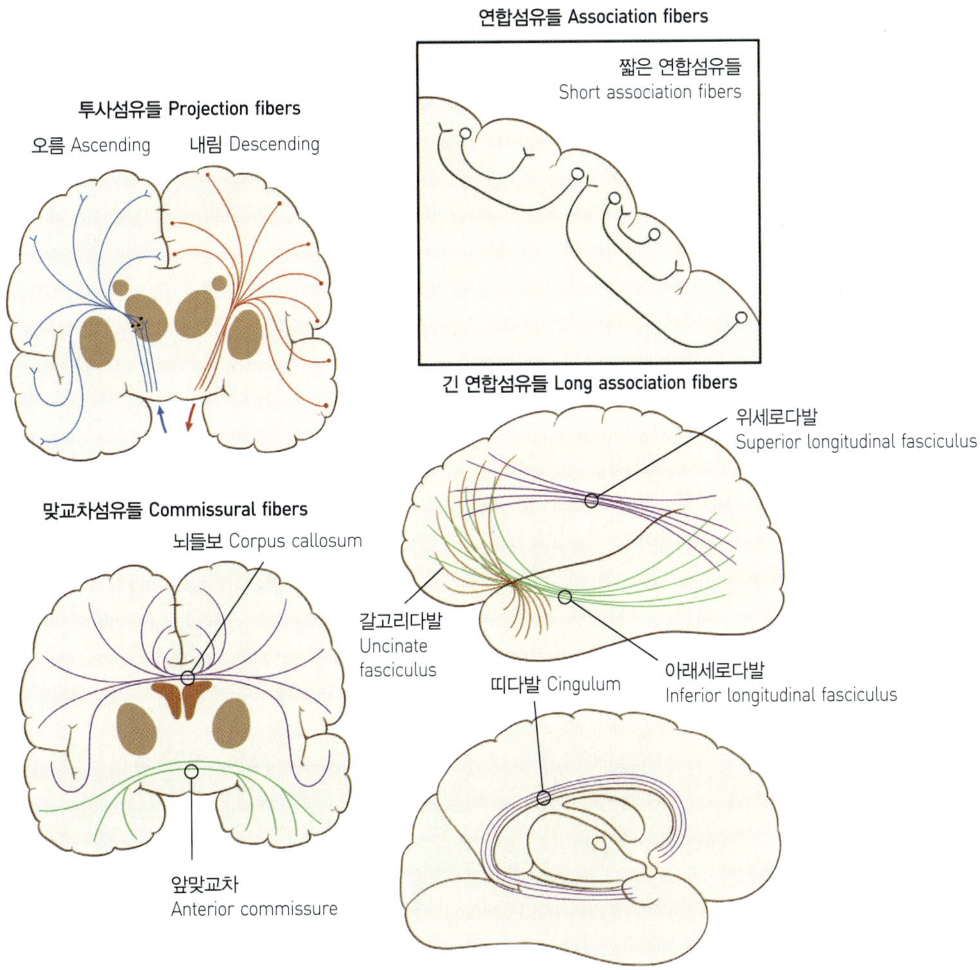

그림 4-6 대뇌 백색질의 종류

(4) 바닥핵

바닥핵(basal ganglia)은 대뇌 백색질 속에 존재하는 회색질의 신경핵 덩어리로 대뇌겉질과 척수를 연결하는 운동신경의 중계 역할을 통해 맘대로운동의 조절에 긴밀한 관계를 갖는다(그림 4-7). 바닥핵은 줄무늬체(선조체, corpus striatum)와 기능적으로는 둘레계통(변연계통, limbic system)에 속하는 편도체(amygdaloid body)로 구성되며, 대표적인 핵으로 꼬리핵(미상핵, caudate nucleus), 조가비핵(피각, putamen), 창백핵(담창구, globus pallidus) 등이 있지만 기능과 관련되어 시상밑핵(하시상핵, subthalamic nucleus)과 흑색질(substantia nigra) 등을 이르기도 한다. 꼬리핵, 조가비핵, 창백핵을 합하여 줄무늬체라

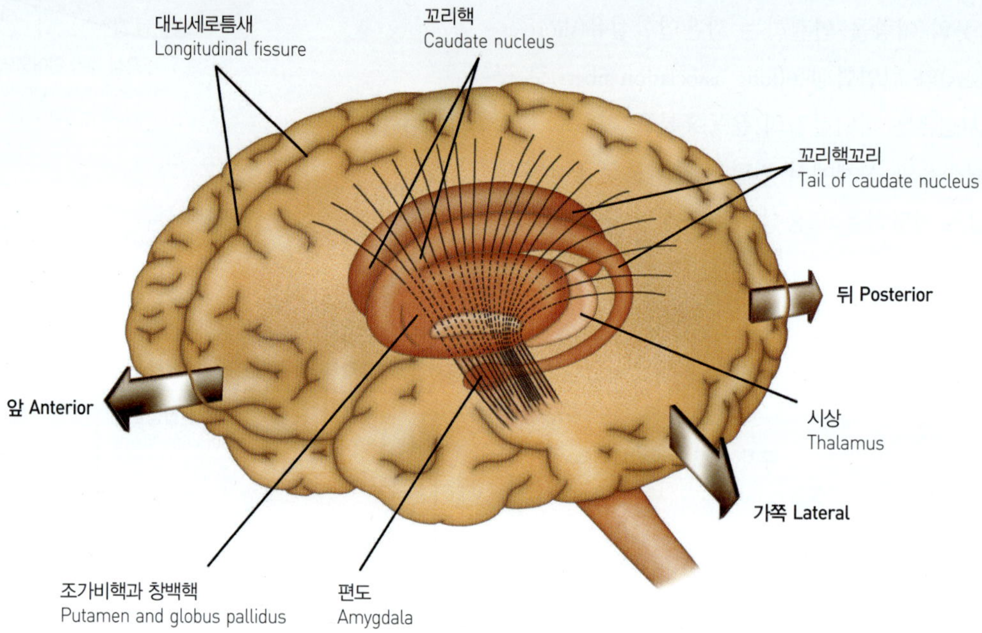

그림 4-7 바닥핵의 대뇌겉질과 시상과의 해부학적 상호관계

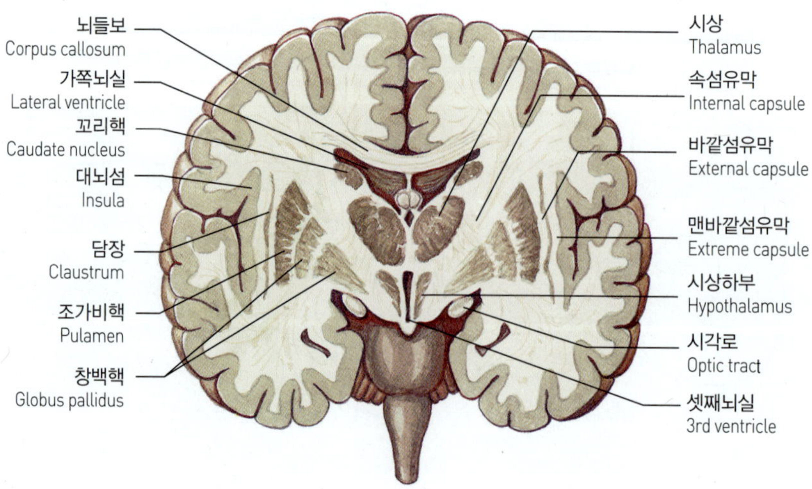

그림 4-8 바닥핵의 속섬유막

고 하고, 조가비핵과 창백핵을 합해 렌즈핵(lentiform nucleus)이라고 한다. 속섬유막(내포, internal capsule)은 시상과 꼬리핵, 렌즈핵 사이의 백색질 공간에 위치한다(그림 4-8).

바닥핵은 대뇌겉질과 시상, 그리고 흑색질에서 전달되는 들신경섬유를 받으며 시상핵을 통해 대뇌겉질의 앞이마영역, 운동앞영역, 일차운동영역으로 날신경섬유가 향하는 신경로를 통하기 때문에 바닥핵의 기능은 시상을 경유하여 영향을 미치게 된다. 바닥핵에서 이루어지는 신경로를 겉질밑재진입회로(subcortical reentrant loop)라고 하는데, 이것은 대뇌겉질에서 출발한 신호가 바닥핵을 통해 시상을 경유한 후 대뇌겉질로 다시 들어가는 회로를 의미하는 용어이다(그림 4-9).

대뇌겉질과 시상 사이에 많은 신경섬유가 소통하는 바닥핵은 운동겉질의 작용을 도와 근육활동을 촉진 또는 억제하여 일상적 운동을 체계적으로 수행하도록 하며, 소뇌와 함께 신체 운동과 자세 조정에 관련된 반사활동을 통합하는 기능을 갖는다. 바닥핵의 조가비핵에서 운동과 관련된 신경회로가 시작하여 내부의 창백핵으로 회로를 통해 운동을 촉진 혹은 억제시키는 대응적 효과가 발생되며, 이러한 상호 견제 과정이 정상적으로 균형 잡힌 동작을 유지할 수 있게 한다. 즉 대뇌겉질에서 계획된 수의운동을 통합하고 재조직하여 다시 대뇌겉질로 전달하여 신체 활동을 위한 근육 긴장도와 근력 조절, 운동의 속도와 크기 등의 움직임을 조절하는 기능을 갖는다.

바닥핵의 신경전달 과정에 다양한 신경전달물질들이 관여하게 되는데 흑색질에서 줄무늬체로 가는 신경섬유에서 유리되는 도파민(dopamine), 줄무늬체에서 창백핵과 흑색질로 가는 신경섬유에서 분비되는 감마아미노부티르산(Gamma Aminobutyric acid, GABA), 대뇌겉질에서 줄무늬체로 분비하는 글루탐산염(glutamate) 혹은 아세틸콜린(acetylcholine) 등이며, 이 밖에도 세로토닌(sero-

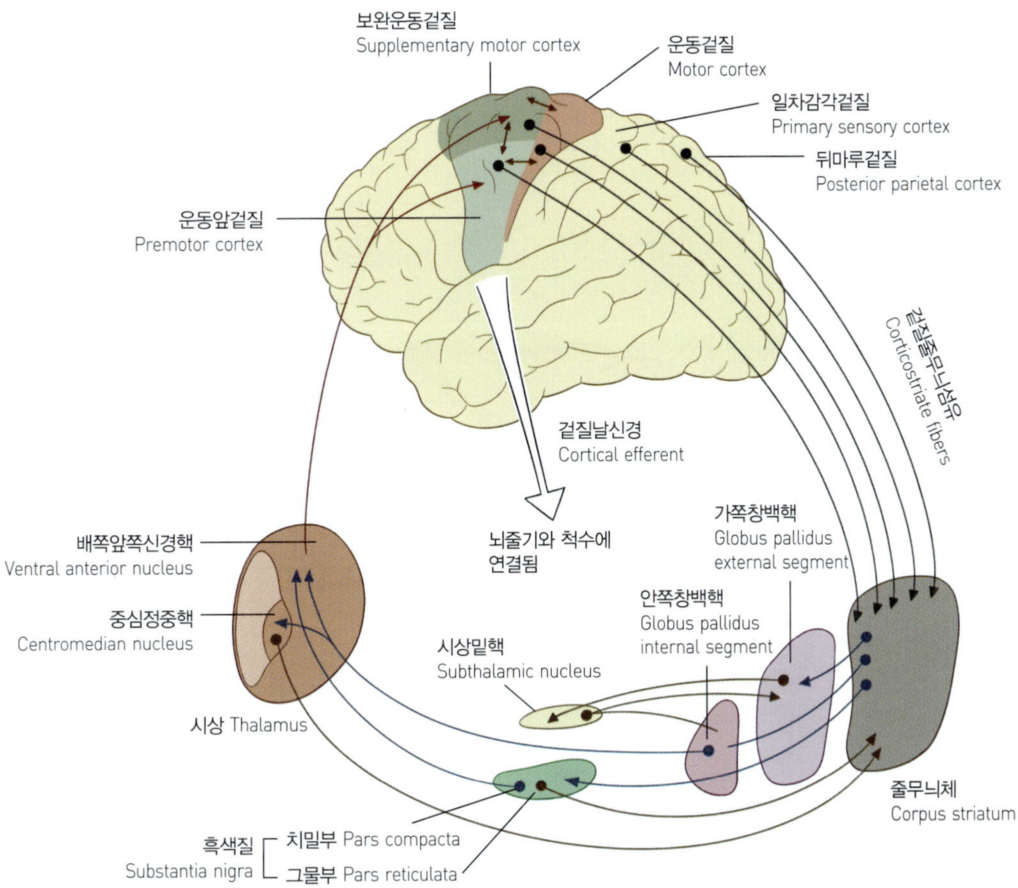

그림 4-9 바닥핵의 신경회로

tonin), 노르에피네프린(norepinephrine), 물질 P(substance P) 등이 있다.

핵심돋보기

바닥핵이 손상되어 발생되는 대표적인 질환인 파킨슨병(Parkinson's disease)은 꼬리핵이나 조가비핵으로 도파민을 보내는 흑색질에 장애가 발생되어 나타나며, 안정 시 떨림(resting tremor), 운동완만증(bradykinesia), 강직(rigidity) 등의 운동기능 장애를 보인다. 또한 꼬리핵의 손상으로 인해 억제작용에 제한이 생겨 무의미한 과잉 운동이 발생되는 무도병(chorea), 팔다리, 몸통, 목 부위가 벌레 움직이는 것처럼 오글거리는 곰지락운동(athetosis) 등의 불수의운동 형태를 나타내게 된다.

(5) 둘레계통

둘레계통(변연계, limbic system)은 사이뇌 주위를 고리 모양으로 둘러싸고 있는 가장자리 겉질영역을 말하며 중추신경계의 많은 부분들과 연결되어 있다. 대뇌겉질이 의지적인 능동행동을 담당한다면 둘레계통은 동기, 기억, 내적 욕구, 본능행동, 희로애락 등의 감정에 해당하는 뇌의 역할을 담당한다. 둘레계통의 구조는 해마(hippocampus), 편도핵(amygdaloid nucleus), 띠이랑(대상회, cingulate gyrus), 시상앞핵(시상전핵, anterior thalamic nucleus), 유두체(mamillary body), 후각망울(후구, olfactory bulb), 사이막핵(중격핵, septal nucleus) 등으로 구성된다(그림 4-10).

해마는 짧은 시간 동안의 기억에 관여하며, 새로운 움직임의 학습을 위한 운동 경험을 저장하고 각성과 주의집중에 관여한다. 양쪽 해마가 손상된 사람은 최근의 단기기억의 심각한 소실과 학습장애가 오며 해마의 손상 정도에 따라 기억상실 정도가 증가된다. 편도핵은 내분비기능을 조절하는 시상하부와 연결되어 음식물 섭취, 위장관과 심장, 혈관기능 및 호흡조절 등의 기능을 수행한다. 해마, 치아이랑(dentate gyrus) 및 해마곁이랑(해마방회, parahippocampal gyrus)으로 구성되는 해마형성체(hippocampal formation)로부터 뇌활(뇌궁, fornix)을 거쳐 유두체, 시상앞핵, 띠이랑을 거쳐 다시 해마 형성체로 되돌아오는 회로를 파페츠 회로(Papez circuit)라 하며, 무의식적으로 저장된 정보와 의식적인 행동들 사이의 연결고리를 형성하고 지금은 기억에 작용하는 회로로 인정되고 있다. 둘레계통은 개체유지와 종족 보존의 기본적 생명활동과 감정 및 정서 반응, 그리고 자율기능의 조절을 담당하는 곳이다.

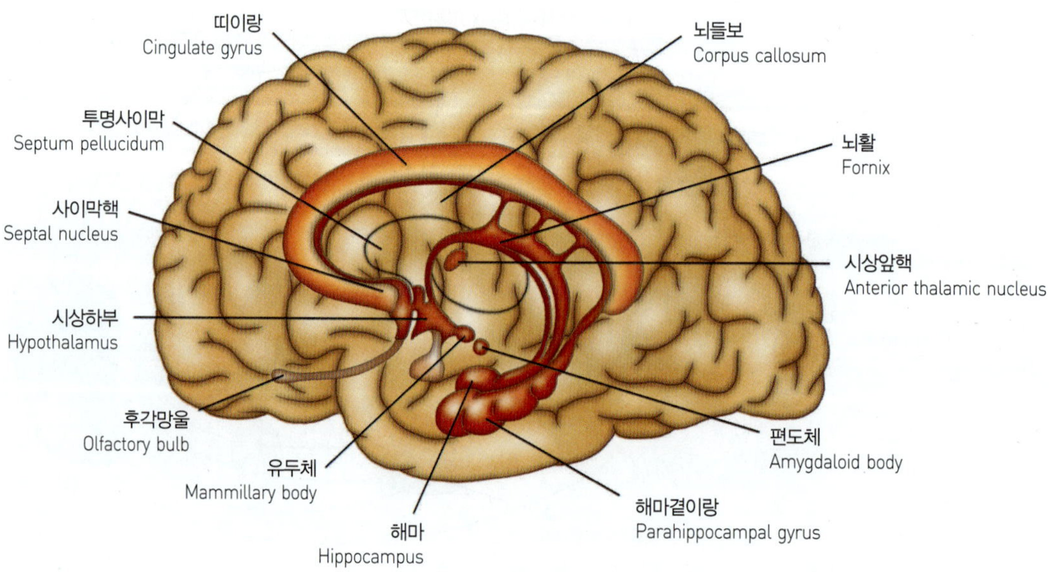

그림 4-10 둘레계통

(6) 수의운동 흥분 전도로

대뇌겉질의 고위 운동중추에서 척수까지 하행하는 운동영역 신호는 **피라미드로(추체로, pyramidal tract)**와 **피라미드바깥로(추체외로, extrapyramidal tract)**로 구분된다. 피라미드로가 뼈대근육의 수의운동을 지배한다면 피라미드로 이외의 운동조절경로인 피라미드바깥로는 뼈대근육의 반사적, 무의식적 운동이나 긴장에 관여한다(그림 4-11). 피라미드로가 하나 혹은 적은 수의 근육수축으로 정밀운동에 관여한다면, 피라미드바깥로는 많은 근육을 수축시켜 큰 운동에 관여한다. 겉질척수로인 피라미드로는 대뇌겉질의 일차운동영역(30%), 운동앞영역과 보조운동영역(30%), 몸감각영역(40%)에서 시작한다. 피라미드로는 숨뇌에 이르러 약 90%가 정중선을 넘어 반대편으로 피라미드교차하여 가쪽겉질척수로(외측피질척수로, lateral corticospinal tract)와 연결된다. 교차하지 않은 나머지 섬유는 진행방향으로 내려가는 척수로인 안쪽겉질척수로(내측피질척수로, medial corticospinal tract)로 하행하며 척수에서 대부분 반대쪽으로 교차된다.

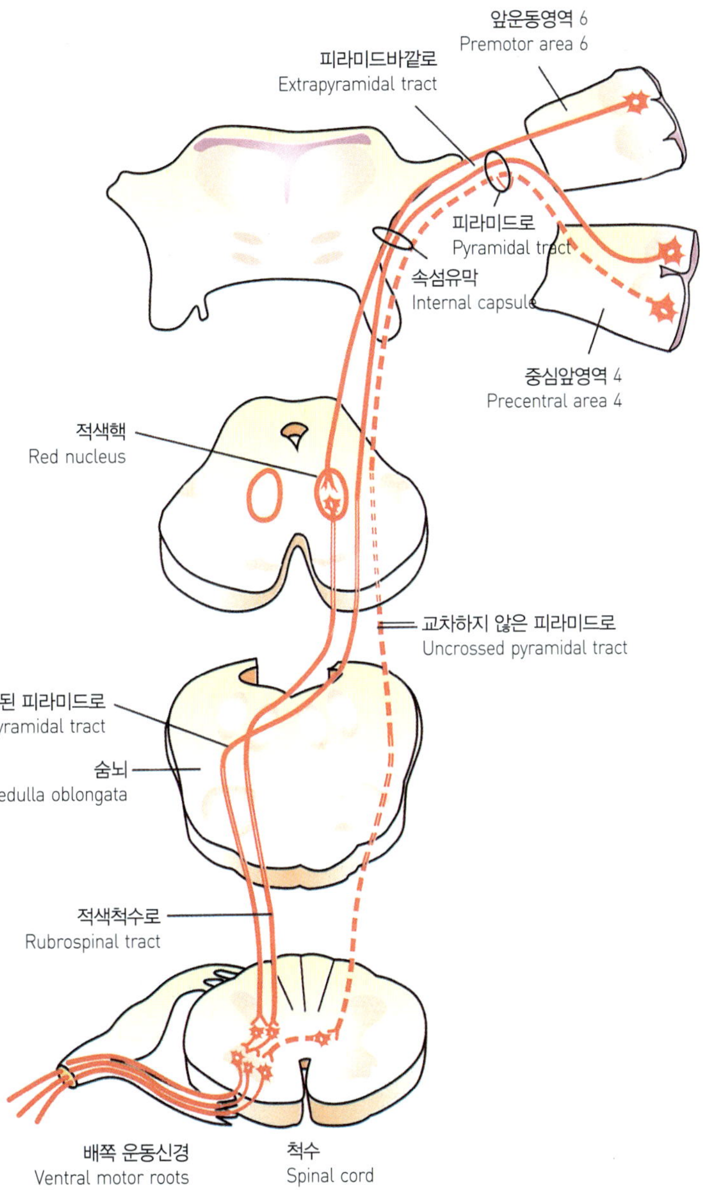

그림 4-11 피라미드로와 피라미드바깥로

2) 사이뇌

사이뇌(diencephalon)는 셋째뇌실(third ventricle) 양 벽을 이루고 대뇌와 중간뇌 사이에 위치하는 회색질 부위이다. 대뇌반구에 덮여 있으므로 밖에서는 관찰이 불가능하고 시상, 시상하부, 시상상부 및 시상밑부로 구분된다(그림 4-12).

(1) 시상

시상(thalamus)은 사이뇌의 80%를 차지하고, 많은 신경핵들이 포함되어 있어 대뇌, 소뇌, 시상하부에서 신경섬유를 받고, 겉질밑 구조(subcortical structure)에서 대뇌겉질로 향하는 모든 오름섬유들이 연접하여 그들로부터 받은 정보를 후각을 제외한 대뇌겉질의 모든 감각영역으로 전달하는 중계 역할과 통합기능을 수행한다. 시상의 기능은 통증, 온도 변화, 촉각 등을 느끼고 그물체(망상체, reticular formation)에서 신경섬유를 받아 대뇌겉질의 운동영역으로 신경섬유를 보내는 작용을 통해 보행 유지와 위치감각을 조절한다. 내장 수용기 및 깊은 부위 감각, 미각 등의 감각정보를 받고 자율적 반응에 관여하며, 각성과 정서적 기전에 관여하고 대뇌겉질에서 발생된 자극의 촉진과 억제 기능을 갖는다.

핵심돋보기

신체 항상성 유지는 신경계통과 내분비계통에 의해 조절된다. 이러한 작용을 하는 내분비샘들 중 뇌하수체는 복잡하고 다양한 기능을 가지며 생명유지에 없어서는 안 되는 많은 호르몬을 공급한다. 뇌하수체 앞엽의 호르몬 공급은 시상하부의 방출호르몬에 의해 조절되며 뇌하수체 뒤엽의 호르몬 공급은 시상하부에서 분비된 호르몬을 일시 저장했다가 분비하는 기능을 수행한다. 시상하부증후군은 뇌하수체의 문제로 인해 기능저하가 발생되었을 때 나타나게 된다. 따라서 뇌하수체의 호르몬 분비는 시상하부의 기능과 밀접한 관련을 가진다.

(2) 시상하부

시상하부(hypothalamus)는 시상 바로 아래쪽에 존재하는 신경핵의 집단으로 자율신경계통의 조절과 관련된 신경핵 집단으로 구성되어 있다. 안쪽과 가쪽시상하부와 뒤시상하부로 구성되며 아래쪽에 깔때기(누두, infundibulum)에 의해 내분비기관인 **뇌하수체(pituitary gland)**가 달려 있다. 시상하부는 생체 항상성 유지를 위해 내부환경을 조절하는 중요한 역할을 수행한다(그림 4-13).

① 본능적 욕구 조절

섭식이나 수분섭취, 성행동 등과 같은 본능적 욕구에 대한 내부환경 변화에 대한 조절은 시상하부의 통제를 받아 외부행동의 변화가 유발된다.

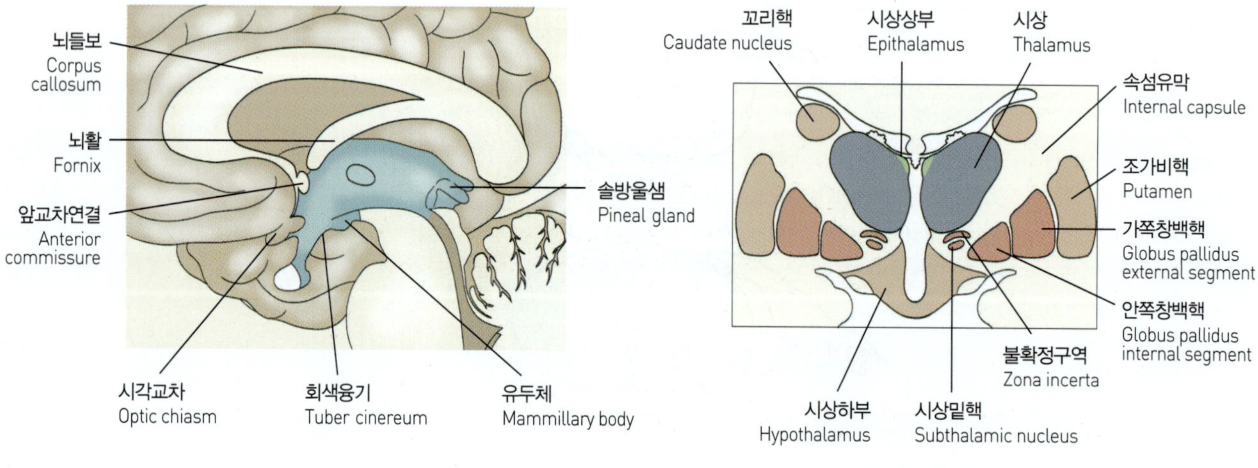

그림 4-12 사이뇌

② 수분대사 조절

신체의 수분 균형을 유지하기 위해 갈증중추의 활성도를 증가시키거나 뇌하수체 뒤엽의 항이뇨호르몬 분비를 촉진하여 콩팥에서 수분을 흡수하는 방식으로 수분을 조절한다.

③ 음식물 섭취 조절

시상하부 가쪽핵(lateral nucleus)에 섭식중추와 배쪽안쪽핵(ventromedial nucleus)에 포만중추가 상호 조절을 통해 섭식과 포만을 조절한다.

④ 체온조절

시상하부를 통하는 혈액의 온도에 따라 체온조절중추가 작용하여 혈관의 확장, 피부혈관의 수축, 발한, 떨림 등의 방법으로 체온을 유지시킨다.

⑤ 정서기능 조절

둘레계통과 함께 공포, 분노, 기쁨, 슬픔, 놀라움, 애정, 증오 등의 감정 변화를 조절한다.

⑥ 각성과 수면 조절

수면중추와 각성중추에서 활성그물체계통과 더불어 각성과 수면에 대해 조절한다.

⑦ 호르몬 분비 조절

시상하부에서 생산되는 방출호르몬(releasing factor)이나 억제호르몬(inhibiting factor)을 분비하여 **뇌하수체 앞엽**(anterior pituitary)의 기능을 조절하고 **뇌하수체 뒤엽**(posterior pituitary)의 호르몬인 옥시토신과 바소프레신(vasopressin) 분비에 관여한다.

(3) 시상상부

시상상부(epithalamus)는 성기능에 관여하는 솔방울샘(송과체, pineal body)이 있어 생식샘의 조기발육을 억제시키는 호르몬을 분비하고 수면을 유도해 주는 멜라토닌(melatonin)이라는 호르몬을 분비한다. 성 조숙은 솔방울샘의 발육부진이 원인이며 일주기 리듬(circadian rhythm)을 확립하는 기능을 한다.

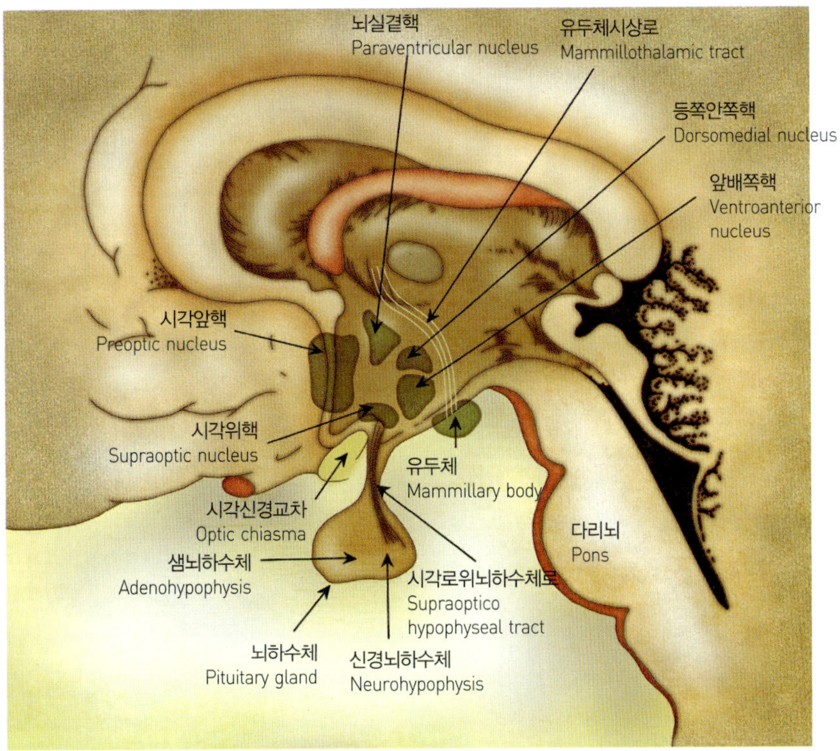

그림 4-13 시상하부의 주요 핵과 주변 구조

(4) 시상밑부

시상밑부(subthalamus)는 기능적으로 운동을 조절하는 기능을 관여하므로 바닥핵에 포함되어 작용한다.

3) 소뇌

(1) 소뇌의 구조

중간뇌와 다리뇌, 숨뇌의 뒤쪽에 위치하고 있는 소뇌는 중심부에 소뇌벌레와 양쪽 가장자리에 소뇌반구로 구분되어 있으며 회색질로 된 소뇌겉질(cerebellar cortex)과 내부에 백색질의 소뇌 백색질(cerebellar white matter), 그리고 백색질 속에 회색질로 된 소뇌핵(cerebellar nuclei)으로 구성되어 있다(그림 4-14, 4-15). 대뇌의 뒤통수엽 아래에 위치하며 소뇌천막(tentorium cerebelli)에 의해 경계가 구분되고, 뇌줄기와 위소뇌다리(superior cerebellar peduncle), 중간소뇌다리(middle cerebellar peduncle), 아래소뇌다리(inferior cerebellar peduncle)를 통해 연결되어 있다(그림 4-16). 소뇌반구의 돌출된 주름인 소뇌이랑(소뇌회, folia)과 이것을 나누는 고랑인 소뇌틈새(소뇌열, cerebellar fissures)에 의해 앞엽(전엽, anterior lobe), 뒤엽(후엽, posterior lobe), 타래결절엽(편엽소절엽, flocculonodular lobe)으로 구분되며 각 엽이 여러 소엽으로 나뉜다. 소뇌겉질의 안쪽에 축삭다발로 이루어진 소뇌 백색질에는 정교한 운동을 보조하는 치아핵(치상핵, dentate nucleus), 근육 긴장도와 관절, 근육의 위치 감각을 보조하는 둥근핵(구상핵, globose nucleus), 직립에 관계하는 마개핵(전상핵, emboliform nucleus), 균형과 회전감각을 담당하는 꼭지핵(실정핵, fastigial nucleus)이라는 네 쌍의 소뇌핵이 위치해 있다(그림 4-17). 근육, 피부, 속귀, 중간뇌, 대뇌겉질에서 들신경섬유들이 유입되고 시상, 바닥핵, 척수로 날신경섬유들이 유출된다.

(2) 소뇌의 기능

소뇌는 계통발생학적으로 가장 먼저 발생되었고 타래결절엽과 소뇌목젖(uvula)의 일부를 포함하는 **소뇌부위를 원시소뇌(고소뇌, archicerebellum)**, 그 다음으로 발생되었고 대부분 소뇌벌레로 구성되는 부위를 **옛소뇌(구소뇌, paleocerebellum)**, 그리고 가장 나중에 발생되었고 양쪽 소뇌반구와 일부 소뇌벌레를 포함하는 부위를 **새소뇌(신소뇌, neocerebellum)**라고 한다.

들신경섬유가 유입되는 경로에 따라 기능적으로 안뜰소뇌(전정소뇌, vestibulocerebellum), 척수소뇌(spinocerebellum), 다리뇌소뇌(교뇌소뇌, pontocerebellum)로 구분한다(그림 4-18, 표 4-2).

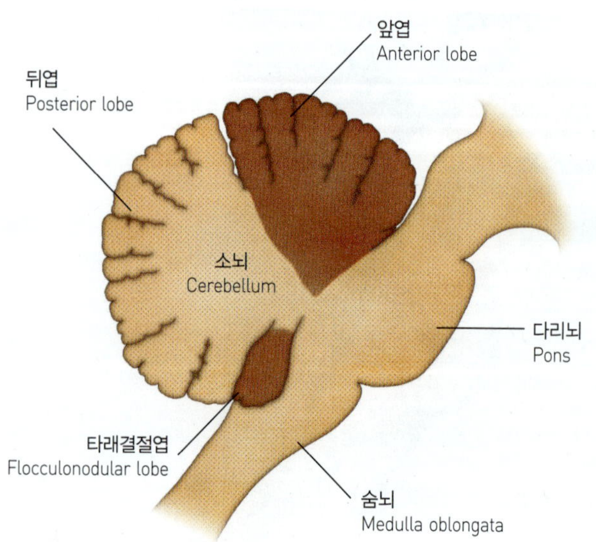

그림 4-14 소뇌의 해부학적 위치

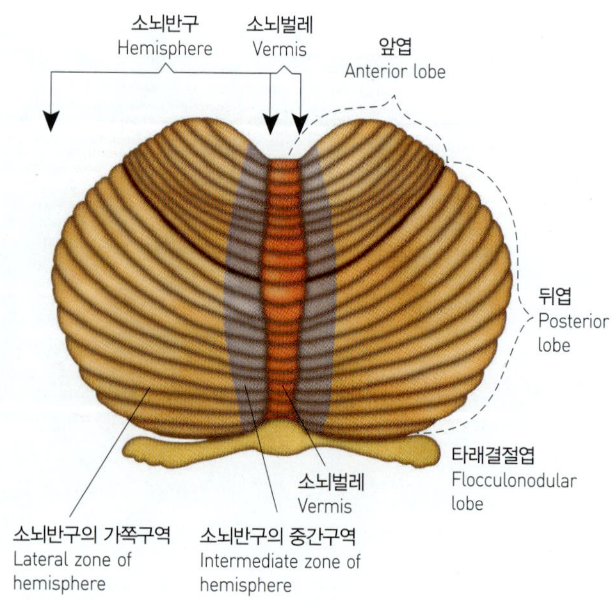

그림 4-15 뒤아랫방향에서 본 소뇌의 구조

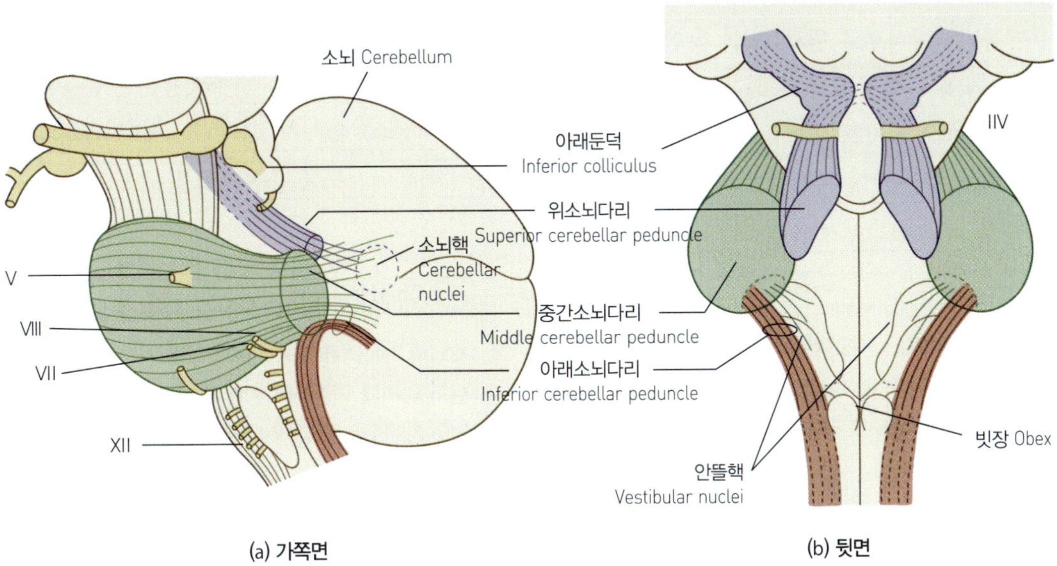

그림 4-16 소뇌다리

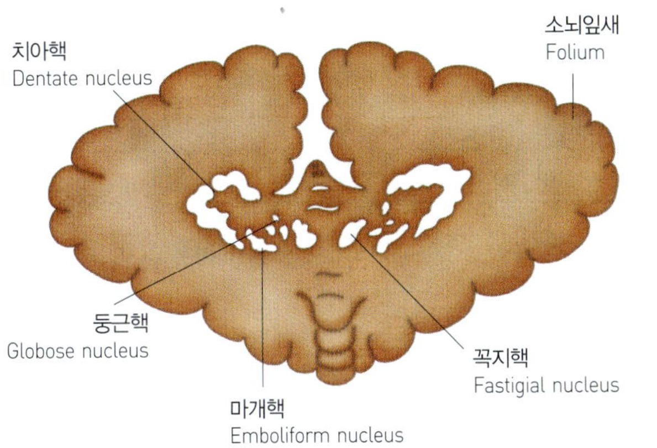

그림 4-17 소뇌의 핵

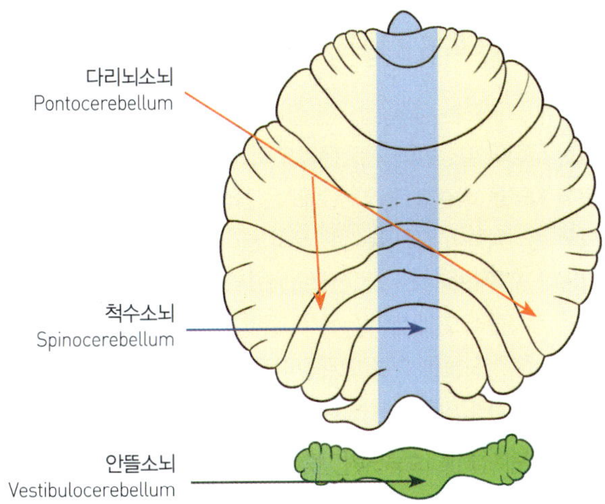

그림 4-18 소뇌의 계통발생학적, 기능적 부위

표 4-2 소뇌의 기능 분류

기능적(부위)	계통발생학적	기능	기능 장애
안뜰소뇌(타래결절엽)	원시소뇌	빠른 움직임과 회전, 서 있는 동안 평형 조절	흔들걸음(실조보행, ataxic gait), 균형장애
척수소뇌(소뇌벌레)	옛소뇌	다양한 자세의 근육 활동, 근육 긴장도 조절	활동떨림(의도진전, intention tremor), 목표물 도달의 어려움
다리뇌소뇌(소뇌반구)	새소뇌	운동에 필요한 시기 조절, 움직임의 시작과 계획	반응시간 조절 장애, 목표물 지나치기(overshooting)

① 안뜰소뇌

안뜰소뇌는 계통발생학적으로 **원시소뇌**와 동일하며 안뜰신경(vestibular nerve), 안뜰신경핵(vestibular nucleus)으로부터 들신경 입력을 받고 꼭지핵을 경유하여 다시 안뜰신경핵으로 투사한다. 특히 빠르게 움직이고 있을 때나 빠르게 회전할 때 기능을 하며 공간에서 평형감각 자극에 반응하여 균형을 잡게 한다.

② 척수소뇌

척수소뇌는 계통발생학적으로 옛소뇌에 해당되며 대뇌의 운동영역에서 계획하고 있는 운동을 미리 전달받고, 말초 고유감각기(proprioceptor)에서 발생되는 실제 움직임의 결과를 되먹임 받는 대뇌와 말초 사이 정보교환을 통해 다양한 운동과 자세 변화에 대한 적절한 근육의 협동작용을 유발하여 근육 긴장도를 조절한다.

TIP 생활 속의 소뇌작용

강하게 날아오는 공을 잡으면 글러브를 사용해도 손바닥에 강한 통증이 발생한다. 통증은 인간에게 해로운 자극이기 때문에 자극을 해결할 수 있는 새로운 방법을 찾게 된다. 글러브의 손바닥쪽이 아닌 손가락 끝의 글러브를 이용하여 잡는다거나 공을 잡을 때 공의 진행방향으로 살짝 이동해 자연스러운 감속을 유도해 잡기 등을 시도한다.

이러한 시도들은 말초 고유감각기에서 발생되는 실제 움직임의 결과를 되먹임 받는 대뇌와 말초 사이 정보교환을 통해 다양한 운동과 자세 변화에 대한 적절한 근육의 협동작용을 유발하여 근육 긴장도를 조절하는 소뇌의 기능에 의한 결과이다. 우리의 불편함을 해소하기 위한 방법의 일환으로 행해지는 모든 행동은 소뇌의 작용에 따른 결과물이다.

소뇌의 변성이 발생되었다는 것은 적절한 근육작용에 제한이 생겨 근육작용을 위한 충분한 근력을 가지고 있지만 요구되는 양에 맞는 근육 긴장도를 스스로 조절하는 데 문제가 발생되었음을 의미한다.

③ 다리뇌소뇌

다리뇌소뇌는 계통발생학적으로 새소뇌에 해당되며 대뇌에서 시작된 운동 계획이 다리뇌소뇌로 전해지고 다음에 이어질 운동에 관여한 정보가 대뇌겉질의 일차운동영역으로 투사되어 대뇌겉질의 내림신경로에 영향을 미치게 된다. 이런 과정을 통해 차례대로 부드럽게 수축하고 연속적인 운동을 보다 기능적으로 수행할 수 있다. 다리뇌소뇌의 적절한 억제와 흥분은 운동이 필요한 시기에 일어날 수 있도록 해 주고, 어떤 위치에서나 몸의 활동이 이루어지도록 운동계획을 세울 수 있다.

핵심돋보기

소뇌의 가운데 부분 손상은 자세조절의 장애를 보이며 손상쪽 팔과 다리에 국한되어 병변이 나타난다. 또한 불수의적 운동 없이 조화로운 움직임에 어려움을 보인다.

소뇌반구의 손상 시 손상쪽 팔의 의도적 떨림, 다리의 근육 약화와 불안정한 보행 양상을 보이게 된다. 겨냥이상, 대항운동반복불능증, 근육 간 협조기능 부전 등이 발생한다.

소뇌의 양쪽 손상은 말이 느려지고 어눌해지는 언어손상과 팔의 조화롭지 못한 작용과 발을 넓히고 흔들며 걷는 보행 조화운동못함증을 나타낸다.

4) 뇌줄기

뇌줄기(뇌간, brain stem)는 위쪽으로 대뇌와 아래쪽으로 척수를 이어주는 구조물이며 위로부터 중간뇌(중뇌, midbrain), 다리뇌(교뇌, pons), 그리고 숨뇌(연수, medullar)로 구성되어 있다(그림 4-19). 뇌와 척수를 연결하는

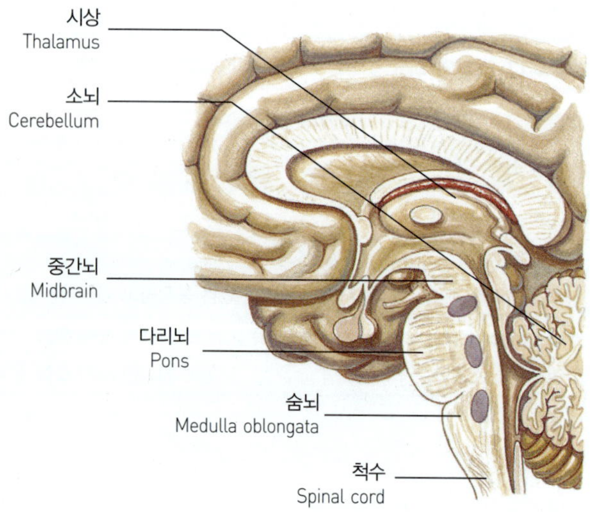

그림 4-19 뇌줄기

신경섬유로 구성된 오름신경로(상행로, ascending tract)와 내림신경로(하행로, descending tract)가 있으며, 신경세포체들로 구성된 신경핵들로 이루어져 있다. 뇌줄기 중심부의 **그물체(망상체, reticular formation)**는 신경세포체와 신경섬유가 얽힌 그물구조로 그물체의 오름신경로를 통해 수면, 각성, 의식과 관련된 대뇌겉질을 활성화시키고 호흡뿐 아니라 심장박동, 혈압조절, 기침, 재채기 등 생명 유지에 필수적인 역할을 한다.

핵심돋보기

뇌줄기 병변은 같은 쪽 얼굴이나 목을 지배하는 뇌신경들이나 반대쪽 신체 부위를 지배하는 신경로의 평가를 통해 손상 부위를 알 수 있다.

- 안쪽숨뇌증후군 : 손상 환자는 손상 부위 반대쪽 반신불완전 마비를 보이고 위치감각, 운동감각, 분별감각에 이상을 나타낸다. 손상 쪽 혀근육이 마비되어 혀를 앞으로 밀면 손상받은 쪽으로 돌아가게 된다. 신체 반대쪽에서 마비가 되며 뇌신경지배 부위는 손상 부위와 동일한 특징을 나타낸다.
- 가쪽숨뇌증후군 : 척수시상로 손상으로 반대쪽 몸의 통각과 온열감각이 상실되지만 안쪽은 온전하므로 촉각이 감소만 나타난다. 또한 가쪽 손상 정도에 의해 삼킴작용에 어려움을 보이고 호너증후군(Horner's syndrome) 및 안구진탕이 유발될 수 있다.

(1) 중간뇌

중간뇌(중뇌, midbrain)는 사이뇌와 다리뇌 사이에 위치하며 뇌줄기 부분 중 가장 크기가 작다. 중간뇌의 앞쪽은 대뇌다리(대뇌각, cerebral peduncle), 뒤쪽은 중간뇌덮개(중뇌개, tectum), 중간은 흑색질을 경계로 안쪽은 뒤판(피개, tegmentum), 바깥쪽은 대뇌다리의 형태를 갖는다. 앞쪽의 대뇌다리는 대뇌겉질에서 시작하여 척수로 향하는 내림운동섬유로 구성되어 있으며 안쪽의 뒤판은 대뇌로 흥분을 전달하는 오름감각섬유가 지나가는 백색질이다. 내부에 있는 **중간뇌수도관(cerebral aqueduct)**은 셋째뇌실과 넷째뇌실(fourth ventricle)을 연결하고 적색핵(적핵, red nucleus)이 타원형 모양으로 적갈색의 회색질 형태로 1쌍 위치하고 있다. 중간뇌덮개(tectum of midbrain)에는 시각전도로의 중계소로 시각반사와 동공반사를 담당하는 한 쌍의 위둔덕(상구, superior colliculus)과 청각전도로의 중계핵을 포함하는 한 쌍의 아래둔덕(하구, inferior colliculus)이 위치한다. 중간뇌에서 눈돌림신경(동안신경, occulomotor nerve, 제3뇌신경)과 도르래신경(활차신경, trochlear nerve, 제4뇌신경)이 시작한다.

(2) 다리뇌

중간뇌와 숨뇌를 연결하는 다리뇌(교뇌, pons)는 대뇌겉질에서 척수로 하행하는 신경섬유와 소뇌에서 받은 신경섬유다발이 포함되어 있어 부피가 커져 있으며 뇌의 여러 부분과 연결해주는 중간 다리 역할을 하는 백색질로 되어 있다. 소뇌와 연결되는 소뇌다리 중 가장 큰 중간소뇌다리가 있으며 호흡조절중추와 뼈대근육의 긴장을 조절하는 중추가 있다. 소뇌와의 경계 부위에서 삼차신경(trigeminal nerve, 제5뇌신경)이 들어오고 아래다리뇌고랑(inferior pontine sulcus)을 통해 갓돌림신경(외전신경, abducens nerve, 제6뇌신경), 얼굴신경(안면신경, facial nerve, 제7뇌신경), 속귀신경(내이신경, acoustic nerve, 제8뇌신경)의 기원핵이 위치한다.

(3) 숨뇌

숨뇌(연수, medulla oblongata)는 위쪽은 다리뇌와 연결되고 아래쪽은 척수와 이어지며 뇌줄기의 가장 아래쪽 신경조직으로 백색질로 된 겉질과 회색질로 된 속질로 되어 있다. 회색질에는 생명현상에 직접 관여하는 반사중추들이 존재한다. 대뇌겉질과 척수를 잇는 위치에 있어 여러 전도로가 통과하고 있으며 수의운동에 관계하는 **겉질척수로(corticospinal tract)**를 구성하는 신경섬유들이 존재한다. 혀인두신경(설인신경, glossopharyngeal nerve, 제9뇌신경), 미주신경(vagus nerve, 제10뇌신경), 더부신경(accessory nerve, 제11뇌신경), 혀밑신경(설하신경, hypoglossal nerve, 제12뇌신경)이 이는곳을 형성한다. 숨뇌는 그물체가 잘 발달되어 있어 생명유지를 위한 다음의 기능들을 수행한다.

- 혈액 내 CO_2 농도에 따라 호흡운동을 변화시키는 호흡중추가 있다.

- 심장 활동을 담당하는 심장중추, 혈관 수축과 확장에 관여하는 혈관운동중추가 있다.
- 소화에 관여하는 침분비중추, 삼킴중추, 구토중추, 씹기반사중추, 위액분비중추가 있다.
- 땀의 분비조절 역할을 하는 발한중추가 있다.
- 그물체가 의식을 유지하고 내장기능과 체성기능 조절에 영향을 주고 의식과 생명에 관련된 정보를 조절한다.
- 대뇌겉질과 척수의 내림운동섬유와 오름감각섬유들의 대부분이 숨뇌에서 반대 방향으로 교차하기 때문에 손상 대뇌반구의 반대쪽 신체에 이상이 생긴다.

02 척수

중추신경계의 일원으로 척추관(vertebral canal) 안에 위치하는 긴 원뿔기둥 모양의 척수(spinal cord)는 머리뼈의 큰뒤통수구멍(foramen magnum)에서 시작하여 첫째 및 둘째허리뼈 공간의 척추사이원반(intervertebral disk) 사이에서 존재한다(그림 4-20). 또한 신체에서 발생되는 촉각과 통각과 같은 일반감각 정보의 변화를 말초신경을 통해 받아 뇌로 전달하고, 뇌에서 전달되는 수의적 운동 수행 명령들은 척수를 통과하여 각 근육에 전달하는 척수신경으로 이어진다. 이러한 전달과정을 통해 척수는 적절한 신체 반응과 정신활동을 유발하게 하는 흥분의 전도로이며, 다양한 반사활동의 중추 역할을 수행하는 곳이다.

1) 척수의 구조와 기능

세 개의 층으로 된 뇌막과 동일하게 척수는 안쪽으로부터 연질막, 거미막, 경질막으로 된 척수막(spinal meninges)으로 덮여 있으며, 연질막과 거미막 사이에의 거미막밑공간으로 뇌척수액이 순환한다(그림 4-21).

척수의 길이는 40~45cm, 직경 1~1.5cm, 무게는 30g 정도이다. 척추관 속에 위치한 척수는 팔로 가는 신경이 나오는 목팽대(경팽대, cervical enlargement)와 다리로 가는 신경이 나오는 허리엉치팽대(요천팽대, lumbosacral enlargement)가 있어 굵기가 일정하지 않고 다른 곳보다 굵은 모양을 갖는다. **척수원뿔(conus medullaris)**은 척수가 끝나는 부분으로 허리엉치팽대의 아래쪽에 있으며 끝부분이 가늘어진 모양을 보이며, 확장된 연질막이 끈 모양의 **종말끈(종사, filum terminale)**이 되어 꼬리뼈의 끝에 부착한다. 척수가 끝나는 아랫부분인 둘째 및 셋째허리뼈 아래의 척수는 말꼬리 모양으로 길게 펼쳐진 모양을 하고 있으며, 이것을 **말총(마미, cauda equina)**이라고 한다.

척수의 가로 절단면을 보면 중심부에 신경세포체들이 모여 있는 H자 모양의 회색질이 있고, 회색질 주위를 축삭으로 이루어진 백색질이 싸고 있는 모양을 보이며 가운데에 뇌척수액이 흐르는 중심관(central canal)이 있다.

(1) 회색질의 구조와 기능

신경세포체로 구성되어 있는 척수의 회색질은 H자 모양을 보이며 척수로 들어오는 감각신경과 나가는 운동신경의 통합이 이루어지는 곳이다. 회색질의 앞쪽 돌출부분을 앞뿔(전각, ventral horn), 뒤쪽 돌출부분을 뒤뿔(후각, dorsal horn), 앞뿔과 뒤뿔 사이의 돌출된 부분을 가쪽뿔(측각, lateral horn)이라고 한다. 앞뿔은 수의운동(voluntary movement)을 일으키는 뼈대근육 운동신경세포가 존재하며, 뒤뿔에는 감각을 전달하는 감각신경세포가 존재한다. 앞뿔에서 운동신경인 날신경(원심성 신경)이 앞뿌리(전근, ventral root)를 이루면서 나가고 뒤뿔에서는 감각신경인 들신경(구심성 신경)이 뒤뿌리(후근, dorsal root)를 이루면서 들어오며, 이들은 합쳐서 하나의 척수신경을 만든다(그림 4-22). 척수뒤뿌리에는 척수신경절(spinal ganglion)이 있으며 말초감각신경의 신경세포체가 모여 있는 곳이다.

(2) 백색질의 구조와 기능

척수 속의 주변부를 이루고 말이집신경섬유에 의해 싸여 있어 백색으로 보이는 백색질은 앞뿔과 앞정중틈새(전정중렬, anterior median fissure) 사이를 앞섬유단(전삭, anterior funiculus), 앞뿔과 뒤뿔 사이를 가쪽섬유단(측삭, lateral funiculus), 그리고 뒤뿔과 뒤정중고랑(posterior median sulcus) 사이를 뒤섬유단(후삭, posterior funiculus)의 세 부분으로 구분한다. 백색질의 투사섬유는 말초 수용기로부터 감각을 받아 척수에서 대뇌겉질과 소뇌겉질

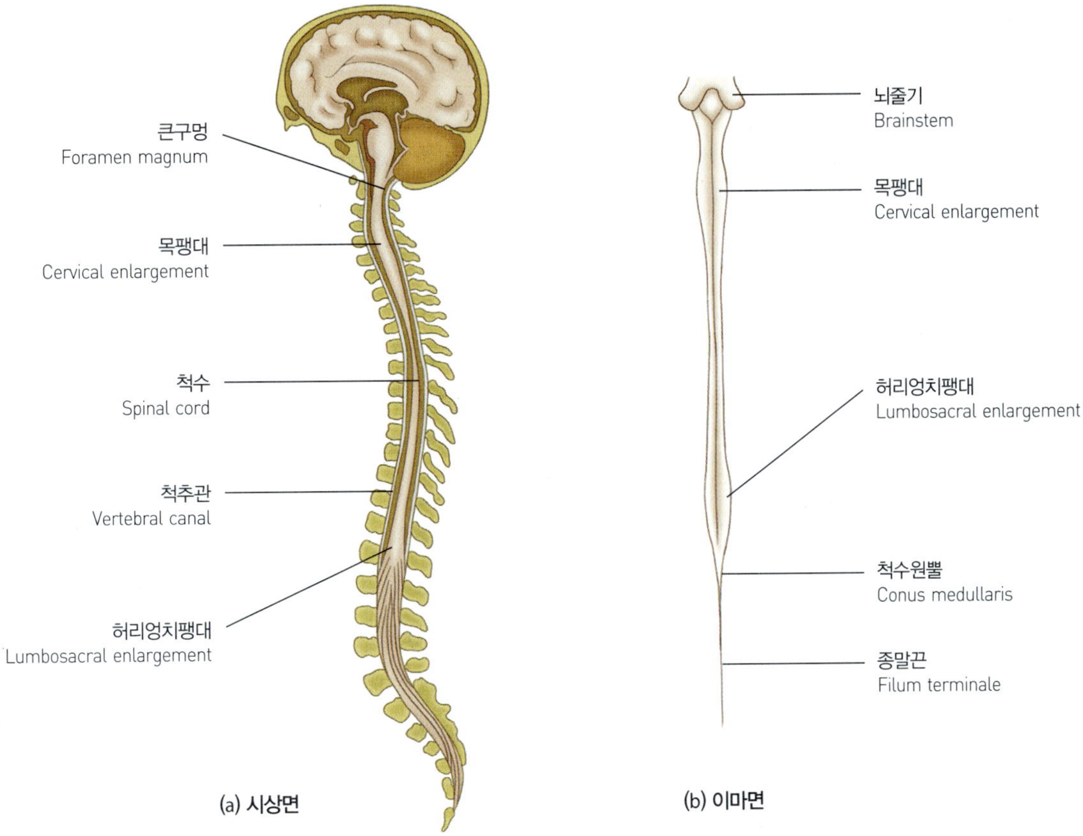

그림 4-20 척수의 형태

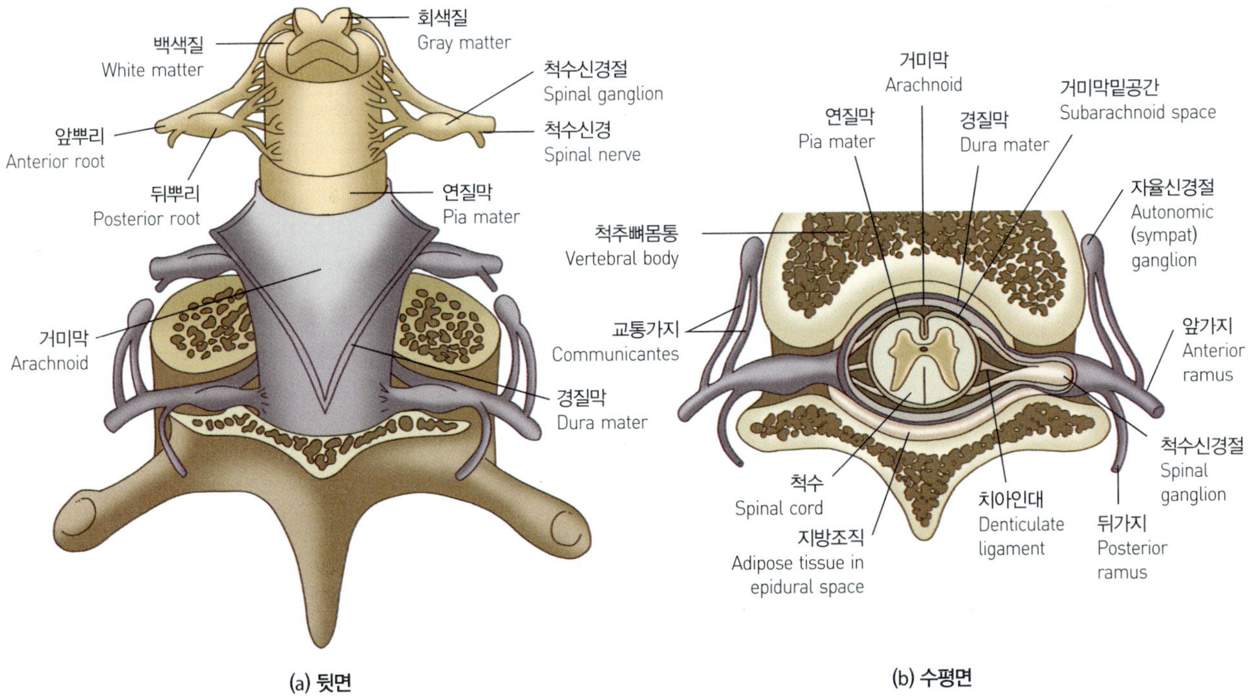

그림 4-21 척수와 척수막

로 전달하는 오름신경로와 대뇌겉질과 뇌줄기에서 출발하여 척수의 운동신경세포로 전달되는 내림신경로가 있으며, 맞교차섬유와 연합섬유에 의해 척수의 왼쪽과 오른쪽을 교차하거나 같은 쪽 상하를 연결한다(그림 4-23).

① 오름신경로

척수시상로(spinothalamic tract)는 촉각흥분과 압각을 대뇌에 전달하는 앞척수시상로(anterior spinothalamic tract), 온각, 냉각, 통각 등의 감각흥분을 뇌에 전달하는 가쪽척수시상로(lateral spinothalamic tract)로 구성되어 있다.

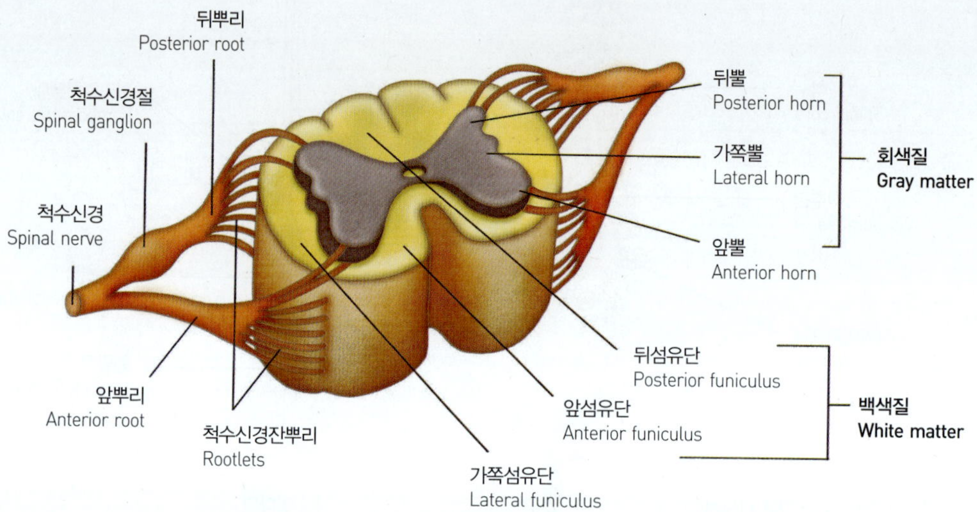

그림 4-22 척수의 단면

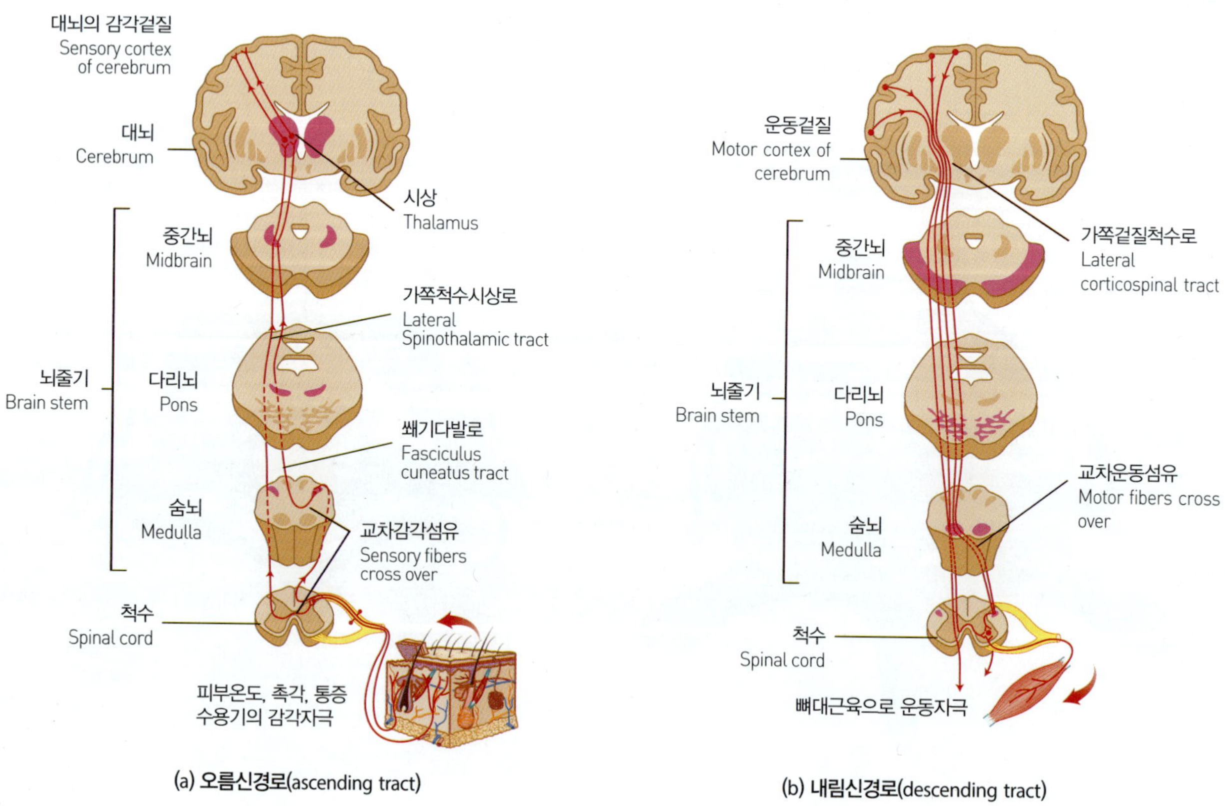

그림 4-23 주요 척수신경로

척수소뇌로(spinocerebellar tract)는 근육, 관절, 피부의 수용기에서 입력된 무의식적 고유감각과 현재 근육의 상태나 관절의 위치에 대한 정보를 소뇌로 전달하는 오름신경로이며, 뒤척수소뇌로(후척수소뇌로, posterior spinocerebellar tract)와 앞척수소뇌로(전척수소뇌로, anterior spinocerebellar tract)가 있다.

의식적으로 지각이 가능한 의식적 감각은 대뇌겉질까지 전달되는 신경로로 상행하며, 의식적으로 감지할 수 없는 무의식적인 감각이나 새로운 운동과제 학습을 위한 정보로 활용될 수 있는 정보들은 소뇌겉질까지 도달하는 신경로를 따라 상행하게 된다.

뒤섬유단(posterior white column)은 분별촉각, 압각, 진동감각 및 위치감각을 뇌로 전달하는 쐐기다발(설상속, fasciculus cuneatus)과 널판다발(박속, gracile fasciculus)이 있다.

핵심돋보기

오름신경로는 세 개의 연접으로 이어진 신경세포 사슬로 구성되어 있다. 일차신경세포(first order neuron)는 척수신경절에 위치하고 감각에 따라 척수의 회색질이나 뇌줄기의 이차신경세포로 연접하게 된다. 이차신경세포(second order neuron)는 척수나 뇌줄기에 위치하며 반대쪽으로 교차하여 반대쪽 시상에 위치하는 삼차신경세포에 종지하게 된다. 삼차신경세포(third order neuron)는 시상핵에 존재하고 대뇌겉질의 마루엽에 있는 몸감각영역으로 연결된다. 소뇌겉질이나 뇌줄기의 핵에 종지하는 오름척수로는 삼차신경세포가 없으므로 이차신경세포까지 존재하는 두 개의 신경세포 사슬을 가지게 된다.

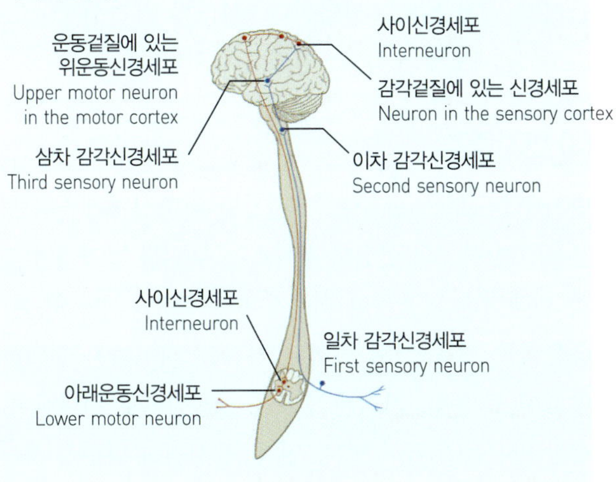

② 내림신경로

겉질척수로(corticospinal tract)는 대뇌겉질의 운동영역에서 시작된 맘대로운동을 척수로 전달하는 내림신경로로서 팔다리 먼쪽 부분의 미세한 운동에 관여한다.

그물척수로(reticulospinal tract)는 뼈대근육의 수의성 운동, 반사활동 및 근육 긴장도에 영향을 미치는 내림신경로이며, 다리뇌와 숨뇌의 그물형성체에서 기원된다. 다리뇌에서 시작되는 안쪽그물척수로(median reticulospinal tract)와 숨뇌에서 시작되는 내림신경로인 가쪽그물척수로(lateral reticulospinal tract)를 형성한다.

2) 반사와 반사활

반사(reflex)는 감각자극에 대해 대뇌겉질의 작용과 관계없이 무의식적으로 유발되는 불수의적인 자동 반복반응으로 몸 수용기를 통해 입력된 감각자극이 척수뒤뿔을 통해 들어와서 뇌로 상행하지 않고 척수앞뿔의 운동신경세포로 전달되어 효과기에 반응을 유발시키는 것이다. 반사작용으로 인해 외부 환경의 변화에 즉각 반응을 나타내어 신체를 보호하며, 신체 활동이나 항상성 유지를 위한 반응을 유발하게 된다.

뻗침반사(신장반사, stretch reflex)와 같이 들신경세포와 날신경세포가 하나씩 2개의 신경세포로 이어져 자극과 반응시간이 짧은 반사를 단일연접반사(monosynaptic reflex)라고 하고, 들신경세포와 날신경세포의 사이에 하나 이상의 사이신경세포(interneuron)가 연접되어 3개 이상의 신경세포로 이어져 자극과 반응시간이 길고 복잡한 다연접반사(polysynaptic reflex)가 있다. 다연접반사에는 굽힘반사(flexion reflex)와 교차폄반사(crossed extension reflex) 등 뻗침반사를 제외한 모든 반사가 포함된다.

반사활(반사궁, reflex arc)이란 활처럼 생겨서 붙여진 이름으로 위와 같은 반사작용이 유발되는 구조를 말하며, 감각수용기, 감각신경, 반사중추, 운동신경, 효과기의 5가지 구조로 된 과정이 참여하여 이루어진다(그림 4-24).

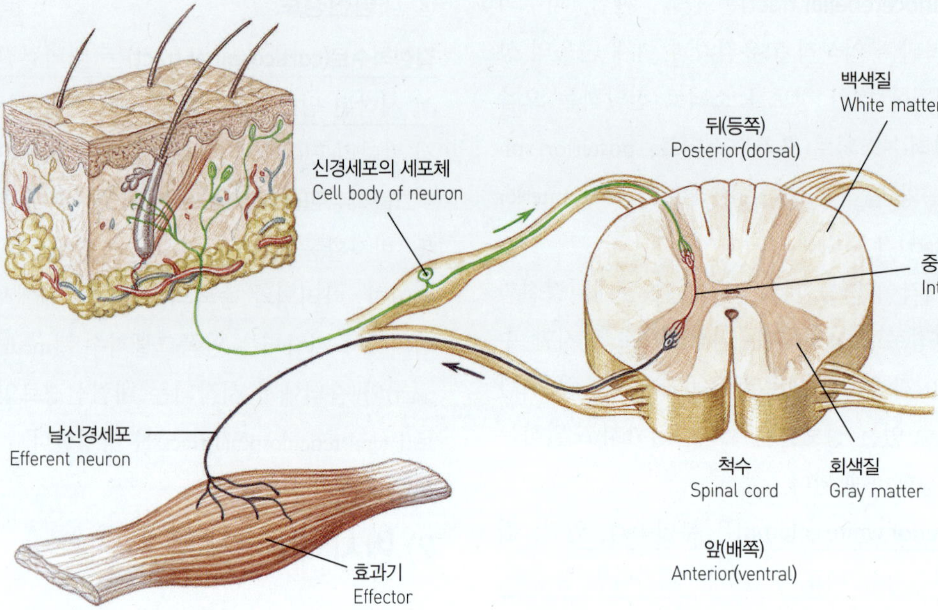

그림 4-24 반사활

> **TIP 2차선 신경로**
>
> 척수는 다양한 오름신경로와 내림신경로가 이동하는 곳이다. 척수가 척추뼈를 중심으로 양쪽으로 분포하고 있기 때문에 1차선 도로가 아닌 중앙차선을 경계로 왕복차선을 가지고 있다고 볼 수 있다. 불완전 척수손상으로 인해 마비의 경우 손상된 척수의 부위에 따라 증상 양상이 다양하게 나타난다. 이것은 척수소뇌로를 통해 입력된 통증과 온도감각은 척수에서 중앙을 교차하여 반대쪽에서 대뇌로 올라가는 척수소뇌로를 이용하기 때문이다. 진입했던 차선이 아닌 중앙선을 지나쳐 반대 차선으로 이동해 위로 올라가는 경로를 이용하여 진행하는 것이다. 따라서 대표적인 불완전 척수손상의 하나인 브라운-세카르증후군(Brown-Sequard syndrome)의 증상은 (교차가 없는) 손상과 같은 쪽의 운동마비와 (교차가 발생되어) 손상 반대쪽의 통증과 온도감각의 소실을 보이게 된다.

(1) 감각수용기

감각수용기(sensory receptor)는 신체 전체에 분포되어 있는 다양한 수용기들이 환경 변화에 의해 전달되는 자극을 수용하여 감각흥분을 시작하는 부위이다.

외부 자극수용기(exteroceptor)는 촉각, 청각, 시각, 통증, 온도감, 진동감각과 같은 신체 외부에서 오는 자극을 감지하는 수용기이고, **내부 자극수용기(interoceptor)**에는 갈증, 배고픔, 위의 팽창, 혈액 내 pH 변화 등 신체 내부의 상황을 감지하는 내장수용기(visceroceptor)와 신체의 자세, 운동 평형감각 등의 반응 수용기로 인체 움직임과 관련된 고유감각 정보를 감지하는 고유감각기(proprioceptor)가 있다.

(2) 감각신경

수용기의 감각흥분은 들신경세포(구심성 신경, afferent neuron)를 활성화시키고, 척수의 뒤뿌리를 통해 뒤뿔로 들어가 반사중추로 전달된다. 이러한 감각신경(sensory nerve)의 세포체는 척수신경절에 위치한다.

(3) 반사중추

반사중추(reflex center)는 들신경인 감각신경과 날신경인 운동신경 사이의 연접이 위치하는 부위를 가리키며 척수의 회색질과 뇌줄기의 회색질에 존재한다. 반사중추 작용은 들신경을 통해 입력된 자극을 대뇌까지 전달하지 않고 바로 통합, 처리된 정보를 날신경으로 전달하여 신속한 반응을 이끌어 낼 수 있다. 들신경과 날신경 사이에는 사이신경세포가 존재하지 않거나 1개 이상 존재하여 연접을 형성한다.

(4) 운동신경

운동신경(motor neuron)은 날신경세포(원심성신경, efferent neuron)로 척수앞뿔에 위치하며 반사중추에서 통합, 처리된 흥분을 앞뿌리를 통해 효과기가 있는 말초 근육이나 샘세포로 전달한다.

(5) 효과기

뼈대근육이나 심장근육, 내장근육, 샘 등과 같이 운동신경의 자극에 대해 반응하는 장기를 효과기(effector)라 한다.

3) 척수반사

척수로 들어오는 감각신경과 나가는 운동신경이 뇌를 거치지 않고 척수 내에서 처리되어 외부 자극에 신속히 대응하는 반응을 척수반사(spinal reflex)라 하며, 복합적인 반사기능을 수행할 수 있고 임상적으로 중요한 반사이다.

(1) 뻗침반사

뼈대근육을 가볍게 쳐서 빨리 늘리면 근육방추(muscle spindle)가 흥분하여 척수로 전달되며 사이신경세포의 조절 없이 운동신경에 흥분을 전달하여 근육이 수축되는 현상을 뻗침반사(신장반사, stretch reflex)라 한다. 단일연접반사로 이루어진 뻗침반사의 대표적인 예는 **무릎힘줄반사(슬개건반사, patellar tendon reflex, knee jerk reflex)**이다.

무릎힘줄(슬건, patellar tendon)을 가볍게 치면 넙다리네갈래근(대퇴사두근, quadriceps femoris muscle)의 근육이 순간적으로 길어져 근육 내부에 위치한 근방추가 자극을 받게 된다. 근육방추의 자극이 감각신경을 거쳐 척수에 전달되고 단일연접의 반사중추를 통과하여 앞뿔을 통해 운동신경의 흥분이 효과기에 전달되어 길어졌던 넙다리네갈래근을 반사적으로 수축시켜 다리를 위로 들어올리게 된다(그림 4-25).

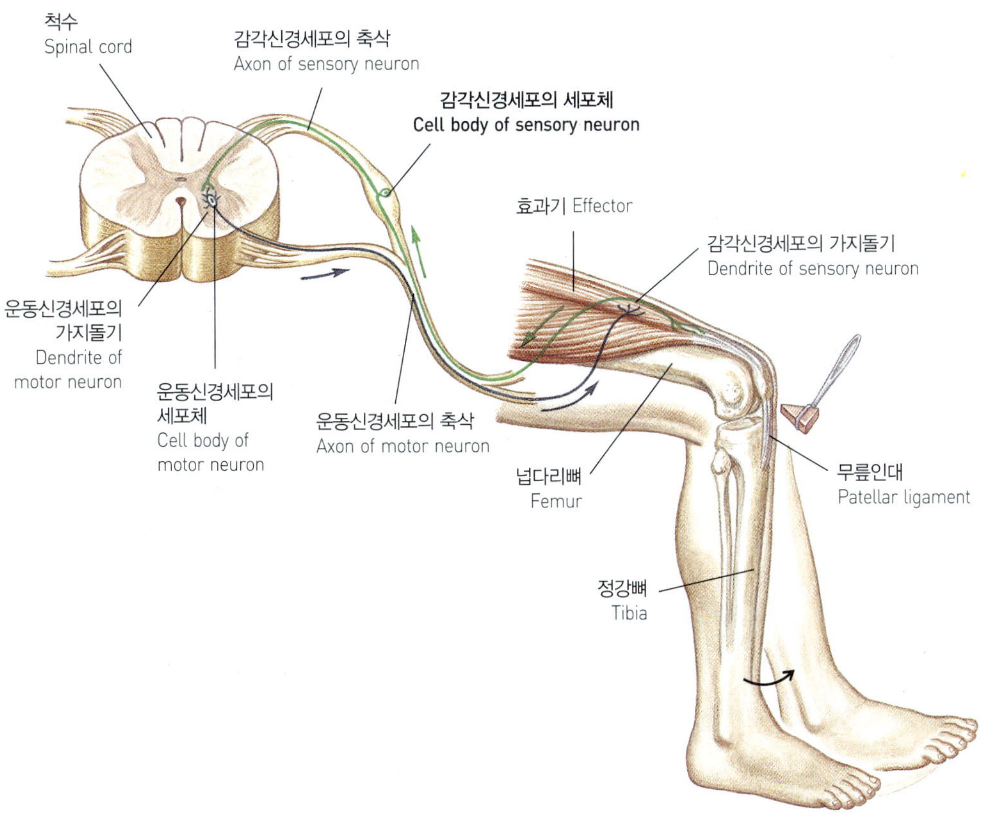

그림 4-25 무릎힘줄반사

(2) 굽힘반사

신체의 일부에 강한 통증 자극이 가해지면 통증을 피하기 위해 자극받은 주변의 굽힘근육들이 빠르게 수축하여 해로운 자극으로부터 도피하는 반사를 굽힘반사(굴곡반사, flexion reflex)라 한다(그림 4-26). 굽힘반사는 신체가 해로운 자극을 받을 때 자극의 근원에서 멀어지게 하려는 가장 강력한 **회피반사(withdrawal reflex)**의 하나로 A_δ나 C 섬유를 통해 통증 자극이 척수로 들어오면 사이신경세포의 조절에 의해 굽힘근육을 흥분시키고, 폄근육은 억제시켜 굽힘반사가 원활히 수행될 수 있게 작용한다. 이러한 척수반사에 의해 굽힘근육이 수축하면 폄근육이 억제되어 이완하는 상반적인 작용을 **대항근의 상반지배(reciprocal innervation of antagonistic muscle)**라고 한다.

(3) 교차폄반사

교차폄반사(교차신전반사, crossed extension reflex)는 굽힘반사에 대한 신체 균형을 유지하기 위한 반사로 굽힘반사를 유발시키는 통증자극이 지나치게 큰 자극인 상황에서는 굽힘반사의 운동반응이 반대쪽의 척수 부위까지 확대되어 나타나는 반사가 교차폄반사이다. 만약 발바닥이 못에 찔렸다고 한다면 찔린 쪽 다리는 굽힘반사에 의해 다리를 굽히게 되고, 반대쪽 다리는 편 상태를 유지하여 넘어지지 않도록 하는 것과 같이 굽힘반사가 커지면 신체 균형이 한쪽으로 기울어지게 되기 때문에 균형을 유지하기 위해 반대쪽은 폄근육이 흥분하게 되고, 굽힘근육이 억제되는 폄반사가 반대로 일어나게 된다. 이와 같이 한쪽의 근육수축을 위해 반대쪽 근육을 억제하는 것을 **상호억제(reciprocal inhibition)**라고 한다(그림 4-27).

(4) 척수 쇼크

척수를 절단하면 일시적으로 척수의 반사중추 기능이 정지하여 반사가 일어나지 않고 근육이 이완되며 혈압이 상승하는 경우를 척수 쇼크(spinal shock)라 한다. 척수 쇼크 기간은 하등 동물보다 고등동물에서 심하고, 지속시간이 길어 개구리는 수 초, 고양이는 2~3일, 사람은 2주 정도의 시간이 소요된다. 척수 쇼크로 인해 반사가 보이지 않는 것은 상위중추에서 내려오는 신경흥분이 척수에 도달하지 못하므로 운동신경이 흥분되지 않기 때문이다. 하지만 점차 시간이 지나면서 척수로 들어오는 들신경이 상위중추의 통제 없이 날신경을 직접 흥분시켜 다시 척수반사가 이루어지는 것이다.

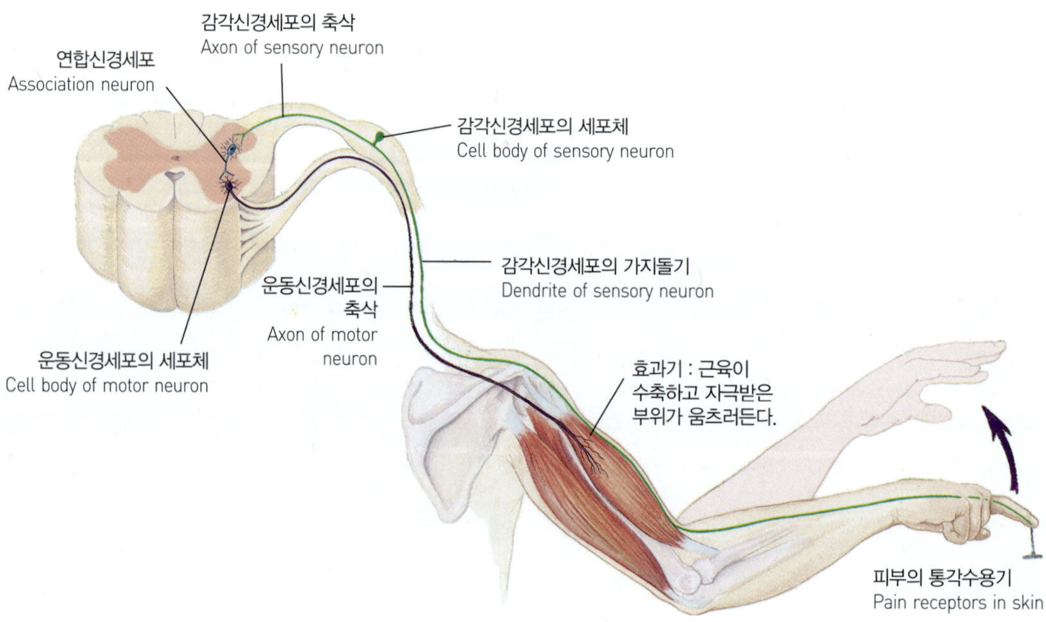

그림 4-26 감각, 운동신경세포와 연합신경이 포함된 굽힘반사 또는 회피반사

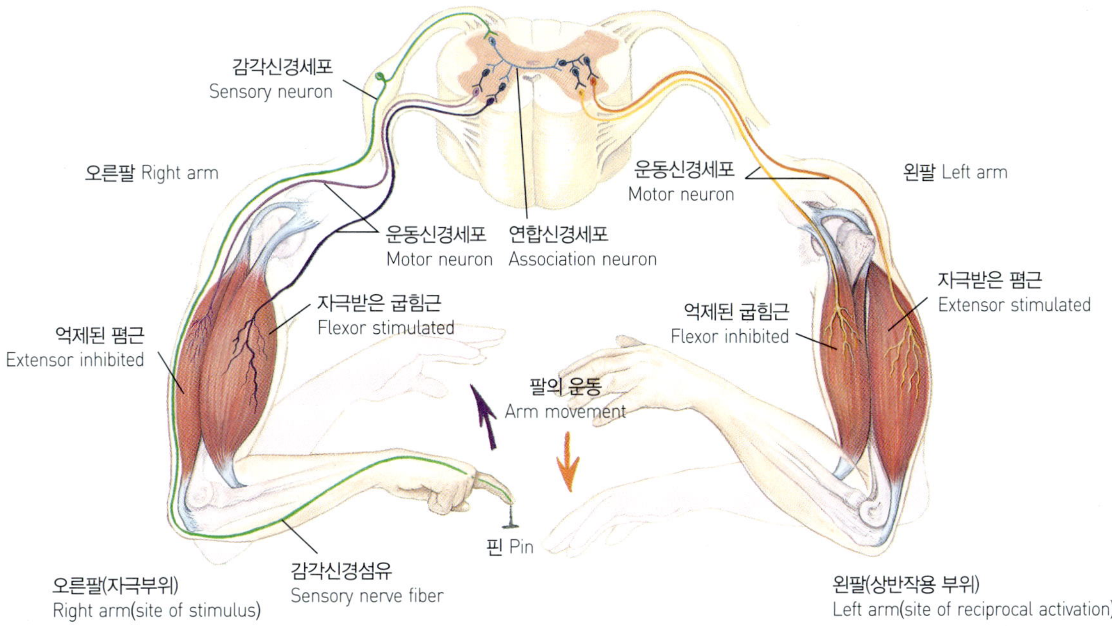

그림 4-27 교차 폄반사

표 4-3 반사 구분

구분	반사운동
원시반사	눈깜빡반사, 동공반사, 인형의 눈반사*, 재채기반사, 미간반사, 빨기반사, 구역반사, 먹이찾기 반사, 밀어내기 반사, 하품반사, 기침반사, 움켜잡기 반사, 바빈스키 반사, 발목간대성 경련, 모로반사, 놀람반사, 페레즈 반사, 긴장성 목반사
뇌줄기반사	비대칭성 긴장성 목반사, 대칭성 긴장성 목반사, 긴장성 안뜰반사, 연합반응, 양성 지지반응, 음성 지지반응
중간뇌반사	목 바로세우기 반사, 몸통 바로세우기 반사, 미로 바로세우기 반사, 시각 바로세우기 반사, 양서류 반응
자동운동 반응	모로 반사, 란다우 반사, 폄보호 반사 또는 낙하산 반사
대뇌겉질 반응	눕기 반응, 엎드리기 반응, 네발기기 반응, 앉기 반응, 무릎서기 반응, 발떼기 반응, 발끝올리기 반응, 시소반응, 유인원 자세 반응

* 머리의 위치에 눈이 적응하지 못하여 눈이 뒤로 처진다. 시선고정 발달과 함께 소멸되지만 지속된다면 신경계 손상을 뜻한다.

03 뇌전도

뇌파(brain wave)는 뇌 신경세포의 이온화된 흐름에 의해 발생되는 전압변동을 의미하며 뇌의 머리덮개에 전극을 부착하고 이들 전극 사이에서 전압변동을 일으키는 전기적 파형을 기록하는 것이 **뇌전도(electroencephalography, EEG)**이다. 뇌전도는 수면상태, 뇌장애, 약물복용, 나이에 영향을 받으며 간질, 의식장애, 뇌사, 치매, 뇌졸중, 구조적 뇌질환, 정신질환 등 뇌의 이상상태를 진단하는 데 이용된다. 낮은 주파수의 뇌파는 피곤하고 느릿하며 꿈꾸는 것과 같은 상태에서 보이는 반면 높은 주파수의 뇌파는 긴장하거나 높은 각성상태에서 발생된다. 뇌파의 분류는 표 4-4에 제시하였다.

04 수면

수면(sleep)은 무의식 상태이며 주위 환경변화에 활발하게 반응하지 못하지만 중추신경계통이 각성되어 있어 깨어나면 의식을 회복하게 된다. 수면상태에서는 기초신진대사율과 심부체온, 혈압, 심박동수가 감소하고 운동신경성의 흥분성과 근육긴장도가 감소되어 호흡수와 반사의 감소를 보인다. 하지만 마취는 중추신경계통의 기능을 억제하여 감각이나 반사작용이 없는 상태로 수면

표 4-4 뇌파의 분류

뇌파	주파수	발생부위	작용
델타파(δ-wave)	4Hz 이하	겉질(어린이)	깊은 수면(수면파), 중증 뇌장애, 정신장애, 간질 등의 질환
세타파(θ-wave)	4~8Hz	겉질, 해마	어른의 수면 중이나 깊은 명상 어린이 각성상태 단기기억과 기억 유지
알파파(α-wave)	8~13Hz	겉질, 뒤통수엽, 시상	눈을 감고 있는 일시적 휴식상태 마음의 조정, 고요, 경계, 통합, 학습 상태 신경세포 간 정보망 형성하는 역할
베타파(β-wave)	13~30Hz	이마엽	낮은베타/중간베타/높은베타 높은 수준의 각성 상태에서 집중, 의사결정, 문제해결, 과제완료, 학문수행, 인지기술 증대 졸음 상태↓, 명료한 의식 상태↑
감마파(γ-wave)	30Hz 이상	의식적 집중	뇌 부위에서 발생된 정보관정을 동시에 수행하게 하는 빠른 뇌파 작업순서 기억, 의식 확장, 초자연적 상황, 최면상태 동안 발생

표 4-5 뇌파의 분류

수면단계	범위	주파수	특징
non REM sleep 1단계	2~5%	4~7Hz	느린안구운동, 저강도/저빈도 뇌전도 활성
non REM sleep 2단계	45~55%	10~17Hz	방추 모양의 작고 빠른 진동(수면방추)
non REM sleep 3단계	15~25%	0.2~4Hz	델타파 증가, 수면방추 소멸
REM sleep	20~25%	7~12Hz	각성상태와 유사한 알파파의 혼합 형태

과 차이를 보인다. 수면과 반대되는 상태를 각성(wake)이라고 하며 의식수준이 낮은 상태를 수면상태라고 한다면 의식수준이 높은 상태를 각성상태라고 할 수 있다.

수면은 빠른 안구 운동이 일어나는 **급속안구운동수면(rapid eye movement sleep, REM sleep)**과 1단계(N1), 2단계(N2), 3단계(N3)의 하부 단계를 포함하는 **비급속안구운동수면(non rapid eye movement sleep, non REM sleep)**의 두 가지로 구분할 수 있다(표 4-5).

수면과정은 비급속안구운동수면의 짧은 첫 1단계에서 시작하여 2단계, 그리고 3단계로 진행하여 급속안구운동수면에 도달하게 된다. 수면하는 동안 비급속안구운동수면과 급속안구운동수면이 매 90~120분마다 순차적으로 교차한다(그림 4-28).

대뇌겉질의 활동이 활발하지만 각성을 일으키는 강도가 비급속안구운동수면 시 보다 큰 자극이 요구되므로 모순수면(paradoxical sleep)이라고도 하며 꿈을 많이 꾸기 때문에 꿈수면(dreaming sleep)이라고도 한다. 급속안구운동수면 시 가로막을 제외한 호흡 보조근육들의 근력이 감소와 약해진 환기(ventilation)로 인한 상기도 저항의 증가로 각성상태와 다르게 동맥혈산소포화도(arterial oxygen saturation)의 감소를 보인다. 이러한 변화로 급속안구운동수면은 불규칙하고 얕으며 감소된 호흡양상을 보인다.

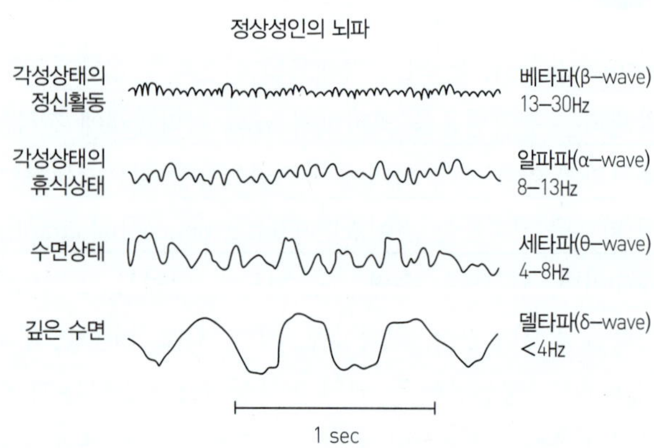

그림 4-28 정상성인의 뇌파

05 뇌 신경가소성

뇌의 가소성(brain plasticity)은 경험이나 생활을 통해 구조적, 기능적으로 개조와 재조직이 일어나는 능력을 말한다. 인간의 뇌가 가지는 가소성 기능의 손상 시 뇌의 기능회복이 뇌의 기능적 재구성(functional reorganization)으로 유발될 수 있다. 비록 손상된 신경세포가 완전한 기존의 상태로 되돌릴 수는 없겠지만 중추신경계는 신경가소성(neuroplasticity)을 가지고 회복에 작용하고 있다.

신경가소성은 신경세포가 주어진 자극에 대해 변화할 수 있는 능력을 말한다. 새로운 기술을 습득하여 **습관화(habituation)**하거나 **학습(learning)**과 **기억(memory)**의 기본 기전이 되며, 중추신경계의 손상 후 회복에도 관여하는 것으로 알려져 있다. 신경계가 가지는 환경에 대한 변화 가능성을 바탕으로 손상 후 기능적 재구성이 이루어지게 된다.

(1) 습관화

습관화는 새로운 습득을 위해 특정 자극을 지속적으로 제공할 때 신경전달물질의 분비와 수용기의 감수성 변화가 발생하여 자극의 반응이 줄어드는 현상을 말한다. 장기간의 반복적인 자극이 신경연접 부위의 영구적이고 형태적인 변화를 유발하여 자극에 대한 반응의 크기가 감소하는 반사적인 행동으로 나타나게 되는 것이다. 촉각자극에 과민반응을 보이는 촉각방어(tactile defensiveness) 아동에게 처음에는 부드러운 자극을 제공하여 수용하도록 한 후 점차적으로 자극의 강도를 증가하여 촉각 자극에 대한 습관화를 촉진시켜야 한다. 어지러움과 메스꺼움 자세를 반복적으로 시행하여 증상을 감소시키는 안뜰계통 장애 환자들에게도 습관화를 발생시킬 수 있다.

(2) 학습

학습이란 경험을 통해 습득한 지식과 정보를 바탕으로 환경에 대한 반응을 변화, 조정, 그리고 발전시키는 능력이다. 습관화에 의한 단기간 변화와는 달리 신경연접 기능의 지속적이고 영구적인 변화를 보이며, 중추신경계에 의해 후천적으로 습득하게 된다. 학습을 위해서는 다른 자극을 배제한 상황에서 특수 자극에 주의를 집중하여야 하며, 반복이 필요하고 학습 동기와 그에 따르는 보상이 필요하다.

(3) 기억

기억은 학습을 통해 습득된 지식을 보유하고 저장하는 과정을 말하며 단기기억(short-term memory)과 장기기억(long-term memory)으로 구분된다. 짧은 기간 저장되었다가 사라지는 단기기억은 명확한 기전이 알려지지 않았지만 단일 신경세포 회로인 반향회로(reverberating circuit)에서 맴돌아 오래 간직하지 못한다. 오랜 기간 저장되는 장기기억은 반복적인 특정 자극으로 인해 새로운 단백질 합성과 활성이 이루어져 시냅스(연접, synapse)이후 신경세포에 새로운 가지돌기가 생기거나 연결을 견고하게 하는 시냅스 형성을 이루게 된다. 지속적인 들신경 자극에 의해 신경 시냅스 강도가 지속적으로 상승되는 장기상승작용(long-term potential)은 기억을 형성하는 세포기전이 되며 둘레계통의 해마에서 기능을 담당한다.

>> 요 약

1. 중추신경계는 (　　　)와 (　　　) 속에 있는 신경세포들로 구성되어 있다.
2. 대뇌반구의 깊고 주요한 고랑 혹은 틈새들을 경계로 (　　　)의 엽, 즉 (　　　), (　　　),(　　　), (　　　)으로 구분된다.
3. (　　　)은 사이뇌의 80%를 차지하고, 많은 신경핵들이 포함되어 있어 대뇌, 소뇌, 시상하부에서 신경섬유를 받고, 겉질밑 구조에서 대뇌겉질로 향하는 모든 오름섬유들이 연접하여 그들로부터 받은 정보를 후각을 제외한 대뇌겉질의 모든 감각영역으로 전달하는 중계 역할과 통합기능을 수행한다.
4. 안뜰소뇌는 특히 빠르게 움직이고 있을 때나 빠르게 회전할 때 기능을 하며 공간에서 평형감각 자극에 반응하여 (　　　)을 잡게 한다. 척수소뇌는 대뇌와 말초 사이 정보교환을 통해 다양한 운동과 자세 변화에 대한 적절한 근육의 협동작용을 유발하여 (　　　)를 조절한다. 다리뇌소뇌의 적절한 억제와 흥분은 운동이 필요한 시기에 일어날 수 있도록 해주고, 어떤 위치에서나 몸의 활동이 이루어지도록 (　　　)을 세울 수 있다.
5. (　　　)는 위쪽으로 대뇌와 아래쪽으로 척수를 이어주는 구조물이며 위로부터 (　　　), (　　　), 그리고 (　　　)로 구성되어 있다. 수면, 각성, 의식과 관련된 대뇌겉질을 활성화시키고 호흡뿐 아니라 (　　　), (　　　), (　　　), (　　　) 등 생명 유지에 필수적인 역할을 한다.
6. 척수시상로는 촉각흥분과 압각을 대뇌에 전달하는 (　　　), (　　　), (　　　), (　　　) 등의 감각흥분을 뇌에 전달하는 (　　　)로 구성되어 있다. 뒤섬유단은 (　　　), (　　　), (　　　) 및 (　　　)을 뇌로 전달하는 쐐기다발과 널판다발이 있다. 겉질척수로는 대뇌겉질의 운동영역에서 시작된 (　　　)을 척수로 전달하는 (　　　)로서 팔다리 먼쪽 부분의 미세한 운동에 관여한다.
7. (　　　)이란 활처럼 생겨서 붙여진 이름으로 위와 같은 반사작용이 유발되는 구조를 말하며, (　　　), (　　　), (　　　), (　　　), (　　　)의 5가지 구조로 된 과정이 참여하여 이루어진다.
8. (　　　)는 뇌 신경세포의 이온화된 흐름에 의해 발생되는 전압변동을 의미하며 뇌의 머리덮개에 전극을 부착하고 이들 전극 사이에서 전압변동을 일으키는 전기적 파형을 기록하는 것이 (　　　)이다. (　　　) 주파수의 (　　　)는 피곤하고 느릿하며 꿈꾸는 것과 같은 상태에서 보이는 반면 (　　　) 주파수의 (　　　)는 긴장하거나 높은 (　　　)에서 발생된다.
9. 수면과정은 (　　　)의 짧은 첫 1단계에서 시작하여 2단계, 그리고 3단계로 진행하여 (　　　)수면에 도달하게 된다. 수면하는 동안 (　　　)과 (　　　)이 매 90~120분마다 순차적으로 교차한다.
10. 뇌의 가소성(brain plasticity)은 경험이나 생활을 통해 구조적, 기능적으로 (　　　)와 (　　　)이 일어나는 능력을 말한다. 새로운 기술을 습득하여 (　　　)하거나 (　　　)과 (　　　)의 기본기전이 되며, 중추신경계의 손상 후 회복에도 관여하는 것으로 알려져 있다.

>> 참고문헌

1. 생리학, 한국생리학교수협의회, 정담미디어, 2014.
2. 신경계물리치료중재학, 신경계물리치료중재학 편찬위원회, 현문사, 2013.
3. 신경계물리치료학, 김종만 외, 정담미디어, 2012.
4. 신경해부생리학, 김종만 외, 정담미디어, 2010.
5. 보건의료인을 위한 인체생리학, 생리학 교재편찬연구회, 에듀팩토리, 2016.
6. 알기쉬운 신경해부생리학, 정형재 외, 정담미디어, 2012.
7. 인체생리학, 김종규 외, JMK, 2014.
8. Basunia M, Fahmy SA, Schmidt F, Agu C, Bhattarai B, Oke V, Enriquez D, Quist J. Relationship of symptoms with sleep-stage abnormalities in obstructive sleep apnea-hypopnea syndrome. J Community Hosp Intern Med Perspect. 2016 Sep 7;6(4):32170. doi: 10.3402/jchimp.v6.32170. eCollection 2016.
9. Choi E, Park DH, Yu JH, Ryu SH, Ha JH. The Severity of Sleep Disordered Breathing Induces Different Decrease in the Oxygen Saturation During Rapid Eye Movement and Non-Rapid Eye Movement Sleep. Psychiatry Investig. 2016 Nov;13(6):652-658. Epub 2016 Nov 24.
10. Krishnan GP, Chauvette S, Shamie I, Soltani S, Timofeev I, Cash SS, Halgren E, Bazhenov M. Cellular and neurochemical basis of sleep stages in the thalamocortical network. Elife. 2016 Nov 16;5. pii: e18607. doi: 10.7554/eLife.18607.
11. Putilov AA. Principal component analysis of the EEG spectrum can provide yes-or-no criteria for demarcation of boundaries between NREM sleep stages. Sleep Sci. 2015 Jan-Mar;8(1):16-23. doi: 10.1016/j.slsci.2015.02.004. Epub 2015 Mar
12. Sowndhararajan K, Kim S. Influence of Fragrances on Human Psychophysiological Activity: With Special Reference to Human Electroencephalographic Response. Sci Pharm. 2016 Nov 29;84(4):724-751.

사례
Case 1 » 뇌졸중(cerebral vascular accident, stroke)은 왜 생길까?

환자병력

69세 가정주부 A씨는 찬바람을 맞으며 아침 산책을 다녀온 후 팔과 다리의 근력이 감소되고 감각이 약화되었으며, 언어 전달의 어려움과 얼굴마비가 동반하여 나타났다. 병원을 방문하여 MRI 촬영을 검사한 결과 뇌경색으로 진단받아 혈전용해술을 시행하였다. 이 환자는 오른쪽 팔과 다리 근력 약화와 감각 둔화, 엉덩관절 굽힘과 무릎의 과신전, 그리고 골반의 오른쪽 회전과 상체의 왼쪽 회전 증상으로 물리치료와 작업치료를 의뢰받고 치료 중이다.

- 원인

뇌졸중은 뇌를 순환하는 혈관계통의 문제로 발생되는 뇌손상을 말한다. 머리뼈 골절이나 외상, 지속된 고혈압으로 꽈리(aneurysm)가 파열되는 등의 이유로 뇌혈관의 출혈로 발생되는 뇌출혈(hemorrhage)과 뇌혈관의 혈전(thrombosis)이나 색전(embolism)에 의해 혈액순환이 막혀 발생되는 뇌경색(infarction)으로 나뉜다(그림 1, 2, 3).

- 증상

증상은 손상된 부위가 차지하는 뇌의 영역에 따라 다양한 양상을 보인다. 뇌손상 부위의 반대쪽 사지의 몸통 근육 약화와 운동장애가 나타나고 대뇌반구의 특별한 기능에 따라 차이를 보이게 된다. 왼쪽 뇌는 언어, 계산력과 관계된 작용을 하며, 오른쪽 뇌는 시공간 지각을 담당하여 손상 시 증상에 영향을 주게 된다. 상위운동신경세포 손상증후군의 특징인 마비, 경직, 근육 약화가 나타나며, 자세 비대칭, 체중부하와 이동능력 상실, 그리고 협응력과 기민성 등 신체 전반적인 문제를 보인다.

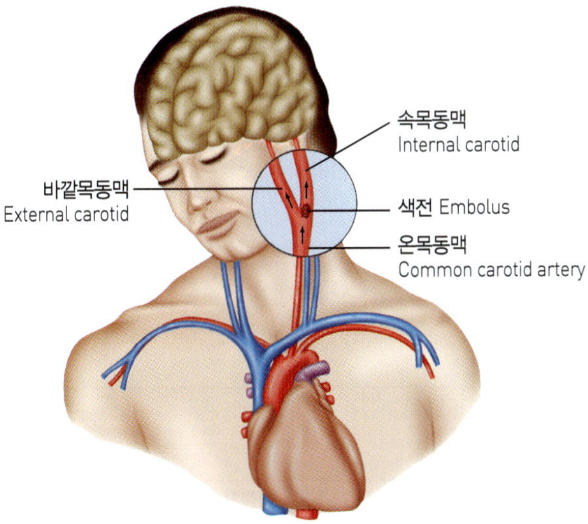

그림 1 뇌로 이동하는 색전

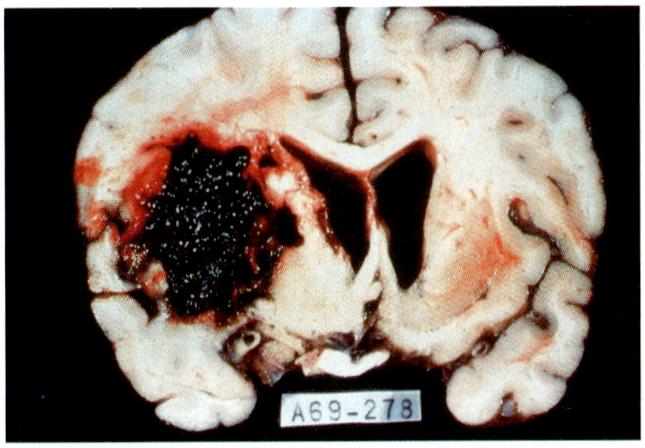

그림 2 뇌졸중 환자의 뇌 실제 사진

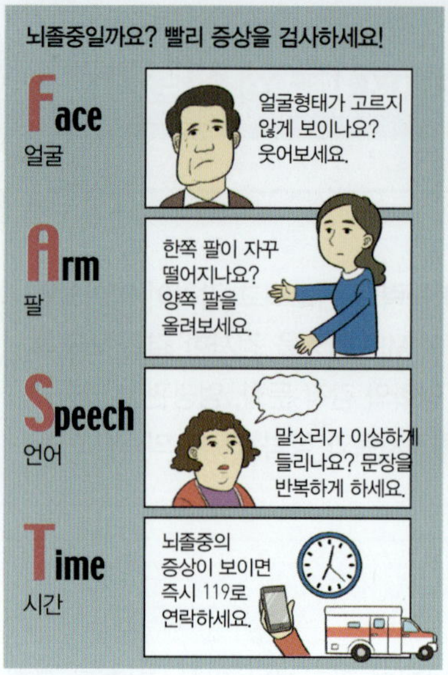
뇌졸중일까요? 빨리 증상을 검사하세요!
Face
얼굴
얼굴형태가 고르지 않게 보이나요? 웃어보세요.
Arm
팔
한쪽 팔이 자꾸 떨어지나요? 양쪽 팔을 올려보세요.
Speech
언어
말소리가 이상하게 들리나요? 문장을 반복하게 하세요.
Time
시간
뇌졸중의 증상이 보이면 즉시 119로 연락하세요.

그림 3 뇌졸중의 조기증상

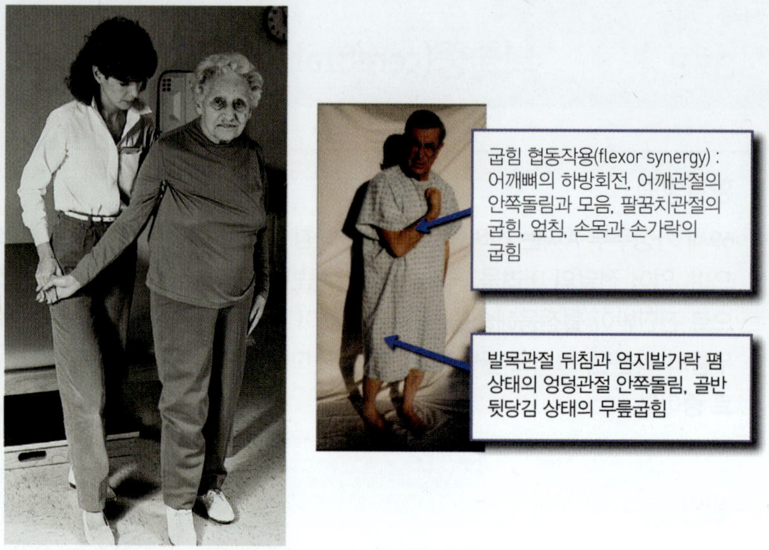

그림 4 뇌졸중 협동작용의 예

뇌의 손상 혈관별 증상

중간대뇌동맥 (middle cerebral artery, MCA)	손상된 뇌의 반대측 편마비 또는 감각마비, 다리보다 얼굴 및 팔이 심함 실어증, 계산불능, 실인증, 실행증, 동측반맹증, 공간개념 혼란
앞대뇌동맥 (anterior cerebral artery, ACA)	손상된 뇌의 반대측 편마비 또는 감각마비 팔보다 다리침범이 더 심함, 정신혼란 및 기억감퇴, 실어증 의지결여, 보속증, 원시반사, 파악반사 출현
뒤대뇌동맥 (posterior cerebral artery, PCA)	동측반맹증 및 시각실인증, 시상감각증후군 기억결핍, 불수의적 운동장애, 실독증, 실조증, 시상증후군 웨버증후군(Weber's syndrome) : 눈돌림신경신경 마비, 수직안구운동 마비, 동공반사 부전
안쪽목동맥 (internal carotid artery)	중간대뇌동맥과 앞대뇌동맥의 증상

뇌 영역별 손상 시 증상

이마엽 손상 (frontal lobe injury)	앞쪽 : 고등인지 기능소실 뒤쪽 : 운동중추(큰 동작), 보조운동중추(세밀한 동작) 상실 (기능 : 운동기능, 행동과 감정, 기억, 사고, 및 후각)
마루엽 손상 (parietal lobe injury)	왼쪽 손상 : 촉각, 압각, 언어 이해능력 소실 오른쪽 손상 : 촉각, 압각, 공간정보 인식 (기능 : 신체의 감각, 인지, 미각, 언어)
관자엽 손상 (temporal lobe injury)	왼쪽 손상 : 청각, 언어, 미각, 정서 및 언어 기억능력 소실 오른쪽 손상 : 청각, 언어, 미각, 정서 및 시각 기억능력 소실 (기능 : 청력, 미각, 언어 이해, 감정조절)
뒤통수엽 손상(occipital lobe injury)	시각, 정보처리 및 인식 소실 (기능 : 시각)

마비 부위에 따른 분류

오른쪽 마비(왼쪽 뇌손상)	언어의 의식과 표현의 혼란, 행동이 느리고 자신감 결여, 실독증, 감정표현 예민, 입체인식 불능, 수리적 · 분석적 사고 결핍, 실행증, 부분적 움직임, 빠르고 복잡한 운동기술 장애
왼쪽 마비(오른쪽 뇌손상)	무기력, 시력약화, 집중력 · 주의력 약화, 신체와 공간과의 상호 개념 결핍, 반맹증, 공간적 개념 결핍, 신체 이미지 결여, 자세의 유지, 지속적 움직임 장애

사례

Case 2 » 소뇌실조(cerebellar ataxia)는 무엇일까?

환자병력

58세 직장인 A씨는 업무 중 심한 두통과 메스꺼움, 그리고 구토반응이 나타나 병원을 방문하게 되었다. 병원의 진단 결과 소뇌출혈로 인한 소뇌실조였다. 이 환자는 전반적인 근력의 소실은 보이지 않으나 움직임이 서툴러지고 적절한 운동작용에 어려움을 보였다. 혼자 서서 균형잡기 힘들고, 술에 취한 듯한 보행 양상을 나타내며, 사물을 잡기 위해 팔을 움직일 때 의도하지 않은 떨림이 동반되어 직장생활과 일상생활을 유지하는 데 어려움을 호소하여 입원 후 물리치료와 작업치료를 진행하고 있다.

- 개요

소뇌실조는 신체를 움직일 때 움직임의 협응장애(incoordination of movement)를 보이거나 불안정한 행동과 서투른 움직임을 보이는 상태를 말한다. 근력의 소실을 보이지 않지만 조화로운 움직임의 어려움과 부적절한 운동반응으로 일상생활 수행에 제한을 받게 된다.

- 원인

주로 소뇌손상에 의해 발생되며 소뇌로 들어가고 나오는 구조물들의 손상, 또는 감각신경병증(sensory neuropathy)의 원인으로 발생될 수 있다. 또한 상염색체 우성 유전질환으로 척수소뇌성 실조와 간헐성 실조가 있으며 상염색체 열성 유전질환으로 프리드리히 실조와 모세혈관 확장성 실조가 있다(그림 5, 6).

- 증상

소뇌실조는 움직임 조절과 관련된 움직임의 비율, 방향, 범위, 힘 등을 조절하는 데 어려움을 보이게 된다. 신체 중심을 잡아주는 몸통의 자세 안정성이 저하되어 변화된 환경에 조절된 자세로 적응하는 데 어려움을 보이고 이러한 자세 불안정은 몸통을 뻣뻣하게 하고, 머리와 몸통을 고정시켜 회전운동을 제한하는 자세를 취하게 된다. 이와 같은 양상으로 인해 보이는 증상과 문제점들은 저긴장증(hypotonia), 협동운동불능(asynergy), 반복운동불능증(dysdiadochokinesia), 겨냥이상(dysmetria), 의도떨림(intention tremor), 안구진탕증(nystagmus) 등이 나타나며, 자세와 보행, 그리고 언어장애도 함께 동반된다.

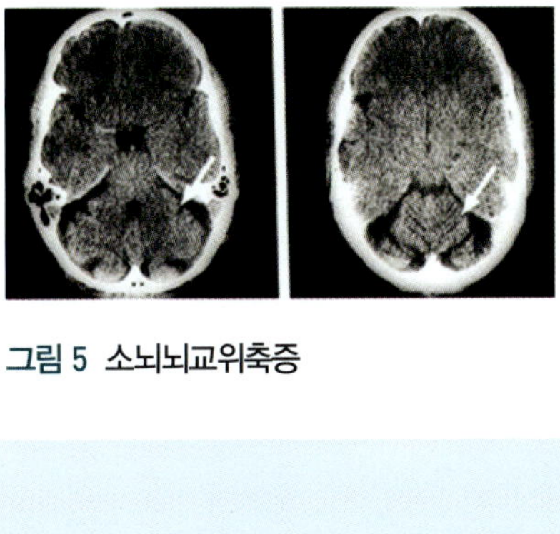

그림 5 소뇌뇌교위축증

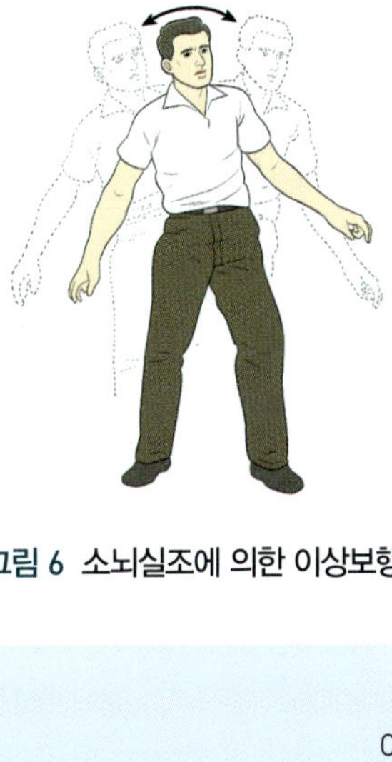

그림 6 소뇌실조에 의한 이상보행

- 고석신 교수

CHAPTER 05 말초신경계 생리

학습목표

1. 말초신경계의 구조적, 기능적 분류를 설명할 수 있다
2. 뇌신경 12쌍을 열거할 수 있다.
3. 척수신경 31쌍을 설명할 수 있다.
4. 척수신경의 신경얼기를 열거하고 설명할 수 있다.
5. 자율신경계의 구조와 기능을 설명할 수 있다.

의학용어

1. 자극(Stimulus; input), 반응(Response; output), 몸신경계(Somatic nervous system), 자율신경계(Autonomic nervous system), 들신경부분(Afferent division), 날신경부분(Efferent division)
2. 후각신경(후신경, olfactory nerve, I), 시각신경(시신경, optic nerve, II), 눈돌림신경(동안신경, oculomotor nerve, III), 도르래신경(활차신경, trochlear nerve, IV), 삼차신경(trigeminal nerve, V), 갓돌림신경(외전신경, abducens nerve, VI), 얼굴신경(안면신경, facial nerve, VII), 속귀신경(전정와우신경, vestivulocochlear nerve, VIII), 혀인두신경(설인신경, glossopharyngeal nerve, IX), 미주신경(vagus nerve, X), 더부신경(부신경, accessory nerve, XI), 혀밑신경(설하신경, hypoglossal nerve, XII)
3. 목신경(경신경, cervical nerves), 가슴신경(흉신경, thoracic nerves), 허리신경(요신경, lumbar nerves), 엉치신경(천골신경, sacral nerves), 꼬리신경(미골신경, coccygeal nerves), 뒤뿌리신경절(ganglion), 교감신경줄기신경절(sympathetic trunk ganglion)
4. 목신경얼기(경신경총, cervical plexus), 팔신경얼기(완신경총, brachial plexus), 허리신경얼기(요신경총, lumbar plexus), 엉치신경얼기(천골신경총, sacral plexus)
5. 교감신경분지[sympathetic(thoracolumbar) division], 부교감신경분지[parasympathetic(craniaosacral) division], 알림반응(fight-or-flight reaction), 아드레날린성(adrenergic), 콜린성(cholinergic)

신경계통은 앞 장에서 설명한 중추신경계와 제4장에서 설명할 말초신경계로 구분된다. 말초신경계는 중추신경계와 각 기관을 연결하는 신경으로 중추신경계의 외부에 위치하고, 신경섬유와 신경절로 구성되어 있다.

말초신경은 기능적으로 구분하여 두 가지 성분으로 분류할 수 있다. 첫째는 신체 각 부위에 있는 감각수용기에서 받아들인 자극으로 형성된 활동전위를 중추신경계로 전달하는 감각신경 또는 들신경이며, 활동전위를 전달하는 신경세포를 감각신경세포라 한다. 둘째는 중추신경계에서 자극을 활동전위로 전달하여 들어온 정보를 통합 처리한 후 그 결과를 중추신경계에서 근육 및 샘과 같은 효과기에 활동전위를 전달하여 각 기관의 운동을 조절하는 운동신경 또는 날신경이며, 활동전위를 전달하는 신경세포를 운동신경세포라 한다.

운동신경은 중추신경계에서 뼈대근육으로 활동전위를 전달하는 몸신경계와 심장근육, 민무늬근육 및 분비샘 등으로 활동전위를 전달하는 자율신경계로 나눈다.

몸신경계는 12쌍의 뇌신경과 31쌍의 척수신경으로 구성되며, 자율신경계는 교감신경과 부교감신경으로 구성된다.

모든 소화관 내에 위치한 장관신경계는 감각신경과 운동신경으로 구성되어 있는 말초신경계의 독특한 구성성분이다. 장관신경계에서는 일반적으로 중추신경계의 조절을 받아 감각신경세포와 자율신경계의 운동신경세포가 반응하지만, 중추신경계나 말초신경계의 다른 부분에서 오는 정보에 상관없이 기능을 할 수 있다.

이 단원에서는 말초신경계의 전반적인 구조와 기능에 대한 내용을 살펴보고자 한다.

01 뇌신경

뇌신경(cranial nerve)은 뇌에서 시작하는 12쌍의 말초신경으로 로마숫자로 I부터 XII까지 표시되며, 각각에 고유의 이름이 명명되어 있다(그림 5-4, 표 5-1). 뇌신경의 기능은 시각, 청각 등과 같은 특수감각과 촉각, 통증과 같은 일반감각에 관여하는 **감각기능**, 몸운동과 부교감신경에 의한 운동에 관여하는 **운동기능**의 두 가지 종류로 분류할 수 있다. 몸운동에 관여하는 뇌신경은 머리와 목이 있는 뼈대근육에 분포하며, 부교감신경에 의한 운동에 관여하는 뇌신경은 샘, 민무늬근육 및 심장근육 등에 분포한다.

뇌신경들 중의 일부는 감각, 운동, 부교감신경에 의한 기능이 혼합되어 있는 반면, 후각신경(후신경, olfactory nerve, I), 시각신경(시신경, optic nerve, II), 속귀신경(내이신경, auditory nerve, vestivulocochlear nerve, VIII)은 오직 감각기능에만 관여한다. 도르래신경(활차신경, trochlear nerve, IV), 갓돌림신경(외전신경, abducens nerve, VI), 더부신경(부신경, accessory nerve, XI), 혀밑신경(설하신경, hypoglossal nerve, XII)에서는 운동신경이 고유감각정보를 전달하긴 하지만 몸운동과 연관되는 오직 운동기능에만 관여한다.

삼차신경(trigeminal nerve, V)은 감각기능과 몸운동기능을 가지고 있으며, 눈돌림신경(동안신경, oculomotor nerve, III)은 몸운동과 부교감신경의 기능을 가지고 있다.

또한 얼굴신경(안면신경, facial nerve, VII), 혀인두신경(설인신경, glossopharyngeal nerve, IX), 미주신경(vagus nerve, X)은 감각기능, 몸운동기능, 부교감신경의 기능을 가지고 있다.

핵심돋보기

말초신경계를 기능적으로 분류할 때 들신경부분(afferent division)과 날신경부분(efferent division)으로 분류할 수 있으며 들신경부분은 다시 몸감각(체성감각, somatic sensory nerve cell)과 내장감각(visceral sensory nerve cell), 날신경부분은 수의적 몸신경계[체성신경계, somatic(voluntary) nervous system]와 불수의적 자율신경계[autonomic(involuntary) nervous system]로 분류될 수 있다. 또한 자율신경계는 교감신경부분과 부교감신경부분으로 분류된다.

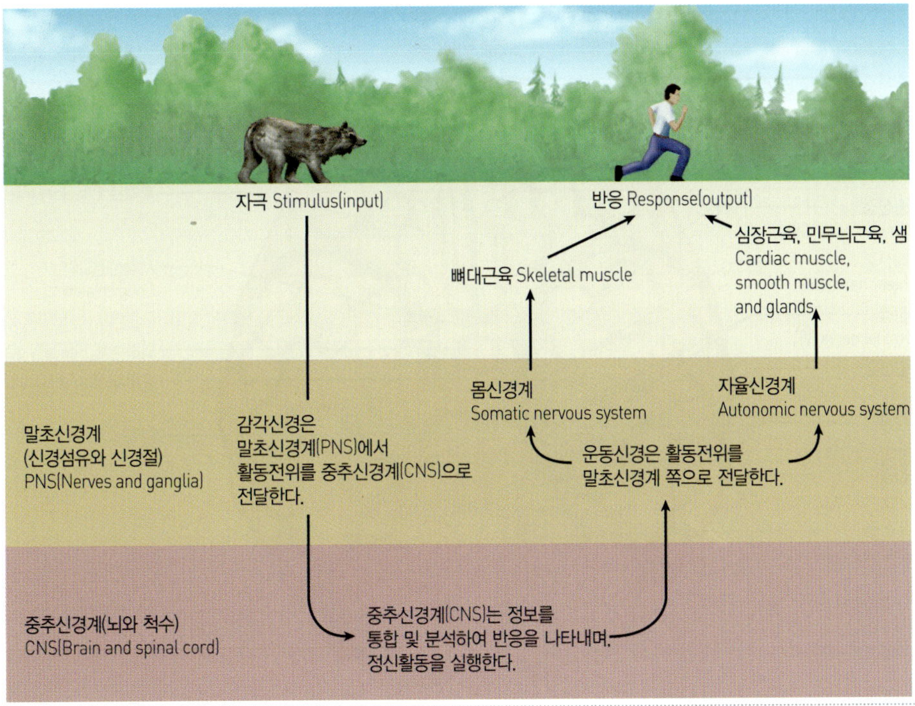

그림 5-1 신경계통의 구성

말초신경계(PNS)의 감각신경은 자극을 감지하고, 활동전위를 중추신경계(CNS)로 전달한다. 중추신경계는 들어온 활동전위를 통합/분석하여 반응을 나타내기 위해 운동신경으로 전달되는 활동전위를 만든다. 운동신경은 몸신경계와 자율신경계로 나뉜다.

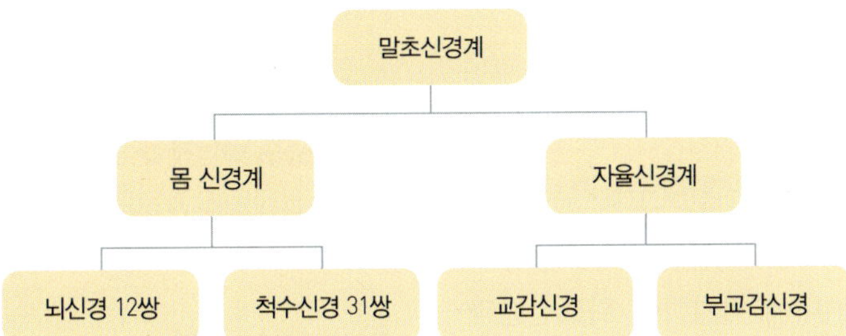

그림 5-2 말초신경계의 구조적 분류

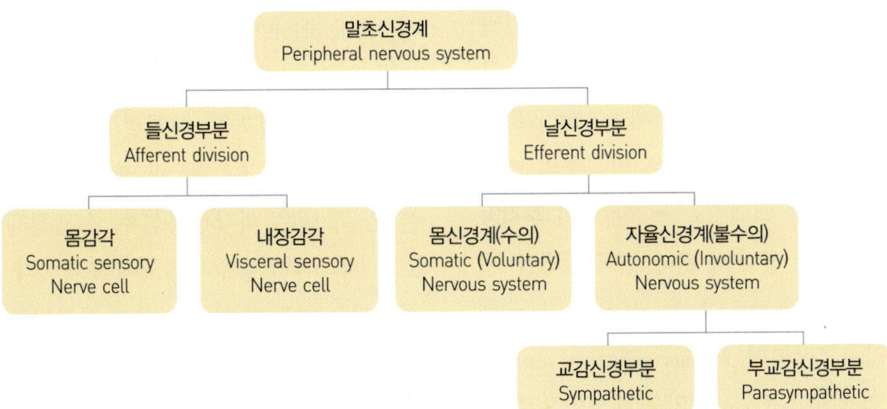

그림 5-3 말초신경계의 기능적 분류

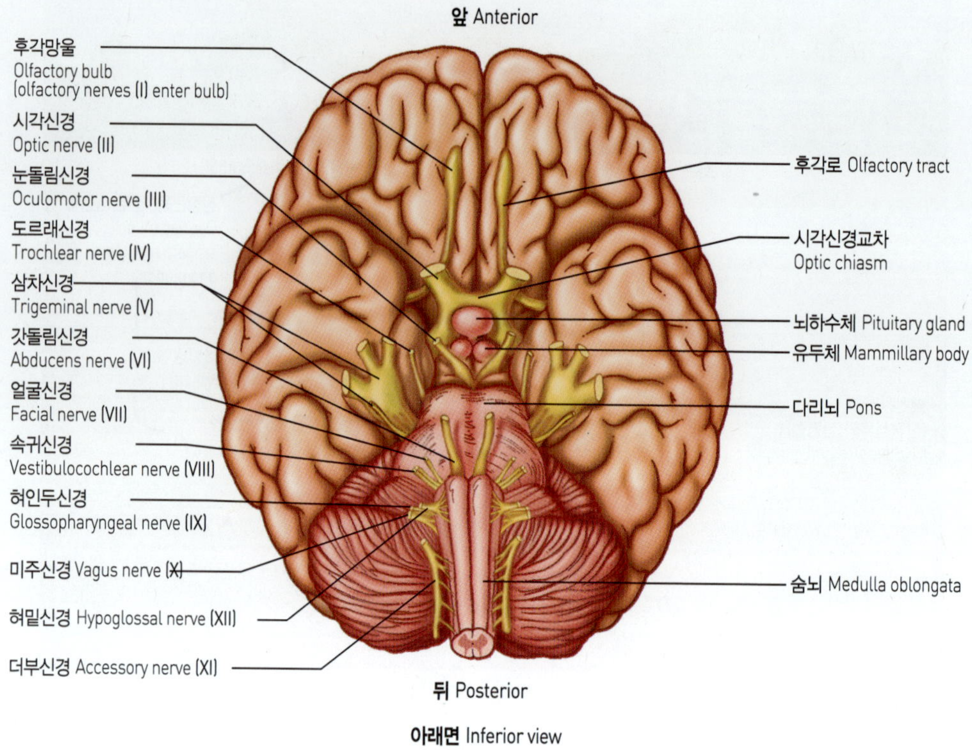

그림 5-4 **뇌신경의 시작점을 보여주는 뇌의 아래면**

1) 후각신경

후각신경(후신경, olfactory nerve, I)은 화학수용기로서 작용하는 두극신경세포로 구성되어 있다. 후각신경세포의 가지돌기와 세포체는 점막층 내에 위치하여 위코선반과 코중격을 덮는다. 후각신경의 일차 들신경세포(primary afferent neuron)의 세포체가 표면상피(surface epithelium)에 있는 것이며, 축삭은 이차들신경세포의 중계 없이 직접 대뇌겉질로 들어간다. 이러한 후각신경세포의 민말이집(무수초, unmyelinated) 축삭이 모여 후각신경을 구성한다. 일차 들신경세포는 바닥의 줄기세포(stem cell)에 의하여 지속적으로 대체된다. **후각신경**은 벌집뼈의 벌집체판을 통과하며, 회색질과 백색질로 된 한 쌍의 **후각망울(후구, olfactory bulb)**에서 끝나게 된다. 후각신경을 통하여 전달된 감각자 극은 후각로(후삭, olfactory tract)를 통해 대뇌겉질의 일차후각영역(primary olfactory area)으로 이동한다. 이마겉질(frontal cortex)의 겉질영역으로 전달되는 경로는 완전히 같은쪽(ipsilateral)으로 주행한다.

후각신경은 많은 수로 이루어져 있으며, 코안(비강, nasal cavity)의 점막에서 온 냄새의 자극을 전달하는 기능을 한다(제6장 감각기관 생리, 특수감각, 후각 참조).

2) 시각신경

눈의 망막에 있는 **광수용기(photoreceptor)**인 막대세포rod cell)와 원뿔세포(cone cell)로부터의 자극은 시각신경(시신경, optic nerve, II)을 통하여 전도된다.

발생 중인 망막에서 세 개의 주요한 층은 광수용세포층, 두극신경세포층, 신경절세포층이며 광수용세포 망막내공간이 다시 흡수될 때 색소상피층에 이들이 달라 붙는다. 즉 빛은 시각신경섬유, 신경절세포 그리고 두극세포를 지나야만 광수용세포에 도달한다. 신경절세포는 시각신경을 만들게 되며 시상과 중간뇌로 투사한다.

가장 선명한 시각부위인 오목(foveola)에서는 두극세포와 신경절세포가 가운데 패인 자국(fovea)에서 주변으로 밀려나 있어 빛이 최소의 변형으로 광수용세포에 직

표 5-1 뇌신경 요약

로마숫자	이름	전달하는 구멍	구성	세포체의 위치	기능
I	후각신경 (olfactory n.)	벌집뼈의 벌집체 판에 있는 구멍	감각	코점막에 있는 두 극신경세포	후각
II	시각신경 (optic n.)	시각신경관	감각	망막의 신경절세포	시각
III	눈돌림신경 (oculomotor n.)	위눈확틈새	몸운동,	눈돌림신경핵	눈꺼풀올림, 눈의 외재근에 운동자극(위빗근과 가쪽곧은근 제외)
			운동: 부교감성		눈으로 들어오는 빛의 양을 조절하고 수정체의 초점을 맞추는 근육을 신경지배
			감각: 고유감각		근육의 고유감각을 운동섬유와 함께 신경지배
IV	도르래신경 (trochlear n.)	위눈확틈새	몸운동	도르래신경핵	안구 위빗근의 운동자극
			감각: 고유감각		안구 위빗근에서 온 고유감각
V	삼차신경 (trigeminal n.)				
	눈신경	위눈확틈새	감각	삼차신경절	각막, 코의 피부, 이마, 머리덮개의 감각자극
	위턱신경	원형구멍	감각	삼차신경절	코점막, 윗니와 잇몸, 입천장, 윗입술, 뺨 피부의 감각자극
	아래턱신경	타원구멍	감각	삼차신경절	관자놀이, 혀, 아랫니와 잇몸, 뺨과 아래턱 피부의 감각자극
			감각: 고유감각		씹기근육과 고유감각
			몸운동	운동삼차신경핵	씹기근육과 고막을 긴장시키는 근육의 운동자극
VI	갓돌림신경 (abducent n.)	위눈확틈새	몸운동	갓돌림신경핵	안구 가쪽곧은근의 운동자극
			감각: 고유감각		안구 가쪽곧은근의 고유감각
VII	얼굴신경 (facial n.)	붓꼭지구멍	몸운동	운동얼굴신경핵	얼굴표정근과 등자뼈(stapes)를 긴장시키는 근육의 운동 자극
			운동: 부교감성	위침샘핵	눈물샘에서 눈물분비와 혀밑샘과 턱밑샘에서의 침분비
			감각	무릎신경절	혀의 앞 2/3의 맛봉오리에서 온 감각자극, 코와 입천장 감각
			감각: 고유감각		얼굴표정근의 고유감각
VIII	속귀신경 (vestibulocochlear n.)	속귀길	감각	안뜰신경절	평형과 관계된 감각자극
				달팽이신경절	청각과 관련된 감각자극
IX	혀인두신경 (glossopharyngeal n.)	목정맥구멍	몸운동	의문핵	삼킬 때 쓰이는 인두근육의 운동자극
			감각: 고유감각	피라미드신경절	인두근육에서 온 고유감각
			감각	피라미드신경절	혀 뒤 1/3의 맛봉오리, 인두, 가운데귀공간, 목동맥토리에서 온 감각자극
			부교감성	아래침분비핵	귀밑샘의 침분비
X	미주신경 (vagus n.)	목정맥구멍	몸운동	의문핵	인두(삼킴)와 후두(발성) 근육의 수축
			감각: 고유감각		내장근에서 온 고유감각
			감각	결절성 신경절	혀 가장자리의 맛봉오리에서 온 감각자극, 귓바퀴에서 온 감각, 일반 내장근육 감각
			운동: 부교감성	등쪽핵	내장근육으로 가는 운동자극
XI	더부신경 (accessory n.)	목정맥구멍	몸운동	의문핵	후두의 움직임, 물렁입천장
				더부신경핵	머리, 목, 어깨를 움직이기 위해 등세모근, 목빗근으로 가는 운동자극
			감각: 고유감각		머리, 목, 어깨를 움직이는 근육에서 온 고유감각
XII	혀밑신경 (hypoglossal n.)	혀밑신경관	몸운동	혀밑신경핵	혀의 고유근육, 바깥근육, 목뿔아래근육으로 가는 운동자극
			감각: 고유감각		혀의 근육에서 온 고유감각

접 전달된다. 신경절세포의 축삭은 시각신경유두(optic papilla)에서 시각신경으로 들어가며, 이곳은 '생리적' 맹점(blind spot)이 된다(6장 감각생리 참조). 신경섬유 약 125,000,000개로 이루어진 시각신경은 안구 뒤에서 **시각신경관(시신경관, optic canal)**을 통해 머리뼈안으로 들어간다. 2개의 시각신경은 사이뇌의 바닥에서 시각신경교차(시신경교차, optic chiasm)를 이룬다. 각각의 망막 안쪽 1/2 부분에서 나온 신경섬유는 시각신경교차에서 반대쪽 뇌로 교차하여 들어가며, 바깥쪽 1/2 부분에서 나온 신경섬유는 같은 쪽 뇌로 들어간다. 시각신경섬유는 시각신경교차 뒤쪽에서 시상을 경유하여 시각로(시삭, optic tract)를 통과하며, 대부분의 섬유는 시상 안의 시상핵에

서 끝난다. **시상핵**에 도달하는 신경절세포의 축삭 중 일부는 곁가지가 있어 위둔덕(superior colliculi)으로 자극을 전도하며, 시상핵 내의 연접으로 자극이 신경세포를 통해 뒤통수엽 안에 있는 시각겉질(시각피질, visual cortex)에 이르게 한다. 또 다른 연접으로 눈돌림신경(III), 도르래신경(IV), 갓돌림신경(VI) 핵에 자극을 전달하여 눈근육의 운동을 조절하게 한다(제6장 감각기관 생리, 특수감각, 시각 참조).

3) 눈돌림신경

눈돌림신경(동안신경, oculomotor nerve, III)은 안구운동을 담당하는 운동신경이다. 눈돌림신경의 신경핵은 중간뇌의 위둔덕(superior colliculus) 높이에 위치하며, 가로무늬근을 지배하기 위한 5개의 하부핵(subnuclei)들과 하나의 부교감신경핵으로 구성된다. 눈돌림신경은 중간뇌의 뒤판(tegmentum)을 통과한 후 다리사이오목으로 나와 눈확의 위눈확틈새(상안와열, superior orbital fissure) 안에서 윗부분과 아랫부분으로 나뉜다. 윗부분은 위곧은근(상직근, superior rectus muscle)과 눈꺼풀올림근(상안검거근, levator palpebrae superioris muscle)을 지배하며, 아랫부분은 아래곧은근(하직근, inferior rectus muscle), 안쪽곧은근(내측직근, medial rectus muscle), 아래빗근(하사근, inferior oblique muscle)을 지배한다(그림 5-5a, b). 부교감신경섬유는 덧눈돌림신경핵(Edinger-Westphal nucleus)

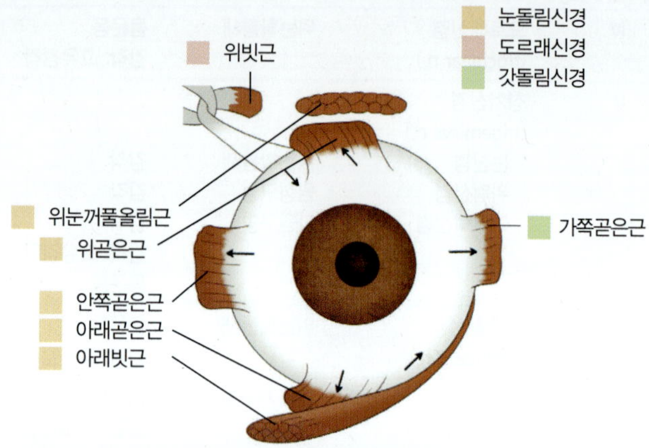

그림 5-5b 안구의 운동에 관여하는 근육 및 신경
(화살표: 각 근육의 움직임을 표시한 것)

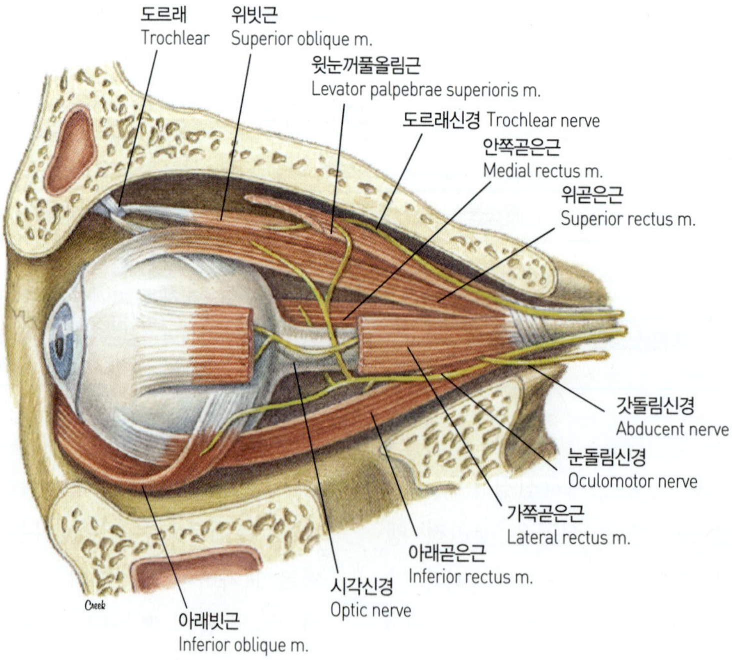

그림 5-5a 눈의 감각 및 눈 안구를 움직이는 근육의 운동을 지배하는 신경

에서 기원하며, 부교감신경은 눈확까지 눈돌림신경과 함께 수행하고 아래빗근가지를 낸 후, 섬모체신경절(ciliary ganglion)에서 연접한다. 신경절이후섬유는 신경절에서 짧은 섬모체신경(short ciliary nerves)으로 빠져 나온다. 짧은섬모체신경은 공막의 공막체판을 뚫고 섬모체근육(ciliaris muscle)과 동공조임근(sphincter pupillae muscle)을 지배한다.

4) 도르래신경

매우 작은 운동신경인 도르래신경(활차신경, trochlear nerve, IV)은 안구운동에 관여하며, 중간뇌 안의 핵에서 시작된다. 눈확의 위눈확틈새(상안와열, superior orbital fissure)를 통해 나온 후, 눈의 **위빗근(상사근, superior oblique muscle)**을 지배한다(그림 5-5a, b). 위빗근에 가는 자극으로 안구가 정중선에서 멀어져 아래쪽으로 회전하게 하며, 신경에 손상이 있으면 복시(diplopia)가 일어난다.

5) 삼차신경

삼차신경(trigeminal nerve, V)은 혼합신경이며 운동기능은 다리뇌(교뇌, pons) 안의 핵에서 나오고, 감각기능은 중간뇌, 다리뇌 그리고 숨뇌 안에 있는 핵에서 끝난다. 감각신경뿌리(감각신경근, sensory root)는 더 크고 **삼차신경절(trigeminal ganglion)**이라 부르는 팽대부로 확대되어 관자뼈의 몸통 안쪽면의 오목한 곳에 위치한다. 삼차신경절에서 3개의 큰 신경이 발생한다(그림 5-6a). 눈신경(안신경, opthalmic nerve)은 위눈확틈새, 위턱신경(상악신경, maxillary nerve)은 원형구멍(foramen rotundum), 아래턱신경(하악신경, mandibular nerve)은 타원구멍(foramen ovale)을 통해 지나간다. 운동신경뿌리(운동신경근, motor root)는 좀 더 작으며 삼차신경의 운동섬유로 이루어져 있고, 타원구멍을 통해 아래턱신경을 따라 안쪽날개근, 가쪽날개근, 깨물근, 관자근, 턱목뿔근, 두힘살근의 앞힘살(anterior belly)을 포함한 씹기근육에 분포한다.

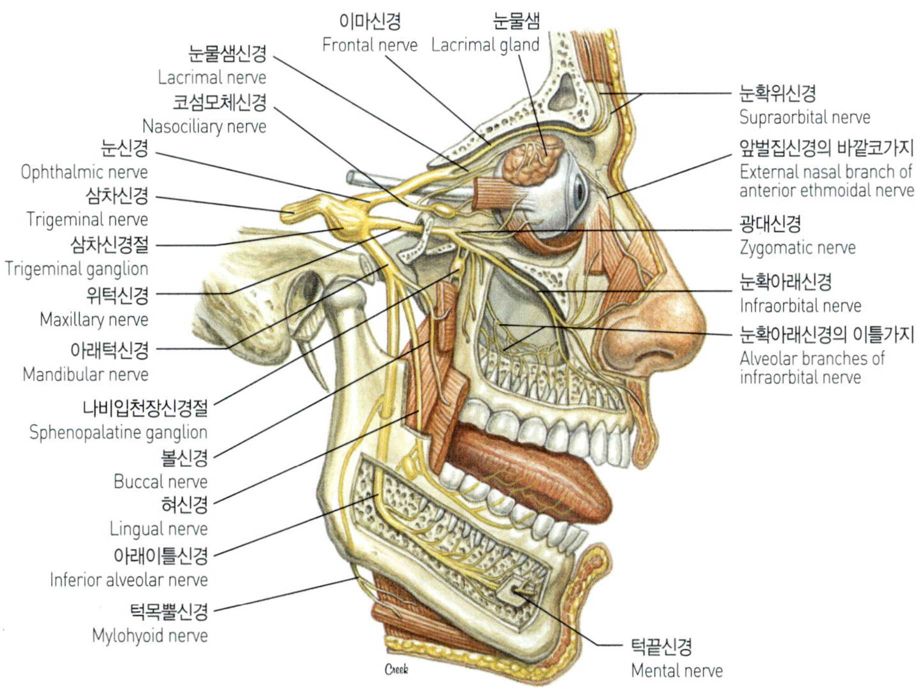

그림 5-6a 삼차신경과 그 분포

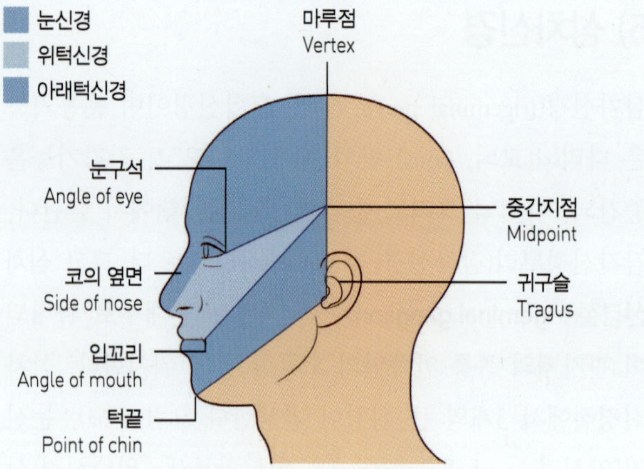

그림 5-6b 삼차신경 감각지도

삼차신경은 혼합신경이지만 감각기능이 운동기능보다 훨씬 더 많으며 얼굴의 촉감, 온도 그리고 통각에 반응한다. 눈신경은 머리덮개(두피)의 앞쪽 반, 이마의 피부, 눈꺼풀, 안구의 표면, 눈물샘, 코의 겉부분, 코안의 점막층 위쪽의 감각에 관여한다. 위턱신경은 아래눈꺼풀, 코안점막층의 아래가쪽, 입천장과 인두의 일부분, 치아와 위턱의 잇몸, 윗입술, 뺨의 피부 감각에 관여한다. 아래턱신경의 감각섬유는 아래턱의 치아와 잇몸, 혀의 앞쪽 2/3 부분(미각은 제외), 입의 점막층, 귓바퀴, 얼굴의 아랫부분의 감각에 관여한다(그림 5-6a, b).

6) 갓돌림신경

다리뇌 내의 핵에서 시작하는 갓돌림신경(외전신경, abducent nerve, VI)은 다리뇌의 아랫부분과 숨뇌의 앞쪽 모서리에서 나온다. 운동신경으로 눈확의 위눈확틈새를 통해 나와 눈의 **가쪽곧은근(외측직근, lateral rectus muscle)**에 분포한다(그림 5-5a, b).

핵심돋보기

안구의 운동에는 눈돌림신경, 도르래신경, 갓돌림신경이 관여하며, 눈돌림신경의 부교감신경과 교감신경의 위목신경절에서 나온 신경섬유에 의해 홍채와 섬모체에 관여하여 자율적인 운동에 관여한다.

7) 얼굴신경

다리뇌의 아랫부분에 있는 핵에서 시작하는 얼굴신경(안면신경, facial nerve, VII)은 혼합신경으로 관자뼈의 몸통부분을 가로질러 귀밑샘 근처의 얼굴쪽으로 나온다. 운동섬유는 두힘살근의 뒤힘살(posterior belly)과 넓은목근, 머리덮개근을 포함한 얼굴표정에 관여하는 근육에 분포한다(그림 5-7). **부교감신경섬유**는 턱밑샘과 혀밑샘, 눈물샘에 관여한다.

감각섬유는 특정한 화학적 자극에 반응하는 화학수용기(chemoreceptor)인 혀의 맛봉우리에 관여하며, 혀 앞쪽 2/3부위에 분포한다.

미각자극은 얼굴신경이 다리뇌의 감각 부위로 들어가기 직전의 팽대부인 무릎신경절(슬신경절, geniculate ganglion)을 거쳐 숨뇌 내의 핵으로 간 후, 시상을 지나 대뇌겉질의 마루엽 안에 있는 미각 부위로 전달된다.

핵심돋보기

인체의 얼굴 표정에 관여하는 운동신경은 얼굴신경이며, 감각을 담당하는 신경은 삼차신경이지만, 얼굴신경이 일부의 감각을 담당하며, 삼차신경이 씹기근육의 운동을 담당한다.

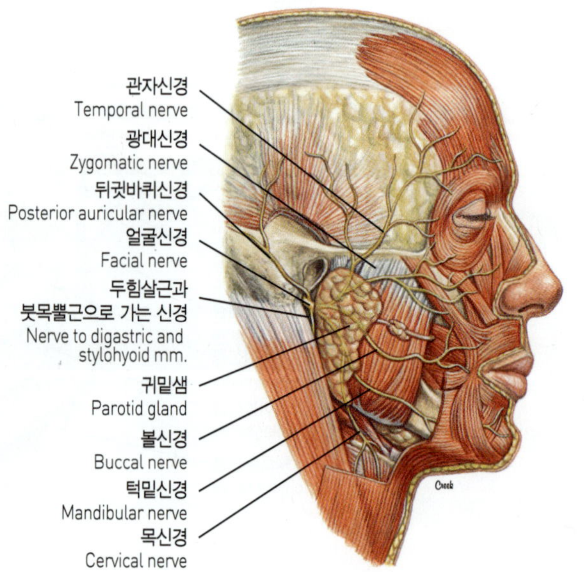

그림 5-7 얼굴신경과 표면구조에서의 분포

TIP 얼굴신경의 기억방법

얼굴신경의 5개 주요 가지 분포를 기억하는 방법으로 '대자보만세!' 를 이용한다.

'대'는 Temporal branch, '자'는 Zygomatic branch, '보'는 Buccal branch, '만'은 Mandibular branch, '세'는 Cervical branch를 연상하면 된다.

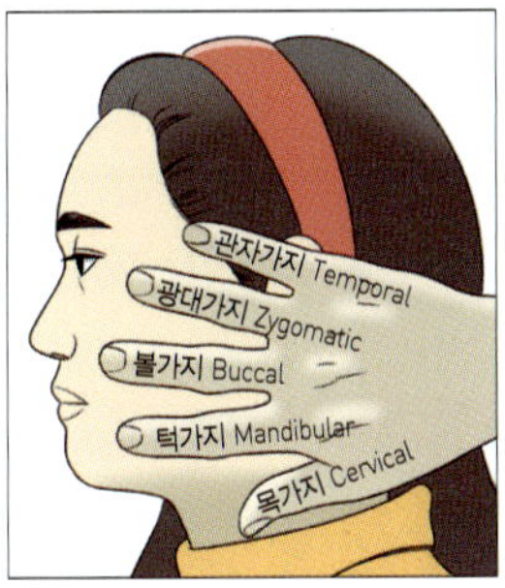

8) 속귀신경

속귀신경(전정와우신경, vestibulocochlear nerve, VIII)은 **청각신경(auditory, acoustic or statoacoustic nerve)**이라고도 한다. 머리뼈안(두개강)에 담겨 있는 구조물들을 지배하며 머리뼈를 빠져나가지 않는 유일하고 순수한 감각성 뇌신경이다(그림 5-8). 속귀에서 발생한 2개의 신경으로 구성되어 있다. **안뜰신경(전정신경, vestibular nerve)**은 평형, 균형과 관계 있는 안뜰기관(전정기관, vestibular organ)에서 시작한다. 안뜰기관(둥근주머니, 타원주머니, 반고리뼈관)의 두극신경세포는 신경세포체가 있는 안뜰신경절(전정신경절, vestibular ganglion)로 뻗어나간 후, 신경섬유는 다리뇌와 숨뇌 안에 있는 안뜰핵(전정신경핵, vestibular nuclei)으로 자극을 전달하며 시상과 소뇌로 뻗어간다.

달팽이신경(와우신경, cochlear nerve)은 달팽이 안의 나선기관(spiral organ, 코르티기관)에서 발생하고 청력과 연관된다. 달팽이신경은 두극신경세포로 구성되어 있는데 자극은 나선신경절(spiral ganglion)을 통과해 숨뇌 내의 달팽이핵(와우신경핵, cochlear nuclei)까지 전달되고, 신경섬유는 시상까지 뻗어나가 대뇌겉질의 청각영역에 자극을 전달하는 신경세포와 연접을 한다.

9) 혀인두신경

혀의 일부와 인두를 지배하는 혀인두신경(설인신경, glossopharyngeal nerve, IX)은 혼합신경이다(그림 5-9). 숨뇌 내의 핵에서 시작하는 운동섬유는 목정맥구멍(경정맥공, jugular foramen)을 통해 지나간다(그림 5-9). **삼킴반사(연하반사, swallowing reflex)**와 침의 분비를 자극하는 것은 혀인두신경의 운동섬유가 인두의 근육과 귀밑샘을 지배하여 관여한다.

감각섬유는 인두 부위, 귀밑샘, 가운데귀공간(중이강), 혀 뒤 1/3 쪽의 맛봉오리에서 시작하며, 일부 감각섬유는 목동맥(carotid sinus) 내의 압력 감각수용기에서 시작하여 **혈압조절**에 관여한다.

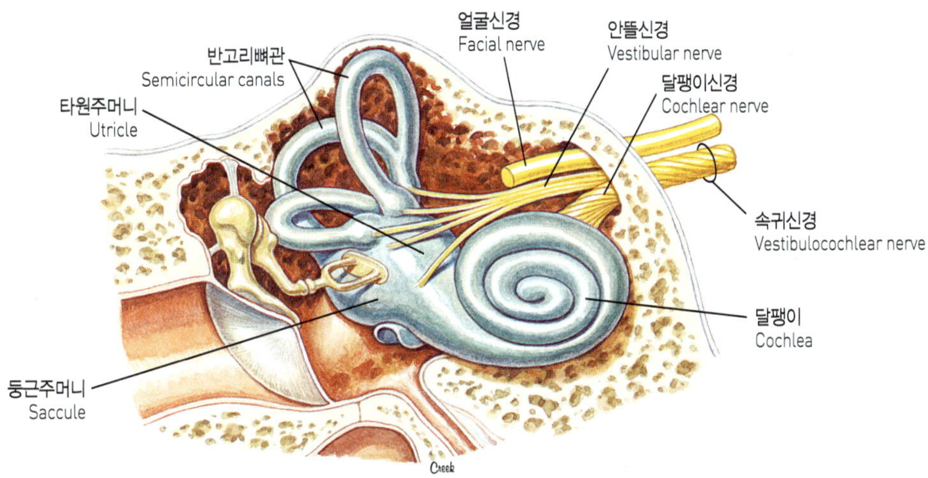

그림 5-8 속귀신경

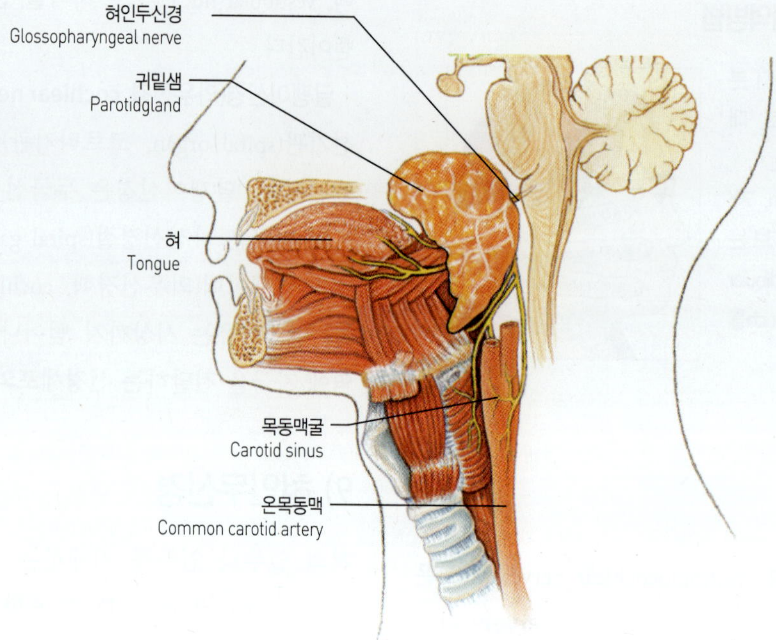

그림 5-9 혀인두신경

10) 미주신경

가슴안과 배안의 내장기관들을 지배하는 미주신경(vagus nerve, X)은 운동섬유와 감각섬유를 가지고 있다(그림 5-10). 운동섬유는 숨뇌 내 미주신경의 의문핵(의핵, nucleus ambiguus)과 등쪽핵(배측핵, dorsal motor nucleus)으로부터 시작하고 목정맥구멍을 통과한다. 뇌신경 중 가장 길고 다양한 가지들을 내는 미주신경은 인두, 후두, 호흡관, 허파, 심장, 식도 그리고 큰창자의 아랫부분을 제외한 창자를 지배한다. 미주신경의 한 운동가지인 **되돌이후두신경(반회후두신경, reccurent laryngeal nerve)**은 후두를 지배하여 말을 할 수 있게 한다.

운동섬유의 지배를 받는 감각섬유는 같은 기관으로부터 자극을 전달한다. 배고픔으로 인한 급격한 통증, 팽창, 장이 불편한 것, 또는 후두의 움직임과 같은 특정한 감각이 감각섬유를 통하여 전달되며, 미주신경의 운동섬유에 의해 지배되는 근육 내의 고유감각기에서의 감각을 전달한다.

11) 더부신경

더부신경(부신경, accessory nerve, XI)은 뇌와 척수 모두에서 발생하는 운동신경이다(그림 5-11). 뇌뿌리(연수근, cranial root)는 숨뇌 내의 핵(의문핵, 부신경핵)에서 시작하여 미주신경과 함께 목정맥구멍을 통과하며, 물렁입천장, 인두, 후두의 뼈대근육에 분포한다. 척수뿌리(척수근, spinal root)는 목 부분의 척수에서 시작하여 큰구멍을 통해 머리로 들어가 뇌뿌리와 합하여 목정맥구멍을 통과한 후 머리, 목, 어깨를 움직이는 목빗근, 등세모근에 분포한다.

12) 혀밑신경

운동신경인 혀밑신경(설하신경, hypoglossal nerve, XII)은 숨뇌 안의 혀밑신경핵(hypoglossal nucleus)에서 시작하여 머리뼈의 혀밑신경관(hypoglossal canal)을 지나 혀의 고유근육, 외래근육에 분포한다(그림 5-11).

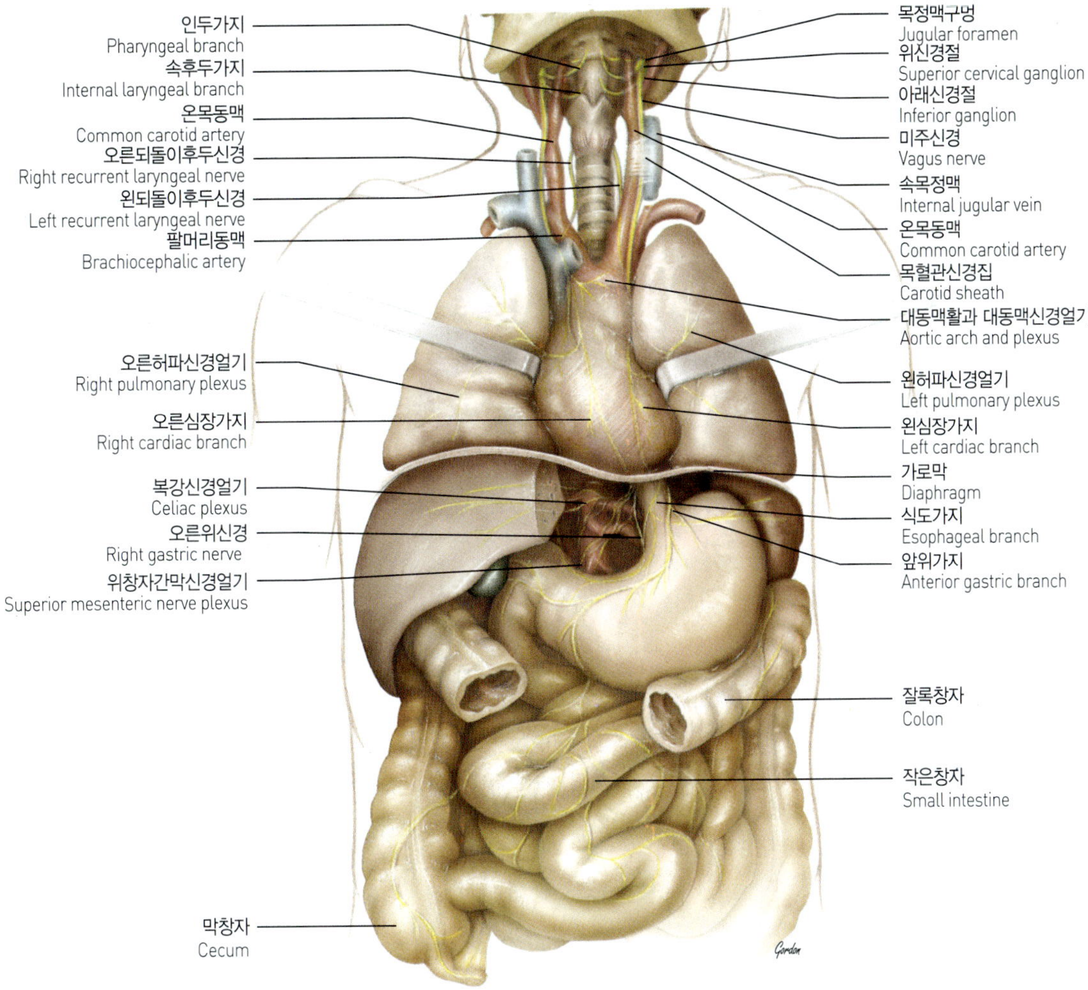

그림 5-10 미주신경의 분포

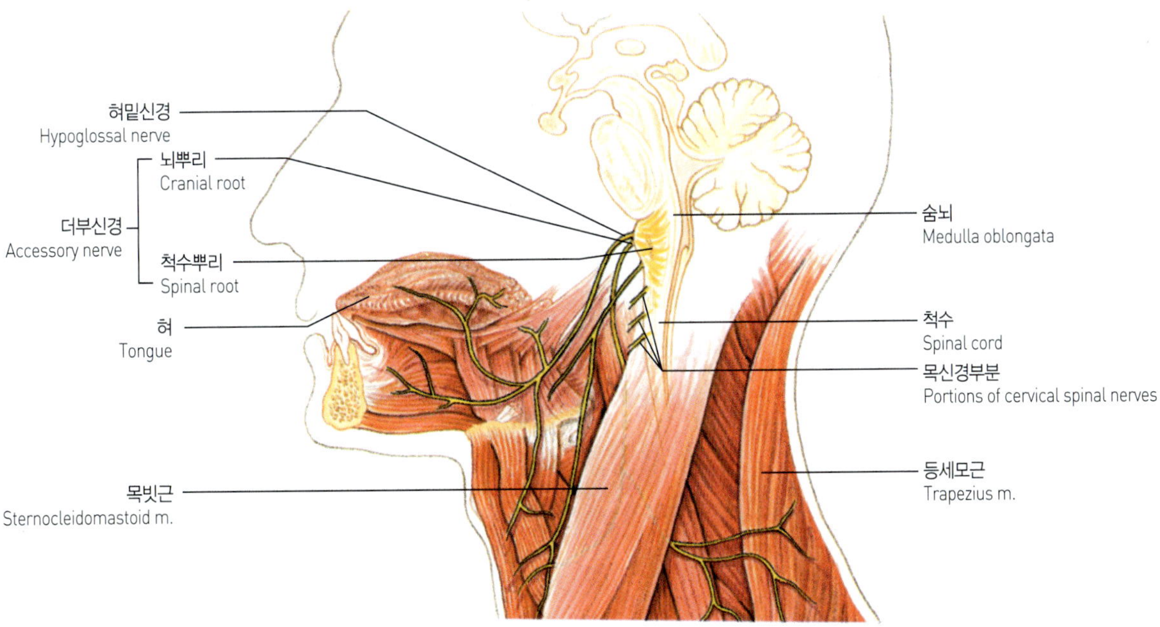

그림 5-11 더부신경과 혀밑신경

02 척수신경

척수의 양쪽으로 들어오고 나가는 척수신경(spinal nerves)은 31쌍의 말초신경으로 목신경(경신경, cervical nerves) 8쌍, 가슴신경(흉신경, thoracic nerves) 12쌍, 허리신경(요신경, lumbar nerves) 5쌍, 엉치신경(천골신경, sacral nerves) 5쌍, 꼬리신경(미골신경, coccygeal nerves) 1쌍으로 이루어져 있다.

모두 운동섬유와 감각섬유가 혼합된 혼합신경인 척수신경의 앞뿌리(전근, anterior root)는 운동신경, 뒤뿌리(후근, posterior root)는 감각신경으로 구성되어 있다. **뒤뿌리신경절(ganglion)**은 감각신경의 세포체가 모여 있는 곳으로 뒤뿌리가 앞뿌리와 합쳐지기 전에 위치한다. 첫째목신경을 제외한 척수신경들은 척추사이구멍(추간공, intervertebral foramen)을 통해 척수와 척주관을 빠져 나와 앞가지(전지, anterior ramus)와 뒤가지(후지, posterior ramus)로 갈라지며, 앞가지는 몸통과 팔다리의 근육과 피부에 분포하고, 뒤가지는 등쪽의 피부와 근육에 분포하여 감각과 운동에 관여한다(그림 5-12).

척수신경에서 나온 2개의 분지인 **교통가지(교통지, rami communicantes)**는 자율신경계의 일부인 **교감신경줄기신경절(sympathetic trunk ganglion)**에 연결되어 있다.

첫째목신경(C_1) 1쌍은 머리뼈의 뒤통수뼈와 고리뼈 사이에서 나온다. 목신경 C_2~C_7은 그들이 명명된 척추 위로 지나가며, 목신경 C_8 1쌍은 C_7와 T_1 사이를 지나간다. 나머지 척수신경 각 쌍은 그들이 명명된 척추 아래를 지나간다.

가슴신경 T_2~T_{12}를 제외한 척수의 앞가지는 신경얼기(신경총, plexuses)라는 신경섬유의 그물조직을 구성하며, 목신경얼기, 팔신경얼기, 허리신경얼기, 엉치신경얼기

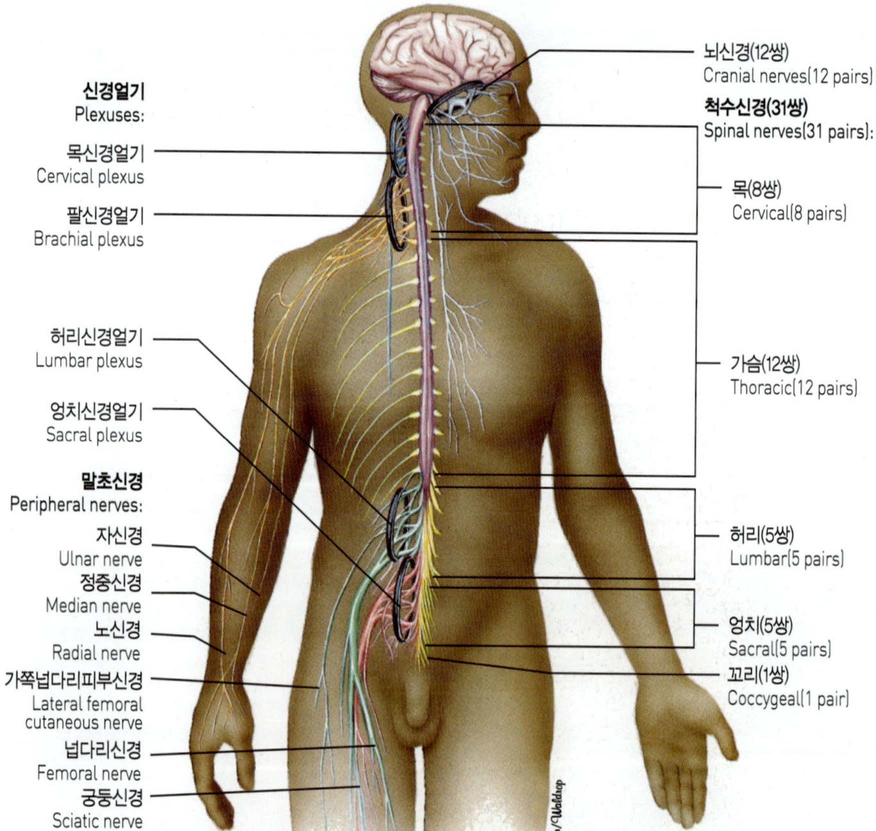

그림 5-12 말초신경계의 뇌신경과 척수신경 및 신경얼기

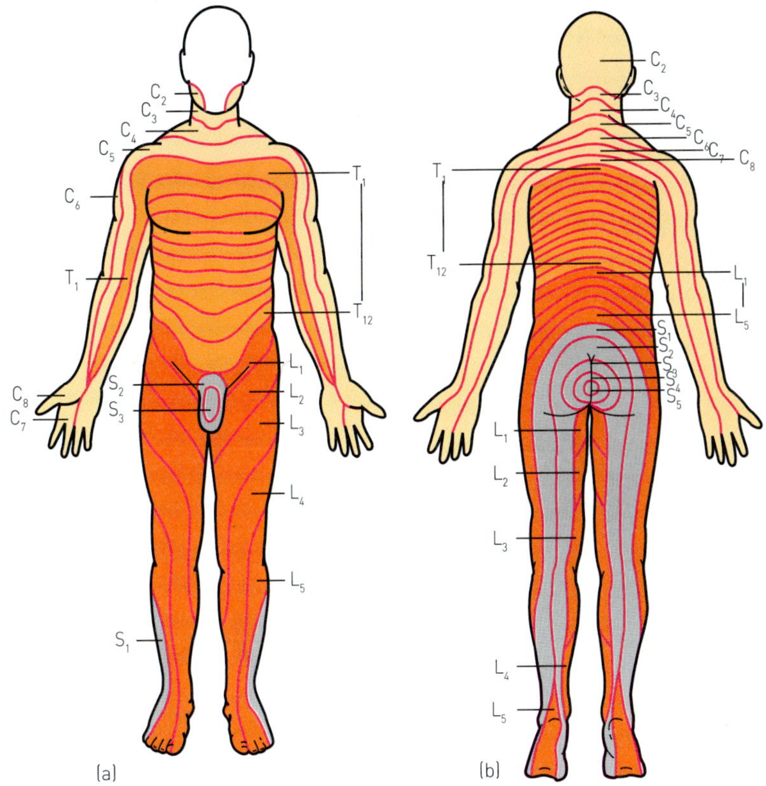

그림 5-13 척수신경의 말초 분포와 피부분절

의 4개의 신경얼기로 분류된다. 신경얼기에서 나오는 신경들은 그들이 지배하는 구조물의 이름이나 신경이 주로 가는 경로에 따라서 명명된다(그림 5-13).

> **핵심돋보기**
>
> 척수에서 나오는 말초신경인 척수신경은 모두 혼합신경이다. T_1~L_2의 가쪽뿔에서 나오는 교감신경은 앞뿔에서 나오는 운동신경과 섞여 밖으로 나오며, S_2, S_3, S_4의 가쪽뿔에서 나오는 부교감신경은 말총을 구성하는 앞쪽신경뿌리에 섞여 내려 온다.

1) 목신경얼기

목의 가쪽면 깊숙이 위치한 목신경얼기(경신경총, cervical plexus)는 처음 4개의 목뼈 바깥쪽에 위치하며(그림 5-12 참조), 처음 4개의 목신경(C_1~C_4) 앞가지와 C_5의 일부분으로 형성된다(그림 5-14). 목신경얼기의 분지는 목과 머리, 어깨 일부분의 피부와 근육에 분포하며, 일부 섬유는 더부신경 및 혀밑신경과 결합하여 목과 인두의 특정 근육에 이중으로 신경이 분포한다. 셋째~다섯째목신경에서 나온 신경섬유는 가로막신경이 되기 위해 결합하여 가로막에 분포한다(표 5-2 참조).

2) 팔신경얼기

목뼈의 마지막 4개와 첫째가슴뼈의 옆에 위치한 팔신경얼기(완신경총, brachial plexus)는 C_5~T_1의 앞가지로 구성되며 간간히 C_4~T_2까지 나온 분지도 있다. 팔신경얼기는 시작되면서 아래가쪽으로 나와, 빗장뼈 뒤에 있는 첫째갈비뼈를 가로질러 겨드랑이로 들어간다. 팔신경얼기는 같은 쪽의 팔 전체뿐만 아니라 어깨와 목의 많은 근육에 분포한다.

팔신경얼기는 뿌리(근, root), 줄기(간, trunk), 갈래(분지, division), 다발(속, cord)을 만든다(그림 5-15). C_5와 C_6의 앞가지가 모여서 위줄기(상간, superior trunk)를 만들고 C_7의 가지는 중간줄기(중간, middle trunk)를 만들며, C_8과 T_1의 뒤쪽가지는 모여서 아래줄기(하간, inferior trunk)를 만든다. 3개의 줄기는 다시 앞갈래(전분지, anterior division)와 뒤갈래(후분지, posterior division)를 만들며, 각 갈래는 다시 모여서 3개의 다발을 형성한다. 뒤신경다발(후신경속, posterior cord)은 위줄기, 중간줄기, 아래줄기의 뒤갈래가 모여서 만들어진 것이며 C_5~C_8까지의 섬유가 포함되어 있다. 안쪽신경다발(내측신경속, medial cord)은 아래줄기의 앞분지가 연속된

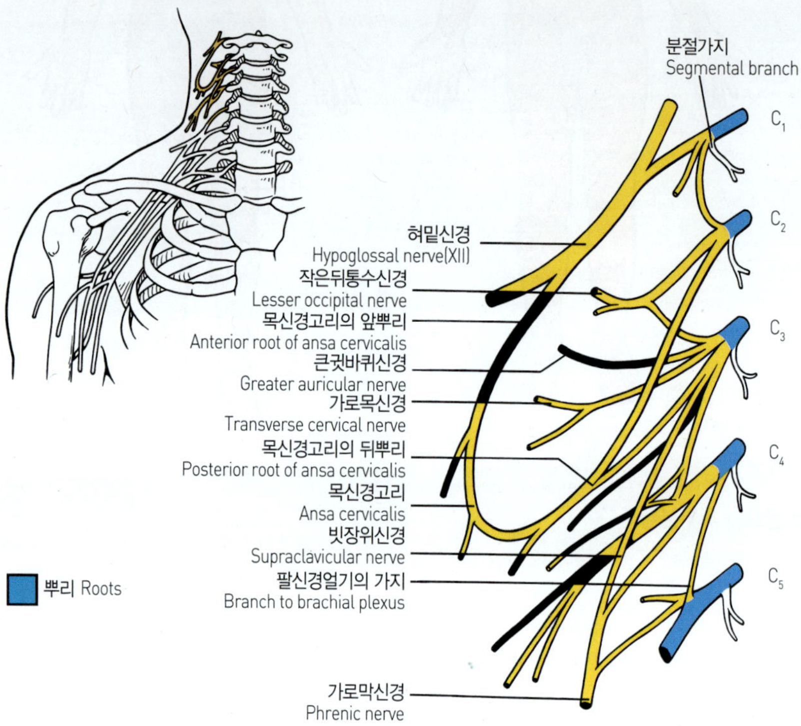

그림 5-14 목신경얼기

표 5-2 목신경얼기의 가지

신 경	척수 구성	신경지배
얕은피부가지		
작은뒤통수신경(lesser occipital)	C_2, C_3	머리덮개 위와 귀의 뒤쪽 피부
큰귓바퀴신경(greater auricular)	C_2, C_3	귀의 앞, 위, 아래쪽 피부
목가로신경(transverse cervical)	C_2, C_3	목 앞부분의 피부
빗장위신경(supraclavicular)	C_3, C_4	가슴과 어깨 윗면의 피부
깊은운동가지		
목신경고리(ansa cervicalis)		
앞뿌리(anterior root)	C_1, C_2	목의 턱밑목뿔근, 방패목뿔근, 목뿔아래근(geniohyoid, throhyoid, infrahyoid)
뒤뿌리(posterior root)	C_3, C_4	목의 어깨목뿔근, 복장목뿔근, 복장방패근(omohyoid, sternohyoid, sternothyroid)
가로막신경(phrenic)	C_3~C_5	가로막
분절가지(segmental branch)	C_1~C_5	목의 깊은근(어깨올림근, 등세모근, 목갈비근, 목빗근) (levator scapulae, trapezios, scalenus, sternocleidomastoid)

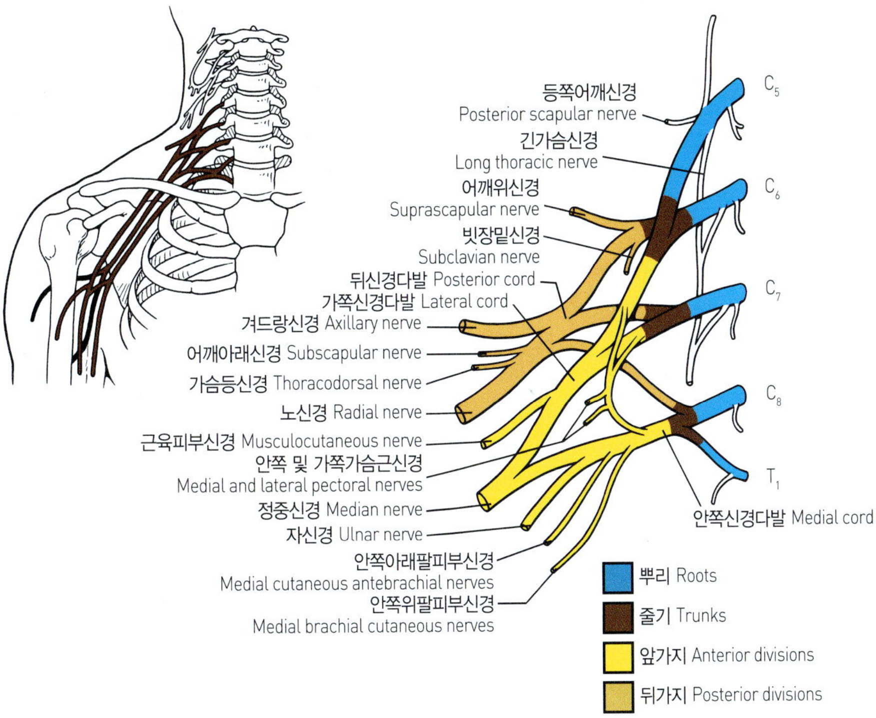

그림 5-15 팔신경얼기

것으로 주로 C_8과 T_1에서 나온 섬유로 되어 있으며, 가쪽신경다발(외측신경속, lateral cord)은 위 · 중간줄기의 앞갈래가 모여서 만들어지고 C_5~C_7의 섬유로 구성되어 있다.

팔신경얼기에서 나오는 **주요 신경(겨드랑신경, 노신경, 자신경, 근육피부신경, 정중신경)**은 팔신경얼기의 3개의 다발에서 시작하여 팔의 피부와 근육에 분포한다(표 5-3). 겨드랑신경(액와신경, axillary nerve)은 뒤신경다발에서 시작하며, 어깨의 피부와 어깨관절에 감각신경지배를 하고, 어깨세모근과 작은원근에 운동신경지배를 한다(그림 5-16). 노신경(요골신경, radial nerve)은 뒤신경다발에서 시작하며, 위팔 뒷면을 따라 아래팔의 노뼈면에 이르며 손의 뒷면을 포함한 팔의 뒤가쪽 피부에 감각신경지배를 하고, 팔꿉관절의 모든 폄근, 팔꿉관절을 굽힘시키는 위팔노근, 아래팔과 손을 뒤침시키는 손뒤침근에 운동신경지배를 한다(그림 5-17). 노신경의 손상 시 팔꿈치가 펴지지 않고 손목이 축 늘어지는 **손목처짐(손목하수, wrist drop)**이 발생한다.

근육피부신경(근피신경, musculocutaneous nerve)은 가쪽신경다발에서 시작하며, 팔의 뒤가쪽 피부의 감각신경지배를 하고, 위팔의 앞쪽 근육의 운동신경지배를 한다(그림 5-18). 근육피부신경의 손상 시 팔꿉관절의 굽힘이 불가능하다.

자신경(척골신경, ulnar nerve)은 안쪽신경다발에서 시작하며, 손의 안쪽(자뼈) 세 번째 피부에 감각신경지배를 하고, 아래팔근육 2개와 손의 고유근(엄지를 지배하는 일부는 제외)에 운동신경지배를 한다(그림 5-19). 자신경의 손상 시 손가락 끝마디가 굽힘 상태가 되고, 손가락의 모음과 벌림이 불가능한 **갈퀴손(독수리손, claw hand)**이 된다.

정중신경(median nerve)은 안쪽신경다발에서부터 시작하며, 손바닥의 노뼈 부위 피부에 감각신경지배를 하고, 아래팔의 굽힘근 하나를 제외한 모두와 대부분의 엄지손가락근육들에 운동신경지배를 한다(그림 5-20). 정중신경의 손상 시 손의 엎침이나 손목 및 손가락의 굽힘이 불가능해지며 엄지의 가쪽번짐이 안되는 **원숭이손(ape hand)**이 된다.

TIP 팔신경얼기 신경손상과 손모양

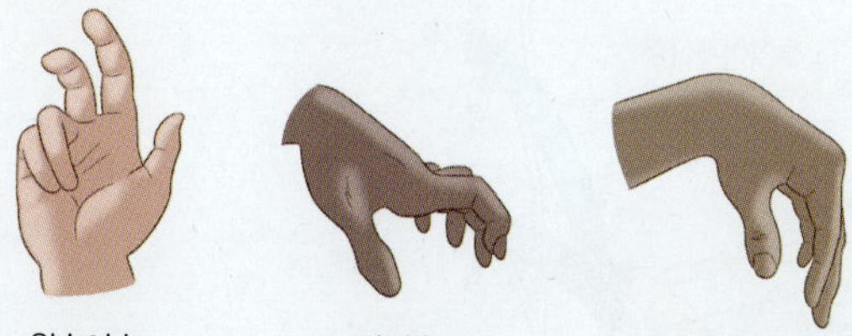

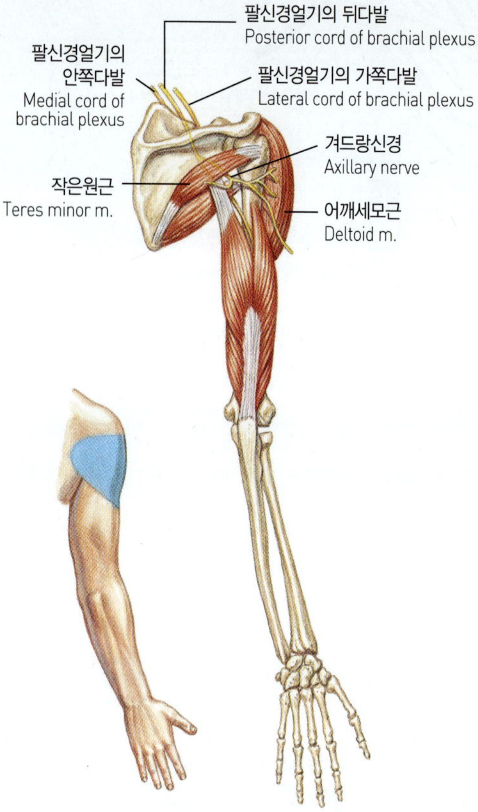

그림 5-16 겨드랑신경의 지배근육과 피부 분포

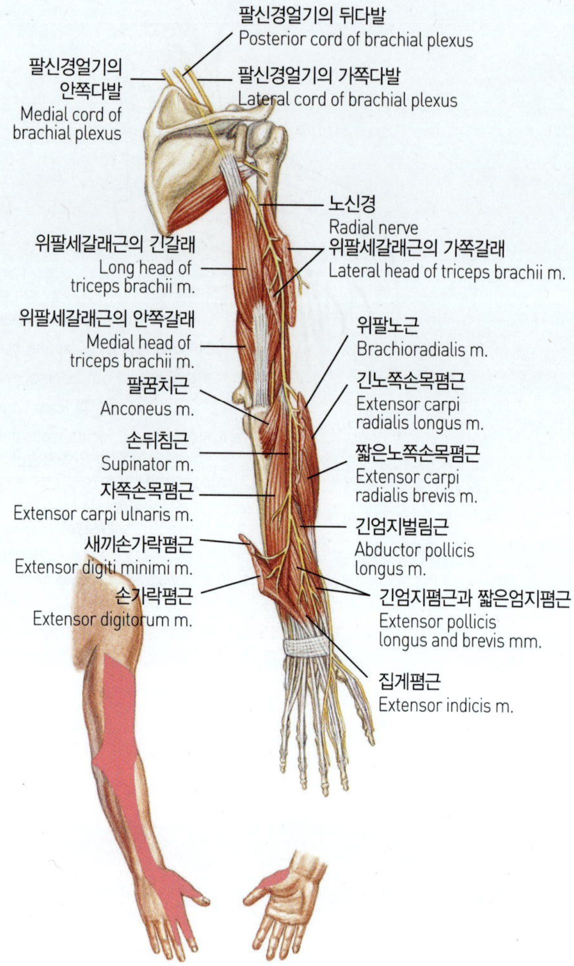

그림 5-17 노신경의 지배근육과 피부 분포

표 5-3 팔신경얼기의 주요 가지

신 경	다발과 척수 구성	신경지배
겨드랑신경	뒤다발(C_5, C_6)	어깨의 피부, 어깨관절, 어깨세모근, 작은원근
노신경	뒤다발(C_5~C_8, T_1)	팔의 뒤가쪽, 아래팔, 손, 위팔과 아래팔의 뒤근육들(위팔세갈래근, 손뒤침근, 팔꿈치근, 위팔노근, 짧은노쪽손목폄근, 긴노쪽손목폄근, 자쪽손목폄근)
근육피부신경	가쪽다발(C_5~C_7)	아래팔의 바깥쪽 피부, 위팔의 위쪽 근육들(부리위팔근, 위팔두갈래근, 위팔근)
자신경	안쪽다발(C_8, T_1)	손 안쪽 세 번째 손가락, 아래팔 앞의 굽힘근(자쪽손목굽힘근, 새끼굽힘근, 안쪽손바닥, 손의 고유굽힘근, 셋째 · 넷째벌레근)
정중신경	안쪽다발(C_6~C_8, T_1)	손의 바깥쪽 2/3 피부, 아래팔 앞의 굽힘근, 손바닥 바깥쪽, 첫째 · 둘째벌레근

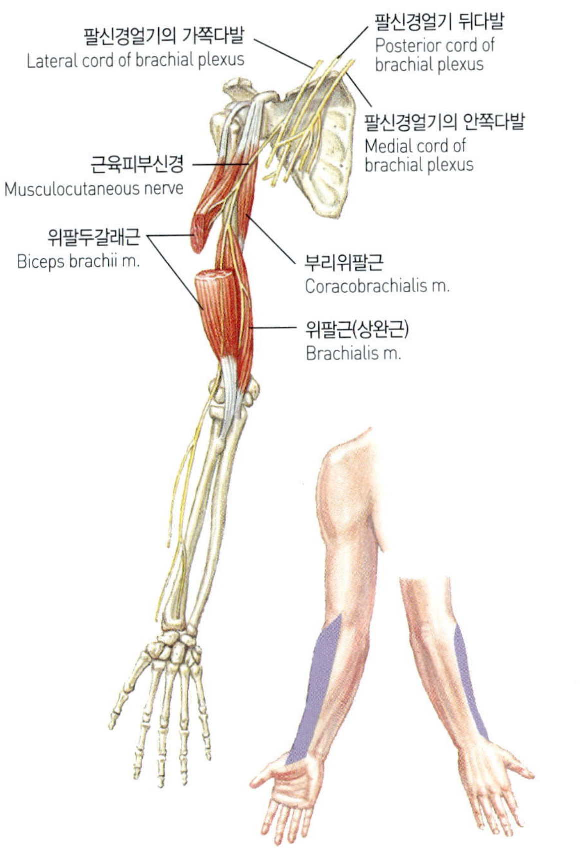

그림 5-18 근육피부신경의 지배근육과 피부 분포

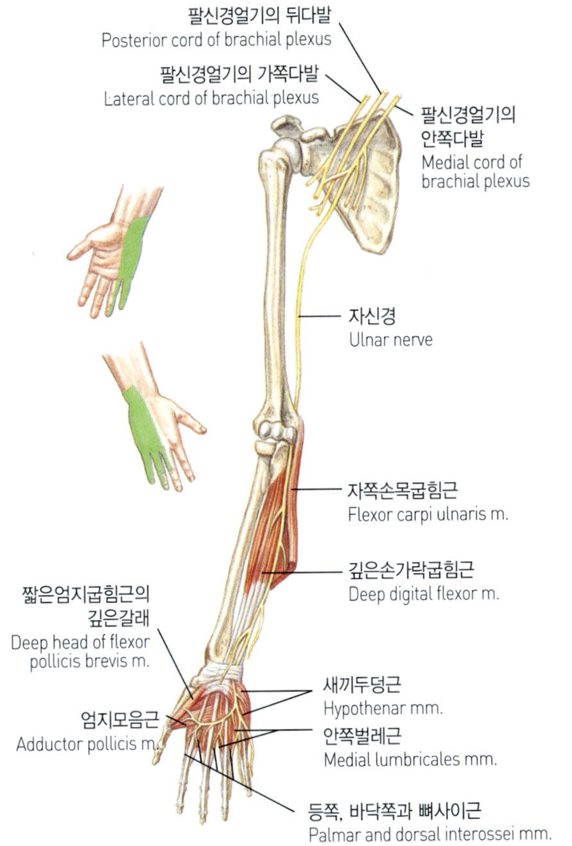

그림 5-19 자신경의 지배근육과 피부 분포

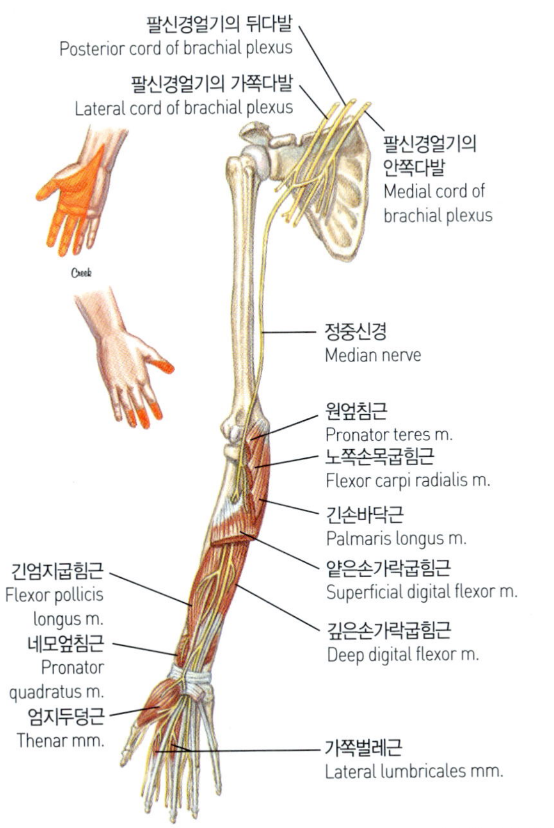

그림 5-20 정중신경의 지배근육과 피부 분포

3) 가슴신경

신경얼기를 형성하지 않는 가슴신경(흉신경, thoracic nerve)의 앞가지는 **갈비사이신경(늑간신경, intercostal nerve: T_2~T_{11})**이 되어 갈비사이근(늑간근) 및 가슴의 피부에 분포하며, 뒤가지는 가슴의 뒤벽을 구성하는 근육과 피부에 분포한다. 대부분의 가슴신경은 호흡조절근육의 지배신경이 된다.

4) 허리신경얼기

첫째~넷째허리뼈 옆에 위치한 허리신경얼기(요신경총, lumbar plexus)는 L_1~L_4 척수신경과 일부 T_{12} 척수신경섬유의 앞가지에 의해 형성된다(그림 5-21). 허리신경얼기에서 나온 신경은 아랫배부분과 다리의 앞쪽, 안쪽 부위의 구조에 분포하며 뿌리와 2개의 갈래로 이루어져 있다.

뒤갈래(후분지, posterior division)는 비스듬하게 바깥으로 향하여 큰허리근 깊숙이 지나가며, 앞갈래(전분지, anterior division)는 허리네모근 표면을 지나간다(표 5-4).

허리신경얼기의 뒤갈래에서 시작하는 **넙다리신경(대퇴신경, femoral nerve)**은 넓적다리의 앞가쪽과 종아리와 발 안쪽의 피부에 신경이 분포하며, 큰허리근, 넙다리빗근, 넙다리네갈래근을 포함한 넓적다리 앞쪽의 근육들에 운동신경이 분포한다(그림 5-22). 넙다리신경은 무릎반사에 관여한다.

허리신경얼기 앞갈래에서 시작하는 **폐쇄신경(obturator nerve)**은 넓적다리 안쪽 피부에 신경이 분포하고 넓적다리의 모음근에 운동신경이 분포한다(그림 5-23).

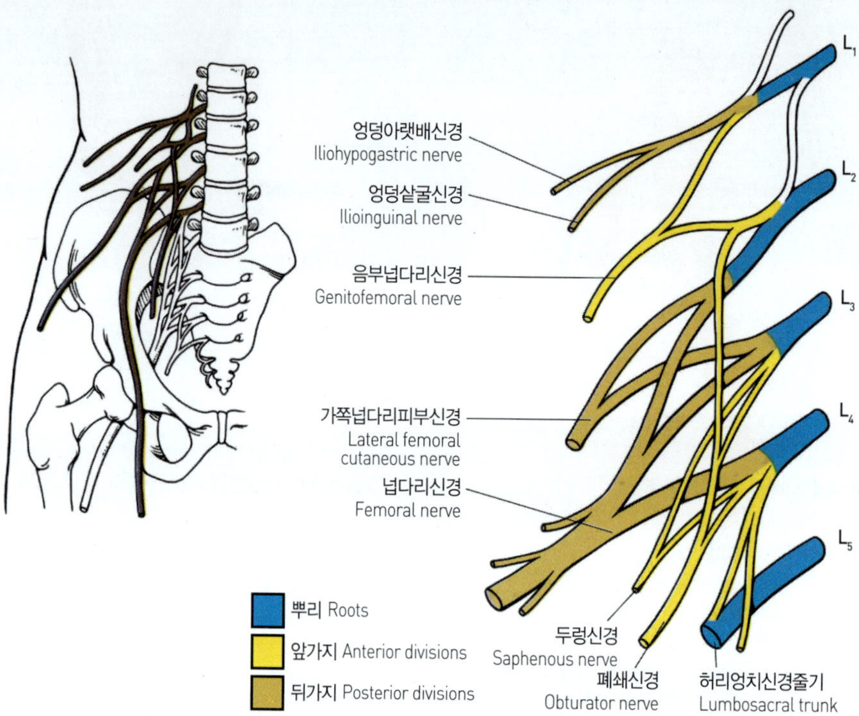

그림 5-21 허리신경얼기

표 5-4 허리신경얼기의 가지

신 경	척수 구성	신경지배
엉덩아랫배신경 (iliohypogastric)	T_{12}, L_1	아랫배와 엉덩이의 피부. 앞가쪽 배벽 근육들(배바깥빗근, 배속빗근, 배가로근)
엉덩샅굴신경 (ilioinguinal)	L_1	넓적다리의 안쪽 위, 남자의 음낭과 음경근, 여자의 대음순의 피부. 엉덩아랫배신경과 함께 앞가쪽 배벽의 근육들을 지배
음부넙다리신경 (genitofemoral)	L_1, L_2	넓적다리의 중간의 앞, 남자의 음낭, 여자의 대음순의 피부. 남자의 고환올림근
가쪽넙다리피부신경 (lateral cutaneous femoral)	L_2, L_3	넓적다리의 앞면, 가쪽면, 뒤면의 피부
넙다리신경 (femoral)	L_2~L_4	넓적다리의 앞면, 안쪽면, 종아리와 발의 안쪽면. 넓적다리의 앞 근육들(엉덩근, 큰허리근, 두덩근, 넙다리곧은근, 넙다리빗근), 종아리의 폄근들(넙다리곧은근, 가쪽넓은근, 안쪽넓은근, 중간넓은근)
폐쇄신경 (obturator)	L_2~L_4	넓적다리의 안쪽 피부. 다리의 모음들(바깥폐쇄근, 두덩근, 긴모음근, 짧은모음근, 큰모음근, 두덩정강근)
두렁신경 (saphenous)	L_2~L_4	다리의 안쪽 피부

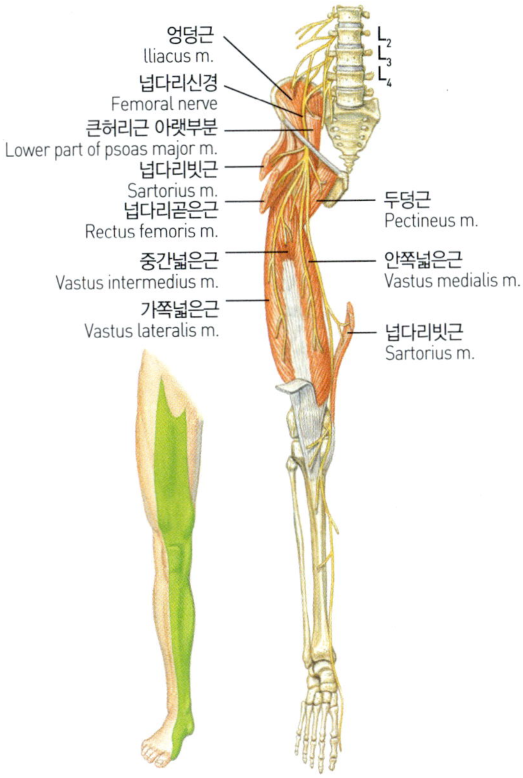

그림 5-22 넙다리신경의 지배근육과 피부 분포

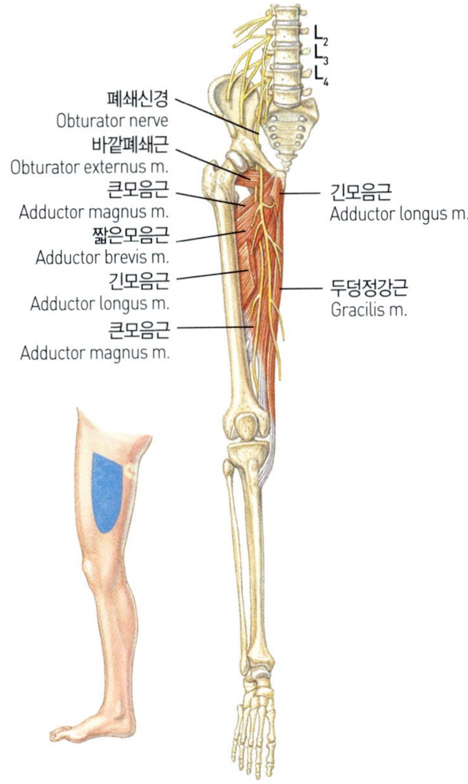

그림 5-23 폐쇄신경의 지배근육과 피부 분포

5) 엉치신경얼기

허리신경얼기 바로 아래에 있는 엉치신경얼기(천골신경총, sacral plexus)는 척수신경 L_4, L_5 그리고 S_1~S_4의 앞가지로 구성되어 있다(그림 5-24). 엉치신경얼기에서 시작하는 신경은 허리, 골반, 샅(회음), 넓적다리와 종아리의 뒤쪽, 발의 등쪽과 발바닥쪽에 분포한다(표 5-5). 엉치신경얼기는 뿌리(근)와 앞갈래(전분지), 뒤갈래(후분지)로 구성되어 있으며, 엉치신경얼기의 일부 신경이 **허리엉치신경줄기(요천골신경간, lumbosacral plexus)**를 통해 허리신경얼기의 신경에서 나온 섬유를 포함하므로 이 두 신경얼기를 합쳐 허리엉치신경얼기(요천골신경총, lumbosacral plexus)라고 한다.

엉치신경얼기에서 나오는 **궁둥신경(좌골신경, sciatic nerve)**은 신체에서 가장 큰 신경이며 골반에서 궁둥뼈의 큰궁둥패임을 통과하여 넓적다리의 아래쪽으로 뻗어간다. 궁둥신경은 정강신경과 온종아리신경으로 나뉜다.

엉치신경얼기 앞갈래에서 시작하는 정강신경(경골신경, tibial nerve)은 넓적다리와 종아리의 뒷면으로 뻗어 내려가 발에서 분지하여 안쪽발바닥신경(내측족척신경, medial plantar nerve)과 가쪽발바닥신경(외측족척신경, lateral plantar nerve)을 형성한다. 정강신경은 종아리의 장딴지와 발의 발바닥 부분의 피부에 신경이 분포하며 넓적다리와 종아리 대부분의 뒤쪽 근육들과 발의 많은 고유근에 운동신경이 분포한다(그림 5-25).

엉치신경얼기의 뒤갈래에서 시작하는 온종아리신경(총비골신경, common fibular nerve, peroneal nerve)은 넓적다리 뒷면을 통해 뻗어나가 종아리 윗부분에서 갈라져 깊은종아리신경(심비골신경, deep fibular nerve)과 얕은종아리신경(천비골신경, superficial fibular nerve)으로 나뉜다(그림 5-24). 온종아리신경과 그 가지는 종아리의 앞가쪽과 발의 등쪽에 피부신경이 분포하며, 종아리와 발의 앞가쪽 근육에 운동신경이 분포한다(그림 5-26).

표 5-5 엉치신경얼기의 가지

신 경	척수 구성	신경지배
위볼기신경(superior gluteal)	L_4, L_5, S_1	넓적다리의 벌림근(작은볼기근, 중간볼기근, 넙다리근막긴장근)
아래볼기신경(inferior gluteal)	L_5~S_2	엉덩관절의 폄근(큰볼기근)
궁둥구멍근신경(nerve to piriformis)	S_1, S_2	넓적다리의 벌림근, 회전근(궁둥구멍근)
넙다리네모근신경(nerve to quadratus femoris)	L_4, L_5, S_1	넓적다리의 회전근(아래쌍동이근, 넙다리네모근)
안쪽폐쇄근신경(nerve to internal obturator)	L_5~S_2	넓적다리의 회전근(위쌍동이근, 속폐쇄근)
관통피부신경(perforating cutaneous)	S_2, S_3	엉덩이의 아래 안쪽면의 피부
뒤넙다리피부신경(posterior cutaneous femoral)	S_1~S_3	엉덩이의 아래 가쪽면, 항문 부위, 넓적다리 위쪽 뒷면, 장딴지의 윗면, 남자의 음낭, 여자의 대음순의 피부
궁둥신경(sciatic)	l_4~S_3	2개의 신경으로 구성(정강신경과 온종아리신경), 다리오금에서 2부분으로 나누어진다. 허벅지의 궁둥 부위에서 뒤넙다리근, 큰모음근
정강신경 (tibial, 장딴지신경, 안쪽 · 가쪽발바닥신경)	l_4~S_3	종아리의 뒷면과 발바닥 피부 근육 신경지배는 장딴지근, 가자미근, 긴발가락굽힘근, 긴엄지굽힘근, 뒤정강근, 오금근, 발 고유근을 포함한다.
온종아리신경 (common fibular, 얕은 · 깊은종아리신경	l_4~S_2	종아리의 앞면, 발의 등쪽 피부. 셋째종아리근, 앞정강근, 긴엄지폄근, 긴발가락폄근
음부신경(pudendal)	S_2~S_4	남자의 음경, 고환의 피부와 여자의 음핵, 대음순, 소음순, 질 아랫부분의 피부. 샅의 근육들

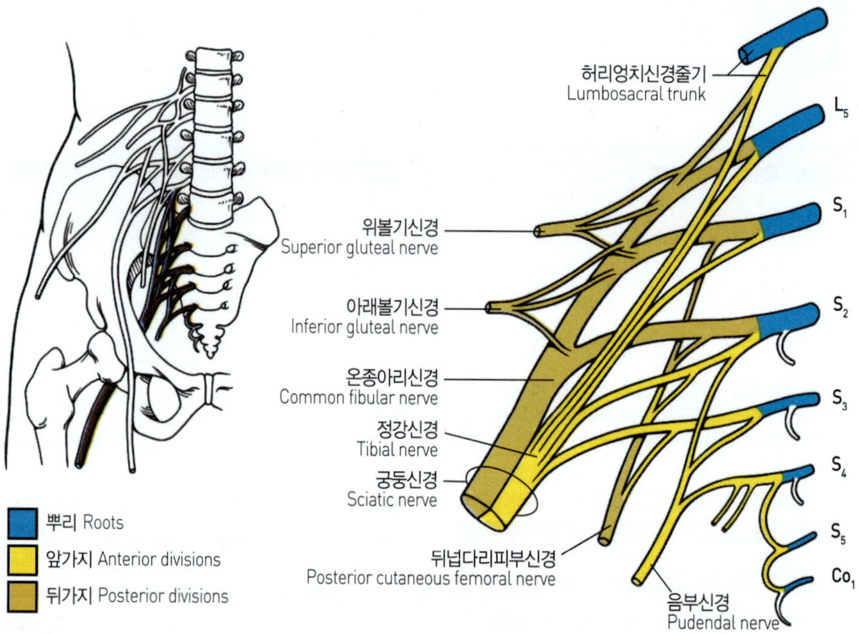

그림 5-24 엉치신경얼기

핵심돋보기

척수신경의 뒤가지는 분포 범위가 매우 좁고, 척추 양쪽을 따라가는 고유등근과 그 부위의 피부에 분포하며 경과 중에 문합이 없이 31쌍이 분절상으로 분포하며 앞가지는 몸통 부위와 팔, 다리의 모든 영역을 지배한다.

TIP 임상적으로 중요한 주요 반사

반 사	척수 분절	수용기 자극의 위치	효과기 활동
두갈래근반사(biceps reflex)	C_5, C_6	노뼈거친면 가까이에 부착한 위팔두갈래근의 힘줄	위팔두갈래근을 수축하여 팔꿈치를 굽힌다.
세갈래근반사(triceps reflex)	C_7, C_8	팔꿈치머리 가까이에 부착한 위팔세갈래근의 힘줄	위팔세갈래근을 수축하여 팔꿈치를 편다.
손뒤침근(supinator) 혹은 위팔노근반사(brachioradialis)	C_5, C_6	손뒤침근의 노뼈 부착면과 위팔노근	아래팔과 손을 뒤침한다.
무릎반사(knee-jerk)	L_2~L_4	무릎골 바로 아래에 있는 무릎인대	넙다리네갈래근을 수축하여 무릎을 편다.
발목반사(ankle reflex)	S_1, S_2	발꿈치뼈 근처에 부착한 발꿈치뼈힘줄	발목을 발바닥으로 굽힌다.
발바닥반사(plantar reflex)	L_4, L_5, S_1, S_2	발뒤꿈치에서 발바닥 바깥쪽을 지나 발의 불룩한 곳까지	발과 발가락을 굽힌다.
바빈스키 반사 (Babinski's reflex)*	L_4, L_5, S_1, S_2	발뒤꿈치에서 발바닥 바깥쪽을 지나 발의 불룩한 곳까지	엄지발가락은 뻗고 다른 발가락을 부채꼴로 편다.
배벽반사(abdominal reflexes)	배꼽 위의 T_8~T_{10}과 배꼽 아래의 T_{10}~T_{12}	배꼽 위 · 아래배근육의 옆	배근육을 수축하고 자극을 향해 배꼽이 움직인다.
고환올림근반사 (cremasteric reflex)	L_1, L_2	남자의 넓적다리 위안쪽	자극을 받은 쪽 고환올림근을 수축하여 고환을 들어올린다.

* 발이 자극을 받았을 때 바빈스키 반사(Babinski's reflex)가 발바닥 반사보다 잘 일어난다면, 척수 내의 겉질척수로가 손상되었음을 알려 준다. 그러나 바빈스키 반사는 신생아에서 12개월 이하의 영아에서 잘 일어나는데, 겉질척수로가 성숙되지 못했기 때문이다.

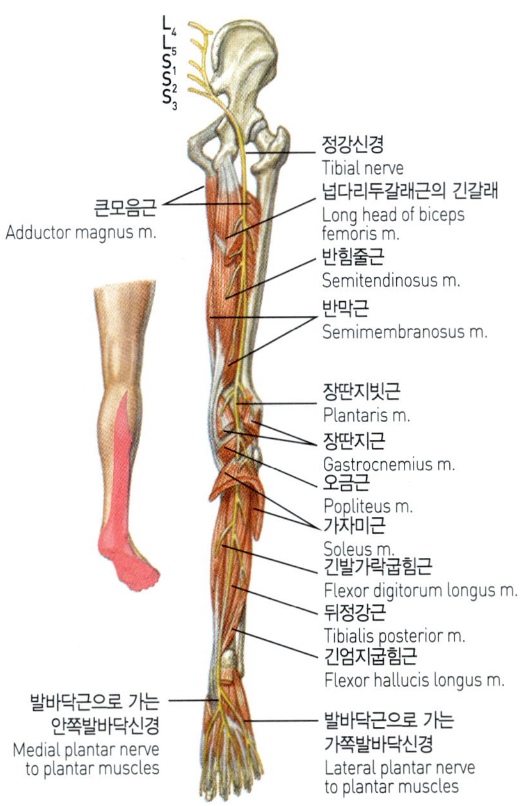

그림 5-25 정강신경의 지배근육과 피부 분포

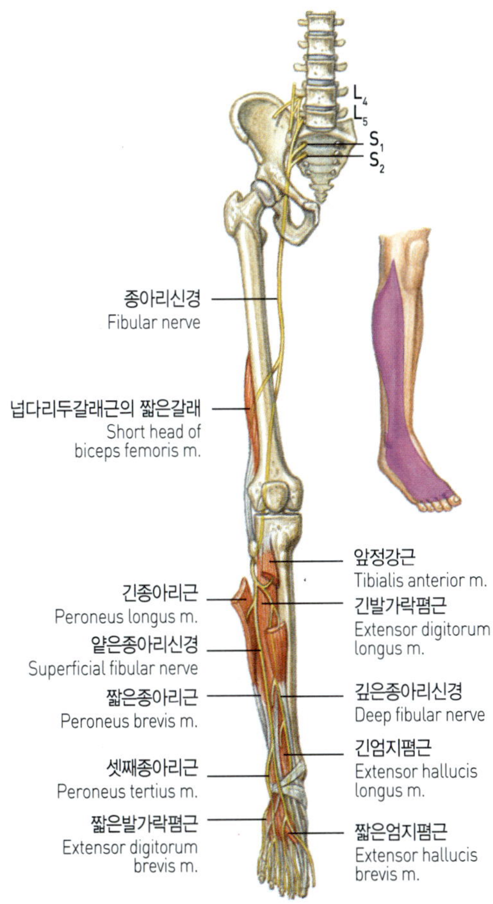

그림 5-26 종아리신경의 지배근육과 피부 분포

03 자율신경계

'스스로 조절하는'이라는 의미의 자율신경계(autonomic nervous system)는 자율신경절(autonomic ganglion)을 거쳐서 말초조직과 장기에 분포하며 감각과 근육을 효과기로 하여 신체의 운동을 수행한다. 몸신경계(체성신경계)와 별도로 말초조직과 장기를 효과기로 하여 근육의 활동을 조절하며, 생명 유지에 필요한 호흡, 순환, 흡수, 대사, 배설, 생식의 기능을 조절한다. 이러한 조절은 의지와 전혀 관계가 없으며 자율적인 기능으로 무의식적인 반사활동에 관여한다.

1) 자율신경계의 구조

자율신경계의 신경절(ganglion)은 자율신경이 중추신경을 나온 다음 각 장기에 이르는 과정에서 새로운 신경세포로 교체하는 부위이다. 자율신경계는 **교감신경계**와 **부교감신경계**로 구성된다. 교감신경분지와 부교감신경분지는 중추신경계 내에 세포체가 있는 **신경절이전신경세포(절전신경원)**와 중추신경계 밖의 신경절에 세포체가 존재하는 신경절이후신경세포(절후신경원)로 이루어진다. 신경절이전신경세포의 이는곳과 신경절의 위치는 교감신경과 부교감신경이 서로 다르다.

대부분의 장기에는 교감신경(sympathetic nerve)과 부교감신경(parasympathetic nerve)이 동시에 분포하면서 길항작용(antagonistic action)을 하는데, 교감신경은 흥분을 촉진하는 방향으로 부교감신경은 반대로 억제하는 방향으로 이중지배(double innervation)를 한다.

핵심돋보기

교감신경을 투쟁부 또는 비약부(flight division)라 하며, 부교감신경을 휴식 및 완화부(rest and relaxation division)라 한다.

(1) 교감신경

교감신경분지[sympathetic(thoracolumbar) division]는 신경절이전신경세포가 척주의 T_1~L_2에 있는 가쪽뿔(측각, lateral horn)에서 빠져나오기 때문에 가슴허리(흉요부, thoracolumbar) 분지라고도 한다. 대부분의 교감신경세포는 척주의 한쪽에 위치해 있는 교감신경줄기(교감신경간, sympathetic trunk)의 신경절사슬 내의 신경절이후신경세포와 연접하며, 몸운동신경과 T_1~L_2 척수신경 앞까지는 분리되어 있다(그림 5-27).

백색교통가지(백색교통지, white rami communicantes)를 통해 교감신경줄기에 연결된다. 백색교통가지는 신경절이전교감신경세포가 말이집(수초, myelin sheath)으로 싸여 하얗게 보이는 것이다(그림 5-28). 일부 신경절이전교감신경세포는 신경절이후신경세포와 연접하여 교감신경절의 사슬과 같은 위치에 있으며, 그 외의 신경절이전신경세포들은 신경절이후신경세포와 연접하기 전에 교감신경사슬 내에서 상하로 이동한다. 신경절 이후 교감신경가지는 **회색교통가지(회색교통지, gray rami communicantes)**에 의해 앞가지와 연결되는 회색가지는 신경절이후교감신경세포들이 말이집으로 싸여 있지 않아 회색으로 보이는 것이다. 회색교통가지의 신경절이후 축삭들은 척수신경의 앞뿌리 뒤쪽으로 뻗어나가고, 척수신경 내의 말초로 이동하여 효과기관에 분포한다. T_1~L_2이외의 범위의 신경절이전 신경세포들은 교감신경줄기를 따라 올라가거나 내려가서 그곳의 교감신경절에서 연접하고 신경절이후 신경세포는 회색 교통가지를 통해 척수신경의 앞가지와 뒤가지로 들어간다.

따라서 백색교통 가지는 T_1~L_2 척수신경과 연결되지만 회색교통가지는 모든 척수신경과 연결된다. 교감신경은 척수의 일부분인 T_1~L_2부분에서 일어나지만 교감신경줄기를 통해 결국에는 모든 척수신경이 분포하는 말초부위로 교감신경성분을 내보낼 수 있다. 척수의 T_1~L_5 분절에서 일어난 교감신경은 주로 위로올라가고 T_5~L_2 척수분절에서 일어난 교감신경들은 아래로 내려간다(그림 5-29). **발산(divergence)**은 교감신경줄기의 신경절 안에서 신경절이전신경세포가 가지를 내어 사슬 내의 서로 다른 곳에 위치한, 수많은 신경절이후신경세포들에 연접하는 것을 말한다. **수렴(convergence)**은 신경절이후신경세포가 많은 수의 신경절이전신경세포로부터 연접자극을 받아들이는 것을 말한다.

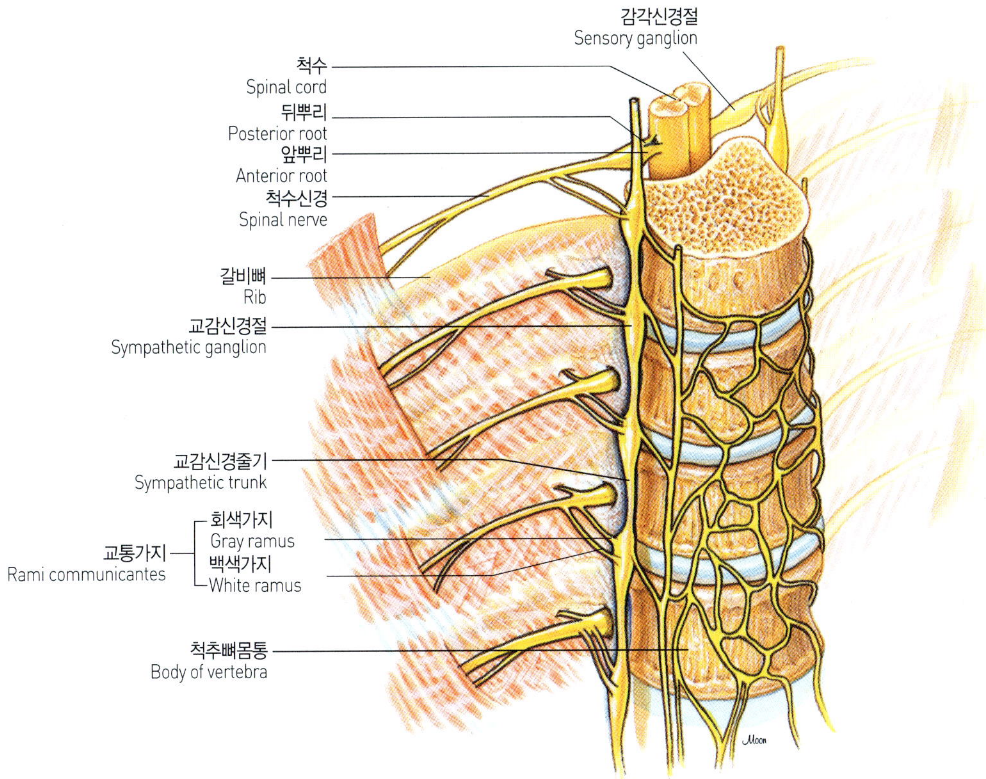

그림 5-27 척추옆신경절의 교감신경줄기

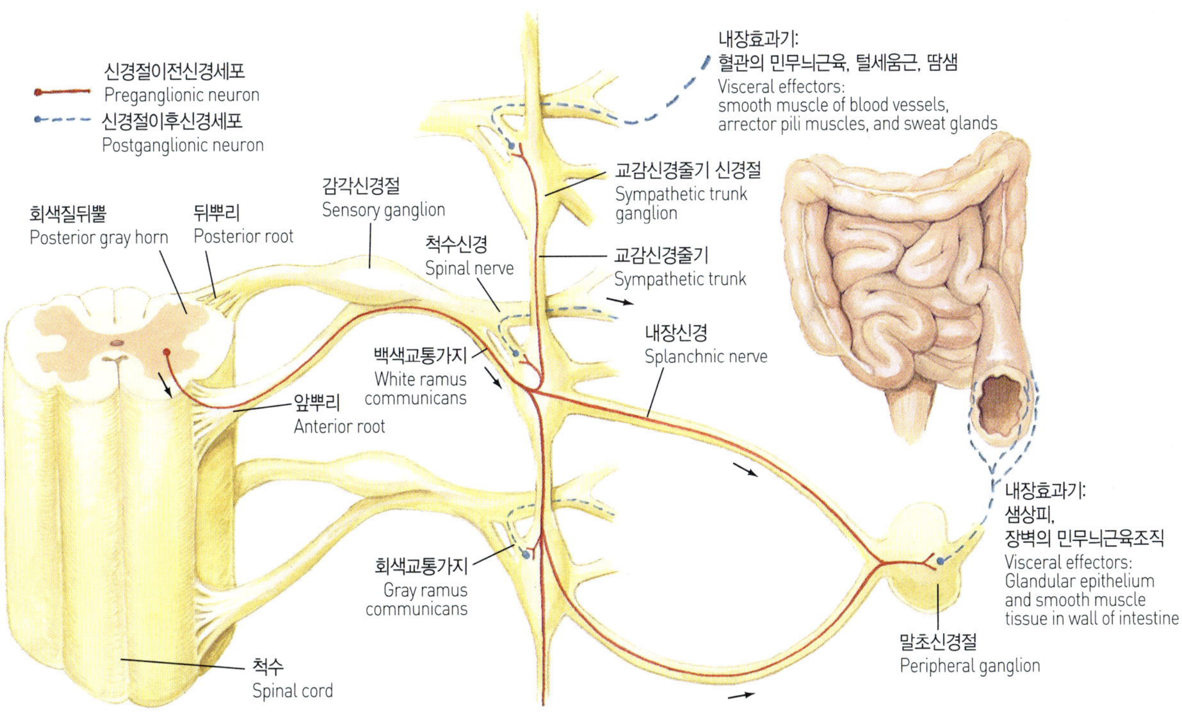

그림 5-28 자율신경계의 교감신경분지의 교감신경줄기신경절과 교감신경줄기, 교통가지

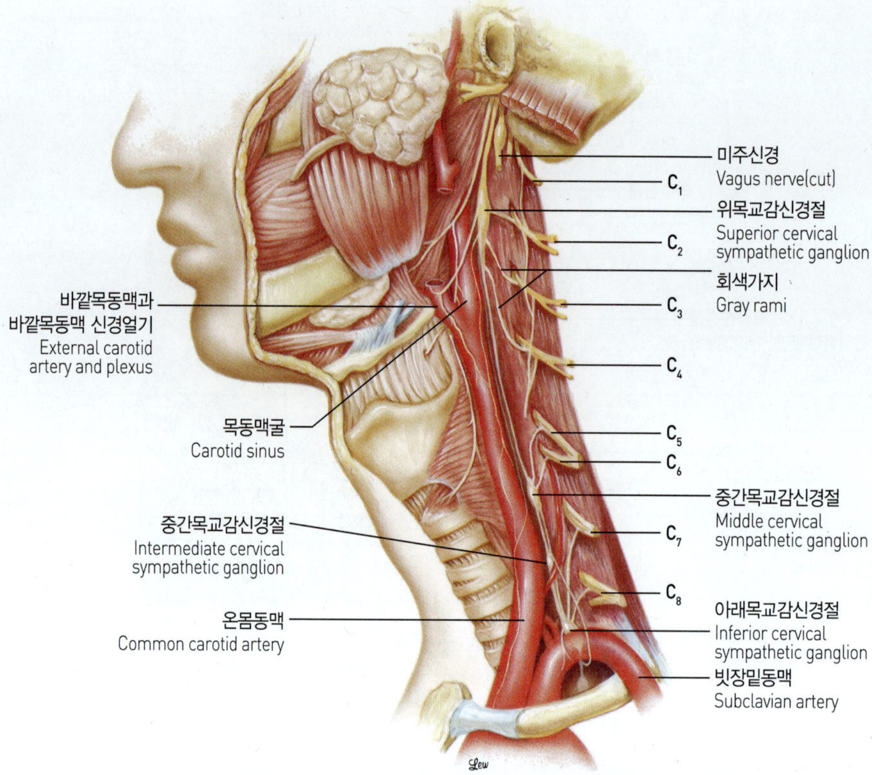

그림 5-29 목교감신경절

① 말초신경절

가로막 이하 척수에서 나오는 신경절이전신경세포들은 연접하지 않고 교감신경줄기를 따라간다. 이 신경절이전 신경세포는 교감신경줄기를 지나서 **내장신경(splanchnic nerve)**을 형성하며(그림 5-18), 배안신경절(복강신경절, celiac ganglia), 위창자간막신경절(상장간막신경절, superior mesenteric ganglia), 아래창자간막신경절(하장간막신경절, inferior mesenteric ganglia)을 포함하는 말초신경절(peripheral ganglia)에 연접한다(그림 5-30, 31).

T_4~T_9의 신경절이전교감신경세포에서 시작하는 **큰내장신경(대내장신경, greater splanchnic nerve)**은 배안신경절과 연접하고, 이 신경세포들은 배안신경얼기(복강신경총, celiac plexus, solar plexus)를 형성한다. 배안신경절에서 나온 신경절이후신경세포들은 위, 지라, 이자, 간, 작은창자, 콩팥에 분포한다. **작은내장신경(소내장신경, lesser splanchnic nerve)**은 위창자간막신경절에서 끝나며, 이 신경의 신경절이후신경세포들은 작은창자와 큰창자에 분포한다. **허리내장신경(요내장신경, lumbar splanchnic nerve)**은 아래창자간막신경절에서 연접하고, 신경절이후 신경세포들은 큰창자 먼쪽부위와 곧창자, 방광, 생식기관에 분포한다.

② 부신

콩팥 위에 한 쌍의 부신(adrenal gland)이 위치해 있으며(그림 5-30), 두 부분으로 구성되어 있다. 바깥면을 **부신겉질(부신피질, adrenal cortex)**, 속면을 **부신속질(부신수질, adrenal medulla)**이라고 하며, 발생기원과 호르몬을 분비하는 기능이 다른 2개의 분비샘이다. 부신겉질은 스테로이드 호르몬을 분비하며, 부신속질은 교감신경계의 자극에 따라 에피네프린(아드레날린)과 적은 양의 노르에피네프린을 분비한다.

부신속질은 신경절이후교감신경세포에서 온 교감신경절에 의해 조절되며, 척수의 가슴척수층에서 기원한 신경절이전교감신경세포에 의해 신경지배를 받는다. 교

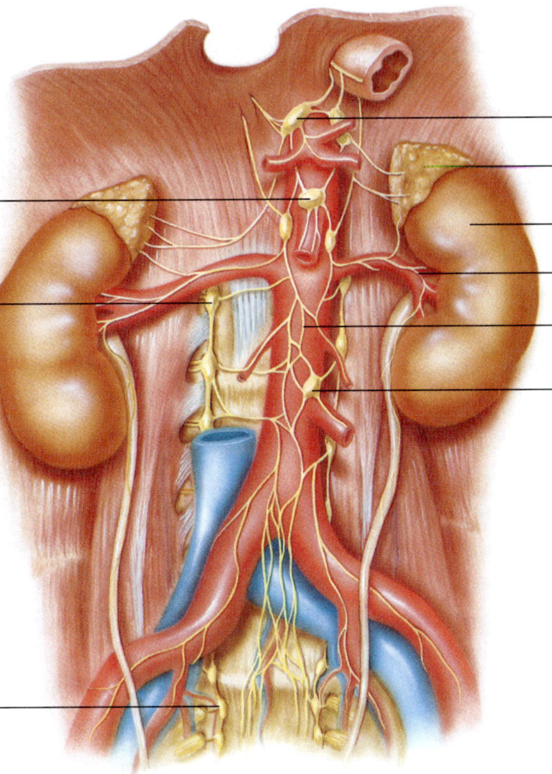

그림 5-30 배의 말초교감신경얼기와 신경절

감신경 자극에 반응하여 혈액으로 에피네프린을 분비하며, 에피네프린은 신경절이후교감신경 먼쪽에서 분비되는 신경전달물질인 노르에피네프린을 보충하는 역할을 한다.

(2) 부교감신경

부교감신경분지[parasympathetic(craniaosacral) division]는 신경절이전신경세포가 뇌(특히 뇌줄기의 중간뇌, 다리뇌, 숨뇌)와 척수의 S_2~S_4에서 이는곳을 형성하므로 자율신경계의 **뇌엉치분지**라고 한다. 신경절이전부교감신경세포들은 분포하는 기관 옆에(혹은 실제로 내부에) 위치해 있는 신경절과 연접하며, **부교감신경절**인 종말신경절(종신경절, terminal ganglia)의 신경절이후신경세포들은 연접하여 효과기 세포들에 분포한다(그림 5-31).

부교감신경세포는 교감신경세포와 달리 대부분이 척수신경 내로 지나지 않는다. 따라서 피부 효과기들(혈관, 땀샘, 털세움근)과 뼈대근육의 혈관은 교감신경의 지배는 받지만 부교감신경의 지배는 받지 않는다.

눈돌림신경(Ⅲ), 얼굴신경(Ⅶ), 혀인두신경(Ⅸ), 미주신경(Ⅹ)은 신경절이전부교감신경세포를 포함하고 있으며, 눈돌림신경(Ⅲ), 얼굴신경(Ⅶ), 혀인두신경(Ⅸ)의 부교감신경세포는 머리에 위치한 신경절에서 연접하고 미주신경의 부교감신경세포들은 신체의 많은 부위에 위치한 종말신경절에서 연접한다.

중간뇌의 눈돌림신경핵에서 시작하는 **눈돌림신경**은 몸운동신경세포와 부교감신경세포로 구성되어 있다. 섬모체신경절(모양체신경절, ciliary ganglion)에서 부교감신경세포들이 연접하며, 섬모체신경절의 신경절이후신경세포들은 홍채의 섬모체근육과 수축근에 분포한다. 다리뇌(교뇌)에서 시작하는 신경절이전신경세포들은 **얼굴신경**의 날개입천장신경절(익구개신경절, pterygopalatine ganglion)에서 연접하여 신경절이후신경세포를 코점막, 인두, 입천장, 눈물샘으로 보낸다. 얼굴신경의 또 다른 신경세포들은 턱밑신경절(악하신경절, submandibular ganglion)에서 연접하여 신경절이후신경세포들을 혀밑샘과 턱밑샘으로 보낸다. **혀인두신경**의 신경절이전신경세

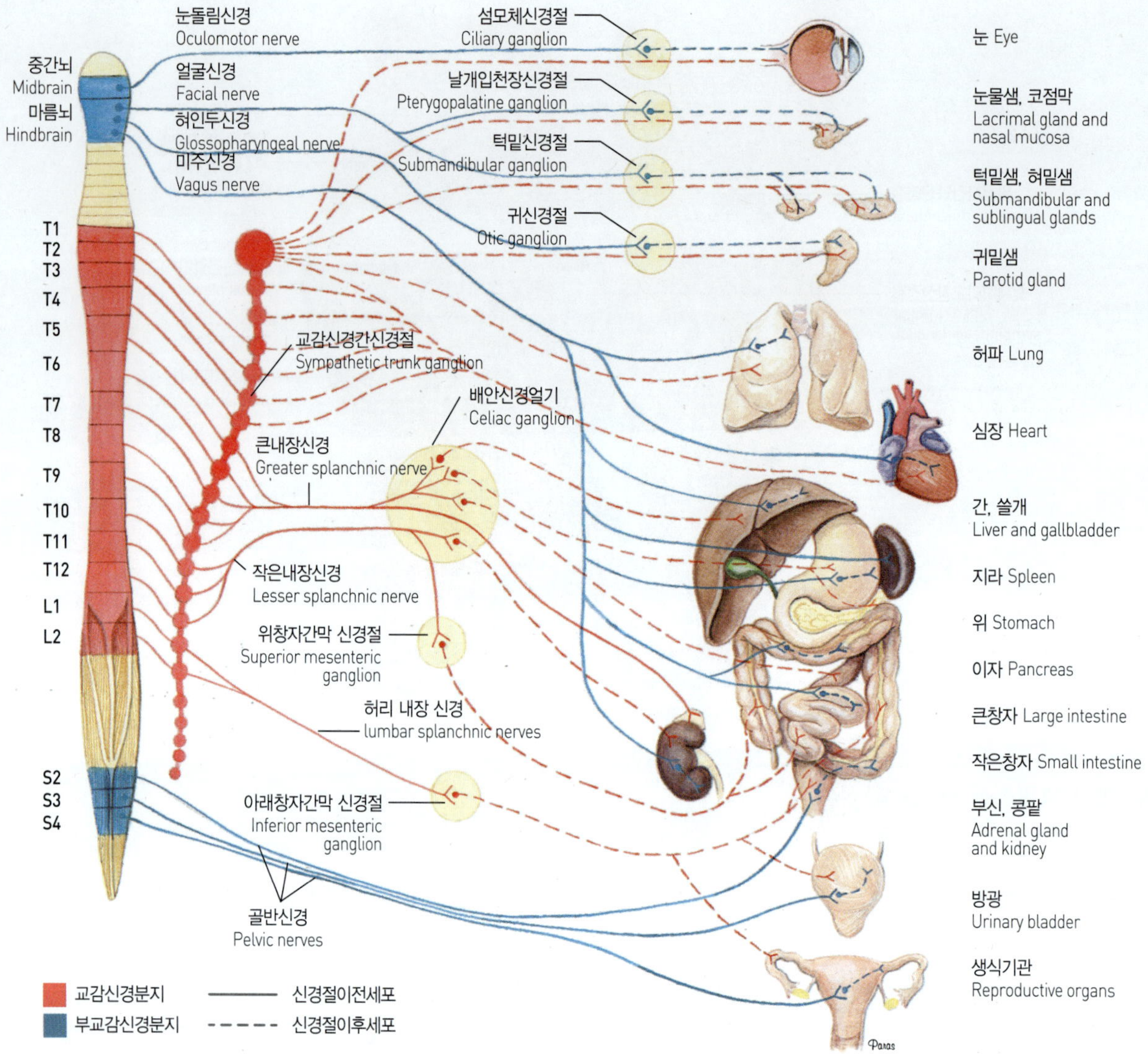

그림 5-31 자율신경계

붉은색: 교감신경분지, 파란색: 부교감신경분지, 실선:신경절이전세포, 점선: 신경절이후세포.

포들은 귀신경절(이신경절, otic ganglion)에서 연접하여 신경절이후신경세포들을 귀밑샘으로 보낸다.

미주신경은 숨뇌의 신경핵으로부터 매우 긴 신경절이전신경세포가 나온다. 미주신경은 신체에서 가장 광범위하게 부교감신경지배를 하고 있다. 한 쌍의 미주신경은 가슴우리를 지나면서 가슴세로칸(종격, media stinum) 내에서 **심장신경얼기(심장신경총, cardiac plexus)**와 **허파신경얼기(폐신경총, pulmonary plexus)**를 형성한다(그림 5-10). 허파 안으로 혈관과 기관지에 허파신경얼기의 가지가 동반하며, 허파신경얼기 아래에서 미주신경의 가지가 융합되어 식도신경얼기(식도신경총, esophageal plexus)를 형성한다.

앞미주신경줄기(전미주신경간, anterior vagal trunk)와 **뒤미주신경줄기(후미주신경간, posterior vagal trunk)**는 식도의 아래쪽에서 미주신경세포가 모여 형성된다. 가로막의 식도구멍(식도열공, esophageal hiatus)을 통해 미주신경줄기가 배안으로 들어간다. 위의 앞면과 뒷면을 미주신경줄기에서 나온 부교감신경세포가 지배한다. **복강신경얼기(복강신경총, celiac plexus)**와 **배대동맥신경얼기(복대동맥신경총, plexus of abdominal aorta)**가 배안의 미주신경가지들로 형성된다.

기관 내부에 있는 신경절이후신경세포들은 미주신경의 신경절이전신경세포들과 연접한다. 이러한 신경절이전신경세포들은 매우 길며, 심장, 허파, 식도, 위, 이자, 간, 작은창자, 큰창자의 위쪽 절반에 부교감신경을 분포시킨다. 신경절이후부교감신경세포들은 기관 내의 종말신경절에서 나와 같은 기관의 민무늬근육 샘상피에 분포한다.

큰창자의 아래쪽 절반, 곧창자, 비뇨생식계통에는 척수의 **엉치부위 신경절이전신경세포**들에 의해 부교감신경지배를 받으며, 미주신경과 같이 효과기관에 존재하는 종말신경절과 연접한다. 따라서 내장기관의 부교감신경은 신경절이전신경세포로 이루어져 있으며, 교감신경은 신경절이후신경세포로 이루어져 있다.

2) 자율신경계의 기능

자율신경계의 기능은 호르몬과 함께 체내 환경의 동적 항상성(dynamic stability)을 유지하는 것에 관여하는 것이다. 체내 항상성은 교감신경과 부교감신경지배의 대항작용과 상호 보충작용에 의존하며, 교감신경분지의 **아드레날린성 효과**를 통해 신체를 조절하고, 부교감신경분지의 **콜린성 효과**를 통해 신체의 에너지를 보존한다.

서로 다른 경로를 통해 자율신경계의 교감신경과 부교감신경의 분지가 내장기관에 영향을 미친다(그림 5-31). 교감신경분지의 집단 활성화로 심장박동수의 증가, 혈당 상승, 뼈대근육(내장기관과 피부에서 떨어진)으로의 혈류량 증가를 만들어 긴급 상황에서 빠른 신체 반응을 만든다. 교감신경분지의 기능은 **알림반응(fight-or-flight reaction)**이라 하겠다.

부교감신경의 자극으로 인한 효과는 교감신경의 자극으로 인한 효과와 많은 면에서 반대이지만, 부교감신경분지는 전체적으로 활성화되지는 않는다. 분리된 부교감신경의 자극은 심장박동의 서행이나 내장혈관의 확장, 위장관 활동의 증가를 만들 수 있다(표 5-6). 교감신경과 부교감신경의 활성화에 대한 효과기관의 서로 다른 반응은 신경절이후신경세포가 분비하는 신경전달물질이 서로 다르기 때문이다.

표 5-6 자율신경 자극이 여러 효과기관에 미치는 효과

효과기	교감신경 효과	부교감신경 효과
눈		
홍채(동공확대근)	동공 확장	—
홍채(동공수축근)	—	동공 수축
섬모체근	이완(멀리 보기 위해)	수축(가까이 보기 위해)
분비샘		
눈물샘	—	분비 자극
땀샘	분비 자극	—
침샘	분비 감소, 침이 진해짐	분비 증가, 침이 묽어짐
위	—	분비 자극
창자	—	분비 자극
부신속질	호르몬 분비 자극	—
심장		
박동속도	증가	감소
전도	증가율	감소율
박출력	증가	—
혈관	대부분 수축, 모든 기관에 영향	일부 기관만 확장(음경)
허파		
세기관지	확장	수축
점액샘	분비 억제	분비 자극
위창자관		
운동성	운동 억제	운동 자극
조임근	조임 자극	조임 방해
간	글리코겐 가수분해 자극	—
지방세포	지방 가수분해 자극	—
이자	외분비 억제	외분비 자극
지라	수축 자극	—
방광	근긴장 촉진	수축 자극
털세움근	털이 선다. 닭살	—
자궁	임신 시에는 수축, 비임신 시에는 이완	—
음경	사정	발기(혈관확장으로 인한)

TIP 자율신경계의 반응

우리가 위험한 상황에 처하면 일반적으로 심장박동이 빨라지고 동공이 커지며, 몸에 땀이 나고, 온몸의 털이 서는 느낌을 가지게 된다. 이것은 우리가 전투를 하기 위한 준비를 했다는 것을 말한다. 반면에 위험이 사라지면 한숨을 내쉬고, 배고픔도 느끼고 온몸이 나른한 느낌을 갖는다. 이러한 반응들은 의식적으로 이루어지는 것이 아니고 외부의 자극이나 변화에 대해 우리 몸을 일정하게 유지하고 방어하고자 하는 자연스러운 현상이며, 자율신경계는 이러한 현상에 관여하는 한 부분이다.

3) 자율신경계의 신경전달물질

대부분의 신경절이후교감신경세포에서 분비되는 신경전달물질은 노르에피네프린(노르아드레날린)이며, 이 연접에서의 전달을 **아드레날린성(adrenergic)**이라고 한다. 몇 가지 예외로 뼈대근육의 혈관에 분포하는 일부 교감신경세포와 땀샘의 교감신경세포는 아세틸콜린을 분비하며, 이것을 **콜린성(cholinergic)**이라 한다.

모든 신경절이전신경세포의 신경전달물질은 **아세틸콜린**이며, 효과기세포와 연접하는 모든 신경절이후교감신경세포의 신경전달물질 또한 아세틸콜린이다(그림 5-32). 따라서 자율신경절과 신경절이후신경세포의 연접에서의 전달을 콜린성(cholinergic)이라 하며, 콜린성 섬유는 축삭말단에서 아세틸콜린을 분비하는 신경세포를 말한다.

(1) 아드레날린성 자극에 대한 반응

혈액 내에서의 에피네프린이나 교감신경말단에서 분비되는 노르에피네프린에 의한 아드레날린성 자극은 흥분

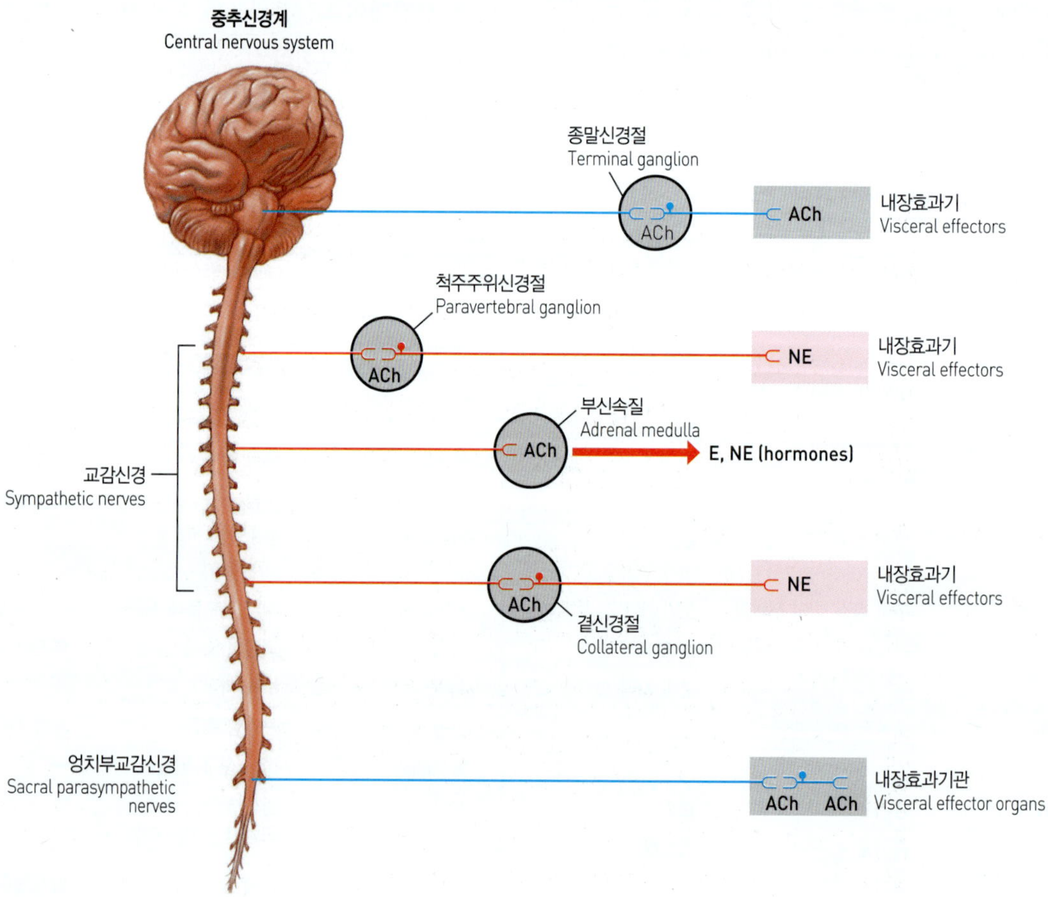

그림 5-32 자율운동신경계의 신경전달물질

성과 억제성 효과 모두를 가지며, 심장과 홍채의 확대근(산대근, dilator muscle), 많은 혈관의 민무늬근육은 자극에 의해 수축된다. 기관지와 일부 혈관의 민무늬근육은 아드레날린성 화학물질에 수축을 억제 받아 구조를 확장시킨다.

(2) 콜린성 자극에 대한 반응

아세틸콜린을 신경전달물질로 사용하는 몸운동신경세포와 신경절이후부교감신경세포, 모든 신경절이전자율신경세포는 콜린성이다. 몸운동신경세포와 신경절이전자율신경세포의 콜린성 효과는 항상 **흥분성**이며, 신경절이후부교감신경세포의 콜린성 효과는 보통 흥분성이지만, 심장에 분포하는 부교감신경세포는 심장박동을 느리게 한다.

(3) 이중 신경지배를 받는 기관

많은 효과기관들은 교감신경세포와 부교감신경세포가 모두 분포하는 이중 신경지배를 받으며, 두 신경의 작용은 서로 대항적이거나 보완적 또는 협동적이다.

① 대항작용

교감신경과 부교감신경지배의 효과로 이 두 시스템의 대항작용(길항작용, antagonistic effects)을 보여주는 가장 좋은 예는 심장의 **굴심방결절(동방결절, sinoatrial node)**이다. 굴심방결절에는 교감신경세포와 부교감신경세포가 모두 분포하며, 교감신경세포의 아드레날린성 자극은 심장박동을 증가시키고, 부교감신경세포의 콜린성 자극은 굴심방결절을 억제하여 심장박동을 감소시킨다. 위창자관에서도 대항작용을 볼 수 있으며, 교감신경은 장의 운동과 분비를 억제하며 부교감신경은 이를 자극한다.

② 보충작용

교감신경과 부교감신경 자극의 보충작용(complementary effects)은 **침샘분비**에서 볼 수 있다. 묽은 침의 분비는 부교감신경을 통해서 자극되며, 위창자관 내의 다른 외분비샘의 분비를 자극하고 교감신경을 통한 자극은 위창자관 전체의 혈관수축을 자극함으로써 침샘으로의 혈액공급이 감소되어 침이 진해지고 더 점성이 있게 변한다.

③ 협동작용

비뇨생식계통에 대한 교감신경과 부교감신경 자극의 효과는 협동작용(cooperative effects)이다. 음경의 발기는 부교감신경을 통한 활동전위로부터 유발된 혈관확장 때문이며, 사정은 교감신경을 통한 활동전위에 의한 것이다. 방광의 수축은 근원성(신경자극의 독립성)이고, 부분적으로는 부교감신경을 통한 활동전위에 자극받으며, 이러한 배뇨(micturition, urination)는 욕구와 반사 모두 교감신경을 통한 활동전위에 의해 강화된다. 교감신경은 방광근육의 긴장도를 증가시키며, 강한 교감신경 활성을 동반한 감정의 상태는 반사를 야기하기에 방광의 부피가 너무 적을 때에도 배뇨반사를 일으킨다.

(4) 이중신경지배를 받지 않는 기관

부신속질, 털세움근, 땀샘 그리고 대부분의 혈관들은 교감신경의 지배만을 받으며, 교감신경세포의 긴장도의 증가와 감소에 따라 조절이 이루어진다. 혈관의 수축은 교감신경의 활성이 증가됨에 따라서 아드레날린성 수용기를 자극하여 일어나고 혈관확장은 교감신경 활성의 감소로 인한 것이다.

교감신경 활성은 열에 대한 적절한 체온조절 반응에서 나타난다. 더운 환경에서 교감신경 활성이 감소되어 피부 표면의 혈관이 확장되고 피부로의 혈류량을 증가시킨다. 이로 인해 열 방출이 더 용이해진다. 운동 중에는 교감신경 활성이 증가되어 팔다리 피부의 혈관이 수축되고 몸통의 땀샘이 자극을 받는다.

몸통의 샘분비땀샘(누출분비한선, eccrine sweat gland)은 교감신경 자극에 대한 반응으로 묽은 액체를 분비하며, 땀의 증발은 체온을 떨어뜨리는 데 도움이 된다. 샘분비땀샘은 또한 교감신경 자극에 대한 반응으로 브라디키닌(bradykinin)이라는 화학물질을 분비하며, 브라디키닌은 땀샘 근처의 혈관 표면을 확장시켜 열 발산을 돕는다. 운동이 끝나면 교감신경 활성은 저하되고, 팔다리 표면의 혈류량은 증가되어 대사 열을 제거하는 데 도움이 된다. 이러한 모든 체온조절 반응은 부교감신경의 직접적인 작용 없이 일어난다.

TIP 신경계통과 전기

신경계통을 종종 '전기의 발생과 배분으로 비교한다면?' 이라는 생각을 해볼 수 있겠다.

발전소에서 생산한 엄청난 전기를 그대로 가정에 배분한다면 아마도 아주 큰 재앙이 일어날 것이다. 반면에 발전소에서 가정에서 사용할 만한 전기만을 만든다면 엄청난 발전소를 필요로 할 것이다.

그렇지만 많은 양의 생산된 전기는 사용 부분에 전달되기 전에 변전소라는 단계를 거치고, 마지막에 변압계라는 장치를 거친 후에 사용처에 배분되는 것이다. 가정에 사용되는 전기에 누전이 생긴다면 우리는 감전이라는 사태를 맞을 것이며 작은 누전에도 심각한 곤란을 겪게 될 것이다. 말초신경의 변성이란 이러한 가정의 누전 현상에 비교할 수 있을 것이다.

예를 들어, 대상포진에 의한 증상은 신경세포에 잠복해 있던 바이러스에 의해 신경세포를 싸고 있는 말초신경의 신경교세포의 손상으로 인한 것인데, 이러한 손상은 우리 몸에 전기 누전과 같은 현상을 일으켜 인체에 지속적인 통증을 유발하는 것이다.

또한 변전소에서의 이상이란 중추신경계의 바닥핵이나 소뇌의 핵, 시상의 핵에서 감각과 운동의 조절이 원활치 않음으로 인한 증상으로 비교해 볼 수 있을 것이다. 물론 발전소에서의 이상은 중추신경계 대뇌핵의 손상으로 비교할 수 있겠다.

>> 요 약

1. 말초신경계는 구조적으로 ( )와 ( )로 분류할 수 있으며, 기능적으로 ( )과 ( )으로 분류할 수 있다.
2. 뇌신경은 뇌에서 시작하는 12쌍의 말초신경으로 로마숫자로 I부터 XII까지 표시되며, 뇌신경들 중의 일부는 ( ), ( ), ( )에 의한 기능이 혼합되어 있는 반면, 일부는 순수한 감각, 일부는 순수한 운동 기능에만 관여한다.
3. 척수의 양쪽으로 들어오고 나가는 척수신경은 ( )의 말초신경으로 목신경 ( ), 가슴신경 ( ), 허리신경 ( ), 엉치신경 ( ), 꼬리신경 ( )으로 이루어져 있다.
4. ( )는 처음 4개의 목뼈 바깥쪽에 위치하며, 처음 4개의 목신경(C_1~C_4) 앞가지와 C_5의 일부분으로 형성된다
5. ( ) C_5~T_1의 앞가지로 구성되며 간간히 C_4~T_2까지 나온 분지도 있다.
6. ( )는 L_1~L_4 척수신경과 일부 T_{12} 척수신경섬유의 앞가지에 의해 형성된다
7. 허리신경얼기 바로 아래에 있는 ( )는 척수신경 L_4, L_5 그리고 S_1~S_4의 앞가지로 구성되어 있다
8. 자율신경계는 ( )와 ( )로 구성된다.
9. 교감신경분지는 신경절이전신경세포가 척주의 T_1~L_2에 있는 ( )에서 빠져나오기 때문에 가슴허리부위 분지라고도 한다.
10. 부교감신경분지는 신경절이전신경세포가 뇌( )와 척수의 ( )에서 이는곳을 형성하므로 자율신경계의 ( )라고 한다.

>> 참고문헌

1. 간추린 사람해부학, 정인혁, 현문사, 2012.
2. 병태생리학, 설근희 외 공역, JMK, 2013.
3. 사람해부학, 한국해부생리학교수협의회 편, 현문사, 2012.
4. 사람해부학, 해부학 편찬위원회, 범문에듀케이션, 2012.
5. 인체생리학, 김종규 외, JMK, 2014.
6. 인체생리학, 소명숙 외, 고문사, 2014.
7. 인체생리학(제4판), 범진필 외, 정문각, 2013.
8. 인체해부학(제2판), 안창식 외, 정문각, 2011.
9. 임상신경해부학(5판), 천명훈 외, E*PUBLIC, 2008.
10. GRAY 해부학, 조희중 외, E*PUBLIC, 2010.

사례

Case 1 » 대상포진(herpes zoster) 이란?

환자병력

50대 중반의 남성 A씨는 어느 날 앞가슴과 겨드랑이에 붉은 발진이 생기고 약간 가려운 증상과 함께 아픈 증상이 있었다. 단순한 피부질환으로 생각하고 집에서 자가 치료를 시행하였으나 증상이 호전되지 않고 수일 후에 그 부위에 물집이 나타나면서 고름집 모양으로 변하기 시작하였다. 가려운 증상은 없어지고 통증이 심하여 병원을 찾게 되었다. 환자는 대상포진으로 확진이 되었고 약물치료와 함께 신경치료 및 물리치료를 병행하였다.

- 원인

소아기에 흔히 걸리는 수두의 병원체인 수두 바이러스와 동일한 바이러스인 대상포진 바이러스가 원인 병원체이다. 소아기에 수두 바이러스에 감염되어 수두를 앓고 난 후에 바이러스가 완전히 사라지지 않고 체내에 남아 신경섬유를 따라 이동하여 신경절에 잠복하게 된다. 건강한 상태에서는 체내에 바이러스가 있다하더라도 병적인 증상을 나타내지 않으므로 인체에서는 드러나지 않는다. 그러나 신체의 면역력이 떨어지게 되면 신경절에 잠복해 있던 수두 바이러스가 말초신경을 타고 피부 병변에까지 내려와 염증을 일으킨다. 이때에 감각신경과 운동신경 중 주로 감각신경에 침범하게 된다.

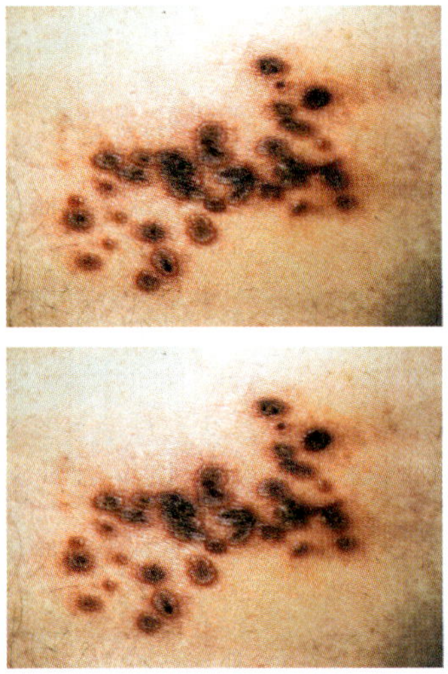

그림 1 대상포진

- 증상

피부의 병적인 증상이 신경근육의 감각신경이 분포하는 부위에 국한되어 나타난다. 병변 부위에 심한 통증과 감각이상이 동반되며 붉은 반점이 신경을 따라 나타난 후에 여러 개의 물집이 무리 지어 나타난다. 물집은 10~14일 동안 변화하여 고름이 차면서 탁해지다가 가피를 형성한다. 물집이 외적인 자극으로 터지게 되면 궤양을 형성하고 흉터를 만들 수 있다. 피부의 병적인 증상이 모두 호전된 이후에도 통증이 계속되어 대상포진 후 신경통으로 후유증을 남길 수 있다.

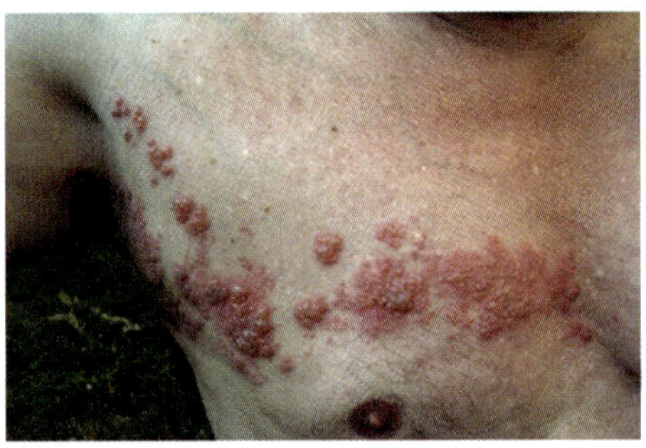

그림 2 가슴과 겨드랑이의 대상포진

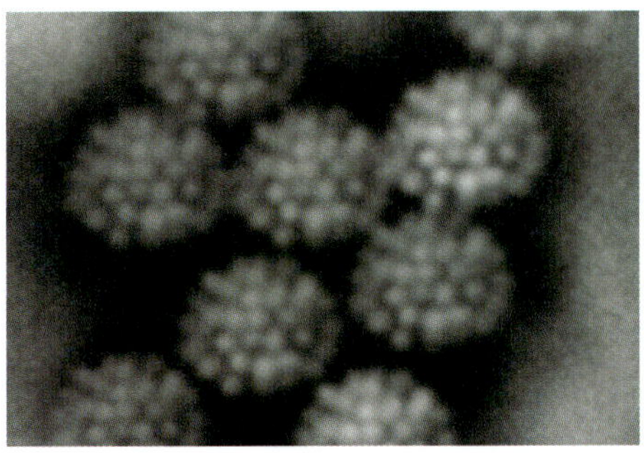

그림 3 대상포진 바이러스의 전자현미경 사진

사례

Case 2 » 반사성 교감신경위축증(reflex sympathetic dystrophy, RSD)이란?

환자병력

40세의 여성 A씨는 직장에서 작업 중에 손목을 접질리는 손상을 받았다. 대수롭지 않게 생각하며 약물치료와 자가 물리치료를 시행하였으나 불편한 증상은 점차 심해졌으며 손목 및 손 부위의 감각이 예민해지고 표현하기 힘든 이질통 및 화끈거리는 통증이 나타났다. 피부색 역시 주위의 피부와 다른 변화를 나타내었으며 손 부위 근육의 경련 및 경직과 함께 부종이 나타나기도 하였다. 환자는 반사성 교감신경위축증으로 진단되어 약물치료 및 신경치료, 물리치료가 의뢰된 상태이다.

- 원인

손상으로 인하여 말초신경조직이 자극을 받아 비정상적인 흥분이 혈관과 피부에 영향을 주어 손목 주위의 근육과 피부에 관여하는 교감신경에 영향을 줌으로써 교감신경위축증이 발생한 것이다.

- 증상

손상 말단 부위에 화끈거리는 통증인 작열통, 감각과민, 피부색의 변화, 피부온도의 변화, 발적 및 부종 등이 나타나며 근육의 경련이나 강직, 경직, 근력의 약화 등이 나타날 수 있으며 적절한 치료가 이루어지지 않고 증상이 장기화될 경우 영구적인 단계로 피부가 건조해지고 창백해지며 증상이 점차 확대되어 운동제한이나 피부의 비가역적인 손상이 올 수도 있다.

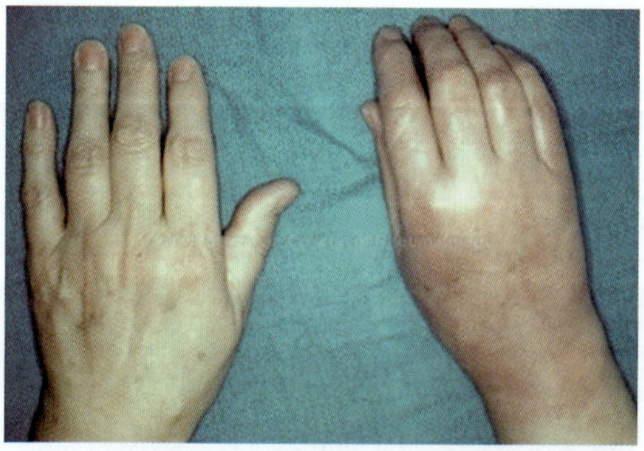

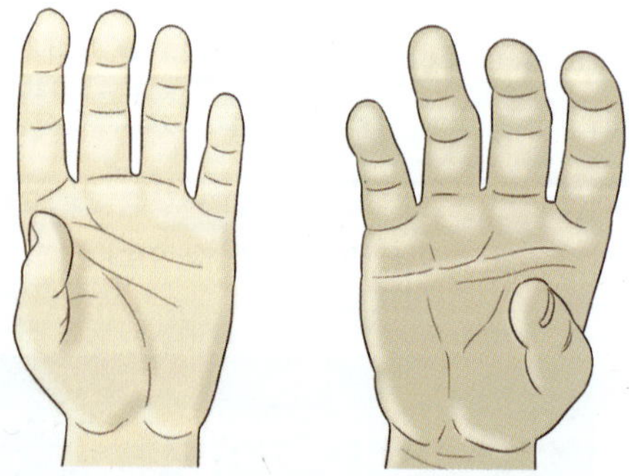

그림 4 반사성 교감신경위축증 환자의 손 오른쪽은 정상, 왼쪽은 반사성 교감신경위축증.

- 성윤희 교수

CHAPTER 06 감각기관 생리

학습목표

1. 일반감각과 특수감각을 분류하고 감각자극의 종류와 성질에 따라 수용기를 분류할 수 있다.
2. 후각을 담당하는 기관과 후각 전달로를 이해할 수 있다.
3. 미각수용기의 종류를 이해하고 미각 전달로를 이해할 수 있다.
4. 눈의 구조와 기능을 이해하고 시각전달로를 이해할 수 있다.
5. 귀의 구조와 기능을 이해하고 평형과 청각의 전달로를 이해할 수 있다.

의학용어

1. 몸감각(체성감각, somatic sense), 내장감각(장기감각, visceral sense), 피부감각(cutaneous sensation)
2. 촉각원반(메르켈층판, Merkel disc), 마이스너소체(Meissner's corpuscle), 파치니소체(Pacinian's corpuscle), 루피니소체(Ruffini's corpuscle), 크라우제끝망울(Krause's end bulb), 자율신경종말(free nerve ending), 고유수용성 감각수용기(proprioceptor)
3. 후각(olfactory sense), 미각(gustatory sense), 맛봉오리(미뢰, taste bud)
4. 공막(sclera), 각막(cornea), 맥락막(얼킴막, choroid membrane), 섬모체(모양체, ciliary body), 홍채(iris), 망막(retina)
5. 바깥귀(외이, outer ear), 가운데귀(중이, middle ear), 속귀(내이, inner ear), 달팽이(와우, cochlea), 반고리관(반규관, semicircular canals), 둥근주머니(saccule), 타원주머니(utricle)

감각은 환경에서 오는 자극을 받아들이는 능력을 말하며 인간은 감각을 통해 환경과 접촉한다. 환경에 대한 인식이 감각을 통해서 이루어지기 때문에 감각은 '뇌의 창'이라고도 불린다. 감각에 대한 뇌의 해석을 지각이라고 하며 우리는 뇌로 인해 냄새를 맡고 맛보며 세상을 보고 소리를 들을 수 있다. 예를 들어, 우리가 책을 읽을 수 있는 것은 망막에 도착한 빛이 시각신경세포를 흥분시켜 자극이 뇌로 전달되어 해석되었기 때문이다.

일반적으로 감각은 후각, 미각, 시각, 청각, 촉각인 5대 감각으로 알려졌지만 실제로는 이보다 더 많은 감각이 존재한다. 감각들은 일반감각과 특수감각으로 나눌 수 있으며, 일반감각은 인체의 많은 부분에 수용기가 분포된 것을 말하고 몸감각과 내장감각이 여기에 속한다. 특수감각은 몸의 특정 부위에 수용기가 위치해 있는 것을 말하며 우리가 알고 있는 후각, 미각, 시각, 청각, 평형감각이 여기에 속한다. 이 단원에서는 감각에 관련된 기본 개념 및 생리적 작용에 대하여 알아보고자 한다.

01 감각의 분류

신경과학자인 셰링턴(Sherrington)의 분류법에 의하면 감각은 몸감각, 내장감각, 특수감각으로 나눌 수 있으며 몸감각과 내장감각을 일반감각에 포함시켜 일반감각과 특수감각으로 분류하기도 한다. **일반감각**과 **특수감각**은 분포된 수용기의 위치나 신경경로의 구성에 따라 나눌 수 있다(표 6-1).

1) 일반감각

일반감각은 신체의 많은 부위에 분포하고 있고 구조적으로 단순하며 몸감각(체성감각, somatic sense)과 내장감각(장기감각, visceral sense)으로 분류할 수 있다.

몸감각은 감각수용기가 몸의 벽 부분에 존재하며 피부감각(cutaneous sensation)은 피부에서 느껴지는 감각으로 촉각과 압각, 온도감각, 통각이 여기에 포함된다. 고유수용성 감각은 주로 신체의 움직임과 자세 변화를 감지하는 감각을 말한다.

내장감각은 호흡기관, 소화기관, 방광 같은 내장기관의 근육벽에서 오는 자극에 의해 일어나는 통증과 압력에 관련된 정보를 전달한다.

2) 특수감각

특수감각은 인체의 특정 부위에 위치하며 구조적으로 복잡하다. 후각, 미각, 시각, 청각 및 평형감각이 포함된다.

3) 감각수용기

감각수용기(sensory receptor)는 수용기의 구조, 감지되는 자극의 종류와 성질에 따라 외부수용기, 내장수용기, 고유감각수용기로 분류할 수 있다.

외부수용기는 외부 환경 변화에 따른 자극에 반응하며 신체의 표면에 위치한다. 수용기의 신장이나 굽힘과 같은 기계적 자극에 반응하는 기계수용기(mechanoreceptor), 냄새와 맛과 같은 화학성분에 반응하는 화학수용기(chemoreceptor), 빛에 반응하는 광수용기(photoreceptor), 온각과 냉각 같은 온도의 변화에 반응하는 온도수용기(thermoreceptor), 통증을 일으키는 자극에 반응하는 통각수용기(nociceptor)가 있다.

내장수용기는 내부 장기의 벽에 존재하고 주로 장기에서 오는 통증, 배고픔, 목마름 등의 감각에 관한 자극을 수용한다.

고유수용기는 주로 운동 자세의 변화를 감지하며 근육에 존재하는 근육방추와 힘줄의 골지힘줄기관, 관절의 관절운동수용체가 있다.

4) 수용기의 적응

수용기에 가해지는 자극의 시간이 길어질수록 수용기의 흥분전압이 낮아지는데 이를 적응(adaptation)이라 한다. 빠른 적응 수용기(rapid adaptation receptor)는 촉각이나 후각처럼 자극의 초기에만 민감하게 반응하다가 바로 수용기의 흥분전압이 감소된다. 하지만 느린 적응 수용기(slow adaptation receptor)는 자극이 지속되어도 흥분전압이 감소되지 않는 수용기로 메르켈층판, 루피니소체가 여기에 속한다.

02 일반감각

일반감각은 신체의 많은 부위에 분포하고 있고 구조적으로 단순하다. 일반감각 수용기의 형태는 그림 6-1에 나열되어 있다.

메르켈층판(Merkel disc)은 촉각원반이라고도 하며 손바닥 · 발바닥처럼 털이 없는 피부와 털주머니(모낭, hair follicle)에서 볼 수 있다.

털주머니수용기(hair follicle receptor)는 털이 있는 피부에서 볼 수 있는 촉각수용기로 털이 굽혀진 채로 있으면 수용기가 잠잠하지만 털이 세워지면 신경섬유에 전기적 흥분이 시작된다.

1) 몸감각

(1) 피부감각

① 촉각과 압력수용기

마이스너 소체(Meissner's corpuscle)는 진피의 유두층에 존재 하며 주로 눈꺼풀, 입술, 혀끝, 손바닥, 발바닥, 젖꼭지, 외부생식기처럼 감수성이 강하고 털이 없는 부위에 분포되어 있다. 마이스너 소체는 피부를 살짝 스치듯 닿는 움직임과 같은 가벼운 촉각을 감지한다. 손톱으로 아래팔과 손바닥을 긁어보면 감각의 차이를 느낄 수 있는데 이는 마이스너 소체가 손바닥에 많이 분포되어 있기 때문이다. 마이스너 소체는 부드러운 비단과 거친 사포의 차이를 느끼게 해준다.

표 6-1 감각과 수용기

감각의 분류			수용기	감각의 종류	위치
일반감각	몸감각	피부감각	자유신경종말	통각 · 온도감각	피부, 각막 내장, 인대, 관절주머니 등
			마이스너소체	촉각	손, 발바닥 피부 진피유두
			파치니소체	압각	진피, 인대, 관절주머니
			메르켈원반		털이 없는 피부
			털주머니수용기	촉각	털이 있는 피부
			크라우제끝망울	가벼운압력, 저주파진동	입안, 코안, 질 항문관 점막
		고유수용성감각	근육방추	근육 신장	뼈대근육
			골지힘줄기관	힘줄의 장력	힘줄
			루피니소체	관절의 위치와 운동	관절주머니
	내장감각 (장기감각)			중심정맥혈압	대정맥벽, 심방벽
				허파꽈리의 확장	허파, 미주신경말단
				머리 혈액온도	시상하부
				혈액 O_2 분압	목동맥토리
				혈액 CO_2 분압	숨뇌의 흡식중추
				뇌척수액 pH	숨뇌의 화학감수세포
				혈액삼투압	시상하부
				혈당	시상하부
특수감각	특수감각			시각	망막(막대세포, 원뿔세포)
				청각	귀(털세포)
				후각	코안점막(후각세포)
				미각	혀(맛봉오리)
				회전가속	반고리관
				직선가속	안뜰기관

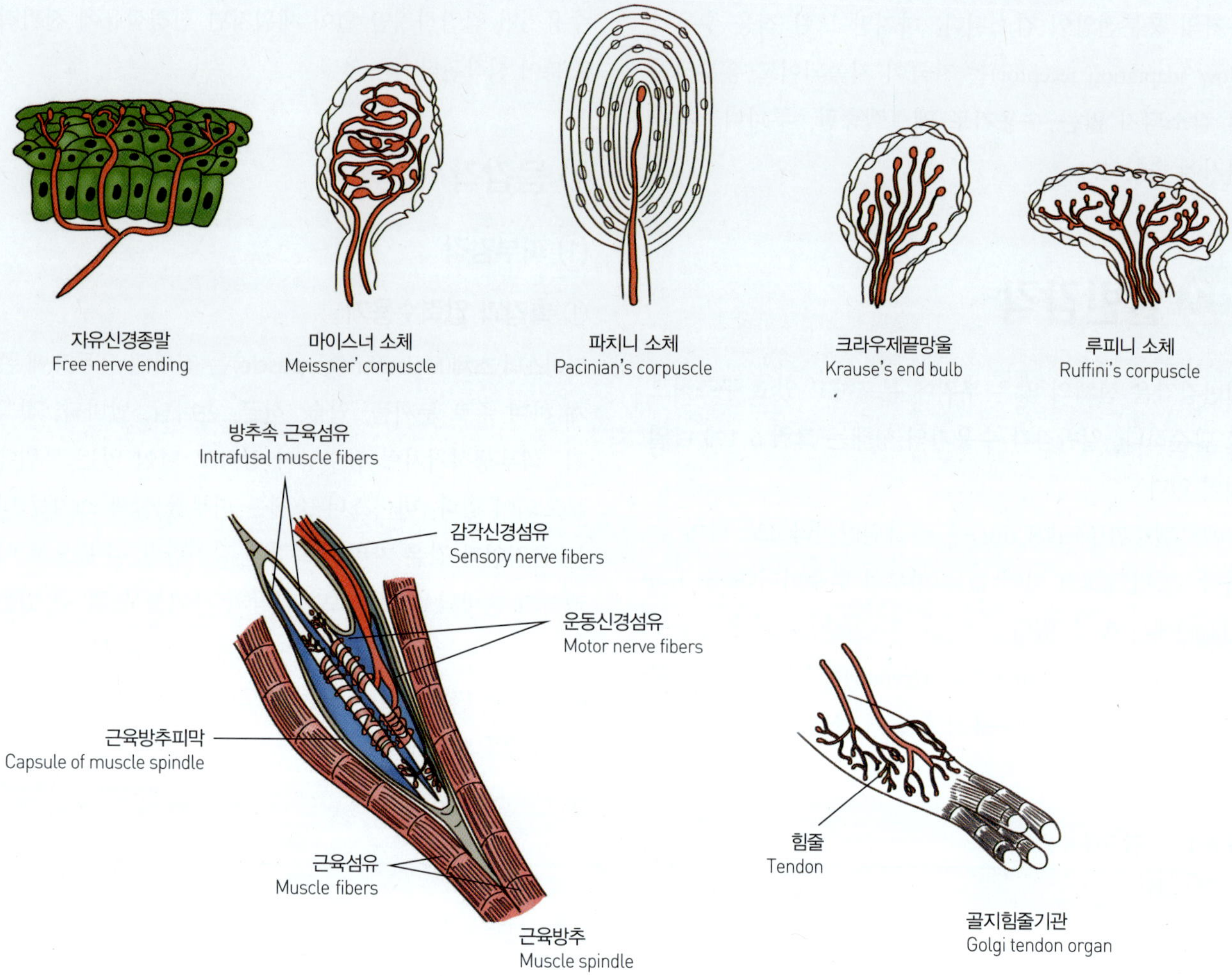

(a) 다양한 감각수용기

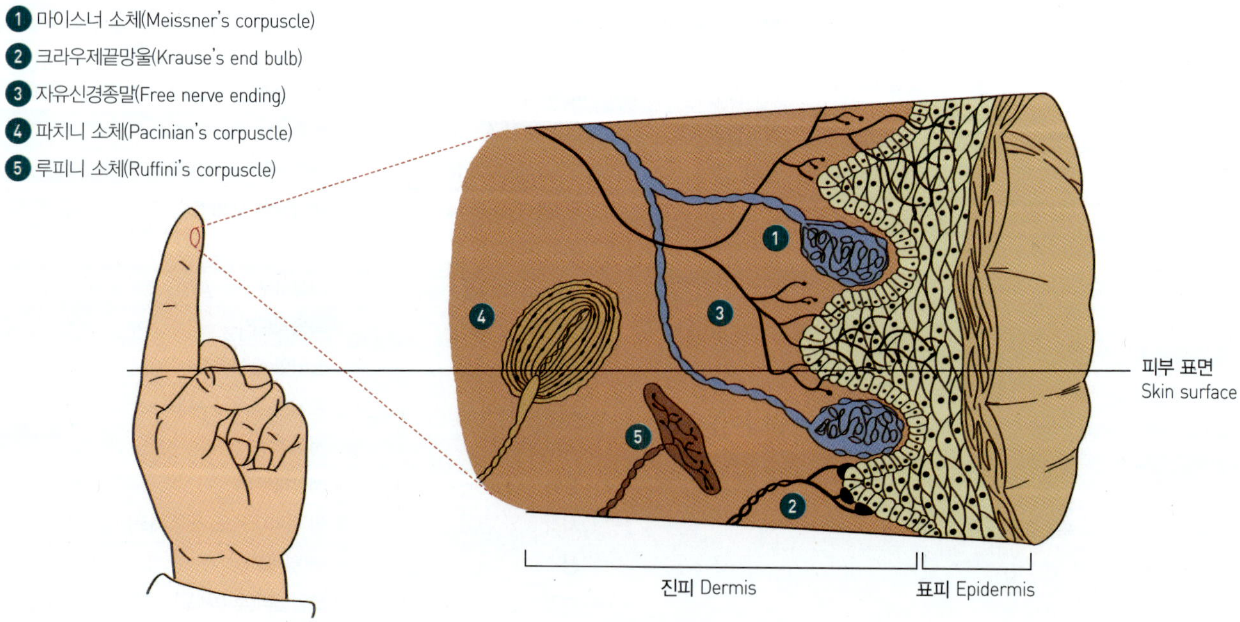

(b) 피부내 감각수용기

그림 6-1 일반감각 수용기

파치니 소체(Pacinian's corpuscle)는 일반적으로 지속적이고 깊은 압력이나 진동 및 고유감각에 대한 정보를 전달한다. 특정 윤활관절의 윤활막이나 근육다발막에 분포하고 있으며 손바닥, 발바닥, 가슴, 생식기에 많다. 적응속도가 빠른 기계수용기이다.

루피니 소체(Ruffini's corpuscle)는 진피와 피부밑조직, 관절주머니에 위치해 있으며 지속적인 피부의 신장과 압력에 반응하는 수용기로 적응속도가 느린 수용기이다.

크라우제 끝망울(Krause's end bulb)은 점액층에 많이 분포하고 있어 점막피부소체라고도 불리며 큰 신경의 신경바깥막이나 입술과 혀의 점막, 눈의 결막 그리고 질, 항문관 점막부위에 존재한다. 약한 압력과 진동에 반응한다.

자율신경종말(free nerve ending)은 신체 부위에 광범위하게 분포되어 있으며 통증과 온도감각, 가려움 등에 관여하는 것으로 알려져 있다. 조직손상시 방출되는 히스타민을 감지하는데 이는 통증으로 해석된다.

② 온도감각과 통각수용기

가. 온도감각

온도감각 수용기(thermoreceptor)는 1997년 이후 들어 밝혀지기 시작했는데 현재 알려진 수용기는 여섯 종류이다. 이 수용기들은 반응하는 온도가 각기 다르며 차가움, 시원함, 따뜻함, 뜨거움 등에 반응한다. 자율신경종말의 일부가 온도감각에 관여하는 것으로 알려져 있다. 냉각수용기는 온각을 담당하는 것보다 피부 표면에 더 가까이 있으며 10~15배 정도 더 많다.

냉각수용기(cold receptor)는 12~37℃에서 반응하며 15~20℃ 사이에 최고 흥분반응을 보이고, 온각수용기는 25~45℃ 사이에서 반응을 하며, 37.5~40℃ 사이에서 최고 흥분반응을 보인다. 온도가 42℃ 이상 올라가면 뜨거운 온도에 반응하는 TRPV1(transient receptor potential vaniloid1)이라는 수용기가 반응한다. 이 수용기는 고추의 매운맛을 내는 캡사이신 수용기로도 알려져 있다. 온도가 25℃ 아래로 내려가면 TRPM8(transient receptor potential ion channel subfamily M member8) 수용기가 활성되는데 이는 박하에 들어 있는 멘톨에도 반응을 하는 수용기이다. 그래서 우리는 박하향을 맡으면 시원함을 느끼고 멘톨이 포함된 크림에서도 시원함과 차가움을 느낀다.

나. 통각

통각수용기(nociceptor)는 자율신경종말이 신체에 유해자극이 나타나면 위험신호를 알려주는 기능을 수행을 하며 신체의 모든 부분에 수용기가 위치한다. 통증을 느끼게 하는 자극은 광범위하며 통증의 강도가 클 때는 모든 피부수용기가 통각을 인식하도록 한다. 통증은 거의 모든 질병에서 일어나므로 질병의 주요 자각증상이 된다.

통증은 순응이 거의 일어나지 않아서 자극이 가해지는 한 통증신호는 중추신경계로 계속 전달된다. 통각수용기의 흥분은 척수시상로를 따라 시상으로 전달되고 거기에서 대뇌 겉질의 몸감각영역으로 전달된다. 척수시상로는 통증의 중요한 경로이며 시상에서는 통증의 지각이 일어나고 대뇌겉질의 특정 부위에서는 통증의 종류나 강도가 해석된다.

(2) 고유수용성 감각

신체의 위치와 움직임에 대한 정보를 제공하는 감각을 고유수용성 감각이라고 한다. 고유수용성 감각수용기(proprioceptor)는 근육과 힘줄, 관절에 위치하고 있다.

근육 내에 있는 근육방추(근방추, muscle spindle)는 뼈대근육(skeletal muscle)의 신장을 감지한다. 근육방추는 끝부분이 뾰족한 방추형으로 일반적인 운동에 관여하는 방추바깥근육섬유(extrafusal muscle fiber)와 근육의 길이와 속도의 변화를 감지하는 방추속근육섬유(intrafusal muscle fiber)로 구성되어 있다. 근육방추는 정교한 운동에 관여하는 근육일수록 밀도가 높다.

힘줄 내에 있는 골지힘줄기관(Golgi tendon organ)은 근육과 힘줄의 연결된 부위에 위치하고 있고 피막에 의해 둘러싸여 있으며 감각신경섬유인 Ib 섬유가 분포하고 있다. Ib 섬유는 근육에 걸리는 장력을 감지하는 수용기로 운동 시에 생기는 장력을 감지하고 조절한다.

관절 내 수용기는 관절주머니 내 루피니소체와 파치니소체가 있다. 이들은 관절이 움직일 때의 방향이나 속도, 위치에 대한 정보를 감지한다.

핵심돋보기

간지러움과 가려움은 무슨감각?

간지러움(ticking scnse)은 자극을 받을 때 심리적인 요소가 큰 자극으로 특수한 수용기는 없으며 촉각의 변형으로 생각된다. 또한 가려움(itching sense)은 피부외상이나 염증으로 유리되는 히스타민(histamin)에 의해 자극이 유발되는데 통각수용기가 담당한다.

2) 내장감각

내장감각은 촉각 및 온도감각을 느끼지 못하며, 통각과 압각은 수용기가 치밀하게 분포되어 있지 않아 어디가 아픈지 그 국소가 분명하지 않고 좀 막연한 것이 특징이다. 위가 아플 때 배가 아프다고 느껴지는 것은 바로 그 이유이다. 수용기로는 자유신경종말, 파치니소체, 혈관벽이나 장기 벽에 있는 압력수용기, CO_2 증가, pH 감소, O_2 저하가 자극이 되는 화학수용기, 그 밖에 혈장삼투압이나 혈당치의 변화에 반응하는 수용기가 있다.

(1) 내장통각

내장에는 촉각과 온도감각과 관련된 수용기의 분포가 적어 통각 이외의 감각은 거의 없다. 내장통각은 일반적으로 불쾌감이 느껴지는 둔한 통각으로 통각이 발생되는 곳이 어딘지 명확하지 않다. 내장통각의 근본적인 원인은 급격한 팽창이나 순환장애, 강한 수축 등으로 인해 발생되며 불쾌감과 구토증상이 동반되며 참기 어려운 지경까지 이른다.

(2) 연관통

연관통(referred pain)은 내장에서 발생한 통증이 신체의 다른 부위에서 발생하고 있는 것처럼 느껴지는 것이다. 예를 들면, 심장에서 기인한 통증을 심장에서 느끼지 못하고 왼쪽 어깨에서 팔 아래로 퍼지는 통증으로 느끼게 된다. 이는 내장에서 오는 통증자극과 피부 표층에서 오는 자극이 척수의 같은 오름신경세포에 수렴되기 때문에 나타난다. 뇌는 통증자극의 두 가지 원인을 구분하지 못하기 때문에 내장에서 통증이 일어날 경우 피부가 아픈

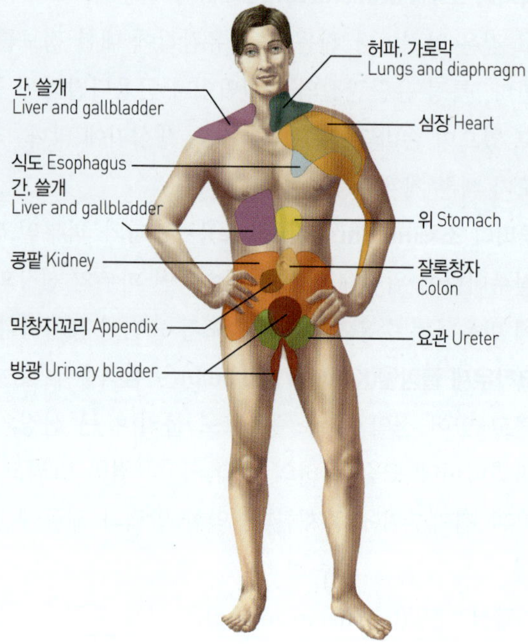

그림 6-2 인체의 연관통 부위
내장으로 오는 통증은 종종 신체 부위의 특별한 영역에서 느껴진다.

것처럼 느끼는 것이다(그림 6-2).

03 특수감각

1) 후각

후각(olfactory sense)은 외부 냄새에 반응하는 감각이다. 냄새를 맡는다고 하는 것은 공기 중에 떠다니는 화학물질의 분자가 코안으로 들어와 점막에 도달하면 후각세포에 있는 후각수용기(olfactory receptor)에 활동전위가 발생하면서 시작된다. 인간에는 약 400개가 넘는 후각수용기가 있으며, 일반 사람들은 2,000~4,000 종류의 서로 다른 냄새를 구별할 수 있다.

(1) 후각기관

코안의 윗부분에는 황갈색의 점막조직인 후각상피(olfactory epithelium)가 있으며, 여기에는 두극세포인 후각세포(olfactory cell)가 있다. 후각세포의 가지돌기는 상피 표면으로 연장되어 길고 특수하게 발달된 후각섬모(olfactory cilia)로 변형되어 있으며, 후각섬모의 막은 코안으로

들어오는 분자들과 결합한다. 후각상피의 표면은 보우만샘(bowman gland)이라는 후각샘(olfactory gland)에서 분비되는 점액으로 덮여 있어 분자들이 후각섬모로 도달할 수 있도록 한다(그림 6-3).

(2) 후각의 전도로

공기 중의 냄새를 가진 화학물질이 코안에 들어오면 상피 표면의 점액이 이 물질을 녹인다. 이 화학물질이 후각섬모를 자극하면 후각수용기에 활동전위가 발생해 후각세포로 감각을 전달한다. 후각세포로 전달된 감각 자극은 축삭을 따라 벌집체판(사판, cribriform plate) 구멍을 빠져나가 후각망울(후구, olfactory bulb)로 들어간다. 후각망울에 위치한 승모세포(mitral cell)로 전달된 후각자극은 후각로(olfactory tract)를 따라 관자엽 안쪽에 위치한 일차후각겉질(primary olfactory cortex)로 이동한다. 이곳에서 냄새의 정보가 해석되어 후각이 지각되는 것이다. 여기서 주목할 점은 후각자극은 다른 감각전달과 다르게 시상을 통과하지 않고 대뇌겉질에 이른다는 것이다.

2) 미각

미각(gustatory sense)은 후각과 마찬가지로 외부에서 들어오는 화학적 분자에 의해 발생하는 감각으로 맛봉오리라는 미각 수용기를 자극하여 일어난다. 미각은 먹을 수 있는 음식과 먹을 수 없는 음식을 구별하여 생존에 필요한 음식을 섭취할 수 있도록 돕는다.

(1) 미각수용기

맛을 감지하는 미각수용기는 **혀유두(papilla)** 내의 **맛봉오리(미뢰, taste bud)**에 존재한다. 혀의 표면에는 작은 돌기들이 무수히 있는데 이를 유두라고 하며, 실유두(사상유두, filiform papillae), 잎새유두(엽상유두, foliate papillae), 버섯유두(심상유두, fungiform papillae), 성곽유두(유곽유두, vallate papillae)로 구별한다(그림 6-4a).

실유두는 혀의 표면에 가장 많이 분포되어 있으며, 맛봉오리가 없어 미각에는 관여하지 않지만 음식의 촉감에 대한 감각 역할을 한다. 잎새유두는 혀 뒷부분의 가쪽면으로 평행능선을 형성하고 있으며, 불충분하게 발달되어 있다. 맛봉오리가 존재하지만 잎새유두는 대부분 2~3세 사이에 퇴화된다. 버섯유두는 혀의 옆면과 끝면에 주로

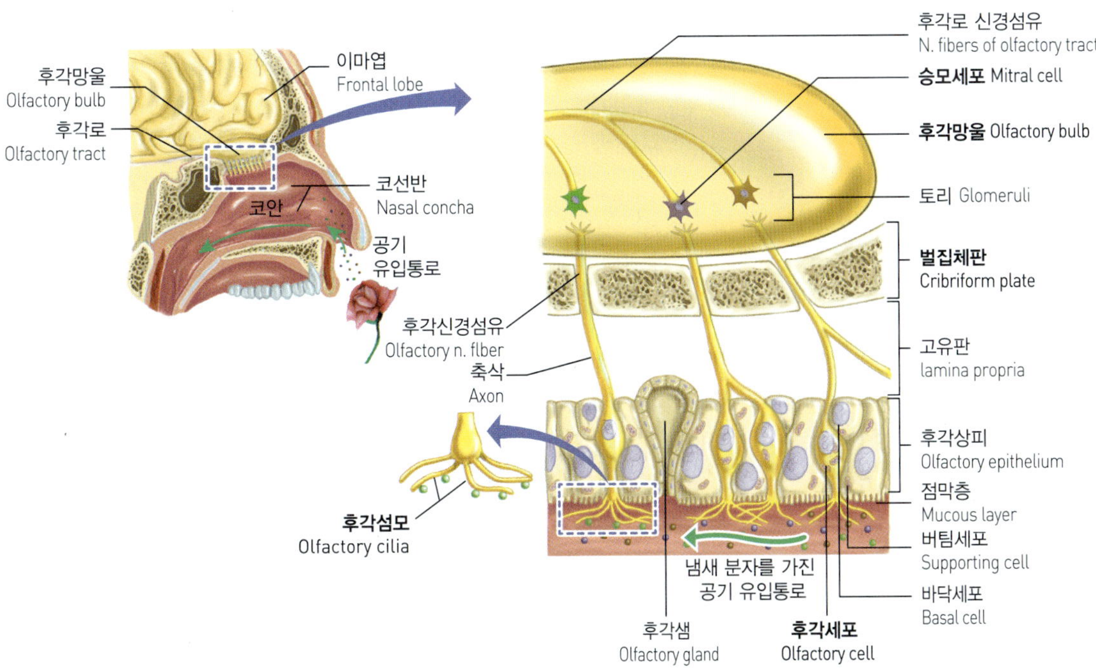

그림 6-3 후각기관

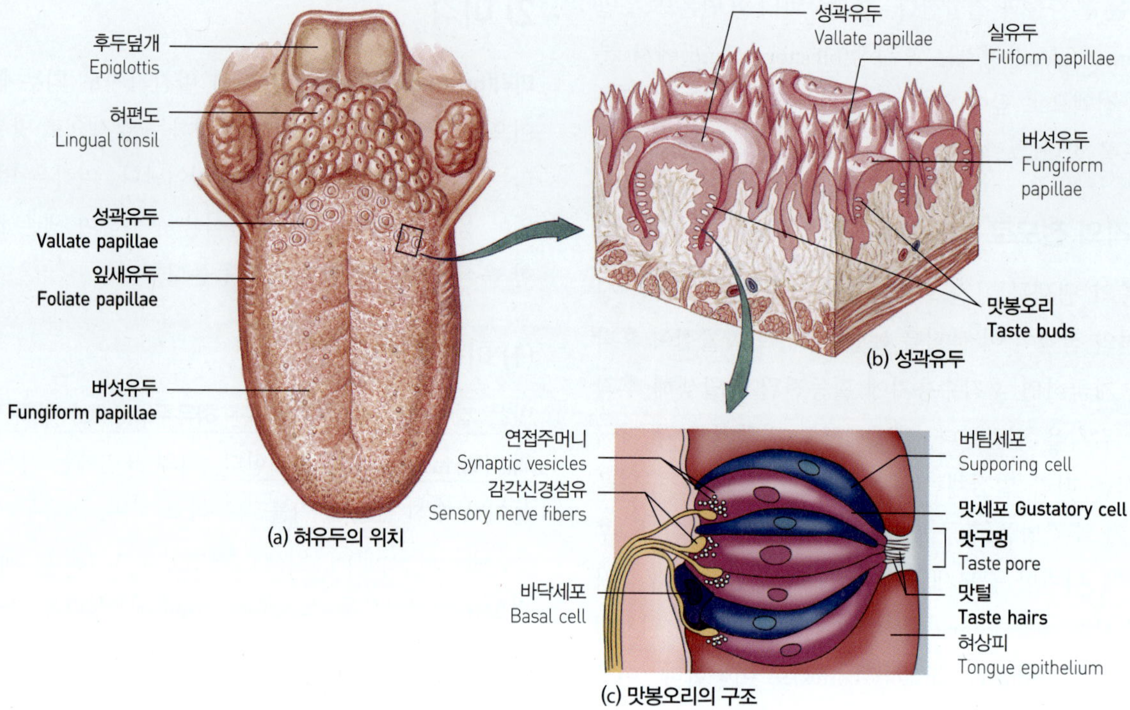

그림 6-4 미각수용기

분포되어 있으며, 주로 꼭지에 약 3개의 맛봉오리를 가지고 있다. 성곽유두는 혀의 뒷부분에 V자 모양으로 배열되어 있다. 약 7~12개의 성곽유두에는 전체 맛봉오리의 50%가 존재한다.

맛봉오리는 유두 외에도 구강 내 입천장과 인두, 후두덮개에서도 볼 수 있다. 맛봉오리는 레몬 형태로 **맛세포(미각세포, gustatory cell)**, 버팀세포(지지세포, supporting cell), 바닥세포(기저세포, basal cell)로 구성된다. 맛세포는 신경세포가 아니라 감각상피세포이며 맛털(미각털, taste hair)이라는 미세섬모를 가지고 있는데 이는 맛구멍(미공, taste pore)에 위치한다(그림 6-4). 입안으로 들어온 화학물질은 맛털의 수용기를 자극한다. 버팀세포는 맛세포 사이에 존재하며 맛세포와 비슷한 모양이지만 감각 역할은 하지 않는다. 바닥세포는 매 7~10일마다 파괴된 맛세포를 대체하는 줄기세포이다.

(2) 미각의 종류

미각은 단맛, 짠맛, 신맛, 쓴맛, 감칠맛(umami)이 있다. 이 중 감칠맛은 일본인에 의해 발견되었으며 글루탐산모노나트륨(monosodium glutamate)이라는 성분이 감칠맛을 내는 것으로 알려져 있다. 글루탐산모노나트륨은 육류나 육수, 치즈 등에 다량 함유되어 있다. 미각은 후각에 많은 영향을 받으며, 후각뿐 아니라 씹히는 촉감이나 색 등에도 영향을 받는다. 예를 들어, 코감기에 걸려 코가 막히면 음식의 맛이 감소되는 것을 느낄 수 있다.

핵심돋보기

미각은 후각과 마찬가지로 화학적 분자에 반응하는 화학수용기로 미각 수용기는 맛봉오리에 존재한다. 우리 몸의 혀유두에 가장 많이 존재하는데 그중 성곽유두의 분포도가 높다. 우리가 느끼는 맛은 다섯 가지 종류인데, 그 밖에 알고 있는 떫은 맛이나 매운 맛은 미각세포가 아니라 통증신경이나 촉각신경에 의한 작용이다.

(3) 미각전달로

미각수용기로부터 뇌로 가는 신경 중 얼굴신경(안면신경, facial nerve) 중 고실끈신경(chorda tympani nerve)은 혀 앞쪽 2/3에 있는 맛봉오리로부터 감각정보를 모으며, 혀인두신경(설인신경, glossopharyngeal nerve)은 혀 뒤쪽 1/3의 감각정보를 모은다. 입천장, 인두, 후두덮개의 맛봉오리로부터 오는 감각정보는 미주신경(vagus nerve)이 담당하고 있다(그림 6-5). 맛 정보를 전달하는 모든 감각신경들은 숨뇌의 고립로핵(solitary nucleus)을 지나 시상을 거쳐 대뇌겉질의 마루엽의 아래쪽 끝과 대뇌섬 앞쪽에 위치하는 일차 미각겉질(primary gustatory cortex)에 연결된다. 미각겉질은 혀의 움직임을 담당하는 겉질과 가깝게 위치한다.

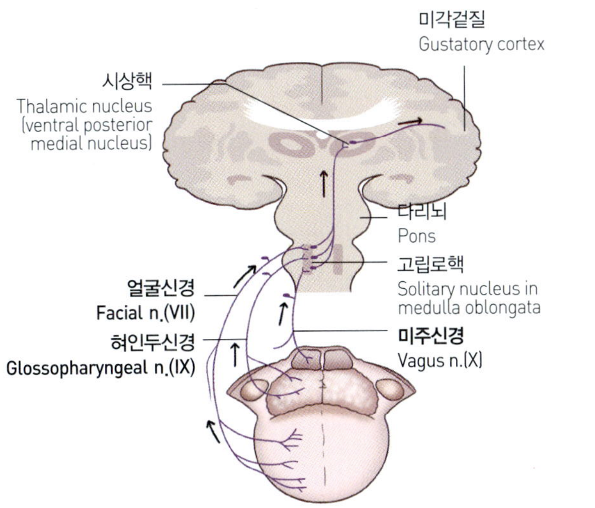

그림 6-5 미각신경 전달로

3) 시각

눈(eye)은 외부 세계의 빛에 반응하여 물체를 볼 수 있도록 하며, 세상과 관련된 정보를 얻을 수 있고, 지식을 학습하는 데 도움을 준다. 눈은 눈확(안와, orbit)에 의해 둘러싸여 있고 전체의 1/6만 외부로 노출되어 있다.

(1) 눈의 구조

안구는 직경이 2.5cm 정도로 동그란 모양을 가지고 있으며 속은 액체로 채워져 있다. 안구는 세개의 층으로 둘러싸여 있는데 제일 바깥쪽부터 **안구 섬유층**, **안구혈관층**, **안구신경층**으로 이루어져 있다(그림 6-6). 결막(conjunctiva)은 각막을 제외한 눈의 앞면과 눈꺼풀의 안쪽면을 덮고 있는 막으로 혈관이 풍부하다.

① 안구섬유층

안구섬유층(안구섬유막, fibrous tunic)은 안구의 가장 바깥면을 둘러싸고 있으며 혈관이 없는 무혈관성 층이다. 두께는 약 1mm로, 질기고 단단하며 안구의 모양을 유지해준다. 공막과 각막으로 이루어져 있다.

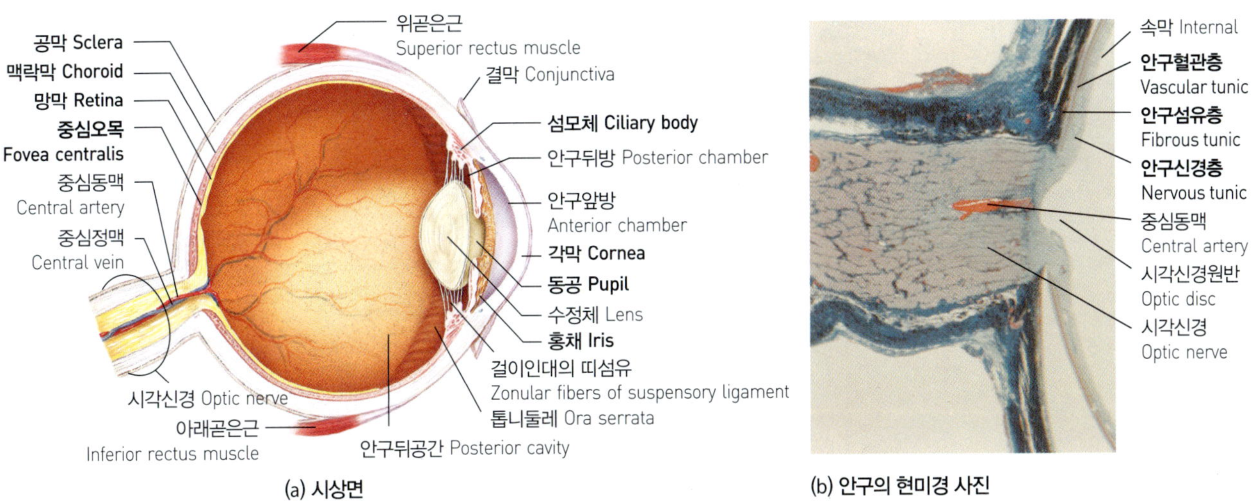

그림 6-6 안구의 단면

가. 공막

공막(sclera)은 안구의 후방 5/6를 둘러싸고 있으며, 외부에서 일부분이 흰자위로 보인다. 신축성이 없는 치밀결합조직으로 백색의 불투명한 막이며, 안구의 모양을 유지하고 바깥눈근육이 부착되어 안구를 움직이는 지주 역할을 한다.

나. 각막

각막(cornea)은 공막을 제외한 안구 전방의 1/6을 둘러싸고 있는 투명한 막이며, 바깥쪽으로 볼록한 모양을 하고 있다. 외부에서 들어오는 빛을 받아들이는 창 역할을 한다. 각막에는 신경섬유들이 많이 분포하고 있는데 외부의 자극에 민감해서 건드리면 각막반사가 나타난다.

TIP 각막반사란?

만약 지금 상대방의 눈에 면봉이나 손가락을 갖다 대면 눈을 질끈 감을 것이다. 안구의 각막에 어떤 이물이 접촉하려고 할 때 반사적으로 눈꺼풀(eyelid)을 닫는 현상을 각막반사라고 하는데 이는 눈을 위한 방어기전이다. 삼차신경에 의해 뇌로 정보가 전달되면 얼굴신경에 의해 눈꺼풀이 닫힌다. 만약 삼차신경이 손상되면 양쪽 눈의 각막반사가 일어나지 않으며 얼굴신경 손상 시에는 손상 받은 쪽의 각막반사가 일어나지 않는다.

② 안구혈관층

안구혈관층(안구혈관막, vascular tunic)에는 눈으로 들어오는 혈관들이 있으며, 혈관을 통해 안구 조직에 영양분과 산소를 공급한다. 맥락막, 섬모체, 홍채로 이루어져 있다.

가. 맥락막

맥락막(얼킴막, choroid membrane)은 공막과 망막 사이에 위치하는 층이며 혈관과 색소세포의 분포가 매우 풍부하여 주변 조직에 영양물질을 공급한다. 혈관과 멜라닌이 들어 있는 색소로 인해 검은색으로 보인다. 검은색은 안구 내로 들어오는 광선을 흡수하여 빛이 반사되지 않게 함으로써 망막에 상이 선명하게 맺히도록 한다(그림 6-6).

나. 섬모체

섬모체(모양체, ciliary body)는 맥락막에서 전방으로 이어지는 부분으로 섬모체근(모양체근, ciliary muscle)과 섬모체돌기(모양체돌기, ciliary process)로 구성된다. 섬모체돌기라고 불리는 수많은 가지들은 띠섬유(zonular fibers)들에 부착되어, 수정체피막과 연결되어 있다. 이는 통틀어 수정체걸이인대(제인대, suspensory ligament)를 구성한다(그림 6-7). 섬모체근육(ciliary muscle)은 세로방향으로 날줄섬유(meridionl fiber)와 돌림섬유(circular fiber)로 구성되는데 날줄섬유는 가장 바깥층으로 공막가까이에

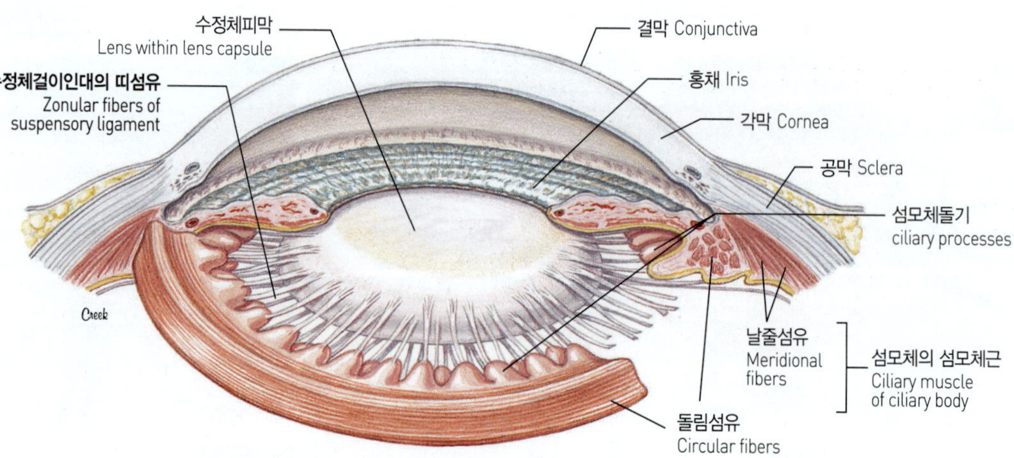

그림 6-7 눈의 앞면 구조 수정체와 수정체걸이인대와의 관계를 보여준다.

위치하며 돌림섬유는 안쪽과 앞쪽에 위치한다. 섬모체근이 이완되면 수정체걸이인대는 수축되면서 수정체를 잡아당기기 때문에 편평해지며 먼 거리 물체를 보기에 알맞다. 반면, 섬모체근이 수축되면 수정체걸이인대는 이완되는데 이때 수정체는 자체 탄성으로 인해 앞면과 뒷면의 만곡도가 증가해 구형이 되며 가까운 물체를 보기에 알맞게 된다(그림 6-8).

다. 홍채

홍채(iris)는 수정체(lens) 앞면에 위치하며 눈의 색깔을 나타내는 부분이다(그림 6-6). 색소과립 세포들로 인해 청색부터 검은색 등의 여러 가지 색을 나타내며 각 개인의 눈 색깔은 유전인자에 의해 결정된다. 홍채 가운데 부분의 빈 공간을 동공(pupil)이라 하며, 눈으로 들어오는 빛의 양을 조절하기 위해 동공의 크기를 조절한다. 눈으로 들어오는 빛의 양이 증가하면 홍채의 돌림근육이 수축하여 동공을 좁아지게 하고, 빛의 양이 감소하면 부챗살근육이 수축하여 동공을 넓어지게 한다(그림 6-9). 빛에 반응해서 일어나는 동공의 현상을 동공빛반사(pupillary light reflex)라고 한다.

③ 안구신경층

안구신경층(안구신경막, nervous tunic)은 안구의 가장 안쪽 후방 2/3를 차지하고 있는 층으로 망막과 시각신경(시신경, optic nerve)으로 이루어진다.

가. 망막

망막(retina)은 안구의 가장 뒤에 위치하고 있으며 외부 사물의 이미지를 받는 시각신경이 위치하고 있다. 사물의 이미지를 전달하는 시각 부분의 신경층은 3개의 신경원으로 형성되는데 광수용기세포, 두극세포(양극세포, bipolar cells), 신경절세포(ganglion cells)이다. 1차 신경원인 광수용기세포는 막대세포(간상세포, rod cell)와 원뿔세포(원추세포, cone cell)로 빛의 자극에 반응하여 신경흥분을 일으키는 곳이다. 1차 신경원은 2차 신경원인 두극세포와 연접을 하고 두극세포는 3차 신경원인 신경절세포와 연접을 이루는데, 신경절세포의 축삭돌기들은 시각신경원반에서 시각신경을 형성하여 안구를 빠져나간다(그림 6-10).

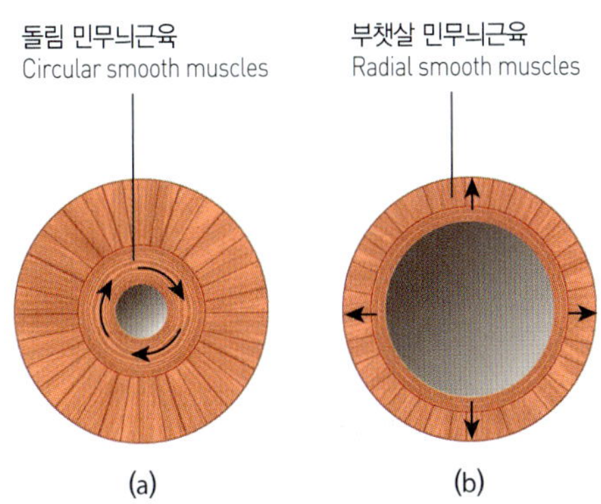

그림 6-9 홍채

(a) 빛의 양의 증가로 돌림근육이 수축하면 동공이 좁아진다.
(b) 빛의 양의 감소로 부챗살근육이 수축하면 동공은 넓어진다.

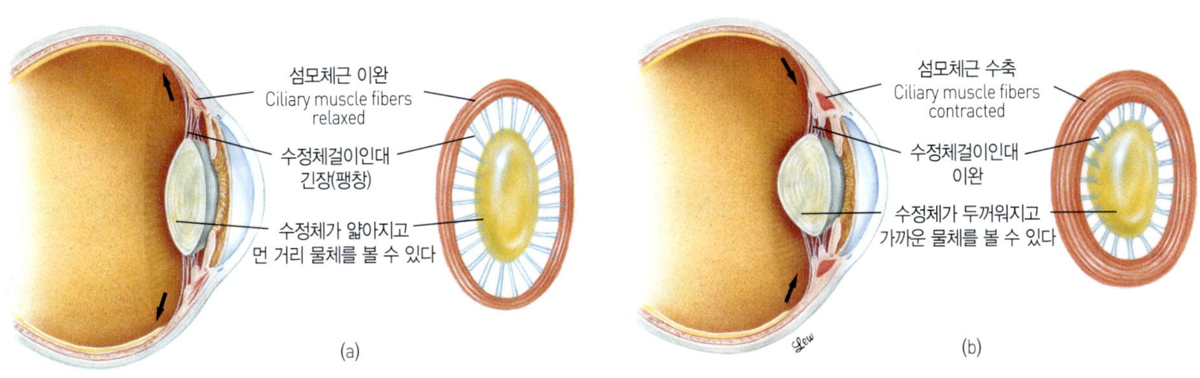

그림 6-8 섬모체근의 이완과 수축

(a) 섬모체근의 이완은 수정체걸이인대를 긴장시켜 먼 거리 물체를 볼 수 있다. (b) 섬모체근의 수축은 수정체걸이인대를 이완시켜 가까운 물체를 볼 수 있다.

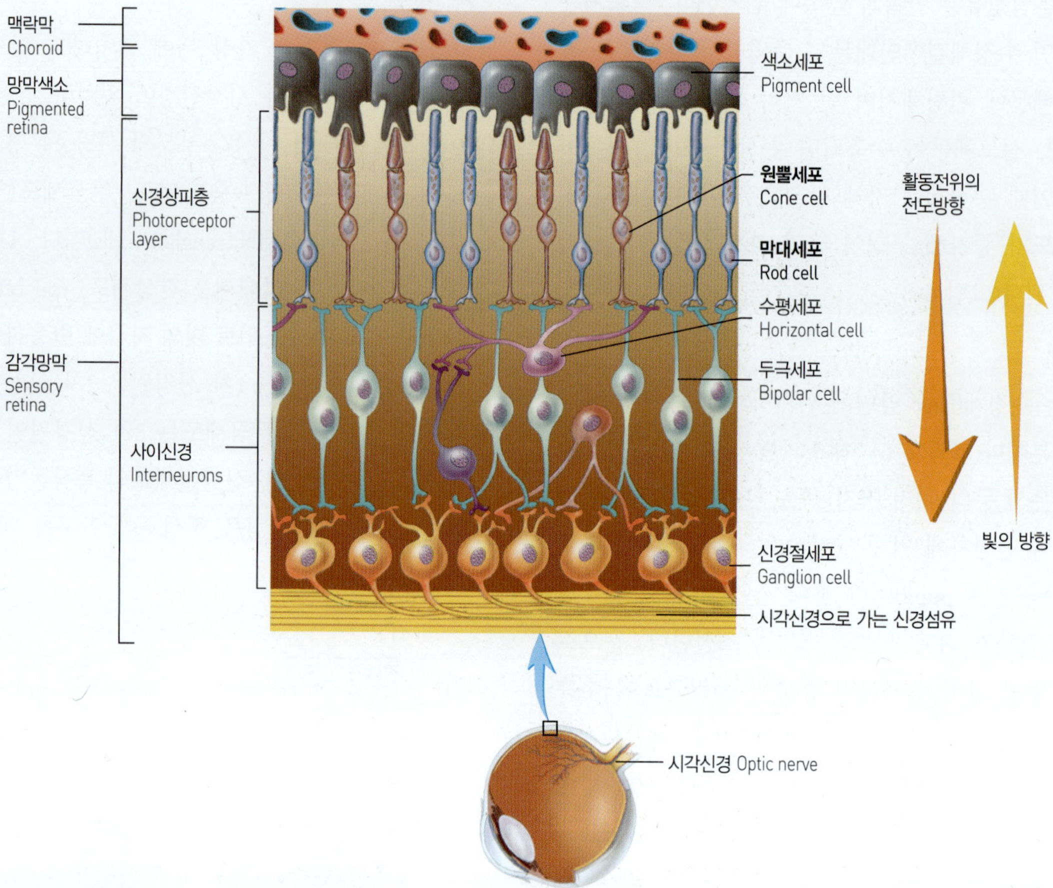

그림 6-10 망막의 구조

> **핵심돋보기**
>
> 안구는 세 개의 층으로 둘러싸여 있는데 그중 가장 안쪽 안구 신경층에 망막이 위치하고 있다. 망막은 우리가 실제로 외부 사물의 이미지를 받는 광수용기세포가 존재하며, 광수용기세포는 막대세포와 원뿔세포로 이루어져 있다.

나. 광수용기세포

광수용기세포는 막대세포와 원뿔세포로 구성된다(그림 6-11). 망막의 막대세포는 중앙부보다 가장자리에 조밀하게 분포되어 있다. **막대세포(간상세포, rod cell)**는 각 눈에 1억 개 이상이 함유되어 있으며 빛에 아주 민감하다. 막대세포에는 **로돕신(rhodopsin)**이라는 광감수성 색소가 포함되어 있는데, 이는 노란 색소인 레티날(retinal)과 무색 단백질인 옵신(opsin)으로 구성되어 있다. 막대세포는 빛의 자극에 대한 문턱값이 낮아 밝은 빛에서 로돕신은 대부분 분해되며 어두운 빛에서는 다시 옵신과 레티날이 결합하여 로돕신을 만든다. 이때 레티날의 제조를 위해서는 비타민 A가 필요하며 비타민 A 결핍이 있는 사람은 어두운 장소에서 사물을 보기 힘든 야맹증이 나타난다.

원뿔세포(원추세포, cone cell)는 각 눈에 약 600~700만 개가 함유되어 있으며 색상에 민감하다. 원뿔세포에는 레티날(retinal)과 **포톱신(photopsin)**으로 구성된 요돕신(iodopsin)이 들어 있다. 파란, 초록, 빨간색에 민감하게 반응하며 우리가 보는 많은 색상들은 이 세 가지 색의 결합에 의한 결과이다. 세 가지 색 중에 한 가지의 원뿔세포가 손상되면 2원색으로 사물을 보는 색맹이 나타난다. 망막에서의 분포는 중심부에 분포 비율이 높아 중심오목에는 원뿔세포만이 존재한다.

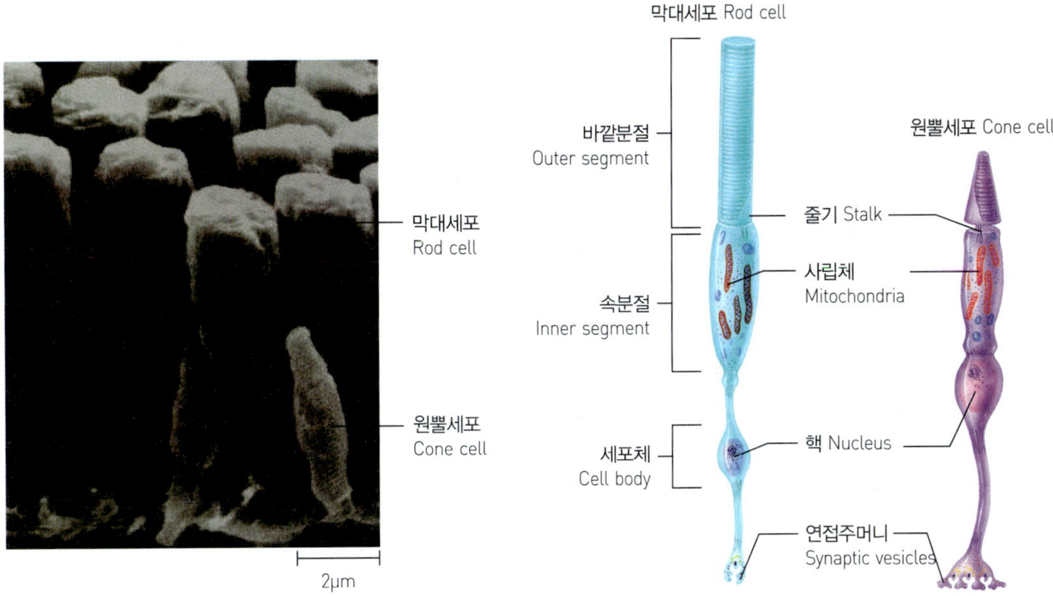

(a) 도마뱀 망막의 막대세포와 원뿔세포　(b) 사람 망막의 막대세포와 원뿔세포의 구조

그림 6-11 막대세포와 원뿔세포의 구조

핵심돋보기

막대세포는 어두운 곳에서의 시각에 관여하기 때문에 밤눈보기(scotopic vision)라 불리며, 원뿔세포는 밝은 곳에서의 시각에 관여하여 낮눈보기(photopic vision)라 불린다.

TIP 중심오목 확인하기

지금 보고 있는 책을 눈을 굴리지 않고 읽을 수 있는 글자의 수는 대략 몇 개일까? 눈이 고정된 상태로 읽을 수 있는 글자의 수는 글자의 크기에 따라 달라지겠지만 대략 대여섯 글자이다. 그 정도가 중심오목의 시각 각도 안에 들어가며, 그 이상의 글자를 읽으려면 눈을 움직여야 한다.

다. 중심오목과 시각원반

망막의 중심부 쪽에는 작고 노란 부위가 있는데 이를 황반(macula lutea)이라 하고, 황반 가운데 약간 함몰되어 있는 부위를 **중심오목(중심와, fovea centralis)**이라 한다. 원뿔세포는 주로 중심오목 부위에 분포되어 있기 때문에 상이 가장 선명하게 맺히는 부위로 시력의 중심점이 된다. 황반의 안쪽에는 시각 신경섬유가 들어오는 **시각신경원반**이 있는데 이곳에는 광수용기세포가 분포하지 않아 빛에 전혀 반응하지 않는다. 이에 상이 맺히지 않아 맹점(blind spot)이라 한다(그림 6-12).

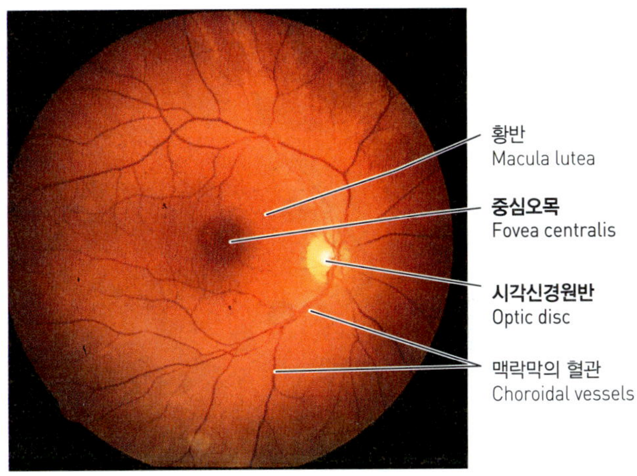

그림 6-12 검안경을 가지고 본 망막의 모습

(2) 시각전달로

외부에서 들어온 광선은 수정체를 통과하여 시각영역의 각 반쪽을 망막의 반대편에 투사하는데, 이때 망막에 도달한 광선은 광수용기세포를 흥분시켜 활동전위를 발생

시킨다. 발생된 흥분파는 시각신경을 통해 시각신경관(optic canal)을 지나 머리뼈안으로 들어간다. 각 망막의 코쪽에서 출발한 시각 신경세포는 시각교차를 통해 반대편 시각로로 건너가고 바깥쪽에서 시작된 시각신경세포는 교차 없이 같은 쪽 시각로로 건너간다. 시각신경의 20%는 중간뇌의 위둔덕으로 향하고 80%는 시상의 가쪽무릎체에서 섬유를 바꾸어 시각로부챗살(optic radiation)을 형성해 뒤통수엽의 일차시각겉질에 도달한다. 중간뇌의 위둔덕으로 향한 신경섬유는 자동적인 반사를 일으키는데, 결과적으로 어떤 대상을 눈의 중심오목에 맞추려는 행동이다. 예를 들어, 옆에서 어떤 물체가 갑자기 다가오면 눈이 그쪽으로 돌아가는 경우를 말한다(그림 6-13).

핵심돋보기

맹점확인하기

흰 종이 위에 약 10cm간격으로 나란히 두 점을 찍고 오른쪽 눈을 가린 후 왼쪽눈으로 오른쪽 점을 주시한채 조금씩 앞뒤로 움직이면 어느 순간 왼쪽 점이 사라지는 것을 볼 수 없는데 이는 초점이 정확하게 광수용기 세포가 존재하지 않는 시각 신경원반(optic disc)에 맞히기 때문에 나타나는 현상이다.

(3) 눈의 기능

① 빛 굴절

외부로 들어오는 빛은 굴절력이 큰 각막의 앞면과 수정체의 앞과 뒷면에서 굴절하여 망막에 초점이 맺히게

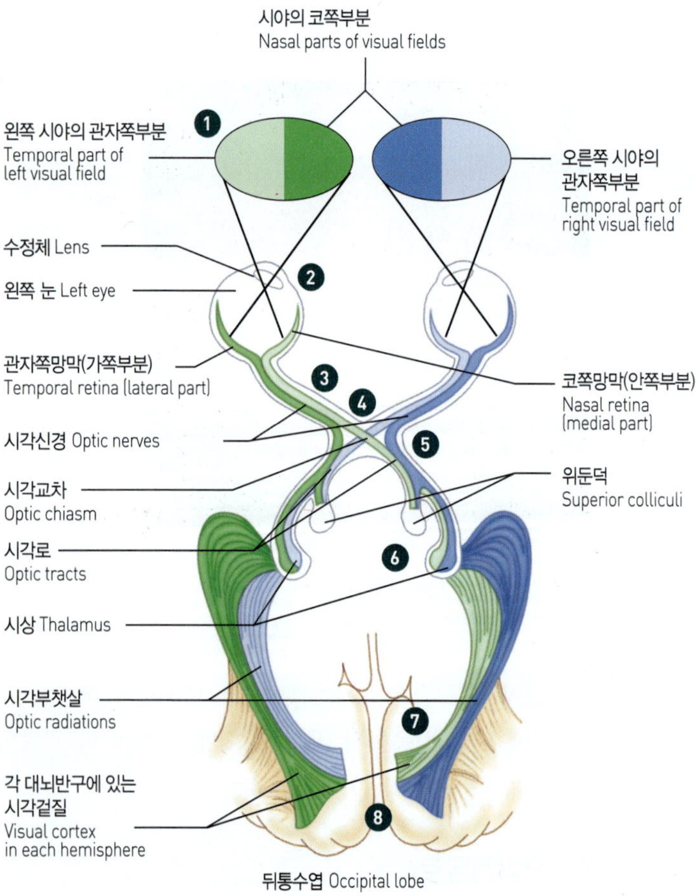

(a) 양쪽 눈에 대한 신경경로

1. 각 시야의 영역은 관자쪽 반과 코쪽 반으로 나뉜다.
2. 수정체를 통과한 빛 광선은 시각영역의 각 반쪽을 망막의 반대쪽에 투사한다.
3. 시각신경은 망막에서 시각교차로 뻗어가는 축삭으로 구성되어 있다.
4. 시각교차와 코쪽 망막에서 오는 축삭은 교차하여 반대쪽 뇌로 가고, 관자쪽 망막에서 오는 축삭은 교차하지 않고 뇌의 같은 쪽으로 투사된다.
5. 시각로는 시각교차를 통해 시상으로 가는 신경세포의 축삭으로 구성되어 있다.
6. 축삭은 시상에서 신경연접하고, 시각로를 형성하는 축삭의 곁가지는 위둔덕에서 신경연접을 한다.
7. 시각로부챗살은 시각겉질로 투사되는 시상에 있는 신경세포의 축삭으로 구성되어 있다.
8. 각 시야영역의 오른쪽 부분은 뇌의 왼쪽에(어두운 초록색과 밝은 푸른색), 시야영역의 왼쪽 부분은 뇌의 오른쪽에(밝은 초록색과 어두운 푸른색) 투사된다.

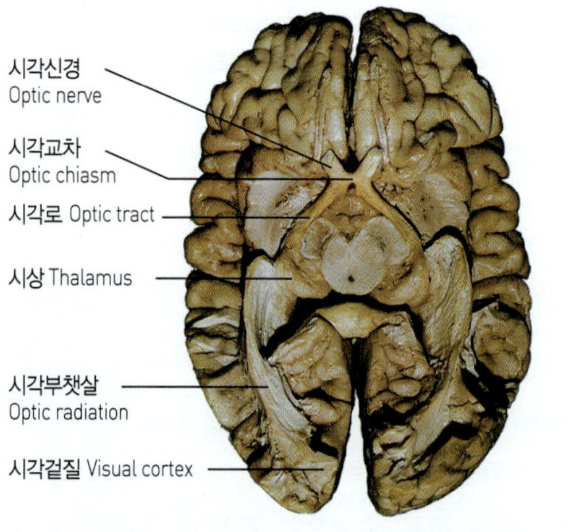

(b) 뇌의 가로면(실물 사진)

그림 6-13 시각전달로

된다. 안구 조절을 하지 않은 상태에서 눈으로 들어오는 평행광선이 굴절되어 원거리 물체의 상이 망막에 선명하게 맺힐 때를 정시안(emmetropia)이라고 한다. 안축(eye axis)과 눈의 굴절력의 조화가 깨진 것을 굴절이상(ametropia)이라하며 근시, 원시, 난시 등이 여기에 해당된다.

근시(myopia)는 가까운 물체는 잘 보이나 먼 거리에 있는 물체는 보이지 않는 현상을 말한다. 이는 안축의 길이가 너무 길거나 빛에 대한 수정체의 굴절이 너무 심할 때, 눈으로 들어오는 광선이 망막까지 도달하지 못하고 망막 앞에 상의 초점이 맺혀 나타난다. 이런 경우에는 오목렌즈를 사용하여 교정할 수 있다.

원시(hyperopia)는 먼 거리의 물체는 잘 보이나 가까운 거리의 물체는 보이지 않는 현상을 말한다. 이는 안축의 길이가 너무 짧거나 수정체의 굴절이 충분치 않을 때, 광선이 망막 뒤에 상을 맺혀 나타난다. 이런 경우에는 볼록렌즈를 사용하여 교정할 수 있다.

난시(astigmatism)는 각막 또는 수정체의 굴절면이 정상적인 구면을 이루지 못해 정확한 초점을 맞출 수 없어 상이 부분적으로 흐려 보이는 현상을 말한다. 이런 현상은 굴절력을 균등하게 조절하기 위한 원주렌즈를 사용함으로써 교정할 수 있다(그림 6-14).

② 암순응과 명순응

암순응(dark adaptation)이란 밝은 곳에서 어두운 곳으로 들어갈 때 처음에 잘 보이지 않다가 얼마 후에 적응이 되어 잘 보이는 현상을 말한다. 이는 막대세포의 레티날(retinal)과 옵신(opsin)이 밝은 곳에서 빛에 의해 분리되어

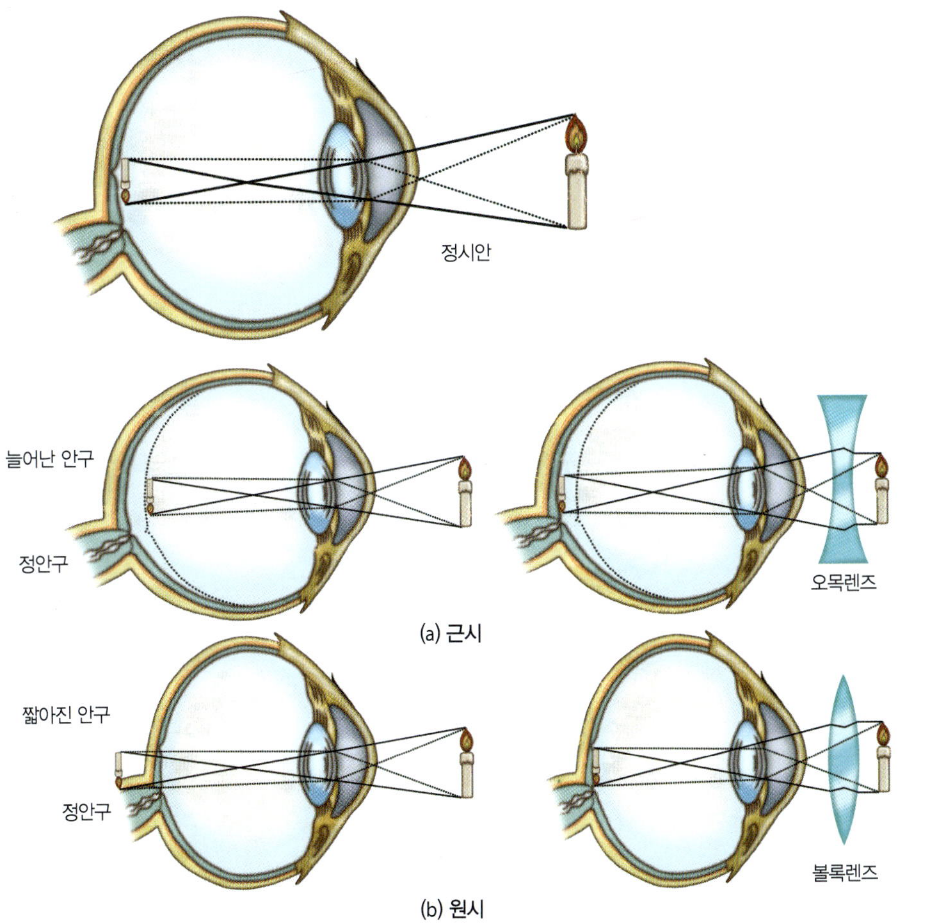

그림 6-14 일반적인 굴절이상과 교정렌즈의 효과
(a) 안축이 길어 물체의 상이 망막의 앞에 맺히며, 오목렌즈를 통해 교정 가능하다. (b) 안축이 짧아 물체의 상이 망막의 뒤에 맺히며, 볼록렌즈를 통해 교정 가능하다.

있다가 어두운 곳에 들어오면 재합성하기 위해 비타민 A의 작용을 받는 데에 시간이 걸리기 때문이다.

명순응(light adaptation)이란 어두운 곳에서 밝은 곳으로 나오면 잘 보이지 않다가 얼마 후에 명확하게 보이는 현상을 말한다. 이는 원뿔세포의 레티날(retinal)과 포톱신(photopsin)이 어두운 곳에서 분해되어 있다가 밝은 곳으로 나오면 다시 결합하여 요돕신(iodopsin)을 생성하는데 이때 빛에 대한 망막의 반응이 일어나기까지 시간이 걸리기 때문이다. 암순응이 명순응보다 시간이 더 걸린다.

③ 시야

시야(visual field)는 머리와 눈을 움직이지 않고 고정된 지점을 바라볼 때 볼 수 있는 전체적인 공간 범위를 의미한다. 뚜렷하게 보이는 범위를 중심시야라고 하고, 완전히 보이지는 않지만 어느 정도 사물의 존재를 가늠할 수 있는 경우를 주변 시야라고 한다. 대부분의 시야는 두눈보기 시야(field of binosular vision)이며, 보통 시야범위는 위로 60°~65°, 아래로 70°~75°, 안쪽으로 60°~65°, 바깥쪽으로 100°~110°정도이다(그림 6-15).

TIP 눈 vs 카메라

사람의 눈은 카메라와 비교하여 설명할 수 있다. 지금 카메라로 내 앞에 있는 예쁜 접시를 찍는다고 가정해보자. 카메라의 렌즈가 예쁜 접시에서 반사되는 빛을 가장 먼저 받아들일 것이다. 카메라의 내부는 검은색을 띠고 있는데 이는 우리 눈의 맥락막이 물체가 선명하게 맺히도록 돕기 위해 검은색인 것과 유사하다. 카메라의 조리개는 빛을 조절하는 역할을 하는데, 우리 눈에서는 홍채가 외부로 들어오는 빛의 양을 조절하기 위해 동공을 조절하는 것과 같다. 우리 눈은 외부에서 이물질이나 자극으로부터 각막을 보호하기 위해 눈꺼풀을 닫는데, 카메라에서는 렌즈 뚜껑이 그 역할을 한다. 마지막으로 물체의 상이 맺히는 곳이 우리의 눈에서는 망막이라면 카메라에서는 필름이 그 역할을 하고 있다.

③ 안구방수(aqueous humor)의 생산과 흡수

안구방수는 섬모체에서 생산되는데 홍채를 사이에 두고 안구 앞방과 안구 뒤방은 모두 방수로 차있다. 안구방수는 투명한 액체로 안구의 노폐물을 제거하거나 화학적 조성을 유지하는 기능을 하며 순환후 공막정맥굴(choroidal renous sinus)의 쉴렘관(schlemm canal)을 통해 흡수된다. 방수의 생산과 흡수의 균형이 깨지면 안압(intraocular pressure)이 변하고 시력에 영향을 줄수 있는데 녹내장(glaucoma)의 원인 중 하나이기도 하다.

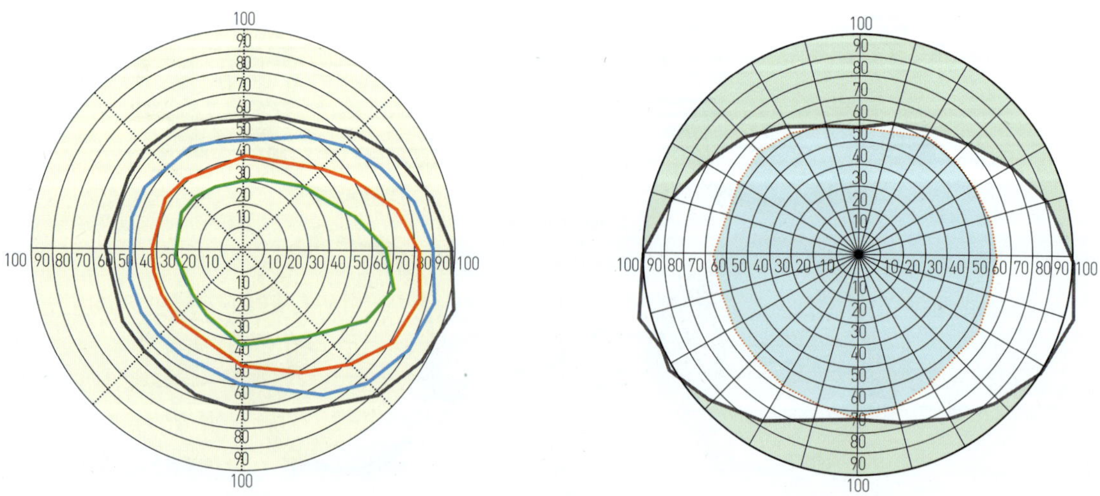

(a) 오른쪽 눈　　(b) 두눈보기 시야

그림 6-15 시야

4) 청각과 평형감각

청각은 공기 중 분자의 떨림에 의해 소리를 감지하는 감각이며, 평형감각은 머리의 위치와 움직임을 알아내는 감각이다. 청각과 평형감각을 담당하는 기관은 귀로서 바깥귀, 가운데귀, 속귀로 구성된다. 속귀에는 음파를 신경자극으로 바꾸는 청각수용기와 머리의 위치와 움직임에 반응하는 평형감각 수용기가 위치하고 있다(그림 6-16).

(1) 귀의 구조

① 바깥귀

바깥귀(외이, outer ear)는 공기의 진동을 고막까지 전달하는 데 필수적인 기관이다. 머리의 가쪽에 부착되어 관찰되는 부위로 귓불을 제외하고는 탄력연골에 의해 모양을 형성하고 있다. 귓바퀴와 바깥귀길로 구성된다.

귓바퀴(이개, auricle)는 조개껍질 모양으로 음파를 모아 바깥귀길로 전달하는 역할을 한다. **바깥귀길(외이도, external acoustic meatus)**은 음파를 고막까지 유도하는 역할을 하며 약 3cm로 S자 모양인 관이다. 바깥귀길을 덮고 있는 피부에는 털과 피지샘, 귀지샘(이도선, ceruminous glands)이 분포하고 있다. 귀지샘에서 분비되는 노랗고 끈적거리는 귀지는 외부로부터 들어오는 먼지나 곤충 등의 유입을 차단하는 데 효과적이다.

② 가운데귀

가운데귀(중이, middle ear)는 **고막(tympanic membrane)**으로 인해 바깥귀와 분리된다. 고막은 직경이 약 1cm이며, 바깥쪽으로 약간 오목한 형태를 지니고 있다. 미주신경의 감각가지와 삼차신경 중 아래턱신경의 가지가 분포하고 있으며, 통증에 대해 높은 민감성을 갖고 있다.

가운데귀는 **고실**이라 불리는 공기로 가득 찬 공간을 말한다. 고실과 연결된 통로는 2개인데, 고실위오목(고실상함요, epitympanic recess)은 관자뼈의 꼭지돌기 내에 위치한 꼭지벌집으로 연결되며, 귀관(이관, auditory tube)은 코인두와 연결된다. 귀관은 대기의 압력과 고실의 압력을 동

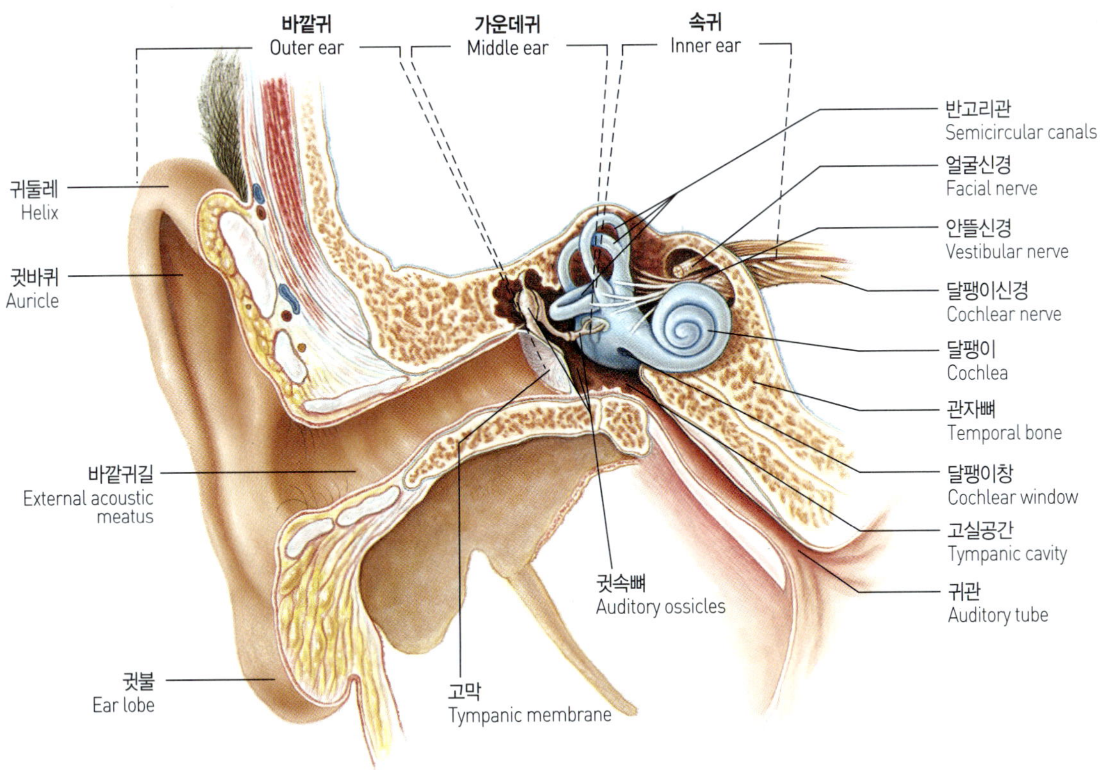

그림 6-16 귀의 구조(바깥귀, 가운데귀, 속귀의 부위)

일하게 유지시켜 준다.

가운데귀에는 3개의 **귓속뼈(이소골, auditory ossicles)** 인 망치뼈(추골, malleus), 모루뼈(침골, incus), 등자뼈(등골, stapes)가 있으며 인대에 의해 고실의 벽에 부착되어 있다. 고막의 진동은 망치뼈를 통해 모루뼈로 가며, 이는 등자뼈를 지나 등자뼈의 밑바닥인 속귀의 안뜰창에 진동을 전달한다. 전달된 진동은 속귀에 있는 액체를 움직여 청각수용기를 자극하게 된다(그림 6-17).

TIP

귀관은 코인두와 고실을 연결하는 길이 약 4cm의 관으로 유스타키오관(eustachian tube)이라고도 불린다. 귀관은 구조적으로 아동과 성인에서 차이를 보이는데, 아동의 귀관은 성인보다 더 짧고 수평으로 누워 있어 감기에 걸리면 코인두로부터 감염 물질이 귀관을 타고 고실로 퍼져서 중이염을 유발할 가능성이 높다. 그에 비해 성인의 귀관은 구불어진 모양을 하고 있기 때문에 외부 이물질이나 감염 물질이 쉽게 들어올 수가 없다.

③ 속귀

속귀(내이, inner ear)는 청각수용기와 평형감각수용기가 있는 중요한 기관으로 형태와 구조가 매우 복잡해 미로(labyrinth)라고 부른다. 미로는 내부의 **막미로(membranous labyrinth)**와 이를 둘러싼 **뼈미로(bony labyrinth)**로 구분되며, 뼈미로와 막미로 사이에는 바깥림프가 가득 차 있고, 막미로 안에는 속림프가 차 있다(그림 6-18).

가. 뼈미로

뼈미로는 달팽이(와우, cochlea), 안뜰(전정, vestibule), 반고리뼈관(반규관, semicircular canals)으로 구성되어 있다.

달팽이는 달팽이 껍질 모양을 하고 있으며 두 바퀴 반 정도 돈 나선형 모양이다. 달팽이는 3개의 구획인 안뜰계단과 고실계단, 달팽이관으로 분리되어 있다. 위쪽 구획인 안뜰계단은 안뜰창에서 시작하여 달팽이의 꼭지점으로 이어지며, 아래 구획인 고실계단은 꼭지점에서 시작하여 둥근창에서 끝난다. 안뜰계단과 고실계단은 바깥림프로 채워져 있다. 달팽이관은 안뜰계단의 안뜰막과 고실계단의 바닥막 사이의 공간에 위치하고 있다(그림 6-19).

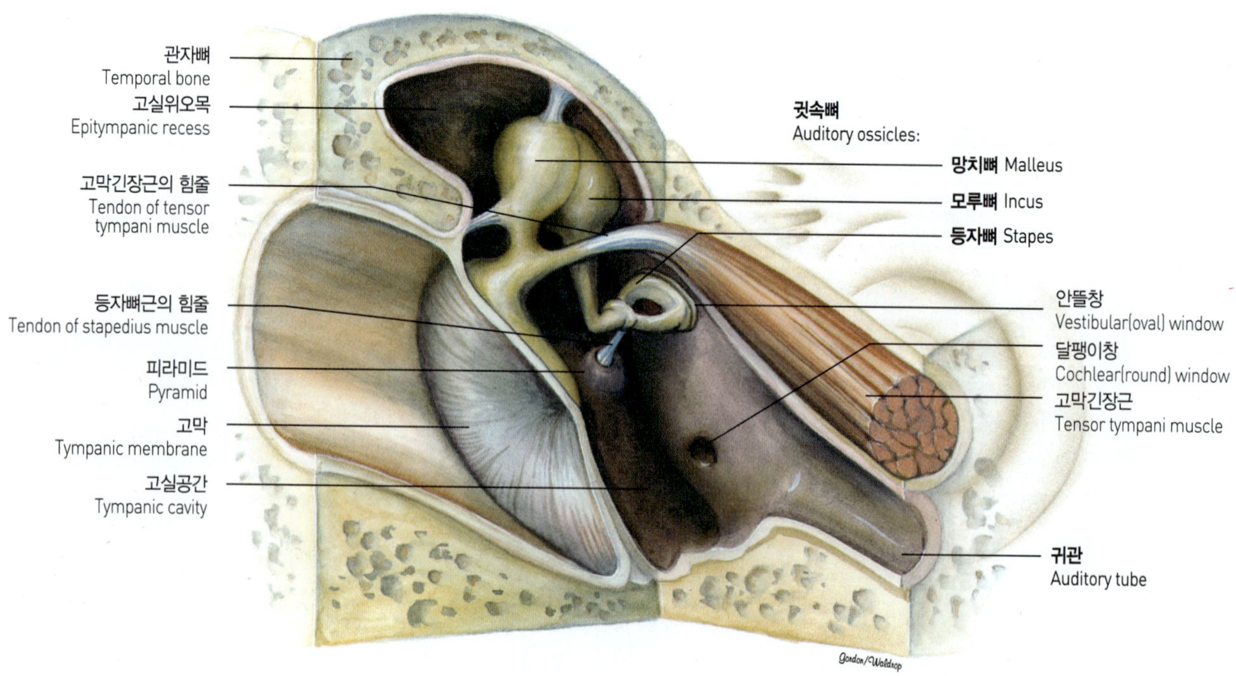

그림 6-17 고실 안쪽의 귓속뼈와 주변 구조물

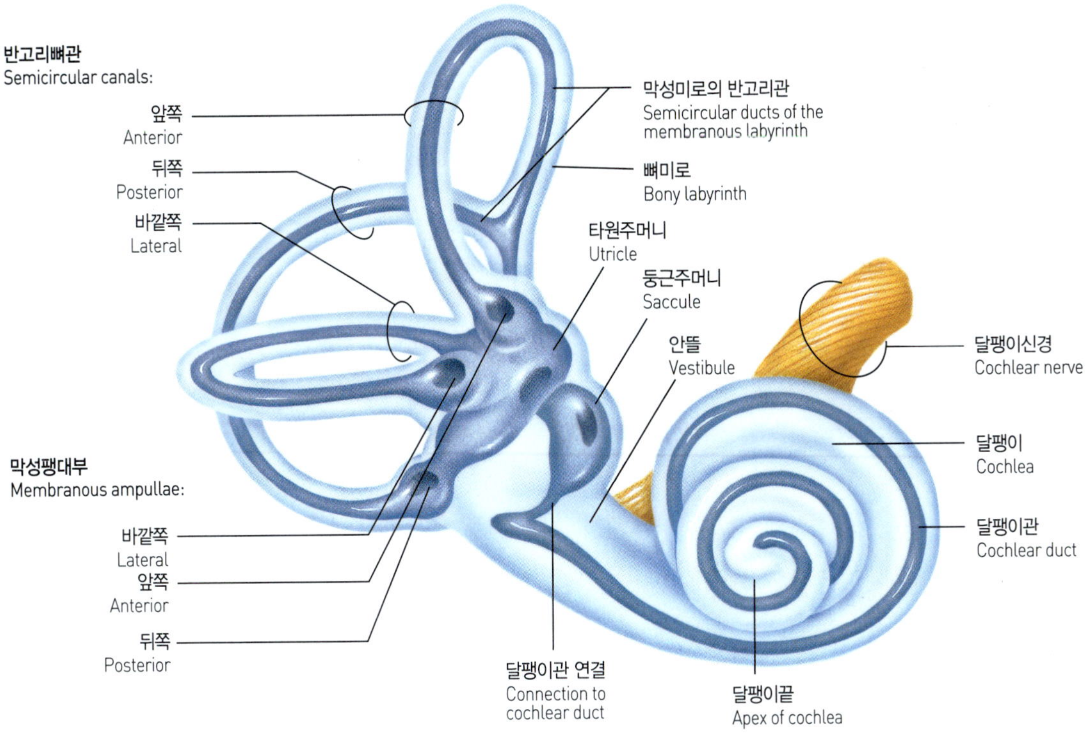

그림 6-18 속귀의 미로

안뜰은 뼈미로의 중심 부분으로 앞으로는 달팽이와 연결되고 위와 뒤쪽으로는 반고리뼈관과 연결되어 있다. 안뜰 내의 막미로에는 인체의 위치와 움직임을 감지하는 수용기인 타원주머니(utricle)와 둥근주머니(saccule)가 있다. **반고리뼈관**은 안뜰의 뒤쪽에 위치하며 3개의 반고리뼈관이 서로 직각으로 구성되어 있다. 위치에 따라 앞과 뒤, 가쪽 반고리뼈관이라 부른다(그림 6-18).

핵심돋보기

망치뼈와 등자뼈에는 각각 고막긴장근(tensor tymfanic muscle)과 등자뼈근(stapedius muscle)이 붙어 있다. 이 근육들은 갑자기 큰소리가 날 때 수축해서 망치뼈가 고막에서 떨어지게 하고 등자뼈는 달팽이관에서 멀어지게 함으로써 큰소리로 부터 청각기관을 보호해 주는 기능을 한다.

나. 막미로

막미로는 뼈미로 내부에 있는 막으로 세 개의 반고리뼈관 내에 각각 형성된 반고리관과 안뜰 내의 타원주머니와 둥근주머니, 달팽이 내의 달팽이관으로 구성되어 있다. 달팽이관은 **청각**에 관여하며 반고리관과 타원주머니, 둥근주머니는 **평형감각**에 관여하는 것으로 알려져 있다.

달팽이관의 바닥막에는 청각수용기인 **코르티기관(organs of Corti)**이 있다(그림 6-19, 그림 6-20). 코르티기관은 음파를 파동운동을 거쳐 신경흥분으로 변환하는 특수한 감각상피이다. 코르티기관에는 각각 안쪽털세포(inner hair cell)와 바깥쪽털세포(outer hair cell)가 있는데 바닥막을 따라 약 3,500개의 안쪽털세포는 1열로 안쪽 옆 표면 위에 배열되고, 약 20,000개의 바깥 털세포는 3~5열로 안쪽털세포의 맞은편에 세로로 배열되어 있다(그림 6-21). 우리가 듣는 거의 모든 신호는 안쪽털세포에서 생성되어 달팽이신경에 전달되며 바깥털세포는 서로 다른 진동수에 대한 달팽이의 반응을 조율하고 안쪽털세포가 더 정확히 일하도록 하는 것이다. 털세포의 표면은 덮개막에 덮인 상태로 나열되어 있는데 여기에서 음파가 신경흥분으로 전달된다.

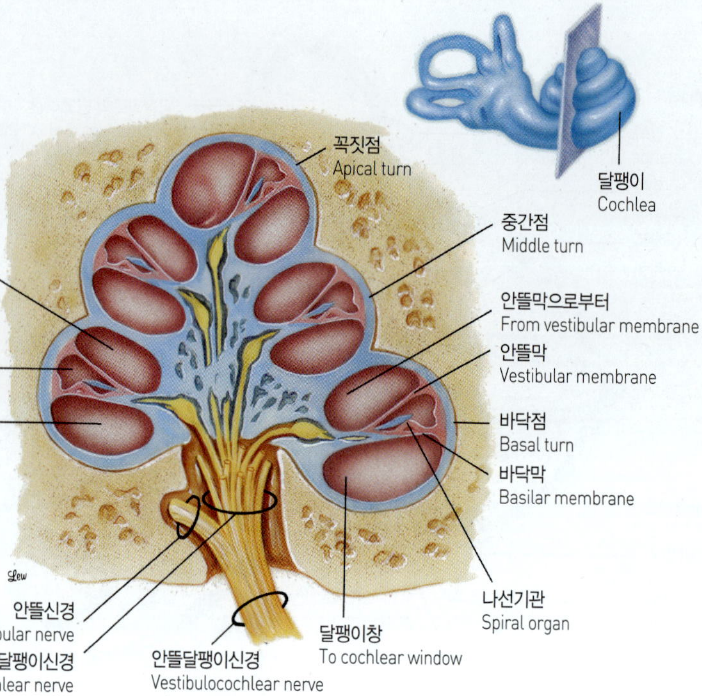

그림 6-19 달팽이의 관상면

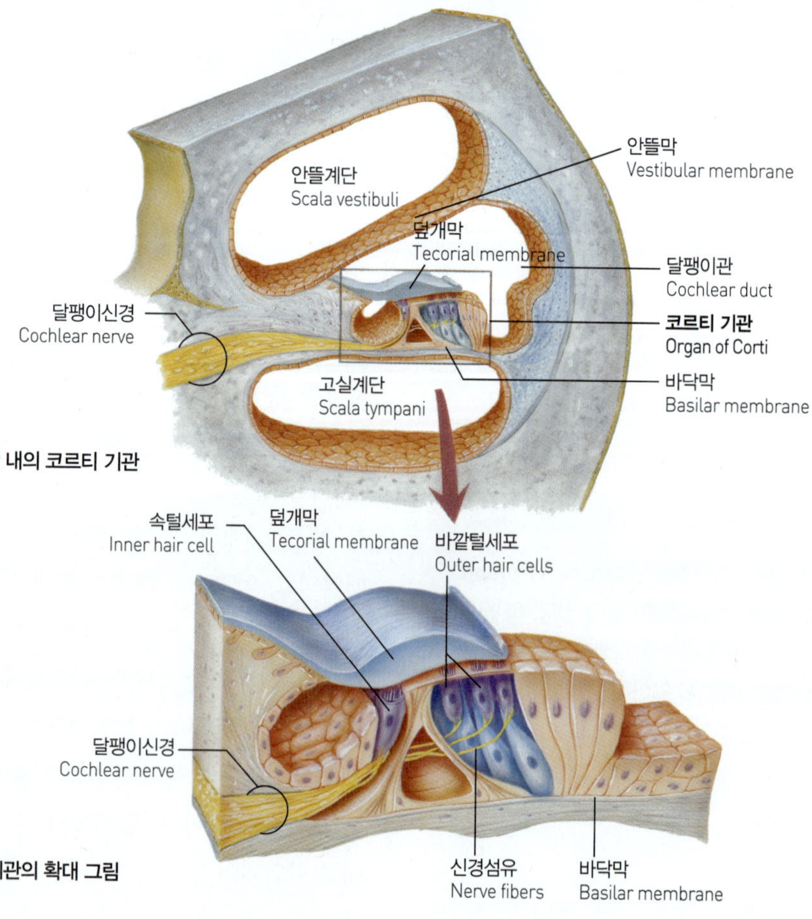

그림 6-20 달팽이의 미세구조

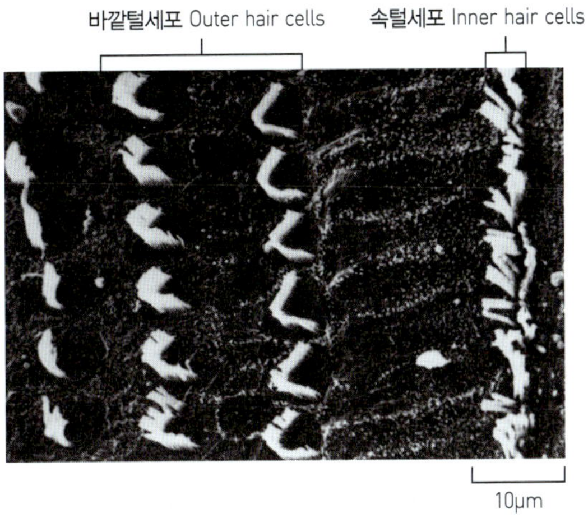

그림 6-21 달팽이 털세포의 표면

둥근주머니(saccule)와 **타원주머니(utricle)**는 안뜰 내 두 개의 막주머니를 말하며, 둥근주머니는 달팽이관 가까이에 위치하고 타원주머니는 안뜰의 뒤쪽에 위치하여 반고리관과 연결되어 있다. 이들의 내부에는 특수한 감각세포의 집단으로 구성된 평형반이 있다. 각각의 **평형반**은 평형감각 수용기인 털세포를 갖고 있는데 이들 털세포의 섬모는 투명한 아교질막인 평형모래막에 묻혀 있다. 평형모래막에는 탄산칼슘 성분의 평형모래(귀돌, 이석, otoconia)가 있는데, 이들은 중력의 작용에 의해 섬모를 잡아당기거나 구부려서 털세포를 자극하게 된다. 몸을 기울이면 평형모래가 섬모를 구부러지게 하여 털세포를 자극하면 그 흥분이 소뇌로 전달되어 몸의 기울기, 즉 신체의 위치와 움직임 상태를 느끼게 해준다(그림 6-22).

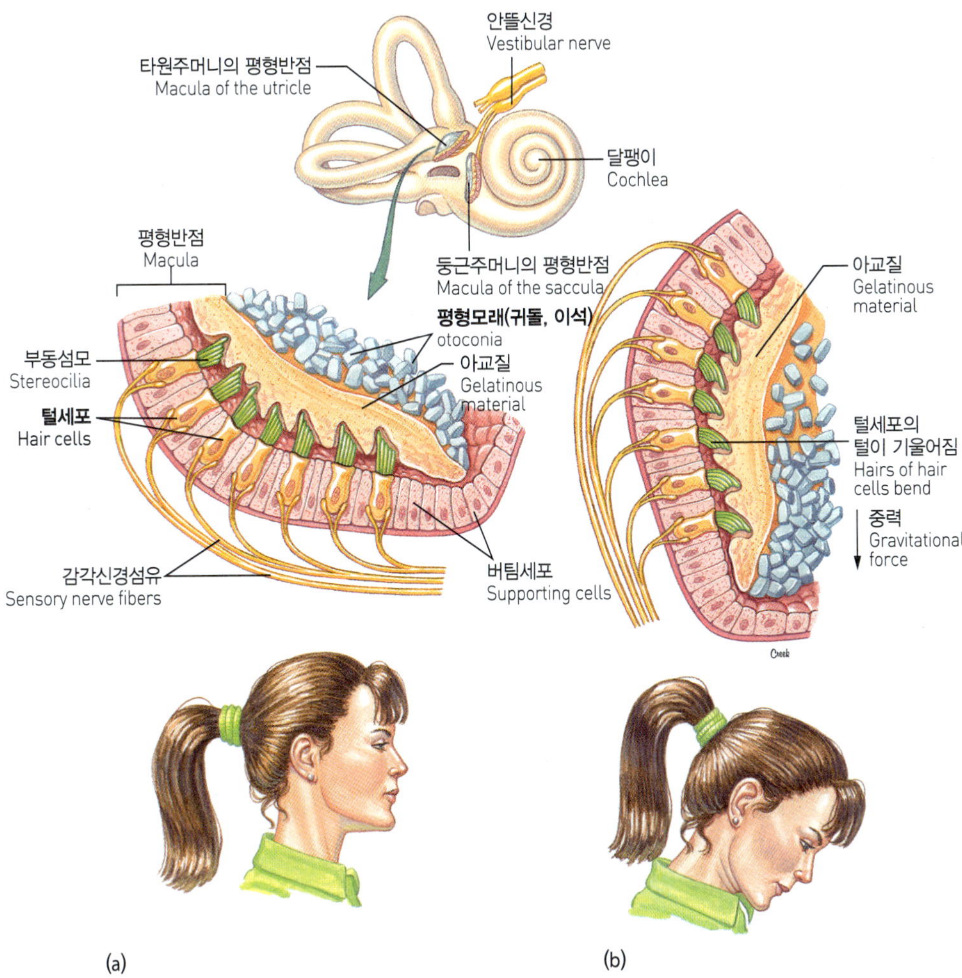

그림 6-22 속귀의 평형반

(a) 머리가 직립일 때 평형모래의 무게가 털세포에 직접적으로 압력을 가한다. (b) 머리가 앞으로 기울 때 중력으로 인해 털세포의 돌기가 기울어지고 털세포는 자극을 받게 된다.

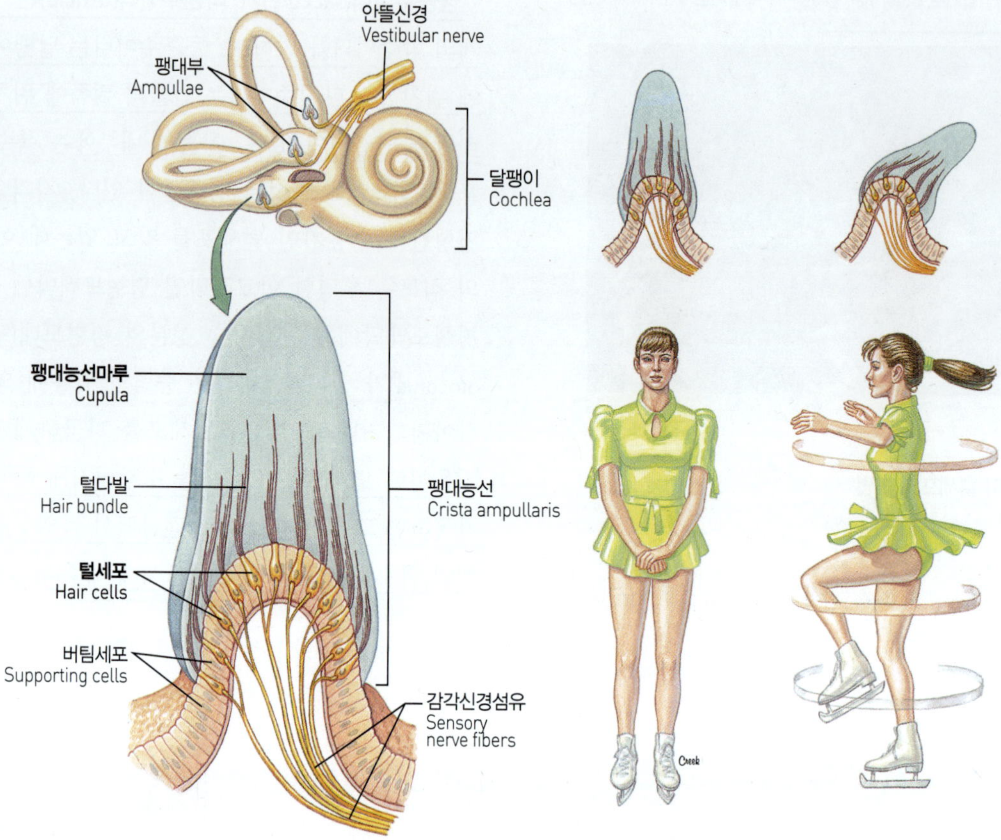

그림 6-23 회전 시 반고리관의 작용

반고리관의 팽대 회전 시 속림프의 운동은 팽대능선마루를 움직여 털세포를 자극한다.

반고리관(반규관, semicircular canal)의 수용기는 3개의 반원 모양관의 팽대부(ampulla) 안에 위치해 있다. 팽대에는 털세포와 이 세포 위에 젤라틴으로 뭉쳐져서 만들어진 팽대능선마루(소모, cupula)가 있다. 팽대능선마루 안의 털세포가 몸을 회전할 때와 같은 액체의 급속한 유동에 의해 구부러질 때 이 자극은 안뜰신경을 거쳐 뇌로 전달되어 운동방향이나 회전방향에 대한 감각을 알게 된다(그림 6-23).

(2) 청각전도로

코르티 기관의 털세포 신경흥분은 청각을 담당하는 달팽이신경으로 전달된다. 전달된 자극은 숨뇌(medulla)의 달팽이핵(cochlear nucleus)을 거쳐 반대편 위올리브핵을 지나 가쪽섬유대(lateral lemnisci)를 통해 중간뇌의 아래둔덕(inferior colliculus)에서 시냅스를 이룬다. 아래둔덕에 있는 신경세포는 갑자기 큰 소리가 났을 때 눈과 머리가 그쪽으로 돌아가는 반사작용을 위해 위둔덕으로 투사된다. 아래둔덕 시냅스 후 자극은 시상의 안쪽무릎체(medial geniculate nucleus)를 지나 관자엽(temporal lobe)에 있는 청각겉질(auditory cortex)로 정보가 전달된다(그림 6-24).

(3) 음파

음파(sound wave)는 공기의 진동이며 잔잔한 호수에 돌을 던졌을 때 퍼지는 물결과 같다. 소리의 특성은 음파의 높낮이(pitch)와 크기(loudness)에 의해서 결정되며 음파의 진폭이 크면 소리가 크고 진폭이 작으면 소리가 작다.

일정한 에너지 파동은 진동수와 강도에 따라 결정된다. 진동수는 일정 시간 내에 주어진 구간을 지나는 파동수로 Hz단위로 측정된다. 소리의 크기는 데시벨

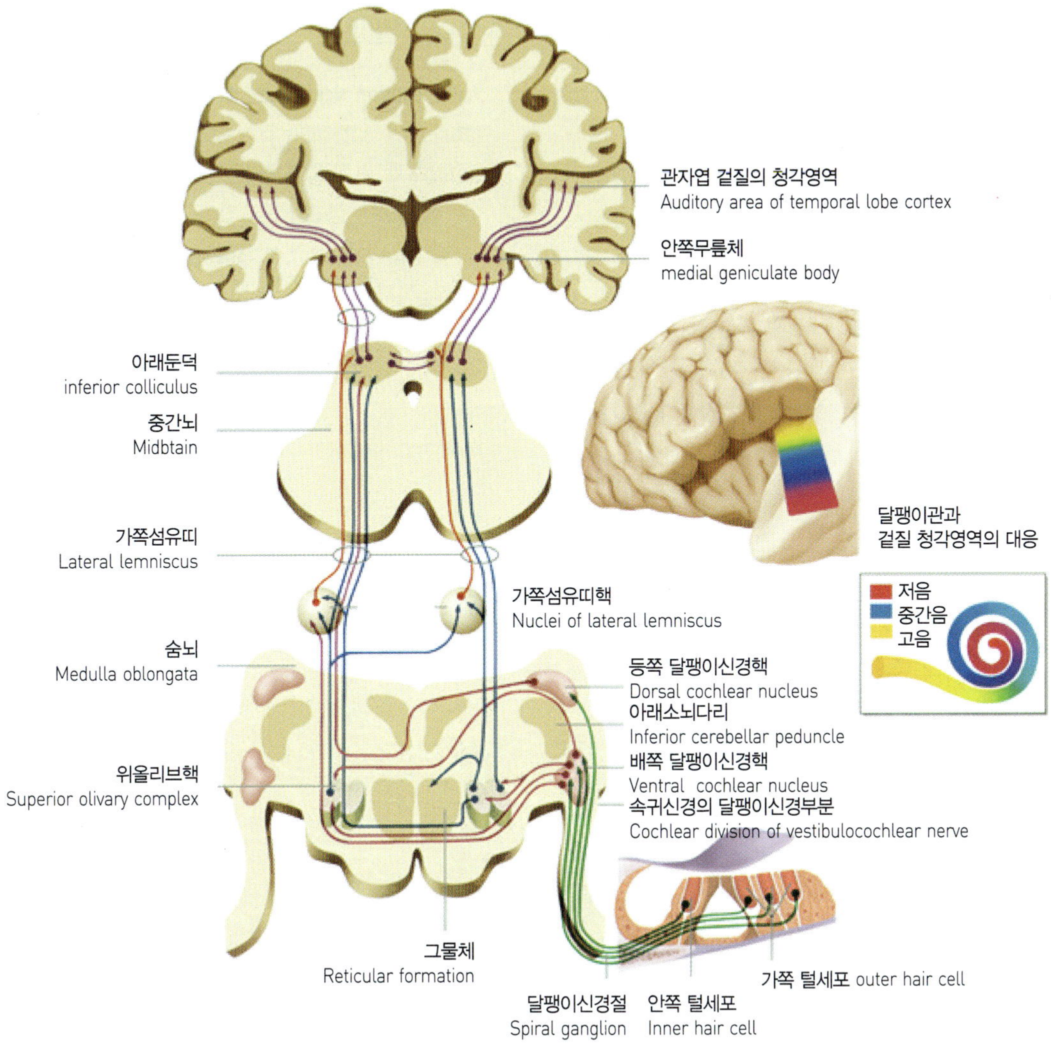

그림 6-24 청각전도로

(decibel, dB)로 표시한다. 사람은 16~20,000Hz 정도 범위의 소리를 들을 수 있고 이를 가청음역(hearing range)라고 한다. 특히 500~4000Hz 영역에서 민감하게 소리를 들을 수 있다.

핵심돋보기

청각장애

청각장애는 그 원인에 따라서 전도성 청력상실과 감각신경성 청력상실로 구분할 수 있다.

전도성 청력상실은 바깥귀나 가운데귀에서 속귀의 코르티 기관까지 음파의 전달이 어려울 경우 발생된다. 이런 경우 귀에 도달하는 음량을 높여주는 청각보조장치를 사용하여 결손을 보강할 수 있다.

감각신경성 청력상실은 코르티 기관과 신경로와 관련된 일부 구성 요소가 손상되었을 때 나타난다. 시끄러운 음악소리나 기계 소리, 총소리 같은 큰 소리에 갑작스럽게 노출되었을 때 발생되며 시끄러운 환경에서 일하는 사람이나 음악가들에게서 자주보이는 직업병이다.

(4) 평형감각 전도로

평형감각신경 전달경로는 속귀신경의 안뜰부분에서 이루어진 축삭이 뇌줄기의 안뜰신경핵으로 투사된다. 평형감각은 속귀뿐 아니라 팔다리와 시각계통에서 안뜰신경핵으로 가는 감각정보들과 연관된 감각으로 주로 숨뇌의 안뜰핵과 소뇌에서 평행기능을 담당한다.

TIP 멀미란?

멀미(motion sickness)는 시각정보와 속귀 감각의 불일치로 초래될 수 있는데, 우리가 차를 타고 여행을 가고 있다고 가정해보자. 바깥에서 보이는 풍경들을 바라보면 뇌는 시각으로 들어오는 정보와 반고리뼈관과 자세로부터 들어오는 정보를 비교하게 된다. 반고리뼈관에서는 자신이 움직이는 것을 느끼지 못하지만 시각에서는 풍경의 변화로 인해 계속 움직인다고 생각하기 때문에 뇌는 들어오는 정보의 불일치로 인해 멀미가 유발될 수 있다.

>> 요 약

1. 몸감각은 감각수용기가 몸의 벽 부분에 존재하며 (　　　　　)은 피부에서 느껴지는 감각으로 촉각과 압각, 온도감각, 통각이 여기에 포함된다. (　　　　　　　)은 주로 신체의 움직임과 자세 변화를 감지하는 감각을 말한다.
2. (　　　　　)은 신체 부위에 광범위하게 분포되어 있으며 통증과 온도감각, 가려움 등에 관여하는 것으로 알려져 있다. 조직손상시 방출되는 히스타민을 감지하는데 이는 (　　　)으로 해석된다.
3. (　　　)은 내장에서 발생한 통증이 신체의 다른 부위에서 발생하고 있는 것처럼 느껴지는 것이다. 예를 들면, 심장에서 기인한 통증을 심장에서 느끼지 못하고 왼쪽 어깨에서 팔 아래로 퍼지는 통증으로 느끼게 된다.
4. 후각은 외부 냄새에 반응하는 감각으로 후각자극은 다른 감각전달과 다르게 (　　　)을 통과하지 않고 대뇌겉질에 이른다.
5. 미각수용기로부터 뇌로 가는 신경 중 얼굴신경 중 (　　　　　)은 혀 앞쪽 2/3에 있는 맛봉오리로부터 감각정보를 모으며, 혀인두신경은 혀 뒤쪽 1/3의 감각정보를 모은다.
6. 안구는 세개의 층으로 둘러싸여 있는데 제일 바깥쪽부터 안구 섬유층, 안구혈관층, 안구신경층으로 이루어져 있다. 안구섬유층은 안구의 가장 바깥면을 둘러싸고 있으며 혈관이 없는 무혈관성 층이다. 두께는 약 1mm로, 질기고 단단하며 안구의 모양을 유지 해준다. (　　　　)과 (　　　　)으로 이루어져 있다. 안구혈관층에는 눈으로 들어 오는 혈관들이 있으며, 혈관을 통해 안구 조직에 영양분과 산소를 공급한다. (　　　　), (　　　　), (　　　　)로 이루어져 있다. 안구신경층은 안구의 가장 안쪽 후방 2/3를 차지하고 있는 층으로 (　　　　)과 (　　　　)으로 이루어진다.
7. 광수용기세포는 (　　　　)와 (　　　　)로 구성된다. (　　　　)는 각 눈에 1억 개 이상이 함유되어 있으며 빛에 아주 민감하다. (　　　　)는 각 눈에 약 600~700만 개가 함유되어 있으며 색상에 민감하다.
8. 달팽이관은 청각에 관여하며 (　　　　)과 (　　　　　), (　　　　　)는 평형감각에 관여하는 것으로 알려져 있다. (　　　　　) 안의 털세포가 몸을 회전할 때와 같은 액체의 급속한 유동에 의해 구부러질 때 이 자극은 안뜰신경을 거쳐 뇌로 전달되어 운동방향이나 회전방향에 대한 감각을 알게 된다.
9. 달팽이관의 바닥막에는 청각수용기인 (　　　　　　)이 있다.

>> 참고문헌

1. 간추린 사람해부학, 정인혁, 현문사, 2012.
2. 사람해부학, 작업치료교재편찬위원회, 에듀팩토리, 2014.
3. 사람해부학, 한국해부생리학교수협의회, 현문사, 2012.
4. 사람해부학, 해부학편찬위원회, 범문에듀케이션, 2012.
5. 생리학, 최명애 외, 현문사, 2011.
6. 생리학, 한국생리학교수협의회, 정담미디어. 2014.
7. 신경해부생리학, 감경윤 외, 정문각, 2010.
8. 신 · 구용어를 적용한 인체해부학, 안창식 외, 정문각, 2011.
9. 알기 쉬운 사람해부학, 대한해부학회, 현문사, 2011.
10. 인간의 모든 감각, 최현석, 서해문집, 2013.
11. 인체생리학, 김양호 외, 현문사, 2012.
12. 인체생리학, 범진필 외, 정문각, 2013.
13. 인체생리학, 이강이 외, 현문사, 2012.
14. 퍼시픽 인체생리학, 퍼시픽 학술국, 퍼시픽, 2014.

사례

Case 1 » 중력불안장애(gravitational insecurity)란?

환자병력

7살인 A양은 아기일 때부터 꼭 안아서 달래줘야 안정을 취하는 아이였고, 커가면서는 놀이터에 있는 미끄럼틀이나 사다리 타기를 극도로 무서워했다. 특히 머리 감기와 같은 머리와 몸이 변화되는 활동을 싫어한다고 한다. 현재 A양의 집은 아파트 2층인데 계단을 오르내리는 걸 무서워해 항상 안고 다닐 수밖에 없으며 마트에 있는 엘리베이터나 에스컬레이터를 탈 때는 과도하게 두려워해 곤혹스럽다고 한다. 다른 아이들에 비해 움직임이 둔하고 균형능력이 떨어져 어머니가 작업치료실에 의뢰한 상태이다.

- 원인

중력불안장애는 안뜰기관이 안뜰감각을 조절하고 억제할 때 머리의 움직임이나 자세 변화를 인식하는 귀돌(이석)기관으로부터 오는 감각에 대한 과잉 반응의 결과이다.

- 증상

일반적으로 중력불안장애 아동들은 엘리베이터나 에스컬레이터 타는 것을 극도로 무서워하고 자세의 변화나 움직임을 싫어한다. 또한 균형능력이 떨어져 보이며 다른 사람이 뒤에서 갑자기 앞으로 밀면 소스라치게 놀라는 경향이 있다. 미끄럼틀이나 사다리 등 놀이기구를 싫어하고 축구나 피구 같은 균형에 영향을 주는 움직임을 회피한다. 특히 머리의 방향이나 자세의 움직임이 상방이나 하방으로 향할 때 극심한 두려움을 나타내는 것으로 알려져 있다.

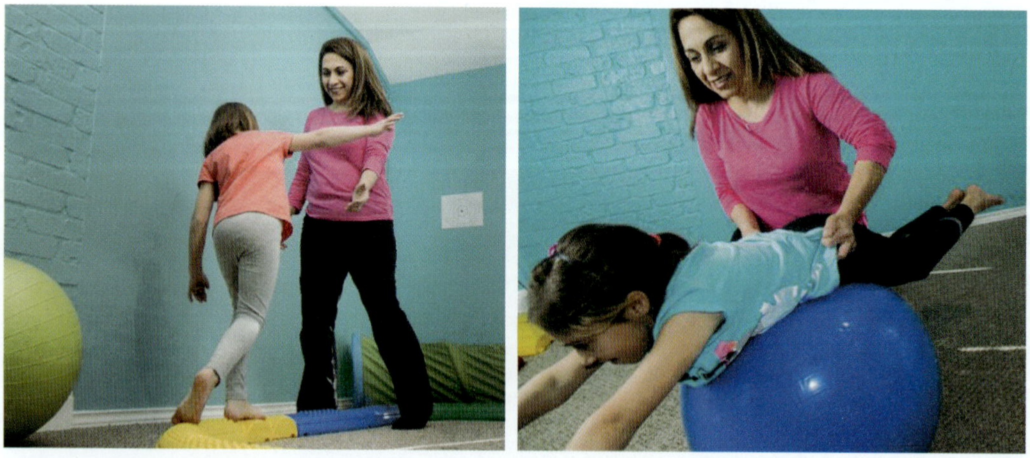

그림 1 중력불안장애 아동의 감각통합치료

사례
Case 2 » 터널시야(tunnel vision)는 왜 일어나는 것인가?

환자병력
30대 여성인 A씨는 가정주부이며 남편과 어린 자녀와 함께 아파트에 살고 있다. 그녀는 요리하는 것과 어린 자녀에게 책 읽어 주는 것을 즐긴다. 최근 그녀는 눈이 쉽게 피로해지거나 시력이 떨어지는 듯한 느낌이 자주 들었다. 또한 일상생활을 하는 동안 주변에 있는 물건들이 잘 안 보이는 현상을 경험했다. A씨는 안과를 방문하여 시야검사를 한 결과 녹내장으로 인한 터널시야임 을 확인했다.

- 원인
터널시야의 원인은 녹내장, 안구의 망막염 등 다양한 원인으로 발생할 수 있다. 그중 녹내장은 안압의 상승으로 인해 시 신경이 눌리거나 혈류의 장애로 인해 시각신경 기능에 이상을 초래하는 질환으로 급성과 만성으로 나뉜다. 급성은 전체 녹내장의 약 10%를 차지하고 안압이 급속도로 높아져 두통이나 구토 등의 증상을 유발하며 만성은 특별한 증상 없이 시각신경이 서서히 파괴된다. 시각신경은 망막에 도달한 광선을 뇌로 전달하는 역할을 하는데, 시각신경교차에서 세로 방향으로 손상이 온다면 주변시야는 잃게 되고, 중심시야는 보존되는 터널시각이 남을 것이다.

- 증상
시야는 머리를 고정한 상태로 한 지점을 바라볼 때 볼 수 있는 전체적 범위를 말하는데 뚜렷이 보이는 범위를 중심시야라 하고 잘 보이지는 않지만 어느 정도 형태를 알아볼 수 있는 경우를 주변시야라고 한다. 터널시야는 중심시야가 보존된 상태에서 주변시야만 결손된 상태를 말한다.

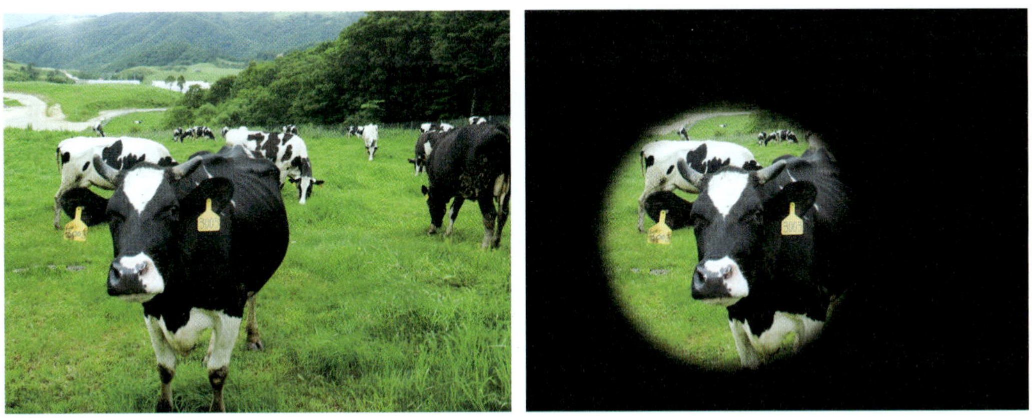

그림 2 터널시야 사진

– 서병도 교수

CHAPTER 07

근육생리

학습목표

1. 인체의 근육을 3가지로 분류하고 각각의 특성과 기능을 설명할 수 있다.
2. 뼈대 근육의 특성을 이해하고, 근육세포의 구조와 기능, 근섬유다발과 근막을 이해할 수 있다.
3. 뼈대 근육섬유를 구성하고 있는 근세포막, 근세포질과 세포 소기관들의 종류와 기능을 설명할 수 있다.
4. 뼈대 근육섬유를 구성하는 최소단위인 근잔섬유(액틴과 미오신 잔섬유)의 구조와 생리적 기능을 이해하고 구분할 수 있다.
5. 뼈대 근육섬유를 3가지로 분류하고 각각의 특성과 기능을 설명하고 구분할 수 있다.
6. 뼈대 근육섬유의 신경지배를 정의하고 운동단위의 특성에 따라 3가지로 구분하여 설명할 수 있다. 이를 통해 근수축의 힘 생성에 대해 이해 할 수 있다.
7. 단일 연축과 가중, 그리고 강축을 운동단위의 특성에 따라 정의하고 분류할 수 있다.
8. 뼈대 근육섬유의 기계적 수축을 신경근육이음부의 흥분전달 → 흥분-수축 연결(연결다리 형성) → 미끄럼 운동(미끄럼 운동 모델, 길이-장력 곡선) → 이완 순으로 설명할 수 있다.
9. 근육섬유의 에너지 합성경로를 무산소 대사과정과 유산소 대사과정으로 구분하여 설명할 수 있다.
10. 정상 근육 및 병변 근육에서 나타나는 다양한 근수축의 형태를 열거하고 정의할 수 있다.
11. 심장근육과 민무늬 근육의 구조 및 생리적 기능을 설명할 수 있다.

의학용어

1. 뼈대근육(skeletal muscle), 심장근육(cardiac muscle), 내장근육(visceral muscle)
2. 흥분성(excitability), 수축성(contractility), 신장성(stretch), 탄력성(elasticity)
3. 근잔섬유(myofilaments), 근원섬유(myofibrils), 근세포막(sarcolemma), 근세포질(sarcoplasm), 가로세관(transvers tubule, T-tubule), 근세포질그물(sarcoplasmic reticulum), 종말수조(terminal cistern)
4. 액틴 잔섬유(actin myofilament), 미오신 잔섬유(myosin myofilament), 트로포닌(troponin), 트로포미오신(tropomyosin), 트로포닌 복합체(troponin complex), 근육원섬유마디(sarcomere)
5. 느린-산화계 (근육)섬유(slow oxidative fibers), 빠른-산화계 (근육)섬유(fast oxidative fibers), 빠른-해당계 (근육)섬유(fast glycolytic fibers)
6. 신경지배(innervation), 운동단위(motor unit), 실무율의 법칙(all-or-none law), 운동단위의 크기(size of motor unit), 동원(recruitment), 발화(firing), 헤네만의 크기원리(Henneman's size principle)
7. 단일연축(twitch), 가중(summation), 강축(tetanus)
8. 신경근육이음부(neuromuscular junction), 연접이전종말(presynaptic terminal), 연접이후막(postsynaptic membrane), 연접틈새(synaptic cleft), 연결다리 형성(cross bridge), 미끄럼운동이론(sliding-filament theory)
9. 위축(atrophy), 비대(hypetrophy), 구축(contracure), 근육긴장(muscle tone)
10. 자동율동성(autorhythmicity), 굴심방결절(sinoatrial node), 심장길잡이(pacemaker)

일상생활이나 신체활동을 독립적이고 기능적으로 수행 하는 데 있어 근육은 중요하고 실질적인 역할을 한다. 근육이 만들어 내는 움직임은 신경을 통해 조절되며, 에너지 대사를 통해 지속해서 움직이는 힘(지구력)을 얻게 된다. 따라서 본 장에서는 1) 뼈대 근육을 중심으로 근육의 구조와 기능에 대해 살펴보고 2) 신경-근육 조절 기전과 3) 근육을 지속해서 수축시키는데 필요한 에너지 대사에 대해서 알아본다.

01 근육의 분류 및 기능

1) 근육의 분류

인체의 근육은 근육이 존재하는 위치, 조절 특성, 형태학적 특성에 따라 그림 7-1과 같이 분류된다. 표 7-1은 근육이 존재하는 위치에 따른 근육섬유의 특성을 정리하였다.

근육이 존재하는 위치에 따라, 뼈대나 힘줄에 연결된 뼈대 근육(골격근, skeletal muscle), 심장벽을 구성하는 심장근육(cardiac muscle), 속이 빈 장기 및 혈관 벽 또는 샘(gland)을 구성하는 내장 근육(visceral muscle)으로 구분된다.

근육이 조절되는 특성에 따라, 의도적으로 근육을 수축함으로써 움직임을 수행할 수 있는 맘대로 근육(수의근, voluntary muscle)과 의지와 관계없이 자동으로 움직이는 제대로 근육(불수의근, involuntary muscle)으로 구분한다.

뼈대 근육은 맘대로 근육으로 분류되며, 심장근육과 내장 근육은 제대로 근육으로 분류된다.

근육의 형태학적 특성(줄무늬 유무)에 따라, 가로무늬근육(횡문근, striated muscle)과 민무늬 근육(평활근, smooth muscle)으로 구분한다.

가로무늬 근육을 광학현미경으로 보면 근육원섬유마디(sarcomere)의 배열로 인해 근육섬유에 가로로 달리는 가는 줄무늬가 선명하게 보인다.

민무늬 근육은 가로무늬가 보이지 않는데 이는 뼈대 근육보다 근원섬유(myofibrils)를 덜 함유하고 있으며 근육원섬유마디를 형성하지 않기 때문이다.

뼈대 근육과 심장근육은 가로무늬 근육으로 분류되며 내장 근육은 민무늬 근육으로 분류된다.

2) 근육의 기능

근육은 우리 몸에서 다음과 같은 기능을 한다.

- **움직임(movement)**: 뼈대 근육의 수축은 관절을 중심으로 뼈의 3차원적인 공간(x, y, z) 이동을 통해 일상생활과 신체활동에 필요한 움직임을 제공한다.
- **자세 유지(postural control)**: 일상생활에 필요한 신체활동을 위해서는 적절한 자세 유지가 필요한데 이는 뼈대 근육의 근긴장(muscle tone)을 통해 유지된다. 근긴장은 신경-근육 조절을 통해 근육에서 발생하는 끊임없는 수축으로 등을 꼿꼿이 세우고, 다리를 똑바로 펴게 하며, 머리를 세우게 하여 자세를 유지시킨다.
- **호흡(respiration)**: 인체는 끊임없이 외부에서 산소를 몸 안으로 들이 마시고(들숨), 영양소의 산화로 발생하는 이산화탄소를 몸 밖으로 내보내야 한다(날숨). 이를 호흡이라고 하는데 호흡은 가로막(횡격막, diaphragm), 바깥갈비사이근(외늑간근, external intercostals), 속갈비사이근(내늑간근, internal intercostals) 등과 같은 뼈대 근육의 수축을 통해 이루어진다.
- **혈관과 소화기관의 수축**: 소화 장기와 혈관 벽에 있는 민무늬 근육의 수축은 음식물의 이동과 소화를 돕고 혈관 수축을 통해 산소와 이산화탄소, 영양분, 노폐물, 호르몬 등을 운반한다.
- **심장의 수축**: 심장 근육의 수축은 심장의 주기적인 수축과 이완을 반복시켜 혈액을 온몸에 내보내는 펌프 기능을 하여 혈액의 온몸순환을 돕는다.

02 뼈대 근육의 특성 및 구조

1) 뼈대근육의 특성

성인 몸무게의 약 40~45% 정도가 뼈대 근육으로 이루어져 있을 만큼 뼈대 근육은 우리 몸에 움직임을 일으키는 중요한 근육으로 다음과 특징을 가지고 있다(그림 7-2).

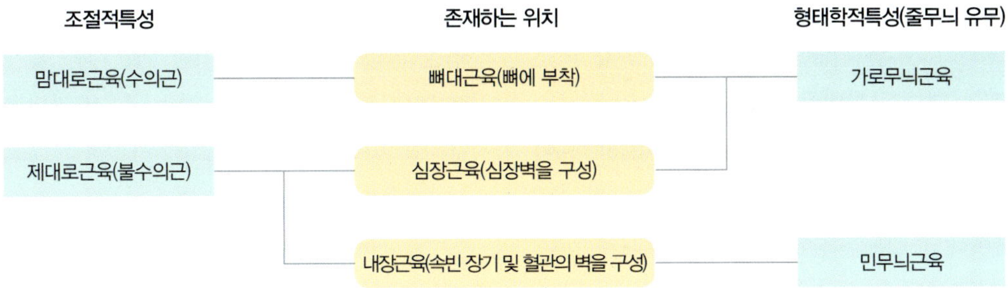

그림 7-1 근육의 분류

표 7-1 근육계통에 속하는 근육의 비교

	뼈대근육	심장근육	민무늬근육
	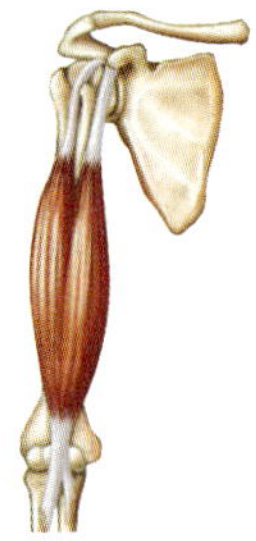	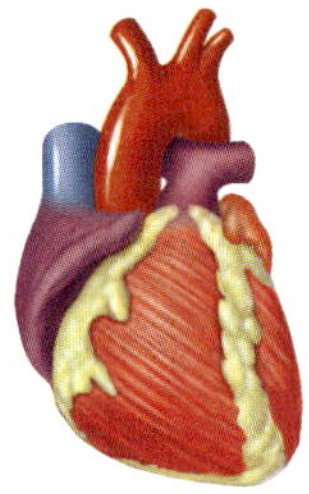	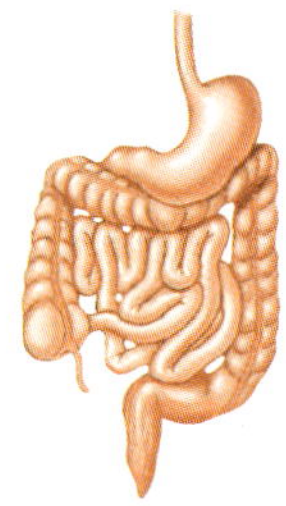
위치	뼈	심장	속빈 장기 및 혈관의 벽, 샘
세포형태	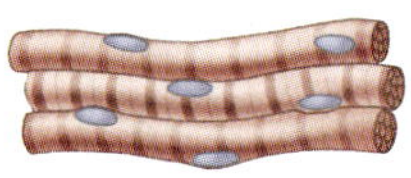	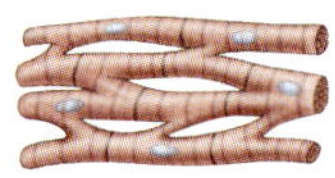	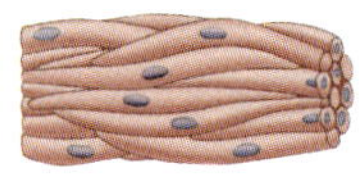
근육원섬유마디	있다	있다	없다
가로무늬	있다	있다	없다
자동성	없다	있다	있다
조절	맘대로 조절(수의적 조절)	제대로 조절(불수의적 조절)	제대로 조절(불수의적 조절)
기능	뼈대를 움직임	심장을 수축시켜 혈액을 박출함	장기 및 혈관을 수축시킴

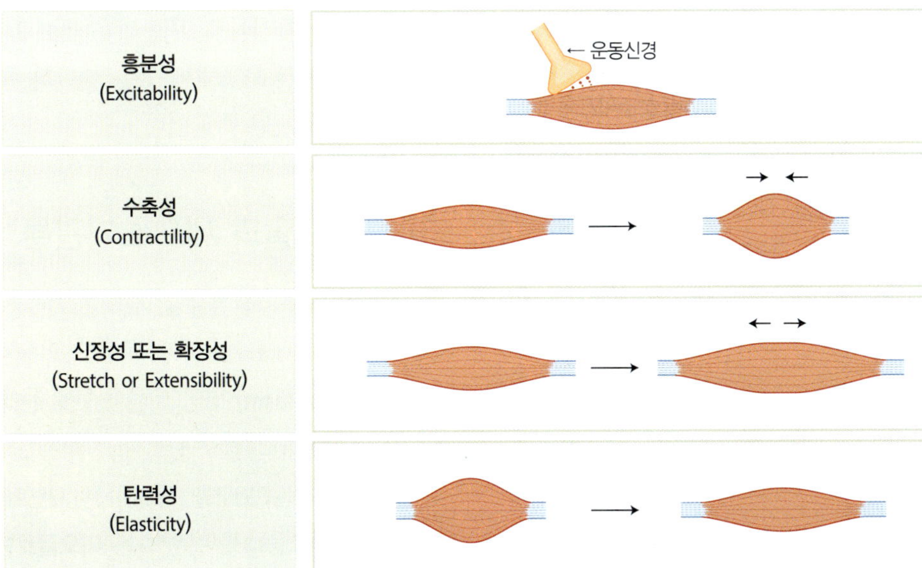

그림 7-2 뼈대 근육의 특성

- **흥분성(excitability)**: 내 · 외적인 자극 때문에 세포 수준에서 활동전위가 발생하여 근육섬유가 수축 또는 이완하게 되는 뼈대 근육섬유의 전기적 특성이다.
- **수축성(contractility)**: 뼈대 근육이 힘을 발휘할 때 원래 근육의 길이보다 짧아지려는 특성이다. 뼈대 근육의 수축 요인에는 힘, 수축 속도, 피로도(지속성), 수축 방향이 있다.
- **신장성(stretch)**: 뼈대 근육이 상해나 손상 없이 원래 근육의 길이보다 늘어나는 특성이다. 일상생활에서 수행되는 여러 가지 신체의 움직임은 어느 정도 근육의 신장이 필요로 한다(예, 높이 있는 선반의 물건을 꺼낼 때).
- 노화나 장기간의 고정으로 근육의 신장성이 감소하여 단단해(tight) 지거나 팽팽해(taut)지게 되는데 이때 신장 운동(stretching exercise)을 통해 이들 조직을 점진적으로 신장시킬 수 있다(확장성 extensibility과 동의어로 사용됨).
- **탄력성(elasticity)**: 신장되었던 뼈대 근육이 다시 원래의 길이로 되돌아오는 특성이다. 고무 밴드는 탄력성의 좋은 예이다.

2) 뼈대 근육의 구성 및 근막

뼈대 근육은 근막으로 둘러싸여 있는 근육 섬유들의 집단이다(그림 7-3). 뼈대 근육 구성의 최소 단위는 **근잔섬유(myofilaments)**로 여기에는 액틴과 미오신 잔섬유가 있다.

근잔섬유가 묶음을 이루어 **근원섬유(myofibrils)**를 형성하고 근원섬유가 묶음을 이루어 **근육섬유(muscle fiber)**를 형성한다. 근육섬유가 묶음을 이루어 **근육 다발(근속, fasciculus)**을 형성하고 근육 다발이 묶음을 이루어 단일 구조체인 **뼈대 근육(muscle)**을 형성한다.

근막(muscle facia)은 근육을 둘러싸고 있는 섬유성 막으로 주요 구성성분은 교원섬유(collagen fibers)이며 약간의 탄력섬유(elastin fiber)를 포함한다. 근막은 그 위치에 따라 다양하게 불린다.

근육 속막(endomysium, endo-: 안)은 근육섬유(=근육세포)를 둘러싸고 있는 막이다. **근육다발막(근주막, perimysium, peri-: 주위)**은 근육 다발을 둘러싸고 있는 막이다. **근육바깥막(근외막, epimysium, epi-: 위)**은 뼈대 근육을 둘러싸고 있는 막이다. 일반적으로 근막이라고 하면 뼈대근육을 둘러싸고 있는 근육바깥막을 말한다.

03 뼈대 근육섬유의 미세구조

1) 근육세포(=근육섬유)

뼈대 근육을 현미경으로 관찰하면 약 100,000개 이상의 근육세포로 구성되어 있다. 근육세포는 가늘고 긴 원통형의 모양을 하고 있으며 세포의 길이는 1~50cm로 다양하다. 긴 원주형의 핵을 가지고 있으며(길이 1~40mm, 직경 10~100㎛), 가로무늬를 가지고 있다(표 7-2).

근육세포의 이러한 모양 때문에 **근육세포(muscle cell)**를 **근육섬유(muscle fiber)**라고도 한다(근육세포와 근육섬유는 동의어로 사용된다).

2) 근세포막

근육세포는 근육세포의 세포막(cell membrane)인 **근세포막(근초, sarcolemma)**으로 싸여 있다. 근세포막 밖으로 수천 개의 핵(neuclei)과 모세혈관(capillary), 신경들이 주행한다(그림 7-3, 7-4).

근세포막과 앞서 설명된 근육속막은 서로 다른데 근육세포 자체를 둘러싸고 있는 막은 근세포막이고 근세포막을 포함해 근세포막 밖에 있는 혈관과 핵 모두를 둘러싸고 있는 막이 근육 속막이다.

3) 근세포질과 세포소기관들

근육섬유에서 근잔섬유를 제외한 빈 공간은 젤 성분의 기질(jelly-like substance)로 채우고 있는데 이 부분을 **근세포질(sarcoplasm)**이라고 한다. 즉 근육섬유의 세포질(cytoplasm)이다(그림 7-3, 7-4).

근세포질에는 ATP를 생성하는 **사립체(mitochondria)**, 조직에서 산소(O_2)를 운반하는 **미오글로빈(myoglobin)** 그리고 가로세관, 근세포질그물과 같은 세포 소기관들이 있다.

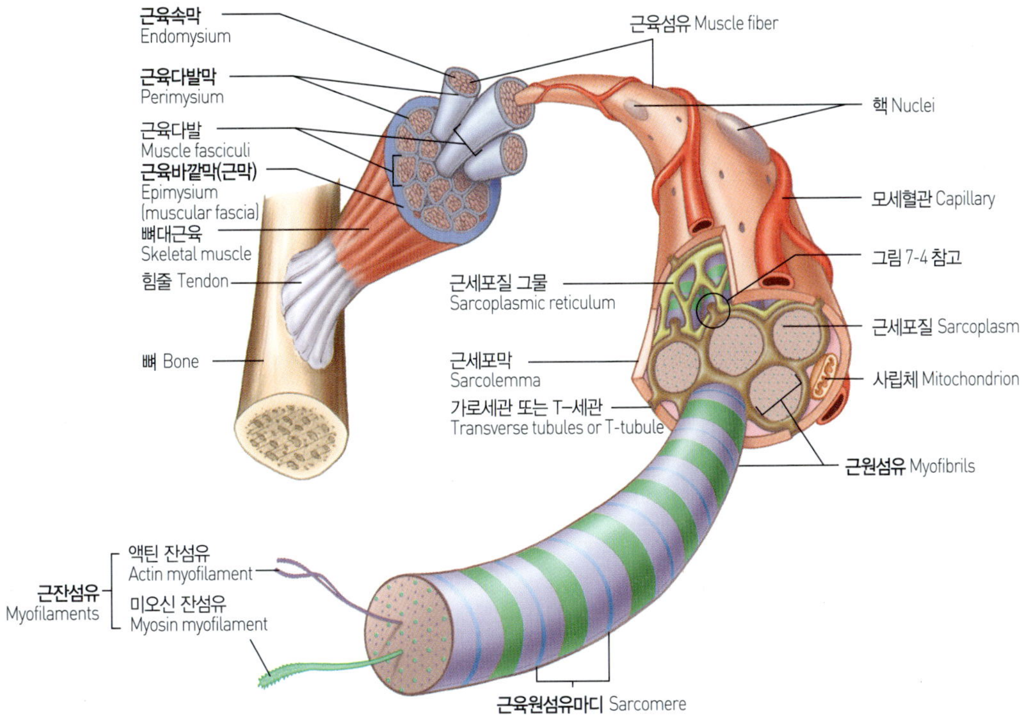

구분	막(fascia)	묶음(bundle)
뼈대 근육(Muscle)	근육 바깥막(Epimysium) = 근막(Muscle fascia)	근육 다발들의 묶음
근육 다발(Fasciculue)	근육 다발막(Perimysium)	근육 섬유들의 묶음
근육 섬유(Muscle fiber)	근육 속막(Endomysium)	근원 섬유들의 묶음
근원 섬유(Myofibrils)	-	근잔섬유들의 묶음
근잔섬유(Myofilaments)	-	액틴과 미오신 잔섬유

그림 7-3 뼈대근육의 구성과 근막

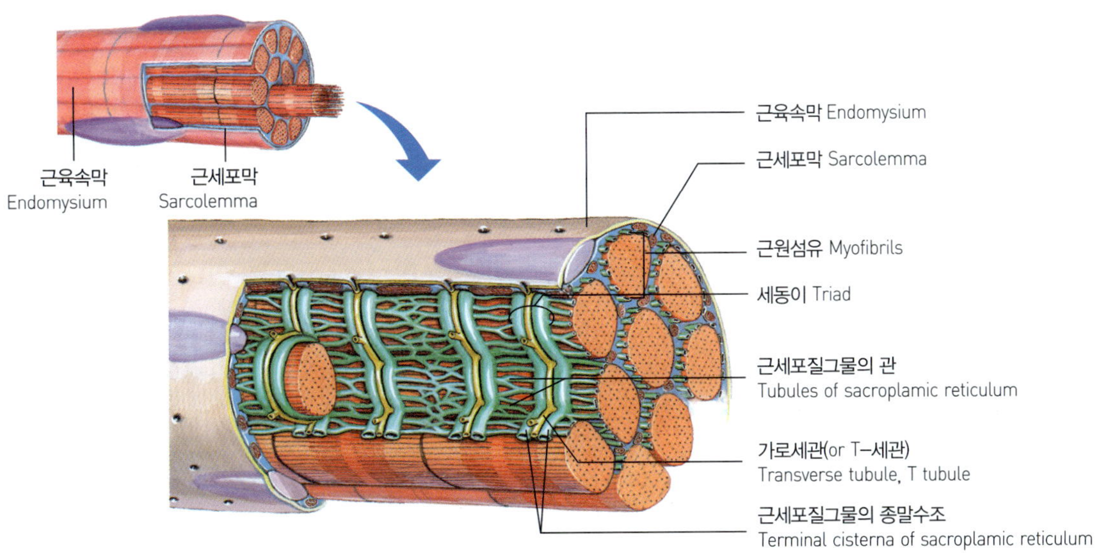

그림 7-4 뼈대 근육섬유의 구조

4) 가로세관과 근세포질그물

근세포막 안쪽 표면을 따라서는 **가로세관(횡소관, transvers tubule, T tubule)** 이라는 T자 모양의 가는 관이 일정한 간격으로 배열되어 있다. 가로세관은 구조적으로 근세포막의 함입부에 형성되어 있으며 신경근육이음부에서 전달된 활동전위를 근세포(=근육섬유)로 전달하는 역할을 한다(그림 7-3, 7-4).

가로세관 양옆으로 **근세포질그물(근형질세망, sarcoplasmic reticulum, 근소포체라고도함)**이 있다. 근세포질그물은 근육섬유에 존재하는 무과립 형질내세망(smooth endoplasmic reticulum)으로 바깥쪽의 근세포막과 안쪽의 근세포질(sarcoplasm)을 서로 연결해준다.

근세포질그물의 가장자리가 부풀어 오른 부위를 **종말수조(terminal cistern)**라고 하며 근육수축에 중요한 역할을 하는 Ca^{2+}을 풍부하게 포함하고 있다. 가로세관이 흥분하면서 종말수조를 자극하면 Ca^{2+}을 근세포질로 방출하는 기능을 한다.

구조적으로 1개의 가로세관과 양쪽 2개의 종말수조를 합하여 **세동이(삼조체, triad)**라고 한다.

04 근잔섬유

1) 근잔섬유의 종류

근잔섬유는 액티과 미오신 잔섬유가 있다. **액틴 잔섬유(actin myofilament)**는 직경이 약 8nm로 가는 근잔섬류로 분류되며, **미오신 잔섬유(myosin myofilament)**는 직경이 약 16nm로 상대적으로 굵은 근잔섬유로 분류된다.

2) 액틴 잔섬유

액틴 잔섬유는 액틴(actin), 트로포닌(troponin), 트로포미오신(tropomyosin) 단백질 집합체로 구성되어 있다(그림 7-5a).

액틴은 액틴 잔섬유의 주성분으로 진주알 두 개를 엮어 놓은 모양을 하고 있으며 미오신 잔섬유의 머리가 부착하는 **미오신머리 결합부위(binding site of myosin head)**가 있다. 진주알 각각의 액틴은 구상 단백질인 G-액틴으로 구성되어 있으며 G-액틴들이 모여서 만든 긴 사슬의 잔섬유가 F-액틴이다. 따라서 액틴 잔섬유는 2개의 F-액틴이 꼬여 형성된 이중나선 형태의 중합체이다.

트로포닌은 일정한 간격을 두고 액틴 잔섬유에 붙어 있으며 트로포닌 T(TnT), 트로포닌 I(TnI), 트로포닌 C(TnC)가 있다. 이들이 집합체를 이룬 것을 **트로포닌 복합체(troponin complex)**라고 한다(그림 7-5c). 근육섬유가 흥분하면 트로포닌 복합체가 구조적변화를 일킨다.

트로포 미오신은 실처럼 꼬여 있는 액틴 잔섬유의 고랑을 따라 위치한다. 자극받지 않은 근육에서는 액틴 잔섬유에 있는 미오신머리 결합 부위(binding site of myosin head)를 가로막고 있다가 근섬유가 흥분하면 트로포닌 복합체의 구조적 변형과 함께 트로포미오신의 구조도 함께 변형되면서 미오신머리 결합부위가 드러나게 된다.

3) 미오신 잔섬유

미오신 잔섬유는 2개의 **무거운사슬(heavy chain)**과 4개의 **가벼운사슬(light chain)** 단백질로 구성된다(그림 7-5b). 무거운 사슬은 2개의 동일한 콩나물 모양으로 되어 있다.

무거운 사슬의 구성은 콩나물 머리에 해당 하는 **미오신 머리(head)**와 콩나물 줄기에 해당하는 **막대(rod)** 두가닥이 서로 꼬여(α-helix) 있다. 막대와 머리 사이에는 지레 팔(lever arm)역할을 하는 목(neck or hinge)이 있다.

미오신머리에는 액틴 잔섬유에 있는 미오신머리 결합부위와 연결되는 **액틴결합부위(actin binding site)**와 미오신머리를 굽혀서 액틴 잔섬유를 끌어당길 때 사용되는 에너지인 ATP(adenosine triphosphate)가 결합하는 **ATP 결합부위(ATP binding site)**가 있다.

미오신 가벼운 사슬은 무거운사슬의 목 부분을 감싸고 있으며 조절성 가벼운사슬(regulatory light chains)과 본질성 가벼운사슬(essential light chains)로 구성되어 있다. 2개의 무거운사슬 각각에 가벼운사슬 단백질이 1쌍을 이루고 있다.

표 7-2 근육섬유의 구성 요약

구조	설명
근육세포(Muscle cell)	· 가늘고 긴 원통형 모양 · 긴 원주형의 핵을 포함하고 있음 · 가로무늬가 있음 · 근육섬유와 동의어이다
근세포막(Sarcolemma)	· 근육섬유의 세포막(Cell membrane) · 근세포막 밖으로 혈관과 핵이 있음 ※ 근세포막과 근세포막 밖에 있는 혈관과 핵 모두를 감싸고 있는 막은 근육속막이다
근세포질(Sarcoplasm)	· 근육섬유의 세포질(Cytoplasm). · 근육섬유에서 근잔섬유를 제외한 빈공간 · 젤성분의 기질로 채워짐 · 여러 소기관들이 존재(사립체, 마이오글로빈, 가로세관, 근소포체 등)
가로세관 또는 T-세관 (Transverse tubules or T-tubule)	· 근육섬유막 안쪽 표면을 따라 T-자 모양으로 존재 · 근세포막의 함입부에 형성 · 신경근육이음부에서 전달된 활동전위를 근육섬유로 전달
근세포질그물 또는 근소포체 (Sarcoplasmic reticulum)	· 가로세관 양옆에 있음 · 바깥쪽의 근세포막과 안쪽의 근세포질을 서로 연결
종말수조(Terminal cistern)	· Ca^{2+}을 풍부하게 함유 · 가로세관의 탈분극으로 종말수조가 자극되면 Ca^{2+}을 근세포질로 방출
세동이(Triad)	· 1개의 가로세관과 양쪽 2개의 종말수조를 합하여 부르는 이름

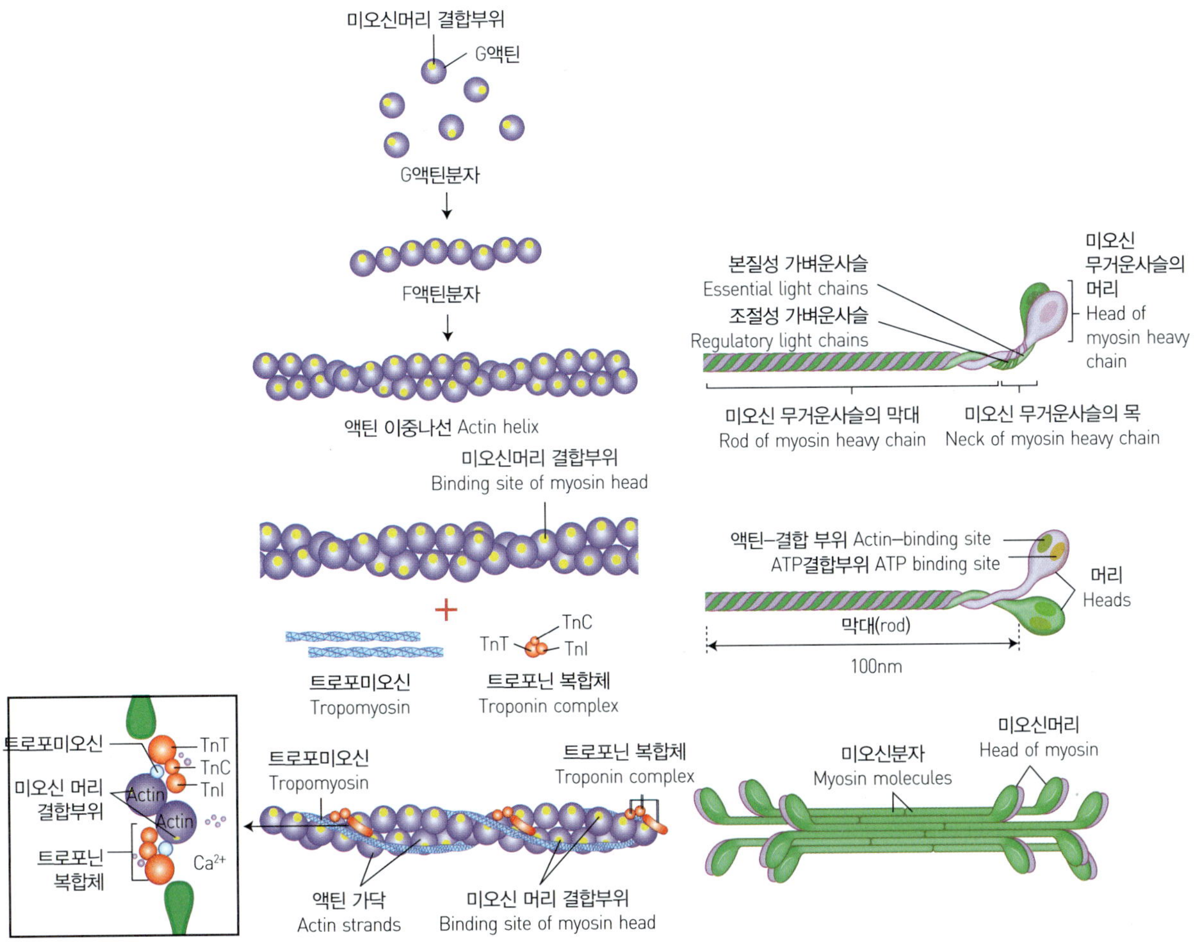

(c) 액틴과 결합되어 있는 트로포닌 복합체의 단면 (a) 액틴잔섬유 (b) 미오신 잔섬유

그림 7-5 근잔섬유의 종류 및 구조

4) 근잔섬유를 구성하는 단백질의 기능적 분류

액틴과 미오신 잔섬유를 구성하는 단백질들은 기능적으로 수축단백질, 조절단백질, 구조단백질(기초단백질)로 분류 된다(표 7-3, 그림 7-6).

수축단백질은 근육수축 시 수축과 이완을 통해 힘을 발생시키는 역할을 한다. 수축단백질에는 액틴과 미오신 무거운 사슬이 있다.

조절단백질은 비추축단백질이라고도 하는데, 근육 수축 시 직접 수축과 이완을 하는 수축단백질과는 다르게 액틴과 미오신의 연결다리 형성을 도와주어 수축단백질의 수축이 일어날 수 있도록 하며 수축 속도를 조절해주는 역할을 한다. 조절단백질에는 트로포미오신, TnC, TnT, TnI가 있다.

구조단백질은 근원섬유마디 내에서 수축단백질을 안정화 시키거나 구조적으로 지지해주는 역할을 한다. 구조단백질에는 티틴(titin)과 네블린(nebulin) 등이 있다.

티틴은 길이가 1㎛이상의 거대 단백질로써, Z원반과 M선을 연결하여 I띠와 A띠 두 개 영역에 걸쳐 있다. 기능은 미오신 잔섬유를 Z원반에 연결시켜 미오신 잔섬유를 안정화시키며, 근육원섬유마디가 신장된 후에 스프링처럼 근육원섬유마디를 재위치(recoil) 시킨다. 또한 근육원섬유마디가 과신장(over stretching)되는 것을 예방하는 역할을 한다.

네블린은 액틴에 붙어 있으며(actin-binding), 근육원섬유마디의 액틴 잔섬유 전 길이에 걸쳐 위치해 있다. 기능은 액틴 잔섬유를 일렬로 정렬시켜 일정한 길이로 만드는 역할을 한다. 이외에도 데스민(desmin) 등과 같은 많은 구조단백질들이 있다.

5) 근육원섬유마디

근육원섬유마디(sarcomere)는 근수축의 구조적 · 기능적 기본단위이다. 근육원섬유마디를 광학현미경으로 확대해 보면 어둡고, 밝은 띠(band) 모양의 연속체를 확인할 수 있다(그림 7-7). 이러한 띠는 액틴과 미오신 잔섬유들이 서로 교차하여 배치되어 있기 때문에 나타난다. 근육원섬유마디의 구조 및 정의는 표 7-4와 같다.

05 뼈대 근육섬유의 분류

뼈대근육의 수축 요소에는 힘, 수축, 속도, 피로도(지속성)가 있으며 이들 요소들이 각 뼈대 근육섬유의 기능적 특징을 만들어 일상생활이나 신체활동에서 나타나는 뼈대근육의 수축과 이완의 특징을 결정한다.

힘(force)은 액틴과 미오신 잔섬유의의 결합 정도에 따라, 수축 속도는 수축 단백질의 특징에 따라, 피로도는 ATP 합성경로에 따라 다르게 나타난다. 근육섬유는 이들 요소에 따라 **느린-산화계(근육)섬유(slow oxidative fibers)**와 **빠른-산화계 (근육)섬유(fast oxidative fibers)** 그리고 **빠른-해당계 (근육)섬유(fast glycolytic fibers)**로 분류된다(표 7-5).

이들 명칭에서 "빠른-"과 "느린-"이란 의미는 근육섬유의 수축 속도를 의미하며, "해당계"와 "산화계"는 ATP합성 경로로 피로도의 특성을 나타낸다.

1) 근육섬유의 수축 속도에 따른 분류

느린연축섬유(type Ⅰ)는 천천히 수축하지만 피로에 대한 저항력이 크다. 반면에 **빠른연축 섬유(Type Ⅱ)**는 빨리 수축하지만 쉽게 피로해진다. 이러한 차이는 미오신 잔섬유의 단백질 분포의 차이 때문으로 느린 연축섬유는 제 I형 미오신을 주로 함유하고 있으며, 빠른연축 섬유는 제 IIa형 또는 제 IIb형 미오신을 함유하고 있다(핵심 돋보기. "미오신 잔섬유의 종류"참고).

빠른 연축 섬유인 Type IIb 근육 섬유는 Type I형 섬유보다 열 배나 빨리 수축할 수 있고 Type IIa 근육 섬유는 이 두형태의 중간 정도의 수축 속도를 가진다.

표 7-3 근잔섬유 단백질의 기능적 분류

구분	종류	위치와 기능	기능
수축단백질	액틴 미오신 무거운사슬	-가는 근잔섬유의 주요 구성성분 -굵은 근잔섬유의 주요 구성성분	근수축 시행 발생
조절(비수축) 단백질	TnC TnT TnI 트로포미오신	$-Ca^{2+}$과 결합하여 트로포닌 복합체의 구조적 변화를 일으킴 -트로포닌과 트로포미오신을 결합시킴 -트로포닌과 액틴을 결합시킴 -액틴 사이 전체 길이에 부착되어 미오신머리의 결합을 방해함	근수축 속도 조절 수축단백질 연결다리 형성
구조단백질	티틴 네블린	-Z원반과 미오신을 연결 -액틴 전체 길이에 걸쳐 위치	미오신 안정화 및 탄력성 제공 액틴의 배열을 도움

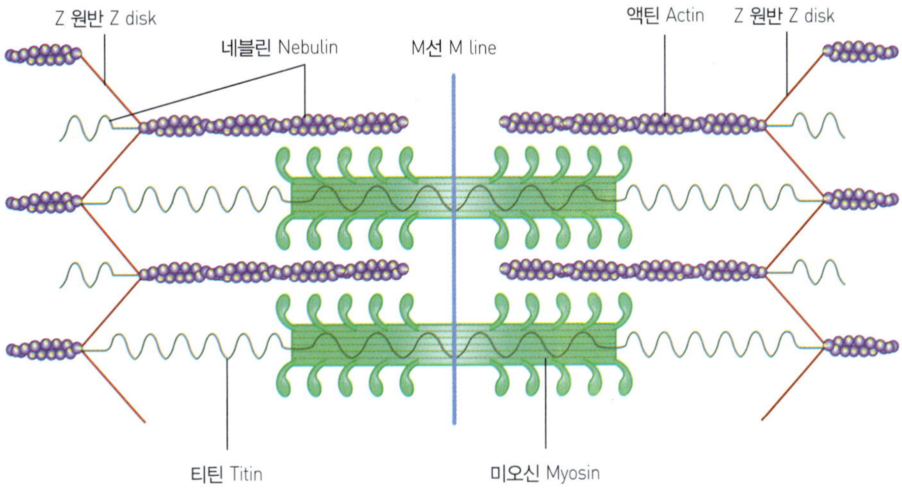

그림 7-6 구조단백질(티틴과 네블린)의 구조

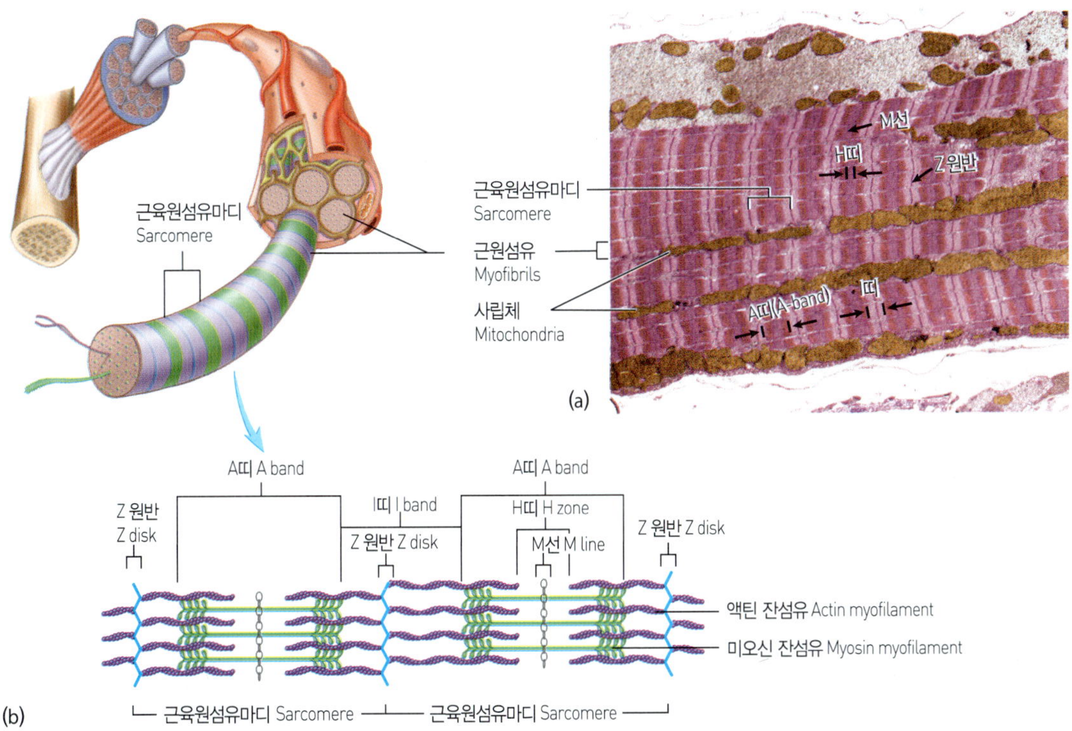

그림 7-7 근육원섬유마디의 구조

(a) 근육원섬유마리의 현미경 구조, (b) 근육원섬유마디의 모식도

핵심돋보기

미오신 잔섬유의 종류

미오신의 종류는 매우 다양하다(현재까지 약 10종류가 알려져 있다). 그 중에서 뼈대근육과 심장근육(가로무늬근육), 민무늬근육에 있는 미오신은 type Ⅱ로, 현재 설명된 미오신의 구조 및 기능은 type Ⅱ를 기준으로 설명되었다. 미오신은 type Ⅱ는 양극성 잔섬유(bi-polar filament)와 측면극성 잔섬유(side polar filament)로 구분된다.

미오신 type Ⅱ의 양극성 잔섬유미오신은 가로줄무늬근육(뼈대근육과 심장근육)에 분포하고 있으며 미오신 머리는 막대 양 쪽으로 대칭적으로 위치하고 있다. 막대 중간 부위는 "드러난 부위(barre zone)"가 있는데 이 부분은 미오신 머리가 없이 막대만 드러나 있는 부분이다. 반면에 미오신 type Ⅱ의 측면극성 잔섬유(side polar filament)는 민무늬근육에 분포하고 있으며 가로무늬근육 처럼 가운데 부분이 "드러난 부위"가 있지 않고, 긴 측면극성(side-polar)의 구조를 가지고 있다. 아래 그림은 이들의 구조(a-1, b-1)와 위치(a-2, b-2) 그리고 수축 시 이들의 움직임형태와 수축상태(a-3, b-3)를 보여주고 있다.

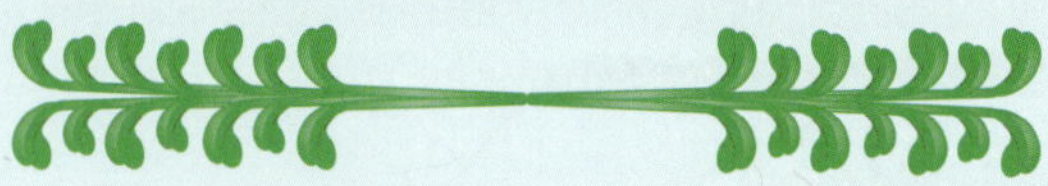
(a)-1 양극성잔섬유의 구조(Bi-polar filament)

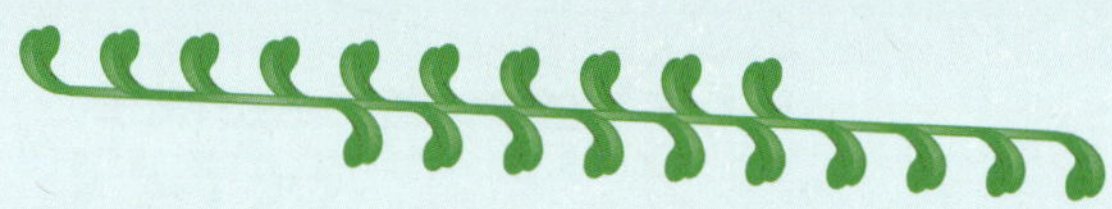
(b)-1 측면극성잔섬유의 구조(Side-polar filament)

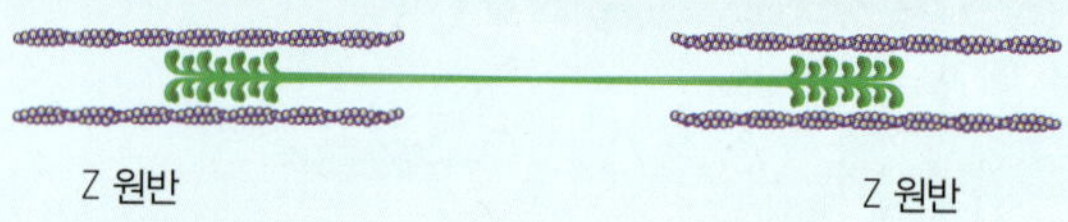

(a)-2 뼈대근육에서의 양극성잔섬유의 위치와 구조

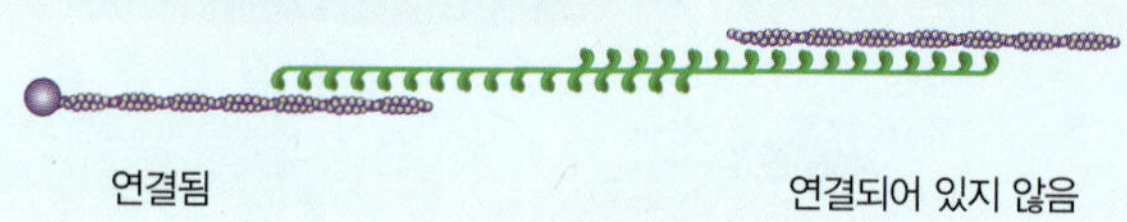

(b)-2 민무늬근육에서의 측면극성잔섬유의 위치와 구조

이완된 근육

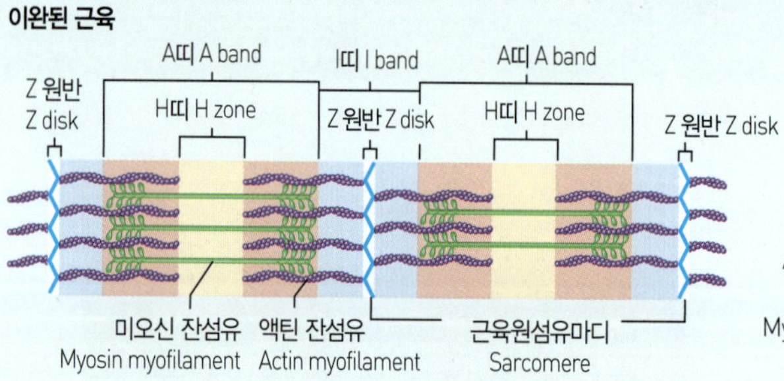

이완 상태
미오신머리가 액틴과 분리되어 있으며 근육섬유가 이완되어 있는 상태이며 근육원섬유마디의 길이가 유지되어 있다

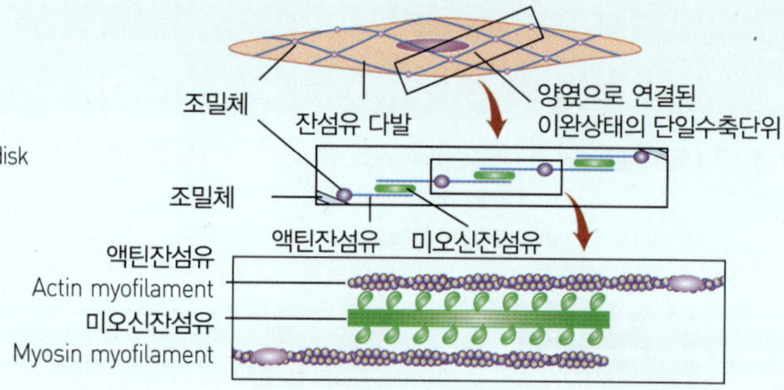

이완 상태
이완상태에서는 조밀체 억제작용으로 잔섬유묶음이 이완된 상태에 있다(틈새연접으로 연결되어 하나의 자극으로 세포여러개가 한꺼번에 수축하는 단일수축 단위가 이완된 상태)

수축하는 근육

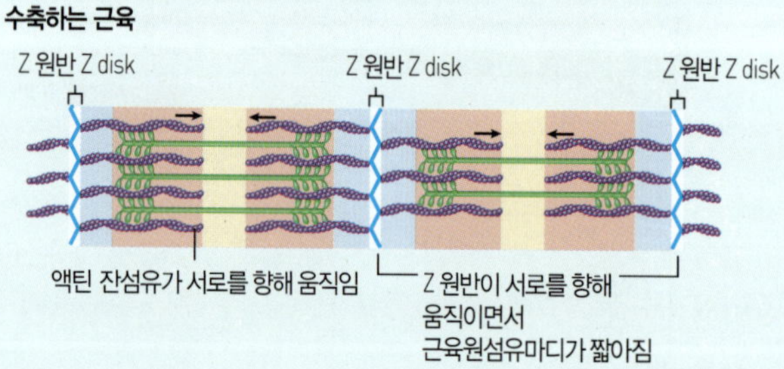

수축 상태
미오신머리가 액틴과 연결되어 있으며 미오신 머리가 굽혀져 액틴이 미오신길이를 따라 미끄려져 당겨져 있는 상태로 근육원섬유마디가 짧아져 있다

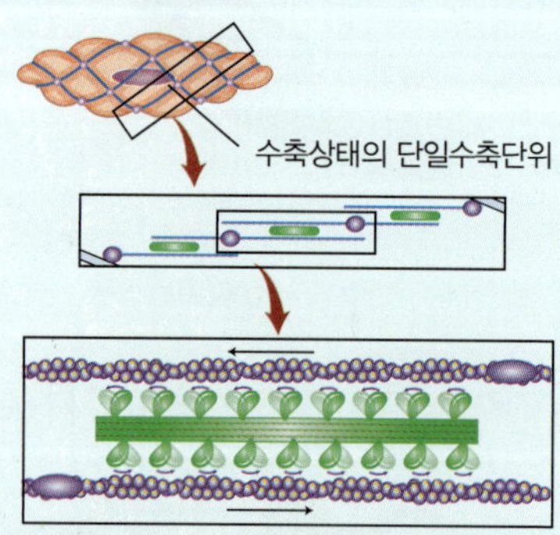

수축 상태
미오신머리가 액틴과 결합하여 미오신 길이방향으로 액틴섬유를 잡아당겨 근육이 수축되어 있다(단일수축 단위가 수축상태에 놓여있는 상태)

(a)-3 뼈대근육섬유 수축시 미오신과 액틴잔섬유의 결합 형태 및 수축상태

(b)-3 민무늬근육 수축시 미오신과 액틴의 결합형태 및 수축상태

(a) 미오신 type Ⅱ 양극성 잔섬유

(b) 미오신 type Ⅱ 측면극성 잔섬유

표 7-4　근육원섬유마디의 구조 및 정의

명칭	설명
A띠(A band)	액틴과 미오신잔섬유가 서로 겹쳐져 있는 부분(어둡게 보임)
H띠(H zone)	A띠에서 액틴과 미오신잔섬유가 겹쳐져 있지 않고 미오신잔섬유만 드러난 부분(밝게 보임)
I띠(I band)	액틴잔섬유로만 있어 밝게 보이는 부분
근육원섬유마디(Sacromere)	한 개의 Z원반과 다음 Z원반 까지
Z원반(Z disk)	I띠 중앙에 있는 부분으로 근원섬유마디는 이 Z원반과 Z원반사이
M선 (M line)	미오신잔섬유의 끝부분으로, 근육원섬유마디의 중간

표 7-5　뼈대 근육섬유의 분류 및 특징 요약

	느린-산화계(Slow oxidative fibers)섬유	빠른-산화계(Fast oxidative fibers)섬유	빠른-해당계(Fast glycolytic fibers)섬유
다른 분류체계			
수축(Speed of contraction)속도	느린연축(Slow twitch fibers)섬유 (지근, 항중력근, 자세유지근)	빠른연축섬유-피로에 저항 (Fast twitch-fatigue resistant)	빠른연축섬유-쉽게 피로 (Fast twitch-fatigable)(속근)
미오신 잔섬유 형태 (Type of myosin filament)	Type I	Type IIa	Type IIb
근육섬유 색깔 (Color of muscle fiber)	적색근	-	백색근
대사적 특징			
수축속도(Speed of contraction) 힘(Force)	느림 낮음	중간 중간	빠름 높음
피로도(Rate of fatigue)	낮음	중간	높음(쉽게 피로해짐)
미오신 ATPase 활성도 (Myosin ATPase activity)	낮음	중간	높음
ATP 합성 경로 (Primary pathway for ATP synthesis)	유산소성	무산소성(일부 유산소성 해당과정)	무산소성 해당과정
미오글로빈 함유 정도 (Myoglobin content)	높음	중간	낮음
글리코겐 저장(Glycogen stores) 정도	낮음	중간	높음
구조적 특징			
색깔(Color)	빨간색	빨간색(분홍색)	흰색(창백하게 보임)
근육섬유 직경(Fiber diameter)	작음	중간	큼
사립체(Mitochondria)	많음	중간	적음
모세혈관(Capillaries)	많음	많음	적음
근육섬유의 분포 ■ 느린연축섬유 □ 빠른연축섬유	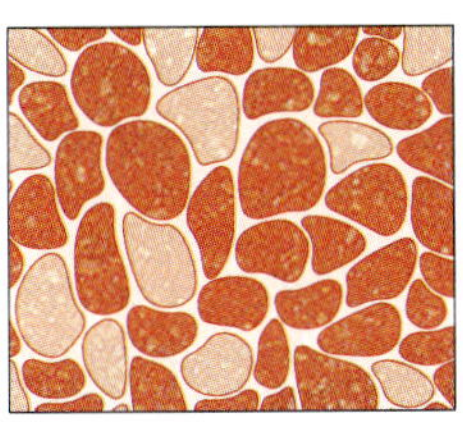	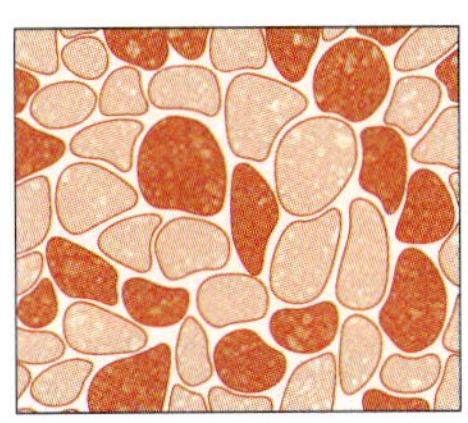	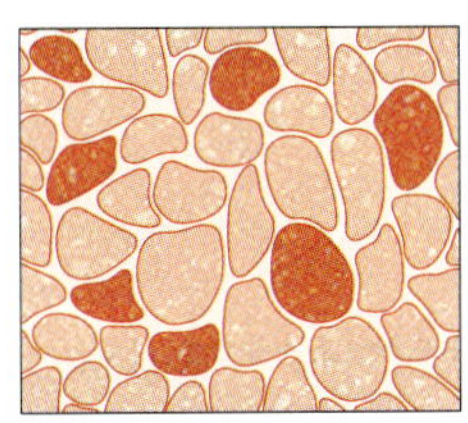
일상생활에서 움직임의 형태			
	장거리 달리기 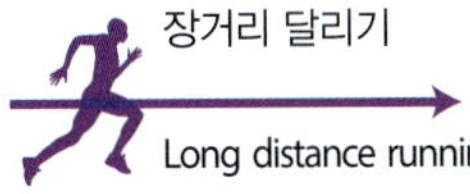 Long distance running 근지구력 형태의 행동 예) 마라토너들의 달리기, 자세유지	중장거리 달리기 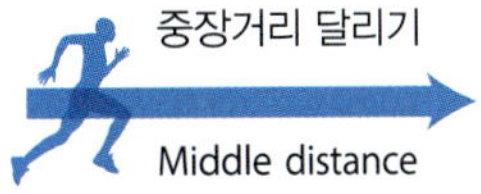 Middle distance 중간강도 및 지구력을 요구하는 움직임	단거리 달리기 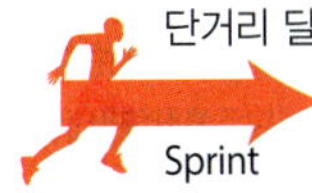 Sprint 짧은 강도 또는 파워풀한 움직임 예) 야구에서 날아오는 공을 배트로 치기(hitting)

2) ATP합성경로에 따른 분류

산화계 섬유(oxidative fiber)는 유산소성 세포호흡(aerobic cellular respiration)을 통해 ATP를 합성하는 대사과정이다. 유산소성이란 말 그대로 ATP를 합성하는데 산소(O_2)를 필요로 하는 대사과정을 의미하며 해당과정(glycolysis)과 TCA회로(TCA cycle or citric acid cycle, Krebs cycle), 그리고 산화적인산화과정을 통해 많은 양의 ATP(32mol/ml)를 생성한다.

유산소성 세포호흡을 통한 ATP합성은 모두 사립체(mitochondria)에서 이루어진다. 또한 많은 모세혈관 분포와 산소를 운반하는 단백질인 혈색소(hemoglobin)와 혈색소에서 받은 산소를 근육 조직으로 이동시켜주는 미오글로빈(myoglobin)을 풍부하게 가지고 있다.

이러한 특성때문에 근육섬유가 적색으로 보여 **적색근(red muscle)**이라고하며 중력에 대해 자세유지와 같은 근지구력 형태의 활동에 적합하여 **항중력근(anti-gravity muscle)** 또는 **자세유지근(postural muscle)**이라고 한다. 또한 느린 수축 속도를 가지고 있어 지근(slow muscle) 이라고도 한다. 근지구력 형태의 활동을 하는 마라토너들에게 잘 발달되어 있다(핵심돋보기. "단거리선수와 장거리 마라토너의 근육섬유의 차이"참고).

해당계 섬유(glycolytic fiber)는 무산소성 해당과정을 통해 적은 양의 ATP(2mol/ml)를 생성하므로 상대적으로 적은 사립체와 모세혈관분포, 혈색소 및 미오글로빈을 가지고 있어 근육섬유가 창백(pale)하게 보여 **백색근(white muscle)**이라고도 하고, 빠른 수축을 하기 때문에 **속근(fast muscle)**이라고도 한다. 산화계 섬유와는 반대로 근피로도가 빠르며, 아주 짧은 강도 또는 파워풀한 움직임(예, 야구에서 날아오는 공을 배트로 치기, 단거리 달리기)에 사용되어지는 근육섬유이다.

06 뼈대 근육섬유의 신경지배

1) 신경지배

신체의 움직임 관점에서 보면 신체활동을 위해서는 근육수축을 통해 힘 생성 및 조절이 되어야 한다. 이는 신경과 근육의 연결을 통해 중추신경계의 흥분 명령이 근육에 전달됨으로써 조절된다(TIP "흥분성조직과 흥분"참고).

하나의 운동신경세포의 가지가 여러 가닥으로 갈라져서 많은 근육섬유와 연결을 이루어 근육을 활성화시키는 것을 근육에 대한 **신경지배(innervation)**라고 한다.

만약 외상(trauma), 노화(ageing), 수초탈락(loss of myelination)과 같은 말초신경의 병변 등의 이유로 신경과 근육의 연결이 끊어지면 중추의 움직임 명령을 받지 못한 근육은 아무 일도 못하게 된다(마비 또는 불완전 마비). 이처럼 말초 운동신경이 근육섬유를 지배하는 못해 연결이 끊어져 있는 상태의 근육을 **탈신경근(섬유)(denervated muscle fiber)**이라고 하며 신경이 근육을 정상적으로 지배하고 있는 근육을 **신경지배근(섬유)(innervated muscle fiber)**이라고 한다(그림 7-8).

2) 운동단위

뼈대근육은 운동단위를 통해 신경지배 된다. **운동단위(motor unit)**란 하나의 운동신경세포와 그것이 지배 하는 근육섬유 군(group)으로 척수 앞뿔에서 나온 α-운동신경

핵심돋보기

단거리선수와 장거리 마라토너의 근육섬유의 차이

세계적인 단거리 선수들은 근육의 약 80% 이상이 Type II 섬유로 구성 되어 있으며, 반면에 세계적인 마라톤 선수들은 근육의 약 95% 정도가 Type I 섬유로 구성되어 있어 운동의 특성에 따라서 근육섬유의 분포에 차이가 있다. 이처럼 사람 몸을 구성하는 근육섬유의 비율은 전적으로 유전적인 영향을 받지만 훈련에 의해서도 변할 수 있다.

반복적인 훈련은 근육으로 가는 혈류를 증가시켜서 근육섬유 속의 사립체 개수를 증가시킨다. 근력강화 운동을 통해 근육이 커지면서 Type IIb 근육섬유들은 Type IIa으로 대체되어 피로를 덜 느끼게 된다. 운동을 그만두게 되면 Type IIa이 Type IIb으로 대체된다.

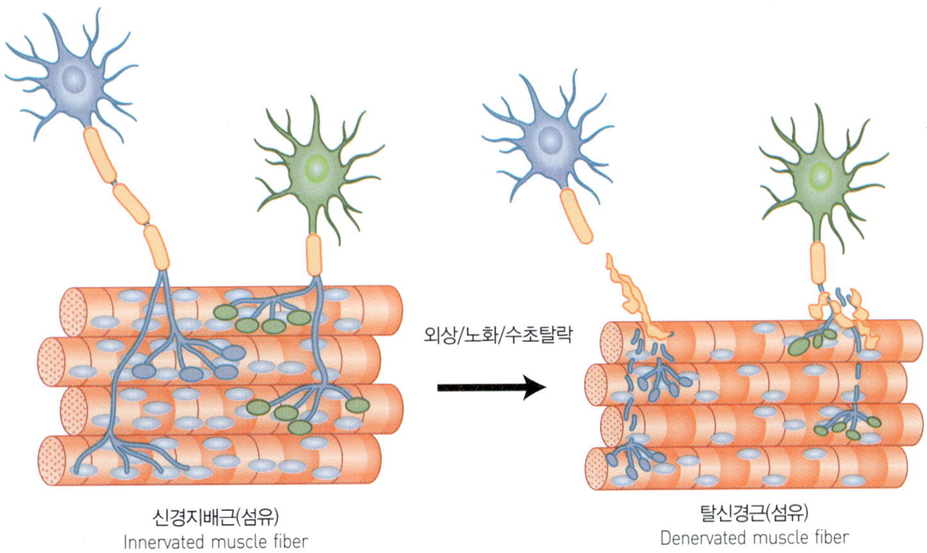

그림 7-8 신경지배근(섬유)와 탈신경근(섬유)

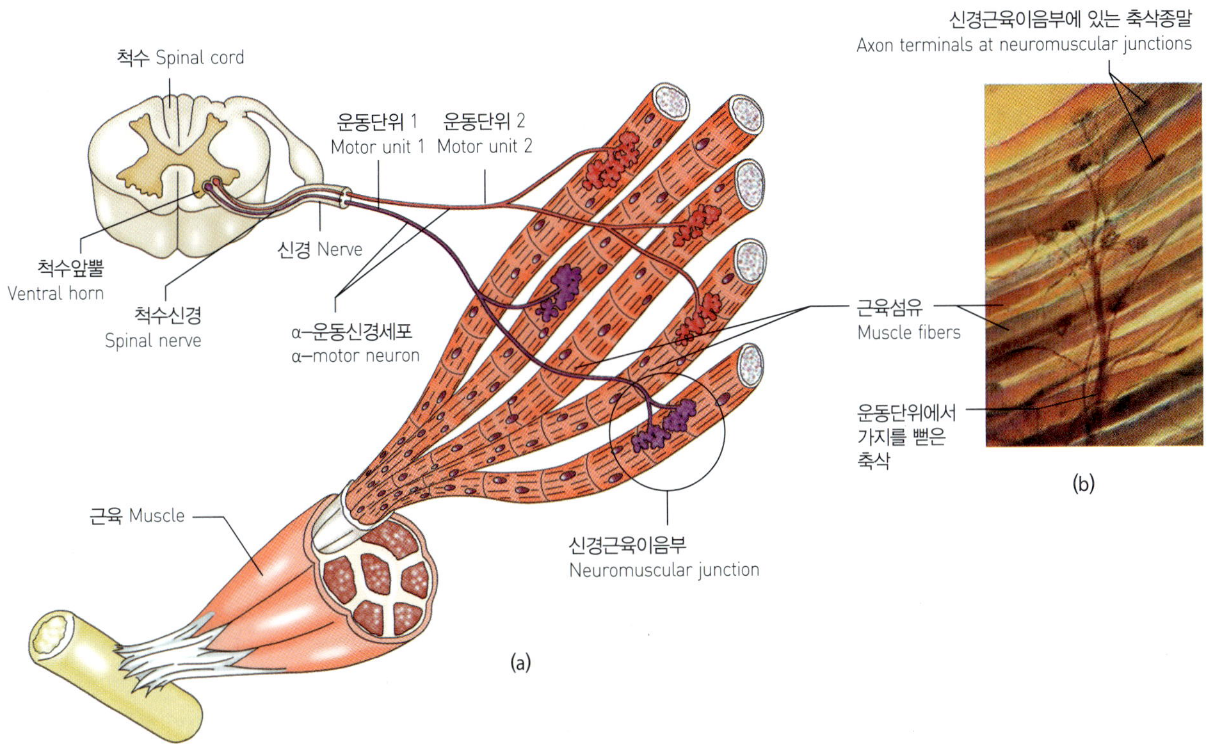

그림 7-9 운동단위와 신경지배

(a) 운동단위 도식화 그림, (b) 신경근육이음부의 현미경사진

세포(α-MN, α-motor neuron)의 축삭 끝이 여러 갈래로 갈라져 수십 개 또는 수천 개의 근육섬유를 지배한다(그림 7-9). 신경섬유 가지 끝에 종말단추라고 구 형태의 구조가 근육섬유와 연결되는 부위를 신경근연접부라고 하며 이를 통해 신경섬유의 활동전위가 근육섬유로 전달되어 근육섬유의 수축을 일으키게 된다.

그림 7-9에서 하나의 근육은 여러개의 근육섬유로 구성되어 있는 것을 볼수 있으며 이들 근섬유는 각기 서로 다른 운동단위(운동단위 1, 운동단위 2)에 의해 지배되고 있는 것을 볼수 있다. 그리고 운동단위에 따라 지배하고 있는 근육섬유의 수도 서로 다른 것을 볼수 있다(운동단위 1(보라색)은 2개의 근육섬유와 운동단위 2(빨간색)는 3개의 근육섬유와 연결되어 있다).

이처럼 개별 근육섬유의 수축은 운동단위 내에서 이루어지며 큰 힘을 낼 수록 많은 수의 운동단위가 동원된다. 예를 들어 넙다리네갈래근은 약 1,000만 개의 근육섬유로 구성되어 있으며 이들 근육섬유는 500개의 서로 다른 운동단위에 의해 지배되고 있다.

만약 최대 100kg의 무게를 들어 올릴 수 있는 사람이 50kg의 무게를 들어 올리는 운동을 한다면 50%의 운동단위만 활성화되고 100kg을 들려면 넙다리네갈래근의 완전한 수축을 필요로 하기 때문에 뼈대근육에 속해 있는 모든 운동단위가 동원된다.

3) 실무율의 법칙

근육섬유들은 하나의 α-운동신경세포의 축삭에 활동전위가 전달되었을 때 α-운신경세포가 지배하고 있는 모든 근육섬유들을 동시수축(synchronized contraction)시키는데 이는 신경의 실무율의 법칙(all-or-none law)에 따른 것이다.

개별 근육섬유는 문턱 값(threshold, 핵심돋보기. "문턱 값"참고) 이하의 자극을 가할 때는 반응이 일어나지 않으나(무, non-) 문턱 값 이상의 자극이 주어지면 반응이 일어난다(실, all-). 하지만 그 이상의 자극을 가해도 반응의 크기에는 변화가 없는 것을 **실무율의 법칙**이라고 한다(Tip. "실무율"참고)(그림 7-10).

실무율은 단일 근육섬유에만 적용되고 전체 조직이나 기관에 있는 근육은 자극의 세기를 높이면 반응도 커진다. 이것은 자극이 커지면 반응하는 운동단위의 수가 증가하고 이에 따라 근육섬유의 수도 증가하기 때문이다. 이처럼 근육 수축의 힘은 근육섬유의 수를 포함한 운동단위의 여러 특성(운동단위 종류, 발화율, 동원순서)에 의해 조절된다.

핵심돋보기

문턱값

수용기세포에 자극이 주어졌을 때 반응이 나타나는 최소의 자극을 문턱 값이라고 한다. 문턱값은 수용기세포에 따라 다른데, 역치가 낮을수록 그 수용기세포는 민감하다고 할 수 있다.

TIP 흥분성조직과 흥분

인체에 대표적인 흥분성조직은 신경(nerve)과 근육(muscle)이 있으며 이들 두 조직의 흥분을 통해 근육의 기계적 수축이 이루어진다.

흥분(excitation)이란 외부 또는 내부자극에 의해 신경 또는 근육세포가 탈분극(depolalyzation)되는 근육섬유의 전기적 특성이다. 근육이나 신경세포에 문턱 값 이상의 자극이 주어 졌을 때, 이들 세포막이 안정막전위(resting membrane potential)에서 활동전위(action potential)로 변화되는 것을 의미한다. 활동전위는 신경 및 근육세포의 극성이 바뀌는 것으로 세포 밖에 있던 나트륨 이온(Na^+)이 세포 안으로 들어오면서 세포 안이 "−"전위에서 "+"전위로 바뀌는 역전전위(reverse potential)가 일어나는 것을 의미한다. 전기신호의 전달(또는 생체신호)은 활동전위가 세포막을 따라 흐르거나 활동전위가 발생된 곳에서부터 다른 곳으로 이동(전도, conduction)하는 것을 의미한다.

즉, 문턱 값 이상으로 신경세포가 자극되면 세포막은 "역전위"를 일으켜 "탈분극" 되어 "활동전위"가 발생되며, 세포막을 따라 흐르면 신경 또는 근육세포가 "흥분"되어 인접 세포로 그 흥분성이 "전기적신호"로 전달되어 인접한 세포를 흥분시킨다. 본 단원에서는 이들 용어가 혼용되어 사용되어 있는데 큰 의미를 두지 말고 전체적으로 이해하며 학습하기 바란다.

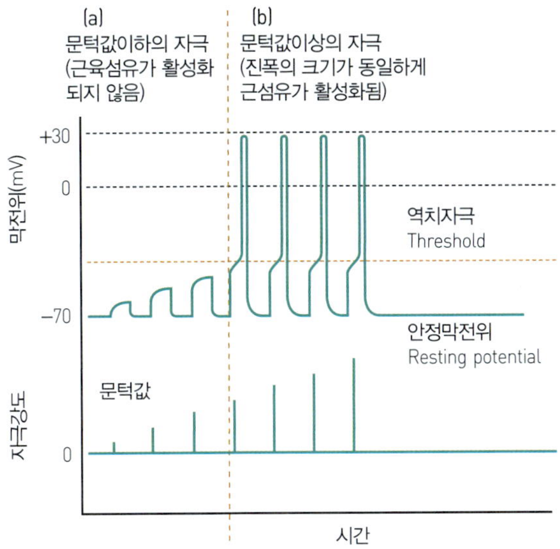

그림 7-10 문턱 값과 실무율의 법칙

(a) 문턱값 이하의 자극에서는 근육섬유에 활동전위가 일어나지 않지만, (b)문턱값 이상의 자극이 주어지면 활동전위가 발생하여 근육이 수축된다.
(b) 문턱값 이상의 자극에서는 자극의 크기에 상관 없이 일정한 크기의 근수축이 나타난다.

TIP 실무율(all-or-non law)

키보드의 오른 쪽 화살표 자판 ▶ 을 눌렀다고 생각해보면 자판을 반만 눌렀을 때, 커서는 오른쪽으로 이동하지 않으며, 완전히 눌러졌을 때 커서가 오른쪽으로 이동한다. 자판을 더 세게 눌렀다고 해서 커서가 더 빠르게 이동하는 것은 아니다. 이처럼 실무율의 법칙은 반응이 나타나거나, 나타나지 않거나 둘 중 하나지, 중간 값은 없다. 근육도 마찬가지다.

4) 운동단위의 종류

운동단위는 연축(twitch, 단 한번의 수축) 속도와 피로도(fatigue)의 특성에 따라 **"빠른 연축과 높은 피로도"**를 가진 운동단위(**FF-MU**, fast twitch, fatigable motor unit), **"느린 연축과 낮은 피로도"**를 가진 운동단위(**S-MU**, slow twitch, fatigue resistant motor unit)", **"빠른 연축과 낮은 피로도"**를 가진 운동단위(**FR MU**, fast twitch, fatigue resistant motor unit)로 분류되며 각각의 운동단위들은 서로 다른 특성을 가지고 있다(표 7-6).

FF-MU는 큰 운동단위와 높은 신경지배비율(지배받는 근육섬유수가 많음)을 가지고 있다. 운동신경세포의 특징은 큰 세포체와 굵은 축삭을 가지고 있으므로 전달속도가 상대적으로 빠르다(축삭의 굵기는 신경 전달 속도와 비례).

신경과 연결된 근육섬유 종류는 빠른 해당계 섬유(Type Ⅱ)이며, 정점근력(peak force)에 도달하는 시간이 빠르며 크기도 크다. 반면에 근피로에 대한 저항은 낮아 쉽게 피로해진다. 순간적인 힘을 요구하는 공을 차거나 배드민턴 라켓을 빠르게 내려치는 스매싱(smashing) 동작과 같은 빠른 사지 움직임에 동원된다.

S-MU는 상대적으로 작은 운동단위와 낮은 신경지배율(지배받는 근육섬유수가 적음)을 가지고 있다. 운동신경세포의 특징은 작은 세포체와 가는 축삭을 가지고 있으므로 전달속도가 상대적으로 느리다.

신경과 연결된 근육섬유의 종류는 느린 산화계 섬유(Type Ⅰ)이며, 정점근력에 도달하는 시간이 느리며(느린 수축 속도), 크기는 작다. 반면에 근피로에 대한 저항이 높아 쉽게 피로해지지 않는 특징을 가지고 있다. 장시간 동안 낮은 수준의 힘을 지속할 수 있는 자세유지와 같은 움직임에 동원된다.

FR MU는 FF와 S 운동단위의 중간형태의 특성을 가진다.

5) 운동단위의 크기(신경지배 비율)

근수축의 힘은 동원되는 근육섬유의 수에 의해 결정되는데 하나의 운동신경세포가 지배하고 있는 근육섬유의 수를 **신경지배비율(innervation ratio)**이라고 한다. **운동단위의 크기(size of motor unit)**는 지배비율의 크기와 비례 하는데 큰 운동단위는 지배비율이 높고 작은 운동단위는 지배비율이 낮다.

작은 운동단위는 적은 수의 Type Ⅰ근육섬유를 동원하여 작은 힘을 발생시키고, 정확하고 정밀한 동작을 만든다. 큰 운동단위는 상대적으로 많은 수의 Type Ⅱ근육섬유를 동원하여 큰 힘을 발생시키고 집단운동과 큰힘을 쓰는 강력한 움직임을 만든다.

예를 들어 눈의 바깥눈근육(외안근, extraocular muscle)과 같이 섬세한 운동을 하는 근육은 1(신경) : 10(근육섬유) 미만의 지배비율을 나타내는 작은 운동단위가 관여하고 바로 서(standing) 있는 동안 자세를 조절하는데 동

표 7-6 운동단위의 종류 및 특성 요약

	구분	FF-MU	FR-MU	S-MU
운동단위 특성	운동단위 크기	크다 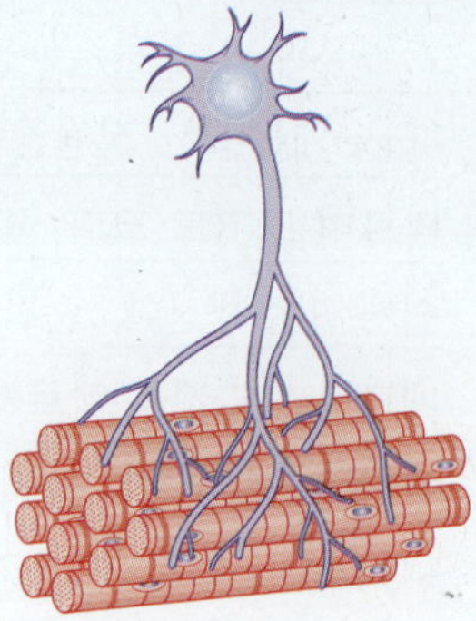	중간 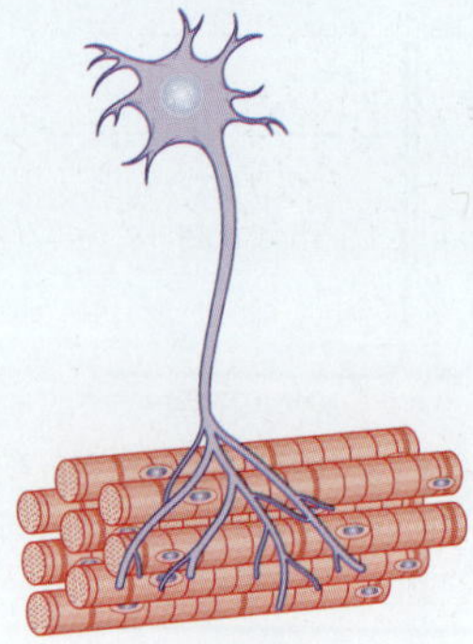	작다 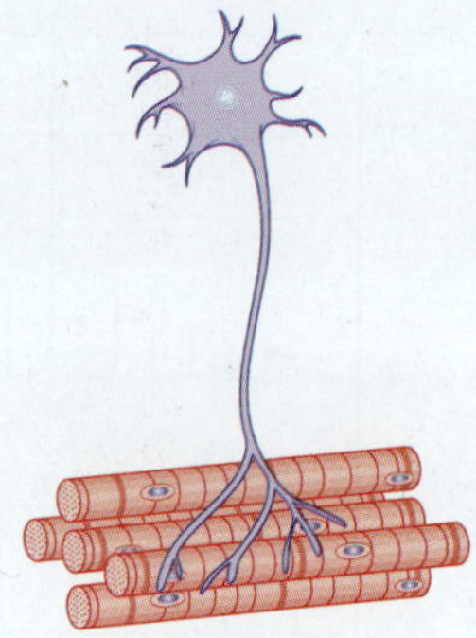
	지배비율	높다(많은 수의 근육섬유와 연결)	중간	낮다(적은 수의 근육섬유와 연결)
	동원순서	세 번째	두 번째	첫 번째
	해지 순서	첫 번째	두 번째	세 번째
신경세포 특성	세포체 크기	크다	두 번째	작다
	축삭 굵기	굵다	중간	가늘다
	전도 속도	빠르다	중간	느리다
	흥분성	낮다	중간	높다
근섬유 특성	근섬유형태	빠른해당계섬유 (Type Ⅱb)	빠른산화계섬유 (Type Ⅱa)	느린산화계섬유 (Type Ⅰ)
	수축 속도	빠른 단일 수축	중간	느린 단일 수축
	정점근력 (수축력)	높다 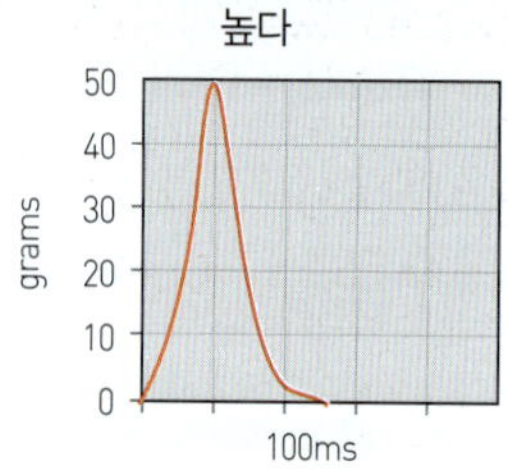	중간 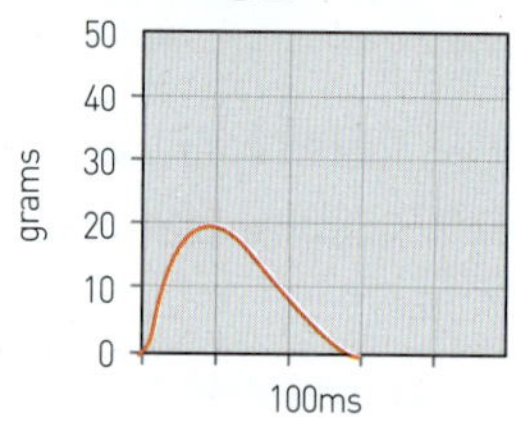	낮다 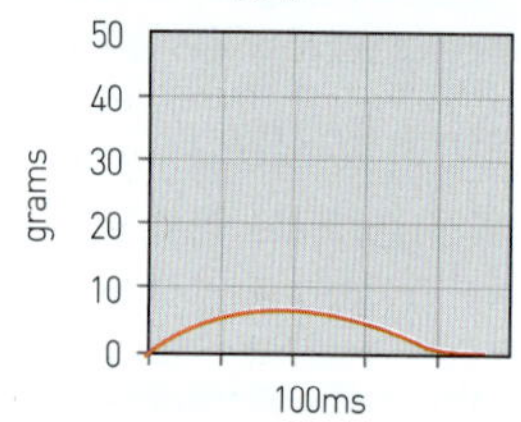
	근피로도	높다(쉽게 피로) 4분 이내 나타남 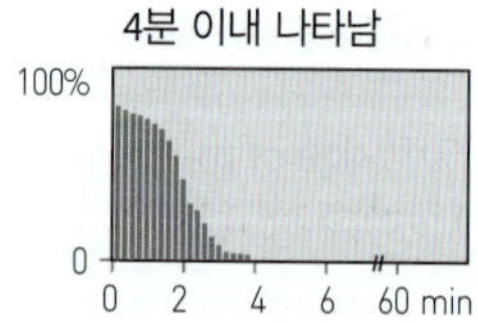	중간 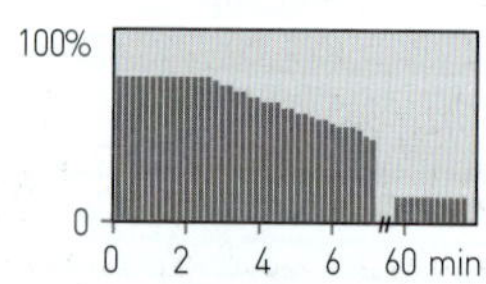	낮다 60분 이상 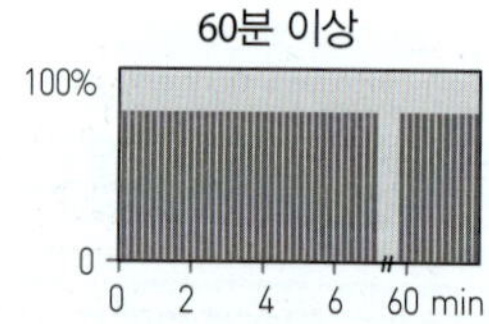
움직임 특성		큰 힘과 빠른 사지 움직임(공차기, 스매싱)	중간	적은 힘과 지구력을 요하는 움직임(자세유지) 정확하고 정밀한 동작

원되는 큰 근육들(큰볼기근, 장딴지근, 넙다리두갈래근 등)은 1 : 100에서 1 : 1,000 정도의 지배비율을 나타내는 큰 운동단위가 관여한다.

단일 운동단위당 포함되는 근육섬유의 수가 적으면 상대적으로 많은 수의 운동단위를 가지고, 단일 운동단위당 포함되는 근육섬유의 수가 많으면 상대적으로 적은 수의 운동단위를 가진다.

예를 들어 넓은목근(platysma)은 약 25개의 근육섬유를 포함하고 있는 작은 운동단위이지만 약 1,000여개의 운동단위를 가지고 있다. 반면에 장딴지근(gastrocnemius)은 약 2,000개의 근육섬유를 포함하고 있는 큰 운동단위이지만 상대적으로 약 600여개의 운동단위 만을 가진다.

6) 운동단위 동원과 해지

근수축의 힘은 운동단위의 동원 순서에 의해 조절된다. 동일근육 내의 여러 개의 운동단위가 하나의 목적을 위해 일정한 순서대로 활성화되는 것을 **동원(recruitment)**이라고 하며 운동단위가 동원되는 순서는 **헤네만의 크기원리(Henneman`s size principle)**에 의해 순차적으로 나타난다(그림 7-11).

힘 발생 시, 적은 수의 Type Ⅰ 근육섬유를 지배하는 작은 운동단위가 먼저 동원되고(S) 순차적으로 많은 수의 Type Ⅱ 근육섬유를 지배하는 큰 운동단위(FF)가 동원된다. 이러한 순차적인 운동단위의 동원순서는 근육에서 발생되는 힘의 조절과 유지를 위해 필요하다.

동원 되었던 운동단위가 **원위치 되는 해지순서(dere-cruitment)**는 동원순서와는 반대로 큰 운동단위(FF)에서 작은 운동단위(S) 순으로 일어난다.

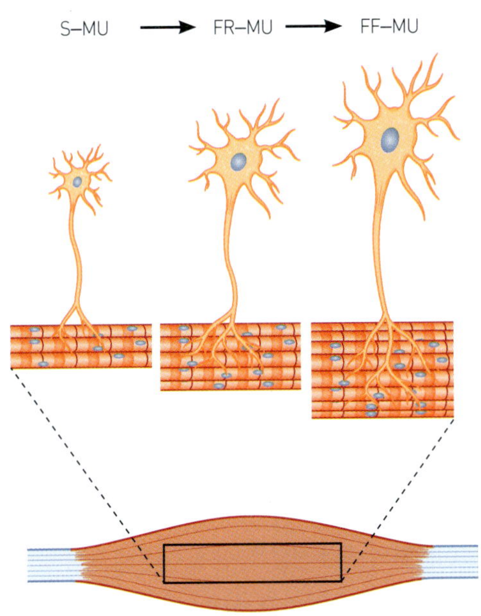

그림 7-11 운동단위의 동원 순서(헤네만의 크기원리)

적은 수의 type1 근육섬유를 지배하는 작은 운동단위(S)가 먼저 동원되고 순차적으로 많은 수의 type Ⅱ 근육섬유를 지배하는 큰 운동단위(FF)가 동원된다.

7) 발화 및 발화율

근수축력의 힘은 발화율에 의해서도 결정된다. 동원된 운동단위가 빠른 속도로 연속적으로 활성화되는 것(활동전위의 전달)을 **발화(firing)**라고 하며 그 비율을 **발화율(firing rate)**이라고 한다. 발화율이 낮으면 단일 연축을 나타내며 발화율이 높을수록 강축을 일으킨다.

그림 7-12는 자극빈도에 따른 근육섬유의 수축형태를 도식화 한것이다. 자극빈도와 발화율은 비례하기 때문에 자극빈도에 대한 도식화를 통해 발화율을 이해하고자 한다.

운동세포에 전기자극을 가하면 자극빈도에 따라 근육섬유의 수축형태가 다르게 나타나는데, 자극빈도가 증가할수록 단일연축에서 불완전강축, 그리고 완전강축으로 바뀌며 이는 신경세포의 가중현상에 따른것이다(그림 7-12).

8) 단일 연축과 연축 곡선

단일연축(twitch)은 단일 자극에 의해 근육이 한번 수축하였다가 이완하는 것으로 대부분의 근육섬유는 운동단위를 이루고 있기 때문에 근육의 단일수축은 같은 운동단위에 있는 근육섬유의 수축을 의미한다.

단일연축 곡선은 근육섬유가 단일연축되는 과정을 시간적 변동으로 기록하여 나타낸 곡선을 말하며 ①잠복기(latent period)-②수축기(contraction phase)-③이완기(relaxation phase)로 구성되며 전체 0.1초(1.0 msec)가 걸린다(그림 7-13).

잠복기는 자극을 준 시간과 근육수축이 시작되는 시간 사이를 나타내며, 운동신경세포에서 발생한 활동전위가 신경근육이음부로 전달되고 근육세포막에 전달된 연접이후 활동 전위는 근육세포질그물에서 Ca^{2+}을 방출시켜서 연결다리를 형성시킨다(0.01~0.02초).

수축기는 근육이 수축하는데 걸리는 시간으로, 연속적으로 연결다리가 움직여서 근육긴장도를 증가시킨다(0.04초).

이완기는 근육이 이완하는데 걸리는 시간으로 방출되었던 Ca^{2+}이 능동수송에 의해 근육세포질그물로 돌아온다(0.05초). Ca^{2+}이 트로포닌 분자에서 분리되면서 트로포미오신 분자는 액틴 잔섬유에 있는 미오신머리 결합 부위를 막는다. 연결다리 형성이 방해되어 근육섬유에 의한 근육긴장도가 감소한다. 정상적인 신경지배를 받고 있는 근육섬유의 전체 연축시간은 약 0.1초(1.0 msec) 이내로 짧다.

9) 가중

가중(summation)이란 단일연축 후 근 섬유가 완전히 이완되지 않은 상태에서 두 번째 자극이 주어지면 개개의 단일수축이 합해져 첫 번째 수축보다 더큰 근수축이 발생하과정을 말한다.

가중은 시간적 가중과 공간적 가중으로 나누는데, 운동단위의 발화비율 또는 자극빈도에 따른 가중을 **시간적 가중(temporal summatin)**이라고 하고, 문턱 값이하의 여러 자극이 합쳐져 운동단위가 흥분되어 근육섬유을 활성화시키는 것을 **공간적 가중(spatial summation)**이라고 한다(그림 7-14).

10) 강축

단일 연축에서 자극빈도를 증가시키면 시간적 가중에 의해 **강축(tetanus)**이 발생한다. 강축은 불완전강축과 완전강축으로 구분된다(그림 7-12).

자극빈도를 증가시켜 근육섬유를 자극했을 때 단일연축 곡선의 정점에서 다음 자극이 주어져(가중) 이완이 일어나지 않고 다시 수축을 일으키게 되어 근육섬유의 수축상태가 지속적으로 유지되는 것으로 단일자극에서보다 큰 장력이 발생된다. 이를 **완전강축(complete tetanus)**이라고 하며 **중절모 모양의 완만한 강축곡선**을 나타낸다.

만약 완전강축을 일으키는 자극빈도보다 낮은 자극빈도로 근육섬유가 자극되었을 때는 수축의 정점을 지나 이완기에 해당되는 부분에서 다음 자극이 주어져 다시 단일수축이 일어나 미끈한 곡선을 이루지 못하고 **계단처럼 생긴 강축곡선**을 나타내는데 이를 **불완전강축(incomplete tetanus)**이라고 한다.

07 뼈대 근육섬유의 기계적 수축

뼈대 근육이 신경세포로 부터의 흥분전달을 통해 수축되는 과정을 **기계적 수축**이라고 한다. 기계적 수축 과정은 신경근육이음부의 흥분전달 → 흥분-수축 연결(연결다리 형성) → 미끄럼운동을 통한 근육섬유 수축(미끄럼운동 모델, 길이-장력 곡선) → 이완 순으로 일어난다(표 7-8).

1) 신경근육이음부의 구조

운동단위를 형성하는 α-운동신경세포의 잔가지들은 근육섬유와 **신경근육이음부(신경근연접, neuromuscular junction)**를 형성하며 근육섬유의 중심부분에 위치한다. 보다 일반적으로 사용 하는 용어는 **연접(synapse)**이다(그림 7-15).

신경근육이음부는 연접이전종말-연접틈새-연접이후막으로 구성된다.

연접이전종말(presynaptic terminal)은 α-운동신경세포의 축삭 끝부분이 함입된 형태를 띠고 있는 부분으로 근육섬유 표면에 가까워지면서 약간 부풀어 올라 커진 것을 볼 수 있는데 여기에는 종말단추(terminal bouton)라는 둥근 모양의 구조물이 있으며 안에는 연접소포(synaptic vesicles)가 있다. 소포 안에는 신경전달물질인 아세틸콜린(acetylcholine)이 들어 있다.

연접이후막(postsynaptic membrane)은 연접이전종말이 마주하고 있는 근육섬유막(=근세포막)으로 아세틸콜린 수용체가 있다. 근육섬유막 안쪽으로는 근육세포질이 있으며 가로세관(또는 T-세관)과 근육세포질그물이 있다.

연접틈새(synaptic cleft)는 연접이전종말과 연접이후막 사이의 공간으로 연접이전종말에서 분비된 흥분전달물질인 아세틸 콜린이 확산되는 곳이다.

2) 신경근육이음부의 흥분전달

신경근육이음부의 흥분전달은 운동신경세포의 축삭을 따라 전도된 활동전위(전기적 신호)가 신경근육이음부에서 화학적 신호(아세틸콜린 분비)로 전환되어 근세포막으로 활동전위를 전달하는 과정으로 그림 7-16과 같이 네 단계로 진행된다.

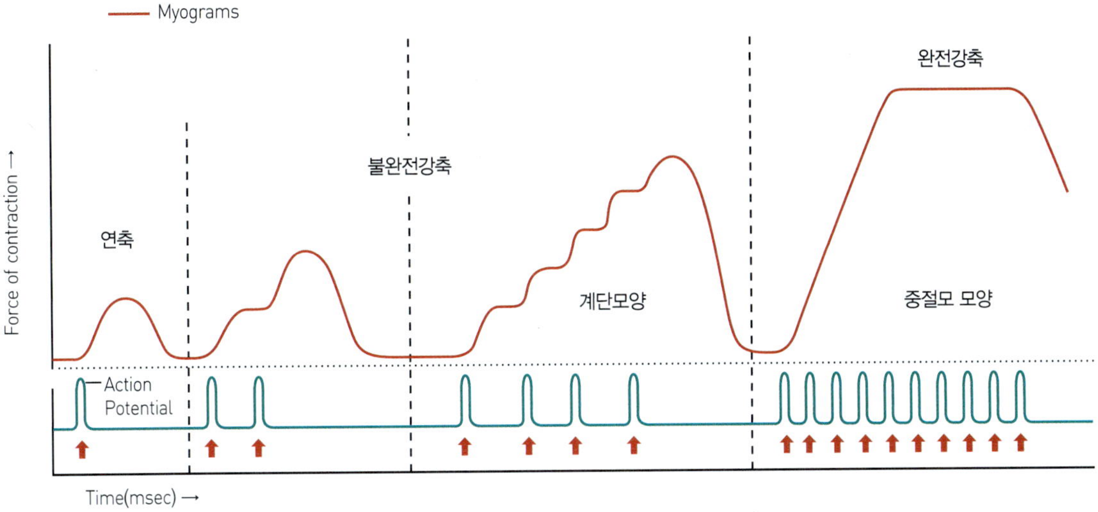

그림 7-12 자극빈도와 연축, 가중에 의한 강축(⬆자극을 나타냄)

자극빈도가 낮으면 단일연축이 발생하고, 자극빈도가 높아질수록 수축후 이완기에 들어서기전 다시 자극이 주어져 처음보다 더큰 수축이 발생되는 시간적 가중효과가 나타난다. 따라서 자극빈도가 높아질수록 단일연축에서 불완전강축, 완전강축으로 점차 근 수축의 힘이 커져간다.

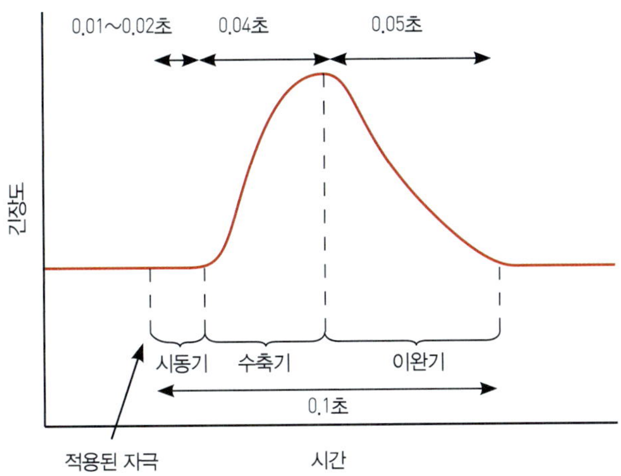

그림 7-13 단일연축 곡선

한 개의 근육섬유에서 일어나는 단일연축. 적용된 자극 이후에 아주 짧은 시동기가 있고 그 다음에 수축기와 이완기가 발생한다.

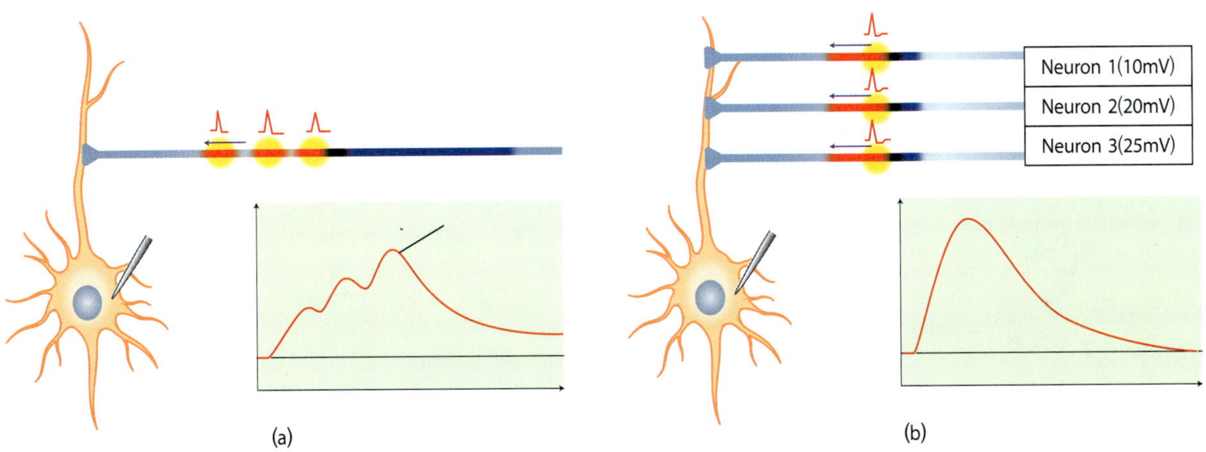

그림 7-14 가중(Summation)

(a) 시간적 가중 : 높은 자극빈도 및 운동단위 발화율에 의해 나타남
(b) 공간적 가중 : 문턱 값 이하의 자극이 합쳐(neuron 1~3) 문턱 값 이상(55mV)의 자극이 되어 운동단위를 활성화시킴

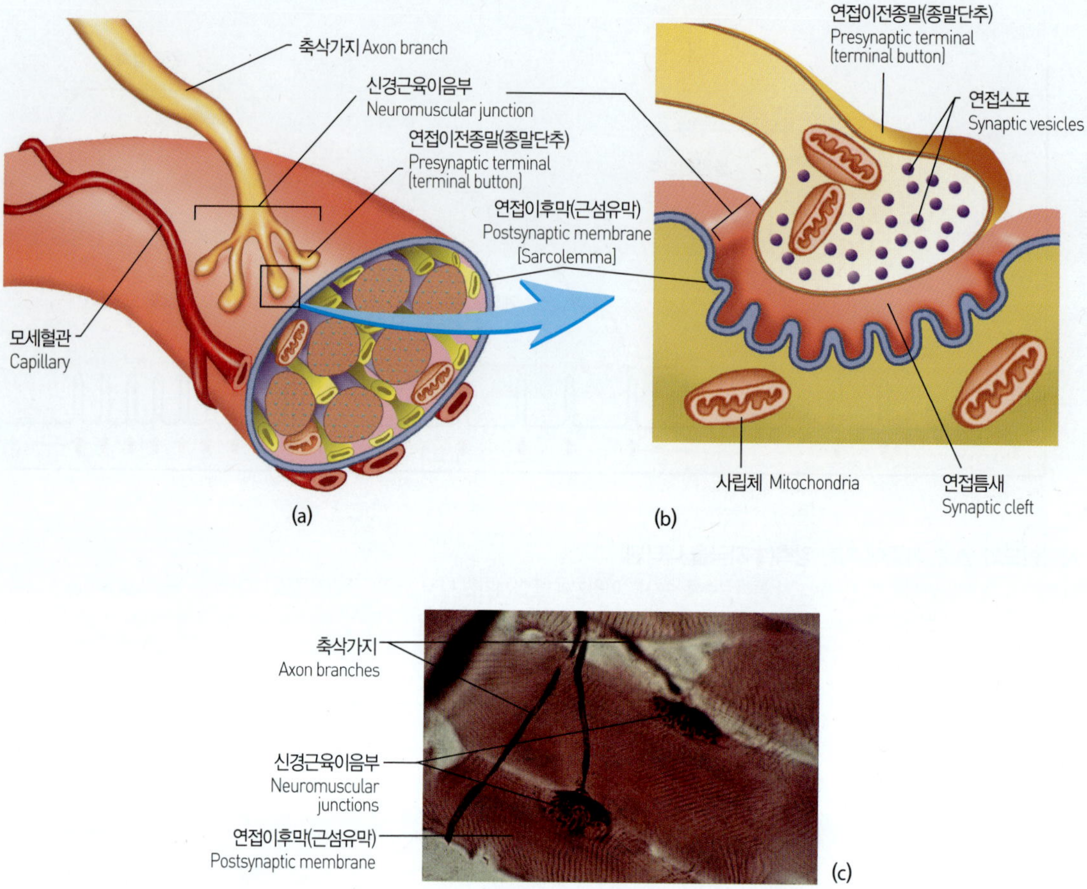

그림 7-15 신경근육이음부(연접)의 구조

(a) 신경근육이음부 (b) 신경근육이음부의 구조물 (c) 신경근육이음부의 현미경 사진

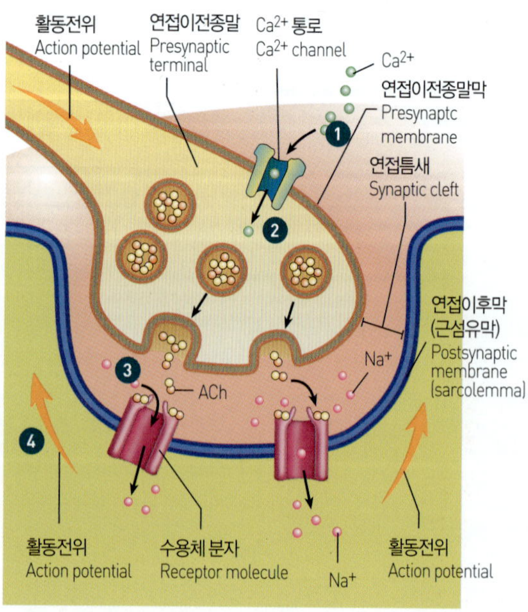

1. 운동신경세포의 축삭을 따라 전달된 활동전위(action potential)가 연접이전종말에 도달하면서 전압의존성 Ca^{2+}통로가 열린다.
2. Ca^{2+}이 연접이후막으로 유입된다. Ca^{2+}의 유입으로 소포가 종말막으로 이동되어 소포 안에 있던 아세틸콜린이 세포외유출(exocytosis)을 통해 연접틈새로 확산된다.
3. 확산된 아세틸콜린이 근세포막에 있는 아세틸콜린 수용체(acetylcholine receptor)와 결합하고 이때 근세포막의 Na^{+}통로가 활성된다.
4. Na^{+}통로가 열리면서 Na^{+}이 근육섬유 안으로 이동하여, 안정막상태에 있던 근육섬유 전체에 활동전위가 퍼져 근육전체가 흥분 상태가 되어 근수축을 준비하게 된다.

그림 7-16 신경근육이음부의 흥분전달 과정

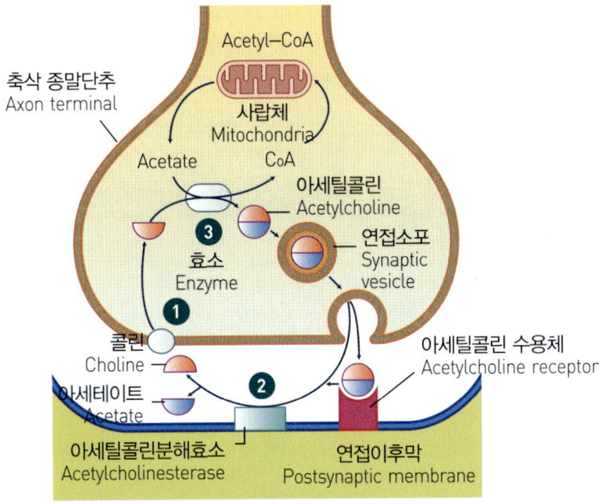

1. 소포에서 분비된 아세틸콜린은 연접이후막에 있는 아세틸콜린 수용체에 결합한 후에 아세틸콜린에스터라제에의해 빠르게 아세테이트(Acetate)와 콜린(Cholin)으로 분해된다.
2. 분해된 콜린은 종말단추로 재흡수된다.
3. 종말단추에서 콜린은 사립체에서 TCA cycle의 전구체인 acetyl－CaA (acetate+C_oA로 분해)의 분해물인 acetate와 결합하여 아세틸콜린으로 재합성되어 소포로 흡수된다.

그림 7-17 아세틸콜린의 재합성 과정

(1) 아세틸콜린의 재합성

근세포막에 있는 아세틸콜린 수용체에 아세틸콜린이 결합한 이후에 아세틸콜린은 아세틸콜린 분해효소인 아세틸콜린에스테라아제(acetylcholine esterase)에 분해되어 다시 종말단추로 들어가 아세틸콜린으로 재합성되는 경로를 가진다(그림 7-17).

이는 다음에 오는 자극에 대해 준비하는 단계로 지속적인 근수축에 의해 아세틸콜린이 분비된 후 재흡수되는 시간이 부족하면 신경근육이음부에 아세틸콜린이 분비가 감소되거나 일어나지 않게 되는데 이를 **연접피로(Synaptic fatigue)**라고 하며 이로 인해 근육수축력이 감소하거나 일어나지 않게 된다.

3) 흥분–수축 연결(연결다리 형성)

흥분–수축연결(excitation-contraction coupling)은 근세포막의 탈분극에서 부터 연결다리 형성 까지의 과정을 말하며 이과정은 세동이(삼조체, triad)부분에서 일어난다. 이러한 과정을 통해 액틴머리가 미오신의 액틴머리결합 부위와 결합하는 것을 **연결다리 형성(교차결합, cross bridge)**이라고 하며 미끄럼 운동의 준비단계이다(그림 7-18). 그림 7-19는 연결다리 형성과정을 자세히 설명하였다.

4) 미끄럼 운동(근수축)

미끄럼 운동은 근육원섬유마디에서 나타나는 근수축 기전으로 근잔섬유들의 기계적 움직임과 함께 에너지의 소비와 합성을 통해 진행된다. 그림 7-20은 연결다리 형성 과정을 포함한 미끄럼 운동 기전을 여섯 단계로 설명하고 있다.

(1) 미끄럼 운동 이론

미끄럼 운동 이론(근활주설, sliding-filament theory)은 미끄럼 운동시 근육원섬유마디 수준에서 나타나는 액틴과 미오신 잔섬유들의 구조적 변화를 설명한 것으로 근섬유의 수축이나 힘이 어떻게 일어나는지를 도식화된 그림으로 보여주고 있다.

미끄럼 운동 이론을 설명하는데 필요한 용어와 미끄럼 운동시 근육원섬유마디의 구조적 변화는 그림 7-21과 표 7-7에서 설명하고 있다.

(2) 길이-장력 곡선

길이–장력 곡선(tension-length curve)은 근육원섬유마디의 변화에 따른 장력의 크기를 비율로 나타낸 것 으로 근육의 길이를 100%로 하고 다양한 길이로 등장성 수축을 시행하여 구한 값을 곡선으로 나타낸 것이다(그림 7-22).

근육은 액틴 잔섬유와 미오신 잔섬유가 연결다리를 형성 하여 미끄럼 운동이 일어났을 때 장력이 발생한다. 따

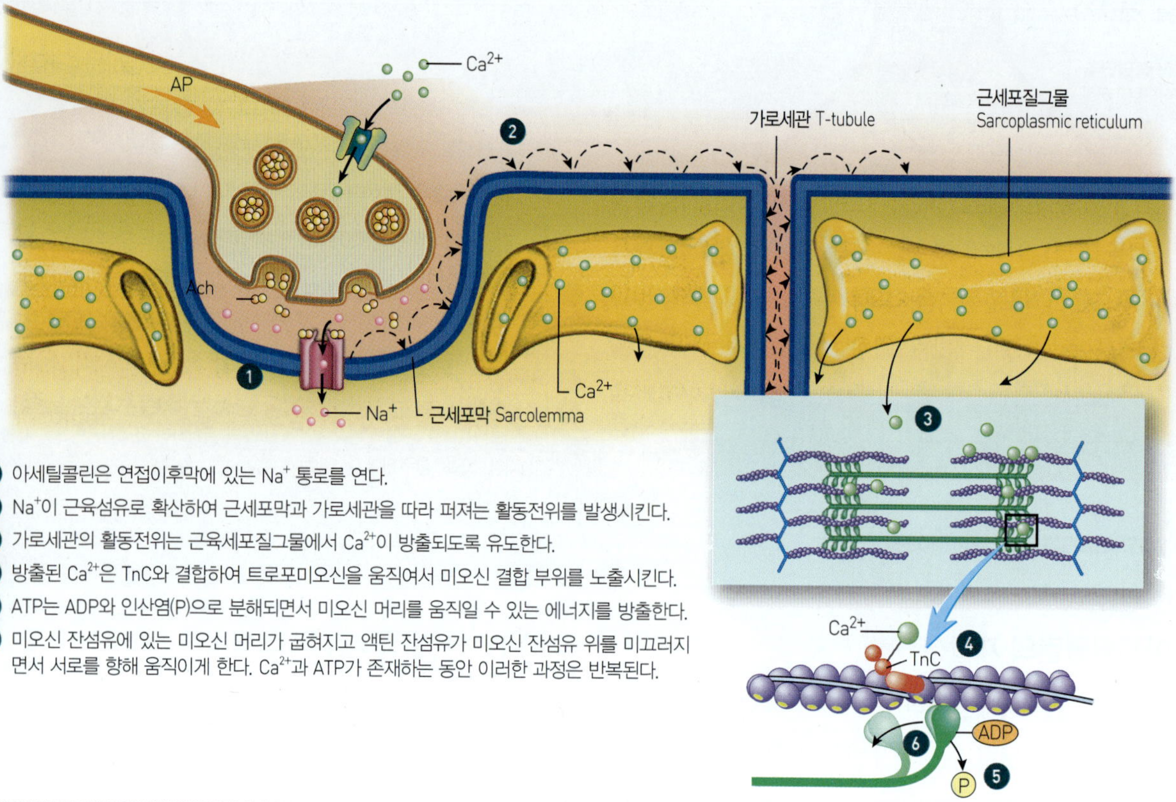

1. 아세틸콜린은 연접이후막에 있는 Na^{+} 통로를 연다.
2. Na^{+}이 근육섬유로 확산하여 근세포막과 가로세관을 따라 퍼져는 활동전위를 발생시킨다.
3. 가로세관의 활동전위는 근육세포질그물에서 Ca^{2+}이 방출되도록 유도한다.
4. 방출된 Ca^{2+}은 TnC와 결합하여 트로포미오신을 움직여서 미오신 결합 부위를 노출시킨다.
5. ATP는 ADP와 인산염(P)으로 분해되면서 미오신 머리를 움직일 수 있는 에너지를 방출한다.
6. 미오신 잔섬유에 있는 미오신 머리가 굽혀지고 액틴 잔섬유가 미오신 잔섬유 위를 미끄러지면서 서로를 향해 움직이게 한다. Ca^{2+}과 ATP가 존재하는 동안 이러한 과정은 반복된다.

그림 7-18 흥분-수축연결(연접이후막의 흥분과 연결다리 형성)

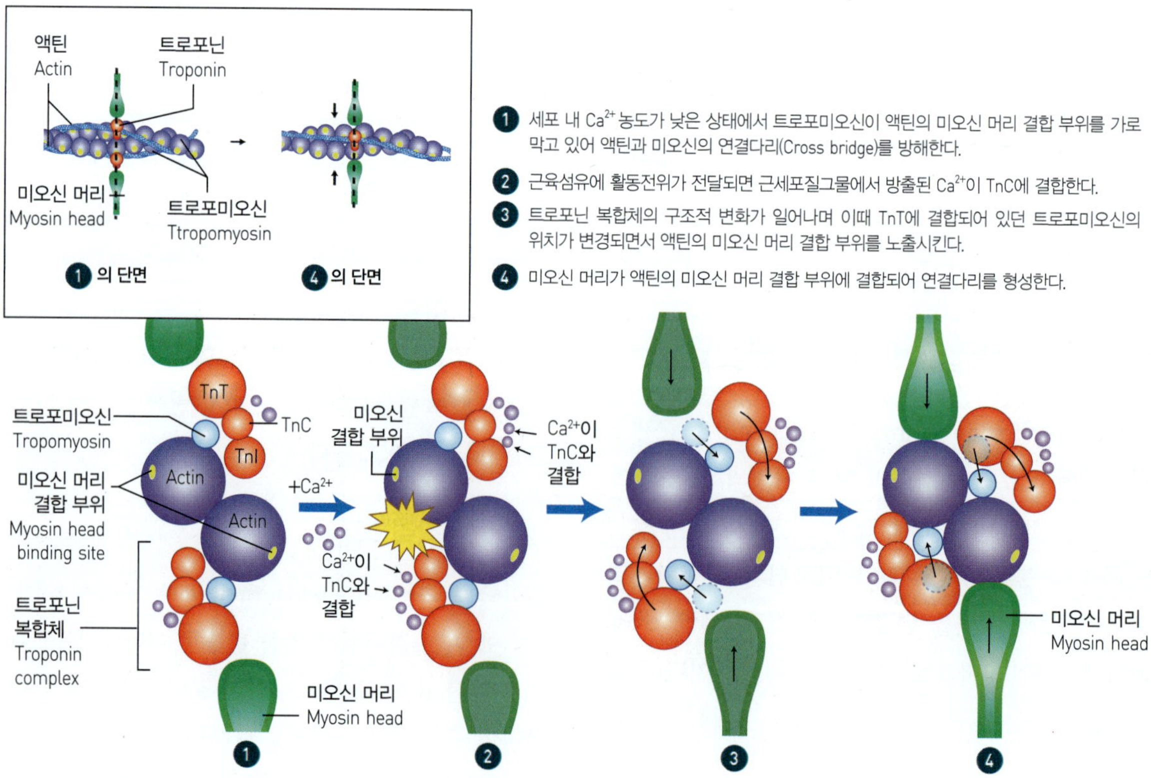

1. 세포 내 Ca^{2+} 농도가 낮은 상태에서 트로포미오신이 액틴의 미오신 머리 결합 부위를 가로막고 있어 액틴과 미오신의 연결다리(Cross bridge)를 방해한다.
2. 근육섬유에 활동전위가 전달되면 근세포질그물에서 방출된 Ca^{2+}이 TnC에 결합한다.
3. 트로포닌 복합체의 구조적 변화가 일어나며 이때 TnT에 결합되어 있던 트로포미오신의 위치가 변경되면서 액틴의 미오신 머리 결합 부위를 노출시킨다.
4. 미오신 머리가 액틴의 미오신 머리 결합 부위에 결합되어 연결다리를 형성한다.

그림 7-19 연결다리형성 과정

라서 연결다리 형성 정도와 장력은 밀접한 연관성을 가진다.

가장 큰 장력은 근육원섬유마디가 안정 시 길이를 유지할 때 이며, 안정 시 길이보다 더 길거나 짧아지면 오히려 장력이 감소된다. 이는 근육이 안정 시 길이보다 길면 미오신과 액틴과의 연결다리 형성이 감소하게 되고 짧아지면 미오신과 액틴 잔섬유가 서로 겹쳐지게 되어 연결다리형성이 줄어들기 때문이다.

일반적으로 안정 시 근육원섬유마디의 길이가 100%(80~120%)일 때 가장 큰 장력이 발생되며 60% 이하로 감소되거나 180% 이상의 길이로 늘어났을 때 자극에 대한 장력이 발생 되지 않는 것으로 알려져 있다.

5) 이완

운동신경세포에서의 활동전위가 멈추게 되면 연접이전 종말에서 아세틸콜린 분비가 중단되고 근육세포막의 흥분도 멈추게 된다. 그렇게 되면 근육세포질에 있는 근육세포질그물의 Ca^{2+} 투과도가 감소하여 더 이상 Ca^{2+}의 방출이 일어나지 않으며 방출된 Ca^{2+}이 근육세포질그물로 재흡수 되면서 근세포질 내의 Ca^{2+} 농도가 낮아진다.

Ca^{2+} 농도가 낮아지면서 TnC에 결합되어 있던 Ca^{2+}이 TnC로부터 분리되고 구조적인 변화를 일으켰던 트로포닌 복합체가 원상태로 되돌아온다. 이때 트로포미오신도 원래 위치로 되돌아와 노출되어 있던 미오신머리 결합 부위가 차단되며 수축되어 있던 근육이 이완된다. 즉 연결다리가 분리되면서 근육이 원래의 길이로 되돌아간다.

08 뼈대 근육섬유의 에너지 대사

1) ATP의 분해와 합성

뼈대근육의 지속적인 수축을 위해서는 **삼인산아데노신(adenosine triphosphate, ATP)**이라는 생체에너지를 필요로 한다(그림 7-23). ATP의 구조는 이름에서 알 수 있듯이, 아데노신(ribose+adenine)에 세 개(Tri-)의 인산염(phosphate)이 붙어 있는 형태를 띠고 있다. ATP는 ATPase에 의해 가수분해 되어 ADP + Pi 형태로 전환되면서 에너지를 발생시킨다. 이때 표준 에너지 변화는 7.3kcal/mol이고 일반적으로 생체 내에선 Mg^{2+} 농도 등의 영향을 받아 11~13kcal/mol의 자유에너지가 방출된다.

이인산아데노신(adenosine diphosphate, ADP)은 다시 하나의 무기인산(Pi)과 결합하여 AMP+Pi 형태가 되기도 한다. 이때 ATP에서 ADP로 가수분해 될 때 에너지가 가장 크고, 다음은 ADP에서 AMP(adenosine monophosphate)로 가수분해 될 때 순으로 점차 에너지의 크기는 작아진다(Tip. "아래 내용을 친구들과 함께 실험해보자"참고).

근수축은 ATP가 가수분해되어 ADP+Pi 형태로 전환될 때 발생되는 에너지를 이용해 미오신머리를 힘차게 굽혀 액틴 잔섬유가 미오신 잔섬유 위를 미끄러지면서 유발된다. 이후에 분해되었던 ADP가 Pi와 다시 결합하여 ATP를 재합성하여 미오신머리와 결합되어 다음 근육수축을 준비하게 된다. 이처럼 근육의 수축과 이완은 ATP의 분해와 합성을 통해 지속될 수 있다.

TIP 아래 내용을 친구들과 함께 실험해보자.

한 사람이 기둥을 붙잡고 있고 나머지 두 사람이 서로 손을 잡고 바깥쪽으로 당기고 있다고 생각해보자(어릴 때 했던, '무궁화 꽃이 피었습니다'를 연상해 보자). 세 사람 모두 바깥쪽으로 힘이 당겨져 있을 때, 다른 한 사람이 두 번째와 세 번째 사람의 손을 쳐서 잡았던 손을 놓치게 했을 때, 마지막에 서 있던 세 번째 사람은 관성에 의해서 바깥쪽으로 튕겨져 나 갈 것이다. 이때 손을 잡고 바깥쪽으로 당기고 있는 것 자체는 위치 에너지가 되고 손을 놓쳤을 때, 밖으로 튀어나가는 것은 운동에너지가 되고 어딘가에 부딪히면 열에너지로 전환된다. ATP가 에너지로 사용되면서 열로 전화되는 것도 이와 마찬가지의 개념으로 이해한다면 더욱 이해하기가 쉬울 것이다.

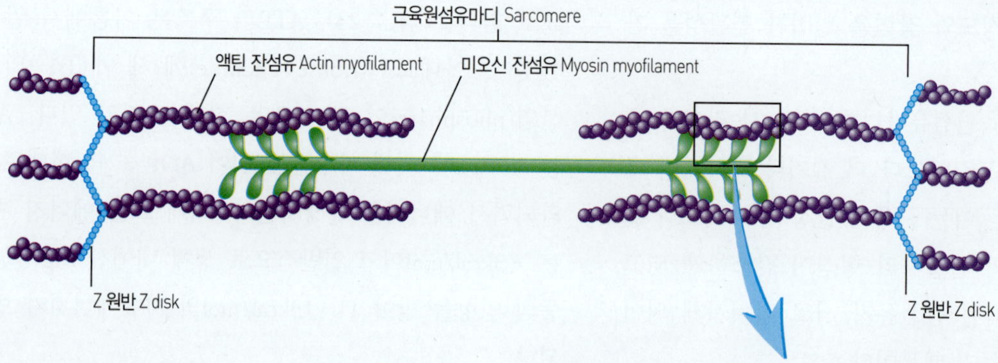

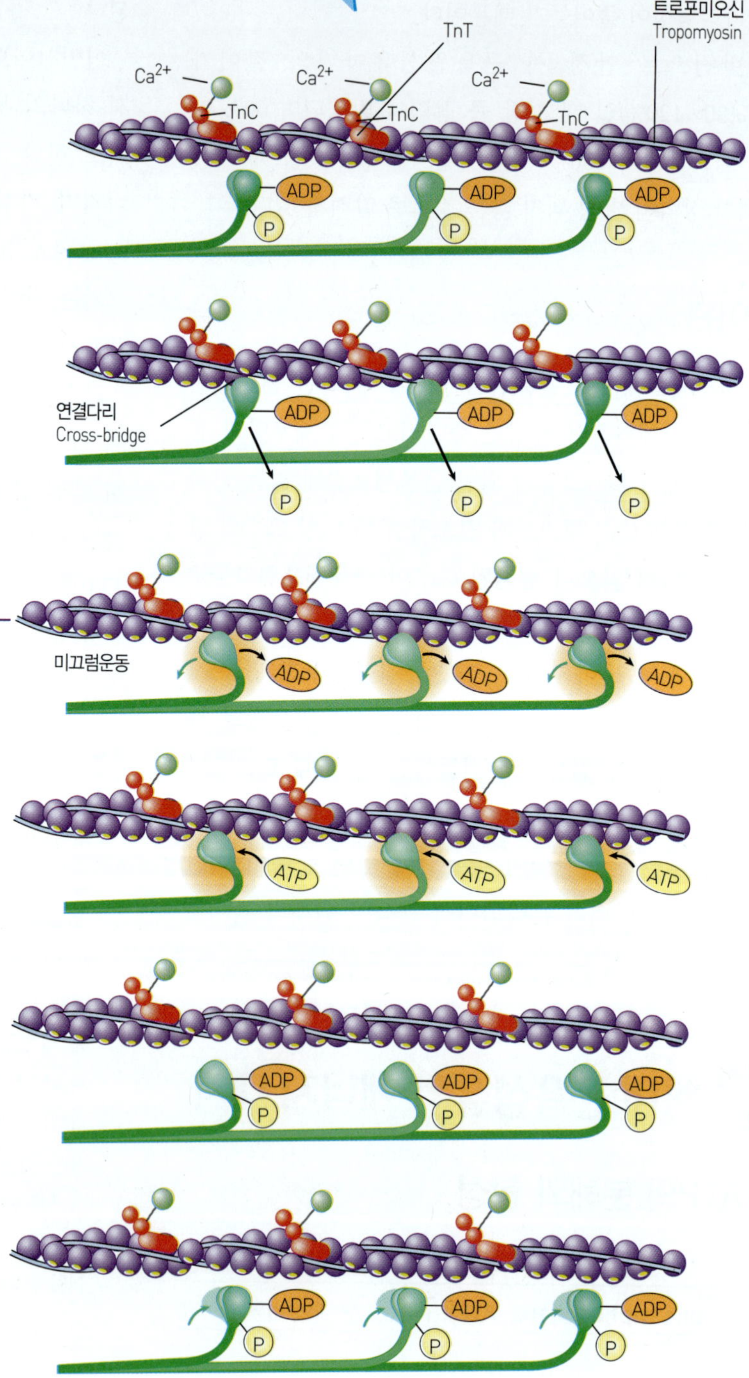

❶ **결합 부위 노출.** 근육이 수축하는 동안 Ca^{2+}이 TnC와 결합하면, 트로포닌 복합체의 구조적 변화가 트로포미오신을 움직여 액틴 잔섬유에 있는 미오신 머리 결합 부위를 노출(활성화)시킨다(이 단계의 자세한 내용은 그림 7-19 참고).

❷ **연결다리 형성.** 미오신 머리가 액틴 잔섬유에 있는 미오신 머리 결합 부위에 연결되어 연결다리를 형성한다.
인산염이 미오신 머리에서 방출된다.

❸ **미끄럼운동.** 미오신 머리에 축적되었던 에너지가 사용되면서 미오신 머리를 움직여(초록색 화살표) 액틴 잔섬유가 미오신 잔섬유 위를 미끄러지면서(보라색 화살표) 근육수축이 일어난다(미끄럼운동의 자세한 내용은 그림 7-21 참고).

❹ **ATP 재합성.** 방출되었던 ADP가 인산염(P)과 결합하여 ATP로 재합성되어 미오신 머리에 있는 ATP 결합 부위에 결합된다.

❺ **연결다리 분리.** 미오신 머리가 액틴 잔섬유와 분리된다.

❻ **회복단계.** 미오신 머리가 원래 위치로 되돌아가고(초록색 화살표) 에너지는 미오신 머리에 축적된다.

그림 7-20 연결다리 형성과정과 미끄럼 운동

❶ 액틴 잔섬유와 미오신 잔섬유는 근육이 이완하거나 수축하는 것에 관계없이 잔섬유의 길이 자체는 변하지 않는다.

❷ 근육이 수축할 때, 근육원섬유마디의 끝인 Z 원반에 고정된 액틴 잔섬유가 미오신 잔섬유 위를 미끄러지면서 서로를 향해 움직인다. 그 결과 Z 원반들이 서로 가까와지면서 근육원섬유마디가 짧아진다.

❸ 액틴 잔섬유가 미오신 잔섬유 위를 미끄러지면서 H띠(*노란색*)와 I띠(*파란색*)가 좁아진다. 미오신 잔섬유의 길이인 A띠는 미오신 잔섬유의 길이가 변하지 않기 때문에 변하지 않는다.

❹ 근육이 완전히 수축하면 액틴 잔섬유의 끝이 서로 중첩되어 H띠가 사라진다.

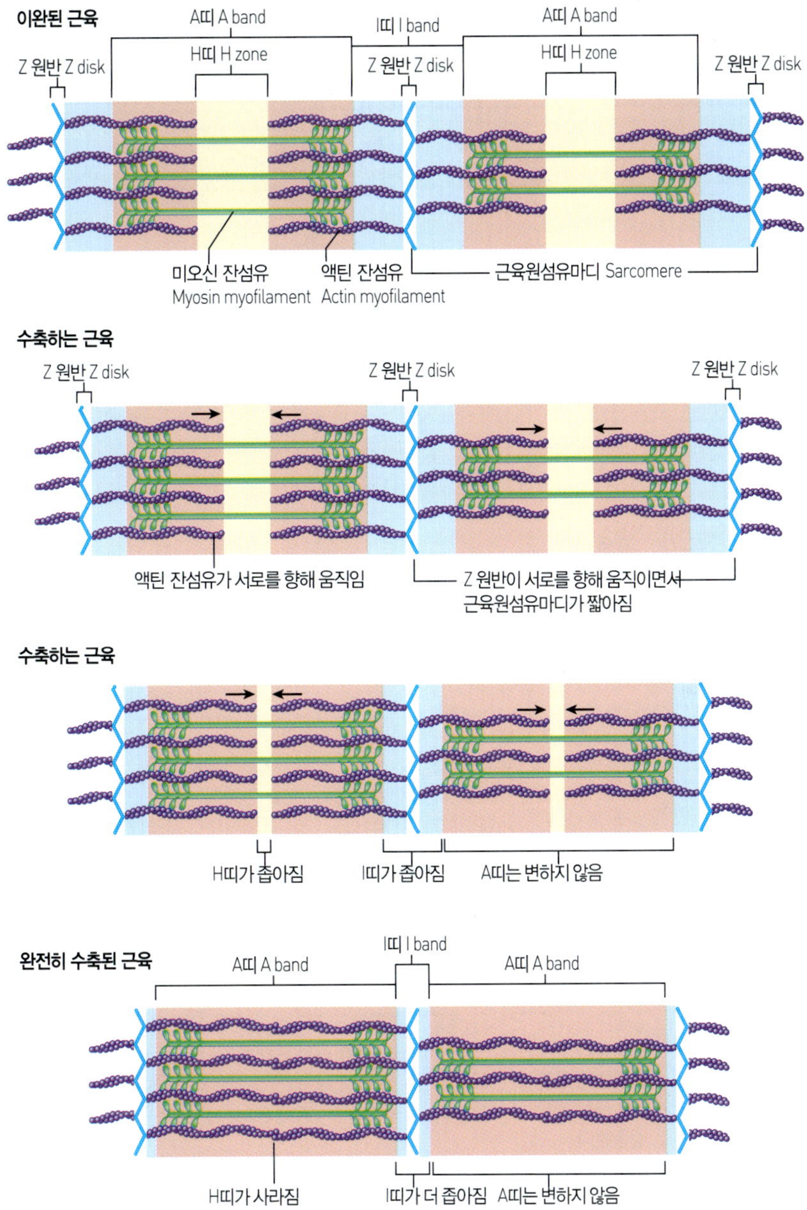

그림 7-21 미끄럼 운동 이론(근육 수축시 근육원섬유마디의 구조적 변화)

표 7-7 미끄럼 운동 모델에 사용되는 명칭 및 근육원섬유마디 구조변화 요약

명칭	설명	수축 시 변화
A띠(A band)	액틴과 미오신잔섬유가 서로 겹쳐 있어 어둡게 보는 부분	변화 없음
H띠(H zone)	A띠에서 액틴과 미오신잔섬유가 겹쳐져 있지 않고 미오신잔섬유만 드러난 곳(밝게 보임)	짧아짐
I띠(I band)	액틴잔섬유로만 있어 밝게 보이는 부분	짧아짐
Z원반(Z disk)	I띠 중앙에 있는 부분으로 근원섬유마디는 이 Z원반과 Z원반사이를 말한다.	짧아짐

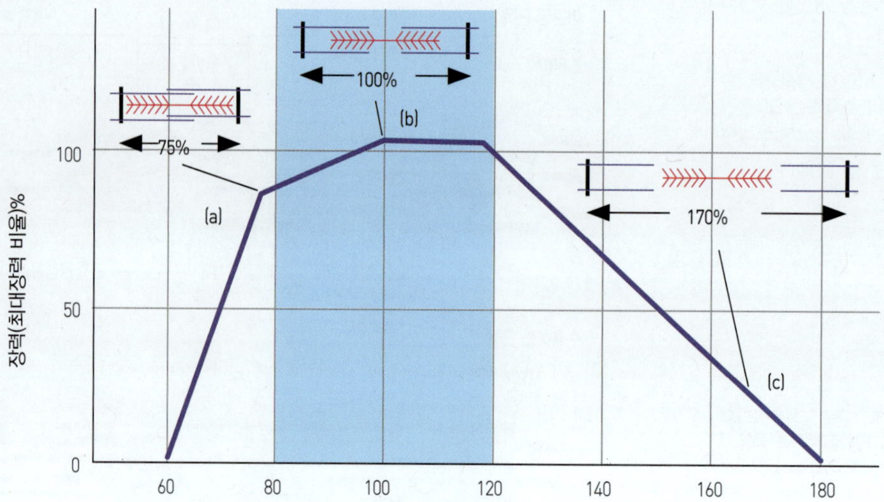

그림 7-22 장력-길이 곡선

근육원섬유마디의 평균길이가 100~120%일 때 최대 장력이 발생되며 이보다 더 늘어나거나 줄어들면 근력이 오히려 감소한다.

표 7-8 근육의 기계적 수축과정 요약

단계	진행과정	참고
신경근육이음부의 흥분전달	• 운동신경세포의 축삭을 따라 전달된 활동전위(action potential)가 연접이전종말에 도달 • 전압의존성 Ca^{2+} 통로가 열린다. • Ca^{2+}이 연접이전종말로 유입되면서 연접 소포를 연접이전종말막으로 이동시킨다. • 세포외유출(exocytosis)을 통해 연접소포 안에 들어 있는 아세틸콜린을 연접틈새로 확산 시킨다.	그림 7-16 그림 7-17
흥분-수축연결 (연접이후막의 흥분전달)	• 확산된 아세틸콜린(acetylcholine)은 연접이후막인 근육섬유막에 있는 아세틸콜린 수용체와 결합하여 근육섬유막의 Na^{+} 통로를 활성화시킨다. • Na^{+} 가로세관으로 확산되어 세동이에 도달된다. • 근육세포질그물의 Ca^{2+} 투과도가 증가되면서 근육세포질그물 속에 있던 Ca^{2+}이 근세포질 속으로 확산된다.	그림 7-18 그림 7-19
연결다리 형성과 미끄럼 운동 (근수축)	• 근형질세망에서 방출된 Ca^{2+}이 TnC와 결합한다. • 결합부위 노출 단계: 트로포닌 복합체가 구조적 변화를 일으켜 액틴 잔섬유에 있는 미오신머리 결합부위를 노출시킨다. • 연결다리 형성단계: 노출된 미오신머리 결합부위에 미오신머리가 연결되어 연결다리(cross bridge)를 형성한다. • 미끄럼 운동단계: 미오신머리를 힘차게 굽혀 액틴 잔섬유가 미오신 잔섬유 위를 미끄러지면서(sliding) 근육수축을 유발 • ATP 분자 미오신머리와 결합 단계: 분해되었던 ADP가 Pi와 결합하여 ATP로 재합성되어 미오신머리의 ATP 결합부위에 결합된다. • 연결다리 분리단계: 액틴과 미오신 잔섬유 사이의 연결다리가 분리된다. • 회복단계: 미오신머리가 원래 위치로 되돌아가고 에너지는 미오신머리에 축적된다.	그림 7-20
이완	• 근세포질에 있는 근세포질그물의 Ca^{2+} 투과도가 감소하여 더 이상 Ca^{2+}의 방출이 일어나지 않으며 방출된 Ca^{2+}이 근육세포질그물로 재흡수된다. • TnC에 결합되어 있던 Ca^{2+} 이 TnC로부터 분리되고 구조적인 변화를 일으켰던 트로포닌 복합체가 원상태로 되돌아온다. • 트로포미오신도 원래 위치로 되돌아와 노출되어 있던 미오신머리 결합 부위가 차단되며 수축되어 있던 근육이 이완된다.	그림 7-20

2) 뼈대근육 수축 시 사용되는 에너지 공급 시스템

에너지 공급시스템에 대해 이해 해야 하는 이유는 근육의 수축 힘과, 수축 속도 그리고 근피로도(근지구력)와 관련이 있기 때문이다. 만약 근섬유에 ATP가 공급되지 않는다면 근육은 더이상 수축할수 없게 된다.

근육섬유는 크게 **무산소과정과 유산소성 대사과정**을 통해 에너지를 공급받는다. 무산소성 과정은 다시 **ATP-PC 시스템과 해당시스템**로 구분된다. 에너지 공급시스템에 대한 내용은 표 7-9에 정리하였으며 자세한 대사 경로와 ATP생성과정은 제 14장 운동생리를 참고바란다.

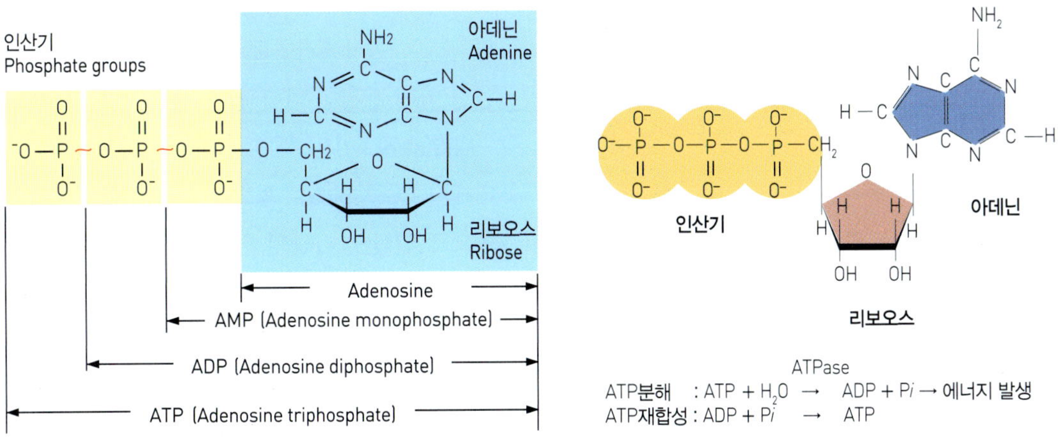

(a) ATP의 구조

(b) ATP 분해와 합성(에너지 생성)

그림 7-23 뼈대근육섬유의 수축 시 사용되는 ATP의 구조 및 에너지 발생 기전

표 7-9 근육수축 시 사용되는 에너지 공급 시스템 요약

구분	무산소성대사과정		유산소성대사과정
	ATP-PC계(ATP-PC system)	해당계(glycolytic system)	유산소계(aerobic system)
에너지원	포스포크레아틴(또는 크레아틴 인산)	글루코즈(글루코겐)	글루코즈(글루코겐) 자유지방산(지방조직의 분해) 아미노산(단백질 분해)
산소이용유무	이용안함(무산소)	이용안함(무산소)	이용함(유산소)
대사물	1 ATP 크레아틴	2 ATP(3 ATP) 2 젖산	32 ATP(39 ATP) Co_2, H_2O
에너지제공 기간	10-15초	15초-60초	3분 이상 긴 시간
연축횟수	70회	670회	12,000회
공급속도	36kcal/min	16kcal/min	10kcal/min
운동종류	100m 단거리 25m 수영	200m~800m 달리기 50m~100m 수영	장거리 마라톤과 같은 지구력을 요하는 운동

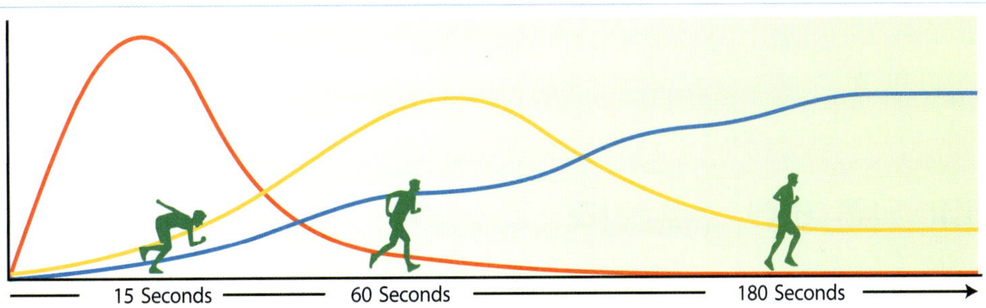

3) 근피로

피로는 일할 수 있는 능력이 줄어든 상태로 **근피로(muscular fatigue)**는 근육섬유가 생산되는 것보다 빨리 ATP를 소모하거나 Ca^{2+}이 효과적으로 액틴 잔섬유와 미오신 잔섬유를 자극하지 못하는 상태를 뜻한다.

ATP 농도가 급격히 떨어짐에 따라 근육섬유의 최대 수축력이 감소한다. 달리기 선수가 갑자기 운동장에서 쓰러지는 현상은 근피로의 좋은 예이다. 이 상태에서 선수가 아무리 달리고 싶어도 근육은 더 이상 정상적인 기능을 하지 못한다.

극심한 근피로 상태에서 근육은 수축이나 이완을 하지 못하게 된다. 이와 같이 ATP를 모두 사용한 상태에서 움직일 수 없는 상태를 **생리적 구축(physiological contracture)**이라고 부른다. ATP가 미오신머리와 결합해야만 액틴 잔섬유와 미오신 잔섬유 사이의 연결다리를 끊을 수 있는데, ATP가 모두 소모되면 연결다리가 끊기지 못해서 근육이 이완하지 못한다.

09 뼈대 근육상태와 관련된 용어

1) 수의적 수축과 불수의적 수축

뼈대근육의 수축은 생리적으로 수의적 수축과 불수의적 수축이라는 용어를 사용하여 표현되는데 **수의적 수축**은 자신의 의지(will)에 따라 조절되는 근육수축을 말하며 **불수의 수축**은 자신의 의지(will)와는 상관없는 근육의 수축을 말한다.

뼈대근육은 근본적으로 횡문근이면서 제대로근육으로써 수의적 수축을 하는 조직이다. 하지만 중추신경계 병변이나 루게릭병과 같은 근육자체의 병변으로 자신의 의지와는 무관하게 불수의적인 수축을 나타낸다.

경련(spasm), 틱(tics), 떨림(tremor), 간헐성 경련(clonus), 경직(spasticity) 또는 강직(rigidity), 속성(fasciculations) 등은 모두 불수의적 수축의 한 형태로 볼 수 있다. 뼈대근육에서의 불수의적 수축은 모두 병변에 의해 나타나는 비정상적인 수축의 형태이다.

2) 마비, 위축, 비대, 구축, 강직

뼈대근육의 수축은 자극과 이를 받아들이는 수용기, 그리고 받아들인 감각을 중추로 전달해주는 감각신경과 전달된 감각을 통합하고 분석하여 적절한 명령을 내리는 중추신경, 중추에서 생성된 명령을 효과기로 전달해주는 운동신경, 운동신경을 통해 전달된 운동명령을 수행하는 효과기(예: 근육)에 이르기까지 광범위한 신호체계를 통해 완성된다.

만약 이들 신경흥분 전달체계에 손상이나 절단으로 흥분성이 차단된다면 뼈대근육의 수의적 수축이 불가능하게 되는데 이를 **마비(paralysis)**라고 한다(Tip. "마비의 종류"참고). 임상에서 뇌졸중이나 뇌경색으로 마비 또는 불완전 마비 증상이 나타난다.

위축(atrophy)은 하위 신경원의 신경지배가 정상인 상태에서 부목(splint), 석고붕대(cast)와 같은 고정 또는 질병으로 인한 장기간의 침상안정, 척수손상이나 뇌졸중과 같은 위신경세포의(upper motor neuron, UMN) 손상으로 근력이 감소하는 상태를 말한다(그림 7-24). 석고붕대나 부목의 장기간 사용으로 나타나는 근위축을 **불사용 위축(disuse atrophy)**이라고 한다.

비대(hypetrophy)는 훈련이나 과도한 운동으로 인해 근육으로 가는 혈류량이 증가되어 근육섬유 속의 사립체 개수가 증가되고, 근원섬유의 수가 증가되어 근육단면 적의 크기가 커져 근력이 증가하는 상태를 말한다. 일반적으로 근력운동을 실시해서 증가시킬 수 있다(그림 7-24).

구축(contracure)이란 수동적(다른 사람이나 기계 또는 외부의 힘에 의하여 이루어지는) 관절 운동이 비정상적으로 제한되는 경우를 말한다. 대개 관절 주위의 연부조직의 제한으로 발생되나, 더욱 진행되면 건, 인대, 근육과 관절까지도 침범하며, 치료하지 않고 방치해 두는 경우에는 관절강직에까지 이르게 된다. 구축을 예방하기 위해 관절가동성 운동(ROM 운동, 유연성 운동)을 실시한다.

사후강직(rigor mortis)은 사람이 죽은 후 뼈대근육이 강축을 계속함으로써 신장성이 없어지는 것을 말한다. 이는 액틴과 미오신 잔섬유가 영구적인 결합에 의한 것으로 근육원섬유마디의 단축에 의해 일어난다. 생리적인 원인으로는 근육 속의 젖산 축적과 ATP의 고갈이 원인으로 생각되고 있다. 즉 APT의 고갈은 액틴과 미오신 잔섬유의 교차결합을 지속하게 하는 원인이 된다.

3) 근긴장

근긴장(muscle tone)은 근육에서 발생하는 끊임없는 수축으로 등을 꼿꼿이 하고, 다리를 똑 바로 하며, 머리를 세우는 근육의 수축상태를 설명할 수 있게 해 준다. 인체가 중력에 대항해서 자세를 지속적으로 유지하고 서 있거나

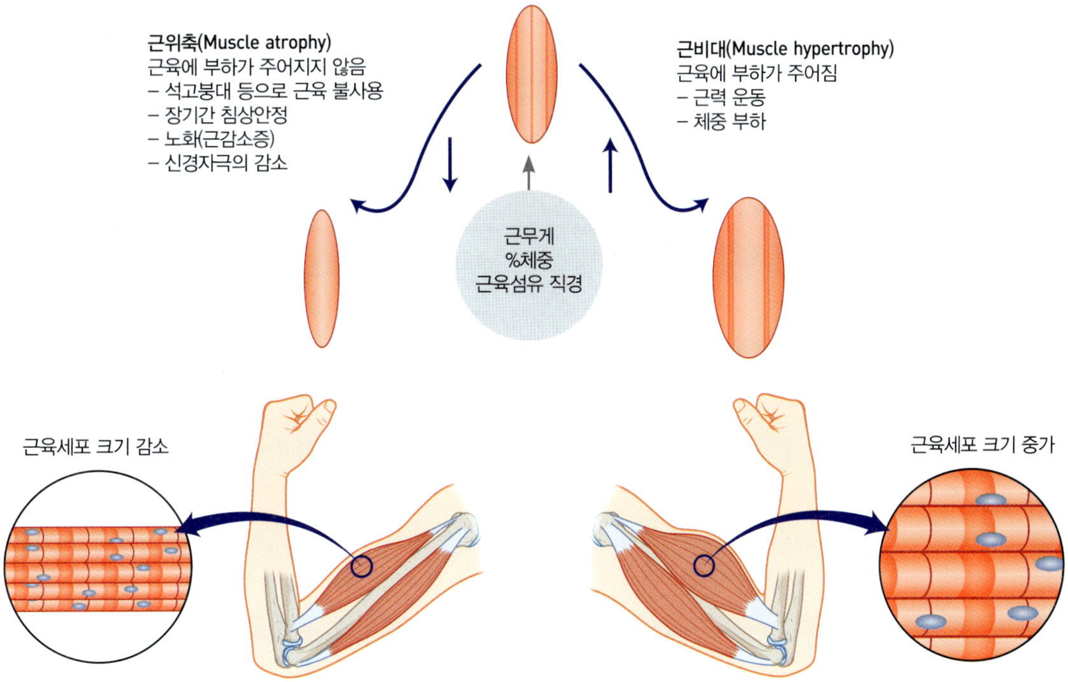

그림 7-24 위축과 비대

TIP 마비의 종류

마비는 침범된 신체부위(한쪽, 반쪽, 하지, 몸 전체)에 따라 마비의 정도(완전, 불완전)에 따라 구분된다.

신체 부위에 마비가 침범된 정도에 따라 사지의 한쪽이 마비된 경우(일반적으로 팔)를 단일마비(monoplegia)라고 하고, 몸 쪽의 좌우 절반이 마비된 경우를 편측마비(hemiplegia), 그리고 신체의 하지만 마비된 경우를 하반신마비(para plegia or diplegia)라고하며, 사지전체가 마비된 경우를 사지마비(quadriplegia)라고 한다.

마비의 정도에 따라 척수 부분이 완전히 손상된 경우 완전 마비로 지칭되는데 그 결과, 외상 부분 아래의 근육과 감각 기관은 전혀 기능하지 않게 된다. 그러나 많은 사람들은 척수의 일부분에 손상을 입는데 이를 불완전 마비라고 한다.

마비의 종류

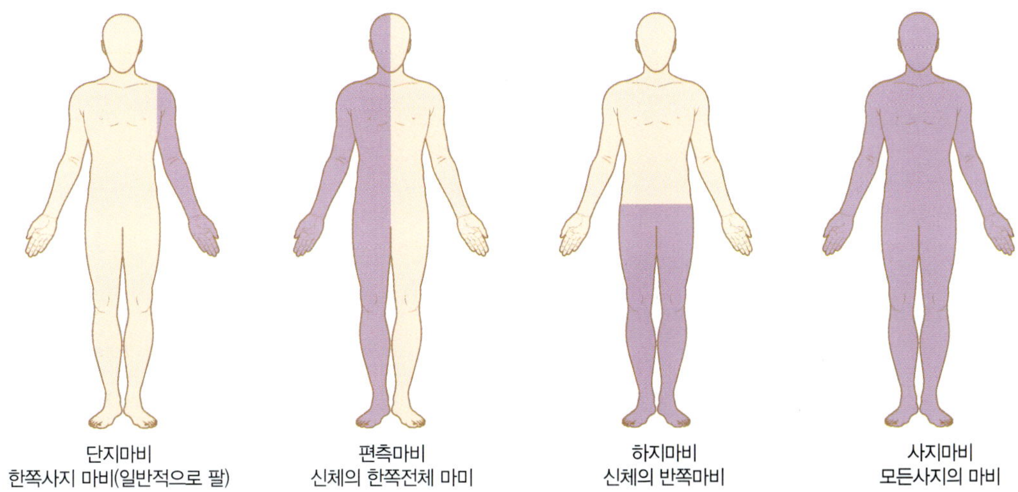

앉아 있을 수 있는 것도 바로 뼈대근육이 긴장상태를 지속적으로 유지하고 있기 때문이다.

항문조임근 같은 근육도 항상 긴장 상태로 머물러 있다. 근육의 긴장에는 소량의 에너지만이 쓰이므로 피로를 느끼지 않으며 보통은 잘 의식하지 않는다. 나이가 들어 항문이나 요도에 있는 조임근의 긴장이 느슨해지면 요실금 또는 변실금이 나타난다.

근긴장의 이상은 주로 중추신경 병변에 의해 나타나는데 이에 대한 설명은 Tip 근육 긴장을 참고하기 바란다.

4) 노화와 뼈대근육

뼈대근육이 노화되면 근육량과 근육활력이 감소하고, 신경자극에 반응하여 근육이 수축하는 데 걸리는 시간과 피로에 서 회복되는 시간이 증가한다. 근육섬유의 소실은 25세부터 서서히 시작되어 80세가 되면 전체 근육의 약 50% 정도가 소실된다. 무거운 물건을 들거나 운동을 하는 것이 근육 소실을 줄이는 데 도움이 되기는 하지만 근육섬유의 소실을 원천적으로 억제하지는 못한다. 게다가 빠른연축 섬유가 느린 연축섬유보다 훨씬 더 빨리 소실되는 경향이 있다.

근육의 힘과 수축 속도가 감소하는 주원인이 바로 급격한 빠른연축 섬유의 소실 때문이다. 노화로 인해 뼈대근육량이 급격히 감소되는 증상을 **근감소증(sarcopenia)**이라고 한다. 근감소증은 직접적으로 근력(muscle strength)의 저하를 유발하며 그 결과 각종 신체기능(physical function)의 감소 및 장애(disability)를 일으키고 사망의 위험성도 증가시킨다.

노화로 인해 신경근육이음부의 표면적이 감소함에 따라 신경세포의 활동전위가 근육섬유에 전달되는 속도도 감소한다. 따라서 근육섬유에서 발생하는 활동전위가 감소한다. 운동신경세포의 수도 감소하기 때문에 남아 있는 운동신경세포가 더 많은 근육섬유를 움직여야만 하며, 운동단위가 증가함에 따라 근육 을 정확하게 조절하지 못하게 된다.

노화가 진행되면 근육 주변의 모세혈관의 밀도를 감소시켜서 근육이 피로에서 회복하는 데 많은 시간이 소요된다. 노화와 관련된 뼈대근육의 소실은 열심히 신체활동을 하는 사람에서 현저하게 감소된다. 나이가 들수록 몸을 움직이지 않는 생활을 하게 되는데, 노인이라도 운동을 하게 되면 보다 힘 있고 활동적인 움직임을 할 수 있다.

10 심장근육

심장의 주 기능은 펌프 기능으로 주기적인 수축과 이완을 반복하여 혈액을 전신에 내보내는 펌프 작용을 함으로써 세포에 산소와 영양분을 공급하고 노폐물을 제거한다.

심장이 1분 동안 박동하는 횟수를 심장박동수라고 하는데 건강한 성인의 경우 1회에 70mL 정도의 혈액을 배출하고 1분에 약 70회를 박동하기 때문에 매분 약 5L의 혈액을 뿜어낸다.

대부분 사람은 비슷한 박동수로 평생을 수축 하게 된다. 이러한 심장박동수는 심한 운동이나 여러 가지 조건의 변화에 따라 신경이나 호르몬의 영향을 받아 변화한다. 그러나 심장의 수축 능력이 몇 분 정도만 소실이 되어도 생명이 위태롭게 된다.

이처럼 심장근육의 수축과 이완은 우리의 생명활동에 직접적으로 영향을 미치는 중요한 기능을 하고 있다. 이 단원에서는 심장기능의 구조적 기능적 특성을 알아보고 심장근육의 기계적 수축기전을 뼈대근육과 비교하여 알아본다.

1) 심장근육의 구조 및 기능

심장 근육섬유의 구조는 뼈대근육과 비슷하게 액틴 잔섬유와 미오신 잔섬유가 근육원섬유마디를 형성하지만 뼈대근육처럼 일정한 배열을 하지 않음으로, 가로무늬가 선명하지 않다(그림 7-25).

구조상으로는 가로무늬근육이면서 기능상으로는 제대로근육이어서 중추로부터의 신경이 차단되더라도 자동적으로 수축한다. 세포의 형태는 길이가 길고, 가지치기를 한 모양으로 생겼으며(길이는 약 100㎛, 직경은 15㎛), 중심부에 세포 당 한 개의 핵(단핵 세포)이 분포되어 있다.

뼈대근육과는 달리 수많은 근육섬유가 각각 독립되어 있으며, 세포와 세포사이에는 **사이원반(윤반, intercalated**

TIP 근육긴장

근육의 긴장상태는 과긴장, 저긴장, 근육긴장이상으로 구분되는데, 근육이 정상보다 과도하게 긴장되어 있는 상태를 과긴장(hypertonia)이라고 하고, 이와 반대로 근육 긴장이 정상보다 감소되어 있는 상태를 저긴장(hypotonia)이라고 한다. 과긴장은 주로 위운동신경원(상위운동신경원, upper motor neuron)의 병변으로 나타나는데 피라미드로(pyramid tract)를 포함한 위운동신경원의 병변으로 나타나는 과긴장의 형태를 강직라고 하고 바깥피라미드로(extrapyramidal tract)를 포함한 위운동신경원의 병변으로 나타나는 과긴장의 형태를 경직이라고 한다.

강직(spasticity)은 속도 의존형으로 과도한 자극에 갑작스럽게 근긴장도가 증가되며, 주동근 또는 길항근중 어느 한쪽 근육의 긴장도가 증가된 한방향성으로 저항의 형태가 나타난다. 힘줄반사(tendon reflex)도 역시 증가되며 접칼현상(clasp-knife)이 나타나는데 이 현상은 관절을 잡아당길 때 처음에는 근긴장도가 증가되어 잘 잡아당겨지지 않다가 지속적인 잡아당김에 의해 저항이 갑자기 감소되어 관절이 갑자기 굽혀지는 현상으로 접칼과 같이 버튼을 누르면 칼이 접히는 모습과 흡사하여 접칼반사라고 한다(자동차 키(key)의 버튼을 누르면 나와 있던 키가 키 박스(key box)안으로 갑자기 접혀 들어가는 것을 연상해 보자. 시대가 바뀌었으니 이러한 현상을 자동차 키 현상으로 앞으로는 불러야 될 수도 있겠다)상태로 나타난다.

경직(rigidity)은 대뇌 바닥핵(기저핵, basal ganglia)이나 시상(thalamus), 그리고 뇌줄기의 그물구성체(reticular formation)로 구성된 상위운동신경원의 추체외로계의 손상으로 나타나는 과긴장의 형태이다. 강직과는 달리 신장 시 속도와 관계없이 저항이 계속해서 나타나는 속도비의존성의 특징을 가지며, 주동근과 길항근의 동시수축으로 양방향성으로 저항이 나타난다. 건반사는 증가되지 않으며, 수동 수축 시 톱니바퀴현상(cogwheel)또는 납관형 강직(lead pipe rigidity)이 나타나는데, 이는 주동근과 길항근의 동시 수축으로 나타나는 것으로 마치 톱니바퀴가 약간씩 걸리면서 돌아가는 느낌이 나타난다.

저긴장은 아래운동신경(하위운동신경원, lower motor neuron)의 병면이나, 척수손상으로 인한 신경세포의 기능상실로 척수쇼크, 소뇌병변으로 나타날 수 있다. 또한 근육자체가 변성이 되는 근육병증(myopathy)시에도 근육긴장이 감소될 수 있다.

근육긴장이상(dystonia)은 자신의 의지와 관계없이 불수의적으로 근육이 수축하여 비정상적인 자세와 움직임을 나타내는 것을 의미하는 것으로, 지속적인 근육수축에 의해 신체의 일부가 꼬이거나 반복적인 운동이나 비정상적인 자세를 보이는 등의 증상들을 총칭하는 말이다.

구분	강직(Spasticity)	경직(Rigidity)
손상부위	피라미드로계와 주변신경로 동시 손상	바깥피라미드로계와 기저핵
속도	속도의존성: 속도가 증가하면 저항도 증가한다	속도비의존성: 속도와 관계없이 일정한 저항이 나타남
수동 운동에 재대한 저항	주동근 또는 길항근의 중 어느 한쪽 근육의 긴장도가 증가된 한방향성으로 저항 상지: 굴곡근, 하지: 신전근	주동근과 길항근의 동시수축으로 양방향성으로 저항
현상	접칼현상	톱니바퀴현상, 납관형 강직
심부건 반사(DTR)	항진	변화 없거나 약간 증가
관련 질환	뇌졸중, 척수손상, 외상성 뇌손상	파킨슨, 뇌손상 등

disk)이 있어 인접한 세포를 서로 연결해준다. 사이원반에는 **틈새이음(간극연접, gap junction)**이 형성되어 있으며, 틈새이음을 통해 연결된 단위를 **융합체(합포체, syncytium)**라고 한다. 사이원반은 **부착반점(결합체, desomosome)**에 의해 물리적으로 결합되어 있으며 심장이 혈액으로 채워질 때 압력을 견디며 수축 시 장력을 견딜 수 있게 해준다.

2) 심장근육의 특성

심장근육은 자동성, 전도성, 흥분성, 리듬성의 특성을 가지고 있다(표 7-10).

심장근육의 수축은 심방이 먼저 수축하고 심실이 수축한다. 이는 심방에 모인 혈액을 심실로 이동시키고 심실로 이동된 혈액이 순차적으로 전신순환을 할 수 있게 하기 위해서 이다. 따라서 심장의 수축은 자동적이면서 규칙적으로 일어나야 하는데 이를 **자동율동성(autorhyth-**

micity)이라고 한다.

심장 근육섬유는 심장 자체에서 규칙적인 전기자극(rhythmical electrical impulse)을 통해 활동전압을 자동적으로 생성하며 생성된 전기신호를 한 세포에서 다른 세포로 전달하여 심장 근육섬유 전체에 걸쳐 확산시켜 심장이 규칙적으로 활동하게 하는 특성을 가지고 있는데 이를 심장 근육의 **흥분성, 리듬성, 자동성, 전도성**이라고 한다.

심장의 리듬성과 자동성을 갖게 하는 것은 우심방벽의 하대정맥과 상대정맥 사이에 위치하고 있는 **굴심방결절(동방결절, sinoatrial node)**로 이는 별다른 자극 없이도 스스로 주기적으로 활동전위를 생성해 낼 수 있는 자가 흥분성을 가지고 있다(굴심방결절에는 있는 심장길잡이세포(pacemaker cell)에서 활동전위가 시작된다). 또한 다른 심장세포들 보다 가장 빠르게 흥분되어(60~100회/분) 심장전체의 수축 속도를 조절하기 때문에 **심장길잡이(pacemaker)**의 역할도 한다.

표 7-10 심장근육의 특성

구분	설명
흥분성	자극에 반응하여 활동전압을 만드는 심근 조직 특성
리듬성	굴심방결절의 심장길잡이세포에서 규칙적으로 활동전압을 발생시켜 심장근육의 수축을 조절하는 특성
자동성	굴심방결절에 있는 심장길잡이세포에 의해 자동적으로 활동전압을 만들어 심장을 스스로 수축시키는 특성
전도성	활동전위를 통해 발생한 전기신호를 한 세포에서 다른 인접 세포로 전달하는 특성

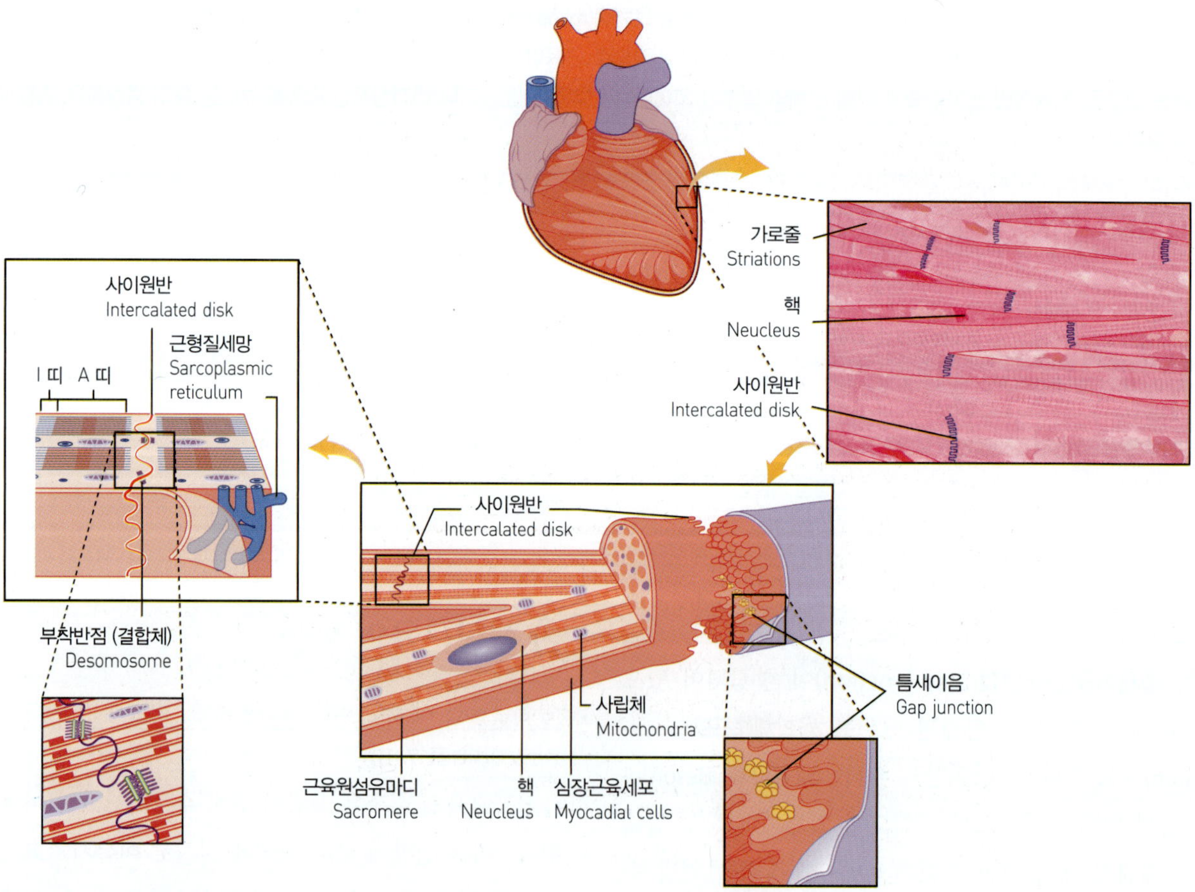

그림 7-25 심장근육섬유의 구조

(a)심장근육섬유는 가로무늬가 있으나 뼈대 근육섬유보다 선명하지 않다. 세포의 길이는 길고, 가지치기를 한 모양으로 생겼으며, 중심부에 세포 당 한 개의 핵(단핵 세포)이 분포되어 있다. (b)세포와 세포사이에 사이원반(윤반, intercalated disk)이 있어 인접한 세포를 서로 연결해주며, 부착반점(결합체, desomosome)에 의해 물리적으로 결합되어 있다. 사이원반에는 틈새이음(간극연접, gap junction)이 형성되어 있어 세포사이로 활동전위가 잘 전달되도록 해준다.

3) 심장의 활동전위 및 전도계

심장의 활동전위 및 전도계는 8장 심장순환 생리에서 자세히 설명하므로 참고하기 바란다.

4) 심장근육섬유의 흥분전달

심장근육섬유는 수많은 근육섬유가 각각 독립되어 사이원반으로 연결되어 있다. 사이원반에 있는 틈새이음은 통로형식으로 되어 있는데, 전기저항이 매우 낮아 이온들의 이동 및 전기적인 흥분이 전달되는 통로로 이용되고 있다(그림 7-26).

이러한 구조적 특 때문에 하나의 세포가 흥분하면 이 흥분이 인접한 세포로 쉽게 확산되어 심방이나 심실세포 전체가 기능적으로 하나의 세포가 수축하는 것처럼 동시에 수축하는데(심방세포 전체가 마치 하나의 세포처럼 수축한 다음 이어서 심실세포 전체가 하나의 세포처럼 수축한다) 이를 **기능적융합체(functional syncytium)**라고 한다. 심장에는 2개의 융합체가 있는데 하나는 좌심방과 우심방을 연결하고 있으며(심방 융합체), 다른 하나는 좌심실과 우심실(심실 융합체)을 연결하고 있다. 이들 융합체로 인해 심방이 먼저 수축한 다음 심실의 수축이 일어난다.

심장근육섬유의 흥분전달을 요약해보면, 굴심방굴절의 심장길잡이세포에 의해 스스로 발생한 활동전위가 사이원반의 틈새이음 통로를 통해 수축성 세포로 전달된다.

5) 심장근육의 기계적 수축과 이완

심장근육은 뼈대근육과 마찬가지로 가로세관(T-세관)과, 액틴과 미오신 잔섬유, 근육세포질그물(Ca^{2+}함유)로 구성되어 있다.

액틴 잔섬유에는 트로포미오신과 트로포닌 복합체를 가지고 있어 심장근육섬유막에 활동전위가 유발되면 뼈대근육과 마찬가지로 이들 구조물의 생리학적 반응을 통해 미오신-액틴 연결다리를 형성하여 심장근육의 수축이 일어난다(그림 7-27).

구조물과 생리적 반응들은 대부분 뼈대근육과 비슷한데 다만 뼈대근육의 경우 근육세포질그물로부터 세포질로 방출된 Ca^{2+}을 이용하여 근육의 수축을 일으키는데 비해 심장근육은 세포바깥액(세포외액, extracellular fluid)으로부터 유입되는 Ca^{2+}을 이용 한다는 차이가 있다.

심장길잡이세포에서 발생한 활동전위가 수축성 심장근육세포로 전달되면 수축성세포의 탈분극이 일어나고

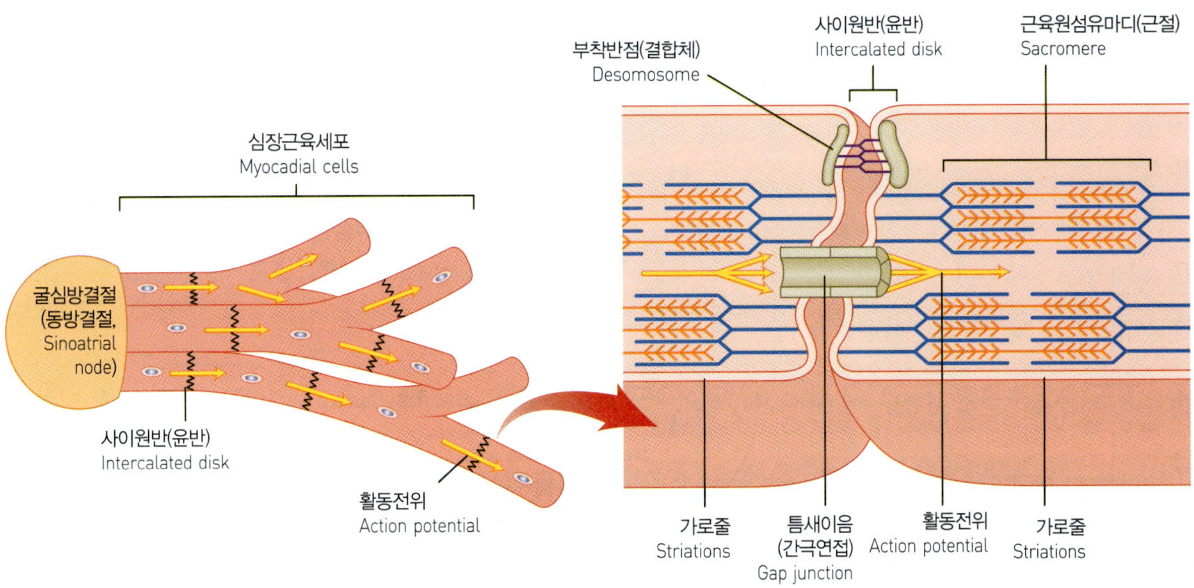

그림 7-26 심장근육섬유의 흥분전달

굴심방결절에서 시작된 활동전위는 수축성 심장근육세포로 전달되는데 세포와 세포사이에 있는 사이원반에 있는 틈새이음을 통해 인접 세포로 확산되어 심방 및 심실 전체가 마치 하나의 세포가 수축하는 것처럼 동시에 수축을 일으킨다(심방세포 전체가 마치 하나의 세포처럼 수축한 다음 이어서 심실세포 전체가 하나의 세포처럼 수축한다)

전달된 활동전위는 원형질막과 T세관을 따라 이동하며 T세관의 전압의존성 Ca^{2+} 통로(DHPR[dihydropynidine receptor]/L-type voltage-gated calcium channel)가 열리면서 세포바깥액에 있는 Ca^{2+}이 이 통로를 통해 유입된다. 유입된 Ca^{2+}은 세포질 내의 근육세포질그물에 있는 리아노딘수용체 통로(type 2 ryanodine receptor channel)를 활성화시킨다. 그러면 근육세포질그물에 있는 Ca^{2+} 은 이 통로를 따라 세포질로의 확산되어 세포질 내 Ca^{2+} 농도는 미오신-액틴 연결다리가 형성될 정도로 증가하게 된다.

이렇게 방출된 Ca^{2+}은 트로포닌 복합체(TnC)와 결합하여 미오신-액틴 연결다리를 형성하여 빠른 근절의 수축을 일으켜 심장근육은 수축된다. 이를 뼈대근육과 동일하게 **흥분-수축연결(excitation-contraction coupling)**이라고 한다(Ca^{2+}과 트로포닌복합체 결합이후의 수축 기전은 뼈대근육과 동일). 신경자극을 받았을 때 심장근육의 수축 속도는 민무늬근육 보다 빠르고 뼈대근육보다는 느리다.

심장근육섬유의 이완은 TnC에 결합되어 있던 Ca^{2+} 이 TnC로부터 분리되어 구조적인 변화를 일으켰던 트로포닌 복합체가 원상태로 되돌아온다. 이때 트로포미오신도 원래 위치로 되돌아와 노출되어 있던 미오신머리 결합부위가 차단되며 수축되어 있던 근육이 이완된다.

11 민무늬근육

1) 민무늬근육의 구조 및 기능

민무늬 근육의 구조적 특징은 뼈대근육이나 심장근육처럼 근육원섬유마디를 형성하지 않고 있기 때문에 가로무늬가 보이지 않으며, 심장근육과 마찬가지로 자동성을 가지고 있어 의지와 관계없이 운동을 하는 제대로근육으로 자율신경계의 지배를 받는다(그림 7-28).

세포의 형태는 뼈대근육이나 심장근육처럼 질서정연

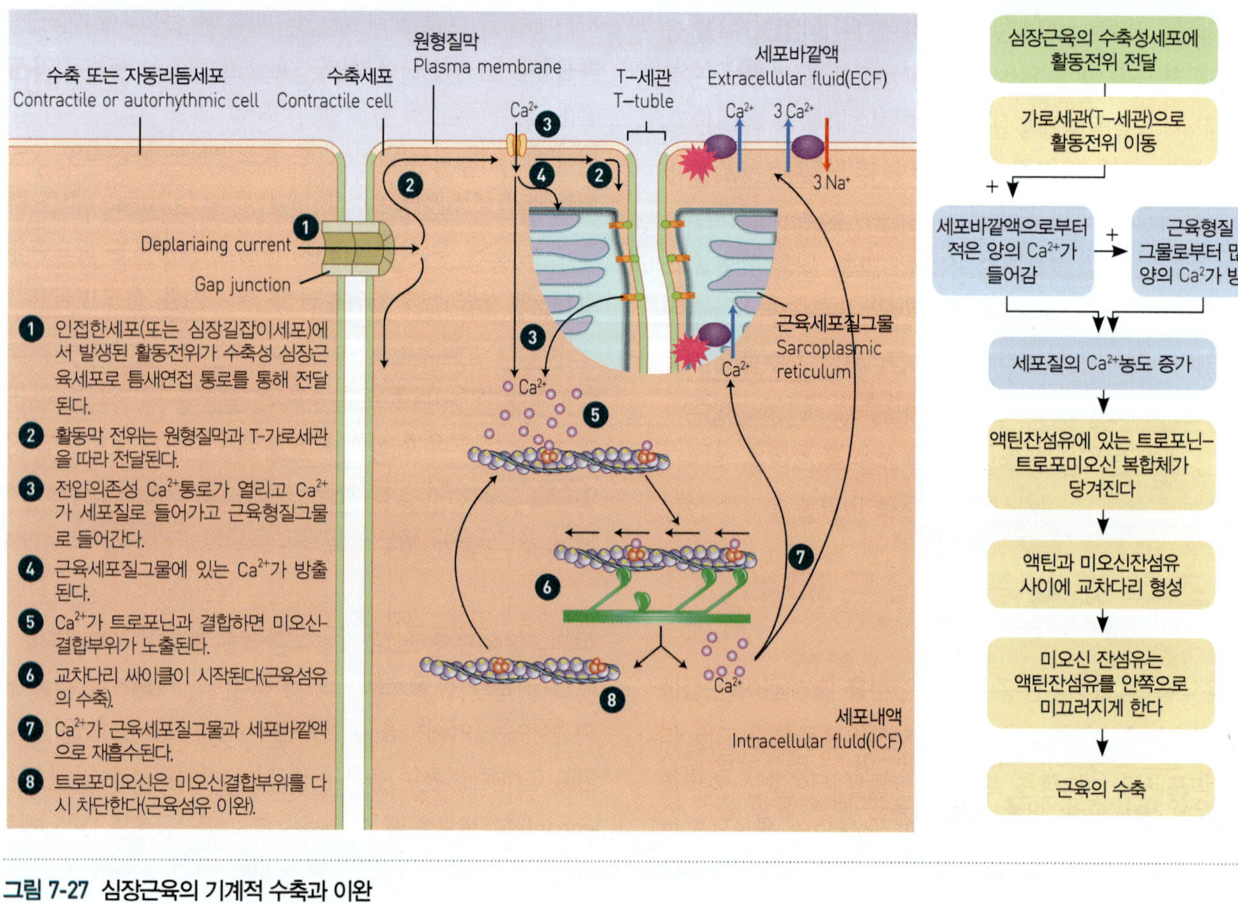

그림 7-27 심장근육의 기계적 수축과 이완

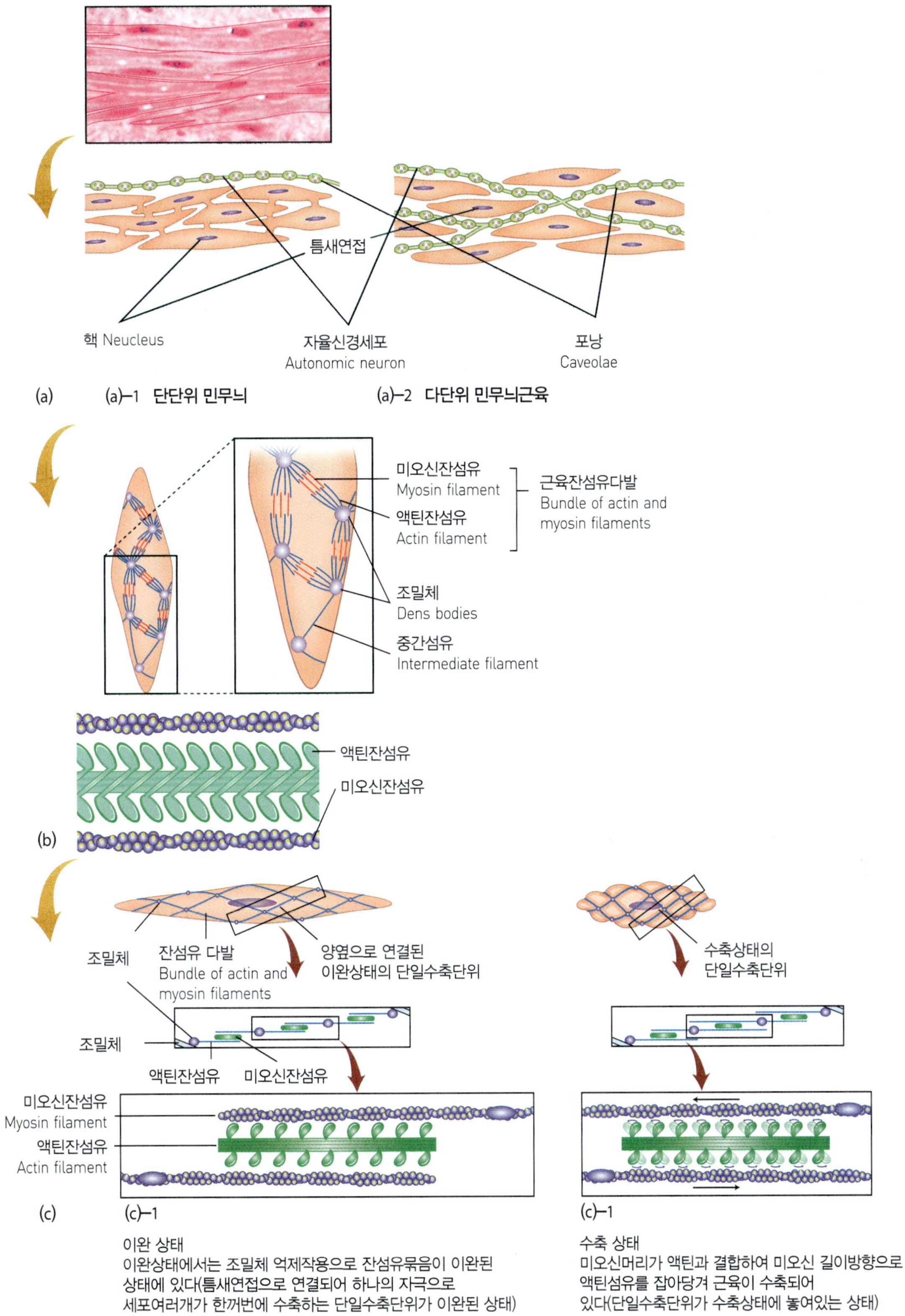

그림 7-28 민무늬근육의 상세구조

(a) 민무늬근육섬유의 종류 및 구조: 세포는 방추형의 모양을 하고 있으며 세포 당 한 개의 핵(단핵세포)이 세포의 중앙에 위치하고 있다. 세포와 세포사이는 틈새이음(gap junction)으로 연결되어 있으며, 여기를 통해 활동전위가 같은 조직 안에 있는 민무늬근육세포로 퍼져나간다.
(b) 민무늬근육섬유의 구조(액틴과 미오신): 민무늬근육섬유의 미오신은 편극성으로 되어 있으며 미오신 길이를 따라 미끄러짐이 나타난다. 액틴과 미오신이 모여있는 근육잔섬유 다발이 양옆으로 뻗어 있으며 조밀체에 연결되어 있다. 이완상태에서 이들 근육잔섬유 다발은 조밀체에 의해 억제되어 느슨한 상태에 있다.
(c) 민무늬 육의 이완 및 수축 상태

한 배열이 아닌 방추형의 모양을 하고 있으며(길이는 약 10~200㎛, 직경은 2~10㎛), 세포 당 한 개의 핵(단핵세포)이 세포의 중앙에 위치하고 있다. 근형질 내부에는 조밀체(dense body)가 있으며 이를 중심으로 근육잔섬유다발(bundle of actin and myosin filaments)이 놓여져 있다.

또한 근육세포질그물이 근형질 전체에 걸쳐서 느슨하게 형성되어 있으며 가로세관도 존재하지 않는다. 기능은 소화기관의 연동운동을 통해 음식물을 이동하거나, 혈관을 수축시켜 혈액을 조직으로 이동시키는 등, 심장근육과 함께 생명활동 필요한 기능을 한다. 심장을 제외한 속빈장기의 벽(위장 관, 혈관, 자궁, 방광 등)을 형성하며, 피부와 눈에서도 발견된다.

2) 민무늬근육의 분류

민무늬근육은 단단위민무늬근육(sing-unit smooth muscle)과 다단위민무늬근육(multi-unit smooth muscle)으로 구분된다.

단단위민무늬근육은 방광이나 소화기관의 벽을 이루고 있으며 민무늬근육세포들이 서로 모여 근육층을 형성한다. 이 세포 들 사이에는 틈새이음(간극연결, gap junction)이라는 특화된 세포 사이연결이 발달되어, 활동전위가 같은 조직 안에 있는 민무늬근육세포로 퍼져나간다. 따라서 같은 조직 안의 민무늬근육세포들은 마치 하나의 근육처럼 동시에 수축할 수 있는데 이를 단일수축단위(one contractile unit)라고 한다. 즉, 심장근육에서와 같이 근육섬유들이 서로 기능적융합체를 형성하고 있다. 또한 심장근육처럼 심장길잡이 세포를 가지고 있어 불규칙하지만 자발적으로 수축할 수 있는 자동성을 가지고 있다.

다단위민무늬근육은 큰 혈관의 벽이나 홍채(iris)와 섬모체근 및 혈관의 벽을 구성하고 있으며, 틈새이음이 없어 단단위민무늬근육에서 처럼 모든 근육세포가 수축되지는 않는다. 즉, 1개의 근육섬유가 자극을 받으면, 그 섬유만 수축하게 되며, 자동성이 없어 평상시에는 그대로 있다가 자율신경에 의해 활성화 된다.

3) 민무늬근육의 자동성

민무늬근육세포의 안정막전위(-30~-75mV)는 느린 탈분극과 재분극 사이의 변동을 거듭하고 있어서 주기적이며 자발적으로 활동전위를 발생하여 수축한다. 즉, 흥분의 재분극 끝에서 다음 흥분의 시작 사이에서 막전위의 재분극 상태가 점차적으로 진행되어 어느 크기에 도달하면, 이것이 원인이 되어 다음의 활동전위를 유발한다. 따라서 민무늬근육은 지배신경의 흥분이도달하지 않아도 자발적으로 흥분발사를 되풀이하여 수축을 반복하게 된다. 이러한 민무늬근육의 자발적 수축을 자동성(automatism)이라고 한다. 자동성은 단단위민무늬근육에만 있고 다단위민무늬근육에는 없다.

4) 민무늬근육의 가소성

가소성이란 민무늬근육이 길이가 늘어난 후에도 같은 장력을 유지하는 성질로 방광에 소변의 양이 늘어나더라도 방광의 내압은 별로 늘어나지 않는데 이는 소변의 양이 늘어나더라도 여기에 맞게 민무늬근육의 길이가 늘어나기 때문이다. 따라서 방광내압의 상승없이도 많은 양의 소변을 저장 할 수가 있다.

5) 민무늬근육의 기계적 수축

민무늬 근육의 수축은 뼈대근육처럼 액틴과 미오신 잔섬유의 미끄럼운동을 통해 이루어지지만 뼈대근육과는 달리 한쪽방향으로 돌아가는 톱니바퀴형태의 미끄럼운동이 일어나는 것이 특징이다(그림 7-29). 민무늬 근육과 뼈대근육의 기계적 수축의 비료는 그림 7-30에 제시하였다.

이상으로 뼈대근육과 심장근육, 그리고 민무늬근육에 대한 근육생리에 대해 설명하였다. 이들 근육들의 구조적, 생리학적 특징과 기능들에 대해 표 7-11에 요약하였다.

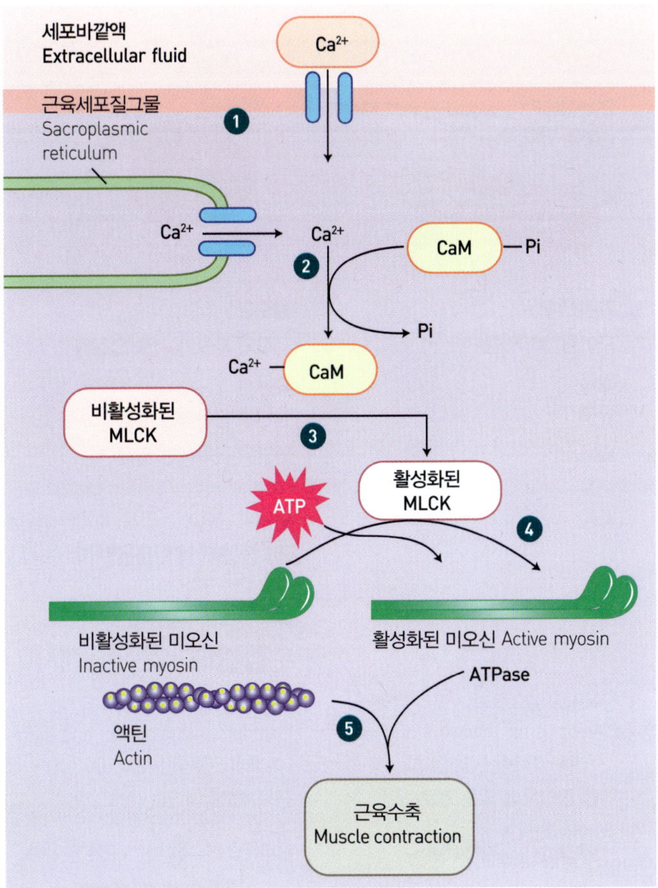

1. 뼈대근육과 같이 Ca^{2+}에 의해서 조절되지만 뼈대근육과는 달리 대부분의 Ca^{2+}이 세포바깥액으로부터 들어와(뼈대근육은 근육세포질그물에서 유리) 세포질로 방출된다.
2. 민무늬근육에는 뼈대근육처럼 트로포닌이 없다. 대신에 Ca^{2+} 친화성 단백질인 칼모듈린(calmodulin, CaM)이 있어 Ca^{2+}이 칼모듈린과 결합한다(C^{2+}-CaM).
3. 미오신 가벼운사슬 키나아제(myosin light chain kinase, MLCK)를 활성화시킨다.
4. 활성화된 MLCK는 ATP 를 ADP와 Pi로 분해시켜 인산염을 미오신 머리로 전이시키고, 미오신 가벼운사슬을 인산화(phosphor ylation, 어떤 물질에 인산이 붙는 반응)시킨다.

그림 7-29 민무늬근육의 기계적 수축

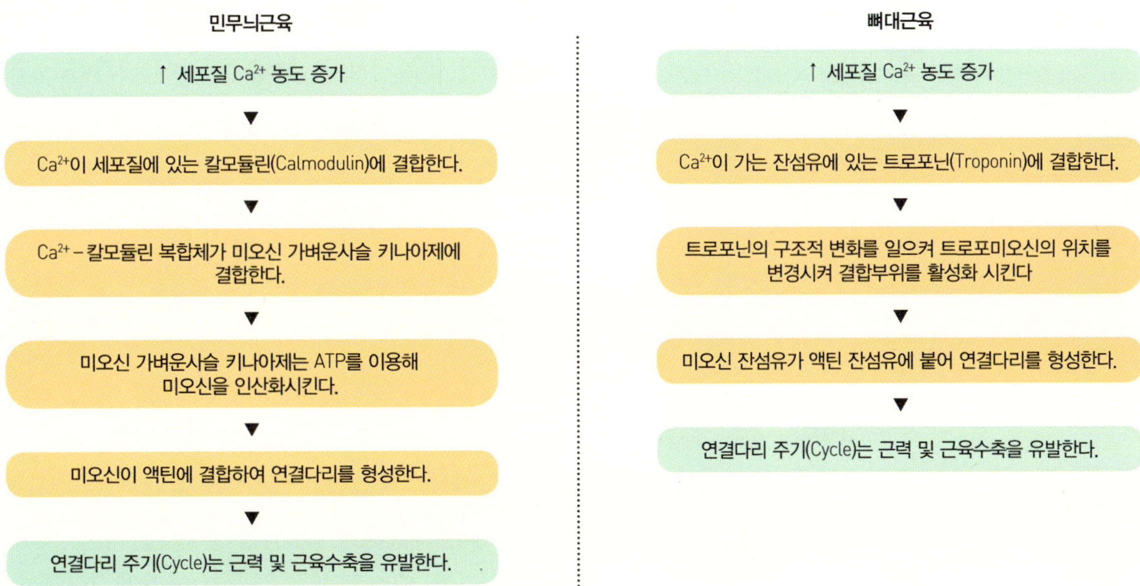

그림 7-30 뼈대근육과 민무늬근육의 기계적 수축 비교

표 7-11 근육의 종류 및 요약 정리

특성	뼈대근육	심장근육	민무늬근육
결합조직 구성 (Connective tissue components)	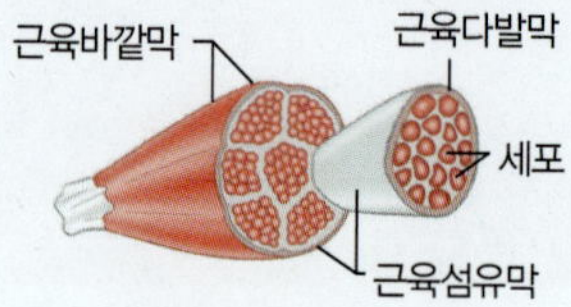	근육섬유막이 심장의 섬유성 뼈대에 붙어 있다. 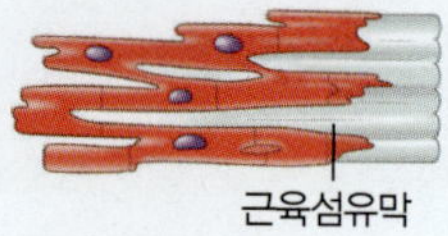	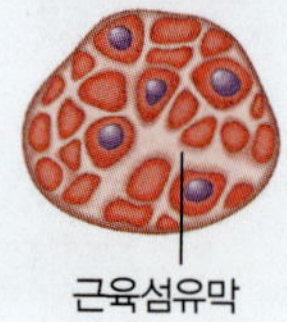
세포 형태	길고 원주형	가지선 모양	방수형
특이사항	-	사이원반이 있음	세포와 세포가 서로 연결됨
가로무늬	있다	있다	없다
자동성(Rhythmic contraction)	없음	있음	단단위 근육에만 있음
길잡이의 존재(Preance of pace maker)	없음	없음	단단위 근육에만 있음
신경근육이음부의 존재 (Preance of neuromuscular junction)	있음 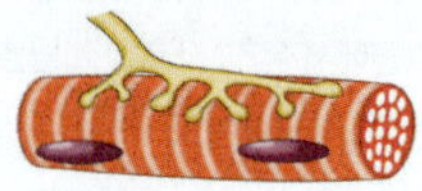	없음	단단위 근육에는 없음. 하지만 다단위 근육(Multi-unit muscle)에는 있음. 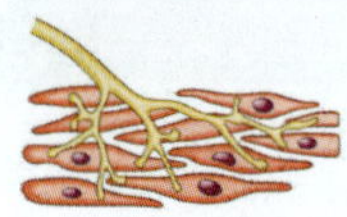
Ca^{2+}의 근원 (Source of Ca^{2+} for calcium pulse)	근육세포질그물 (Sarcoplasmic reticulum)	근육세포질그물과 세포바깥액 (Sarcoplasmic reticulum and extra-cellular fluid)	근육세포질그물과 세포바깥액 (Sarcoplasmic reticulum and extra-cellular fluid)
Ca^{2+} 조절부위 (Site of Ca^{2+}regulation)	액틴 잔섬유에 있는 트로포닌 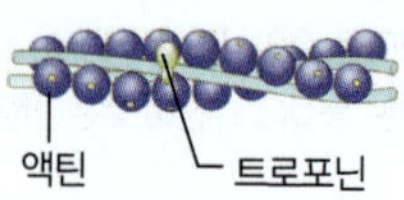	액틴 잔섬유에 있는 트로포닌 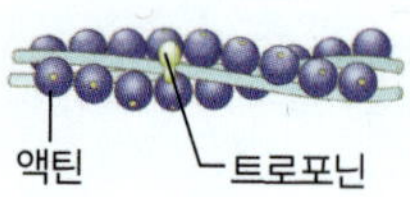	근육세포질에 있는 칼모듈린 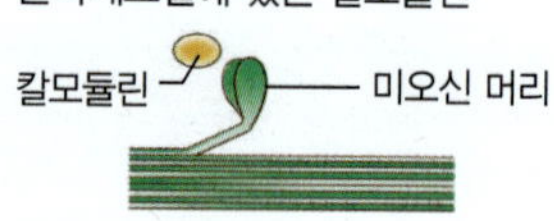
조절	수의적 조절	불수의적 조절	불수의적 조절
기능	몸을 움직임, 뼈대를 움직임	심장을 수축시켜 혈액을 박출함	기관 및 도관을 압박함
수축속도(Speed of contraction)	느림에서 빠름 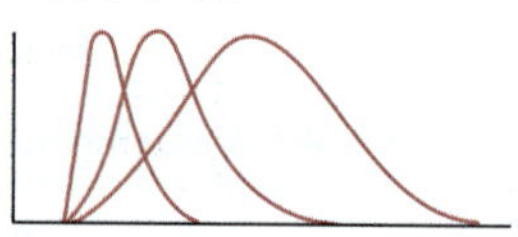	느림 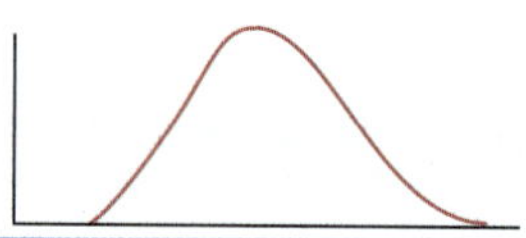	매우 느림 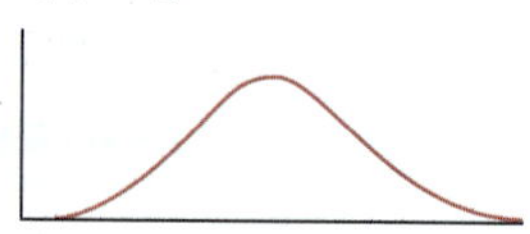

>> 요 약

1. 근육은 인체에서 (　　　　), (　　　　), (　　　　), 혈관과 소화기관의 수축, 심장의 수축의 기능을 한다.
2. 근육세포를 (　　　　)라고도 한다. 근육세포와 (　　　　)는 동의어로 사용된다.
3. 근육세포는 근육세포의 세포막(cell membrane)인 (　　　　) 싸여 있다.
4. 근세포막 안쪽 표면을 따라서는 (　　　　)이라는 T자 모양의 가는 관이 일정한 간격으로 배열되어 있다. (　　　　)은 구조적으로 근세포막의 함입부에 형성되어 있으며 신경근이음부에서 전달된 활동전위를 근세포(=근육섬유)로 전달하는 역할을 한다.
5. (　　　　)는 액틴, 트로포닌, 트로포미오신 단백질 집합체로 구성되어 있다(가는잔섬유로도 불린다).
6. (　　　　)는 근수축의 구조적 · 기능적 기본단위이다. 근육원섬유마디를 광학현미경으로 확대해 보면 어둡고, 밝은 띠(band) 모양의 연속체를 확인할 수 있다. 이러한 띠는 액틴과 미오신 잔섬유들이 서로 교차하여 배치되어 있기 때문에 나타난다.
7. (　　　　)는 많은 모세혈관 분포와 산소를 운반하는 단백질인 혈색소와 혈색소에서 받은 산소를 근육 조직으로 이동시켜주는 미오글로빈을 풍부하게 가지고 있다.특성때문에 근육섬유가 적색으로 보여 적색근이라고하며 중력에 대해 자세유지와 같은 근지구력 형태의 활동에 적합하여 항중력근 또는 자세유지근이라고 한다.
8. (　　　　)는 무산소성 해당과정을 통해 적은 양의 ATP(2mol/ml)를 생성하므로 상대적으로 적은 사립체와 모세혈관분포, 혈색소 및 미오글로빈을 가지고 있어 근육섬유가 창백(pale)하게 보여 백색근(whitemuscle)이라고도 하고, 빠른 수축을 하기 때문에 속근이라고도 한다.
9. 뼈대근육은 (　　　　)를 통해 신경지배 된다. (　　　　)란 하나의 운동신경세포와 그것이 지배하는 근육섬유 군(group)으로 척수 앞뿔에서 나온 α-운동신경세포(α-MN, α-motor neuron)의 축삭 끝이 여러 갈래로 갈라져 수십 개 또는 수천 개의 근육섬유를 지배한다.
10. 개별 근육섬유는 문턱 값 이하의 자극을 가할 때는 반응이 일어나지 않으나 문턱 값 이상의 자극이 주어지면 반응이 일어난다. 하지만 그 이상의 자극을 가해도 반응의 크기에는 변화가 없는 것을 (　　　　)이라고 한다.
11. FF-MU는 큰 운동단위와 높은 신경지배비율(　　　　)을 가지고 있다. 운동신경세포의 특징은 큰 세포체와 굵은 축삭을 가지고 있으므로 전달속도가 상대적으로 빠르다(　　　　). 신경과 연결된 근육섬유 종류는 빠른 해당계 섬유 Type Ⅱ이며, 정점근력(peak force)에 도달하는 시간이 빠르며 크기도 크다. 반면에 근피로에 대한 저항은 낮아 쉽게 피로해진다.
12. 근수축의 힘은 운동단위의 동원 순서에 의해 조절된다. 동일근육 내의 여러 개의 운동단위가 하나의 목적을 위해 일정한 순서대로 활성화되는 것을 동원이라고 하며 운동단위가 동원되는 순서는 (　　　　)에 의해 순차적으로 나타난다
13. 뼈대 근육이 신경세포로 부터의 흥분전달을 통해 수축되는 과정을 기계적 수축이라고 한다. 기계적 수축 과정은 신경근이음부의 흥분전달 → 흥분-수축 연결 → (　　　　) → 이완 순으로 일어난다.
14. 근육섬유는 크게 무산소과정과 유산소성 대사과정을 통해 에너지를 공급받는다. 무산소성 과정은 다시 (　　　　)시스템과 해당시스템로 구분된다.
15. 심장근육은 (　　　　), (　　　　), (　　　　), (　　　　)의 특성을 가지고 있다.
16. 심장의 리듬성과 자동성을 갖게 하는 것은 우심방벽의 하대정맥과 상대정맥 사이에 위치하고 있는 굴심방결절로 이는 별다른 자극 없이도 스스로 주기적으로 활동전위를 생성해 낼 수 있는 자가 흥분성을 가지고 있다. (　　　　)에는 있는 심장길잡이세포 또한 다른 심장세포들 보다 가장 빠르게 흥분되어 심장전체의 수축 속도를 조절하기 때문에 심장길잡이의 역할도 한다.

>> 참고문헌

1. 생리학(4판), 한국해부생리학교수협의회, 2012.
2. 인체생리학(4판), 범진필 외 8인 공저, 정문각, 2010.
3. 인체 구조와 기능, 박대균 외 공역, JMK, 2015.
4. Bioimpedance and bioelectricity basics(2ed.)Sverre grimnes and Orjan Grottem Martinsen, Academic press, 2011.
5. Seeley's Essentials of Anatomy and Physiology(8ed), Cinnamon VanPutte, Jennifer Regan, Andrew Russo, Mc Graw Hill, 2012.
6. Neurophysiological basis of movement(2ed.), Mark Latash, Human Kinetics, 2007.
7. 보건의료인을 위한 생리학 이한기 외 11인 공저, 수문사, 2012

사례

Case 1 » 왜 뒤시엔느 근육위축증(duchenne muscular dystrophy)을 일으킬까?

환자병력

4세 남자 아이 A군의 부모는 자신의 아이가 또래 아이보다 잘 걷질 못하고, 다리의 근력이 약한 것을 알게 되었다. 초등학교에 입학할 무렵에는 점점 심해져 앉기, 서기, 계단 오르기뿐만 아니라 엄마가 업고 학교에 갈 상황에 이르렀다. A군은 행동이 굼떴고 자주 넘어졌으며, 자리에서 일어날 때는 손을 무릎에 짚고 일어서야만 했다. 병원에 방문하여 진찰한 결과 뒤시엔느 근육위축증으로 진단받았다.

– 원인

이 질환은 X 염색체에 있는 유전자 이상으로 인한 성염색체 유전질환으로서, 어머니가 그 유전자를 가지고 있다. 출생하는 남자 아이에서 훨씬 더 많이 빈발하며, 미국에서의 발생빈도는 3,000명당 한 명 정도이다. 디스트로핀(dystrophin)이라는 단백질을 생산하는 유전자는 근원섬유를 세포막에 있는 다른 단백질과 연결시켜서 이들의 활동을 조절하고, 근육세포가 물리적인 손상을 받는 것을 보호하는 역할을 한다. 뒤시엔느 근육위축증 환자에서는 디스트로핀을 만드는 유전자가 소실되어 제 기능을 하지 못하게 됨에 따라 진행성 근육마비와 구축을 일으킨다(그림 1).

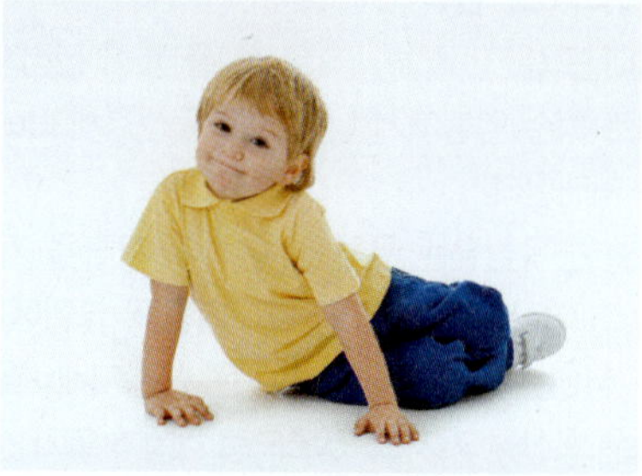

그림 1 뒤시엔느 근육위축증

– 증상

전형적인 증상으로는 근육의 위축이 종아리근육(가성비대)에서 시작되어 걸음걸이가 서툴게 된다. 허리와 볼기부 근육이 약화됨에 따라 앉아 있다가 일어설 때 팔과 다리를 모두 사용하여 엎드렸다가 일어서는 Gower's 징후를 볼 수 있다(그림 2). 근육위축 증상이 나타난 뒤 3~5년이 지나면 팔이음 부위의 근육까지도 약화된다. 근육위축이 진행됨에 따라 근육섬유들은 결합조직으로 대체되기 때문에 근육의 탄력성이 사라지고 근육의 구축현상이 나타난다. 근육의 구축으로 몸의 움직임이 상당히 제한되고 뼈대에도 심각한 변형이 초래된다. 뒤시엔느 근육위축증을 앓고 있는 아동이 10~12세가 되면 아예 걸을 수 없게 되고 20세를 넘겨 생존이 어렵다. 이 근육병은 근육위축증이 지속적으로 진행되는 질병이라 현재까지는 효과적인 치료방법이 없다. 단지, 물리치료로 근육의 위축을 지연시키는 운동치료와 일상생활 활동 훈련으로 그 속도를 늦출 수 있다.

• 뼈대계통

근육의 구축에 의해 뼈대계통의 심한 변형, 즉 정상 호흡이 어려울 정도로 척주옆굽음증과 척주뒤굽음증이 생긴다.

• 신경계통

약간의 지능저하가 동반되기도 하는데, 어떤 연구에 의하면 디스트로핀이 신경세포의 연접 발달에 중요한 역할을 담당하기 때문이라고 보고되었다.

- 호흡계통

가슴우리 변형과 호흡근육의 마비로 인해 감기, 폐렴 같은 호흡기 감염이 빈발한다. 결국 호흡운동의 약화로 숨쉬기가 어려워져 뒤시엔느 근육위축병 아동의 사망 원인이 된다.

- 심혈관계통

이 질환은 심장근육도 손상시켜 결국 심장기능이 상실된다. 뒤시엔느 근육위축병 아동의 사망 원인 중 가장 치명적인 것이 심장병이다.

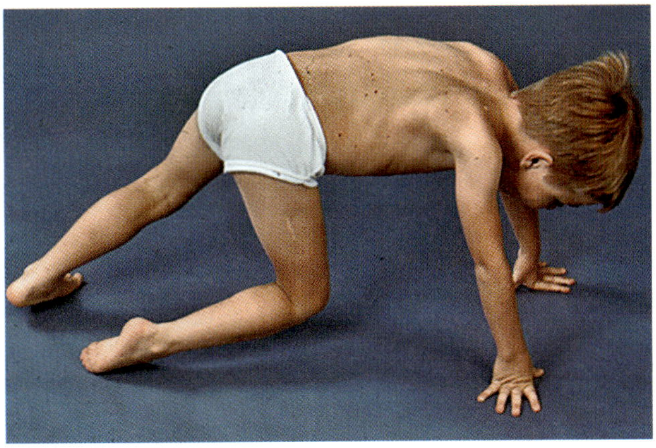

그림 2 Gower's 징후

사례

Case 2 » 왜 중증근무력증(myasthenia gravis)을 일으킬까?

환자병력

어느 날 43세 A씨는 빨대로 음료수를 빨 때 오른쪽으로 입술을 돌리지 못하여 음료수를 흘리게 되었다. 이때 자신의 얼굴근육이 제대로 움직이지 않는 것을 깨달았다. 며칠 후, 왼쪽 얼굴근육도 제대로 움직이지 않았고, 왼쪽 눈꺼풀이 처지고 말이 어눌해졌다. 병원을 방문하여 혈액검사를 한 결과, 아세틸콜린 수용체에 대한 항체가 발견되어 중증근무력증이 확진되었고, 항콜린제 네오스티그민을 처방받고 어느 정도 증상이 잠시 호전되었다. A씨는 현재 근육의 약화가 전신으로 진행되어 물리치료, 작업치료가 의뢰된 상태이다.

- 원인

중증근무력증은 자가면역질환 중 하나로 신경근육이음부에서 근육에 존재하는 아세틸콜린 수용체(acetylcholine receptors)에 대한 항체가 체내에서 생성되어, 수용체 수가 적어지면 근육을 지속적으로 수축시키지 못해 근육의 약화와 피로가 발생한다(그림 3).

- 증상

주 증상으로는 근력이 약화되고 근육이 쉬 피로해진다. 특히 눈꺼풀이나 눈바깥근육의 근력 약화로 눈꺼풀처짐(안검하수)과 겹보임(복시)이 발생하고(그림 4), 발음곤란, 삼킴장애, 얼굴과 팔다리근육의 약화가 동반된다.

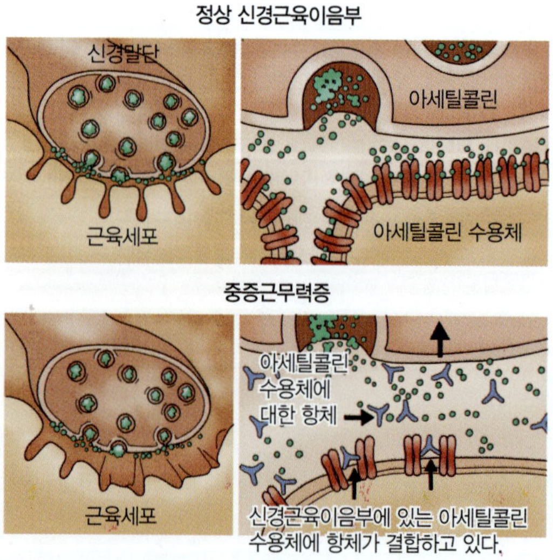

그림 3 중증근무력증의 발생기전

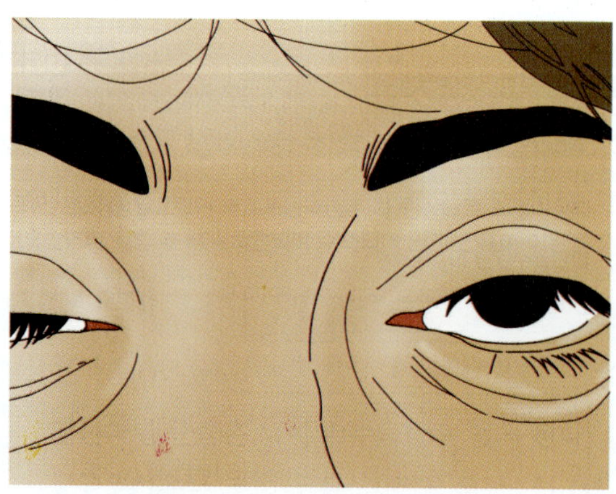

그림 4 중증근무력증 환자의 눈꺼풀처짐

- 이문영 교수

CHAPTER 08

심장순환 생리

학습목표

1. 심장주기, 심음 등 심장의 활동과 기능을 이해할 수 있다.
2. 심장의 활동전위, 전도계통, 심전도 등 심장의 생리적 기전을 이해할 수 있다.
3. 온몸순환, 허파순환, 태아순환 등 혈액순환의 종류를 이해할 수 있다.
4. 혈관의 종류와 특징을 이해할 수 있다.
5. 혈액의 구성과 기능을 이해할 수 있다.
6. 적혈구의 특징과 생리적 특성에 대해 이해할 수 있다.
7. 백혈구의 종류와 각각의 특성에 대해 이해할 수 있다
8. 혈소판의 특성과 혈액응고과정을 이해할 수 있다.
9. 면역의 개념과 종류를 알고 분류할 수 있다.
10. 과민반응과 자가면역 등 면역이상의 종류와 특징을 이해할 수 있다.

의학용어

1. 삼첨판막(삼첨판, tricuspid valve), 이첨판막(이첨판, bicuspid valve), 대동맥판막(대동맥판, aortic valve), 허파동맥판막(폐동맥판, pulmonary valve), 율동성(rhythmicity), 흥분성(excitability), 전도성(conductivity), 수축성(contractivility)
2. 탈분극기(depolarization phase), 편평기(plateau phase), 재분극기(repolarization phase)
3. 온몸순환(체순환, systemic circulation), 허파순환(폐순환, pulmonary circulation)
4. 알부민(albumin), 글로불린(globulin), 섬유소원(fibrinogen)
5. 적혈구(erythrocyte), 백혈구(leukocyte), 혈소판(platelet)
6. 중성구(neutrophil), 호산구(eosinophil), 호염기구(basophile), 단핵구(monocyte), 림프구(lymphocyte)
7. 선천면역(innate immunity), 후천면역(acquired immunity), 비특이면역(nonspecific resistance), 특이면역(specific immunity)
8. 세포매개면역(cell-mediated immunity), 체액면역(humoral immunity)

우리 몸은 약 100조 개의 세포로 구성되어 있다. 이 많은 세포들이 살아가기 위해서는 각 세포마다 산소와 영양분의 공급이 필요할 뿐만 아니라 대사로 인해 생성된 노폐물도 제거되어야 한다. 이를 위해 존재하는 것이 바로 심장혈관계통과 혈액이다. 심장은 혈액 순환을 관장하는 기관으로, 주기적인 수축과 이완을 반복하여 혈액을 온몸에 내보내는 펌프 작용을 하게 된다. 이런 심장의 수축하는 힘으로 뿜어진 혈액은 동맥과 모세혈관, 정맥들을 통해 여러 장기와 세포로 산소와 이산화탄소, 영양분, 노폐물, 호르몬 등을 운반하게 된다. 또한 혈액은 수분이나 전해질, 삼투압, pH, 체온조절 등 항상성 조절을 하며, 백혈구를 포함하고 있어 여러 면역기관과 함께 몸을 보호하고 질병을 예방하는 면역의 역할도 담당한다. 한편 림프기관은 제2의 순환계통으로 모세혈관에서 유출된 체액 및 단백질로 구성된 림프를 림프관을 통하여 혈액으로 다시 보내는 과정으로, 면역의 역할과 삼투압 조절 및 순환의 보조적인 역할을 담당한다. 이 단원에서는 심장, 혈관 및 림프순환, 혈액 및 면역에 대한 전반적인 내용을 알아보고자 한다.

01 심장

1) 심장의 구조

심장은 혈액순환을 담당하는 근육기관으로, 크기는 자신의 주먹크기 정도이고, 2/3가 정중선보다 왼쪽으로 치우쳐 있으며, 무게는 약 250~300g 이다. 심장에서 둥근 모양으로 돌출된 부분인 **심장꼭대기(심첨, apex)**는 왼쪽 가슴 부위의 다섯째갈비뼈와 여섯째갈비뼈 사이에 위치하고, 이 부분의 반대쪽이면서 크고 편평한 부분인 **심장바닥(심저, base)**은 둘째갈비뼈와 셋째갈비뼈 사이에 위치하며 심장으로 큰 혈관이 출입하는 곳이다(그림 8-1).

심장은 근육성 펌프로 크게 네 개의 방, 즉 위쪽에 위치하는 오른심방(우심방, right atrium)과 왼심방(좌심방, left atrium), 아래쪽에 위치하는 오른심실(우심실, right ventricle)과 왼심실(좌심실, left ventricle)로 구성되어 있다(그림 8-2).

두 개의 심방은 각각 정맥으로부터 혈액을 받아들인다. 심방은 정맥을 통해 들어온 혈액이 수축을 통하여 심실로 보내는 기능을 한다. 오른심방으로는 심장 자체에서 영양분을 공급했다가 모여든 혈액이 들어오는 심장

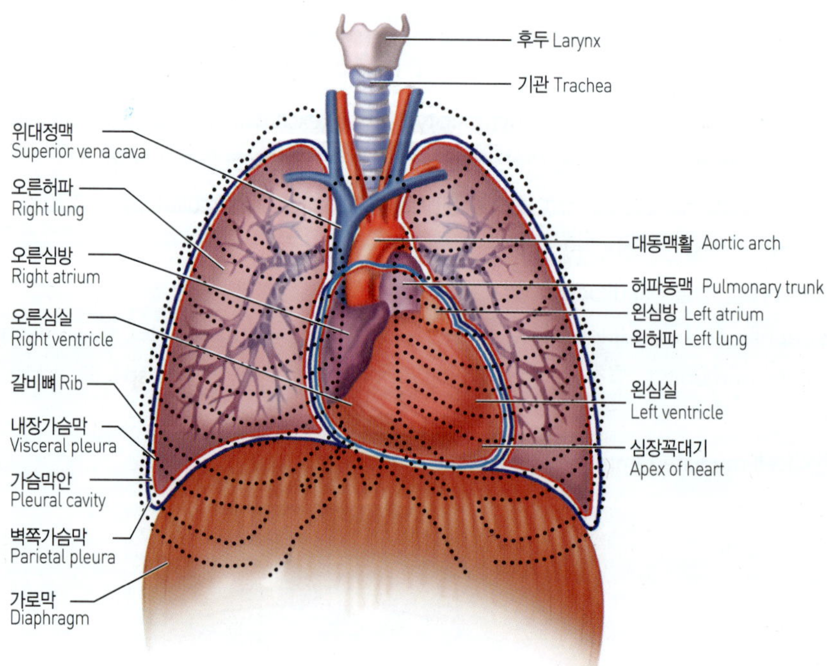

그림 8-1 심장의 위치

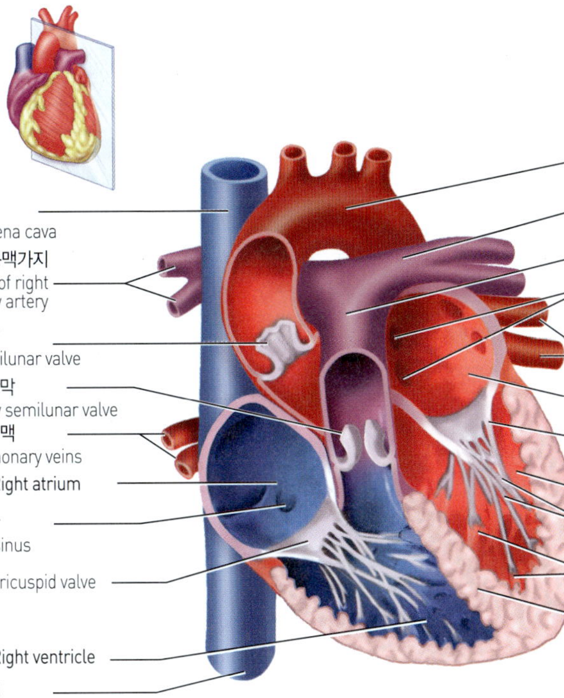

그림 8-2 심장 내부의 해부학

정맥굴과 온몸에서 온 혈액인 위대정맥과 아래대정맥, 총 세 개의 정맥에서 혈액이 들어온다. 왼심방으로는 허파에서 시작하는 두 쌍으로 이루어진 허파정맥의 혈액이 들어온다.

두 개의 심실은 온몸으로 혈액을 뿜어내는 역할을 하는 주요한 부분이다. 심실의 수축력에 의하여 혈액은 동맥을 거쳐 온몸으로 순환을 할 수 있게 된다. 오른심실은 허파동맥으로 왼심실은 대동맥으로, 각각 한 개의 큰 혈관과 연결된다. 왼심실은 산소가 풍부한 혈액을 온몸으로 보내기 위하여 높은 압력으로 펌프를 하여야 하기 때문에 오른심실보다 더 두껍고 강력하게 수축하여 더 높은 혈압을 생산한다.

심방에서 심실로 이동한 혈액의 역류를 방지하기 위하여 방실판막이라는 구조물이 존재한다. 오른심방과 오른심실 사이에는 **삼첨판막(삼첨판, 오른방실판막, tricuspid valve)**이 존재하며, 왼심방과 왼심실 사이에는 **이첨판막(이첨판, bicuspid valve)** 또는 **왼방실판막(승모판, mitral valve)**이 존재한다. 삼첨판막과 이첨판막은 심실의 원뿔 모양의 근육기둥인 꼭지근육(유두근, papillary muscle)에서 시작된 강력한 힘줄끈(건삭, chordae tendineae)에 의해 연결되어 있다. 이는 심실의 수축 시 꼭지근육도 동시에 수축하여 판막이 심방쪽으로 열리는 것을 방지한다(그림 8-3).

대동맥이 시작하는 입구에는 **대동맥판막(대동맥판, aortic valve)**이, 허파동맥이 시작하는 입구에는 **허파동맥판막(폐동맥판, pulmonary valve)**이 존재한다. 대동맥판막 및 허파

표 8-1 심장의 판막

위치	오른심장	왼심장
심실 - 혈관	허파동맥판막(폐동맥판, pulmonary valve) (오른심실 → 허파동맥)	대동맥판막(대동맥판, aortic valve) (왼심실 → 대동맥)
심방 - 심실	삼첨판막(삼첨판, tricuspid valve) 또는 오른방실판막	이첨판막(이첨판, bicuspid valve) 또는 왼방실판막(승모판, mitral valve)

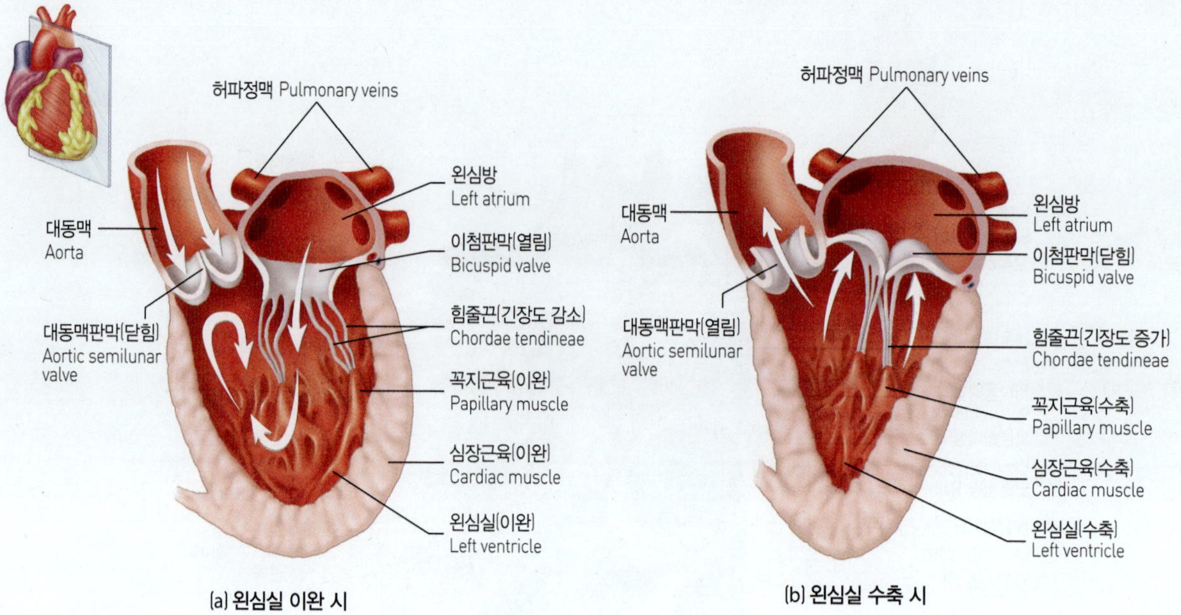

그림 8-3 심장판막의 기능

동맥판막은 **반달판막(반월판, semilunar valve)**이라고도 부른다. 이 판막은 심실의 수축 시 열리고, 심실의 이완 시 혈액의 역류를 방지하기 위하여 닫히게 된다.

2) 심장의 기능

심장의 주 기능은 펌프 기능으로 주기적인 수축과 이완을 반복하여 혈액을 온몸에 내보내는 펌프 작용을 하게 된다. 심장이 1분 동안 박동하는 횟수를 심장박동수라고 하는데, 건강한 성인의 경우 1회에 70mL 정도의 혈액을 배출하고 1분에 약 70회를 박동하기 때문에 매 분 약 5L의 혈액을 뿜어낸다. 대부분 사람의 심장은 비슷한 박동수로 평생을 수축하게 된다. 이러한 심장박동수는 심한 운동이나 여러 가지 조건의 변화에 따라 신경이나 호르몬의 영향을 받아 변화한다. 그러나 심장의 수축 능력이 몇 분 정도만 소실이 되어도 생명이 위태롭게 된다.

또한 심장근육은 결절조직, 심장전도근육조직 및 가로무늬근육으로 형성되어 있고, 율동성(rhythmicity), 흥분성(excitability), 전도성(conductivity), 수축성(contractivility)이라는 특성을 가지고 있다.

표 8-2 심장근육의 특성

특성	내용
율동성(rhythmicity)	심장 박동을 규칙적, 자발적으로 시작하게 하는 능력
흥분성(excitability)	심방에 자극이 가해지면 심장 박동을 시작하는 심근세포의 능력
전도성(conductivity)	심장이 자극을 받을 때 세포막을 따라 수축자극을 전달하는 능력
수축성(contractility)	자극에 대해 수축하는 반응

3) 심장주기

심장주기는 심장이 수축을 시작할 때부터 다음 수축이 시작 될 때까지로 이루어진다. 즉 심방의 수축, 심실의 수축 및 확장이 하나의 주기를 형성하게 된다. 정상인의 심장주기는 약 0.8초이며, 안정 시 심방수축기는 0.11초, 심실수축기는 0.27초, 심실확장기는 0.42초이다. 각 시기를 세분화하면 총 7단계로 나눌 수 있다. 먼저 ①**심방수축기**는 왼심방에 있는 혈액이 왼심실로 들어가는 시기로 심방의 수축이 일어나는 시기이다. 다음 단계는 ②**등용적 성 심실수축기**로, 방실판막과 대동맥판막이 닫힌 채로 왼심실이 수축을 지속하여 혈액의 부피 변화는 없으면서 심실 내의 압력이 증가되는 시기를 말한다. 왼심실의 압력이 대동맥 압력보다 커지게 되면 대동맥판막이 열리면서 혈액이 강한 압력으로 온몸으로 퍼지게 되는데 이 시기를 ③**빠른 심실박출기**라고 하며, 대동맥 혈류가 감소하여 대동맥판막이 닫히는 시기를 ④**느린 심실박출기**라고 한다. 등용적성 심실수축기와 빠른 심실박출기, 느린 심실박출기를 합쳐 **심실수축기**(②+③+④)라 한다. 또한 ⑤ **등용적성 심실이완기**는 모든 판막이 닫힌 상태에서 부피의 변화 없이 왼심실의 이완이 계속되어 압력이 감소되는 시기를 말하며, 왼심실의 압력이 왼심방의 압력보다 낮아져 방실판막이 열리고 심방의 혈액이 심실로 이동되는 과정을 ⑥**빠른 심실유입기**와 ⑦**느린 심실유입기**라고 한다. 등용적성 심실이완기와 빠른 심실유입기 및 느린 심실유입기를 합쳐 **심실확장기**(⑤+⑥+⑦)라고 한다(그림 8-4).

심장주기에 발생하는 현상을 살펴보면, 심실이 수축을 시작하면 심방으로 혈액의 역류를 방지하기 위하여 방실판막이 닫히게 되며, 심실의 압력은 증가하게 된다(그림 8-5의 1단계). 계속된 수축으로 인하여 심실의 압력이 대동맥과 허파동맥의 압력보다 커지면, 반달판막이 열리면서 혈액을 내보내게 된다(그림 8-5의 2단계). 혈액을 모두 내보낸 후 심실의 이완이 시작되면 심실의 압력이 대동맥과 허파동맥보다 낮아져 혈액의 역류를 방지하기 위하여 반달판막을 닫게 된다(그림 8-5의 3단계). 심실의 계속된 이완으로 심실 속의 압력이 심방보다 낮아지게 되면, 방실판막이 열리면서 심방의 혈액이 심실로 들어오게 된다(그림 8-5의 4단계). 마지막으로 심방의 수축으로 인하여 심방에 남아 있는 혈액이 심실로 이동하게 된다(그림 8-5의 5단계).

TIP

건강한 성인이 약 80세를 산다고 가정하였을 때 심장박동수는 얼마나 될까? 약 30억 회를 수축한다.(70회×60분×24시간×365일 ×80년)(1분에 70회로 가정)

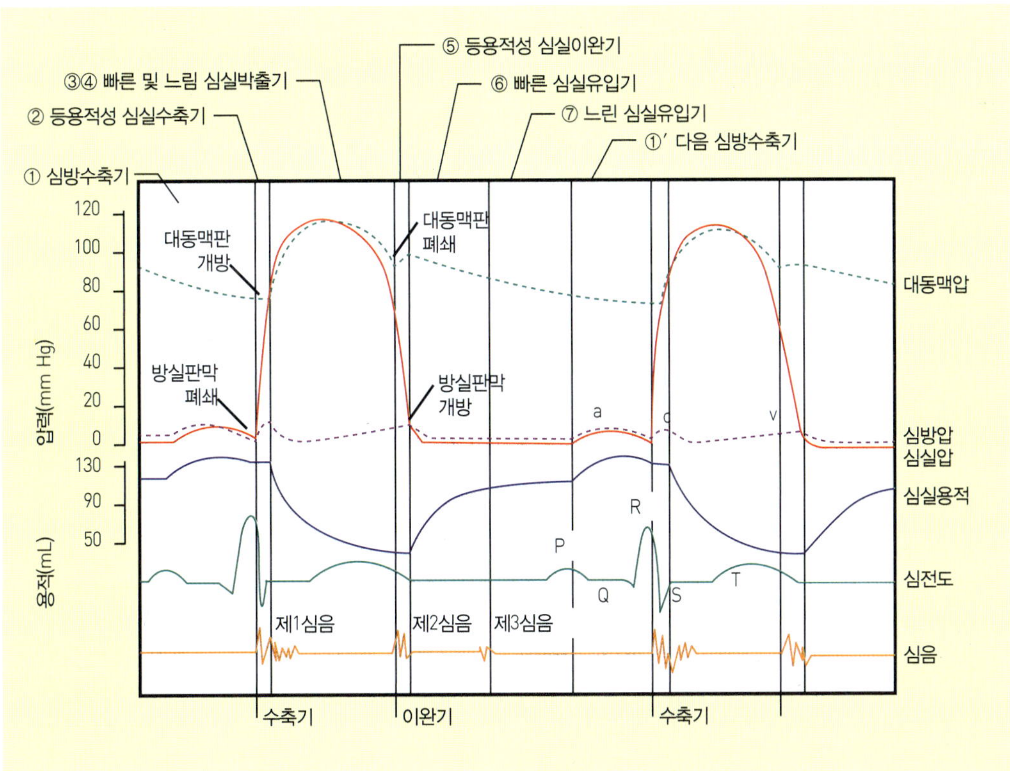

그림 8-4 심장주기 동안 일어나는 일

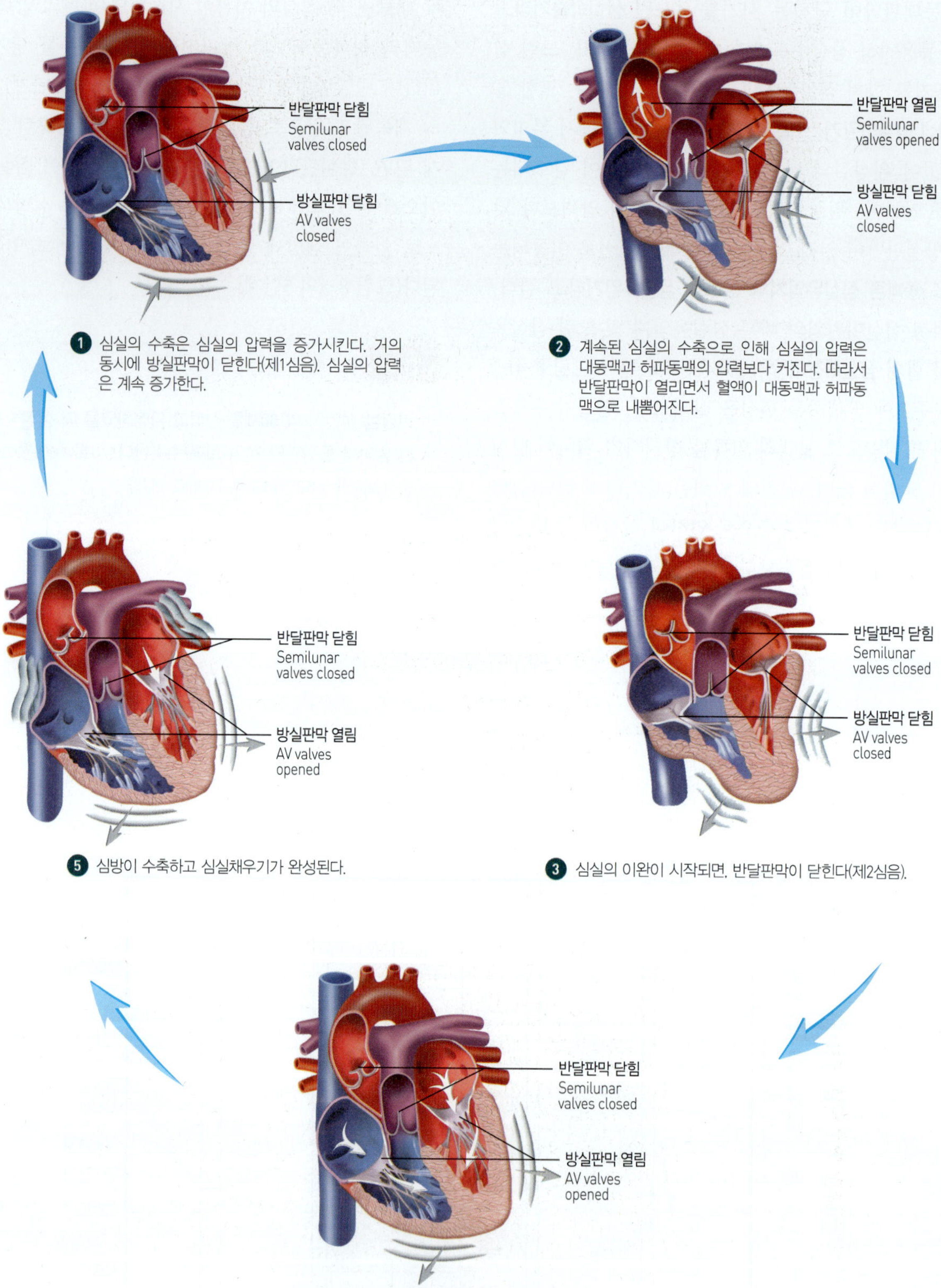

그림 8-5 심장주기 중 변화

4) 심음

심음(cardiac sound)은 심장의 주기 동안에 심장근육의 수축과 확장으로 인한 판막의 열림과 닫힘 및 혈액의 흐름 등으로 인하여 발생되는 진동에 의하여 생기는 소리이다. 제1심음은 심실이 이완할 때 방실판막이 닫히면서 발생하는 소리로, 길고 낮은 소리를 나타내며 '뚝'으로 들린다. 제2심음은 심실이 수축할 때 반달판막이 닫히면서 발생하는 소리로, 짧고 높은 소리를 나타내며 '딱'으로 들린다(그림 8-6). 임상적으로 심실수축기는 제1심음과 제2심음 사이이고, 심실이완기는 제2심음과 제1심음 사이이다. 심실수축기가 심실이완기보다 짧기 때문에 제1심음과 제2심음 사이의 시간이 제2심음과 제1심음 사이의 시간보다 짧다.

제3심음은 젊은 사람들에게서만 청진기로 들을 수 있다. 제2심음보다 0.1~0.2초 뒤에 들리며, 심한 운동 뒤에 혈액의 흐름이 빨라지며 잘 나타난다. 제3심음은 심방으로부터 심실로 혈액이 유입되면서 심실을 진동시키는 것이 원인으로 여겨진다. 제4심음은 심방음이라고도 하며, 심방수축 전 방실판막의 구멍을 통해서 혈액이 심실로 흘러들어가면서 약하고 낮은 소리를 낸다.

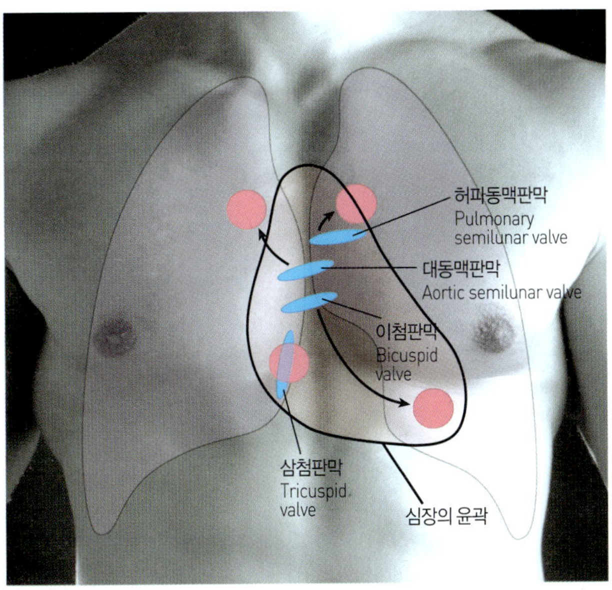

그림 8-6 심장 판막의 위치

성인 남성의 심장을 표면해부학으로 표현한 모식도. 네 개의 심장판막의 위치를 파란색 타원으로 나타냈고, 각각의 판막의 소리를 청진기로 가장 잘 들을 수 있는 위치를 분홍색 원으로 표시하였다.

5) 심장의 활동전위

심장근육은 뼈대근육이나 신경세포와 마찬가지로 탈분극과 재분극 현상을 나타낸다. 그러나 심장근육 활동전위의 특징은 뼈대근육과 다르게 활동전위가 길고, 재분극이 느리게 나타난다. 심장근육의 활동전위는 200~500/1,000초 정도를 유지하여, 2/1,000초 이내에 완료되는 뼈대근육의 활동전위보다 오래 지속되는 것을 보여준다(그림 8-7).

심장근육의 활동전위는 크게 3단계로, 탈분극기(depolarization phase), 편평기(plateau phase), 재분극기(repolarization phase)로 이루어진다. 정상 심장에서는 전기적으로 안정상태가 없기 때문에 활동전위 상태가 재분극되면 바로 탈분극되기 시작하며, 이런 기전이 심장에서는 일생 동안 반복하게 된다.

활동전위를 형성하는 세포막의 투과도는 막통로의 열림과 닫힘에 의해 변화한다. 탈분극은 활동전위가 전파되어 막전위가 문턱 이상으로 상승하면 Na^+ 전압통로가 열려 Na^+ 세포가 유입되면서 발생한다. 이 탈분극으로 인하여 Ca^{2+} 전압 통로도 열리게 되어 Ca^{2+} 세포도 유입되어 전체적인 탈분극에 영향을 미친다. 탈분극이 최대로 일어나면 Na^+ 통로가 닫히지만 Ca^{2+} 통로는 열려 있어, 지속적으로 세포 속으로 이동하며, K^+은 세포 밖으로 이동한다. 따라서 활동전위의 두 번째 단계인 편평기는 Ca^{2+} 통로가 열려 있기 때문에 발생되며, Ca^{2+}의 느린 확산으로 심장근육의 활동전위가 길게 된다. 마지막으로 재분극 시에는 Ca^{2+} 통로는 닫히고, K^+ 통로는 열려 세포 밖으로 이동하면서 마무리된다.

6) 심장의 전도계통

신경자극에 의해서 수축하는 뼈대근육과 달리 심장근육은 신경계통의 자극 없이 자발적으로 활동전위를 생성하고 자극을 전달하는 전도능력을 가지고 있다. 이러한 수축은 심장근육세포의 특화로 형성된 심장전도계통에 의해 조절된다. 심장전도계통의 경로는 **굴심방결절**(동방결절, sinoatrial(SA) node), **방실결절**(atrioventricular(AV) node), **방실다발**(방실속, atrioventricular(AV) bundle), 오

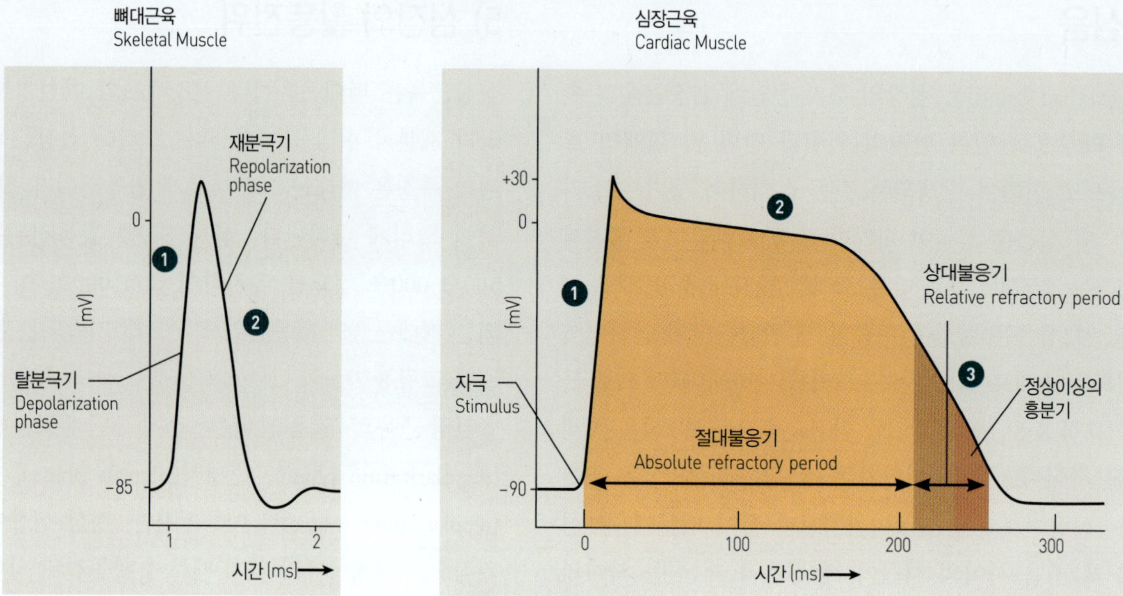

(a)

❶ **탈분극기**

- Na^+ 통로가 열림.
- K^+ 통로가 열리기 시작함.

❷ **재분극기**

- Na^+ 통로가 닫힘.
- K^+ 통로가 계속 열려 있어서 재분극을 유발함.
- 재분극이 완료되면 K^+ 통로가 닫히고 안정막전위로 되돌아감.

(b)

❶ **탈분극기**

- Na^+ 통로가 열림.
- Ca^{2+} 통로가 열림.

❷ **편평기**

- Na^+ 통로가 닫힘.
- K^+ 통로의 일부가 열리면서 재분극을 유발함.
- Ca^{2+} 통로가 계속 열려 있어서 재분극을 늦추면서 편평기를 유발함.

❸ **재분극기**

- Ca^{2+} 통로가 닫힘.
- 많은 K^+ 통로가 열림.

그림 8-7 뼈대근육과 심장근육의 활동전위 비교

(a) 뼈대근육의 활동전위는 탈분극기와 재분극기로 구성된다.
(b) 심장근육의 활동전위는 탈분극기, 편평기 및 재분극기로 구성된다. 심장근육은 편평기(곡선에서 끊긴 부분으로 표시됨)가 있기 때문에 뼈대근육만큼 빨리 재분극되지 않는다.

❶ 활동전위는 굴심방결절에서 시작하여 심방의 벽을 통과(화살표)하여 굴심방결절에서 방실결절로 이동한다.

❷ 활동전위는 방실결절을 통과하여 방실다발을 따라 이동한다. 방실다발은 방실결절에서 시작하여 심장뼈대를 통과한 다음 심실사이막으로 확장한다.

❸ 방실다발은 오른방실다발갈래와 왼방실다발갈래로 나눠지고, 활동전위는 다발갈래를 따라 심장꼭대기 쪽으로 내려간다.

❹ 심실의 벽에서 활동전위는 다발갈래에서 심장속막밑가지에 의해 전달된다.

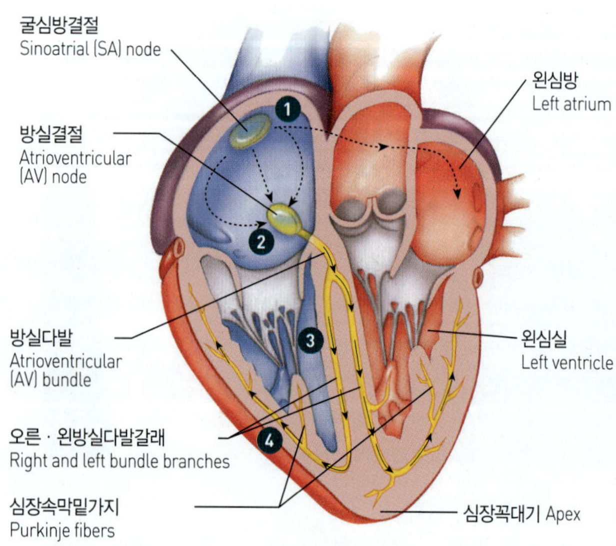

그림 8-8 심장전도계통

핵심돋보기

심박조율기

심박조율기(pacemaker)는 주로 맥박이 너무 느려서 발생하는 느린 부정맥 치료에 사용되는 기구이며 가로 세로 4×4cm 정도의 납작한 금속성 기계이다. 이 기계는 주로 어깨 피부밑에 수술적으로 삽입하도록 되어 있고, 이때 혈전이 생기지 않도록 코팅된 가느다란 전극을 혈관 내로 넣어서 심장근육에 위치시키게 된다. 심박조율기는 심장에서 나오는 전기신호를 감지하여 작동하는데, 맥박이 느릴 경우 심장에 전기자극을 주어 심장을 수축시켜 심장박동을 일정하게 유지시킨다.

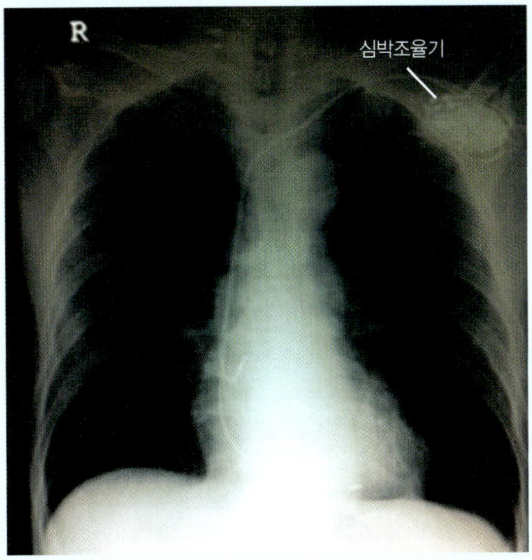

심박조율기

른 · 왼방실다발갈래(우 · 좌각, right · left bundle branches), 심장속막밑가지(심내막하가지, 푸르킨예 섬유, Purkinje fibers)로 구성된다(그림 8-8).

굴심방결절은 심장길잡이(pacemaker)라고도 불리며, 심장의 수축을 시작하게 한다. 굴심방결절의 활동전위는 약 0.8~1.0m/s의 속도로 빠른 빈도로 생산되며, 이 활동전위는 심방으로 빠르게 퍼져 수축을 일으키게 한다. 굴심방결절은 다른 심장의 세포들보다 더 많은 수의 K^+ 통로를 지니며, Na^+과 K^+ 통로는 자발적이며 규칙적으로 열리고 닫힌다.

방실결절은 오른심방의 아랫부분에 위치하며, 굴심방결절에서 시작한 활동전위를 방실다발로 전달해 준다. 이곳에서는 활동전위가 느려지는데(0.003~0.05m/s), 이는 심실로 활동 전위가 전달되기 전에 심방의 수축이 완료되어 혈액이 충분히 이동할 수 있는 시간을 제공한다.

방실결절을 지나고 나면 활동전위는 심방과 심실을 분리하고 있는 방실다발을 거치게 되는데, 이는 각각 두 개의 전도조직인 오른방실다발갈래와 왼방실다발갈래로 나뉘게 된다. 방실다발은 방실결절의 자극 후 양쪽 심실의 수축을 일으키는 데 관여한다.

각 다발갈래의 끝은 양쪽 심실의 가쪽 벽과 꼭지근육에 분산되어 심실근육세포로 이행되는 작은 전도 조직인 심장속 막밑가지로 변하게 된다. 즉 굴심방결절에서 일어나는 활동 전위는 방실결절과 방실다발, 방실다발갈래, 심장속막밑가지를 경유하여 조화로운 심실근육의 수축이 일어나게 된다.

굴심방결절이 자발적으로 활동전위를 생산하며 심장길잡이로 활동하지만, 심장전도계통의 다른 세포 역시 활동전위를 생산할 수 있다. 굴심방결절이 활동전위 생산을 하지 못하게 되면 방실결절이 심장길잡이로 활동하게 되며, 심장의 박동수는 약간 느려지게 된다. 이렇게 다른 심장전도계통에서 활동전위가 발생하는 것을 주기외 박동(ectopic beat)이라고 한다.

7) 심전도

심장이 활동할 때 나오는 활동전위는 외부 조직 부위에 전달되어 몸 표면에서 측정할 수 있는 전류를 생산한다. 두 개의 전극을 몸 표면에 붙이면 심장의 활동전위에 의해 일어나는 전기적 변화를 측정할 수 있는데, 이를 측정하여 그래프로 나타내는 것을 심전도(electrocardiogram, ECG 또는 EKG)라고 한다(그림 8-9, 그림 8-10).

정상 심전도는 크게 3가지 파로 구성이 되는데, P파, QRS복합, T파로 구성된다. P파는 심방의 탈분극 시 생기며, 굴심방결절의 흥분 후 시작된다. P파가 시작되면 심방의 수축이 일어난다는 것을 의미한다. QRS 복합은 심실의 탈분극 시 생기며, 방실결절, 방실다발, 심장속막밑가지까지 전달되는 과정이 기록된 것이다. QRS복합이 시작되면 심실의 수축이 일어난다는 것을 의미한다. T파는 심실의 재분극시 생기며, T파의 시작은 심실의 이완이 일어난다는 것을 의미한다.

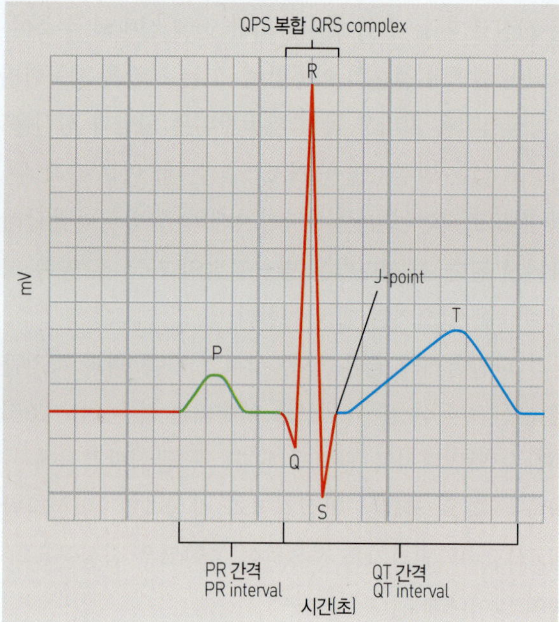

그림 8-9 심전도

심전도에서 확인해야 하는 주요한 파와 간격을 표시하였다. 심전도 기록지에 있는 얇은 가로선은 한 칸이 1 밀리볼트(mV)를 의미하고, 얇은 세로선은 한 칸이 0.04초를 의미한다.

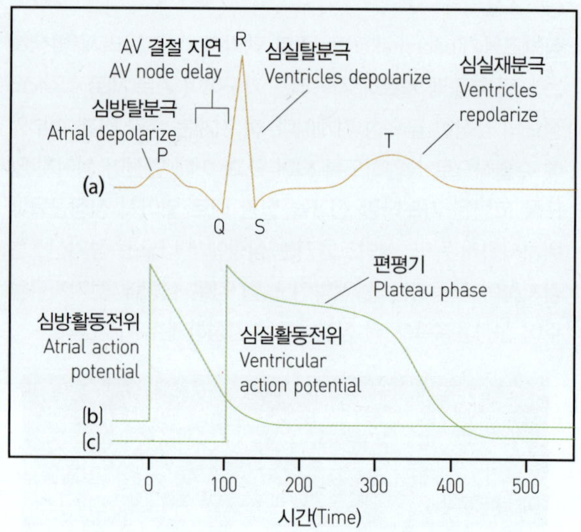

그림 8-10 심장근육의 활동전위와 심전도 사이의 시간적 관계

(a) 심전도. (b) 심방근육의 활동전위. (c) 심실근육의 활동전위.

표 8-3 중요한 부정맥

상태	증상	가능한 원인
비정상적인 심장박동		
빠른맥(빈맥)	1분 당 심장박동수가 100회 이상	체온 상승, 지나친 교감신경의 자극, 중독상황
느린맥(서맥)	1분 당 심장박동수가 60회 미만	운동선수에 있어서 증가된 심장박출량, 지나친 부교감신경의 자극, 굴심방결절의 기능에 이상, 목동맥팽대증후군
굴부정맥	호흡주기에 따라 심장박동수가 달라지거나 깊은 호흡 동안에도 달라짐	허혈, 감염 또는 심부전에 의해 발생할 수도 있음
발작성 심방성 빈맥증	심장박동수가 갑자기 150~250회로 증가하고, P파가 QRS 복합을 항상 앞서서 발생함. P파가 거꾸로 되거나 T파와 합쳐짐	지나친 교감신경의 자극, Ca^{2+}에 대한 심장근육의 투과도가 비정상적으로 상승
심방된떨림(심방조동)	P파가 300번, QRS 복합이 125번 발생함. 심실수축인 QRS 복합이 한 번 발생할 때마다 심방수축인 P파가 두세 번 발생함	심방에서 생긴 주기외 박동
심방잔떨림(심방세동)	P파가 없지만 정상적인 QRS 복합과 T파가 발생함. 심방의 자극에 의해 심실이 끊임없이 수축함. 심실 채우기가 줄어듬	심방에서 생긴 주기외 박동
심실빠른맥(심실성 빈맥)	세동을 유발함	방실결절의 손상이나 심실근육의 손상과 연관됨
심장차단		
굴심방결절(동방결절)차단	P파가 없음. 심장박동수가 느려져서 방실결절이 심장길잡이가 됨. 정상적인 QRS 복합과 T파가 발생함	경색증으로 인한 허혈과 조직손상
방실결절차단		
1도	PR 간격이 0.2초 이상	방실결절의 염증
2도	PR 간격이 0.25~0.45초. P파가 QRS 복합을 유발하기도 함 P파와 QRS 복합의 비율이 2:1, 3:1 또는 3:2로 나타남	지나친 부교감신경의 자극 또는 방실결절의 손상
3도(완전차단)	P파와 QRS 복합 사이의 연관성이 없어짐. 심방은 100번 수축하는데, 심실은 40번 이하로 수축함	방실결절의 허혈손상 또는 방실다발의 압박
조기수축		
심방 조기수축	정상인에서도 관찰되며 가끔 수축간격이 짧아짐	지나친 흡연, 수면 부족 또는 지나친 카페인 음용
심실 조기수축	QRS 복합이 길어짐. 한쪽 심실만 탈분극됨. T파가 거꾸로 됨 세동의 가능성이 높아짐	심실에서 생긴 주기외 박동, 수면부족 또는 지나친 카페인 음용 가끔은 심장동맥혈전증에 의해서도 발생함

또한 P파부터 QRS복합까지 시간을 의미하는 PQ간격(P-Q inteval)은 굴심방결절에서 방실결절로 흥분이 이동하는 데 소요된 시간을 의미하고, QRS복합부터 T파까지의 시간을 의미하는 QT간격(Q-T inteval)은 탈분극되었던 심실이 재분극되는 데 소요된 시간을 의미한다.

특히 ST분절(ST segment)에서 S파의 끝에서 T파의 시작점에 걸친 부분을 J-point라고 하는데 이 부분의 상승과 하강은 병리학적으로 중요한 의미를 가지고 있다. J-point가 상승한 경우, 급성심근경색(acute myocardial infarction), 변형 가슴조임증(변형 협심증, variant angina), 급성 심장막염(급성 심막염, acute pericarditis), 심실자루(심실류, ventricular aneurysm) 등을 의심할 수 있으며 반대로 하강한 경우, 발작성 가슴조임증(발작 시), 심장속막밑 심근경색(endocardial myocardial infarction), 디지털리스 현상(digitalis effect), 저칼륨혈증(hypokalemia) 등을 의심할 수 있다.

심전도는 심장의 수축력이나 혈압 등 기능을 직접 측정하는 진단기구가 아니라, 심전도의 파동을 해석하여 관련된 심장의 기능성 이상을 알아내는 진단 장비이다. 심전도는 비침습적이고, 검사방법이 쉬우며, 통증이 없어 심장질환을 진단하는 데 있어 좋은 진단 장비이다. 심전도의 분석으로 심장 전도계통의 문제나, 비정상적인 심장박동수와 심장주기, 심비대와 심위축 등 다양하게 심장근육이 손상된 부위를 알아 낼 수 있다(표 8-3).

표 8-4 심전도파의 특성

심전도파 명칭	의미
P파(P wave)	심방의 탈분극
QRS복합(QRS complex)	심실의 탈분극
T파(T wave)	심실의 재분극
PQ간격(P-Q inteval)	P파부터 QRS복합까지 시간 굴심방결절에서 방실결절로 흥분이 이동하는 데 소요된 시간
QRS기간(QRS duration)	심실이 탈분극하는 데 소요되는 시간
QT간격(Q-T inteval)	QRS복합의 시작부터 T파의 끝까지의 시간 심실이 탈분극되었다가 재분극되는 데 소요된 시간
ST분절(ST segment)	QRS복합의 끝부터 T파의 시작까지의 시간 심실 전체가 탈분극 된 상태

8) 심장기능의 조절 및 반사

(1) 심장박출량

심장의 기능을 측정하기 위해 **심장박출량(cardiac output, CO)**을 측정한다. 심장박출량이란 심장이 1분 당 심실에서 동맥으로 뿜어내는 혈액량을 말한다. 심실이 한 번 수축하여 뿜어지는 혈액량을 일회박출량(stroke volume, SV)이라 하고, 심장이 1분 간 뛰는 횟수를 심장박동수(heart rate, HR)라고 한다.

$$\text{심장박출량(CO)} = \text{일회박출량(SV)} \times \text{심장박동수(HR)}$$

일반 성인 남성의 일회박출량은 70mL이고, 심장박동수는 약 70회이기 때문에 심장박출량은 1분에 약 5L 정도가 된다. 일회박출량과 심장박동수는 사람마다 다양하게 나타나는데, 운동선수들은 많은 운동으로 인하여 심장의 크기가 커져 있어서 일회박출량은 많고, 심장박동수는 적게 나타난다. 일회박출량이나 심장박동수는 여러 요인에 의해서 달라지게 되는데, 크게 **내재적 조절(intrinsic regulation)**과 **외재적 조절(extrinsic regulation)**로 분류할 수 있다.

(2) 내재적 조절

심장 자체가 함유하고 있는 조절기전을 내재적 조절이라고 한다. 심장근육섬유의 긴장도는 심장근육의 수축력과 연관되는데, 심실이완기 마지막에서 심실 속에 있는 혈액량은 심장근육섬유의 긴장도를 결정하게 된다. 심장으로 돌아온 혈액량을 복귀정맥혈(venous return)이라 하고, 심실이완의 완료 시 심실벽에 가해지는 긴장도를 전부하(preload)라고 한다.

예를 들어, 복귀정맥혈의 증가로 심장에 혈액량이 많아지면, 심장근육섬유의 긴장도가 커지면서 전부하도 증가하게 된다. 이에 대한 반응으로 심장근육섬유는 더 큰 힘으로 수축하여 심장에서 뿜어내는 혈액량의 증가로 일회박출량이 증가하게 된다. 즉 복귀정맥혈이 증가하여 심실 속에 들어 있는 혈액량이 많으면 많을수록 전부하가 증가하게 되고, 이때 심장수축은 더욱 강력하여 심장박출량까지 증가하게 된다. 반대로 복귀정맥혈의 감소는 전부하와 심장박출량의 감소를 보이게 된다. 이를 프랭크-스탈링 법칙(Frank-Starling's law)이라고 한다(그림 8-11). 하지만 너무 많은 혈액이 심장에 들어오게 되면 심장근육이 지나치게 늘어나 프랭크-스탈링 법칙이 무시되고 수축력은 감소하며, 심장에 무리를 주어 심장질환의 원인이 된다.

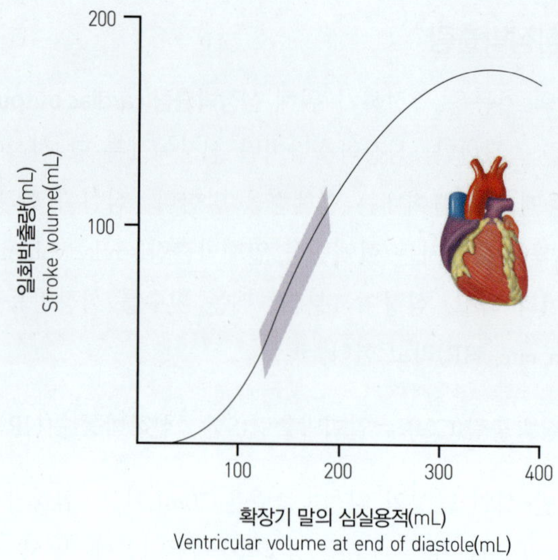

그림 8-11 프랭크-스탈링 법칙

(3) 외재적 조절

① 신경조절 : 압력수용기 반사

신경조절은 자율신경계통을 통하여 전달되는데, 교감신경의 자극은 일회박출량과 심장박동수를 증가시키고, 부교감신경의 자극은 심장박동수를 감소시킨다.

심장의 기능을 조절하는 데 중요한 역할을 담당하는 압력수용기(baroreceptor)와 뻗침(신장)수용기는 대동맥과 목동맥의 혈압을 감지하게 된다. 압력수용기는 이들 혈

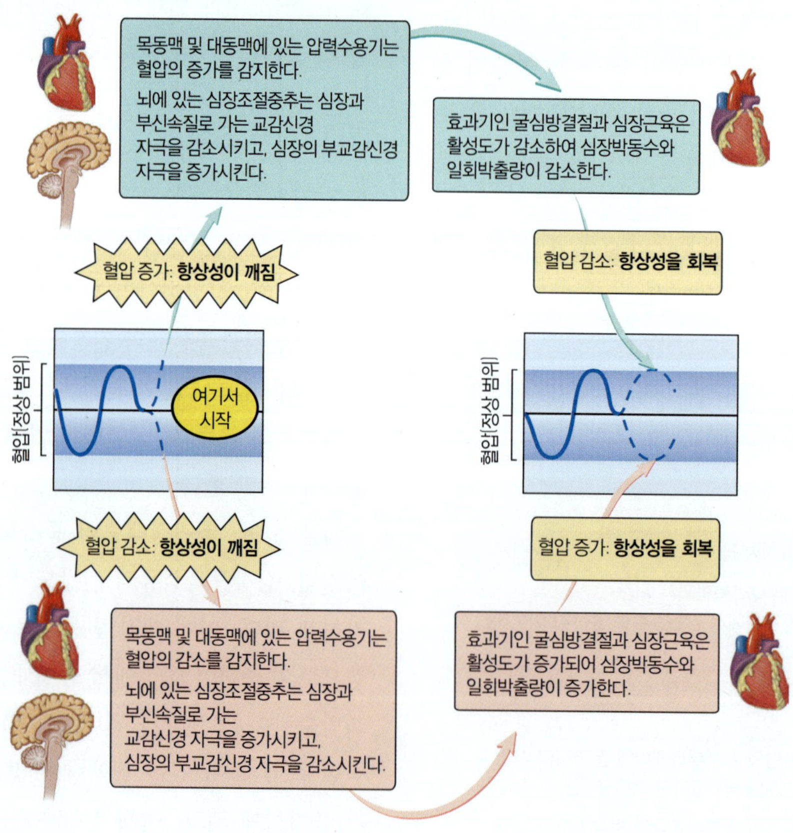

그림 8-12 압력수용기 반사

압력수용기 반사는 혈압의 변화에 반응하여 항상성을 유지한다.

관벽의 긴장도가 혈압의 변화에 의해 변하면 활동전위가 증가되어, 뇌줄기인 숨뇌(연수)로 전달된다.

숨뇌는 심장조절중추로 압력수용기에서 온 활동전위를 받아, 교감신경과 부교감신경을 이용하여 혈압을 정상 범위로 유지시켜 준다. 혈압이 상승하게 되면 압력수용기가 자극되어 숨뇌로 전달된다. 이 자극으로 인하여 부교감신경을 증가시키고 교감신경을 감소시켜, 심장박동수와 일회박출량의 감소로 혈압을 떨어뜨리게 된다. 반대로 혈압이 감소하게 되면, 압력수용기의 자극이 줄어들어 숨뇌에 영향을 주게된다. 이 자극으로 교감신경을 증가시키고 부교감신경을 감소시켜, 심장박동수와 일회박출량의 증가로 혈압을 상승시킨다. 교감신경의 자극은 부신을 자극하게 되는데, 이 자극으로 인하여 부신에서 분비되는 에피네프린과 노르에피네프린이 일회박출량과 심장박동수를 증가시키게 된다(그림 8-12).

② 화학적 조절 : 화학수용기 반사

숨뇌는 화학수용기로도 작용을 하는데, pH와 CO_2 농도 변화에 민감하게 작용한다. pH의 증가나 CO_2의 감소는 부교감신경을 흥분시키고 교감신경을 억제시키며, pH의 감소나 CO_2의 증가는 교감신경을 흥분시키고 부교감신경을 억제시키게 된다(그림 8-13, 그림 8-14).

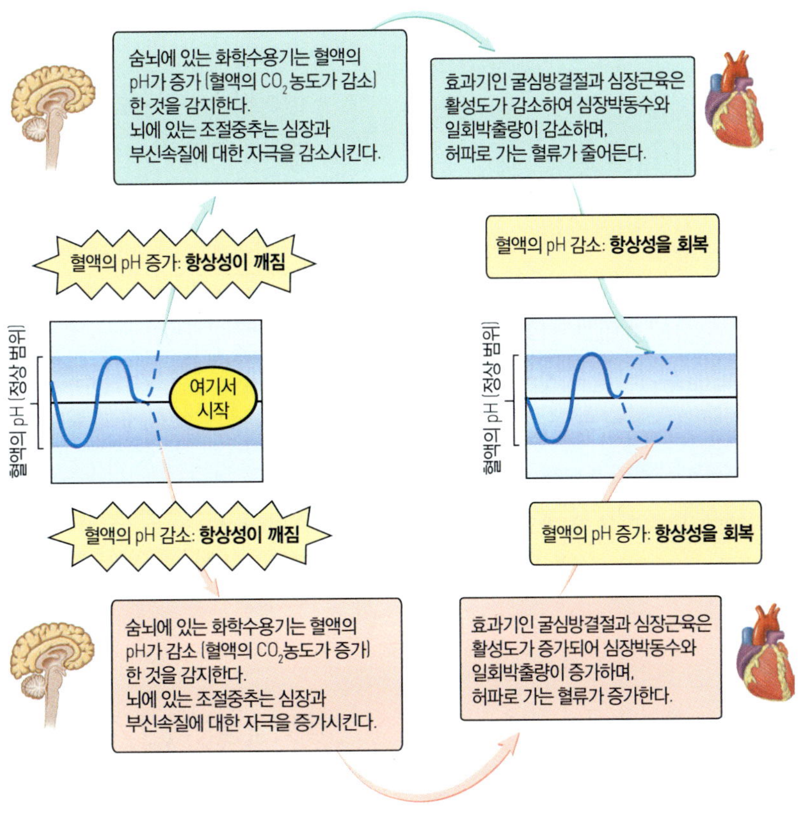

그림 8-13 화학수용기 반사

화학수용기 반사는 혈액의 CO_2 농도와 수소 이온 농도(pH)에 반응하여 항상성을 유지한다.

❶ 감각신경세포(초록색)는 압력수용기의 활동전위를 숨뇌로 전달한다. 숨뇌의 화학수용기는 심장조절중추에 영향을 준다.

❷ 심장조절충추는 심장과 연결된 부교감신경(빨간색)의 활동전위 빈도를 조절한다. 부교감신경은 심장박동수를 감소시킨다.

❸ 심장조절충추는 심장과 연결된 교감신경(파란색)의 활동전위 빈도를 조절한다. 교감신경은 심장박동수와 심장박출량을 증가시킨다.

❹ 심장조절충추는 부신속질과 연결된 교감신경(파란색)의 활동전위 빈도에 영향을 준다. 교감신경은 전신순환 속으로 에피네프린과 노르에피네프린의 분비를 증가시킨다. 에피네프린과 노르에피네프린은 심장박동수와 심장박출량을 증가시킨다.

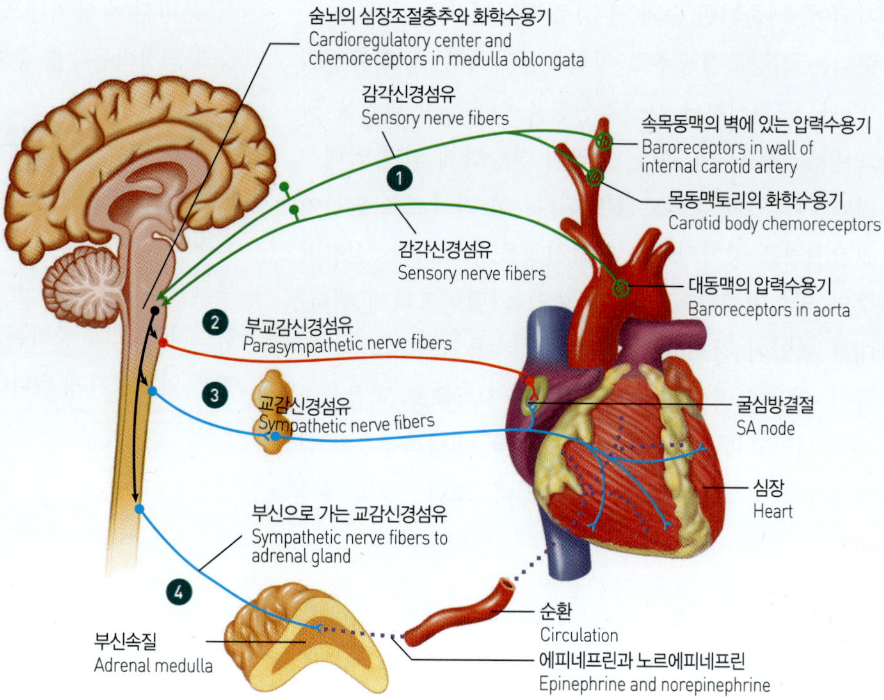

그림 8-14 심장의 외재적 조절의 정리

02 순환

1) 혈액순환

(1) 순환의 종류

심장의 구조는 2개의 심방과 심실, 그리고 이와 연결된 혈관들로 이루어져 있다. 동맥(artery)이란 심장에서 혈액을 내뿜어 주는 혈관을 말하고, 정맥(vein)이란 심장으로 들어오는 혈액을 가진 혈관을 말한다. 모세혈관은 동맥과 정맥을 연결 시켜준다. 혈액의 순환은 일반적으로 왼심실에서 시작하여 온몸을 돌아 오른심방으로 돌아오는 **온몸순환(체순환, systemic circulation)**과 오른심실에서 시작하여 허파를 거쳐 왼심방으로 돌아오는 **허파순환(폐순환, pulmonary circulation)**으로 구분된다(그림 8-15).

① 온몸순환

온몸순환은 대순환이라고도 하며, O_2가 포화된 신선한 혈액이 왼심실에서 대동맥으로 뿜어져 나와 온몸을 한바퀴 돌면서 O_2와 영양분 등을 조직세포에 주고 노폐물을 받아 대정맥을 통해 오른심방으로 들어오는 순환이다. 이때 혈액의 색은 O_2를 잃게 되어 암적색의 정맥혈이 된다.

② 허파순환

허파순환은 소순환이라고도 하며, CO_2를 함유하고 있는 혈액이 오른심실에서 허파동맥으로 뿜어져 나와 좌 · 우의 허파로 유입되어 O_2와 CO_2를 교환한 후, 다시 허파정맥을 통하여 왼심방으로 들어오는 순환이다. 따라서 허파동맥에는 O_2가 적은 정맥성 혈액이 흐르고, 허파정맥에는 O_2가 풍부한 동맥성 혈액이 흐르게 된다.

핵심돋보기

온몸순환: 왼심실 → 대동맥 → 온몸 → 대정맥 → 오른심방
허파순환: 오른심실 → 허파동맥 → 허파 → 허파정맥 → 왼심방

③ 뇌순환

뇌는 체중의 2% 정도의 무게이지만, 속목동맥과 척추동맥으로부터 혈액을 공급받으며 관류하는 혈액량은 심장박출량의 약 15% 정도이다. 뇌에서의 순환은 뇌바닥에서 안장 주변을 둥그렇게 에워싸는 특수한 순환로를 형성하는데 이를 **대뇌동맥고리(대뇌동맥륜, cerebral arterial 또는 Willis' circle)**라고 한다. 또한 **혈액-뇌장벽(blood-brain barrier, BBB)**으로 인하여 특정 물질의 통과를 제한하는 기능을 한다. O_2, CO_2 물은 매우 쉽게 통과하나 나머지 물질들의 이동속도는 아주 느리다. 특히 내피세포의 운반체에 의해 이동되는 포도당이나 대사산물들은 이동이 가능하나, 운반체가 없는 특정 약물들은 전혀 통과하지 못한다.

④ 태아순환

태아의 경우, 아직 완전한 심장이나 간, 허파, 소화기가 완성되지 않았기 때문에, O_2와 영양물질을 모체의 태반에서 얻고, CO_2와 노폐물은 태반을 통하여 모체로 내보낸다. 이렇게 태아는 모체를 통해 필요한 영양분과 O_2를 공급받기 때문에 물질교환 장소인 태반과의 연결로가 필요하다. 이런 대표적인 것들로 배꼽정맥, 정맥관, 배꼽동맥, 동맥관 및 타원구멍 등이 있다(그림 8-16).

배꼽정맥(제정맥, umbilical vein)은 한 가닥의 혈관으로 산소와 영양물질을 태반에서 태아의 몸속으로 운반하는 역할을 하며, 정맥관(ductus venosus)은 배꼽정맥과 아래대정맥을 연결하는 역할을 한다. 배꼽동맥(제동맥, umbilical artery)은 태아의 오른 · 왼속엉덩동맥에서 나오

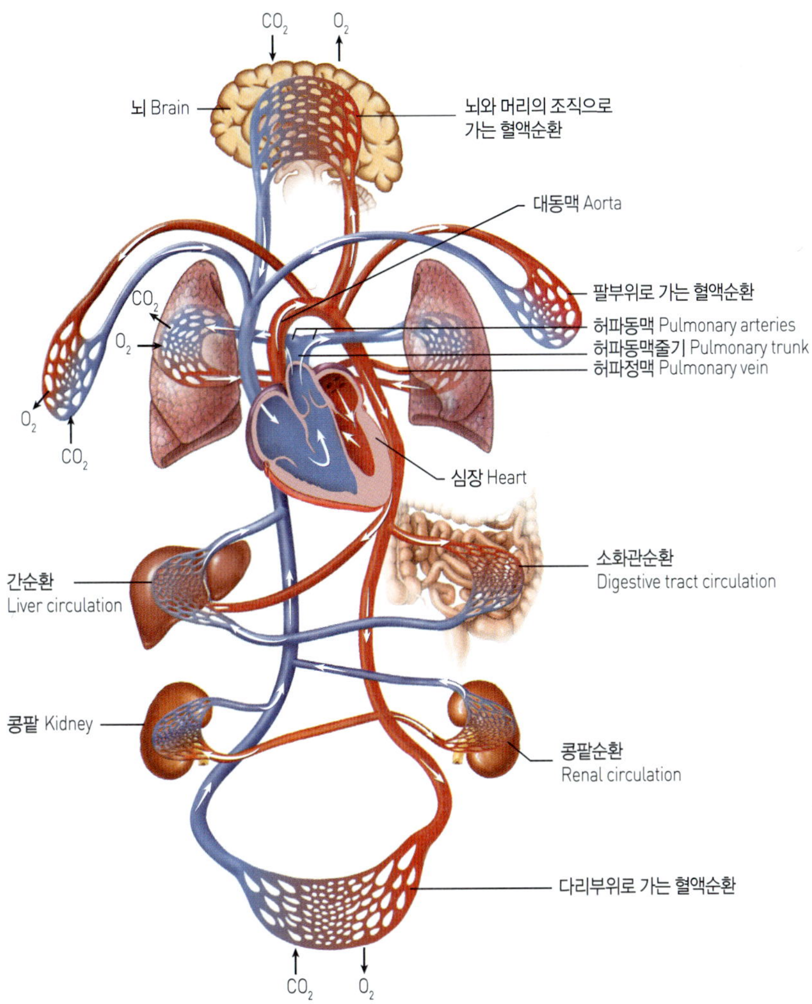

그림 8-15 순환계통을 통과하는 혈류

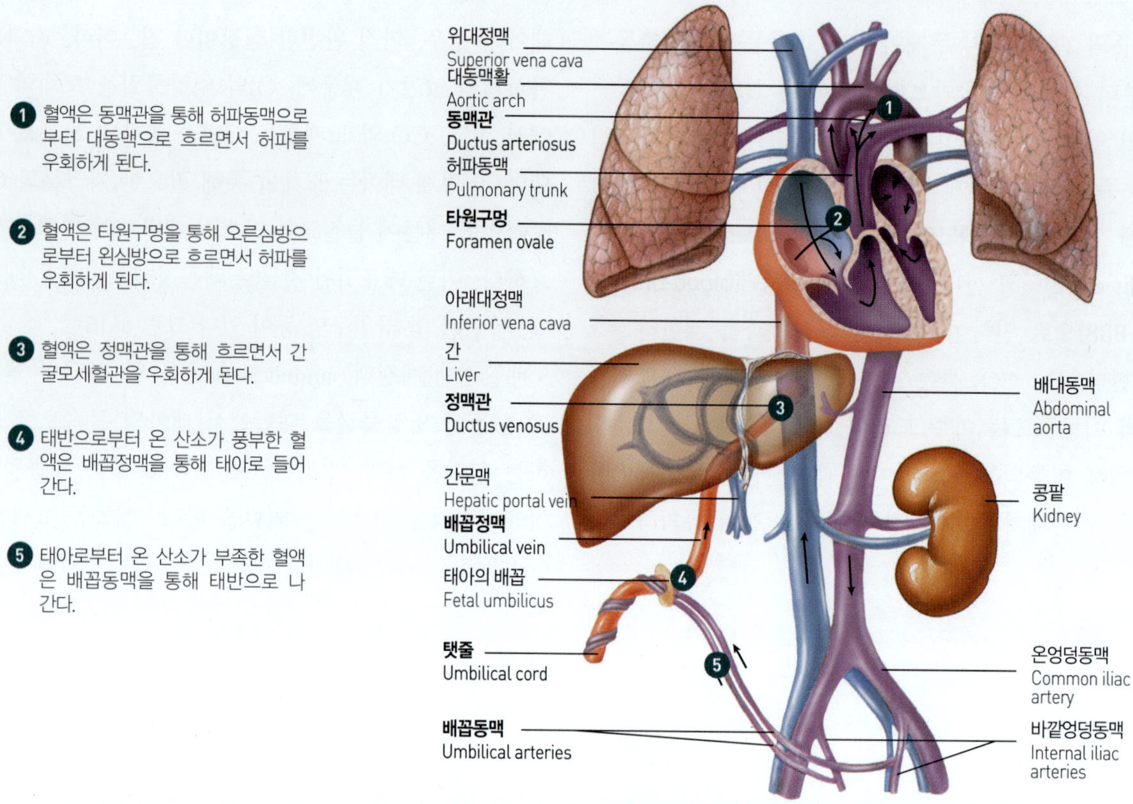

그림 8-16 태아의 순환

는 한 쌍의 혈관이다. 이 동맥은 태아의 온몸을 순환하여 CO_2 및 노폐물의 함량이 높은 혈관이며, 탯줄을 통하여 태반으로 돌려보내는 역할을 한다. 동맥관(ductus arteriosus)은 허파동맥과 대동맥활 사이를 연결하는 관으로 태아의 허파가 아직 가스교환 장소로 작용하지 않기 때문에 혈액량을 제한하는 역할을 한다. 타원구멍(난원공, foramen ovale)은 오른심방으로 들어온 혈액을 왼심방으로 보내는 통로로, 태아의 심장의 심방사이막에 있는 구멍이다.

출생 후 배꼽정맥은 간원인대(round ligament)로 정맥관은 정맥관인대(ligamentum venosum), 배꼽동맥은 배꼽동맥인대(umbilical ligament), 동맥관은 동맥관인대(ligamentum arteriosum), 타원구멍은 타원오목(fossa ovalis)으로 그 흔적이 남는다.

표 8-5 출생 전후의 해부학적 변화

출생전	출생후	경로
타원구멍	타원오목	우심실 → 좌심실
동맥관	동맥관인대	허파동맥 → 대동맥
정맥관	정맥관인대	간 → 아래대정맥
배꼽동맥	배꼽동맥인대	속엉덩동맥 → 탯줄 → 태반
배꼽정맥	간원인대	태반 → 탯줄→ 간

⑤ 문맥순환

일반적으로 동맥은 모세혈관을 지나면서 정맥이 되는데, 장기의 모세혈관을 두 번 거치는 순환이 있다. 이것을 문맥순환(portal circulation)이라고 하며 대표적으로 창자를 거쳐 간으로 들어오는 간문맥순환(hepatic portal circulation)이 이에 해당한다. 간문맥순환은 소화기계의 창자 등에서 영양분을 흡수한 뒤 간으로 들어와 저장과 해독을 하는 중요한 역할을 한다.

표 8-6 순환의 종류

온몸순환(systemic circulation)	왼심실에서 대동맥으로 나온 동맥혈이 조직을 거쳐 정맥혈이 된 후, 대정맥을 통해 오른심방으로 들어오는 순환
허파순환(pulmonary circulation)	오른심실에서 허파동맥으로 나온 정맥혈이 허파를 거쳐 동맥혈이 된 후, 허파정맥을 통해 왼심방으로 들어오는 순환
뇌순환(cerebral circulation)	뇌에 혈액을 공급하고 배출하는 순환 속목동맥과 척추동맥으로부터 혈액을 공급받음
태아순환(fetal circulation)	태아가 모체의 태반에서 가스와 물질을 교환하는 순환
문맥순환(portal circulation)	장기의 모세혈관을 두 번 거치는 순환

TIP 심장 vs 엔진

심장은 생명과 직결되는 가장 중요한 기관으로서 자동차 엔진에 비유될 수 있다.

자동차의 시동을 켜는 순간 엔진(심장)은 일정한 속도로 펌프질(심장박동)하여 회전시킴으로써 자동차(몸)가 움직일 수 있는 힘을 만들어낸다. 엔진이 정상적으로 작동하기 위해서는 점화플러그(굴심방결절)에서 전기 스파크(활동전위)가 일정하게 발생하여야 한다. 이 전기 스파크의 횟수가 엔진의 회전속도(심박수)를 결정하게 되는 것이다. 자동차가 빨리 달리기 위해 많은 힘이 필요하면 엔진회전수(심장박동수)도 증가하고 반대로 쉴 때는 감소하게 된다.

오래된 자동차는 엔진도 낡게 되는데, 불규칙(부정맥)하게 회전하여 터덜거리기도 하고, 치명적인 문제가 생기면 달리던 도중에 시동이 꺼져버리기도(심장마비) 한다.

(2) 혈관

혈관은 크게 동맥, 모세혈관, 정맥 세 종류로 구성된다. 혈관의 특징은 다음과 같다(그림 8-17, 18).

동맥의 벽은 크게 세 층으로 이루어져 있다. 바깥막은 섬유성 결합조직으로 이루어진 질긴 막이다. 중간막은 주로 탄력조직과 혈관을 수축, 확장시켜 혈관 내부의 지름을 변화시키는 민무늬근육으로 구성되어 있으며, 가장 두꺼운 층을 형성한다. 마지막으로 가장 안쪽에 위치하는 속막은 혈압, 혈관성장, 물질흡수 조절기능에 중요한 역할을 하는 내피세포의 배열로 구성되어 있다. 동맥은 정맥에 비하여 가운데 층이 두껍고, 탄력이 있어 높은 압력을 유지하기 때문에 **압력혈관**이라고도 불린다. 세동맥들은 여러 각종 자극에 민감하게 반응하여 강한 수축력을 보여 저항혈관이라고도 불린다.

정맥의 벽도 세 층으로 이루어져 있으나, 전체적으로 탄력막의 발달이 미약하고 중간막의 두께가 얇다. 정맥은 압력이 낮아 쉽게 확장하여 혈액을 대량으로 저장할 수 있어 많은 혈액이 분포하는데, 이로 인하여 정맥을 **저장혈관**이라고도 한다. 또한 곳곳에 정맥판막이 있는데, 이는 혈액의 혈류를 방지하기 위하여 팔다리의 혈관에 발달되어 있다.

모세혈관은 한 층의 내피와 이를 지지하는 바닥막으로 구성되어 있어 액체성분이 쉽게 통과할 수 있다. 혈압과

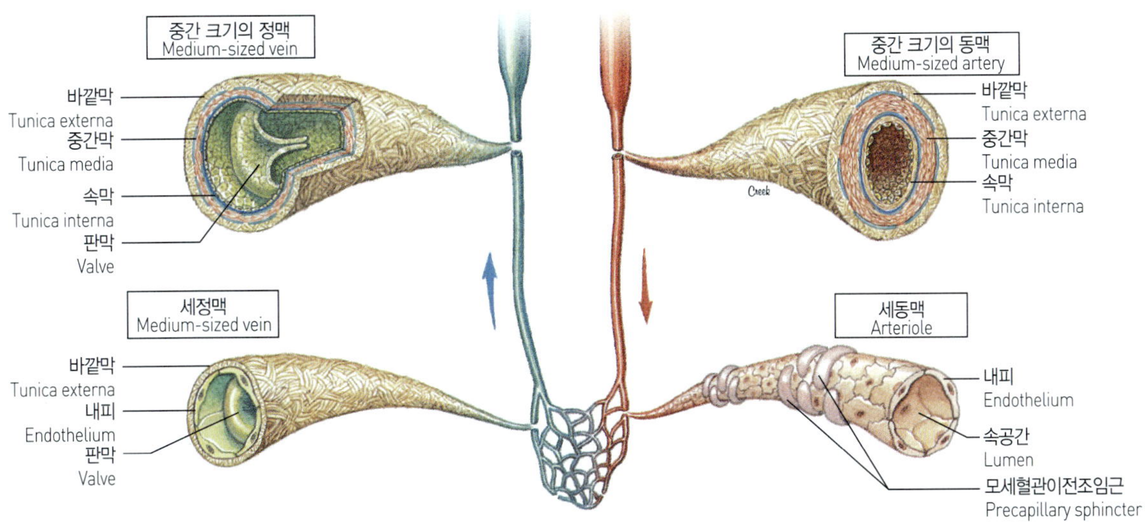

그림 8-17 혈관들의 층 구성과 상대적인 두께

삼투압에 의해서 모세혈관벽을 관통하여 액체를 이동시키는 힘이 발생한다. 삼투압은 모세혈관 속으로 액체를 끌어당기고, 혈액정수압(혈압)은 모세혈관 바깥으로 액체를 내보낸다. 하지만 적혈구나 큰 단백질 등은 통과하지 못하는 반투막(semipermeable membrane) 상태여서 콜로이드삼투압(교질삼투압, colloid osmotic pressure)에 의한 혈액과 조직액 사이에 물질교환이 일어나게 된다. 이런 이유로 교환혈관이라고도 불린다.

조직과 혈관사이의 액체이동기전은 혈관의 위치에 따른 정수압과 콜로이드삼투압에 의해 이루어진다(그림 8-19). 모세혈관의 동맥쪽 끝 정수압은 36mmHg 이고, 혈장콜로이드삼투압이 8mmHg 이므로 모세혈관 속에 있는 액체가 조직 속으로 이동한다. 한편 정맥쪽 끝 정수압은 혈압이 점점 줄어들면서 21mmHg 이지만, 혈장콜

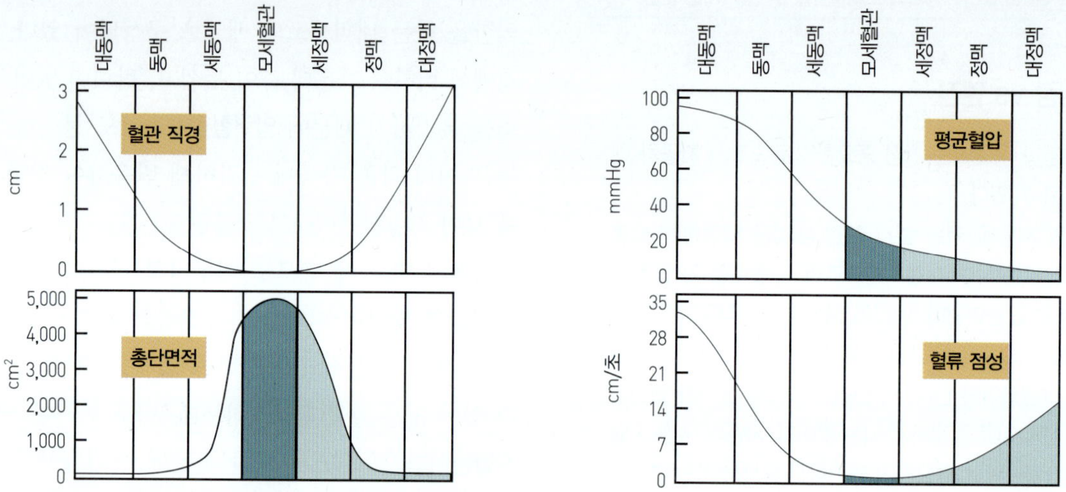

그림 8-18 혈관의 직경, 혈관의 총 단면적, 혈압 및 점성과의 관계

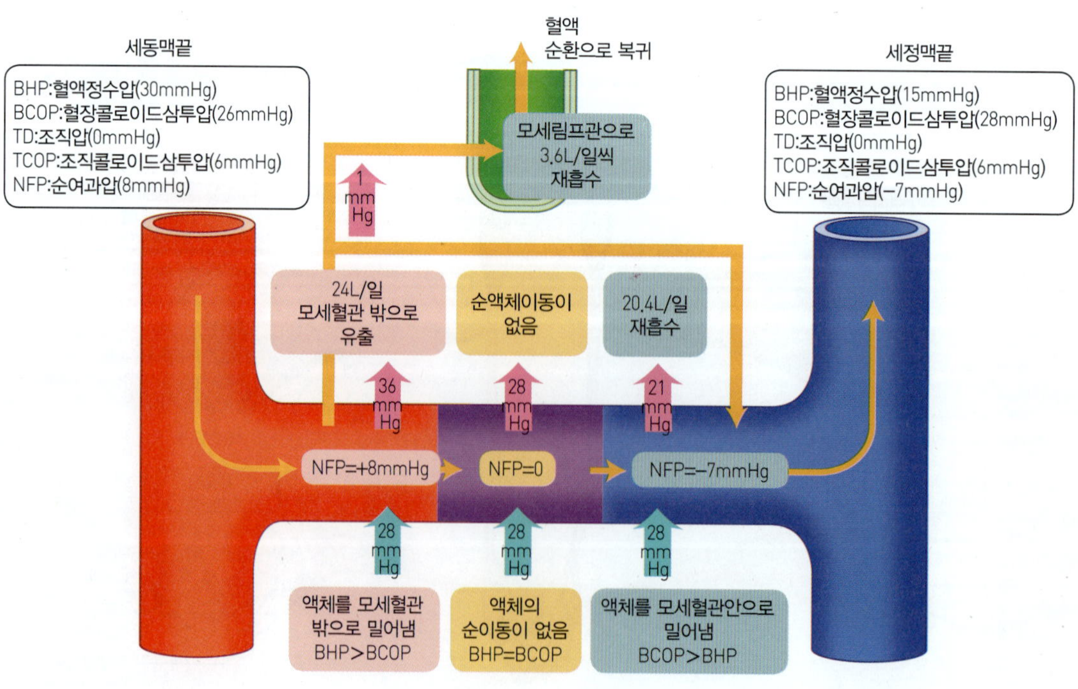

그림 8-19 모세혈관에서의 교환

표 8-7 혈관의 특성

	동맥	모세혈관	정맥
구성	바깥막-중간막-속막	내피-바닥막	바깥막-중간막-속막
주요특성	중간막이 두껍고 탄력성이 높음 높은 혈압을 유지	액체성분이 쉽게 통과 혈액과 조직액 사이에 물질교환	중간막이 얇아 탄력성이 낮음 혈압이 낮고 판막이 존재
특징	압력혈관(세동맥: 저항혈관)	교환혈관	저장혈관

로이드삼투압은 동맥쪽과 같은 28mmHg 이기 때문에, 7mmHg 의 압력만큼 모세혈관 밖으로 액체가 혈관으로 이동한다. 또한 1mmHg 압력차만큼 조직에 남아 있는 체액은 모세림프관으로 3.6L/day 씩 재흡수 된다. 그러므로 혈압이 떨어지거나 혈장 속 단백질(주로 알부민)이 감소하여 혈장콜로이드삼투압이 감소하면 혈관내 액체가 조직의 세포사이로 빠져나가 부종을 발생시킬 수 있다(그림 8-19).

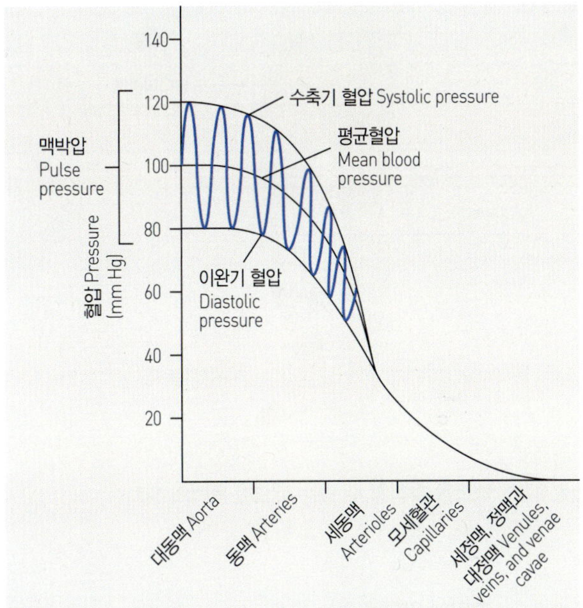

그림 8-20 다양한 혈관 형태에서 측정되는 혈압

동맥의 직경이 작은 동맥과 세동맥으로 작아지면서 수축기 혈압과 이완기 혈압의 차이가 줄어든다. 모세혈관을 지나면서 심장에서 생산된 압력이 사라지기 때문에 모세혈관과 정맥에서는 수축기 혈압과 이완기 혈압의 차이가 없다.

TIP 고혈압이란?

고혈압은 18세 이상의 성인에서 수축기 혈압이 140mmHg 이상, 확장기 혈압이 90mmHg 이상인 경우를 말한다. 고혈압의 원인은 크게 두 가지로 나누어지는데, 원인 질환이 발견되지 않은 일차성 고혈압과 원인 질환이 밝혀져 있고 이에 의해 고혈압이 발생하는 이차성 고혈압으로 나뉘게 된다. 고혈압 환자의 약 95%가 일차성 고혈압으로, 위험인자로는 가족력, 음주, 흡연, 고령, 운동 부족, 비만, 짜게 먹는 식습관, 스트레스 등의 요인이 있다.

표 8-8 18세 이상 성인을 위한 혈압 분류

분류		수축기(mmHg)	이완기(mmHg)
정상		130 미만	85 미만
높은 정상		130~139	85~89
고혈압	1기(가벼운)	140~159	90~99
	2기(보통)	160~179	100~109
	3기(심각한)	180~209	110~119
	4기(매우 심각한)	210 이상	120 이상

(3) 혈압

혈압은 혈액이 혈관벽을 밀어내는 압력을 측정한 것이다. 대동맥에서 가장 높고, 모세혈관을 지나 대정맥에서는 0을 이루게 된다. 통상적인 혈압은 동맥혈압을 의미하는데, 심장의 수축기에 형성되는 높은 혈압을 **수축기 혈압(systole pressure)**, 심장의 이완기에 형성되는 낮은 혈압을 **이완기 혈압(diastole pressure)**이라고 한다(그림 8-20). 정상적인 사람의 이완기 혈압은 80mmHg, 수축기 혈압은 120mmHg로 이보다 높으면 고혈압, 낮으면 저혈압이라고 한다(표 8-8). 수축기 혈압과 이완기 혈압의 차이를 맥박압(맥압, pulse pressure)이라고 하며, 정상적인 사람의 혈압인 120/80mmHg인 경우, 40mmHg가 맥박압이 된다(그림 8-21). 혈압은 혈액량, 혈액점도, 박출량과 심박동수, 혈관내경 등에 영향을 받는다(표 8-9). 또한 혈압은 숨뇌의 심장조절중추와 혈관운동중추 및 자율신경의 조절을 통한 신경성조절기전(neurogenic regulation mechanism)과 레닌 및 안지오텐신 등의 혈관수축 및 혈장량을 조절하는 호르몬 조절을 통한 체액성조절기전

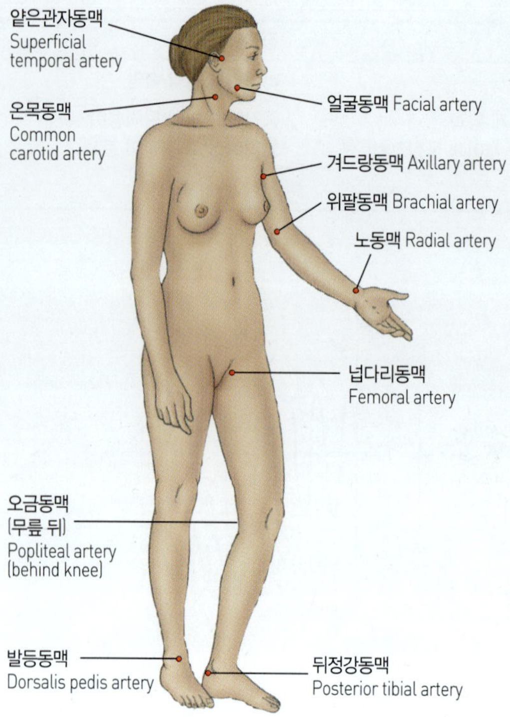

그림 8-21 맥박을 측정할 수 있는 주요한 동맥의 위치
피부 가까이에 위치한 동맥에서 맥박을 측정할 수 있음.

표 8-9 혈압에 영향을 주는 요소

요소	혈압 상승	혈압 하강
혈액량	혈액량 증가	혈액량 감소
혈액점도	점도 증가	점도 감소
심박출량 및 박동수	활동량 증가	활동량 감소
혈관내경	혈관 수축	혈관 이완

(humoral regulation mechanism)이 있다. 위의 기전들은 각각 심장의 조절(그림 8-12 참조) 및 내분비 조절(그림 13-20 참조)에서 확인할 수 있다.

2) 림프순환

림프계통은 제2의 순환계통으로 모세혈관에서 조직액(tissue fluid)으로 유출된 체액 및 단백질로 구성된 림프를 림프관을 통하여 혈액으로 다시 보내는 과정이다. 즉 림프계통은 체액을 조직에서부터 순환계통으로 한 방향으로만 운반한다.

모세혈관에서 사이질공간으로 체액이 이동 시 대부분은 혈액으로 돌아가지만, 일부는 사이질공간에 남아 림프모세혈관으로 이동하여 림프액이 된다. 림프모세혈관은 작고 끝이 막힌 혈관으로, 모세혈관보다 투과도가 높고 체액이 쉽게 이동한다. 림프모세혈관은 대부분의 조직에 존재하며, 얕은 무리는 진피와 피부밑조직의 림프를 이동시키고, 깊은 무리는 근육이나 장기 등 다른 깊은 구조물의 림프를 이동시킨다(그림 8-22).

림프모세혈관은 크기가 좀 더 큰 림프혈관으로 합쳐지고, 림프혈관들은 두 곳에 있는 혈액으로 합쳐지게 된다. 오른빗장밑정맥으로 유입되는 오른림프관은 오른쪽 위팔부위, 머리 부위, 목 부위 및 가슴 부위의 오른쪽에서 시작이 되고, 왼빗장밑정맥으로 유입되는 가슴림프관은 나머지 몸 부위에서 시작이 된다(그림 8-23).

TIP 림프부종이란?

몸을 통해 흐르고 혈류로 돌아가는 과정으로 이루어지는 림프액이 손상이나 막힘에 의해서 체조직으로부터 흐르지 못하고 고여서 부종이 발생하게 되는데 이를 림프부종이라고 한다. 림프부종은 선천적이나 자연적으로 생기는 일차성 림프부종이 있고, 림프계통의 손상으로 인하여 흡수 및 순환장애 또는 림프액의 증가로 인한 이차성 림프부종으로 나눌 수 있다. 림프부종 시 환자가 느끼는 증상으로는 팔과 다리가 당기거나, 반지 · 신발 등을 착용하였을 때 조이는 느낌, 팔 · 다리의 힘이 약하거나 무겁다는 느낌 등을 느끼게 된다. 림프부종의 치료방법으로는 림프순환을 증진시켜주는 림프 마사지나 저탄력 붕대를 감아주는 압박 붕대법, 압박 스타킹을 착용하는 방법 등이 있다.

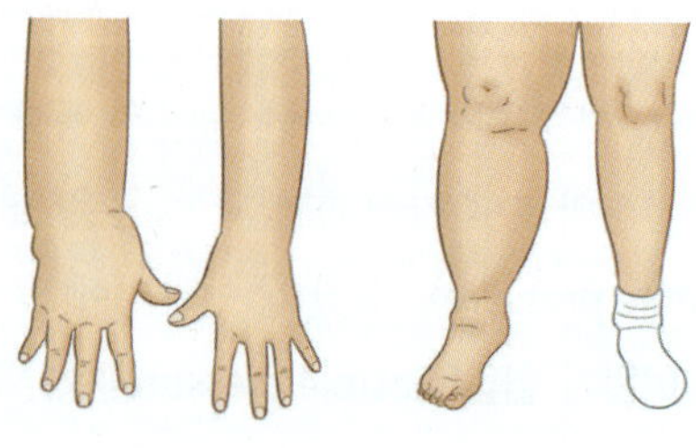

팔 · 다리의 림프부종

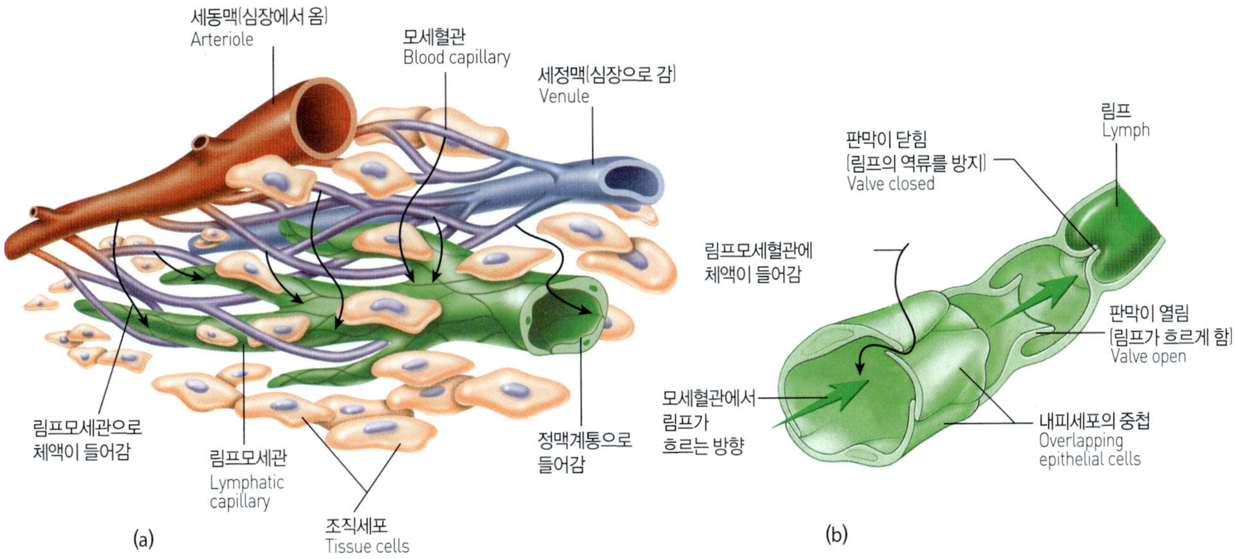

그림 8-22 림프의 형성과 이동

(a) 모세혈관의 혈액에 있던 체액이 조직으로 이동하고 조직에 있던 체액이 림프모세혈관으로 이동하여 림프를 형성한다.
(b) 림프모세혈관에 있는 내피세포의 중첩 때문에 체액은 모세혈관 속으로 쉽게 들어가지만 조직 쪽으로 역류하지 않는다. 림프관을 따라 배열한 판막은 림프의 일방통행을 보장한다.

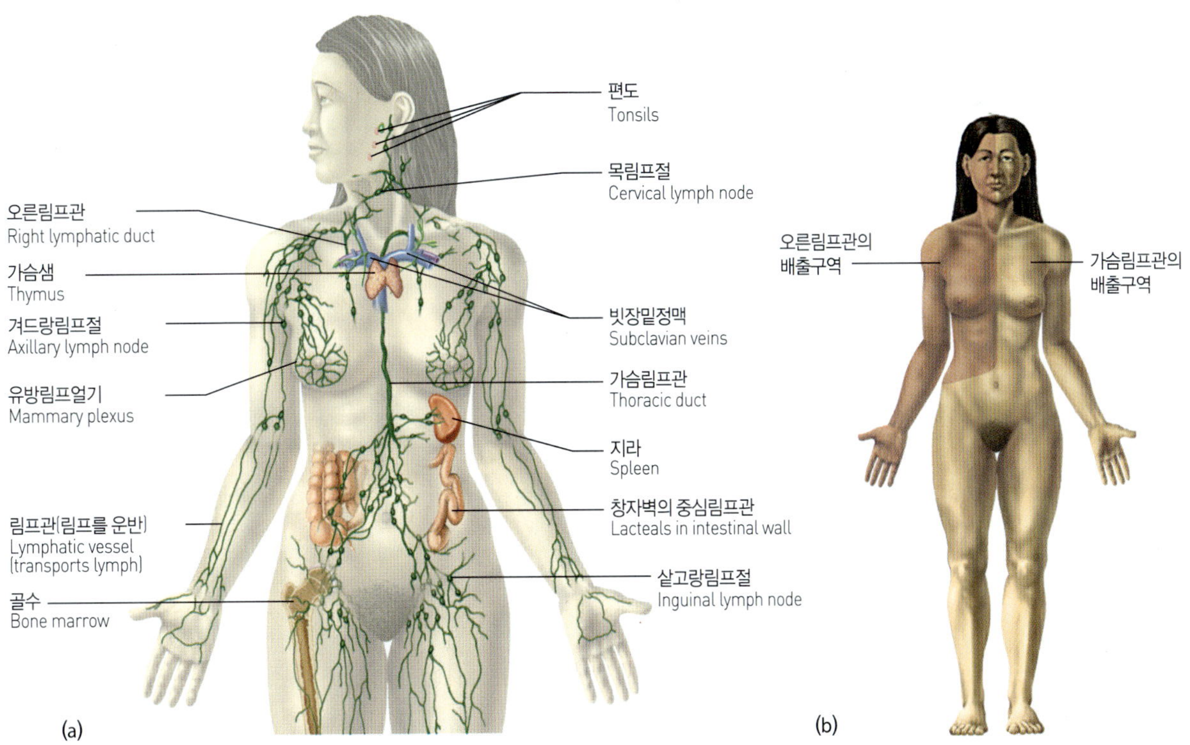

그림 8-23 림프계통과 림프의 배출

(a) 주요 림프기관은 편도, 림프절, 지라와 가슴샘이다. 림프절은 림프관을 따라 온몸에 분포하지만, 목 부위, 겨드랑 부위와 샅고랑 부위에는 림프절이 많이 모여 있다.
(b) 색칠하지 않은 부분의 림프는 가슴림프관으로 배출되며, 짙게 색칠한 부분의 림프는 오른림프관으로 배출된다.

03 혈액

1) 혈액의 개요

(1) 혈액의 특성

혈액(blood)은 세포에 산소와 영양분을 공급하고 노폐물을 운반하는 등 생명의 유지에 매우 중요한 역할을 한다. 조직학적으로 결합조직이며 혈관 안으로만 흘러 다니는 세포바깥액이다. 액체성분인 혈장과 세포인 혈구들이 섞여 있고 체중의 8%(성인을 기준으로 5~6L) 정도를 차지한다. 정상 pH는 7.4 정도이고 비중은 1.06으로 물보다 약간 무겁다.

(2) 혈액의 기능

① 운반

혈액은 O_2와 아미노산, 포도당과 같은 영양분을 몸속의 여러 장기에 공급하고 세포로부터 발생된 CO_2 및 요소, 요산, 크레아티닌과 같은 노폐물을 각각 허파와 콩팥으로 운반하여 제거하는 역할을 한다. 또 여러 호르몬을 필요한 장기로 운반하는 역할을 한다.

② 항상성 조절

혈액은 세포바깥액으로서 세포속액과 교류하며 수분과 전해질을 조절한다. 이때 혈장단백질의 농도 및 전해질에 따라 삼투압과 pH도 조절된다. 또한 혈관의 조절에 따라 몸의 열을 이동시켜 체온을 일정하게 유지시킨다.

③ 보호

혈액 속의 백혈구는 면역세포로서 몸 안으로 들어온 세균이나 이물질을 제거하는 면역과 관련된 역할을 하고, 스스로 응고기전을 가지고 있어 혈관 손상 등으로 인한 출혈이 일어날 때 고체형태로 굳음으로써 과도한 출혈을 막는다(표 8-10).

표 8-10 혈액의 기능

운반	O_2, CO_2, 영양분, 노폐물, 호르몬 운반
항상성 조절	수분, 전해질, 삼투압, pH, 체온 조절
보호	면역기능, 혈액응고

2) 혈액의 구성

(1) 혈액의 조성

혈액은 액체성분인 혈장 55%와 고체성분인 혈구 45%로 구성되어 있어 분리가 가능하다. 원심분리를 이용하여 혈장과 혈구를 분리하면 그림 8-26과 같이 된다. 위층인 혈장은 대부분 물(91%)로 되어 있으며 알부민(albumin), 글로불린(globulin), 섬유소원(fibrinogen) 등과 같은 단백질(7%)과 이온, 영양소, 노폐물, 가스 등의 기타 물질(2%)들로 구성되어 있다. 아래층인 혈구는 대부분이 적혈구(erythrocyte)이고 중성구(neutrophil), 호산구(eosinophil), 호염기구(basophile), 단핵구(monocyte) 및 림프구(lymphocyte)로 구성된 백혈구와 혈소판이 있다(그림 8-24).

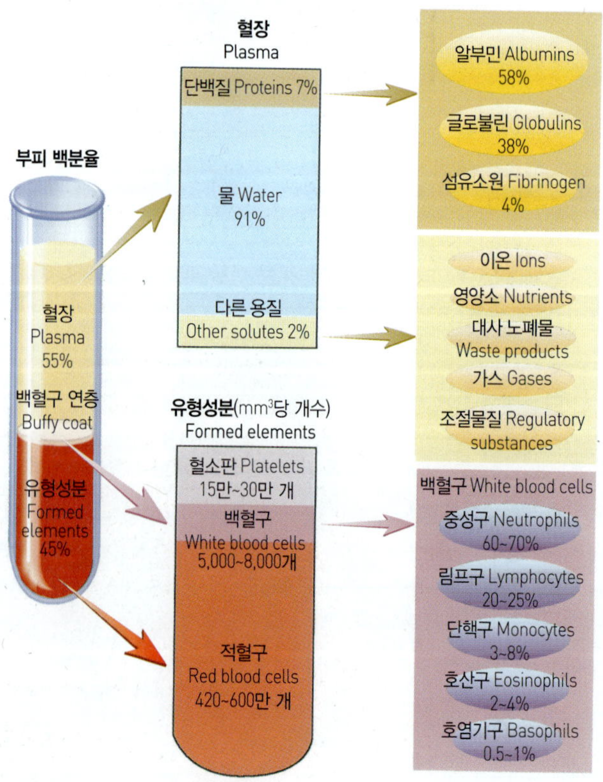

그림 8-24 혈액의 구성

(2) 적혈구

① 적혈구의 특징

가. 형태와 일반특징

혈액을 원심분리하면 **적혈구(erythrocyte, red blood cell, RBC)**가 분리되는데, 이때 전체에 대한 적혈구의 비율을 적혈구 용적률 또는 헤마토크리트(hematocrit, Hct)라고 하며 남성에서 45%, 여성에서는 40% 정도이다. 적혈구의 개수는 성인 남자의 경우 mm^3당 500만 개, 여성은 450만 개, 유아의 경우 650만 개 정도이다. 적혈구는 가운데가 오목하게 들어간 지름 7.5μm, 두께 2.5μm의 편평한 원반 모양으로 가스와의 단면적을 최대한 넓히려는 구조이다(그림 8-25a). 성숙한 적혈구에서는 핵, 사립체, 세포질그물이 없는 것이 특징이며 O_2와 CO_2를 운반하기 위해 헤모글로빈(hemoglobin)이라는 혈색소를 가지고 있다.

나. 혈색소와 적혈구의 기능

혈색소(hemoglobin)는 단백질인 글로빈(globin)의 중심에, 철분을 가지고 있는 헴(heme)이 결합된 4개의 단위로 구성되어 있다(그림 8-25b). 혈색소의 농도는 남성에서 100mL당 16g, 여성에서는 14g으로, 혈액 내의 산소분압이나 pH의 영향을 받아 O_2와 결합 및 분해되어 O_2를 전달하는 역할을 한다. 특히 O_2와 결합되어 밝은 붉은색을 띠는 형태를 산화혈색소(oxyhemoglobin)라고 하고, 조직 부위에서 O_2와 떨어져 어두운 붉은색을 띠는 형태를 탈산소혈색소(deoxyhemoglobin)라고 하는데, 이때 붉은색은 Fe^{2+} 때문이다.

혈색소는 혈액에서 98.5%의 O_2 이동을 담당하고 나머지 1.5%의 O_2는 혈장에 용해되어 이동된다.

② 적혈구의 생성

적혈구는 태아 초기일 때 난황, 간 및 지라에서 생성되고, 5 개월경 부터 출생 후까지 적색골수(red bone marrow)에서 생산된다. 어릴 때에는 주로 위팔뼈나 넙다리뼈와 같은 긴뼈에서 생성되지만 성인에서는 복장뼈, 척추뼈, 갈비뼈 및 엉덩뼈와 같은 납작뼈의 골수에서 생성된다. 적혈구의 생성은 콩팥에서 분비되는 적혈구형성인자(erythropoietin)가 적색골수를 자극함으로써 이루어지는데, 특히 혈액 중의 산소가 부족할 경우 더욱 자극된다. 적혈구가 생성될 때 DNA의 합성을 위한 엽산과 비타민 B_{12} 및 혈색소 생산을 위한 Fe^{2+} 등이 필요한데, 이 요소들이 결핍될 경우 적혈구 생산에 문제가 생겨 빈혈이 유발될 수 있다.

적혈구는 최초 다능성 줄기세포로부터 만들어져 다능성 골수구성 줄기세포(multipotent myeloid stem cell), 적혈모구(erythroblast) 및 그물적혈구(reticulocyte)를 거쳐 완성된다(그림 8-26). 적혈구가 분열 및 성숙되는 과정에서 핵이 제거되는데, 미성숙 상태에서 혈액으로 나오게 되

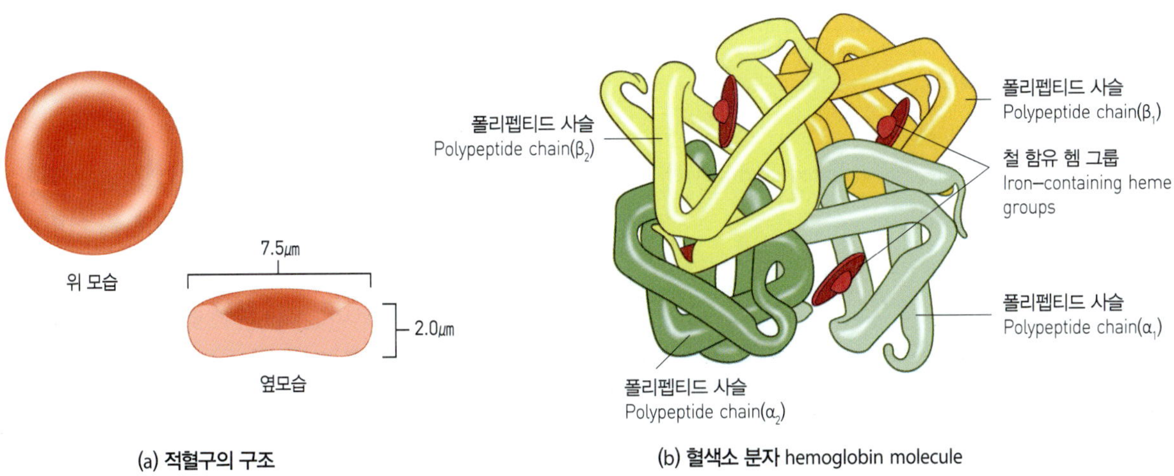

그림 8-25 적혈구와 혈색소

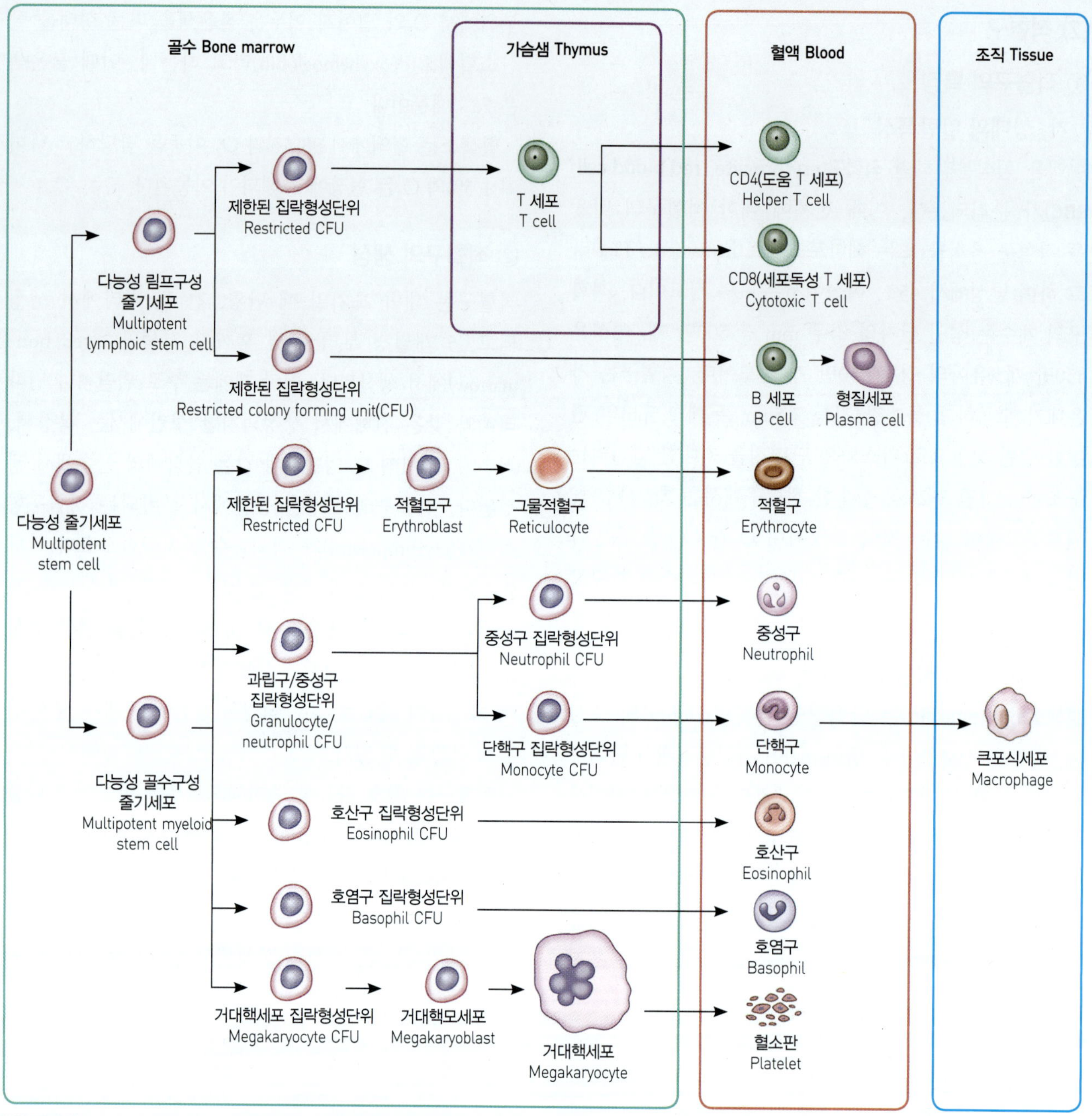

그림 8-26 혈구의 계통과 발달

면 핵이 남아 있는 유핵적혈구(nucleated erythrocyte)가 관찰되기도 한다.

③ 적혈구의 파괴

적혈구의 수명은 120일 정도로, 수명을 다했거나 비정상 혹은 손상받은 적혈구는 지라와 간에 있는 큰포식세포(대식세포, macrophage)에 의해 혈액에서부터 제거된다(그림 8-27). 파괴된 적혈구로부터 나온 혈색소는 복잡한 분해과정을 거쳐 재사용되거나 배설된다. 혈색소는 헴(heme)과 글로빈(globin)으로 분해되는데, 글로빈은 아미노산으로 분해되어 다른 단백질이나 적혈구 생성에 사용된다. 헴은 다시 Fe^{2+}과 빌리루빈(bilirubin)으로 분리되는데, Fe^{2+}은 간에 저장되어 있다가 적색골수로 이동하여 새로운 적혈구 생산에 사용된다. 헴에서 나온 빌리루빈은 간에서 수용성으로 대사된 후 장 내로 분비된다.

장에서 대사를 거쳐 각각 소변과 대변으로 배설되는데

이로 인하여 소변은 노란색, 대변은 갈색을 띠게 된다(10장 소화생리의 빌리루빈 대사 참고).

핵심돋보기 1

적혈구용적률이 정상보다 낮은 경우는 적혈구가 부족한 상태로, 빈혈을 의심할 수 있다. 반면 정상보다 높을 경우, 적혈구 과다증을 의심할 수도 있으나 반대로 혈장이 부족한 탈수 상태일 경우가 더욱 일반적이다.

핵심돋보기 2

적혈구형성인자는 저산소증이나 콩팥의 혈류량이 감소할 때 토리곁세포(juxtaglomellular cell)에서 분비된다. 적혈구형성인자는 왜 하필 콩팥에서 만들어질까? 그 이유는 콩팥이 해부학적으로 혈관의 분지가 적어 산소부족에 민감하고 토리에 들어가고 나오는 혈류량의 변화를 잘 감지하기 때문이다. 그래서 콩팥에 질환이 생기면 적혈구가 만들어지지 않아 빈혈이 유발되기도 한다.

(3) 백혈구

① 백혈구의 특징과 기능

백혈구(leukocyte, white blood cell, WBC)는 크기와 종류가 다양한 여러 세포로 구성되어 있고 주로 몸의 면역에 관련한 방어기능을 담당하고 있다. 백혈구 수는 mm^3당 5,000~8,000개로, 질병이나 염증 등 몸의 상태에 따라 수치가 급변할 수 있다. 중성구나 단핵구는 조직에 손상이 있을 때, 손상된 조직으로부터 분비된 화학물질의 영향으로 아메바운동(ameboid movement)을 통해 혈관으로부터 빠져나오게 된다(그림 8-28). 이렇게 특정 화학물질에 대하여 반응하고 이동하는 것을 화학물질쏠림성(화학주성, chemotaxis)이라고 한다. 백혈구의 주요한 두 가지 기능은 우리 몸에 침투한 미생물로부터 몸을 보호하는 것과 포식작용(phagocytosis)을 통해 죽은 세포와 같은 이물질을 제거하는 것이다.

② 백혈구의 종류

백혈구의 종류는 과립의 유무 및 염색 상태에 따라 이름이 붙여졌는데, 큰 세포질 과립을 포함하고 있는 것을 과

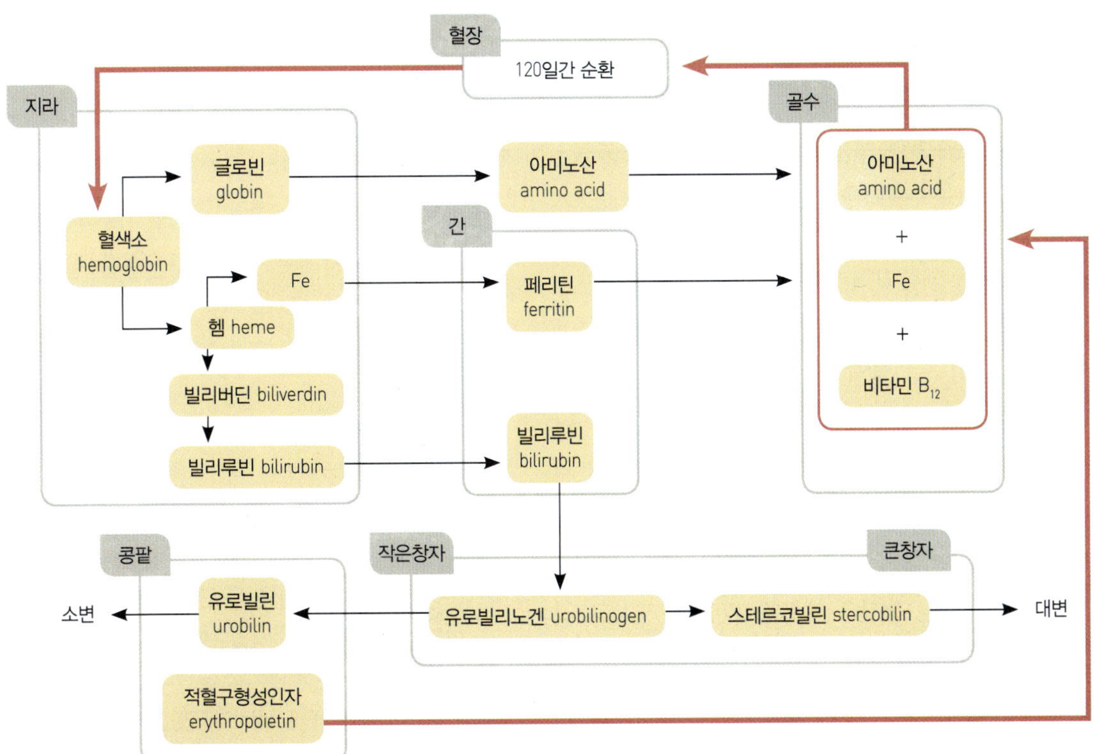

그림 8-27 적혈구의 생성과 파괴

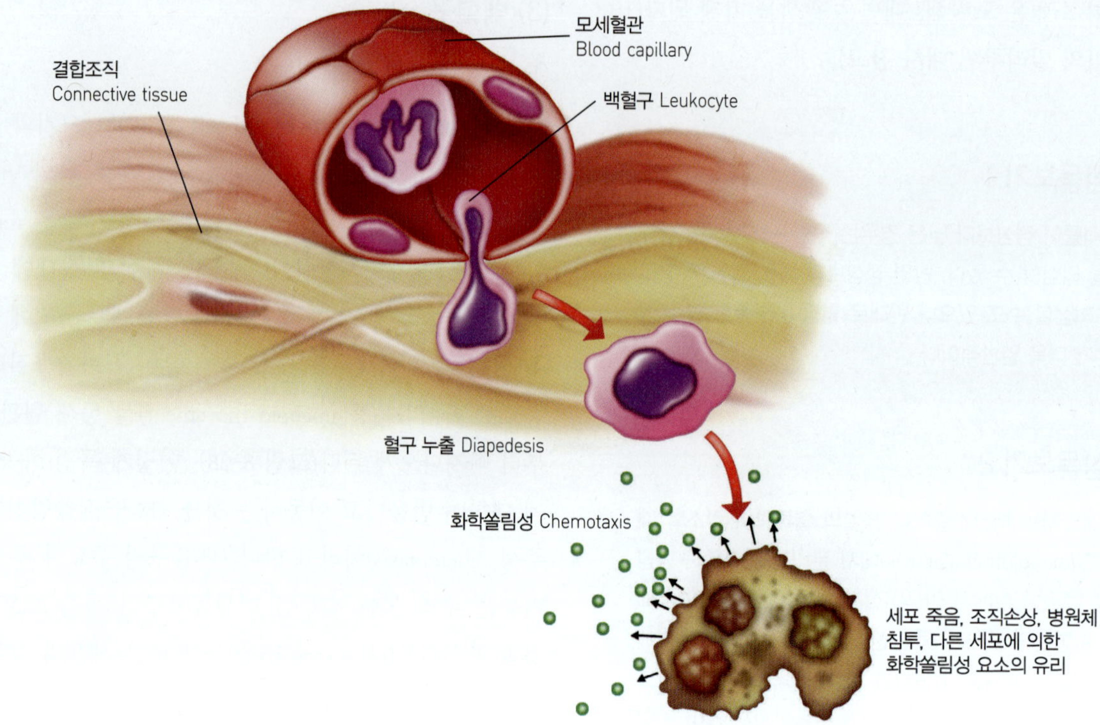

그림 8-28 백혈구의 누출작용과 화학쏠림성

립백혈구(granulocyte), 과립이 매우 작아 관찰되지 않는 것을 무과립백혈구(agranulocyte)라고 한다(표 8-11).

가. 과립백혈구

과립백혈구는 엽으로 나누어진 핵을 가지고 있으며 세포질에는 과립이 존재한다. 과립의 성격에 따라 중성구, 호산구, 호염기구로 나뉜다.

중성구(호중구, neutrophil)는 백혈구에서 가장 많은 수를 차지하고 있다. 세포질에는 산과 염기에 모두 염색되는 중성의 과립을 가지고 있고 핵은 보통 2~4개의 엽으로 되어 있다. 중성구는 혈액 내에 보통 10~12시간 동안 머무르다가, 이후에 다른 조직으로 이동하여 미생물이나 이물질을 포식한다. 중성구가 세균을 포식하고 죽게 되면 죽은 세포, 파괴된 세균 잔해, 체액 등과 염증 부위에 고이게 되는데 이것이 고름(농, pus)이다.

호산구(eosinophil)는 산성의 세포질 과립을 가지고 있어 에오신(eosin)에 의해 밝은 빨간색으로 염색된다. 호산구는 전체 백혈구의 1~4%를 차지하며 두 개의 엽으로 된 핵을 가지고 있다. 호산구는 알레르기와 자가면역질환 및 기생충 감염 시에 증가하게 되는데, 항원항체복합체(antigen-antibody complex)를 제거하여 알레르기를 감소시키고 기생충을 파괴하는 역할을 한다. 반면 스트레스에 노출되었을 때는 감소한다.

호염기구(basophil)는 염기성의 세포질과립을 가지고 있어 헤마톡실린(hematoxilin)과 같은 푸른색의 염색 물질에 염색된다. 백혈구에서 가장 적은 수를 차지하며 두 개의 엽으로 된 핵을 가지고 있다. 혈액응고를 방지하는 헤파린(heparin)과 알레르기나 염증반응을 일으키는 히스타민(histamine)을 분비한다. 염증반응 시 증가하고 알레르기 반응을 유발한다.

> **핵심돋보기**
>
> 왜 호산구는 acidophil이 아니라 eosinophil일까? 호산구는 말 그대로 산성을 좋아하는 세포로 acidophil이라는 표현이 이상하지 않다. 그러나 실제로 eosinophil을 사용하는데 그 이유는 다음과 같다. 백혈구를 염색할 때, 붉은 산성 염색약인 'eosin'과 푸른색 염기성 염색약인 'hematoxilin'을 섞어 사용하기 때문에 'H-E stain'이라고 한다. 이때 호산구의 과립은 eosin에 진하게 염색되어 붉은색을 띠게 되므로 'eosin을 좋아하는 세포'로 불리게 되는 것이다.

표 8-11　백혈구의 종류와 특성

세포종류	중성구	호산구	호염기구	림프구	단핵구
	과립백혈구	과립백혈구	과립백혈구	무과립백혈구	무과립백혈구
비율(%)	55~60	1~4	>0.5	25~30	3~8
크기(㎛)	10~12	11~14	10~12	6~14	12~20
형태	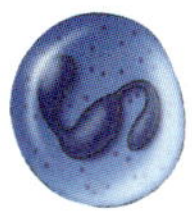	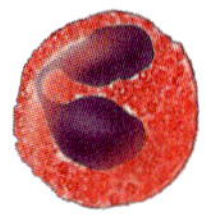	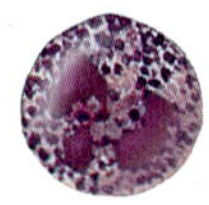	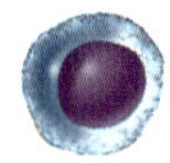	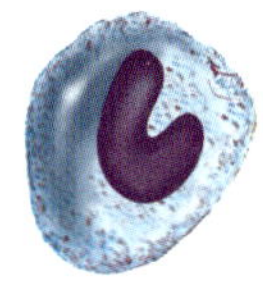
핵모양	두 개 혹은 네 개의 엽으로 나누어져 있고 얇은 잔섬유로 연결되어 있음	보통 두 개의 엽으로 되어 있음	뚜렷하지 않은 두 개의 엽으로 나누어져 있음	원형	원형, 콩팥 모양, 말굽 모양
세포질	세포질 과립이 옅은 분홍색이나 붉은 보라색으로 염색됨	세포질과립은 옅은 분홍색이나 붉은 보라색으로 염색됨	세포질 과립은 파란 보라색으로 염색됨	핵 주위에서 얇은 고리를 형성 세포질이 적음	림프구보다 세포질이 더 많이 들어 있음
기능	미생물이나 다른 물질 포식	알레르기나 천식과 관련된 염증반응에 관여, 특정 기생충 파괴	염증에 반응하는 히스타민 분비 핏덩이 형성을 예방하는 헤파린 분비	항체와 미생물을 파괴하는 화학물질을 생산 알레르기, 이식거부 반응, 암 조절 등 면역조절에 관여	세균, 이물질, 세포 조각 및 조직 안의 조직 파편을 포식
포식작용	있음	있음	없음	없음	있음
특징	가장 많은 비율을 차지함	기생충 감염과 관련	가장 적은 비율을 차지함	B세포와 T세포로 나뉘며, B세포가 활성화되면 형질세포(plasma cell)가 됨	혈액에서의 포식세포로, 혈액을 떠나 큰포식세포가 됨

나. 무과립백혈구

무과립백혈구는 원형의 핵을 가지고 있고 세포질에 과립이 없다. 림프구와 단핵구 두 가지가 있다.

림프구(lymphocyte)는 백혈구 중 가장 작고 백혈구 전체의 25~30%를 차지한다. 둥근 큰 핵과 핵을 둘러싸고 있는 얇은 띠처럼 보이는 세포질로 구성되어 있다. 림프구는 몸의 면역반응에 있어서 항체 생산, 이식 거부반응, 면역계통의 전반적인 조절 등 특이면역에 관련한 중요한 역할을 한다. 특히 T세포와 B세포로 분류되어 각각 세포면역과 체액면역에 관여하는데, 보다 자세한 사항은 면역 부분에서 살펴보고자 한다.

단핵구(monocyte)는 백혈구 중 가장 크고 전체의 3~8% 정도를 차지한다. 혈액에 있던 단핵구가 조직으로 들어가면 큰포식세포가 되어 세균, 죽은 세포, 이물질 등을 탐식하여 청소하게 된다. 뿐만 아니라 이물질을 분해한 다음 그 표식을 림프구에 붙여 림프구를 활성화시키기도 한다.

핵심돋보기

흔히 혈액학 부분을 보게 되면, 혈장(plasma)과 혈청(serum)이 나오게 되는데 차이가 무엇일까? 가장 중요한 요인은 섬유소원인데, 있으면 혈장이고 없으면 혈청이다. 만약 혈액을 채취한 후 그대로 나두면 혈액응고 기전에 의해 섬유소원이 섬유소가 되고, 이것은 적혈구와 엉겨 붙어 바닥에 가라앉게 된다. 이때 위쪽에 남는 맑은 액이 혈청이 된다. 반면 채혈 직후에 항응고제를 사용하여 응고기전을 억제하면 섬유소원은 섬유소로 변하지 않고 그대로 액상 중에 녹아 있게 되는데, 이 혈액을 원심분리하여 혈구를 제거한 부분이 혈장이 되는 것이다.

(4) 혈소판

혈소판(platelet)은 일종의 세포 조각으로 핵은 없고 적은 양의 세포질로 구성되어 있다. 혈액 $1mm^3$당 15~30만 개 정도가 있으며 10만 개/mm^3 이하가 되면 응고장애가 발생한다. 혈소판은 적색골수의 거대핵세포(거핵구, megakaryocyte)에서 생산되는데 이 세포들의 작은 조각들로 쪼개져 혈액응고의 역할을 하게 된다. 수명은 약 10일이며 수명을 다한 혈소판은 보통 지라에서 파괴된다. 혈소판 안에는 혈액응고에 관련한 여러 과립과 물질이 있다. 그중에서도 세로토닌(serotonin)은 혈관 손상 부위에 분비되어 혈관을 수축시키고, 프로트롬빈(prothrombin)은 트롬빈(thrombin)이 되어 섬유소원(fibrinogen)을 섬유소(fibrin)로 전환시키는 역할을 한다.

(5) 혈장

① 혈장의 특징과 기능

혈장(plasma)은 옅은 노란색의 액체로 대부분이 물로 되어 있고, 단백질 7% 그리고 그 외 이온, 영양물질, 가스, 노폐물 등이 2%를 차지한다. 그리고 조절물질과 같은 물질로 구성되어 있다. 구성요소 각각의 기능은 표 8-12에 정리하였다.

② 혈장단백질

혈장단백질(plasma protein)은 알부민, 글로불린 및 섬유소원이 있다. 알부민은 혈장단백질의 58%를 차지하며 혈액의 삼투압 조절에 있어 매우 중요한 역할을 한다. 이 삼투압을 콜로이드삼투압이라고 하는데 혈압에 의해 혈관 안의 물인 혈장이 조직으로 빠져나가는 것을 상쇄시켜 준다. 또한 산염기 평형이나 호르몬, 약물, 효소 등의 운반체로도 작용한다.

글로불린은 혈장단백질의 38%를 차지하며 다시 알파(α), 베타(β), 감마(γ) 글로불린으로 나뉜다. 특히 감마글로불린은 항체(antibody)와 같은 면역 관련 단백질을 포함하고 있어 면역글로불린(immunoglobulin)이라고도 부른다. 섬유소원은 혈액응고 과정 중 섬유소가 되어 적혈구를 응집시키는 역할을 한다.

3) 지혈

(1) 지혈과 응고작용

혈관이 손상되면 혈액은 혈관 밖으로 빠져나가게 되는데 이 것을 막는 작용을 **지혈(hemostasis)**이라고 한다. 지혈 과정은 혈관과 혈소판, 혈액응고인자들이 연쇄적이고 유기적인 작용을 통해 일어나는 반응으로 혈관연축, 혈소판 마개 형성, 혈액응고의 단계가 있다.

① 혈관연축

혈관이 손상되면 혈관벽 안의 민무늬근육 수축으로 인하여 혈류량과 출혈을 감소시키는데 이것을 혈관연축(vasospasm)이라고 한다. 혈관연축은 혈관의 손상으로 인한 신경계통의 반사작용이나 손상부위의 혈소판에서 유리된 세로토닌과 트롬복산(thromboxane)에 의해 일어난다.

표 8-12 혈장의 주요 구성요소와 기능

혈장 구성요소		기능
물		혈액성분에 대한 용매와 부유액으로서 작용
단백질	알부민(albumin)	교질삼투압 유지(콜로이드삼투압)
	글로불린(globulin)	외부물질을 파괴하는 항체와 보체 포함
	섬유소원(fibrinogen)	혈액응고에 직접 관여
이온	Na^+과 염화물	주로 삼투압에 관여
	Na^+, K^+	세포의 막전위와 활성에 관여
	H^+, HCO_3^-	산염기균형에 관여
	기타	PO_4^{3-}, Mg^{2+}, Ca^{2+} 등
영양소		에너지를 제공하는 포도당 및 아미노산, 중성지방 등
가스		산소호흡에 관여(O_2와 CO_2)
노폐물		단백질의 대사산물(요소와 암모니아), 적혈구의 빌리루빈, 젖산
조절물질	효소(enzyme)	화학적 작용을 촉매
	호르몬(hormone)	사람 몸의 많은 기능을 자극하거나 억제

② 혈소판 응집에 의한 마개형성

혈소판 마개(platelet plug)는 혈소판이 뭉쳐 응집된 것으로, 손상된 혈관의 작은 틈을 일시적으로 막을 수 있다. 지속적으로 발생하는 모세혈관의 손상된 틈새를 막아주기 때문에 순환계통 유지에 매우 중요하다. 그러므로 혈소판이 결핍되면 몸속의 여러 장기들에서 출혈이 발생할 수 있다. 이 마개는 작은 손상으로 인한 출혈은 막을 수 있으나 큰 손상의 출혈에서는 혈액응고의 형성이 필수적이다.

③ 혈액응고

혈관의 수축과 혈소판 마개는 출혈을 완전히 막는 데 한계가 있다. **혈액응고(blood clotting, coagulation)**는 가장 효과적인 지혈과정이다.

가. 응고인자

혈액응고 인자(clotting factor)는 평상시에 불활성화 상태인 전구체 형태로 혈장 중에 존재하다가 어떤 자극에 의해 활성화되면서 응고작용을 시작한다. 발견 순서에 따라 로마숫자로 표시되며 Ⅵ(accelerin)을 제외한 12가지 인자가 존재한다(표 8-13). 이 인자들은 연쇄적으로 활성화되면서 매우 복잡하게 응고 과정을 진행해 나간다.

TIP 혈액과 혈관 VS 상수도

혈액은 혈관을 통해 우리 몸 전체를 돌아다니며 산소와 영양분을 공급해주고 노폐물을 운반하여 제거한다는 점에서 상하수도로 비유하여 생각해 볼 수 있다.

먼저 상수도의 물(혈액)은 큰 강이나 댐과 같은 상수원에서 취수된 후 정수과정(허파)을 거쳐 깨끗해진 뒤(동맥혈, 산소풍부) 상수도관을 흐르게 된다. 정수장에서 바로 나오는 상수도관(대동맥)은 매우 크고 수압도 높을 것이다. 점차 상수도관은 각 지역으로 갈라지면서 좁아지고(세동맥) 최종적으로 각 가정(세포)에 하나하나 공급되는 관(모세혈관)이 될 것이다. 각 가정은 여러모로 유용하게 수돗물을 사용한 다음 더러워진 물(정맥혈, 산소결핍)을 하수도(정맥)로 버리게 될 것이다. 하수도관 역시 점점 모아지면서 굵어지고(세정맥) 마지막에 매우 큰 관(대정맥)을 이루 어 하수처리장(허파)으로 모여진 후 정수(호흡을 통한 가스교환)를 거쳐 방류되고 다시 상수도로 사용될 수 있다.

가끔 상수도관이 터져 누수가 생기는 경우(출혈)가 있다. 압력이 강한 상수도관(동맥)이 터지면 분수처럼 뿜어져 나올 것이다. 상수도관을 너무 오래 사용하게 되면 관에 녹이 슬거나(동맥경화) 이물질이 끼어 막히게 되므로(혈전증) 깨끗한 물을 쓰기 위해서는 관리도 잘 해야 할 것이다.

표 8-13 혈액응고 인자

번호	인자명	생성장소	기능
Ⅰ	섬유소원(fibrinogen)	간	섬유소의 전구물질
Ⅱ	프로트롬빈(prothrombin) *	간	트롬빈의 전구물질
Ⅲ	트롬보플라스틴(thromboplastin)	손상된 조직 활성화된 혈소판	인자 Ⅱ를 Ⅱa로 활성화시킴
Ⅳ	Ca^{2+}	뼈, 혈소판 등	대부분의 응고인자들이 활성화되는 데 필요
Ⅴ	프로아세레린(proaccelerin)	간	인자 Ⅱa로의 전환 촉진
Ⅶ	프로콘벌틴(proconvertin) *	간	Ca^{2+} 의 존재하에 Ⅹ을 활성화하여 트롬빈 형성 촉진
Ⅷ	항혈우병 인자(antihemophilic factor, AHF)	간, 콩팥, 지라	혈액응고의 초기단계에서 내인성 트롬보플라스틴의 생성에 중요한 역할(혈우병 관련)
Ⅸ	크리스마스 인자(christmas factor) *	간	인자 Ⅷ처럼 작용(혈우병 관련)
Ⅹ	스튜어트 인자(Stuart factor) *	간	인자 Ⅲ의 촉진물
ⅩⅠ	트롬보플라스틴 전구체(thromboplastin antecedent)	간	접촉, 감수성 단백분해효소
ⅩⅡ	하게만 인자(Hageman factor)	간	접촉, 감수성 단백분해효소
ⅩⅢ	섬유소 안정화 인자 (fibrin stablizing factor)	간	Ca^{2+}의 존재하에 섬유소 안정화

인자 Ⅵ는 사용하지 않음. *표는 비타민 K가 필요한 인자

나. 응고 과정

혈액응고 과정은 두 가지 방법으로 시작될 수 있다. 하나는 비활성화 응고인자가 아교섬유와 같은 이물질에 접촉되어 활성화되는 내인성 경로(instrinsic pathway)이고, 또 하나는 손상된 조직에서 배출된 조직물질이 응고인자를 활성화시키는 외인성 경로(extrinsic pathway)이다(그림 8-29). 각각의 경로는 응고인자들의 연쇄성 반응(폭포반응, cascade reaction)에 의해 공통경로로 수렴되고 최종적으로 혈액응고를 완성하게 된다(그림 8-29).

혈액응고의 공통과정은 다음의 세 단계로 요약될 수 있다(그림 8-30). 첫 번째 단계는, 프로트롬빈 활성제가 형성되는 단계이다. 내인성 경로와 외인성 경로(extrinsic pathway)가 수렴되면서 최종적으로 프로트롬빈 활성제(prothrombin activator)인 트롬보플라스틴(thromboplastin)을 만들어낸다. 두 번째 단계에서는, 프로트롬빈 활성제인 트롬보플라스틴이 비활성 응고인자인 프로트롬빈(prothrombin)을 활성화시켜 트롬빈(thrombin)으로 전환시킨다. 세 번째 단계에서는, 트롬빈이 비활성화 응고인자인 섬유소원(fibrinogen)을 활성화시켜 섬유소(fibrin)로 전환시킨다. 이렇게 고체화된 섬유소는 적혈구들과 엉겨 붙어 피덩이(혈병, blood clot)를 형성하게 된다(그림 8-31).

(2) 항응고작용

항응고작용(anticoagulant action)이란 앞서 말한 응고작용을 물리적 또는 화학적으로 억제함으로써 혈액응고 과정을 지연 또는 억제하는 것을 말한다. 물리적인 방법으로는 섬유소를 제거하기 위해 유리막대 등으로 젖거나 응고인자들이 작용을 못하도록 냉장보관을 하는 방법이 있다. 화학적인 방법은 항응고제(anticoagulant)를 사용하여 혈액응고 과정 중에서 응고 인자를 제거하거나 작용을 방해하는 것이다.

항응고제에는 시트르산나트륨, 옥살산나트륨, EDTA

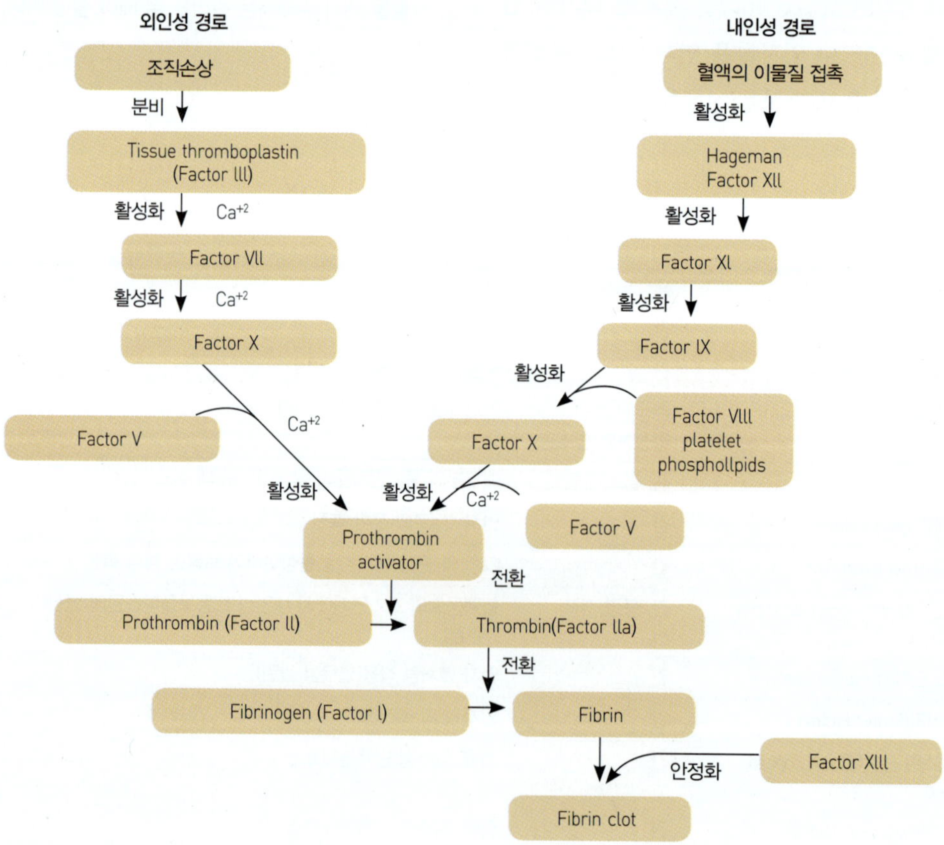

그림 8-29 혈액응고 과정

표 8-14 주요 항응고제 기전과 항응고제

분류	기전	항응고제
칼슘제거제	혈액응고에 필수인 칼슘을 제거함으로써 응고를 제지	시트르산나트륨, 옥살산나트륨, EDTA
트롬빈 작용 억제제	트롬빈의 작용을 억제함으로써 혈액응고 과정을 억제	헤파린, 히루딘
비타민 K 작용 억제제	비타민 K의 작용을 억제함으로써, 응고인자 II, VII, IX, X의 합성을 방해	쿠마린 유도체(와파린, 디쿠마롤)

와 같이 응고인자 IV에 해당하는 Ca^{2+}을 흡착(chelating)하여 응고의 진행을 멈추게 하는 Ca^{2+}제거제, 헤파린이나 히루딘과 같이 트롬빈의 작용을 억제함으로써 혈액응고를 억제하는 트롬빈 작용 억제제, 쿠마린 유도체와 같이 비타민 K의 작용을 억제함으로써 혈액응고를 억제하는 비타민 K 작용 억제제 등이 있다. 특히 Ca^{2+}제거제는 혈액검사 및 채혈 시에 사용하고 쿠마린 유도체인 와파린과 같은 비타민 K 작용 억제제는 혈전 형성방지를 위해 사용하는 등 기전의 특징에 따라 용도에 차이가 있다.

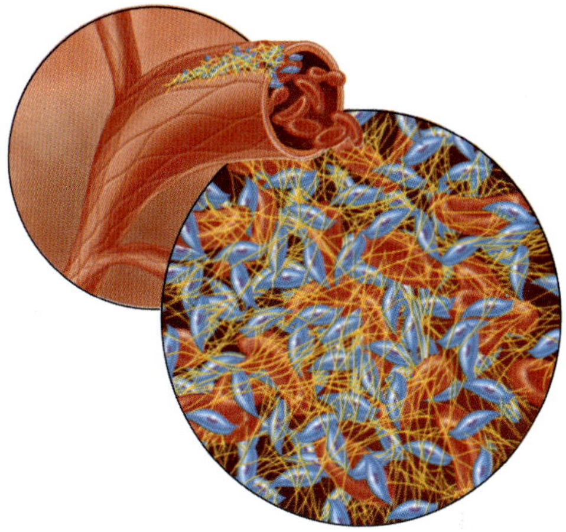

그림 8-31 혈액응고로 인한 적혈구 응집

TIP 혈액응고 인자에 왜 VI번은 없을까?

우선 혈액응고인자의 번호(로마숫자)는 발견된 순서에 따라 붙여졌다. 그런데 6번 째로 발견된 VI인자는 accelerin이라고 불렸으나 나중에 V인자의 활성화 된 형태(또는 Va)인 것으로 밝혀졌다. 따라서 VI는 현재 사용되지 않는다.

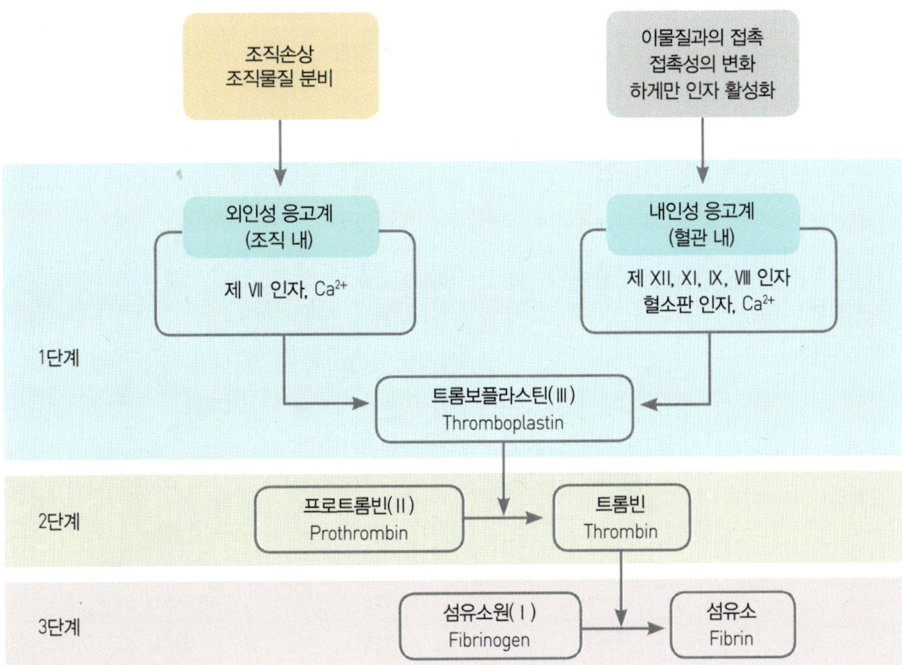

그림 8-30 혈액응고 과정의 공통경로 3단계

4) 혈액형

혈액형(blood type)이란 적혈구 표면의 항원(antigen)의 종류에 따른 분류를 말한다. 이 항원에 대한 항체(antibody)가 혈장 속에 존재함으로써 서로 다른 두 사람의 혈액이 만나게 되면 응집반응(coagulate reaction)이 일어날 수 있다. 즉 수혈 시 문제될 수 있는 혈액응집을 막기 위해 연구하면서 밝혀낸 것이다.

(1) 혈액형의 종류

① ABO식

ABO 혈액형 체계는 적혈구 표면에 응집원 A와 B의 유무에 따라 구분된다. A형의 적혈구 표면에는 A형 항원, B형에는 B형 항원, AB형에는 두 가지 항원이 모두 있는 반면 O형의 적혈구 표면에는 둘 다 없다(그림 8-32). 또한 A형의 혈장에는 항B항체(anti-B antibody, β)가 포함되어 있어 B형 항원과 응집할 수 있고, B형의 혈장에는 항A항체(anti-A antibody, α)가 A형 항원과 응집할 수 있다. AB형 혈장에는 두 항체가 모두 없지만, O형의 혈장에는 항A항체와 항B항체 모두가 있어 자신을 제외한 모든 혈액형의 적혈구와 응집하게 된다. 반대로 O형의 적혈구는 모든 종류의 혈액형에 수혈해 줄 수 있어 만능공혈자(universal donor)라고 하고, AB형은 모든 종류의 혈액(적혈구 기준)을 받을 수 있어 만능수혈자(universal recipient)라고 한다(표 8-15).

> **핵심돋보기**
>
> 우리가 잘 알고 있는 ABO식 및 Rh식 혈액형이 전부는 아니다. 실제로 적혈구 표면에 있는 항원은 500종류가 넘으며 밝혀진 혈액형만 해도 30가지가 넘는다. 그중에서도 앞서 말한 두 혈액형이 중요한 이유는 임상적으로 가장 크게 영향을 미치기 때문이다.

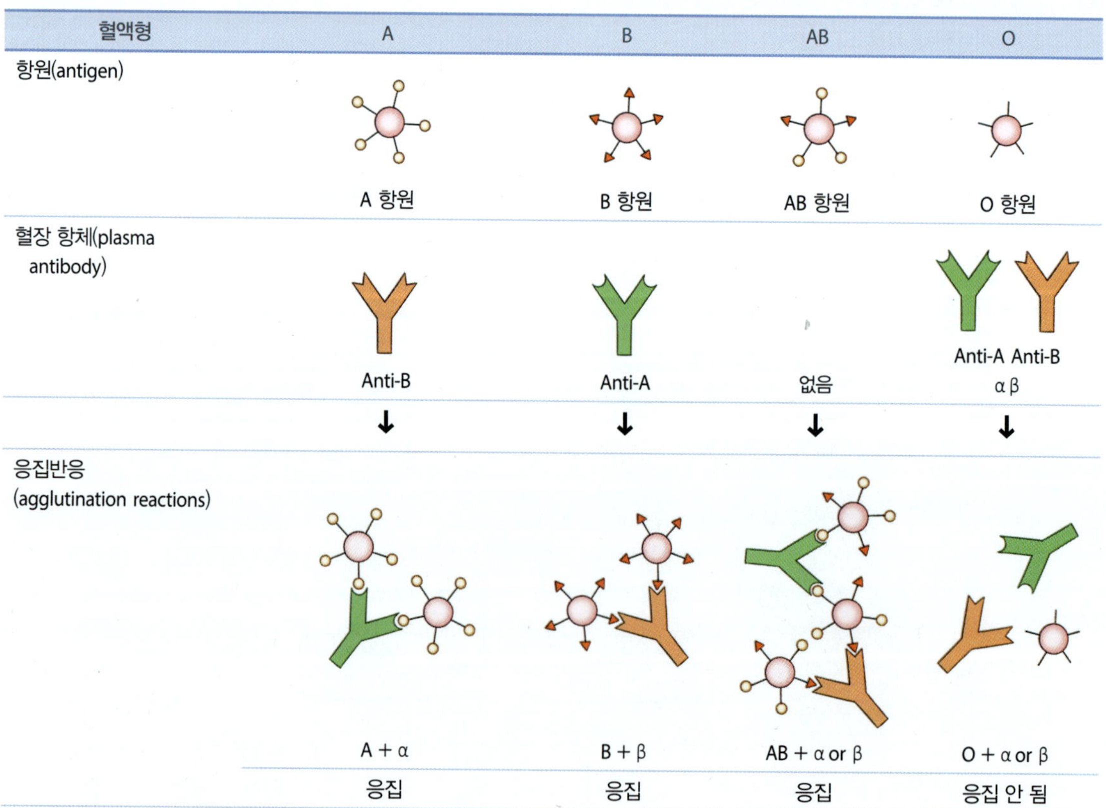

그림 8-32 ABO 혈액형의 항원항체반응

② Rh식

가. Rh식 혈액형의 특징

붉은털원숭이(rhesus monkey)의 연구를 통해 밝혀진 Rh식 혈액형(Rh blood type)도 ABO식만큼이나 임상적으로 중요하다. 적혈구 표면에 Rh 항원 중 D 항원을 가지고 있는 경우를 Rh 양성(Rh^+), D 항원이 없는 경우를 Rh 음성(Rh^-)이라고 한다. Rh 양성이 우성이며, 우리나라의 경우 99% 이상이 양성이다. Rh 음성인 사람이 Rh 양성인 사람의 혈액을 반복하여 수혈을 받게 되면 항-Rh 물질(anti-Rh substance)이 만들어져 응집이 일어나게 된다.

나. 태아적혈모구증

Rh 음성인 여성이, Rh 양성인 태아를 임신한 경우(아버지가 Rh 양성)에 문제가 발생할 수 있다. 우선 어머니와 태아의 혈액은 태반으로 인하여 섞이지 않지만 가스나 영양분 및 항체 등은 이동이 가능하다. Rh 음성인 어머니가 Rh 양성인 첫째 아이를 가졌을 때는 큰 문제가 발생하지 않는다. 문제는 출산 시에 태반이 분리되면서 출혈이 발생하게 되고 이때 태아의 혈액 일부가 어머니 혈관 내로 들어오면 어머니는 Rh 항원에 대한 항체(응집소)를 만들게 된다. 어머니의 적혈구에는 Rh 인자가 없으므로 영향이 없지만, 둘째 아이를 갖게 될 경우에 항체가 태반을 가로질러 태아에게로 이동함으로써 태아의 적혈구는 응집되면서 용혈이 되고 만다. 이러한 증상을 **태아적혈모구증(태아적아구증, erythroblastosis fetalis)**이라고 한다(그림 8-33).

표 8-15 혈액형에 따른 응집원과 응집소

혈액형	응집원	응집소	혈액을 줄 수 있는 혈액형	혈액을 받을 수 있는 혈액형
A	A	anti-B(β)	A, AB	O, A
B	B	anti-A(α)	B, AB	O, B
AB	A, B	없음	AB	A, B, AB, O
O	없음	anti-A, B(α, β)	A, B, AB, O	O

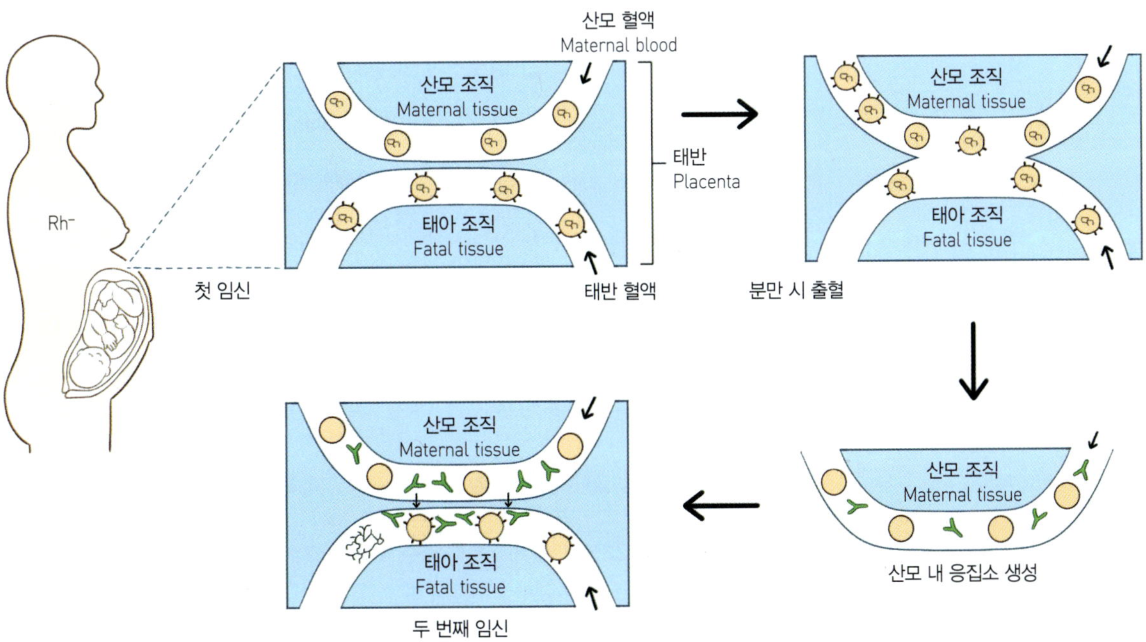

그림 8-33 Rh 인자와 임신

> **핵심돋보기**
>
> 지금처럼 기름이나 가스 보일러가 발달하기 전에는 연탄이 주요한 난방연료가 되었다. 그러나 불완전하게 연소된 연탄에서는 CO_2 대신 CO가 나와 소위 '연탄가스 중독'을 일으키기도 하였다. 그때 응급조치의 방법으로 김치국물을 마시는 것이 민간요법처럼 알려져 있지만, 실제로는 높은 압력의 산소공급을 빠르게 받는 것이 최선의 조치이다.

(2) 수혈

불의의 사고로 혈액이 급격히 손실되었다면 다른 사람으로부터 수혈(blood transfusion)을 받을 필요가 있다. 이때 앞서 말한 ABO식 및 Rh형의 혈액형을 잘 고려해야 하는 것은 물론 수혈에 앞서 공여자와 수여자의 혈액으로 반드시 교차적합검사(cross-matching)를 실시하여 문제가 없는지 확인해 봐야 한다. 만약 혈액형의 부적합으로 인해 잘못 수혈을 하게 되면 발열, 청색증, 두드러기, 혈압저하, 의식장애 등의 증상이 나타날 수 있다. 또한 혈관 내 적혈구의 용혈로 인해 암갈색 내지 흑색의 혈색소뇨(hemoglobinuria)가 나타날 수 있다. 뿐만 아니라 쇼크(shock), 파종혈관내응고(disseminated intravascular coagulation, DIC) 및 급성 신부전(acute renal failure) 등의 합병증을 나타내기도 한다.

5) 혈액이상

(1) 빈혈

빈혈(anemia)은 적혈구 수가 줄거나 혈색소가 부족하여 산소 운반능력이 감소된 것을 말한다. 빈혈의 기준은 적혈구 수가 $1mm^3$당 400만 개 미만 또는 혈색소량이 1dL당 10g 미만일 때를 말한다. 산소부족으로 인하여 심박출량이 증가하고 호흡이 빨라지는 등의 증상이 나타난다. 원인에 따라 다양하게 분류된다(표 8-16).

(2) 황달

혈액 중의 빌리루빈 농도가 높아져 눈이나 피부가 노란색으로 착색되는 현상을 황달(jaundice)이라고 한다. 원인에 따라 몇 가지로 분류된다(표 8-17).

(3) 혈액응고 이상

① 혈우병

혈우병(hemophilia)은 성염색체 X와 관련된 유전질환으로 남자에게서만 발병한다. 응고인자 Ⅷ이 결핍된 혈우병 A와 응고인자 Ⅸ가 결핍된 혈우병 B로 나눠진다. 혈소판 자체에는 문제가 없어 일반적인 상황에서 응고가 가능하지만 손상이 클 때 지속적인 출혈이 발생할 수 있다.

② 혈소판감소증

혈소판감소증(thrombocytopenia)은 혈소판 개수가 $1mm^3$당 10만 개 이하로 떨어진 상태이다. 적혈구의 응집이 잘 이루어지지 않아 작은 혈관의 미세손상 치유가 어렵게

표 8-16 빈혈의 종류와 특징

빈혈 종류	원인	특징
철결핍성 빈혈(iron deficiency anemia)	철의 섭취나 흡수 부족 등으로 인한 철의 부족으로 적혈구 형성 억제	가장 빈번한 빈혈(25%)
출혈성 빈혈(hemorrhegic anemia)	급격한 혈액 손실이나 울혈로 인한 순환 적혈구 감소	손실 형태에 따라 급성과 만성으로 분류
악성빈혈(pernicious anemia)	위의 내인인자(intrinsic factor) 결핍으로 인한 비타민 B_{12} 흡수 억제	조혈 비타민 부족으로 발생하는 거대적혈모구빈혈 중 하나
재생불량성 빈혈(aplastic anemia)	방사선, 독성물질, 암세포 등으로 인한 적색골수의 억압	백혈구나 혈소판도 같이 감소
용혈성 빈혈(hemolytic anemia)	기계적(낫적혈구증, 유전성 구상적혈구증) 또는 화학적(약물, 독소)인 적혈구의 과다한 용혈	용혈로 인한 고빌리루빈혈증(hyperbilubinemia) 동반
신성빈혈(renal anemia)	콩팥의 질환 등으로 인한 적혈구형성인자 결핍	콩팥의 질환에서 이차적으로 발생

되면서 전신에 출혈반이 나타나기도 한다.

③ 혈전증과 색전증

혈전증(thrombosis)은 혈관이 손상 받지 않아도 어떠한 원인에 의하여 혈관 내에서 혈전(thrombus)이 생성되어 혈관을 막는 증상을 말한다. 이 경우 혈액공급을 받지 못한 조직들이 괴사가 되는데, 이것을 경색(infarction)이라고 하며 뇌에서 일어나면 뇌경색(cerebral infarction), 심장에서 일어나면 심근경색(myocardial infarction)이 된다. 한편 떨어져 나간 혈전이나 어떤 물질들이 흘러 다니다가 다른 혈관을 막는 경우를 색전증(embolism)이라고 한다.

(4) CO 중독

탄화수소를 포함한 연료가 불완전하게 연소되면 CO가 발생하는데, 몸 안으로 들어오면 혈색소의 Fe^{2+}과 결합한다. 이때 결합력은 O^2보다 200배 이상 더 강해 쉽게 떨어지지 않기 때문에 O^2와의 결합을 억제한다. 이것을 일산화탄소 중독(carbon oxide poisoning)이라고 한다. CO에 중독이 되면 저산소증을 시작으로 장시간 노출되면 오심, 두통, 의식상실이 일어날 수 있으며, 심한 경우 사망할 수도 있다.

표 8-17 황달의 종류와 원인

황달 종류	원인
신생아 황달 (생리적 황달, ictrus neonatorum physiological jaundice)	생후 몇 주 안에 볼 수 있는 간의 기능적 이상으로 발생 빌리루빈의 대사과정 중 불완전한 합성으로 인해 발생
폐쇄성 황달(obstructive jaundice)	쓸개관의 폐쇄로 인해 빌리루빈이 혈액으로 흡수
간원성 황달(hepatogastric jaundice)	간질환에 의한 간세포 손상으로 빌리루빈이 혈중으로 이동
용혈성 황달(hemolytic jaundice)	과도한 적혈구의 용혈로 인해 적혈구 내 빌리루빈 유출

표 8-18 혈액이상

종류		내용	특징
빈혈(anemia)		적혈구 수가 줄거나 혈색소가 부족하여 산소 운반능력이 감소된 상태	적혈구 수 : 1mm3당 400만 개 미만 혈색소량 : 1dL당 10g 미만
황달(jaundice)		혈액 중의 빌리루빈 농도가 높아져 눈이나 피부가 노란색으로 착색되는 현상	신생아 황달, 폐쇄성 황달, 간원성 황달, 용혈성 황달 등
혈액응고 이상	혈우병(hemophilia)	성염색체 X와 관련된 유전질환 손상이 클 때 지속적인 출혈	남자에게서만 발병 혈우병A : 응고인자 Ⅷ 결핍 혈우병B : 응고인자 Ⅸ 결핍
	혈소판감소증(thrombocytopenia)	혈소판 개수가 1mm3당 10만 개 이하로 떨어진 상태	전신에 출혈반 가능
	혈전증과 색전증(thrombosis & embolism)	혈전증: 혈관 내에서 혈전(thrombus)이 생성되어 혈관을 막는 증상 색전증: 떨어져 나간 혈전이나 어떤 물질들이 흘러 다니다가 다른 혈관을 막는 경우	경색: 혈액공급을 받지 못한 조직들이 괴사 뇌경색(cerebral infarction), 심근경색(myocardial infarction)
CO 중독(carbon oxide poisoning)		CO가 혈색소의 Fe2+과 결합해 O2와의 결합을 억제하는 현상	중독 시 저산소증 장시간 노출: 오심, 두통, 의식상실 심한 경우: 사망
백혈구의 수적 이상	백혈구감소증(leukocytopenia)	혈액 mm3당 4,000개 이하로 감소	원인: 각종 화학물질과 방사선 또는 약물 방어능력이 감소
	백혈구증가증(leucocytosis)	혈액 mm3당 11,000개 초과	원인: 세균감염으로 병리적 증가 백혈구가 정상적인 작용을 하지 못함
	백혈병(leukemia)	혈액 mm3당 600,000개를 넘어가기도 함	원인: 골수에서 백혈구 전구세포가 악성증식

(5) 백혈구의 수적 이상

각종 화학물질과 방사선 또는 약물에 의해 백혈구 수가 mm^3당 4,000개 이하로 감소하여 방어능력이 감소하는 경우를 백혈구감소증(leukocytopenia)이라고 한다. 반면 세균에 감염되면 백혈구가 증가하는데 병리적으로 증가하여 mm^3당 11,000개를 넘어가는 경우를 백혈구증가증(leucocytosis)이라고 한다. 이러한 백혈구증가증의 경우, 백혈구가 정상적인 작용을 하지 못한다. 특히 골수에서 백혈구 전구세포가 악성증식하는 경우를 백혈병(leukemia)이라고 하는데, 초기에 백혈구 개수가 mm^3당 600,000개를 넘어가기도 한다.

04 면역

1) 면역의 개념

우리 몸은 미생물이나 이물질과 같은 외부의 위해물질로부터 자신을 방어하려는 능력을 가지고 있는데, 이것을 **면역(immunity)**이라고 한다. 즉 자기(self)와 비자기(nonself)를 구분하는데 비자기인 외부물질은 면역반응을 일으키는 항원(antigen)으로 작용한다.

면역은 선천면역(innate immunity) 또는 비특이면역(nonspecific resistance)과 후천면역(acquired immunity) 또는 특이면역(specific immunity)으로 구별된다. 선천면역은 태어나면서부터 가지고 있는 방어능력으로 피부, 포식세포, 염증반응 등이 있다. 외부의 적을 가리지 않고 방어하고 빠르지만 특이성이나 면역기억은 없다(표 8-19). 반면 후천면역은 획득면역(adaptive immunity)이라고도 하며 태어난 이후에 얻게 되는 방어능력이다. 림프구에 의한 면역

표 8-19 선천면역과 후천면역의 비교

	선천면역	후천면역
대표적인 예	피부, 포식세포	림프구
항원특이성	약함	매우 높음
반응시간	빠르게 반응함	느리게 반응함
면역기억	없음	기억세포 존재

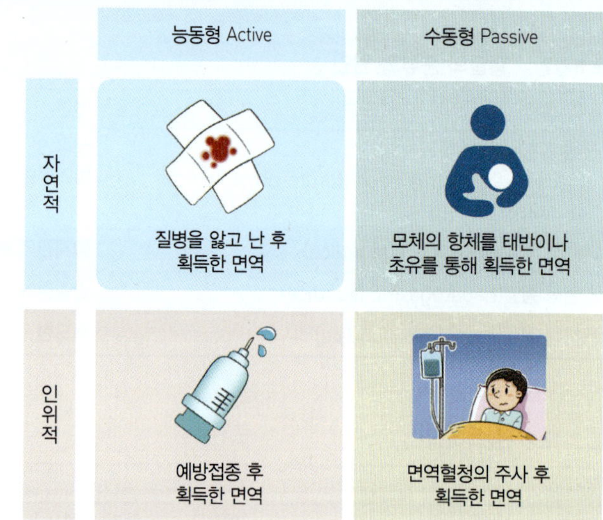

그림 8-35 후천성(획득) 면역의 종류와 예시

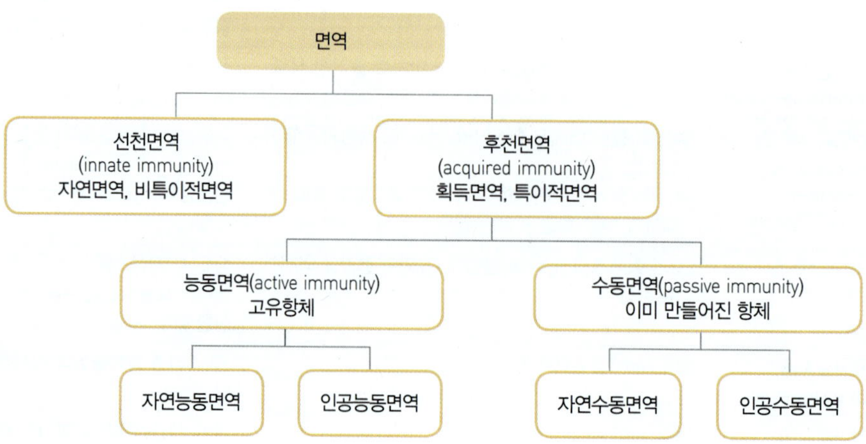

그림 8-34 면역의 분류

반응으로 느리지만 높은 특이성으로 효과가 좋으며 기억 세포도 생성된다. 후천면역은 다시 항체 확보 방식에 따라 항체를 스스로 만들어내는 능동면역(active immunity)과 이미 만들어진 항체를 공급받는 수동면역(passive immunity)으로 나뉘며, 생체적으로 얻는 자연면역과 인위적인 조치로 얻는 인공면역으로도 구분된다(그림 8-34). 각 후천면역의 종류에 해당하는 예시를 그림 8-35에 정리하였다.

2) 면역기관의 종류

면역을 담당하는 림프기관은 면역세포의 생산과 분화에 관여하는 1차 림프기관(primary lymphoid organ)과 그 외 면역에 중요한 기능을 하는 2차 림프기관(secondary lymphoid organ)으로 나눌 수 있다. 주요 림프기관의 위치는 그림 8-34를 참조할 수 있고, 각 림프기관에 대한 설명은 표 8-20에 정리하였다.

3) 면역의 분류

앞서 말한 바와 같이 면역은 비특이적인 선천면역과 특이성을 갖는 후천면역으로 나누어진다. 각각은 서로 다른 특징을 갖고 있지만 상호 협력적으로 작용하여 외부로부터 몸을 지켜낸다(그림 8-36).

(1) 비특이적 면역

비특이적 면역은 크게 1차 방어와 2차 방어로 나눌 수 있다(그림 8-37).

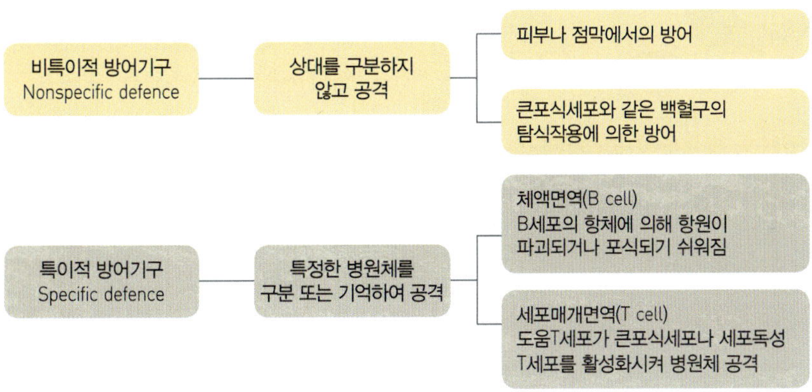

그림 8-36 특이적 방어기구와 비특이적 방어기구의 비교

표 8-20 면역기관의 분류

면역기관		기능	특징
1차 림프기관	적색골수 (red bone marrow)	모든 백혈구 생산 B 세포 성숙에 관여	퇴화되면서 황색골수로 전환
	가슴샘(thymus)	T 림프구 성숙에 관여	심장 위쪽에 두 개의 엽으로 존재 사춘기 이후에 퇴화하기 시작
2차 림프기관	지라(spleen)	큰포식세포에 의한 탐식작용 결함이 있거나 노쇠한 세포(적혈구) 파괴	가장 큰 림프기관
	림프절(lymph node)	림프관과 연결되어 림프액 순환 세균과 이물질의 여과	목, 겨드랑이, 샅굴부위, 배안 깊은곳에 서로 연결되어 덩어리를 이룸
	편도(tonsil)	세균과 이물질의 여과	목구멍, 혀, 입천장 편도 등이 있음 만성염증 시 수술 적절
	파이어판(Peyer's patches)	세균과 이물질의 여과	돌창자의 벽에 있는 림프조직

① 1차 방어선

1차 방어선은 몸의 바깥을 둘러싸는 피부, 그리고 호흡계통, 소화계통, 비뇨계통의 통로를 덮고 있는 세포, 섬모, 점막 등으로, 병원체가 침입하는 것을 막아주는 물리적 방어벽 역할을 한다. 이들은 성의 성곽과 같은 역할로 몸의 안팎을 구분하면서 보호한다. 이 밖에도 위액, 눈물, 침, 재채기 등도 1차 방어선의 역할을 한다.

핵심돋보기

화상을 입은 환자들을 보면 미라처럼 붕대를 감아놓은 것을 볼 수가 있다. 상처의 회복을 위한 목적도 있겠지만, 가장 큰 이유는 감염예방이다. 화상을 입게 되면 면역에 있어서 최전방에 있는 피부가 제 기능을 할 수 없어 외부의 세균에 무방비 상태가 되기 때문이다.

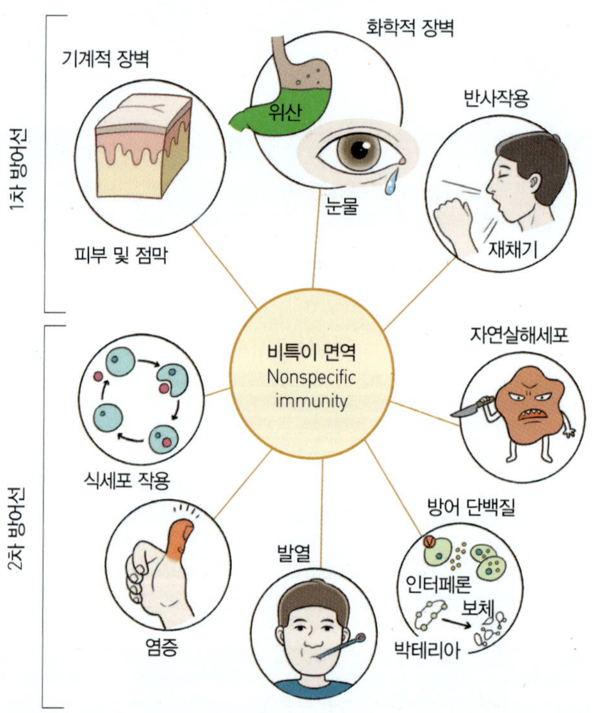

그림 8-37 비특이 면역의 방어체계

② 2차 방어선

2차 방어선에는 포식작용, 자연살해세포, 면역 관련 단백질 염증반응 등이 있다.

가. 포식작용

포식작용(phagocytosis)을 하는 세포에는 대표적으로 큰포식세포와 중성구가 있다. 중성구는 작은 포식세포로 혈액속에 풍부하게 분포하다가 제일 먼저 감염된 조직으로 들어가며 화학물질쏠림성을 가지고 있다. 혈액 속 단핵구는 조직으로 들어가 큰포식세포가 되는데 이때 크기가 다섯 배 정도 커지고 중성구가 소화하는 것보다 더 큰 입자와 여러 개의 미생물을 소화할 수 있다. 큰포식세포들은 존재하는 기관에 따라 이름이 달라질 수 있어서, 뼈에서는 뼈파괴세포(osteoclast), 간에서는 별큰포식세포(쿠퍼세포, Kupffer's cell), 중추신경계에서는 미세아교세포(소교세포, microglia)라고 부른다(표 8-21).

나. 자연살해세포

자연살해세포(natural killer cell, NK cell)는 적색골수에서 생산되는 림프구의 한 종류로, 혈액과 조직에서 병원체의 침입 또는 암세포나 바이러스에 감염된 세포들을 감시하고 있다가 비특이적으로 공격하여 파괴한다. 기억반응이 없기 때문에 특이한 암세포나 바이러스의 감염을 인지하지 못하고, 일반적인 암세포들과 바이러스에 감염된 세포들을 인지한다는 점에서 세포독성 T 세포와 차이가 있다.

다. 보체 및 인터페론

보체(complement)는 혈장에서 발견되는 약 20종류의 단백질로 생체방어에 중요한 역할을 한다. 보체는 평상시에 혈액 속에서 비활성화 형태로 순환하다가 세균과 같은 이물질 또는 항체와 결합하게 되면 활성화된다. 활성화된 보체는 염증과 포식작용을 촉진하거나 직접 세균을

표 8-21 큰포식세포의 위치에 따른 명칭

위치	명칭	위치	명칭
혈액	단핵구(monocyte)	뼈	뼈파괴세포(osteoclast)
림프절	큰포식세포(macrophage)	중추신경계통	미세아교세포(microglial cell)
허파	허파꽈리큰포식세포, 먼지세포 (alveolar macrophage, dust cell)	결합조직	조직구(histocyte)
간	쿠퍼세포, 별큰포식세포(Kupffer's cell)	콩팥	토리의 혈관사이세포(mesangial cell)

파괴할 수도 있다. 보체의 면역작용은 다른 면역세포나 요소들과 관련하여 매우 복잡하고 중요하게 작용한다.

인터페론(interferon)은 바이러스로부터 우리 몸을 보호하는 단백질이다. 바이러스는 스스로 복제를 하지 못하고 숙주세포에 감염된 후, 그 세포를 이용하여 증식하고 파괴시키므로 세균과 달리 치료가 쉽지 않다. 그런데 감염된 숙주세포에서 인터페론이 생산되어, 주변에 있는 세포에서 항바이러스 단백질이 합성되도록 유도함으로써 바이러스의 증식을 막는다. 어떤 인터페론은 큰포식세포와 자연살해세포 같은 다른 종류의 면역세포를 활성화시키기도 한다.

라. 염증반응

염증반응(inflammatory response)은 조직이 손상되었을 때 몸에서 흔히 나타나는 비특이적 반응이다. 세균이 침입하여 조직을 손상시키면 히스타민, 보체, 프로스타글란딘, 류코트리엔 등과 같은 화학 매개체의 분비를 자극하거나 활성화시킨다. 이러한 물질들은 (1) 혈관을 확장시켜 혈류량 증가와 혈관 투과성을 유도하고, (2) 포식작용 세포와 백혈구를 조직으로 이동시킨다. (3) 백혈구들로 인해 세균과 죽은 조직들이 제거되고 치유작용이 진행되어 새로운 조직이 형성된다(그림 8-38). 이러한 과정 가운데 나타나는 증상은 혈류 증가와 혈관 투과도 증가에 의한 발적(rubor), 발열(pyrexia), 종창(swelling)과 화학 매개체와 통증수용기의 반응으로 인한 통증(pain) 및 기능의 소실(loss of function)로 요약될 수 있다.

> **핵심돋보기**
>
> 우리가 항원항체반응을 이용한 대표적인 예가 예방접종이다. 많이 걸리는 질환들의 항원을 약화시키거나 변형시킨 뒤 우리 몸에 투입하게 되면 이에 대한 항체가 생성되어 실제로 그 항원이 들어왔을 때, 보다 쉽게 질병을 이겨낼 수 있게 되는 것이다.

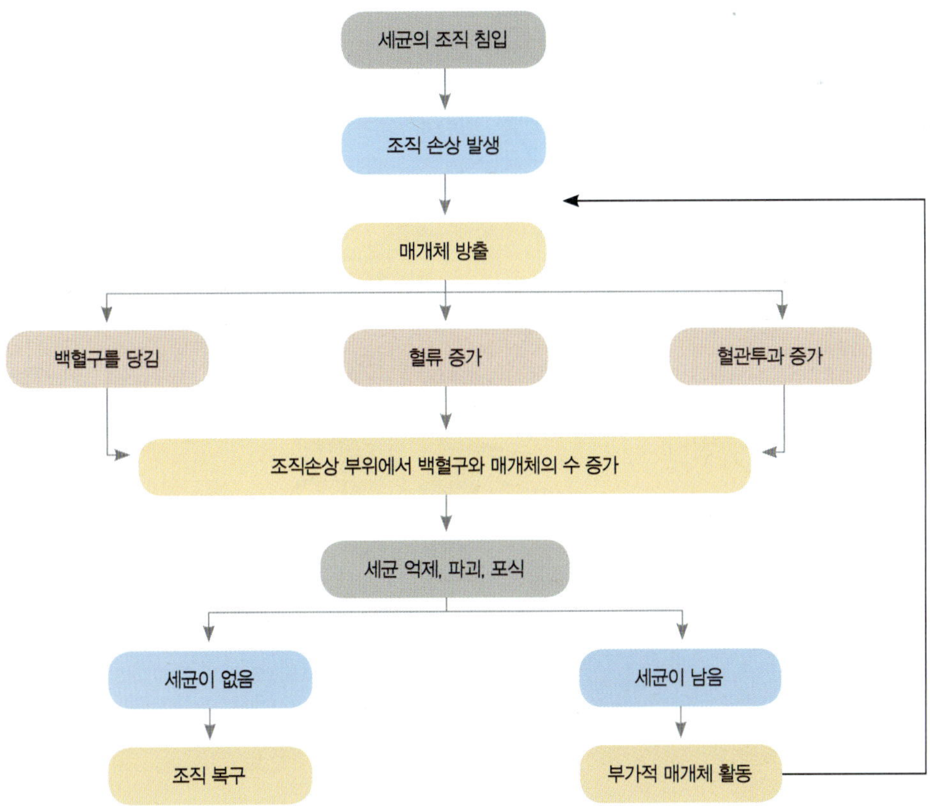

그림 8-38 염증반응의 단계

(2) 특이적 면역

비특이적 면역이 1차 및 2차 방어를 담당했다면 특이적 면역은 3차 방어를 담당하게 된다. 특이적 면역은 특이성(specificity), 다양성(diversity), 기억(memory) 및 자기와 비자기의 구분 등의 특성을 가지고 있다. 특이적 면역을 분류해보면 T세포를 중심으로 한 세포매개면역(cell-mediated immunity)과 B세포를 중심으로 한 체액면역(humoral immunity)으로 나눌 수 있다. 이 두 면역을 말하기에 앞서 항원항체반응을 먼저 살펴보도록 하자.

① 항원항체반응

항원항체반응(antigen-antibody reaction)은 특이적 면역에서 핵심적인 원리이다. 어떠한 항원에 대하여 항체의 존재는 '자물쇠-열쇠'와도 같다. 즉 한 항원에는 정확히 들어맞는 한 종류의 항체가 존재한다는 것이다. 그렇기 때문에 특이적 면역이라고 한다. 몸 안으로 한 항원이 들어왔을 때, 정확히 맞는 항체를 만들기 위해서는 시간이 필요하다. 그러나 정확한 항체가 만들어지기만 하면 그 항원을 정확하고 결합하여 둘러싸는 옵소닌화(opsonization)가 일어난다. 이렇게 항원이 항체에 결합되게 되면 포식작용이 쉬워지게 되고 다른 면역반응들을 자극하게 된다.

② 림프구의 발생과 생성

B세포와 T세포 모두 적색골수 속에서 생성되지만, 성숙은 각각 골수와 가슴샘에서 이루어진다(그림 8-39). B세포는 조류의 B세포 성숙기관인 F낭(bursa of Fabricius)에서, T세포는 가슴샘(thymus)에서 이름이 유래되었다. 골수에서 생산된 미성숙 T세포는 가슴샘으로 이동한 다음 성숙과정을 통해 일종의 합격자 선발과정을 거치게 된다. 항원 인식의 능력을 시험받게 되는데 항원 결합 능력이 적당하면 통과되고 너무 낮으면 자격미달로 탈

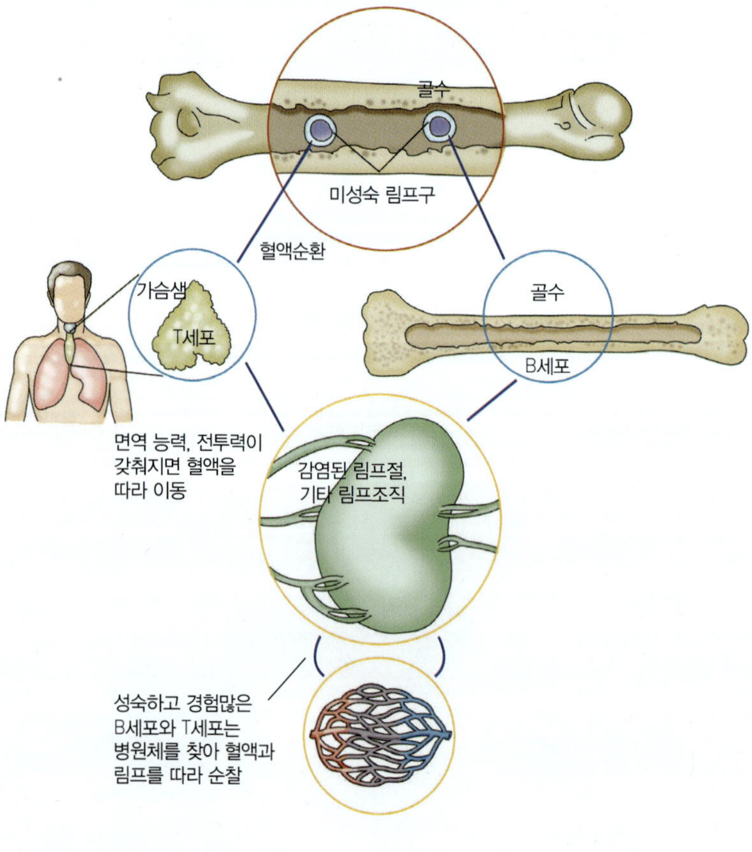

그림 8-39 T세포와 B세포의 생성과 성숙

락한다. 이것을 양성선택(positive selection)이라고 한다. 이렇게 통과되었다 하더라도 결합능력이 너무 강하거나 자기항원과 결합하게 되면 나중에 자기를 공격할 수 있으므로 중도 탈락이 되는데 이것을 음성선택(negative selection)이라고 한다. 이러한 과정 중에서 T세포는 크게 두 종류로 나뉜다. 양성선택 과정 중 어떤 종류의 항원제시세포(antigen-presenting cell)를 만났느냐에 따라 도움 T세포(helper T cell) 혹은 세포독성 T세포(cytotoxic T cell)가 될 수 있다. 이렇게 완전하게 성숙된 T세포는 가슴샘을 빠져나와 림프조직으로 이동하게 된다.

③ 세포매개면역

세포매개면역(cell-mediated immunity)이란 T세포에 의한 면역반응으로 다소 복잡한 과정으로 진행된다. 먼저 세균과 같은 항원이 몸속으로 들어오게 되면 큰포식세포에 의해 잡아먹힌다. 큰포식세포는 세균을 죽이는 데 그치지 않고 작은 조각들로 나눈 다음 세포 표면으로 내밀게 된다. 이 과정을 **항원제시(antigen-presenting)**라고 하고 항원제시가 가능한 큰포식세포나 B세포를 **항원제시세포(antigen presenting cell)**라고 한다. 이 항원제시세포는 도움 T세포만이 인식할 수 있다. 이렇게 노출된 항원을 인식한 도움 T세포가 세포독성 T세포를 자극하고 항원에 대한 정보를 주게 되면 활성화되어 면역반응을 시작하게 된다. 한편, 바이러스와 같이 세포 속까지 침입하는 항원은 쉽게 제거할 수 없기 때문에 불가피하게 감염된 세포 자체를 제거하여야 한다. 다행히 바이러스에 감염되거나 결함이 생긴 세포들은 위의 항원제시 방법 등으로 신호를 보내게 된다. 그러면 세포독성 T세포는 직접 그 세포

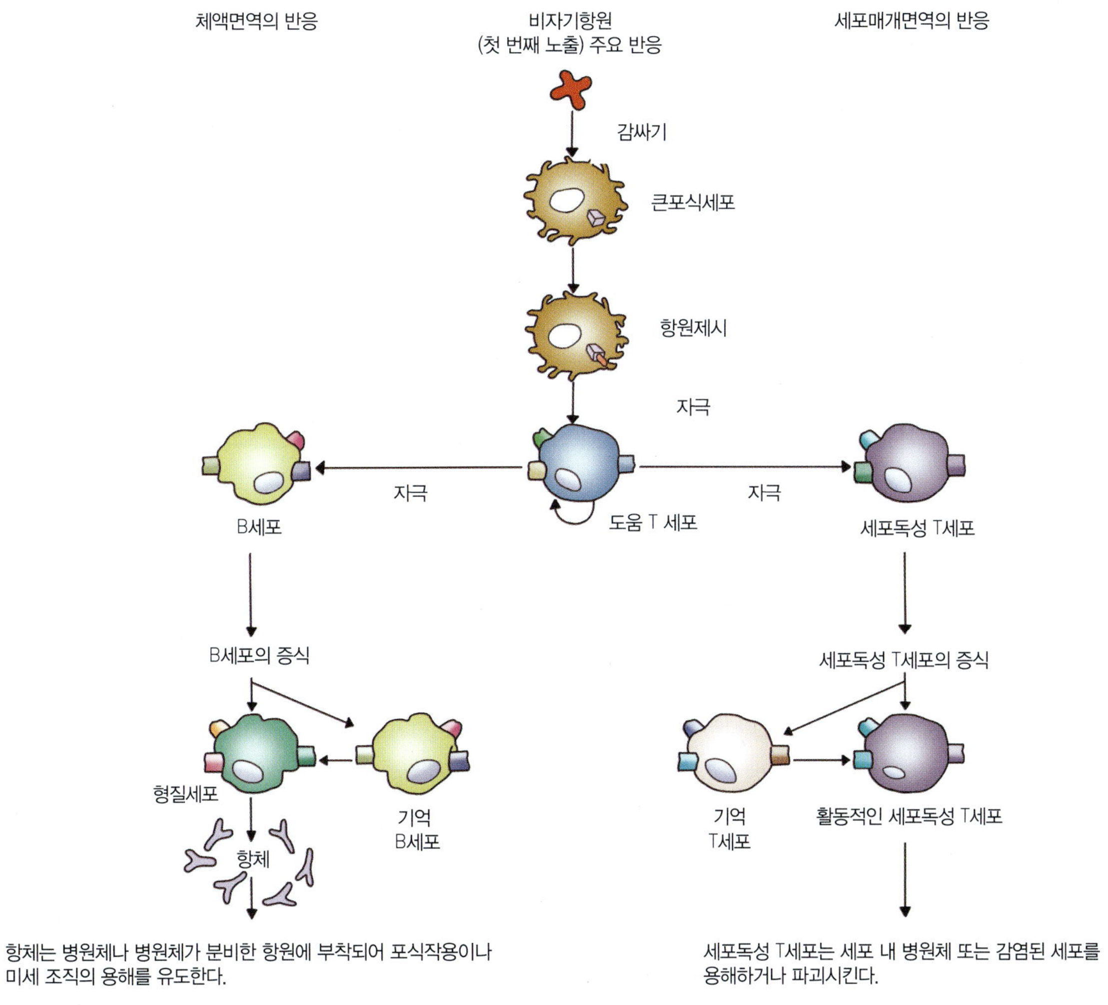

그림 8-40 특이 면역의 방어체계

를 찾아가 화학물질을 분비하여 세포를 살해하게 된다. 자신의 세포를 죽이는 일이나 다른 세포들로 바이러스가 전염되는 것을 막기 위해서는 불가피한 희생이 되는 것이다. 이처럼 세포독성 T세포가 작용하는 면역반응이 바로 세포매개면역이다(그림 8-40). 또한 세포매개면역은 알레르기 반응, 암세포의 조절과 이식거부반응에도 관여한다.

④ 체액면역

체액면역(humoral immunity)은 항체매개면역(antibody-mediated immunity)이라고도 불리는데 그만큼 항체가 중요한 역할을 한다. 우리 몸이 항원에 노출되면 B세포가 직접 인식하거나 항원을 인식한 도움 T세포에 의해 활성화되어 항체를 형성한다. 세포매개면역과 달리 직접 항원이나 세포를 공격하는 것이 아니라 항원에 대한 항체를 생산함으로써 면역반응이 진행된다. 항체는 항원과

표 8-22 항체의 종류와 기능

항체	차지하는 비율(%)	구조	설명
IgG	80	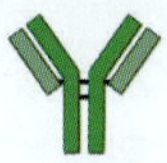	보체를 활성화시키고 포식작용을 증가시킴 태반을 통과하여 태아의 면역에 기여 Rh 용혈작용에 관여하여 신생아용혈병과 연관됨
IgM	5~10	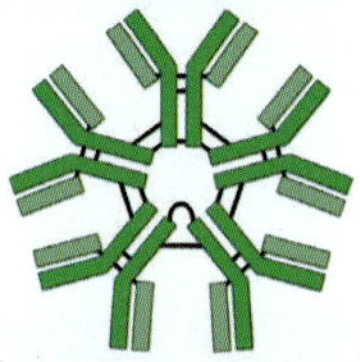	항원에 반응하여 첫 번째로 생산되는 항체(초기면역) ABO 용혈작용에 관여하여 수혈에 대한 반응
IgA	15	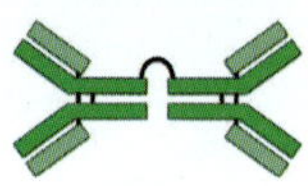	침, 눈물과 점막에 분비되어 몸의 표면에서 방어 기능 초유 및 모유에 포함되어 신생아의 면역에 기여
IgE	0.002	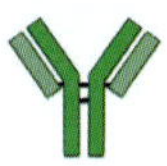	비만세포 및 호염기구와 결합하여 면역반응을 자극
IgD	0.2	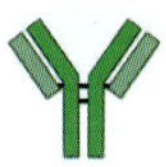	B세포 표면에서 항원 결합수용체 기능

TIP 면역체계 vs 군대

면역체계는 적으로부터의 침입을 막는다는 점에서 흔히 군대로 비유된다.

군인(면역세포)들은 군인이 양성되는 훈련소(1차 면역기관)를 거쳐 성숙해가며 전쟁을 준비하는 일반부대(2차 면역기관)로 배치된다. 전쟁에 대비하기 위하여 먼저, 최전방에는 누구를 막론하고 쉽게 넘어올 수 없도록 튼튼한 철조망과 같은 물리적인 장벽(피부 및 점막 등의 비특이적 1차 방어체계)을 세워 놓는다. 그 바로 뒤에서는 경계병(중성구, 큰포식세포와 같은 비특이적 2차 방어체계)들이 24시간 쉬지 않고 감시하고 있다. 경계병들은 적(세균)들이 쳐들어오게 되면, 구분하지 않고 공격(비특이적 면역)을 한다. 그만큼 적에 대한 정보가 부족하므로 공격력은 약하기 마련이다. 경계병들이 전쟁 초반에 시간을 벌어주는 동안, 군수뇌부(림프구)는 적에 대한 정보를 파악한 뒤 적을 퇴치할 수 있는 가장 적합한(특이적 면역) 작전과 무기를 가지고 본격적인 전쟁을 지휘하게 된다. 이때 보병부대의 T장군(T 세포, 세포매개면역)은 적과 직접 붙어 싸우는 백병전(세포독성 T세포)을 하거나 전체적인 전쟁 조율자(도움T세포) 역할을 하게 되고, 포병부대의 B장군(B세포, 체액면역)은 별 하나를 더 달고 진급한 뒤(형질세포), 대포의 탄(항체)을 이용하여 적을 공격하게 된다.

전쟁이 끝난 전쟁터는 아군 적군 할 것 없이 뒤엉켜 처참한 잔해(고름)를 남기기도 한다. 최악의 경우 아군이 아군을 공격하거나(자가면역질환) 별것 아닌 적들을 제거하려고 온 나라를 전쟁통에 빠뜨리는(과민반응) 과오를 범하기도 한다.

결합하여 항원의 작용을 억제할 뿐만 아니라 포식세포에 잘 포식되도록 돕는 역할도 한다. 또한 항원과 항체가 결합한 항원항체복합체는 다른 면역반응들을 자극하여 활성화한다. 그 외에도 적혈구 응집이나 B세포, 비만세포 등의 세포표면 수용 역할도 하며 알레르기 반응에도 관여한다.

항체는 역할과 구조에 따라 IgG, IgM, IgA, IgE, IgD 등 5가지로 구분된다. 각 항체의 특징과 기능을 표 8-16에 정리하였다. 체액면역은 특이면역이므로 기억세포가 생성되므로 항원에 처음 노출되었을 때의 항체 생산은 같은 항원에 두 번째 노출되었을 때와 다르다. 두 번째 노출되는 경우에는 이미 항원에 대한 항체를 만들었던 기억세포가 존재하기 때문에 항원제시 등의 복잡한 과정들이 생략되어, 훨씬 빠르면서도 효과적이면서 오래 지속되는 면역효과를 볼 수 있다(그림 8-41).

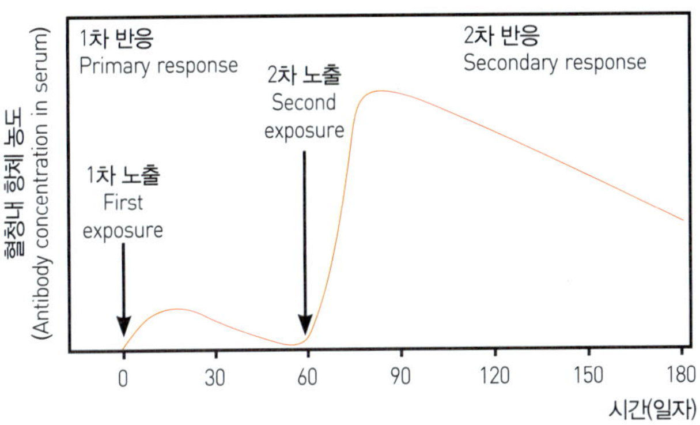

그림 8-41 항원에 대한 1차 반응과 2차 반응

핵심돋보기

위생상태가 불량한 곳에서 자란 한 아프리카의 아이에게서는 찾아볼 수 없는 아토피가 오히려 먼지 하나 없는 공기 속에서 깨끗하게 자란 한 유럽의 아이에게 나타난다. 이것이 '위생역설'이다. 어느 정도의 항원과 접촉하면서 자란 아이는 너무 깨끗한 환경에서 자란 아이보다 면역력이 더 강화하게 되어, 면역력이 혼란을 일으켜 생기게 되는 자가면역질환에 걸릴 확률이 줄어들게 되는 것이다.

4) 면역이상

(1) 과민반응

과민반응(hypersensitivity)이란 후천성 면역반응이 과도하거나 부적절한 형태로 일어나 오히려 몸을 상하게 하는 결과를 낳는 현상으로 '알레르기'라고도 한다. 과민반응을 일으키는 항원의 종류나 관여하는 면역세포와 항체 등에 따라 4가지 유형이 있으며 1형부터 3형까지 즉시형 과민반응(immediate hypersensitivity), 4형을 지연형과민반응(delayed hypersensitivity)이라고 구분하기도 한다(표 8-23).

(2) 자가면역

① 자가면역의 정의

자가면역질환(autoimmune disease)이란 명확하지 않은 이유로 인해 '자기'에 대한 항체가 생성되어 자신을 공격함

표 8-23 과민반응의 종류와 질환

종류	Ⅰ형 아나필락시스형 (즉시형)	Ⅱ형 세포독성형 (독소형)	Ⅲ형 면역복합체형 (혈청병형)	Ⅳ형 T세포의존형 (지연형)
면역형	체액면역	체액면역	체액면역	세포매개면역
주체	IgE	IgG, IgM, 보체	IgG, IgM, IgA 면역복합체	감작 T림프구
작용기전	비만세포, 호염기구에서 히스타민 방출	포식세포, 보체에 의한 세포용해	면역복합체에 의한 조직이나 혈관장애	림포카인 생산
시간	15~30분	수 분~수 시간	3~8시간	48~72시간
대표 질환	· 아나필락시스 · 기관지천식 · 알레르기비염 · 아토피피부염	· 혈액형 부적합 수혈에 의한 용혈 · 혈소판감소증	· 혈청병 · 전신홍반루푸스 · 급성 토리콩팥염(사구체신염)	· 알레르기성 접촉성피부염 · 투베르쿨린 반응 · 이식 후 만성 거부반응

으로써 세포와 조직이 손상되는 질환을 말한다.

② 주요 자가면역질환

가. 류머티즘관절염

류머티즘관절염(rheumatoid arthritis)은 다양한 조직과 기관에 영향을 주는 만성적인 전신염증질환이지만 특히 자가항체가 관절연골을 공격하여 극심한 통증을 준다. 관절연골의 손상으로 인해 통증을 느낀다는 점에서 퇴행성관절염(degenerative osteoarthritis)과 비슷하지만 원인과 증상적 차이가 매우 크므로 반드시 구분할 필요가 있다(류머티즘관절염 사례 참조).

나. 하시모토병과 그레이브스병

두 질환 모두 갑상샘에 붙는 자가항체에 의한 자가면역질환이지만 증상은 반대이다. 하시모토병(Hashimoto's disease)은 갑상샘의 갑상샘자극호르몬의 수용체를 항체가 막음으로써 갑상샘호르몬이 생성되지 않는 갑상샘저하증을 나타내는 반면, 그레이브스병(Graves disease)은 갑상샘자극호르몬의 수용체를 항체가 갑상샘자극호르몬처럼 자극함으로써 호르몬을 과잉분비시켜 갑상샘항진증을 나타내게 된다.

다. 중증근무력증

근육수축이 정상적으로 이루어지기 위해서는 신경근육이음부의 근육쪽 아세틸콜린 수용체(acetylcholine receptor)에 아세틸콜린이 부착되어야 한다. 그러나 이 아세틸콜린 수용체에 대한 자가 항체가 생성되어 부착되면 정상적인 탈분극 및 근육수축이 일어나지 못하는데, 이러한 증상을 중증근무력증(myasthenia gravis)이라고 한다.

표 8-24 자가면역질환

종류	정의	특징
류머티즘관절염(rheumatoid arthritis)	다양한 조직과 기관에 영향을 주는 만성적인 전신염증질환 특히 자가항체가 관절연골을 공격하여 극심한 통증	퇴행성관절염과 구분 필요
하시모토병(Hashimoto's disease)	갑상샘의 갑상샘자극호르몬의 수용체를 항체가 차단	갑상샘호르몬이 생성되지 않는 갑상샘저하증 유발
그레이브스병(Graves disease)	갑상샘자극호르몬의 수용체를 항체가 갑상샘자극호르몬처럼 자극	갑상샘호르몬을 과잉분비시켜 갑상샘항진증 유발
중증근무력증(myasthenia gravis)	신경근육이음부의 근육쪽 아세틸콜린 수용체에 대한 자가 항체가 생성되어 부착	정상적인 탈분극 및 근육수축이 일어나지 못함

>> 요 약

1. 오른심방과 오른심실 사이에는 (   )이 존재하며, 왼심방과 왼심실 사이에는 (   ) 또는 (   )이 존재한다. 대동맥이 시작하는 입구에는 (   )이, 허파동맥이 시작하는 입구에는 (   )이 존재한다. 대동맥판막 및 허파동맥판막은 (   )이라고도 부른다.
2. 심장근육은 결절조직, 심장전도근육조직 및 가로무늬근육으로 형성되어 있고, (   ), (   ), (   ), (   )이라는 특성을 가지고 있다.
3. 심장전도계통의 경로는 (   ), (   ), (   ), (   ), (   )로 구성된다.
4. 정상 심전도는 크게 3가지 파로 구성이 되는데, (   ), (   ), (   )로 구성된다. (   )는 심방의 탈분극 시 생기며, 굴심방결절의 흥분 후 시작된다. (   )가 시작되면 심방의 수축이 일어난다는 것을 의미한다. (   )은 심실의 탈분극 시 생기며, 방실결절, 방실다발, 심장속막밑가지까지 전달되는 과정이 기록된 것이다. (   )이 시작되면 심실의 수축이 일어난다는 것을 의미한다. (   )는 심실의 재분극시 생기며, (   )의 시작은 심실의 이완이 일어난다는 것을 의미한다.
5. 혈액의 순환은 일반적으로 왼심실에서 시작하여 온몸을 돌아 오른심방으로 돌아오는 (   )과 오른심실에서 시작하여 허파를 거쳐 왼심방으로 돌아오는 (   )으로 구분된다.
6. 출생 후 배꼽정맥은 (   )로 정맥관은 (   ), 배꼽동맥은 (   ), 동맥관은 (   ), 타원구멍은 (   )으로 그 흔적이 남는다.
7. 위층인 혈장은 대부분 물(   )로 되어 있으며 (   ), (   ), (   ) 등과 같은 단백질(   )과 이온, 영양소, 노폐물, 가스 등의 기타 물질(   )들로 구성되어 있다. 아래층인 혈구는 대부분이 (   )이고 (   ), (   ), (   ), (   ) 및 (   )로 구성된 백혈구와 (   )이 있다.
8. 백혈구의 종류는 과립의 유무 및 염색 상태에 따라 이름이 붙여졌는데, 큰 세포질 과립을 포함하고 있는 것을 (   ), 과립이 매우 작아 관찰되지 않는 것을 (   )라고 한다. (   )는 엽으로 나누어진 핵을 가지고 있으며 세포질에는 과립이 존재한다. 과립의 성격에 따라 (   ), (   ), (   )로 나뉜다. (   )는 원형의 핵을 가지고 있고 세포질에 과립이 없다. (   )와 (   ) 두 가지가 있다.
9. (   )은 혈장단백질의 58%를 차지하며 혈액의 삼투압 조절에 있어 매우 중요한 역할을 한다. 이 삼투압을 콜로이드삼투압이라고 하는데 혈압에 의해 혈관 안의 물인 혈장이 조직으로 빠져나가는 것을 상쇄시켜 준다. 또한 산염기 평형이나 호르몬, 약물, 효소 등의 운반체로도 작용한다. 글로불린은 혈장단백질의 38%를 차지하며 다시 알파(α), 베타(β), 감마(γ) 글로불린으로 나뉜다. 특히 (   )은 항체(antibody)와 같은 면역 관련 단백질을 포함하고 있어 (   )이라고도 부른다. (   )은 혈액응고 과정 중 섬유소가 되어 적혈구를 응집시키는 역할을 한다.
10. (   )은 태어나면서부터 가지고 있는 방어능력으로 피부, 포식세포, 염증반응 등이 있다. 외부의 적을 가리지 않고 방어하고 빠르지만 특이성이나 면역기억은 없다. 반면 (   )은 (   )이라고도 하며 태어난 이후에 얻게 되는 방어능력이다. 림프구에 의한 면역반응으로 느리지만 높은 특이성으로 효과가 좋으며 기억세포도 생성된다. (   )은 다시 항체 확보 방식에 따라 항체를 스스로 만들어내는 (   )과 이미 만들어진 항체를 공급받는 (   )으로 나뉘며, 생체적으로 얻는 자연면역과 인위적인 조치로 얻는 인공면역으로도 구분된다.

>> 참고문헌

1. 그림으로 보는 인체생리학, 김성준, 의학서원, 2012.
2. 기초생리학, 조양혁 외, 범문에듀케이션, 2011.
3. 생리학(4판), 한국해부생리학교수협의회, 정담미디어, 2012.
4. 심장호흡물리치료, 김경 외, 정담미디어, 2013.
5. 심장호흡물리치료중재학, 대한심장호흡물리치료학회, 현문사, 2015.
6. 심폐물리치료, 남기원, 범문에듀케이션, 2012.
7. 심폐물리치료학, 이석민 외, 현문사, 2014.
8. 인체생리학, 김동관 외, 고문사, 2009.
9. 인체생리학, 김양호 외, 현문사, 2009.
10. 인체생리학, 김종규, 도성탁, 이옥경 공저, JMK, 2014.
11. 인체생리학, 범진필 외 공저, 정문각, 2010.

12. 인체생리학, 이강이 외, 현문사, 2011.
13. 인체생리학, 홍용근 외, 정담미디어, 2012.
14. 해부생리학, 이창현 외, 메디컬코리아, 2009.
15. 핵심면역학, 김인식 외, 대학서림, 2010.
16. Pacific's human anatomy & physiology, 퍼시픽학술국, 퍼시픽북스, 2013.
17. Pacific's human physiology, 퍼시픽학술국, 퍼시픽북스, 2014.

사례
Case 1 » 왜 류머티즘관절염(rheumatoid arthritis)을 일으킬까?

환자병력
21세 여대생인 A씨는 평소에 느끼던 손목의 통증이 더욱 심해져서 병원에 내원하였다. 특히 아침에 일어날 때 양쪽 손목과 손가락 관절이 굳고 아파서 움직이기 힘들 정도라고 호소했다. 또한 부어오름과 동시에 열감이 느껴지는 것도 특징이었다. 조금 쉬면 낫겠지 하면서 병원에 가는 것을 미루다가 참을 수 없는 상태에 이르러 내원하게 되었다. A씨는 혈액검사 결과 류머티즘관절염으로 진단받았다.

– 원인
류머티즘관절염의 원인에는 여러 가지가 있는데 일반적으로 유전적인 부분과 환경적인 부분이 동시에 작용하여 발생한다. 환경적인 요인으로 알려진 흡연 및 치주염과 소화관에 존재하는 일부의 세균들이 유전자에 작은 변화를 일으키고 류머티즘관절염의 발생에 취약한 유전자로의 변형을 초래할 수 있다. 이러한 요인들로 인해 면역계통에 혼란이 오는 자가면역질환이 발생함으로써, 자신의 항체와 면역세포에 의해 관절연골이 손상된다.

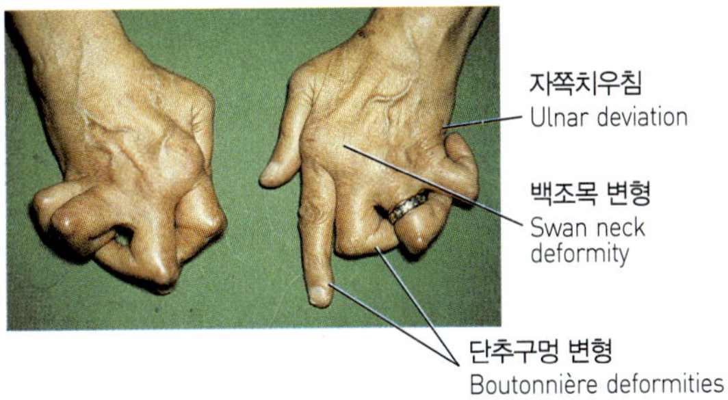

그림 1 류머티즘 관절염으로 인한 관절변성

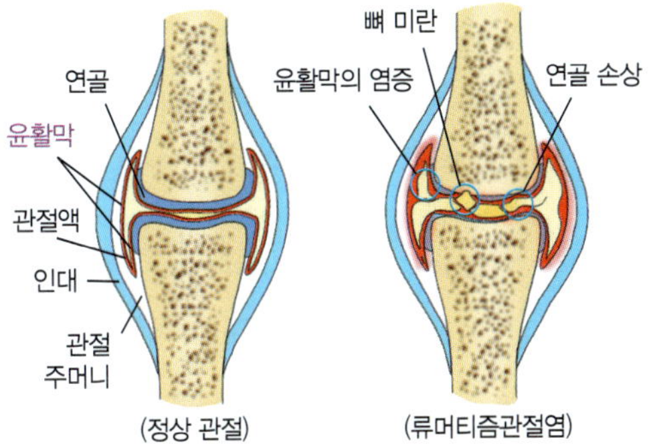

그림 2 정상 관절과 류머티즘관절염의 관절 비교

– 증상
류머티즘관절염의 특징적인 증상은 손과 발의 작은 관절에 좌우 대칭적으로 관절염이 발생하는 것이다. 또한 'rheuma'라는 단어가 그리스어로 '흐르다'라는 뜻으로, '나쁜 액이 흐른다' 혹은 '통증이 여기저기로 이동한다'라고 할 만큼 심한 통증이 동반되는 것이 일반적이다. 초기에 손과 발의 관절이 붓고 아프며, 아침에 관절이 뻣뻣해서 펴지지 않는 증상이 1시간 이상 지속된다. 이러한 증상과 더불어 피곤하며, 열감이 느껴진다. 만성화되면 뼈와 관절의 형태가 변형되고 관절이 아닌 다른 장기에도 영향을 준다.

표 1 뼈(퇴행성)관절염과 류머티즘관절염의 비교

	뼈(퇴행성)관절염	류머티즘관절염
주요 발생연령	노인(50대 이상)	비교적 젊은 나이(20~40)
원인	과다 사용으로 연골손상	자가면역질환으로 연골염증
초기 발생부위	주로 큰 관절(어깨, 무릎)	주로 작은 관절(손가락, 손목)
대칭성	주 사용 부위로 편측	양쪽 대칭
열 발생	열감이 없음	열감이 있음
통증시기	주로 저녁	주로 아침(기상 직후)
치료	진통제, 물리치료	소염제, 면역억제제

사례

Case 2 » 심근경색(myocardial infarction)은 왜 일어날까?

환자병력

50세인 A씨는 운동을 싫어하며, 고지방 음식을 많이 먹고 흡연가이며 비만이다. 그는 가슴이 쥐어짜는 듯한 통증과 함께 호흡곤란을 느끼게 되었다. 점점 증상이 심해지다가 실신으로 응급실에 실려가게 되었다. 그는 병원에 도착하여 검사 결과 심근경색증으로 진단받았다.

– 원인

심근경색의 원인에는 여러 가지가 있는데 이런 상황을 잘 유발시킬 수 있는 위험인자로는 고령, 흡연, 고혈압, 당뇨병, 가족력, 비만, 운동부족 등이 있다. 이러한 원인으로 심장의 혈관인 심장동맥의 가장 안쪽 층을 구성하고 있는 내피세포가 손상받게 되어 죽상경화증이 진행되고, 혈전이 잘 생기게 된다. 이런 혈전이 혈관의 70% 이상을 막아서 심장근육의 일부가 파괴되는 경우가 심근경색증이다.

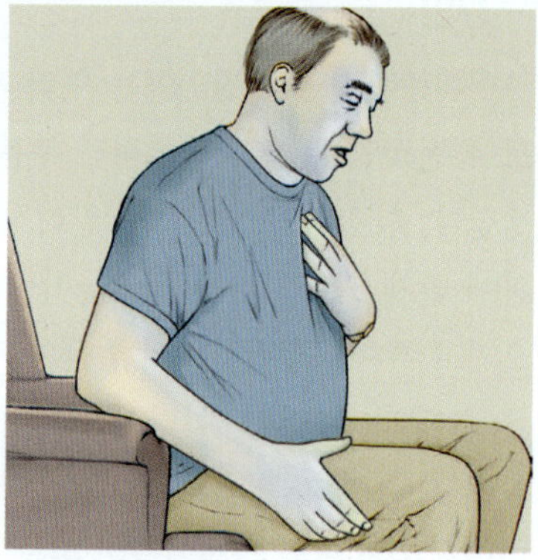

그림 3 심근경색의 증상

– 증상

환자는 대부분 갑자기 가슴이 쥐어짜거나 쎄한 느낌이 든다고 호소하며, 가슴의 정중앙 또는 약간 왼쪽이 아프다고 호소한다. 가슴의 통증은 주로 호흡곤란과 같이 발생하며, 왼쪽 팔의 안쪽이나 어깨로 통증이 퍼지는 경우도 있다. 급성으로 광범위한 부위에 심근경색이 일어나는 경우에는 흉통을 호소하기도 전에 갑작스런 실신이나 심장마비로 응급실에 실려가는 경우도 있다.

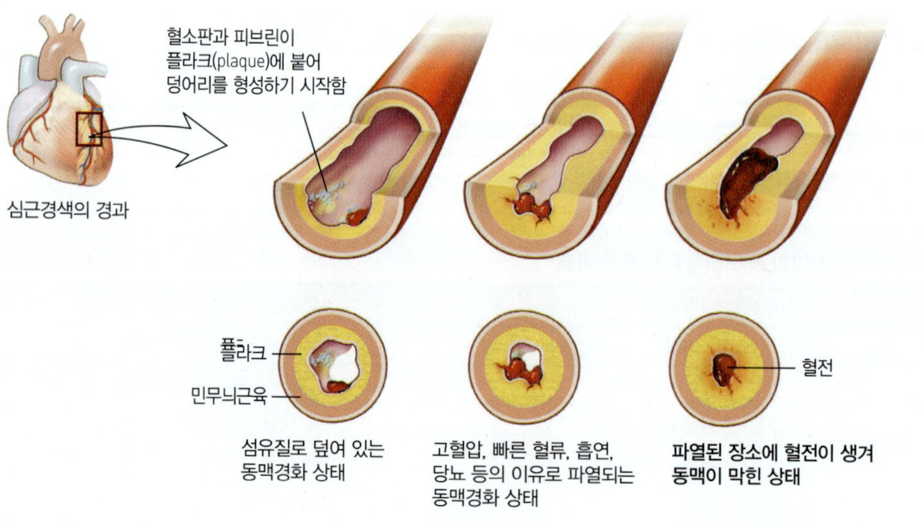

그림 4 심근경색의 진행과정

- 김현주 교수

CHAPTER 09 호흡생리

학습목표

1. 호흡계통의 구조와 관련하여 공기의 흐름을 전반적으로 이해할 수 있다.
2. 전도부분과 호흡부분에 속하는 구조와 기능을 이해할 수 있다.
3. 허파와 허파꽈리의 구조와 기능을 이해할 수 있다.
4. 허파의 환기 과정을 이해할 수 있다.
5. 허파 용적과 용량의 지표들을 이해할 수 있다.
6. 가스교환과 가스분압의 의미를 이해할 수 있다.
7. 혈액의 가스운반 과정을 이해할 수 있다.
8. 허파 기능의 조절 과정을 이해할 수 있다.
9. 이상호흡을 구분하고 이해할 수 있다.

의학용어

1. 전도부(conducting zone), 호흡부(respiratory zone), 인두(pharynx), 후두(larynx), 종말세기관지(terminal bronchiole), 호흡세기관지(respiratory bronchiole), 허파꽈리(alveolus)
2. 허파 용적(pulmonary volume), 일회호흡량(tidal volume), 들숨예비량(inspiratory reserve volume), 날숨예비량(expiratory reserve volume), 잔기량(residual volume)
3. 허파 용량(pulmonary capacity), 폐활량(vital capacity), 들숨용량(inspiratory capacity), 기능적 잔기용량(functional residual capacity), 총폐용량(total lung capacity)
4. 가스교환(gas exchange), 산소(oxygen), 이산화탄소(carbon dioxide), 들숨(inspiration), 날숨(expiration)
5. 동맥혈탄산가스분압(arterial carbon dioxide pressure), 산증(acidosis), 알칼리증(alkalosis)
6. 호흡곤란(dyspnea), 과호흡(hyperpnea), 체인-스토크스 호흡(cheyne-stoke's respiration), 비오 호흡(biot's respiration), 쿠스마울 호흡(kussmaul's respiration)

우리 몸이 생명을 유지하기 위한 활동은 음식을 섭취하고 외부환경에서 O_2를 흡입하여 영양분을 산화시켜 에너지를 활용하는 과정을 통해서이다. 신체는 외부로부터 O_2를 받아들여 세포까지 공급하고 세포에서 생산된 CO_2를 몸 밖으로 배출하는 특수한 활동이 필요한데 이를 호흡활동이라 한다. 호흡은 크게 대기에서 숨길을 따라 들어온 O_2가 허파꽈리의 모세혈관 사이에서 일어나는 가스교환 과정인 바깥호흡과 모세혈관과 각 조직의 세포 사이에서 이루어지는 호흡인 속호흡으로 구분할 수 있다. 호흡계통의 주요 구조는 코, 코안, 인두, 후두, 기관, 기관지, 허파로 구성되어 있다. 코에서부터 종말세기관지까지는 공기의 통로 역할을 하므로 전도부분이라 하고, 허파 속의 구조물로 실질적인 가스교환이 이루어지는 부위인 호흡세기관지, 허파꽈리관, 허파꽈리는 호흡부분이라고 한다. 호흡계통의 주 기능은 혈액 속의 O_2와 CO_2의 분압 및 몸안의 pH를 일정하게 유지하는 주요 기능 외에 후각의 기능과 발성에도 관여한다. 이 단원에서는 호흡계통의 구조와 기능, 가스교환, 가스운반, 호흡조절에 대해 알아보고자 한다.

01 호흡계통의 구조와 기능

호흡을 구조적으로 구분한다면 전도부분과 호흡부분으로 나눌 수 있다.

전도부분(conducting zone)은 코에서부터 종말세기관지까지로 공기의 통로로만 작용한다. **호흡부분(respiratory zone)**은 호흡세기관지와 허파꽈리관 및 허파꽈리로 가스교환을 하는 부위이다(그림 9-1, 표 9-1).

1) 호흡의 구조

(1) 코, 코안, 코곁굴

호흡의 첫 번째 통로인 코(비, nose)는 바깥코와 코안으로 구성된다. 바깥코(외비, external nose)의 시작 부분은 뼈이지만, 대부분은 유리연골로 이루어져 있다. 코안(비강, nasal cavity)은 콧구멍에서 뒤콧구멍까지 확장된 부위이다. 코안을 덮고 있는 점막에는 섬모가 잘 발달되어 있으며 일부 점막에서는 술잔세포가 많이 분포되어 있고 이는 코안으로 들어온 먼지를 제거하는 역할을 한다. 코중격은 코안을 좌우로 구별하고 단단입천장은 코안의 바닥을 형성하여 입안과 코안을 분리한다. 코선반이라는 돌출된 세 쌍의 뼈판이 코안의 가쪽벽에 존재하는데 코선반은 코안의 표면적을 증가시켜서 공기가 코안에서 심하게 회오리치도록 하여, 코안의 공기가 깨끗해지고, 가습 및 가온이 되도록 한다.

코곁굴(부비동, paranasal sinus)은 뼈 속에 공기로 채워진 공간이며, 굴이 있는 뼈의 위치에 따라 이마굴(전두동, frontal sinus), 벌집굴(사골동, ethmoid sinus), 나비굴

표 9-1 호흡기계 구분

호흡기계 구분	해부학적 구조
상기도	코, 인두(코인두, 입인두, 후두인두), 후두
하기도	기관, 기관지, 허파
전도부	코 → 코안 → 인두 → 후두 → 기관 → 기관지 → 종말세기관지
호흡부	호흡세기관지 → 허파꽈리관 → 허파꽈리

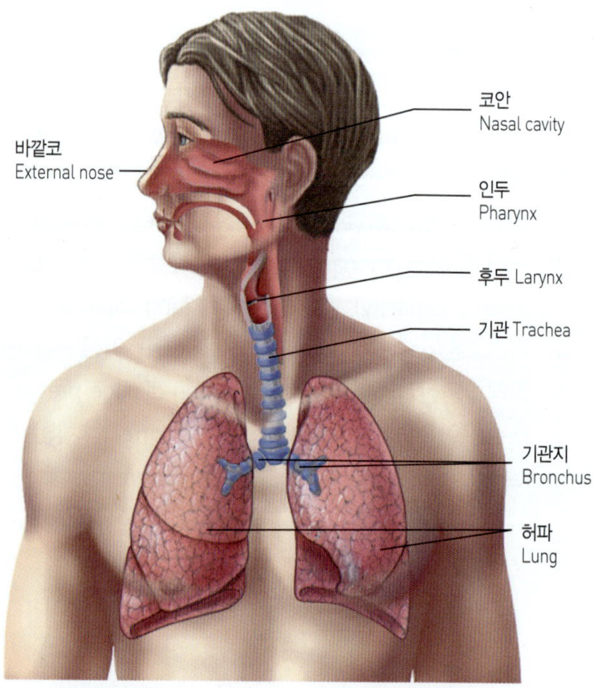

그림 9-1 호흡계통과 기본 구조

(접형동, sphenoid sinus), 위턱굴(상악동, maxillary sinus)이라고 부른다.

코곁굴은 점막으로 덮여 있고 코안으로 열리며 코곁굴로 인해 머리뼈의 무게가 가벼워지고, 점액이 생산되며, 굴의 공명현상에 의해 목소리가 만들어진다. 콧구멍 바로 안쪽은 거친 털을 함유한 중층편평상피로 덮여 있어 공기에 포함된 먼지를 제거한다. 나머지 코안은 섬모가 있는 거짓중층원주상피와 점액을 생산하는 술잔세포로 덮여 있다. 코안을 통과하는 기류는 점막의 습도에 의해 가습되고 점막의 아래쪽에 있는 얕은 모세혈관망 속의 혈류에 의해 따뜻해진다.

핵심돋보기

재채기 반사

코안에 있는 이물질을 몰아내는 것으로 이 현상은 감각수용기가 이물질을 감지하여 삼차신경을 거쳐 숨뇌로 활동전위를 보내서 재채기 반사를 유발한다. 재채기 반사가 실행되는 동안, 목젖과 물렁입천장이 아래로 내려가서 허파에서 시작된 빠른 기류가 대부분은 입안을 통해 이동하지만, 일차적으로는 코안으로 직접 이동한다.

(2) 인두

인두(pharynx)는 호흡계통과 소화계통의 기능을 동시에 수행하는 기관으로 23cm 정도의 막성관이다. 인두는 세 부분으로 구분하는데 **코인두(비인두, nasopharynx)**는 인두의 위쪽 부분이며, 뒤콧구멍의 뒤쪽과 코인두와 입인두를 분리하는 근육과 결합조직인 물렁입천장(연구개, soft palate)의 위에 위치한다. 목젖(구개수, uvula)은 물렁입천장이 뒤쪽으로 확장된 것이다. 코인두의 뒤쪽에는 인두편도(pharyngeal tonsil)가 있어서 감염에 대한 방어기전을 돕는다. **입인두(구인두, oropharynx)**는 목젖부터 후두덮개 사이로 확장하며 중층편평상피로 덮여 있다. 목구멍편도(구개편도, palatine tonsil)는 입안과 입인두의 경계 부위 가쪽벽에 위치하고, 혀편도(설편도, lingual tonsil)는 혀의 뒤쪽 표면에 위치한다. **후두인두(laryngopharynx)**는 후두의 뒤쪽을 통과하고 후두덮개의 끝에서 식도 사이로 확장한다. 후두인두는 중층편평상피와 섬모원주상피로 덮여 있다.

(3) 후두

인두와 기관 사이의 소리상자인 후두(larynx)는 인두 앞에 위치하고 혀의 바닥에서 기관 사이로 확장하며 인두와 기관 사이에서 공기가 지나는 통로이다. 후두는 원통 모양으로 여러 개의 연골로 구성되어 있다. 큰 방패연골과 반지연골, 후두덮개연골은 각 1개 씩이며 모뿔연골, 잔뿔연골, 쐐기연골은 각각 1쌍 씩으로 이루어져 있다. 후두덮개는 음식을 삼키는 동안에 후두를 닫아서 음식물이 기도로 들어가는 것을 막아 준다. 두 쌍의 인대가 방패연골의 뒷면에서 확장하여 쌍을 이루는 연골로 향하게 되는데 위쪽에 있는 한 쌍의 인대는 안뜰주름 또는 **거짓성대**이며, 아래쪽에 있는 한 쌍의 인대는 **성대주름 또는 성대**이다. 안뜰주름이 서로 만나면, 허파에서 공기가 빠져나가는 것을 막아서 숨을 참을 수 있게 된다. 성대는 목소리 발성의 첫 번째 근원지이다. 성대를 지나가는 기류는 성대의 떨림을 유발하여 음성을 생산하게 된다. 후두의 근육들은 성대의 길이와 긴장도를 조절하고 성대를 지나가는 기류의 힘은 소리의 크기를 조절하며, 성대의 긴장도는 소리의 높이를 조절한다.

(4) 기관

기관(trachea)은 후두와 연결된 막성의 관이며, 알파벳 C 모양의 유리연골에 의해 결합조직과 민무늬근육으로 이루어져 있다(그림 9-2). 기관은 가슴세로칸 속에 있는 다섯째가슴뼈 높이에서 왼 · 오른 기관지로 나뉜다. 기관은 외부의 공기가 허파에 도달할 수 있는 통로이며 기관 내에는 섬모와 술잔세포를 함유하고 있는 거짓중층원주상피로 덮여 있다. 섬모는 술잔세포가 생산한 점액을 이동시키고, 기관과 후두에 있는 점액 속에 파묻힌 이물질도 인두로 이동시켜서 이들을 배출하게 한다(그림 9-2).

(5) 기관지

기관지(bronchus)는 기관의 갈림부에서 1차 기관지인 왼 · 오른 기관지로 나뉜다. 오른 기관지가 왼 기관지보다 길이가 짧고 더 굵으며 수직에 가까워 이물질이 오른쪽으로 흡입될 확률이 더 높다. 1차 기관지는 허파 속으로 들어가 2차 기관지로 분지되어 오른쪽은 3개의 엽,

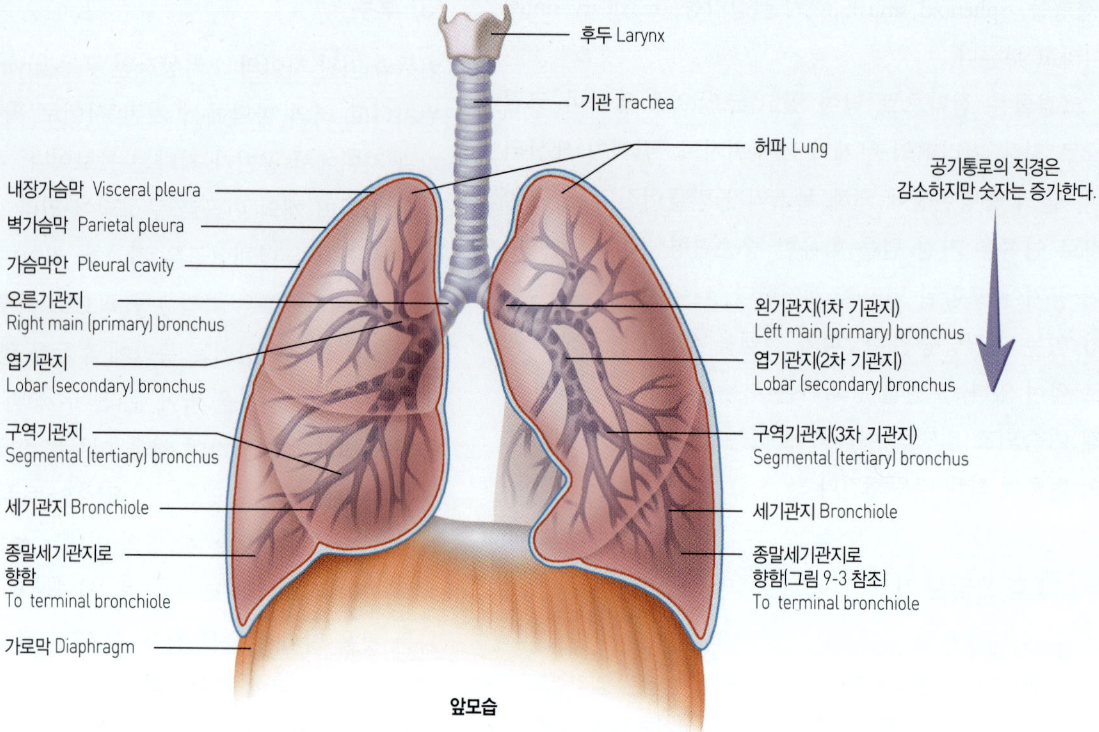

그림 9-2 기관과 기관지(기관-기관지-세기관지), 공기의 이동 통로인 전도부분

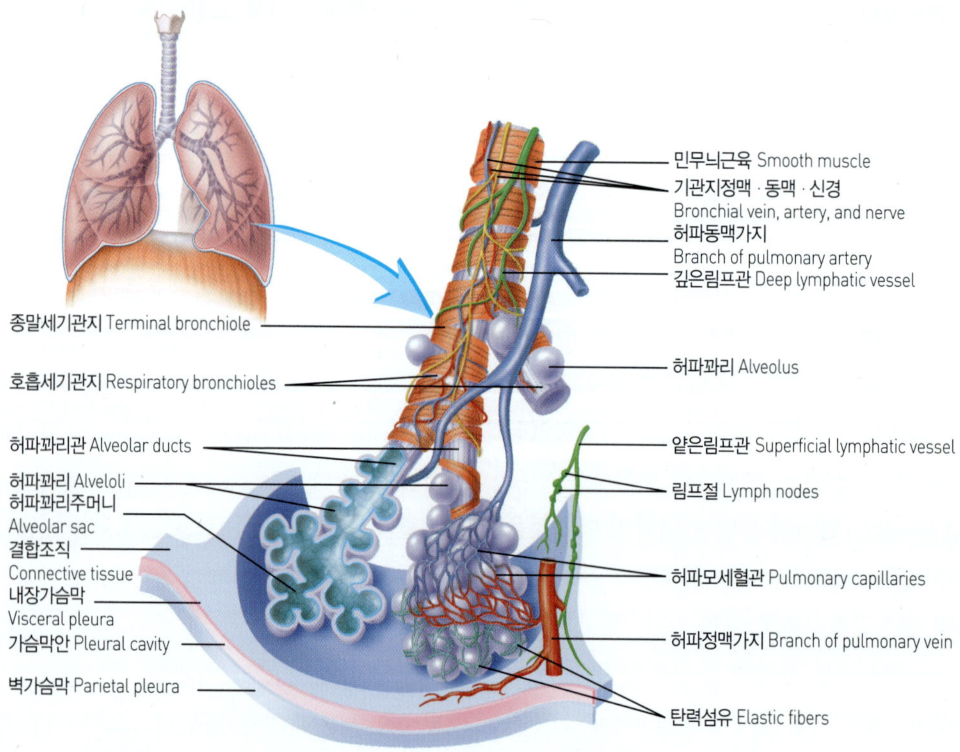

그림 9-3 호흡세기관지와 허파꽈리, 가스교환이 이루어지는 호흡부분

왼쪽은 2개의 엽으로 되고 다시 각각 10개, 9개의 3차 기관지로 분지된다. 기관지는 다시 세기관지, 종말세기관지, 호흡세기관지, 허파꽈리관, 허파꽈리로 이어진다(그림 9-2).

(6) 허파

허파(폐, lung)는 가슴안 내에 위치하는 한 쌍의 원추형 장기이다. 바닥은 가로막(횡격막, diaphragm) 위쪽에 위치하고 꼭지는 빗장뼈(쇄골, clavicle)보다 약 2.5cm 정도 위에 위치한다. 오른쪽 허파에는 3개의 엽으로 왼쪽 허파에는 2개의 엽으로 나뉘게 된다. 가로막과 접촉하는 가로막면과 갈비뼈(늑골, ribs)와 접촉하는 갈비면, 왼 · 오른 허파가 마주 보는 안쪽면을 세로칸면이라 한다. 왼 · 오른 세로칸면 중앙에는 혈관, 신경, 림프관이 출입하는 허파문이 있다.

허파에서는 공기통로의 크기가 점점 작아지면서 벽을 덮고 있는 구조물로 변하게 되는데 기관과 기관지는 거짓중층섬모원주상피, 세기관지는 단층섬모원주상피, 종말세기관지는 단층섬모입방상피로 덮여 있다. 공기통로를 덮고 있는 상피에 있는 섬모는 공기에 있는 이물질을 제거하는 역할을 한다. 종말세기관지의 공기통로는 크기가 점점 작아지면서 벽 구조도 얇아진다. 호흡세기관지의 벽은 입방상피로 구성되고, 허파꽈리관과 허파꽈리의 벽은 단층편평상피로 구성되어 있다. 허파의 호흡막은 공기와 혈액 사이에서 가스교환이 일어나는 곳이다. 호흡막의 대부분은 허파꽈리의 벽과 주변을 감싸는 모세혈관에 의해 형성되지만, 허파꽈리관과 호흡세기관지의 일부도 관여하게 된다. 호흡막은 가스가 확산되기 쉽게 하기 위해 매우 얇다.

TIP 미숙아 호흡곤란증후군

임신 말기에 태아에게는 표면활성제가 분비되는 세포가 나타난다. 미숙아로 태어나면 표면활성제 분비세포가 부족하여 허파꽈리의 기능이 활성화되지 않아 호흡곤란을 야기하게 되는데 이를 미숙아 호흡곤란증후군이라 한다.

(7) 허파꽈리

허파꽈리(폐포, alveoli)는 아주 얇은 호흡상피로 이루어져 있으며 모세혈관에 의해 둘러싸여 있다. 총 5~6억 개의 허파꽈리가 가스교환에 관여하게 된다. 허파꽈리를 둘러싸고 있는 탄력섬유는 들숨 때 확장하고 날숨 때 움츠러드는 것을 돕는다. 허파는 매우 탄력이 좋아서 팽창했을 때 공기를 몰아내고 원래의 형태인 팽창하기 전 상태로 돌아온다. 허파꽈리의 벽에 있는 표면활성제분비세포(surfactant-secreting cell)는 표면활성제를 분비한다(그림 9-4).

(8) 표면활성제

허파꽈리와 모세혈관 사이의 벽은 단층의 편평상피로 이루어진 **호흡막(respiratory membrane)**이 있으며 이곳을 통하여 혈액과 허파꽈리 사이에 가스가 교환된다(그림 9-4). 허파꽈리막은 두 종류의 세포로 구성되는데 제 I 형 세포인 단층편평상피의 표면상피세포와 제 II 형 세포인 중격세포로 구성된다. 표면상피세포는 기체교환을 하며 중격세포는 표면활성물질을 분비하여 허파꽈리의 표면을 촉촉하게 적셔줌으로써 표면장력을 약화시켜 호흡작용을 원활하게 해준다. 이 물질은 허파꽈리가 과도하게 팽창되는 것을 막아주며 허파의 일정한 용적 유지와 수월하게 허파를 확장하는 역할을 한다.

(9) 가슴막

허파는 얇고 투명한 두 겹의 가슴막(pleura)에 의해 둘러싸여 있다. 가슴막은 벽가슴막과 내장가슴막으로 구성된다. 벽가슴막은 가슴우리의 벽, 가로막과 가슴세로칸을 덮고 있고, 허파의 표면을 덮고 있는 내장가슴막이 연속된 것이다. 두 겹의 가슴막 사이에는 가슴막안이 있으며 이 공간에는 가슴막 액이 차 있어 호흡 시 마찰을 막기 위한 윤활제 역할을 한다.

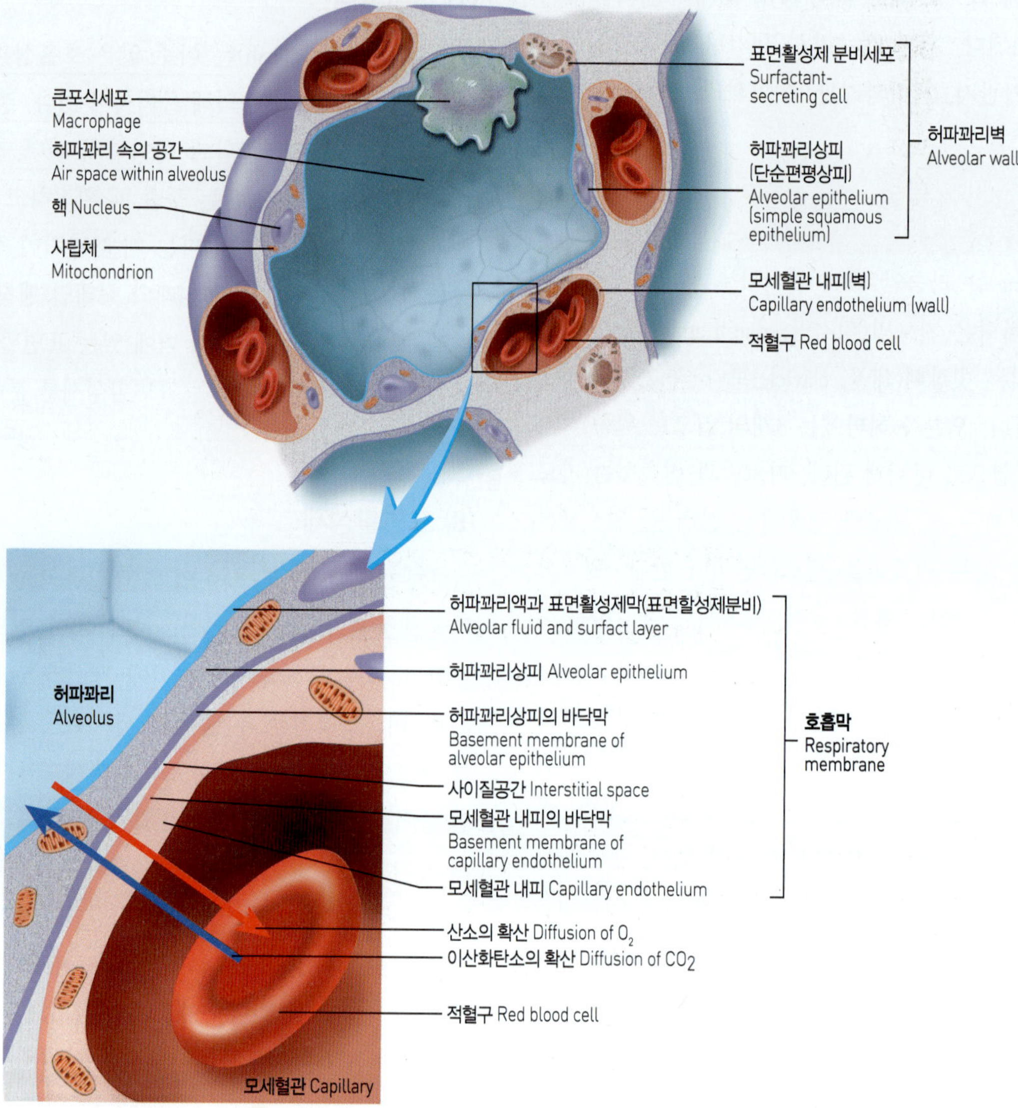

그림 9-4 허파꽈리와 호흡막의 구조

2) 호흡계통의 기능

호흡의 주요 기능은 외부에서 O_2를 몸 안으로 흡입하여 세포에 공급하고 세포 내에서 발생하는 CO_2를 몸 밖으로 배출하는 것이다. 그 외에 발성 및 후각, 그리고 면역 기능을 한다.

(1) 혈액 내에 O_2 공급 및 CO_2 제거

외부 공기와 허파꽈리 속 공기의 교환은 호흡운동에 의해 바깥 공기가 숨길을 통해 허파꽈리에 들어오는데 이 과정을 환기(ventilation)라 한다.

허파꽈리 속 공기와 혈액 사이 가스의 교환은 허파꽈리 속 O_2가 허파꽈리벽을 감싸고 있는 모세혈관의 혈액으로 확산되고 혈액 중 CO_2는 허파꽈리 속으로 확산한다. O_2와 CO_2의 이동은 허파꽈리 속의 공기와 혈액 사이의 가스분압 차에 의해 이루어지게 된다.

혈액에 의한 O_2와 CO_2의 운반은 허파꽈리 속에서 혈액으로 운반된 O_2가 심장의 펌프작용에 의해 몸의 각 부분의 모세혈관으로 운반된다. 세포가 생산한 CO_2는 반대로 말초 모세혈관에서 혈액을 통해 심장으로 이동하고 허파꽈리까지 운반된다. 혈액에 의한 O_2와 CO_2의 운반에는 적혈구의 혈색소가 중요한 역할을 한다.

말초 모세혈관과 조직 사이의 가스교환은 허파꽈리 주위의 모세혈관과 말초조직을 주행하는 모세혈관에서 O_2와 CO_2의 가스분압과 혈액과 조직 사이의 온도 조건과 수소이온 농도(pH) 등도 다르게 나타난다. 이들의 조건 차이에 의해 말초 모세혈관에서는 O_2가 조직으로 이동하고 CO_2는 조직에서 혈액 속으로 이동하게 된다.

(2) 발성

성대를 지나는 공기의 이동에 의해 소리와 말을 만드는 것이 가능하다.

핵심돋보기

호흡계통의 구조적 분류는 전도영역인 코, 코안, 인두, 후두, 기관, 기관지, 종말세기관지와 호흡영역인 호흡세기관지, 허파꽈리관, 허파꽈리로 구분할 수 있다.

호흡계통의 주요 기능으로는 혈액의 pH 조절, 발성, 후각작용, 면역에 관여한다.

(3) 후각작용

공기 중에 섞인 분자가 코안으로 들어올 때 냄새 감각이 발생하여 후각작용을 하게 된다.

(4) 면역

섬모, 점액 등의 작용으로 미생물이 몸속으로 침입하는 것을 방해하고 호흡 표면에서 미생물을 제거한다.

3) 호흡운동

(1) 호흡에 관여하는 근육

일반적으로 바깥호흡은 숨길을 통하여 외부의 공기를 허파꽈리 속으로 들이마시는 들숨과 허파꽈리 속의 공기를 밖으로 내보내는 날숨의 과정으로 구성된다. 안정 시 들숨은 가로막과 바깥갈비사이근 등의 수축으로 주도되기 때문에 능동적 운동이라 하고, 날숨은 들숨을 위하여 수축되었던 근육들이 이완되는 과정으로 진행되기 때문에 수동적 운동이라고 한다.

호흡에 관여하는 주요 근육은 **가로막(횡격막, diaphragm)**, **바깥갈비사이근(외늑간근, external intercostals)**, 속갈비사이근(내늑간근, internal intercostals) 등이다. 들숨 과정에서 가로막이 수축하면 가로막의 둥근 위쪽 부분이 아래로 이동하면서 가슴우리 용적이 증가한다. 가슴우리 용적의 변화에 가장 큰 영향을 주는 것은 가로막의 운동이다. 바깥갈비사이근의 수축에 의해 갈비뼈(늑

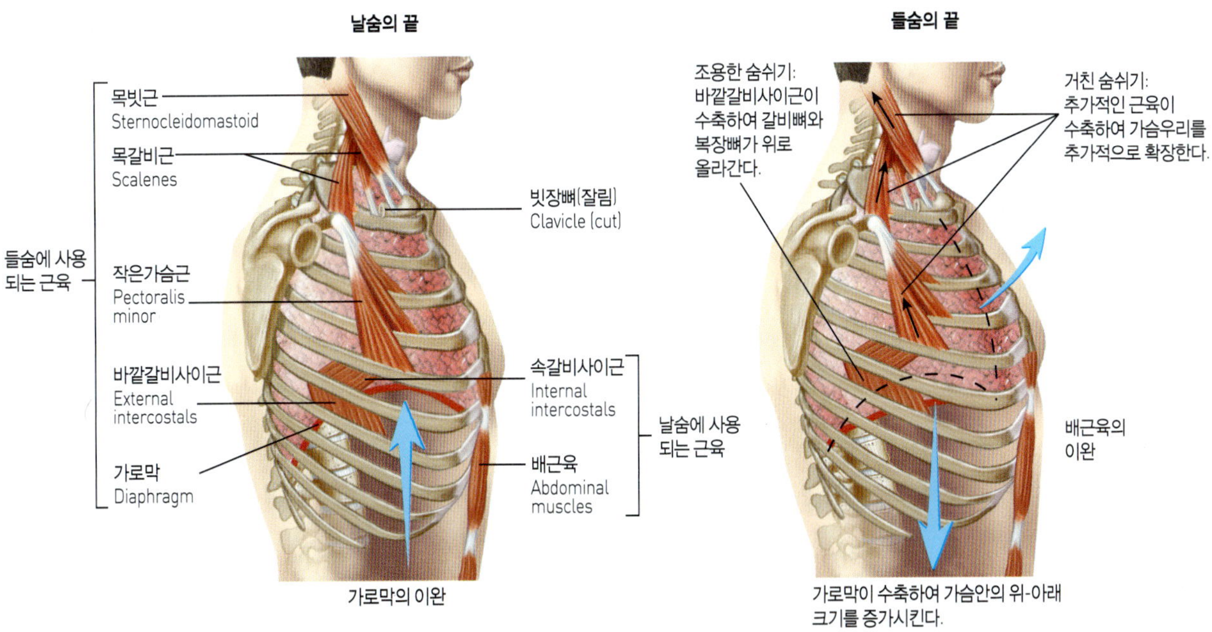

그림 9-5 가슴우리 용적에 대한 호흡근육

골, ribs)와 복장뼈(흉골, sternum)가 위로 올라가면서 가슴우리의 직경이 증가하여 가슴우리 용적이 증가한다. 가로막과 바깥갈비사이근이 이완하고 가슴우리와 허파의 탄력성이 수동적으로 가슴우리 용적의 감소를 유발할 때 조용한 숨쉬기에서 날숨이 일어난다. 가로막이 수축하면 밑으로 하강하여 가슴안이 넓어져 들숨운동이 일어나고 가로막이 이완하면 가슴안이 좁아져 날숨운동이 일어나게 된다. 바깥갈비사이근은 수축 시 가슴안을 넓혀 들숨운동으로 작용하고 이완 시 날숨운동으로 작용하게 된다(그림 9-5).

(2) 들숨과 날숨 시 용적과 압력의 변화

들숨과 날숨 주기를 담당하는 용적과 압력의 변화는 다음과 같이 설명할 수 있다.

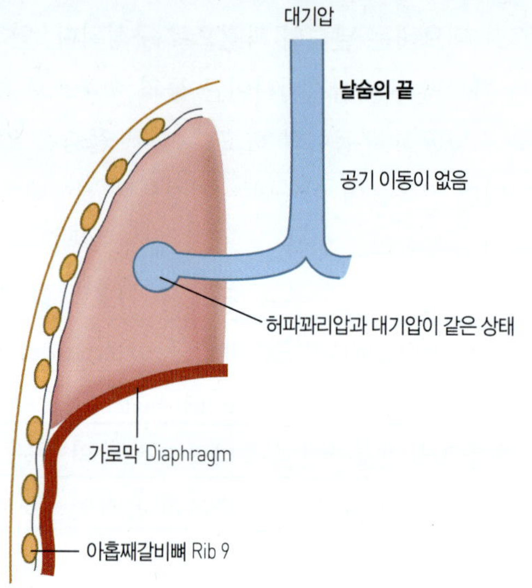

❶ 날숨이 끝났을 때 허파꽈리 속의 압력인 허파꽈리압은 몸 바깥의 공기압인 대기압과 같아진다. 허파꽈리압과 대기압이 같기 때문에 허파로 드나드는 공기의 이동이 없다.

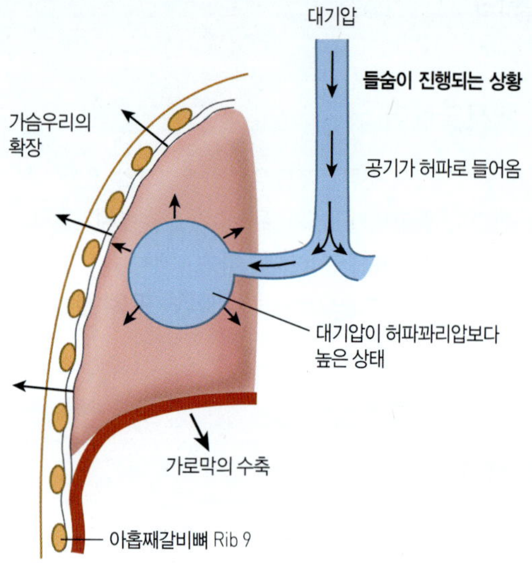

❷ 들숨이 일어나는 동안 증가한 가슴우리 용적은 허파꽈리압을 감소시키고 허파꽈리 용적을 증가시킨다. 대기압이 허파꽈리압보다 커져서 공기가 허파로 들어간다.

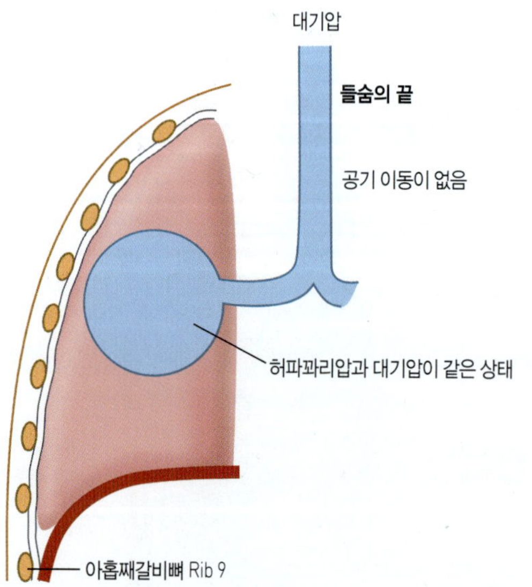

❸ 들숨이 끝나면 허파꽈리압이 대기압과 같아져서 공기가 이동하지 않는다.

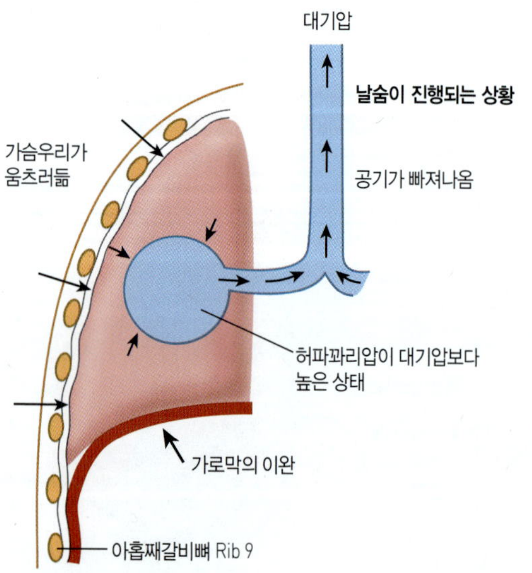

❹ 날숨이 일어나는 동안 감소한 가슴우리 용적은 허파꽈리압을 증가시키고 허파꽈리 용적을 감소시킨다. 허파꽈리압이 대기압보다 커져서 공기가 허파에서 바깥쪽으로 빠져 나간다.

그림 9-6 들숨과 날숨 시 허파꽈리압의 변화

- 날숨이 끝났을 때 허파꽈리 속의 압력인 허파꽈리압은 몸 바깥의 공기압인 대기압과 같아진다. 허파꽈리압과 대기압이 같기 때문에 허파로 드나드는 공기의 이동이 없다.
- 들숨을 할 때 근육들이 수축하여 가슴우리 용적을 증가시킨다. 증가한 가슴우리 용적으로 인해 허파가 확장되어 허파꽈리 용적이 증가한다. 허파꽈리 용적이 증가할수록 허파꽈리압은 대기압보다 낮아져서 몸 바깥의 공기가 공기통로를 거쳐 허파꽈리로 이동한다.
- 들숨이 끝났을 때 가슴우리와 허파꽈리는 확장을 멈추고 허파꽈리압과 대기압이 같아지면 기류는 멈춘다.
- 날숨을 할 때 가슴우리 용적이 감소하여 허파꽈리 용적이 감소한다. 따라서 허파꽈리압이 대기압보다 높아져서 허파꽈리에서 시작한 기류가 공기통로를 거쳐 몸 바깥으로 이동한다.
- 날숨이 끝났을 때 가슴우리 용적의 감소가 멈추고 1단계가 시작되면서 이 과정들이 반복되어 들숨과 날숨의 주기가 생긴다(그림 9-6).

핵심돋보기

호흡과정에서 가슴막 내 압력은 음압을 유지하는데 들숨 시에는 가슴우리 용적이 증가하여 안정 시보다 더욱 음압을 유지하게 되고 허파는 팽창하여 허파 속 압력이 낮아져 공기가 허파 속으로 들어오게 된다. 날숨 시에는 가슴막 내 압력이 증가하여 허파 속 압력이 상승하여 공기를 내뿜게 된다.

4) 허파의 용적과 용량

허파 내의 공기량은 호흡의 용적과 용량에 따라 좌우되며 **호흡용적(respiratory volume)**은 공기가 다른 부분으로 이동하는 양을 측정하는 것이며, **호흡용량(respiratory capacity)**은 두 개 또는 그 이상의 호흡용적을 합한 것이다(그림 9-7).

(1) 호흡용적

① 일회호흡량

일회호흡량(tidal volume, TV)은 매 호흡 시 들이쉬거나 내쉬는 공기량으로 약 400~500mL이다.

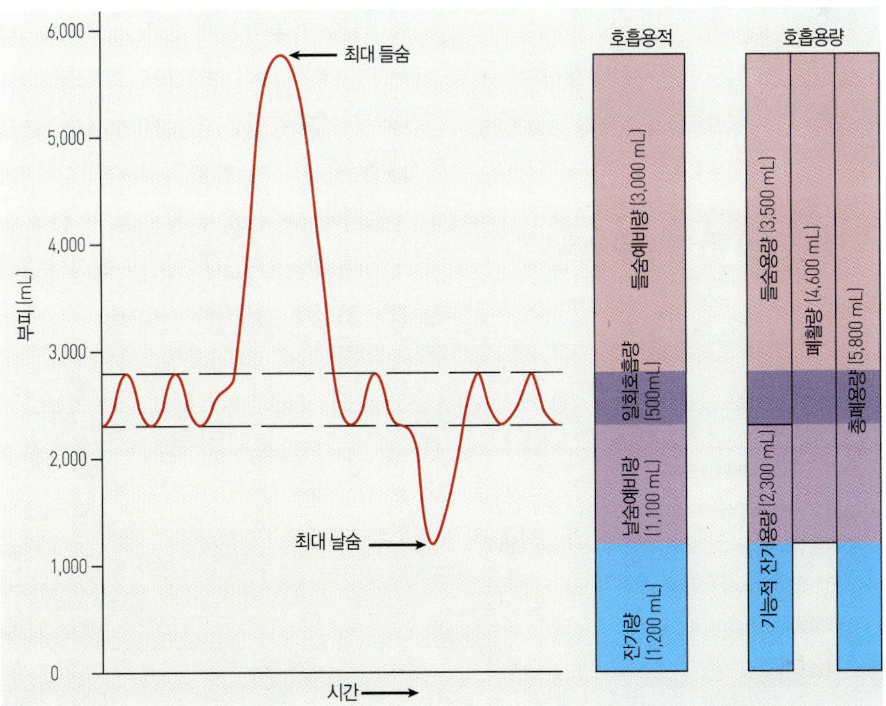

그림 9-7 허파 용적과 허파 용량

② 들숨예비량

들숨예비량(inspiratory reserve volume, IRV)은 안정 시 들숨상태에서 억지로 더 들이마실 수 있는 최대량으로 약 2,500~3,500mL이다.

③ 날숨예비량

날숨예비량(expiratory reserve volume, ERV)은 안정 시 날숨상태에서 억지로 더 내쉴 수 있는 최대량으로 약 1,000~1,500mL이다.

④ 잔기량

잔기량(residual volume, RV)은 최대한 내쉰 후에도 허파꽈리 속에 남아 있는 공기량으로 약 1,000~1,500mL이다.

(2) 호흡용량

① 폐활량

폐활량(vital capacity, VC)은 최대한 들이쉰 후 최대로 내쉴 때의 폐기량으로 약 4,000~5,500mL이다.

VC(폐활량) = TV(일회호흡량)+IRV(들숨예비량)
+ERV(날숨예비량)

② 들숨용량

들숨용량(inspiratory capacity, IC)은 안정 시 날숨 후에 최대한으로 들숨 할 수 있는 공기량으로 약 3,500~4,000mL이다.

IC(들숨용량) = TV(일회호흡량)+IRV(들숨예비량)

③ 기능적 잔기용량

기능적 잔기용량(functional residual capacity, FRC)은 날숨예비량과 잔기량을 합친 것으로 약 2,000~2,500mL이다.

FRC(기능적 잔기용량) = ERV(날숨예비량)+RV(잔기량)

④ 총폐용량

총폐용량(total lung capacity, TLC)은 최대한 들이마셨을 때 허파 속에 남은 폐활량과 잔기량을 합친 것으로 남성은 약 6,000mL, 여성은 약 4,800mL이다.

TLC(총폐용량) = VC(폐활량)+RV(잔기량)

호흡용적과 호흡용량은 성별, 나이 및 체격의 영향을 받는다. 성인 여성의 폐활량은 성인 남성의 폐활량보다 20% 정도가 적다.

02 가스교환

가스교환은 대기에서 허파꽈리로 이동한 공기가 허파꽈리와 혈액 사이, 모세혈관 내 혈액과 조직세포 사이에서 확산에 의해 이루어진다. 각 기체는 분압의 차이에 의해 이동하는데 공기의 조성은 O_2가 약 20%, CO_2는 약 0.03%, N는 약 79% 정도를 차지하고 있다. 따라서 대기의 O_2 분압은 약 160mmHg, 들숨 시 O_2 분압은 약 150mmHg이며, 허파꽈리 속의 O_2 분압은 약 104mmHg 정도가 된다. CO_2 분압은 대기 중에서는 거의 무시할 정도이나 허파꽈리 내에서는 약 40mmHg 정도가 된다(그림 9-8)

표 9-2 호흡용적과 용량

	지표	정상 범위
호흡 용적	일회호흡량(tidal volume, TV)	400~500mL
	들숨예비량(inspiratory reserve volume, IRV)	2,500~3,500mL
	날숨예비량(expiratory reserve volume, ERV)	1,000~1,500mL
	잔기량(residual volume, RV)	1,000~1,500mL
호흡 용량	폐활량(vital capacity, VC)	4,000~5,500mL
	들숨용량(inspiratory capacity, IC)	3,500~4,000mL
	기능적 잔기용량(functional residual capacity, FRC)	2,000~2,500mL
	총폐용량(total lung capacity, TLC)	남성: 약 6,000mL 여성: 약 4,800mL

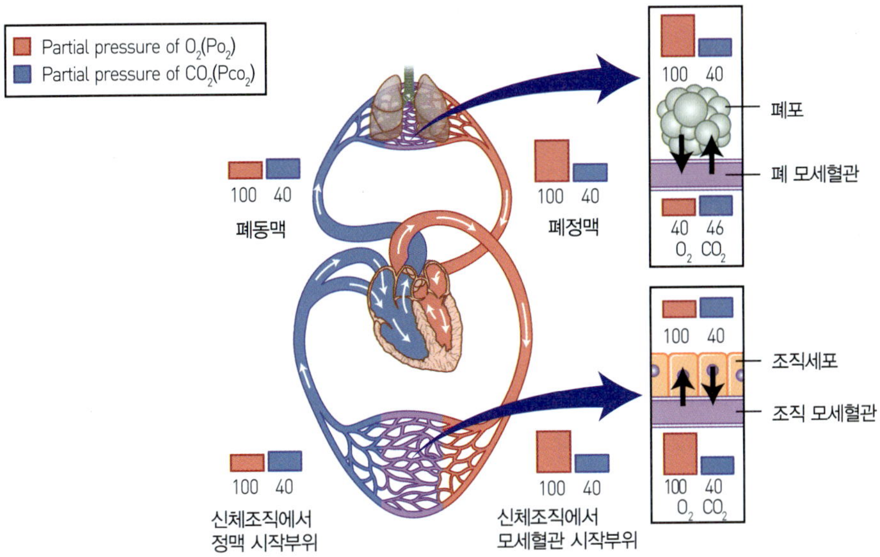

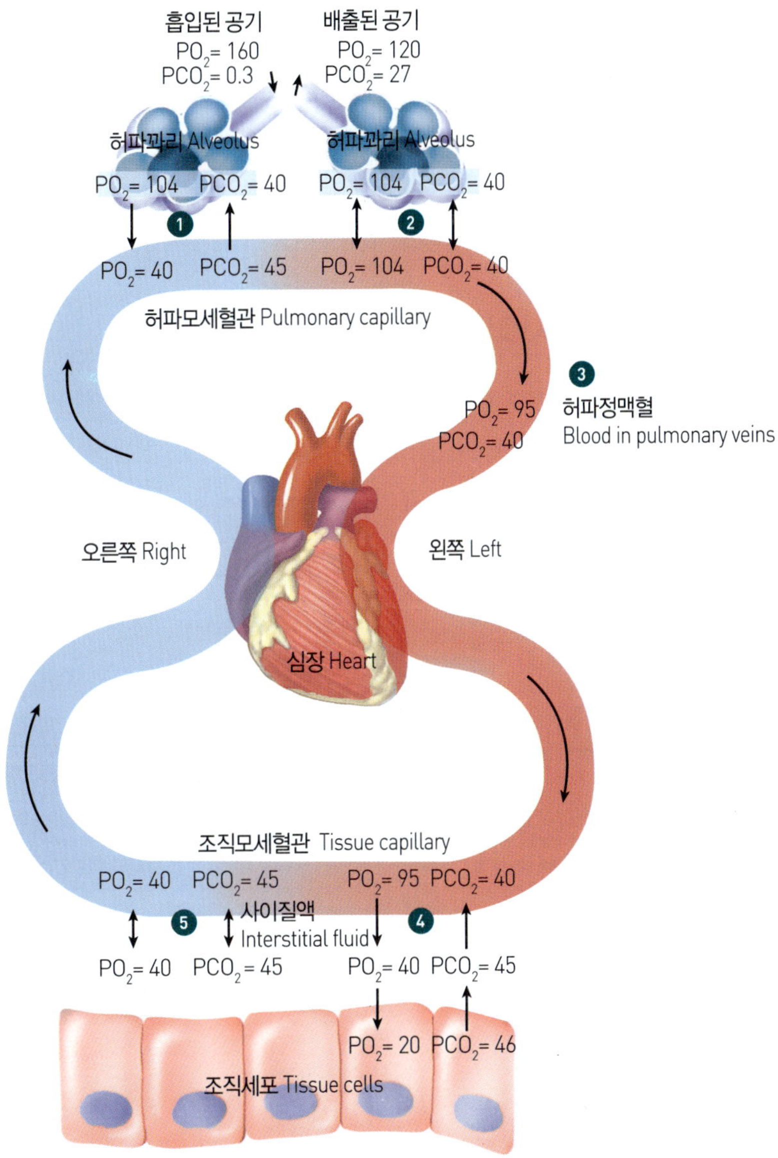

1. 분압 차이 때문에 O_2는 허파모세혈관 동맥 끝으로 확산하고, CO_2는 허파꽈리쪽으로 확산한다.
2. 확산이 끝나면, 허파모세혈관의 정맥 끝에 있는 혈액의 O_2 분압과 허파꽈리의 O_2 분압이 같아지고, 혈액의 CO_2 분압과 허파꽈리의 CO_2 분압이 같아진다.
3. O_2를 빼앗긴 기관지와 세기관지의 정맥혈이 허파정맥에 합쳐지기 때문에 허파정맥혈의 O_2 분압은 허파모세혈관의 O_2 분압보다 약간 낮다.
4. 분압 차이 때문에 O_2는 조직모세혈관에서 조직쪽으로 확산하고, CO_2는 조직을 빠져나와 조직모세혈관쪽으로 확산한다.
5. 확산이 끝나면, 조직모세혈관의 정맥에 있는 혈액의 O_2 분압과 조직의 O_2 분압이 같아지고, 혈액의 CO_2 분압과 조직의 CO_2 분압이 같아진다. 다시 1단계로 돌아간다.

그림 9-8 가스교환

1) 허파꽈리의 환기량

외부 공기가 허파꽈리로 들어가는 숨길 중에는 단순히 공기의 통로로서의 역할만을 하고 가스교환이 일어나지 않는 부분이 있는데 이 부분을 **무효공간(사강, dead space)**이라고 하며 용적은 약 150mL 정도이다. 따라서 실제로 허파꽈리 환기량은 1회 환기량에서 무효공간을 뺀 양으로 500mL - 150mL = 350mL 정도가 된다.

2) 허파꽈리와 혈액 사이의 가스교환

허파꽈리의 총 단면적은 약 $80m_2$로 매우 넓어서 효과적으로 가스교환이 이루어질 수 있다. O_2의 가스교환은 허파꽈리에서는 약 104mmHg이나 허파꽈리 모세혈관에서는 약 40mmHg이므로 허파꽈리 모세혈관으로 확산이 일어난다. CO_2 가스교환은 허파꽈리에서 약 40mmHg이고 허파꽈리 모세혈관에서 약 45mmHg이므로 허파꽈리 모세혈관에서 허파꽈리로 확산이 일어나게 된다.

3) 혈액과 조직액 사이의 가스교환

O_2의 가스교환은 모세혈관의 O_2 분압이 약 95mmHg이고 조직 내의 O_2 분압은 약 40mmHg로 모세혈관 혈액에서 조직세포로 O_2가 확산되고, CO_2 분압은 조직세포에서 약 45mmHg이고 동맥혈에서는 약 40mmHg로 조직세포에서 혈액 내로 CO_2가 이동하게 된다.

03 가스운반

혈액 내로 이동한 산소(O_2)의 대부분은 혈색소에 의하여 운반되며, 이산화탄소(CO_2)의 운반은 중탄산이온(HCO_3^-)의 형태로 일부는 카르바미노헤모글로빈(carbaminohemoglobin) 형태로 일부는 용해되어 운반하게 된다.

1) 산소(O_2) 운반

압력차에 의해서 허파꽈리에서 혈액으로 O_2의 일부는 이동을 하게 되고, 혈액의 용해가 이루어지나 그 양은 혈액 내 산소량의 약 1.5% 정도이다. 혈액에 용해된 O_2의 대부분은 적혈구의 혈색소에 의해 운반이 이루어진다. 혈색소는 4개의 단위로 나뉘어 있으며, 각 단위는 1개의 철을 함유한 헴(heme)을 포함하고 있다. 혈색소와 O_2의 결합은 헴 속의 철 사이에서 이루어지며, 혈색소 1g과 결합할 수 있는 O_2의 양은 약 1.34mL이다. O_2 분압과 혈색소의 산소포화도와의 관계를 나타내는 곡선을 **산소해리곡선(oxygen dissociation curve)**이라고 한다. 산소해리곡선에서는 혈액의 O_2 분압이 올라가면 혈색소의 양은 증가하고, O_2 분압이 내려가면 혈색소의 양은 감소하여 S자 형태를 그린다. 산소해리곡선은 수소 이온 농도, 온도, 2,3-디포스포글리세린산(2,3-diphosphoglyceric acid, 2,3-DPG)에 의하여 영향을 받는다.

즉 혈액의 pH가 낮아지면 산소해리곡선은 오른쪽 아랫방향으로 이동하고 혈액의 pH가 높아지면 왼쪽 윗방향으로 이동하게 된다. 온도가 높아지면 곡선은 오른쪽 아랫방향으로 이동하고 온도가 낮아지면 곡선은 왼쪽 윗방향으로 이동한다. 2,3-DPG는 적혈구의 해당과정에서 생산되는 물질로 2,3-DPG의 농도가 높으면 오른쪽 아랫방향으로 이동하고, 낮으면 왼쪽 윗방향으로 이동하게 된다(그림 9-9).

2) 이산화탄소(CO_2) 운반

CO_2는 조직세포에서 대사의 결과로 발생하게 되며 확산에 의해 혈액에서 허파꽈리로 운반된다. 혈액에서 CO_2는 67% 정도가 HCO_3^-의 형태로 이동된다. 조직에서 혈장으로 확산된 CO_2는 물과 반응하여 H_2CO_3을 형성하고 이는 HCO_3^-과 H^+으로 해리된다.

$$CO_2 + H_2O \rightleftarrows H_2CO_3 \rightleftarrows HCO_3^- + H^+$$

혈장 중에 확산에 의해 이동한 CO_2는 다시 적혈구 내로 들어가게 되고 적혈구 내에서 H^+는 중화되고 HCO_3^-은 농도경사에 의해 적혈구에서 혈장으로 나가게 된다. CO_2가 HCO_3^-으로 운반되는 것 외에 CO_2의 25% 정도는 헤모글로빈 분자와 직접 결합하여 카르바미노헤모글

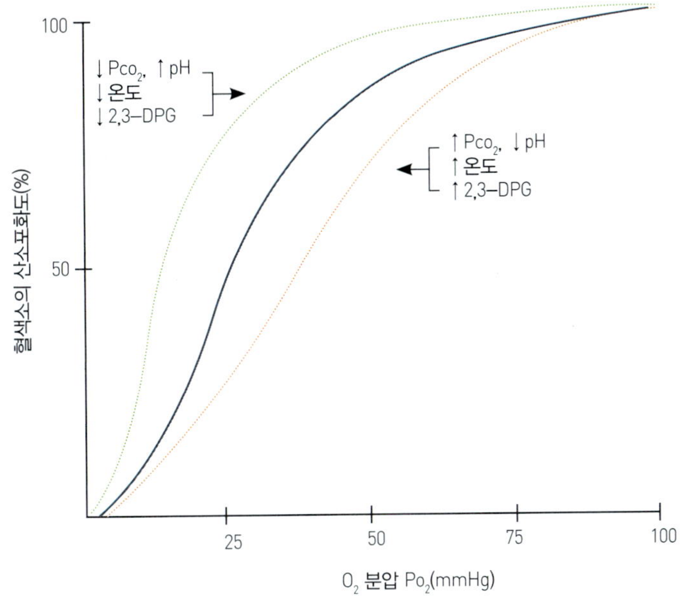

그림 9-9 헤모글로빈(Hb)의 산소해리곡선

로빈(carbaminohemoglobin)을 형성하여 CO_2를 방출하기도 한다. 적은 양이기는 하지만 약 8% 정도는 CO_2 그 자체가 용해된 상태로 혈액 속에서 운반되기도 한다. 허파의 모세혈관에서는 위 과정과 역방향의 반응이 일어나서 H^+과 HCO_3^-이 결합하여 H_2CO_3을 형성한 다음 H_2CO_3에서 물과 CO_2가 형성된다. CO_2는 허파꽈리로 확산하여 몸 바깥으로 배출된다. CO_2는 혈액의 pH에 영향을 주게 되는데 CO_2가 물과 반응하여 H_2CO_3을 형성하기 때문에 탄산이산화탄소 농도가 증가하면 혈액의 pH는 감소한다. H_2CO_3에서 해리된 H^+이 실제적으로 pH를 감소시키는 역할을 하며, 역으로 혈액의 CO_2 농도가 감소하면 혈액의 pH가 증가하게 된다.

04 호흡조절

성인의 정상 호흡수는 1분당 12~20회이고, 아동의 정상 호흡수는 성인보다 약간 빨라서 1분당 20~40회이다. 호흡수는 호흡근육이 자극받은 횟수에 의해 결정되며 기본적인 호흡주기는 숨뇌의 망상체를 형성하는 신경세포의 소성 집합체가 형성한 호흡주기중추에 의해 조절된다. 호흡량의 증가는 호흡근육의 강력한 수축에 의해 발생한다.

1) 호흡중추

호흡조절을 관장하는 호흡중추는 숨뇌(연수, medulla oblongata)에 있는 들숨중추와 날숨중추에 의해 조절되며, 다리뇌(교뇌, pons)의 호흡조절중추와 지속흡식중추의 영향을 받게 된다. 지속흡식중추는 숨뇌의 들숨신경세포를 자극하여 들숨이 일어나게 하며 호흡조절중추는 지속흡식중추와의 길항작용을 통해 들숨을 억제한다. 숨뇌의 들숨중추와 날숨중추에는 들숨근육과 날숨근육을 자극하는 들숨신경세포와 날숨신경세포가 있다. 들숨신경세포는 호흡근육을 관장하는 척수의 운동뉴런을 자극하여 자동적, 주기적 흥분을 반복한다. 다리뇌의 호흡조절중추는 이를 원활하게 하도록 조절한다. 숨뇌 호흡중추는 자발적이며 기본적인 양상을 나타내는 호흡주기를 발생하는데 호흡주기는 들숨을 시작하게 하고 끝나게 하는 것을 통합하는 과정이며 아래와 같이 설명할 수 있다(그림 9-10).

- 숨뇌 호흡중추의 신경세포는 들숨이 연속적으로 일어나도록 촉진하게 되는데 숨뇌 호흡중추는 혈액가스 농도를 감시하는 수용체 및 근육과 관절의 움직임을 감시하는 수용체에서 발생한 자극을 끊임없이 받고 추가적으로 자발호흡운동 및 감정과 관련된 뇌부분에

서도 자극을 받아 자극에 의해 문턱값을 넘게 되면 신경세포는 호흡근육을 자극하는 활동전위를 발생시켜서 들숨이 시작한다.

- 일단 들숨이 시작하면 더 많은 신경세포들이 활성화되어 그 결과 호흡근육에 대한 자극이 점점 강해지고 약 2초간 지속된다.
- 호흡근육을 자극하는 신경세포는 숨뇌 호흡중추 속에 있는 들숨을 멈추게 하는 신경세포를 자극하고 들숨을 멈추게 하는 신경세포는 다리뇌의 호흡신경세포와 허파에 있는 뻗침수용기에서 시작한 자극을 받아 문턱값을 넘게 되면 신경세포는 호흡근육의 작용을 멈추게 하는 활동전위를 발생시켜서 들숨이 멈춘다. 근육세포의 이완에 의해 날숨이 발생하여 약 3초간 유지된다. 다시 1단계가 시작되면서 다음 번 들숨이 시작하는 호흡주기가 반복하게 된다.

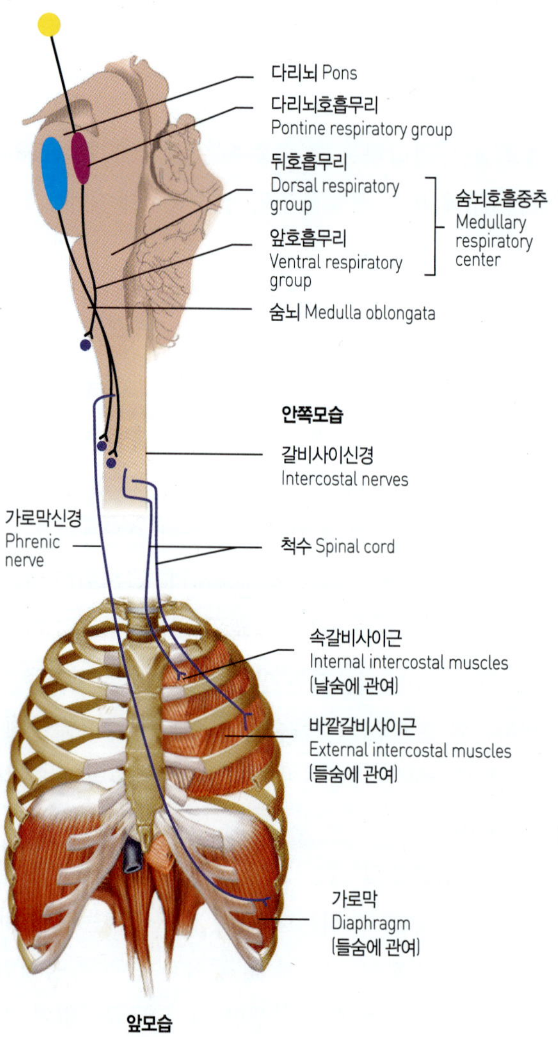

그림 9-10 호흡조절중추

2) 호흡의 신경성 조절

뇌중추는 호흡중추의 활성도를 조절하여 호흡을 빠르게 또는 호흡을 참는 등 의식적으로 조절할 수 있다. 그러나 의식적으로 호흡을 조절한다고 해도 자율신경계통의 조절이 더 강하게 나타난다. 헤링-브로이어 반사(Hering Breuer reflex)는 들숨의 양을 조절함으로써 주기적 운동을 돕게 된다(그림 9-11).

TIP 헤링-브로이어 반사(Hering-Breuer reflex)

허파에서는 들숨으로 허파가 확장하면 허파의 뻗침수용기가 흥분하여 더 이상 확장하지 않게 억제성 자극을 들숨신경세포에 보내어 들숨을 날숨으로 전환하게 하는 반사활동을 하여 안정 시 규칙적인 호흡을 유지하도록 한다.

3) 호흡의 화학성 조절

우리 몸에는 O_2 분압과 CO_2 분압을 감지하여 호흡중추에 정보를 제공하는 O_2 수용기와 CO_2 수용기가 있으며 화학적 조성을 감지하므로 화학적 수용기라 한다. 화학적 수용기는 중추화학수용기와 말초화학수용기로 구분된다. 중추화학수용기는 숨뇌에 존재하며 말초화학수용기는 대동맥토리와 목동맥토리로 구분될 수 있다. 말초화학수용기는 감각신경섬유를 통해 연수로 자극을 전달하여 간접적으로 호흡을 조절한다. 화학적 수용기의 민감도는 O_2 농도가 아니라 CO_2 농도가 호흡을 조절하는 중요한 요소가 된다. 혈액 속 CO_2 농도가 호흡을 자극하는 기전은 CO_2 농도의 변화에 따라 혈액의 pH 변화와 관련성이 있고, 숨뇌에 있는 화학적 수용기는 H^+ 농도의 작은 변화에도 매우 민감하여 숨뇌의 화학적 수용기는 CO_2 자체를 감지하는 것이 아니라 CO로부터 생산된 H^+을 감지하는 것이다(그림 9-11).

(1) 중추화학수용기

중추화학수용기는 숨뇌의 배쪽 표면에 있으며 동맥혈의 CO_2 분압의 변화에 가장 민감하다. 동맥혈의 CO_2 분압이 상승하면 H^+ 농도가 증가하고 탄산농도도 함께 증가한다. 혈액의 수소이온은 혈액-뇌장벽을 통과하지 못하기 때문에 숨뇌의 중추화학수용기를 자극하지 못한다. 그러나 동맥혈의 CO_2는 혈액-뇌장벽을 통과할 수 있기 때문에 뇌척수액의 pH를 감소시킬 수 있고 이를 통해 직접적으로 숨뇌의 중추화학수용기를 자극한다. 허파꽈리의 CO_2 분압이 상승하면 1회 환기량과 호흡빈도가 증가하게 된다.

(2) 말초화학수용기

말초화학수용기는 대동맥활 주위에 위치한 대동맥토리와 총경동맥의 분기점에 위치한 목동맥토리로 구성된다. 이 수용기는 혈액의 O_2 분압을 감지하며 O_2 분압이 감소할 경우 호흡중추를 자극해 환기량을 증가시킨다. 또한 동맥혈의 pH 저하(H^+ 농도의 상승)에 자극을 받는다. 동맥혈의 pH가 저하되면 CO_2 분압이 상승하여 동맥혈에 탄산이 증가한다. 혈중에 축적된 CO_2를 제거하기 위해 즉각적인 반응으로 환기량 증가가 나타난다.

4) 이상호흡

안정 시 정상호흡에서는 성인의 경우 1분당 12~20회의 빈도로 매번 500mL 정도의 들숨과 날숨을 반복한다.

숨쉬기가 어렵거나 숨 쉬는데 고통을 느끼는 상태를 **호흡곤란(dyspnea)**이라 하며, 이때는 환기량이 3~4배 증가하고 숨이 차거나 숨쉬기가 괴로운 불쾌감을 느끼게 된다.

임상적으로 비정상적인 호흡을 다음과 같이 구분할 수 있다.

TIP 호흡성 산-염기 불균형

비정상적인 호흡활동으로 CO_2가 축적되는 경우를 호흡성 산증이라 하며, CO_2가 과다 배출되어 발생하는 장애를 호흡성 알칼리증이라고 한다. 호흡성 산증은 호흡중추 상해, 호흡 통로 폐색, 폐렴 등 가스교환의 저하로 일어나며 호흡성 알칼리증은 열중독, 약물중독 등에서 나타난다.

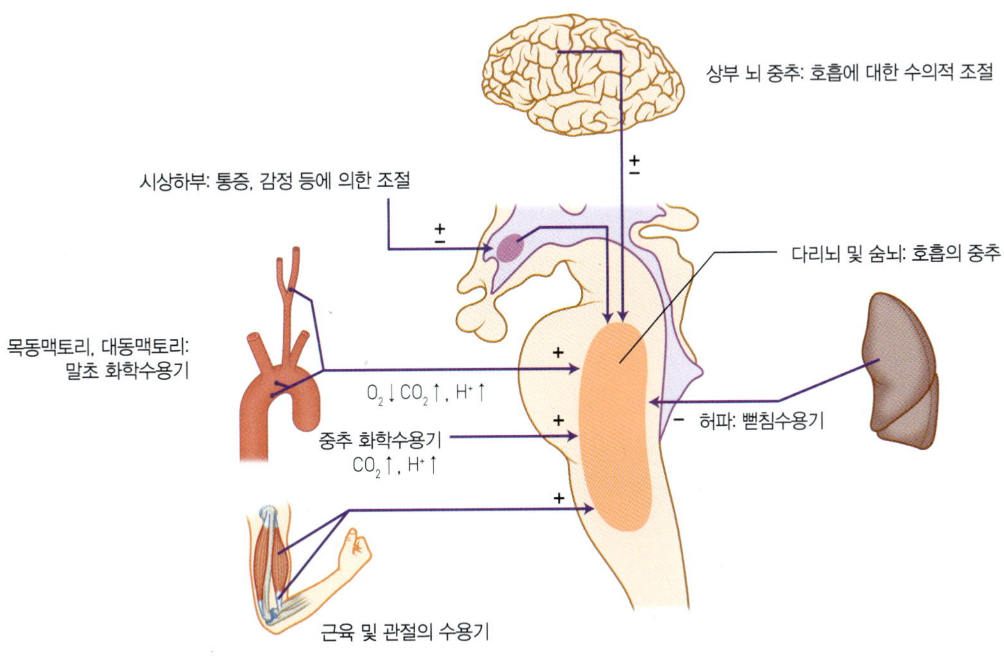

그림 9-11 호흡조절

(1) 과호흡

과호흡(hyperpnea)은 호흡의 깊이가 증가하는 경우에 호흡빈도의 변화 유무와 관계없이 과호흡이라고 한다. 이와 반대의 경우를 호흡저하(hypopnea)라고 한다.

(2) 체인-스토크스 호흡

체인-스토크스 호흡(Cheyne-Stoke's respiration)은 무호흡 상태가 점차 깊어졌다 다시 얕아지는 호흡상태가 교대로 나타나는 호흡형으로 심장기능상실, 요독증, 뇌질환, 임종 등에서 나타난다.

(3) 비오 호흡

비오 호흡(Biot's respiration)은 교대성 무호흡이 나타나는 호흡형으로 무호흡에서 갑자기 과호흡이 시작되며 과호흡에서 돌연 무호흡으로 바뀌는 호흡으로 뇌압항진을 수반한 뇌염, 수막염, 뇌종양 등에서 나타난다.

(4) 쿠스마울 호흡

쿠스마울 호흡(Kussmaul's respiration)은 깊고 긴 호흡이 비교적 규칙적으로 이어지는 호흡으로 중증 당뇨병이나 심장기능상실 등에서 나타난다.

>> 요 약

1. 우리 몸이 생명을 유지하기 위한 활동은 음식을 섭취하고 외부환경에서 O_2를 흡입하여 영양분을 산화시켜 에너지를 활용하는 과정을 통해서이다. 신체는 외부로부터 O_2를 받아들여 세포까지 공급하고 세포에서 생산된 CO_2를 몸 밖으로 배출하는 특수한 활동이 필요한데 이를 (　　　　)이라 한다.
2. 호흡을 구조적으로 구분한다면 (　　　　)과 (　　　　)으로 나눌 수 있다. (　　　　)은 코에서부터 종말세기관지까지로 공기의 통로로만 작용한다. (　　　　)은 호흡세기관지와 허파꽈리관 및 허파꽈리로 가스교환을 하는 부위이다.
3. (　　　　)는 아주 얇은 호흡상피로 이루어져 있으며 모세혈관에 의해 둘러싸여 있다. 총 5~6억개의 허파꽈리가 가스교환에 관여하게 된다.
4. 호흡의 주요 기능은 외부에서 (　　　　)를 몸 안으로 흡입하여세포에 공급하고 세포 내에서 발생하는 (　　)를 몸 밖으로 배출하는 것이다. 그 외에 (　　　　) 및 (　　　　), 그리고 (　　　　)을 한다.
5. 허파꽈리 속 공기와 혈액 사이 가스의 교환은 허파꽈리 속 O_2가 허파꽈리벽을 감싸고 있는 모세혈관의 혈액으로 확산되고 혈액 중 CO_2는 허파꽈리 속으로 확산한다. O_2와 CO_2의 이동은 허파꽈리 속의 공기와 혈액 사이의 (　　　　) 차에 의해 이루어지게 된다.
6. 말초 모세혈관과 조직 사이의 가스교환은 허파꽈리 주위의 모세혈관과 말초조직을 주행하는 모세혈관에서 O_2와 CO_2의 가스분압과 혈액과 조직 사이의 (　　　　)과 (　　　　　　) 등도 다르게 나타난다. 이들의 조건 차이에 의해 말초 모세혈관에서는 O_2가 조직으로 이동하고 CO_2는 조직에서 혈액 속으로 이동하게 된다.
7. 호흡에 관여하는 주요 근육은 (　　　　), (　　　　　　), (　　　　　)등이다.
8. 들숨 과정에서 (　　　　)이 수축하면 (　　　　)의 둥근 위쪽 부분이 아래로 이동하면서 가슴우리 용적이 증가한다.
9. (　　　　)과 (　　　　　　)이 이완하고 가슴우리와 허파의 탄력성이 수동적으로 가슴우리 용적의 감소를 유발할 때 조용한 숨쉬기에서 날숨이 일어난다.
10. 허파 내의 공기량은 호흡의 용적과 용량에 따라 좌우되며 (　　　　　　)은 공기가 다른 부분으로 이동하는 양을 측정하는 것이며, (　　　　)은 두 개 또는 그 이상의 호흡용적을 합한 것이다.
11. 호흡용적을 측정하는 지표로는 (　　　　), (　　　　　), (　　　　), (　　　　)이 있다. 평균적인 일회호흡량은 약 400~500mL이다.
12. 호흡용량에는 (　　　　), (　　　　), (　　　　　　), (　　　　)이 있다. 폐활량은 최대한 들이쉰 후 최대한 내쉴 때의폐 기량이다.
13. 가스교환은 대기에서 허파꽈리로 이동한 공기가 허파꽈리와 혈액 사이, 모세혈관 내 혈액과 조직세포 사이에서 (　　　　)에 의해 이루어진다.
14. 혈액 내로 이동한 산소(O_2)의 대부분은 (　　　　)에 의하여 운반되며, 이산화탄소(CO_2)의 운반은 중탄산이온(HCO_3^-)의 형태로 일부는 (　　　　　　　) 형태로 일부는 용해되어 운반하게 된다.
15. 성인의 정상 호흡수는 1분당 12~20회이고, 아동의 정상 호흡수는 성인보다 약간 빨라서 1분당 20~40회이다. 호흡수는 호흡근육이 자극받은 횟수에 의해 결정되며 기본적인 호흡주기는 숨뇌의 망상체를 형성하는 신경세포의 소성 집합체가 형성한 (　　　　　　)에 의해 조절된다
16. 우리 몸에는 O_2 분압과 CO_2 분압을 감지하여 호흡중추에 정보를 제공하는 O_2 수용기와 CO_2 수용기가 있으며 화학적 조성을 감지하므로 (　　　　　　)라 한다.
17. 호흡 이상에는 (　　　), (　　　　　　　), (　　　　), (　　　　　　) 등이 있다.

>> 참고문헌

1. 생리학(4판), 한국해부생리학교수협의회, 정담미디어, 2012.
2. 사람해부학, 한국해부생리학교수협의회, 현문사, 2012.
3. 치료사를 위한 병리학, 김민수 외, E PUBLIC, 2010.
4. 인체해부학(2판), 안창식 외, 정문각, 2011.
5. 인체생리학(4판), 범진필 외, 정문각, 2010.
6. 심장호흡물리치료, 김경 외, 정담미디어, 2013.
7. 심폐물리치료, 남기원, 범문에듀케이션, 2012.
8. http://htv.so/bbs/commu/training/view/32151/rows/20 폐질환의 종류(volume gym master 김승태,Health TV).
9. http://m.blog.daum.net/endlesslovehome/16846185 정상기도와 천식의 기도(다음 블로그).

사례
Case 1 » 왜 만성폐쇄성폐질환(chronic obstructive pulmonary disease, COPD)을 일으킬까?

환자병력

72세 남성 환자인 A씨는 30년간 흡연하였고 평소 기침과 가래가 심했으며 특히 계단을 오르내릴 때면 호흡 시 쌕쌕 소리가 나고 숨이 심하게 찼다. 최근 호흡곤란과 함께 증상이 악화되어 병원을 찾았다. 폐기능 검사 결과 만성폐쇄성폐질환(COPD) 진단을 받았다. 현재 금연과 함께 흡입용 기관지확장제를 사용해 치료 중이다.

- 원인

만성폐쇄성폐질환의 주된 원인은 담배이다. 흡연으로 인한 질병 발생으로 여성보다 남성에게서 더 빈번하나, 여성 흡연자의 증가에 따라 여성에서의 발생률도 증가하는 추세이다. 흡연이 폐기종 및 만성 기관지염의 주된 원인이므로 증세가 함께 나타나기도 한다. 반복적이고 만성적인 자극성 가스, 먼지, 알레르기원, 도시 환경오염 등으로도 증가하고 있다. 그 외의 유발인자로는 만성 호흡기 감염, 환경오염에 지속적인 노출 등이 있으며 모든 흡연자에게서 발견되는 것은 아닌 것으로 보아 유전적으로도 연관되어 있는 것으로 보인다.

- 증상

전형적인 증상으로는 만성적 기침, 가래가 나타난다. 어깨가 올라가고, 호흡곤란(shortness of breath, SOB)으로 근육이 긴장되며 호흡운동(work of breathing, WOB)이 증가하는 자세를 취하며, 기도의 점액막의 염증, 점액의 증가된 생산과 정체, 기도의 협소와 파괴 그리고 허파꽈리와 기관지벽의 파괴가 나타난다. 이런 구조적 변화는 환자로 하여금 급성 호흡기 감염을 일으키기 쉽게 하여 환자들은 전형적으로 만성 기침과 종종 호흡의 정지를 가져오기도 한다.

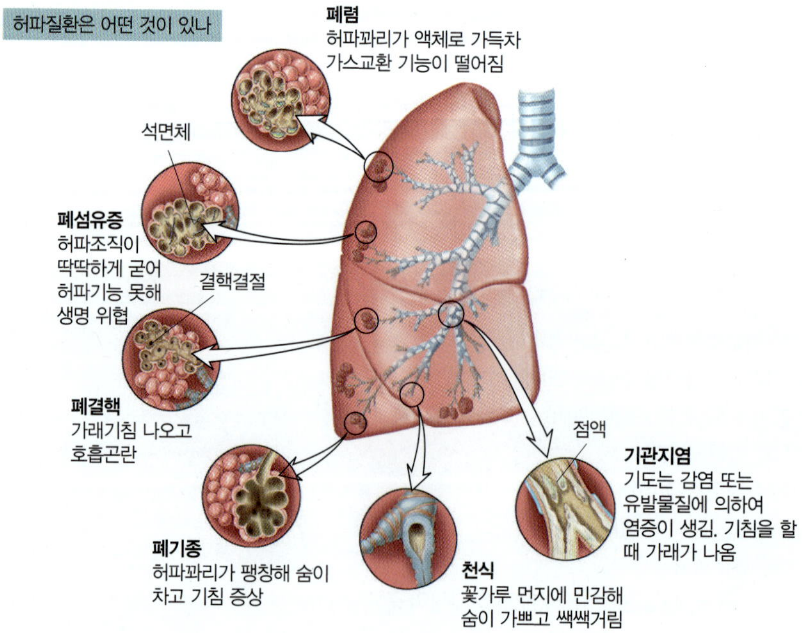

그림 1 만성폐쇄성폐질환

사례

Case 2 » 왜 천식(asthma)을 일으킬까?

환자병력

45세의 남자 환자 A씨는 평소 건강한 상태였다. 최근 약한 감기를 앓고 난 후 평소와 다름없이 아침 일찍 조깅을 하러 갔다. 몇 분간 운동을 한 다음 숨쉬기가 어려워지고 호흡이 빨라지며 가슴이 답답하고 날숨 때 쌕쌕거리는 소리가 났다. 상태가 호전되지 않고 증상이 계속되어 병원 응급실을 방문하였다. 가슴 촬영에서는 특이소견을 발견할 수 없었으며, 가슴 청진으로 호흡음을 확인한 결과 허파에서 공기의 흐름이 나쁜 것을 확인하였고, 특히 날숨 시 쌕쌕거리는 소리가 났다. 치료 목적으로 기관지확장제를 투여하자 증상이 빠르게 호전되었다.

- 원인

천식의 원인은 외인성 인자와 내인성 인자로 구분할 수 있다. 외인성 인자는 특정의 촉발물질에 대한 알레르기의 결과로 알레르기원은 음식, 꽃가루, 먼지, 곰팡이, 연기, 자동차 배기가스, 동물의 털 등을 들 수 있다. 내인성 인자로는 기관지, 코곁굴, 편도의 만성 혹은 재발성 감염에 의한 속발성으로 일어나고 그 외에 약물, 공기오염, 차갑고 건조한 공기, 운동, 정서적 스트레스 등이 포함된다.

- 증상

기관지천식의 대표적인 증상으로는 기침과 호흡곤란이다. 기침을 할 때 마른기침만 하는 경우가 있고 자극성 기침, 가래 없는 기침, 불수의적인 기침을 하는 경우도 있다. 가슴이 답답하거나 흉부 압박감을 호소하고 호흡 시에는 쌕쌕거리는 소리(천명)가 날 수 있으며 숨이 차고 호흡 간격이 짧아지기도 한다. 운동 후에는 숨소리가 거칠어지고 호흡곤란을 일으키는 경우가 많이 나타나고 종종 얼굴이 창백해지거나 안면홍조가 생기기도 한다. 천식이 심해지면 O2가 부족해서 청색증에 걸릴 수 있으며 호흡음이 소실될 수 있다.

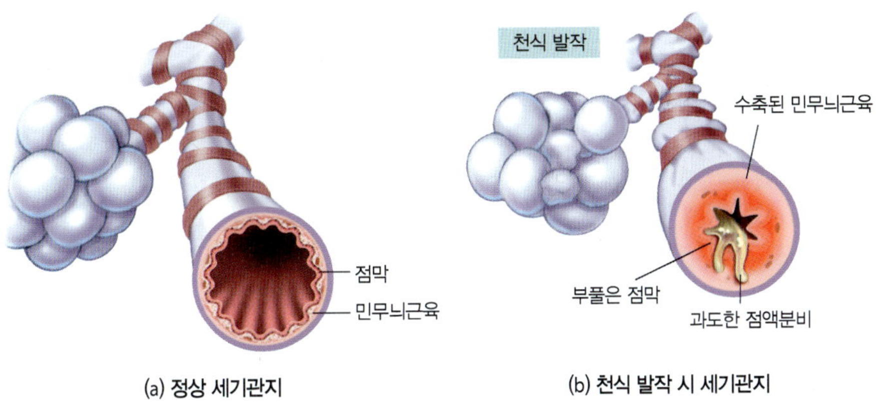

그림 2 천식 발작 동안 세기관지의 변화

– 김정선 교수

CHAPTER 10 소화생리

학습목표

1. 소화계통의 구성과 각 장기의 구조 및 소화관벽의 구조를 설명할 수 있다.
2. 소화계통을 물리적 소화와 화학적 소화, 생물학적 소화로 구분하고 소화관의 신경지배에 대해 설명할 수 있다.
3. 입에서의 소화, 침샘의 작용, 식도의 역할과 식도조임근의 기능을 설명할 수 있다.
4. 위샘을 구성하는 세포와 분비되는 소화액의 종류 및 역할에 대해 설명할 수 있다.
5. 위와 샘창자로 연결되는 날문반사와 샘창자로 유입되는 소화액의 종류 및 작은창자 전반에 관련된 소화과정을 설명할 수 있다.
6. 작은창자와 큰창자의 운동에 대해 구분하고 설명할 수 있다.
7. 큰장자의 기능과 대변의 형성과정을 설명할 수 있다.
8. 간과 이자에서 분비되는 소화액의 종류와 기능을 설명할 수 있다.
9. 탄수화물, 지방, 단백질의 소화과정에 따른 분해산물과 인체에 흡수되는 과정을 설명할 수 있다.
10. 비타민의 종류와 흡수과정에 대해 설명할 수 있다.

의학용어

1. 소화(digestion), 흡수(absorption), 대사(metabolism), 침샘(salivary gland)
2. 섭식중추(intake center), 포만중추(satiety center), 점막층(mucosa), 점막밑층(submucosa), 장막층(serosa), 근육층 신경얼기(Auerbach's plexus), 점막밑 신경얼기(Meissner's plexus)
3. 후두덮개반사(epiglottis reflex), 프티알린(ptyalin), 식도조임근(esophageal sphincter)
4. 위샘(gastric gland), 미즙(chyme), 뇌상(cephalic phase), 위상(gastric phase), 장상(intestinal phase), 가스트린(gastrin), 소장위반사(enterogastric reflex)
5. 날문반사(pyloric reflex), 구토(vomiting), 대사성 알칼리증(metabolic alkalosis)
6. 큰샘창자유두(doudenal palilla), 팽대조임근(Oddi's sphincter), 기름죽관(lacteal)
7. 꿈틀운동(peristalsis movement), 시계추운동(pendular movement), 분절운동(segmental movement), 융모운동(villi movement), 돌막창자판막(ileocecal valve), 막창자꼬리(appendix), 배변반사(defecation reflex),
8. 간세동이(portal triads), 쓸개모세관(bile canaliculus), 온간관(common hepatic duct), 온쓸깨관(common bile duct), 빌리루빈(bilirubin), 황달(jaundice), 골수 외 혈구형성(extramedullary hematopoiesis)
9. 랑게르한스섬(Langerhans islets), 탄수화물(carbohydrate), 단당류(monosaccharide), 이당류(disaccharides), 다당류(polysaccharides), 이자 아밀라아제(pancreatic amylase), 간문맥계(hepatic system)
10. 지방(lipid), 암죽미립(chylomicron), 단백질(protein), 포도당(glucose)

인간은 숨 쉬고, 움직이고, 생각하고, 말하는 등 살아가기 위해 필요한 영양소를 스스로 만들어 내지 못하기 때문에 대부분 외부에서 얻어야 한다. 우리 몸이 에너지가 필요하거나 영양소가 부족해질 때 '배가 고프다'라는 신호를 뇌로 보내고, 그로 인해 음식을 섭취하게 된다. 섭취한 음식물 중에는 흡수되지 않는 것들을 비롯하여 소화가 이루어지면서 부수적으로 찌꺼기들이 발생되는데 이런 노폐물들을 정기적으로 내보내기 위해 변을 보는 과정이 일어난다.

이 단원에서는 섭취한 음식물이 어떤 물질의 작용과 기전을 통해 영양물질은 몸으로 흡수되고 남은 찌꺼기가 대변이 되어 배출되는지 소화의 과정을 알아보고자 한다.

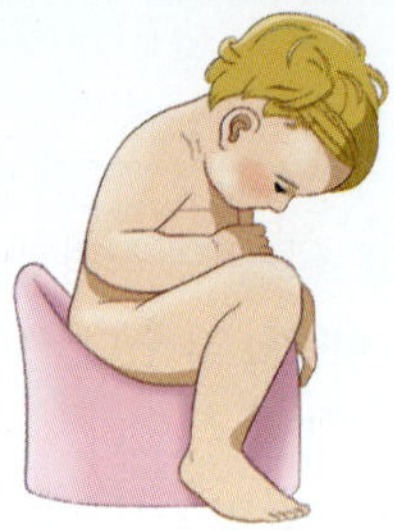

01 소화계통의 구조와 기능

인체는 필요한 영양소를 스스로 만들어 낼 수 없기 때문에 외부에서 음식물을 섭취해야 한다. 몸 속으로 들어온 음식물은 세포분열과 성장, 발육 및 운동 등 생명활동에 필요한 에너지를 만들어 내기 위한 과정을 거친 후에 몸 밖으로 배출된다. 이때 소화관 내로 들어온 음식물을 몸에 흡수되기 쉬운 형태로 잘게 부수고, 섭취된 음식물을 소화관 벽으로 통과할 수 있는 저분자의 물질로 가수분해가 일어나는데 이 과정을 **소화(digestion)**라 한다. 분해된 음식물이 소화관을 지나가는 동안 세포가 이용하기 쉽게 소화관 점막을 통해 혈관이나 림프로 이동되는 것을 **흡수(absorption)**라 한다. 이러한 **대사(metabolism)**는 모든 세포에서 일어나는 과정으로 영양소가 에너지와 열로 전환되는 분해반응(이화작용, catabolism)과 새로운 물질이 합성되는 합성반응(동화작용, anabolism)으로 구분된다.

소화계통은 입, 식도, 위, 작은창자, 큰창자, 항문으로 이루어지는 음식물의 이동통로가 되는 관 모양의 소화관(gastrointestinal tract)과 음식물의 분해와 소화에 관여하는 치아(teeth), 혀(tongue), 침샘(salivary glands), 간(liver), 쓸개(담낭, gallbladder), 이자(췌장, pancreas) 등 소화기 부속기관으로 나눌 수 있다(그림 10-1).

1) 소화계통의 주요 기능

(1) 음식물의 섭취와 소화

섭취한 음식물은 보통 3~4시간 정도가 지나면 위에서 빠져나간다. 위장의 속이 거의 비게 되면 주기적으로 위장의 수축운동이 일어나 공기가 진동을 하면서 소리가 나는데 이를 공복수축(hunger contraction)이라 하며 배고

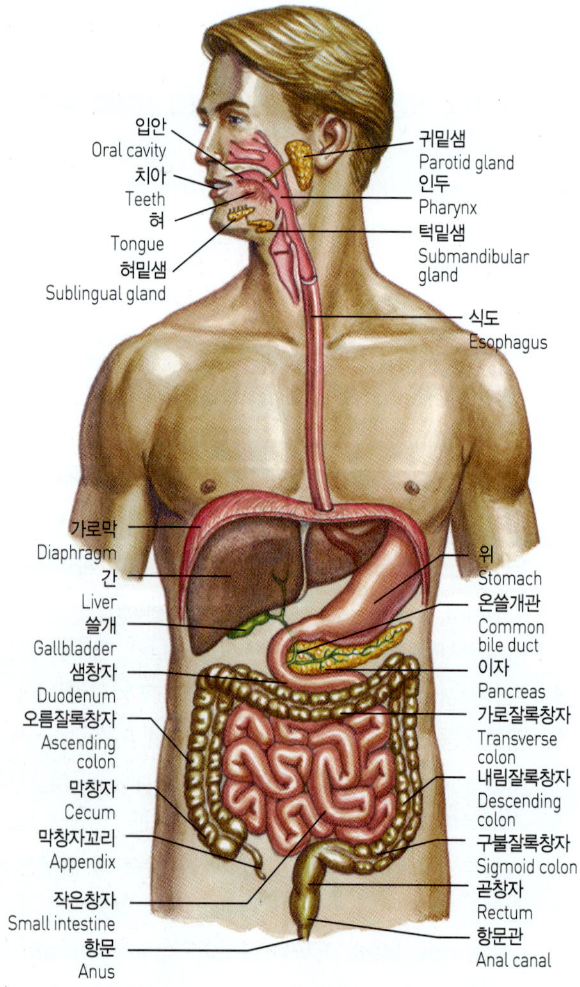

그림 10-1 소화계통의 구성

TIP

소화관은 입 → 식도 → 위 → 작은창자 → 큰창자 → 항문으로 연결되며, 소화관의 주변에 음식물의 분해와 소화에 관여하는 치아, 혀, 침샘, 간, 쓸개, 이자 등 소화기 부속기관이 위치하고 있다.

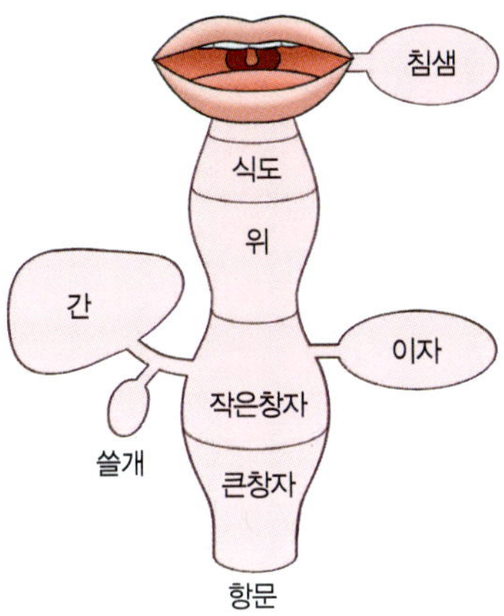

픔을 느끼게 된다. 배가 고플때 그 신호를 위가 보낸다고 생각하지만 사실은 시상하부의 가쪽핵에 위치한 **섭식중추(intake center)**가 음식이 필요한 상태가 되면 몸의 각 부위에 다양한 신호를 보내서 배고픔을 느끼게 하고, 침의 분비량도 늘려 음식물을 먹을 수 있게 있도록 명령하는 것이다. 또한 음식물 섭취로 인하여 배가 부르게 되면 더 이상 음식을 먹지말라는 신호를 보내게 되는데 이는 시상하부의 배쪽안쪽핵에 위치한 **포만중추(satiety center)**가 담당한다. 이 두 중추는 상호 길항적으로 하나의 중추가 흥분하면 다른 중추는 억제된다.

음식물의 섭취와 촉진에 관해서는 당조절기설(**항당기설, glucostat theory**)과 온도조절기설(**항온기설, thermostat theory**)이 있다. 당조절기설은 혈관 내 혈당수치가 내려가면 섭식중추가 흥분을 하고, 혈당수치가 올라가면 포만중추가 흥분을 한다는 가설이다. 이에 반해 온도조절기설은 체온이 내려가면 섭식중추가 흥분하고, 체온이 올라가면 포만중추가 흥분을 하여 섭식을 조절한다는 가설이다. 하지만 음식을 섭취하게 되면 혈당의 증가나 체온의 증가가 즉시 나타나는 것이 아니기 때문에 두 가설로 생식조절을 설명하는데는 한계가 있다.

핵심돋보기

섭식장애와 다이어트

섭식장애는 섭식중추와 포만중추의 조절이상에 의해 나타나는데 섭식중추의 이상이 있는경우 거식증이 발생하고 포만중추의 이상이 있는 경우는 폭식증이 나타난다. 우리가 보통 배가 불러도 계속 음식을 먹는 이유는 음식을 먹기 시작해서 포만중추가 작동하는데 필요한 시간이 약 20분 정도인데, 음식을 너무 빠르게 먹게 되면(포만중추가 아직 작동하기 전이어서) 배가 부른데도 불구하고 배부르다고 느끼지 못하기 때문이다. 이는 음식물이 포도당으로 전환되어 혈당의 수치를 높이는 데 필요한 시간이 바로 20분이기 때문이며 따라서 다이어트를 위한다면 음식은 천천히 먹는 것이 좋다.

TIP 천고마비의 계절에 사람도 살이 찌는 이유는?

항온기설을 기준으로 보면 날씨가 더운 여름은 체온이 올라가 있기 때문에 음식을 적게 섭취해도 포만중추가 쉽게 흥분하는 반면 날씨가 추워지는 가을에는 체온이 내려가기 때문에 섭식중추가 흥분해서 식욕이 증가하게 되는 것이다.

입을 통해 들어오는 순간부터 음식물은 소화가 이루어진다. 씹기와 삼키기 그리고 소화관의 운동으로 이루어지는 물리적 소화와 여러 가지 소화액의 분비와 효소의 작용으로 이루어지는 화학적 소화 그리고 장내 세균에 의해 섬유소의 분해와 발효가 진행되는 생물학적 소화로 진행된다.

(2) 영양분의 흡수

작은창자의 안쪽 면을 덮고 있는 점막층에 의해 이루어지며 작은 분자의 형태로 분해된 영양분들의 흡수가 일어난다.

(3) 노폐물의 제거

위장관으로 들어온 음식물 가운데 소화할 수 없는 물질과 대사과정에서 발생하는 찌꺼기는 대변을 형성하여 몸 밖으로 배설된다.

(4) 소화효소의 분비

위장관 점막의 상피세포는 소화액과 점액을 분비한다. 소화효소는 영양소의 소화를 도우며 입안에서부터 돌창자(회장, ileum)까지만 분비되는 반면에 점액은 위장관 점막을 마찰로부터 보호하는 역할로 입안에서 항문까지 전 범위에 걸쳐 분비된다.

2) 소화계통의 세부구조

입에서부터 항문에 이르기까지 전체 소화관의 길이는 9m정도이다. 이 중 작은창자가 6m로 가장 많은 부분을 차지하며 입으로 들어간 음식물이 변이 되어 나오기까지 시간은 보통 24~48시간이 걸린다. 가늘고 긴 형태의 소화관은 각각의 부위마다 특징이 있어 고유한 기능을 갖는다. 소화관 전체는 안쪽으로부터 점막층(mucosa), 점막밑층(submucosa), 근육층(tunica muscularis), 장막층(serosa)의 공통된 구조를 가진다.

(1) 점막

점막층(mucosa)은 가장 안쪽의 층으로 상피조직과 이를 지지하는 결합조직으로 되어 있으며 영양분의 흡수와 점액의 분비기능을 한다.

점막은 단층원주상피로 되어 있으며 관 모양의 외분비샘을 이루어 소화액과 점액을 분비한다. 점막의 아래에는 결합조직인 점막고유판이 있어 질병을 예방하는 데 중요한 역할을 담당하는 림프절이 분포한다. 장관 내부로 돌출되어 있는 **융모(villi)**의 중심부에는 지방흡수에 중요한 역할을 하는 기름죽관(유미관, lacteal)이 있고 그 주위를 동맥과 정맥이 둘러싸고 있다. 대부분의 소화관 점막에는 특수한 **술잔세포(배상세포, goblet cell)**가 있어서 점액을 분비한다. 점막층에 속하긴 하지만 입안, 식도, 항문의 안쪽면은 중층편평상피로 되어 있어 자극에 잘 견디는 특징이 있다.

(2) 점막밑층

점막밑층은 성긴결합조직으로 점막을 지지하며 혈관과 분비샘, 신경얼기가 분포되어 있다.

(3) 근육층

소화관의 근육층은 대부분 두 개의 민무늬근육층으로 되어 있는데 안쪽에 속돌림근육층(내윤주근층, inner circular layer)과 바깥쪽의 바깥세로근육층(외종주근층, outer longitudinal layer)이다. 속돌림근육층이 수축을 하면 관의 직경이 좁아지고, 바깥세로근육층이 수축을 하면 관의 길이가 짧아진다. 소화관의 분절운동과 **꿈틀운동(연동운동, peristalsis)**을 통해 소화관 속에서 음식물을 이동 및 물리적인 분쇄, 섞임이 일어난다.

(4) 장막

장막은 인두, 식도, 곧창자를 제외한 위장관의 가장 바깥 부위인 부드러운 상피층으로 단층원주상피세포로 덮여 있으며 소화관을 보호하고 지지하는 역할을 한다. 장막은 성긴결합조직으로 창자사이막(mesentery)과 연결되어 있는데 이 창자사이막을 통해 소화관으로 출입하는 신경, 혈관 및 림프관이 연결된다. 장막은 해부학적 구조상 내장쪽 배막(복막, peritoneum)에 해당되는 부위이며 배막의 뒤쪽 장기(복막 후 장기, retroperitoneal organ)는 장막으로 덮여 있지 않다. 식도는 섬유막으로 덮여있으며 기관 뒤에 나란히 붙어있다.

3) 소화계통의 신경지배

소화관의 신경지배는 주로 속돌림근층과 바깥세로근층 사이에 존재하는 근육층 신경얼기(myenteric plexus, Auerbach's plexus)와 점막밑층에 존재하는 점막밑신경얼기(submucosal plexus, Meissner's plexus)가 담당한다. 이들 신경얼기는 자율신경계와 소화관의 감각신경과도 연결되어 있으며, 근육층 신경얼기는 민무늬근육들의 움직임을 조절하여 분절운동과 꿈틀운동을 일으키고, 점막밑신경얼기는 점막운동을 통해 소화관의 분비나 혈류조절에 관여한다(그림 10-2).

소화관의 신경얼기는 소화관 운동의 국소중추로 말초신경인 교감, 부교감신경과 협조하여 소화관의 기능을 조절한다. 미주신경은 식도, 위, 이자, 쓸개, 작은창자 및 상부 큰창자의 부교감성 운동을 담당하여 소화관의 꿈틀운동 및 소화액 분비를 항진시킨다.

TIP

식도이완불능증(esophageal achalasia)은 소화관 근육층에 존재하는 Auerbach's plexus 세포가 변성, 소실됨으로써 나타나는 대표적인 소화관신경얼기 질환이다.

02 소화관 생리

1) 입, 인두, 식도에서의 소화

입으로 들어온 음식물은 소화관을 거치면서 흡수되기 쉬운 형태의 저분자 물질로 분해되고, 노폐물로 배설되는 과정에서 기계적, 화학적, 생물학적 소화과정이 이루어진다.

(1) 입과 인두

입안으로 들어온 음식물은 치아와 혀, 볼의 움직임과 침의 화학적 작용에 의하여 덩어리가 되며 인두에서 삼킴 과정을 통해 식도로 내려간다. 음식은 입안에 아주 짧게 머무르기 때문에 사람이 흡수하는 전체 탄수화물의 약 5% 정도만 입안에서 소화된다.

① 입안

입 또는 **입안(구강, oral cavity)**은 볼, 입술, 단단입천장(경구개, hard plate) 및 물렁입천장(연구개, soft plate) 그리고 혀와 치아로 구성되는 공간을 말한다. 또한 입안과 인두가 경계되는 부위를 목구멍(구협, fauces)이라 한다.

혀는 입안에서 음식물의 이동과 삼킴에 관여하는 가장 중요한 장기로 뼈대근육으로 되어 있고, 점막으로 덮여 있는데 표면에는 **혀유두(tongue papillae)**가 돌출되어 있으며 이곳에는 감각수용기인 맛봉우리(미뢰, taste bud)가 분포되어 있다.

② 씹기

씹기(저작, mastication, chewing)는 음식물을 작은 조각으로 부수는 기계적 소화의 첫 단계이다. 입안에서는 씹기근(저작근, masticatory muscle)의 작용으로 씹기운동이

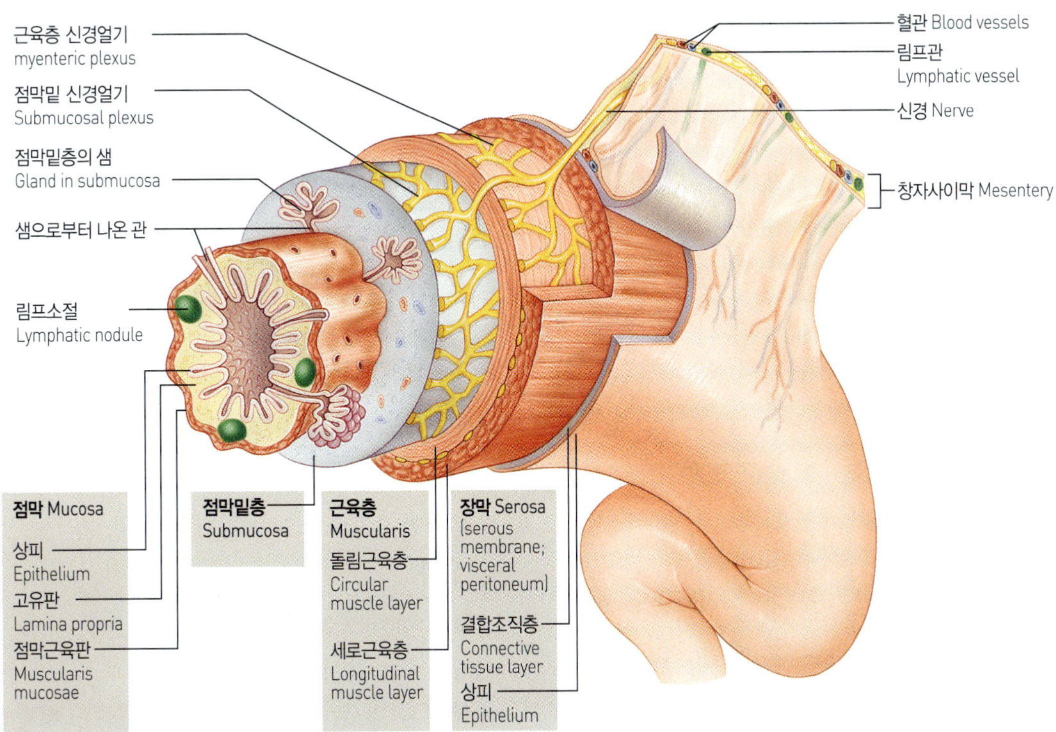

그림 10-2 소화관의 세부구조와 신경지배

일어나는데, 위턱과 아래턱의 단단한 치아는 음식물들을 절단하고 갈아주어 표면적을 넓게 함으로써 침샘에서 분비되는 소화효소와 닿는 면적을 늘려준다. 잘게 부스러진 음식물들은 혀의 작용으로 침과 잘 섞여서 삼키기 쉬운 형태의 음식덩이(bolus)가 된다.

씹기에 관련된 근육들은 삼차신경의 가지들이 분포되어 있지만 이를 통합하는 **씹기중추**는 숨뇌에 있으며 대뇌겉질의 고위중추에서 이를 조절해 준다. 씹기운동은 보통 수의적인 과정이지만 씹는과정에서 발생하는 압력이 시상하부의 편도체 영역(area of amygdala) 또는 뇌줄기에 있는 핵을 자극하면 반사적으로 씹기가 일어나는데 이를 씹기반사(chewing reflex)라 한다. 소화효소는 음식입자의 표면에만 있는 분자에 작용하기 때문에 씹기를 통해 닿는 면적을 넓혀준다. 과일이나 채소는 소화가 잘 되지 않는 셀룰로오스막(cellurose membrane)에 둘러싸여 있는데 씹기를 통해 이 막을 파괴함으로써 소화를 돕게 된다.

③ 삼키기

음식덩이는 입안, 인두, 식도의 협동운동으로 인하여 위로 운반되는데 이를 **삼키기(연하, swallowing)**라 한다. 삼킴중추는 숨뇌에 있는데 혀인두 신경으로부터 자극을 받아들이고 다시 이 자극을 혀밑신경, 삼차신경, 혀인두 신경 및 미주신경을 통하여 입, 인두, 후두 및 식도근육에 전달해준다. 삼키기는 네 단계를 거쳐 진행된다.

첫 번째는 입안 준비단계로 씹어서 삼킴 가능한 음식덩이를 형성하는 단계이고, 두 번째는 입안단계(oral phase)로 입안에서 인두까지 음식덩이가 옮겨지는 과정이며 이때는 혀의 수의적 운동으로 인두 입구까지 음식덩이가 운반된다. 세 번째는 인두단계(pharyngeal phase)로 음식덩이가 인두에서 식도로 옮겨지는 불수의적 과정이다. 인두에 있는 삼킴 수용기(swallowing receptor)를 음식덩이가 자극하면 삼킴반응이 시작된다. 먼저 물렁입천장이 위로 올라가면서 목젖(구개수, uvula)과 함께 코안으로 음식물이 역류되지 않도록 막아준다. 인두 양쪽에 있는 입인두활(구인두궁, palatopharyngeal arch)은 안쪽으로 당겨져서 인두의 틈을 좁힘으로써 너무 큰 음식덩이가 식도로 넘어가지 않도록 해주는 역할을 한다. 후두덮개(epiglottis)는 **후두덮개반사(epiglottal reflex)**에 의해 기도를 막아 음식물의 유입을 차단하는데 이때 성대문이 폐쇄되어 코 안과 기도의 연결성이 차단되고 호흡이 1~2초간 정지되는데 이 경우를 삼킴성 무호흡이라 한다. 이는 음식물이 기도로 넘어가지 못하도록 보호해주는 무의식적인 반사작용이다. 인두단계는 혀인두신경과 미주신경이 지배하는 불수의운동으로 이루어진다. 마지막 단계는 식도단계(esophagus phase)로 음식덩이가 식도를 통과하여 위까지 운반되는 과정으로, 식도에 있는 돌림근육의 꿈틀운동에 의해 불수의적으로 이루어진다. 식도에 음식물이 도달하면 식도의 돌림근육이 강하게 수축하여 음식덩이가 식도를 따라 밀려 내려가는데 이때 아래식도조임근은 이완된다. 이 운동의 형태는 위의 입구까지 계속해서 이어진다(제15장 먹고 삼키기의 생리학적 과정 참조).

핵심돋보기

혀신경 손상(lingual nerve injury)

혀신경이 고실끈 신경(chorda tympani n.)으로 분지되는 시점 이전부위에 손상을 입으면 혀 안쪽 2/3, 입안점막, 잇몸, 아랫입술, 털의 일반감각이 소실되지만 분지되는 시점 이후 부위에 손상을 입게 되면 입술틈새(oral fissure) 아래부위에 있는 침샘의 분비작용과 혀 앞2/3 부분의 미각이 소실된다.

④ 침의 분비와 기능

침의 분비는 주로 신경성으로 일어나는데 음식물이 입안으로 들어왔을 때 입안의 혀신경(lingual nerve)과 혀인두신경(glossopharyngeal nerve)이 자극을 받으면 분비중추인 숨뇌에 의해 침의 분비가 촉진된다. 침은 하루에 평균 1,000~1,500mL가 분비되는데 교감신경이 흥분하게 되면 소량의 끈끈한 점액성 침을 분비하고, 부교감신경이 흥분하면 소화효소를 포함한 다량의 장액성 침을 분비하게 된다.

침샘(salivary gland)은 신경성 지배를 받는 큰 침샘과 신경지배를 받지 않은 작은 침샘으로 구분하는데, 큰 침샘에는 귀밑샘(이하선, parotid gland), 턱밑샘(악하선, submandibular gland), 혀밑샘(설하선, sublingual gland)의

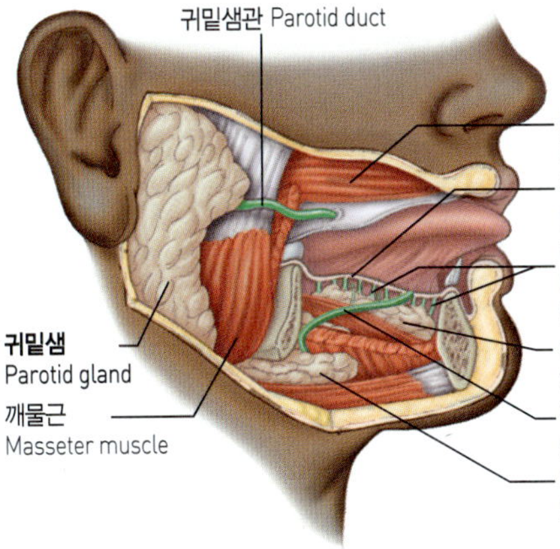

그림 10-3 침샘의 구조

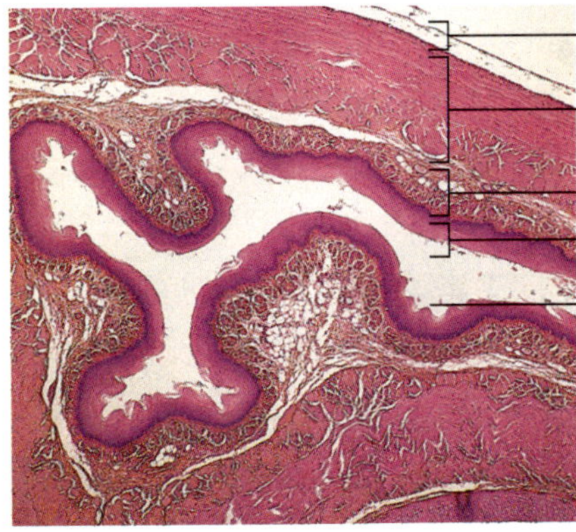

그림 10-4 식도 횡단면의 조직학적 구조

세 종류가 있으며 모두 쌍으로 존재한다. 귀밑샘은 침샘 중 크기가 가장 크고 묽은 형태의 침을 분비하는 순수 장액샘이고, 턱밑샘과 혀밑샘은 장액과 점액이 섞여 있는 혼합샘으로 혀밑샘이 장액보다는 점액이 더 많이 섞여 있고 크기도 가장 작다.

작은 침샘은 입술, 뺨, 물렁입천장, 혀와 볼의 점막에 골고루 분포하며 장액과 점액을 분비한다(그림 10-3).

장액샘에서 분비되는 침에는 **프티알린(ptyalin, α-아밀라아제)**이 포함되어 있는데 이것은 탄수화물 분해효소로 다당류인 전분을 2당류인 맥아당(maltose)과 덱스트린(dextrin)으로 가수분해한다. 반면에 점액샘에서 분비되는 침은 뮤신(mucin)이 많고, 프티알린은 적으며 뮤신은 당단백질성 점액으로 음식덩이를 매끄럽게 해서 부드럽게 삼켜지도록 하는 역할을 한다.

침은 소화작용뿐 아니라 입안을 항상 촉촉하게 유지시켜 발성 시 혀의 움직임을 도와주는 윤활류로서의 작용과 면역글로불린 A(IgA)가 있어 면역의 기능을 담당하기도 한다.

(2) 식도

식도(esophagus)는 인두에서 위까지 연결시켜주는 약 25cm의 관으로 가슴세로칸에서 척주와 기관의 사이에 위치하며 음식물의 통로역할만 담당한다. 식도는 바깥층, 근육층, 점막밑층, 점막층으로 구성되는 소화관의 구조와 동일하지만 유일하게 가장 바깥층이 장막 대신 바깥막으로 이루어져 있다. 식도의 속면은 중층편평상피로 덮여 있는데 점액샘으로부터 윤활작용을 하는 점액이 분비되고 있으며 위 1/3은 뼈대근육으로, 가운데 1/3은 뼈대근육과 민무늬근육으로, 그리고 아래 1/3은 민무늬근육으로 되어 있다. 식도의 위와 아래에는 식도조임근(식도괄약근, esophageal sphincter)이 있어 식도 안으로 음식덩이가 들어오고 위 쪽으로 내보내는 것을 조절한다. 특히 아래식도조임근은 식도와 위가 만나는 지점 3cm 위에 존재하는데 속돌림근육이 두터워져 형성된 것으로 위 속의 음식물이 식도로 역류하는 것을 막는다. 식도는 세 군데의 좁아지는 부위가 있는데 식도 시작 부위(6번 목뼈 높이)와 기관갈림 부위(4,5번 등뼈 높이), 가로막 관통 부위(11번 등뼈 높이)로 이 부위에는 이물질이나 음식물이 걸리기 쉽다.

식도에는 미주신경이 분포되어 식도의 근육층 신경얼기에 가지를 내고 이를 조절하면서 효과적으로 꿈틀운동이 일어날 수 있도록 한다. 꿈틀운동은 내압의 변화를 일으켜 연동파를 발생시키는데 연동파의 전파속도는 위쪽은 빠르고 아래쪽은 느려 식도 전체에 연동파가 지나가는 데 4~5초가 걸린다. 연동파가 들문부(분문부, cardiac region)에 도달하면 아래식도조임근이 반사적으로 이완하게 되고 음식덩이가 위 안으로 들어간다(그림 10-5). 아래식도조임근(lower esophageal sphincter, cardiac sphincter)의 지속적인 수축에 의해 유지되는 정상적인 압력은 15~35mmHg으로 식도에서 역류가 있는 사람은 1~10mmHg이며 위 내용물이 역류하면 가슴통증이 일어난다.

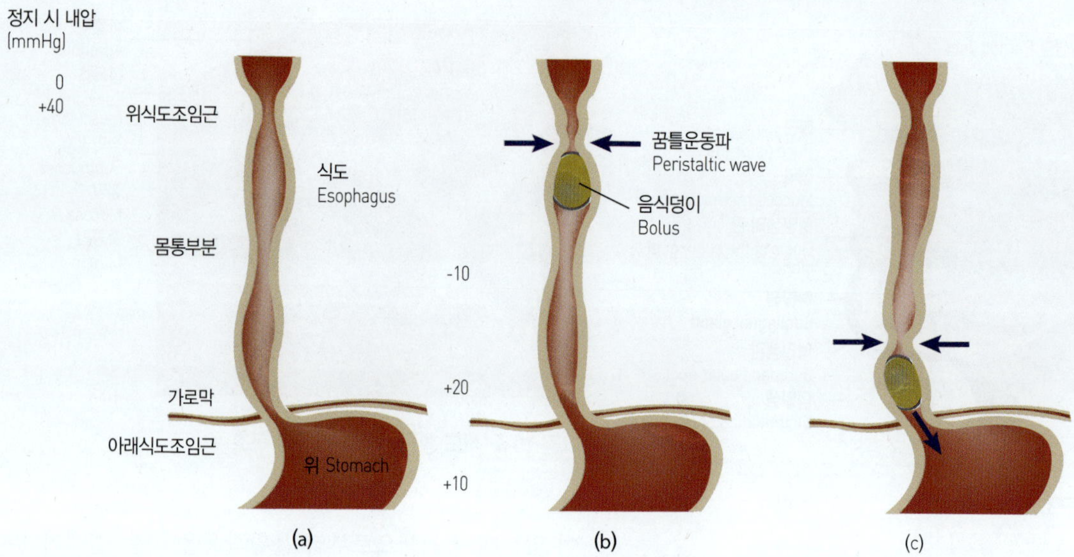

그림 10-5 식도의 내압과 움직임

(a) 정지 시 내압은 조임근부분이 양압(+)이지만 몸통부분은 이완하여 막(가슴막안) 내압과 같이 음압(-)이다.
(b) 음식덩이는 꿈틀운동에 의해 위로 이동된다. 돌림근의 수축이 뒤로 밀어 하부의 세로근 수축은 진행거리를 단축한다.
(c) 아래식도조임근이 열린다.

핵심돋보기

식도곁주머니(식도게실, esophageal diverticulum)

식도곁주머니는 식도의 잘록한 부위에서 주로 발생하는데 이 부위는 근육으로 완전히 덮여 있지 않기 때문에 압력을 이기지 못하고 부풀어서 곁주머니가 발생하기 쉽고, 이 부위에 음식물이 정체되어 부패하는 경우 염증이 동반되면서 식도곁주머니염이 된다.

2) 위에서의 소화

위(stomach)는 가로막(횡격막, diaphragm) 바로 아래 열한번째 등뼈의 높이에서 왼쪽 갈비뼈 아랫부분에 위치하며 소화관 중에서 가장 확장성이 좋은 장기이다. 위는 공복상태에서 J자 형태를 띠고 있으며 길이는 25~30cm 정도이다. 위는 식도가 가로막의 식도구멍을 통과하여 위와 만나는 들문부위(분문부, cardiac region) 그리고 아래쪽에서 작은창자와 연결되는 날문부위(유문부, pyloric region)으로 구분되며, 들문부위와 날문부위는 각각 들문조임근과 날문조임근이 있다(그림 10-6). 위의 작은굽이와 간 사이에는 작은그물막(소망, lesser omentum)있고 큰굽이에서 연결되어 배안의 장기들을 덮고 있는 큰그물막(대망, greater omentum)은 소화관과 벽쪽배벽(parietal abdominal membrane)사이의 빈 공간을 메워주거나 배안에 염증이 발생하는 경우 큰그물막이 염증과 유착되어 장벽을 형성함으로써 배안 다른 곳으로 염증이 번지는 것을 막아주는 역할을 한다.

위벽의 조직학적 구조는 가장 안쪽에서부터 점막층, 점막밑층, 근육층, 장막층으로 구성된다. 점막층은 **위점막주름(위추벽, gastric fold)**이라 불리는 수많은 세로주름이 형성되어 위가 확장되는 것을 원활하게 해준다. 또한 점막층은 단층원주상피로 덮여 있는데 점액을 분비하고 점막을 보호해 준다.

점막밑층에는 **위샘(gastric gland)**이 잘 발달되어 있어 하루에 2,500~ 3,500mL의 위액을 분비하며 pH는 1.5~2.0으로 인체에서 산도가 가장 높다. 위샘을 구성하는 주요세포 중 목점액세포는(점액경세포, mucose neck cell)는 위벽을 보호하는 점액을 분비하고, 벽세포(parietal cell)는 염산(hydrochloric acid, HCl)과 비타민 B_{12}의 흡수에 반드시 필요한 내인성 인자(intrinsic factor)를 분비한다. 으뜸세포(주세포, chief cell)는 지질분해효소인 위 리파아제(gastric lipase)와 단백질 분해효소인 펩신으로 활성화되는 펩시노겐(pepsinogen)을 분비한다. 은친화세포(argentaffin; 장크롬친화성세포)는 세로토닌(serotonin), 히스타민(histamine),

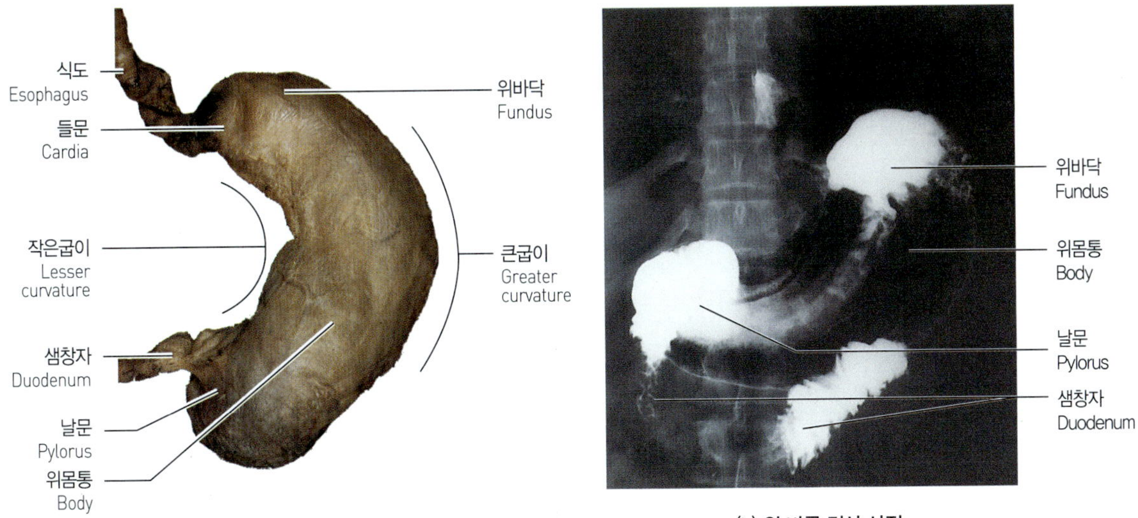

(a) 위의 겉모습 (b) 위 바륨 검사 사진

그림 10-6 위의 구조

(a) 시체에서 관찰되는 위의 모습으로 J자 형태로 보임. (b) 바륨을 섭취한 후 촬영한 X선 소견. 이러한 검사를 통해서 궤양, 협착 또는 이물질 등을 확인할 수 있다.

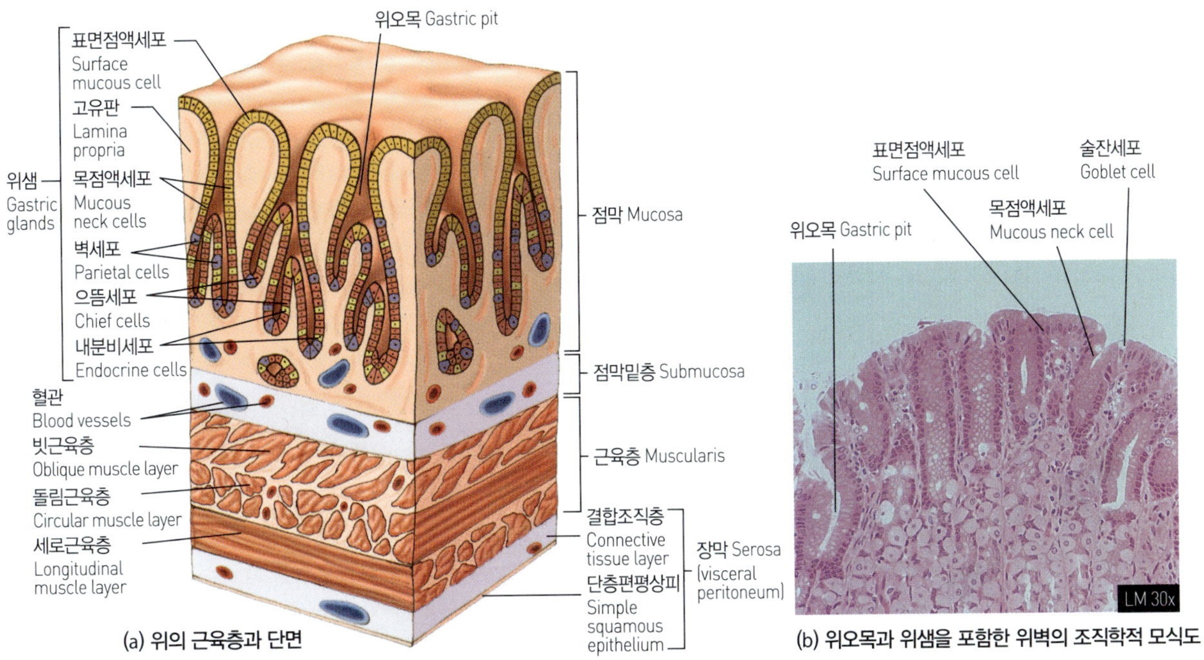

그림 10-7 위점막의 구조

자가분비 조절물질(autocrine regulator)을 분비하고, 내분비 세포(endocrine cell) 또는 G세포는 가스트린(gastrin)을 혈중으로 분비한다(그림 10-7, 표 10-1).

핵심돋보기

위로 음식물이 들어오면 위에 위치한 미주신경이 자극을 전달받아 뇌줄기로 신호를 보내고 다시 미주신경을 통해 위로 들어오는데 이를 미주–미주반사(vago–vagal reflex)라 한다. 이 반사를 통해서 위가 이완되면 위의 압력이 더 낮아지면서 더 많은 음식물을 저장할 수 있다.

표 10-1 위샘의 분비세포와 분비물질

분비세포	분비물질	기능
목점액세포(mucous neck cell)	알칼리성 점액(뮤신)	· 염산을 중화시켜 위벽을 보호
벽세포(parietal cell)	HCl 내인성인자(intrinsic factor)	· 가스트린, 히스타민, 아세틸콜린은 벽세포를 자극하여 염산분비 촉진 · 내인성인자는 비타민 B_{12}가 돌창자에서 흡수되는 것을 촉진
으뜸세포(chief cell)	펩시노겐	· 가스트린, 아세틸콜린, 산은 주세포를 자극하여 펩시노겐의 분비 촉진
G세포(G cell)	가스트린	· 펩시노겐 및 위산의 분비촉진
D세포(D cell)	소마토스타틴	· HCl,가스트린, 펩시노겐의 분비 억제
ECL(enterochromaffine like cell, 장크롬친화성세포) 은친화세포(argentaffin cell)	히스타민, 세로토닌	· 히스타민은 벽세포를 자극하여 HCl 분비촉진

위의 근육층은 다른 소화관과 달리 세 개의 층으로 이루어져 있다. 바깥세로근육층(longitudinal layer), 중간돌림근육층(circular layer), 속빗근층(oblique layer)으로 구성되며 중간돌림근육층은 날문과 들문에서 조임근을 형성하는데, 이들 근육층들은 위가 음식물을 뒤섞는 작용을 할 수 있게 해준다(그림 10-8).

위의 가장 바깥층은 내장쪽 배막인 장막으로 덮여 있다.

핵심돋보기

위암 수술을 하게 되면 위점막이 축소되는데 이 경우 소화효소의 분비감소 뿐 아니라 염산의 분비도 저하되어 심한경우 무산증이 된다. 또한 내인성 인자의 생성도 감소되는데 내인성 인자는 비타민 B_{12}가 돌창자에서 흡수될 때 필요한 성분이며 비타민 B_{12}는 DNA의 합성과 적혈구 생성에 중요한 영향을 준다. 따라서 내인성인자의 감소는 적혈구 생성에 영향을 주어 악성빈혈을 일으킬 수 있다. 그러므로 위절제술을 실시한 환자들은 비타민 B_{12} 흡수장애를 피하기 위하여 비타민 B_{12}를 외부로부터 공급받아야 한다.

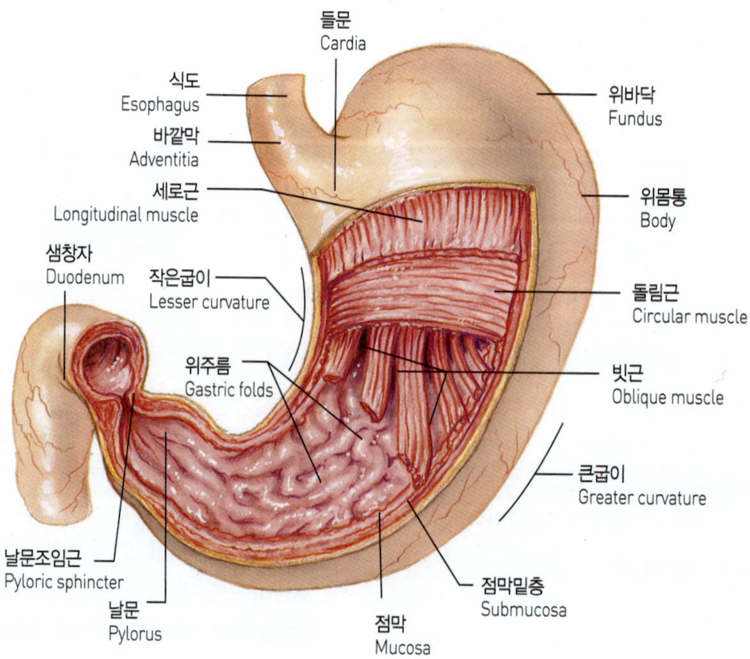

그림 10-8 위의 근육층

(1) 위액의 분비

위로 들어온 음식물은 위의 분비물과 섞여 반유동상태인 **미즙(chyme)**이 된다. 위액은 투명한 액체로 소화효소와 점액을 함유하고 있으며 강산성을 띤다. 위액의 분비는 저녁 무렵에 최대가 되고 새벽 두 시경에 최소량을 보이는데 벽세포에서 분비되는 내인성 인자는 악성빈혈과 관계가 있다.

벽세포에서 분비되는 염산은 위액을 pH 2.0의 강산성으로 유지시켜 미생물의 사멸과 음식물의 부패를 방지해 주는 역할을 하며 펩신의 효소작용을 가장 활발하게 해주는 환경을 만들어준다. 또한 위의 점막이 자극을 받으면 목점액세포에서 많은 양의 점액이 분비되는데 이는 산성을 띠고 있는 미즙과 펩신으로부터 위점막을 보호해 주는 역할을 한다.

위액의 분비는 뇌상(cephalic phase), 위상(gastric phase), 장상(intestinal phase)의 3단계로 진행된다(그림 10-9).

뇌상은 반사성 분비로 조건반사 또는 미각 자극에 의해 나타나며 신경단계(nervous phase)라고도 한다. 즉 맛있는 음식을 눈으로 보거나 냄새를 맡거나 맛을 보았던 과거 기억이 대뇌의 기억중추에 저장되어 있기 때문에 이를 바탕으로 숨뇌의 미주신경핵이 자극되어 조건반사에 의해 위액의 분비가 이루어진다. 입안에 음식물이 들어오면 씹기작용과 삼킴작용에 의한 무조건 반사로 분비가 증가하는데 이 시기에 분비된 위액은 다른 시기보다 펩시노겐의 함량이 높은 것이 특징이다. 미주신경자극에 의해 내분비세포(G세포)에서 가스트린(gastrin)과 히스타민(histamine)의 분비를 자극하는데 가스트린은 순환계통을 통해 혈액으로 들어가 위의 부가적인 분비를 자극한다. 히스타민은 위샘을 자극하여 염산을 분비하는데 히스타민을 막는 약제는 위의 산성농도를 낮출 수 있다. 또한 위 안의 pH 환경이 2.0이하면 가스트린은 전혀 분비되지 않는데 이는 위산과다를 막는 되먹임(feed back)이라고 생각할 수 있다.

위상은 전체 분비량의 2/3에 해당되는 가장 많은 양의 물질을 분비하는 단계이다. 위 안에 들어온 음식물에 의해 위가 팽창되면 뻗침수용체(stretch receptors)를 자극하고, 펩신에 의해 단백질로 부터 분해된 펩티드는 가스트린의 분비를 자극하여 결국 염산의 분비를 촉진시키게 된다.

장상은 마지막 단계로 미즙이 샘창자 내로 유입되면 상부 샘창자의 G세포를 자극하여 장 가스트린이라는 호르몬이 분비된다. 이 호르몬이 혈류를 타고 위점막을 자극하기 때문에 소량의 위액이 분비되는데 주로 장상 초기에 이러한 현상이 나타나며 이후에는 많은 양의 산성미즙이 샘창자로 내려오면 위의 pH는 저하되어 소장-위반사(enterogastric reflex)와 같은 신경성 조절과 엔테로가스트린(enterogastrin)의 작용으로 위액의 분비는 억제된다.

위에서 분비되는 염산의 양은 뇌상에서 30%, 위상에서 60%, 장상에서 10%를 차지한다.

> **TIP 감정과 위액 분비**
>
> 감정도 뇌상의 단계로 위액 분비에 영향을 주는데 스트레스를 받게 되면 위점막에 충혈이 나타나 위액 분비가 항진되고, 반대로 슬플 때는 분비가 억제된다. 또한 히스타민이나 카페인, 알코올은 위상의 단계로 위점막에 대한 자극을 통해 위산 분비를 항진시킨다.

(2) 위에서의 소화

위는 음식물 섭취 전에는 50mL정도지만 음식을 섭취 후에는 1.5L 이상 크기가 늘어난다. 위 속으로 들어온 음식물은 위액과 함께 섞여 미즙이 되는데 이 미즙을 소량씩 샘창자로 이동시켜 작은창자에서 소화와 흡수가 원활하게 이루어지도록 한다. 숨뇌에서 보낸 활동전위가 미주신경 내의 부교감신경을 따라 위로 전달되면 위점막에 있는 세포들의 분비를 자극하여 염산, 펩시노겐, 점액, 내인성 인자가 분비된다. 으뜸세포에서 분비되는 펩시노겐은 H^+에 의해 펩신으로 활성화되어 단백질에 작용해서 펩티드 결합의 약 10%를 분해한다(표 10-2).

또한 **내분비세포**에서는 분비되는 **가스트린(gastrin)**과 히스타민(histamin) 그리고 소마토스타틴(somatostatin)은 직접 음식물을 가수분해하는 소화효소가 아닌 위의 운동이나 소화액의 분비에 관여하는 호르몬이다. 가스트린은 염산과 소화효소의 분비를 촉진하기 위해 위샘을 자극하고 위점막의 성장과 위 운동에 중요한 역할을 한다. 또한 펩시노겐의 분비와 위산 분비를 촉진시키고 아래식도

뇌상 Cephalic Phase

❶ 음식에 대한 맛, 냄새, 생각 또는 입안의 촉각이 숨뇌를 자극한다(초록색 화살).

❷ 미주신경은 위로 부교감 자극을 보내어 위 안의 창자신경얼기를 활성화시킨다(분홍색 화살).

❸ 신경절이후신경세포가 벽세포와 으뜸세포의 분비를 자극하고 내분비세포에서 가스트린과 히스타민을 분비하게 한다.

❹ 가스트린은 혈액을 타고 위로 다시 돌아와서 히스타민과 함께 분비를 자극한다(보라색 화살).

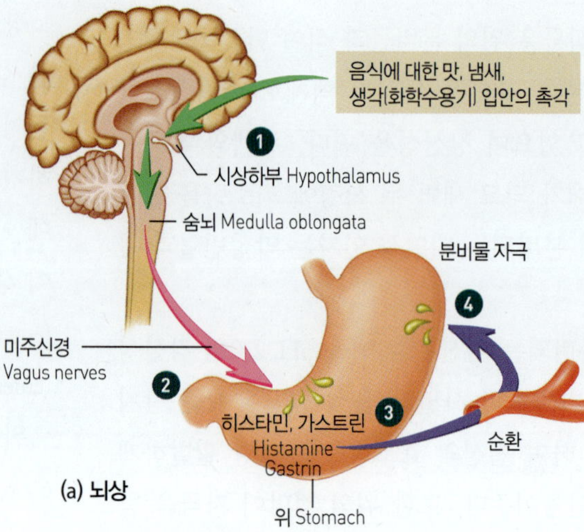

(a) 뇌상

위상 Gastric Phase

❶ 위의 팽창은 기계수용기(뻗침수용기)를 자극하여 부교감 반사를 활성화시킨다. 기계수용기에서 만들어진 활동전위가 미주신경을 타고 숨뇌로 간다(초록색 화살).

❷ 숨뇌는 미주신경의 활동전위를 올려 벽세포와 으뜸세포의 분비를 자극하고 내분비세포에서 가스트린과 히스타민을 분비하게 한다(분홍색 화살).

❸ 위의 팽창은 또한 위액 분비를 증가시키는 국소반사를 활성화시킨다(주황색 화살).

❹ 가스트린은 혈액을 타고 위로 다시 돌아와서 히스타민과 함께 분비를 자극한다(보라색 화살).

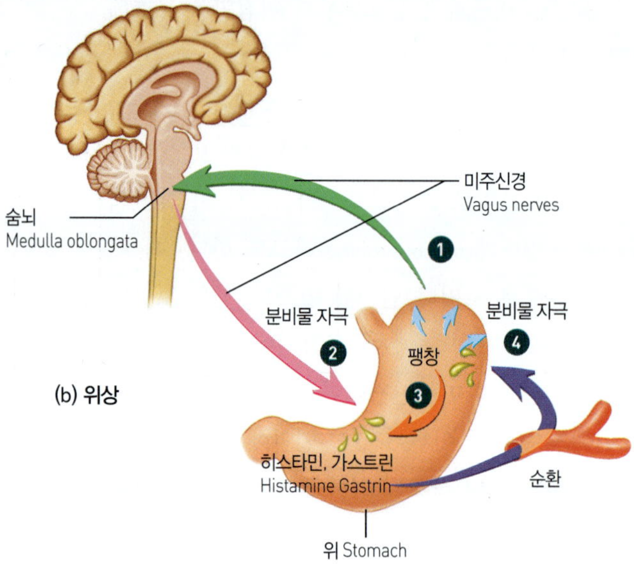

(b) 위상

장상 Intestinal Phase

❶ 샘창자 안의 미즙이 pH가 2 이하이거나 지방 소화산물이 들어 있으면 아래의 세 가지 기전에 의해 위액 분비를 억제한다.

❷ 샘창자의 화학수용기가 낮은 pH와 지방에 의해 자극되고 이때 만들어진 활동전위가 미주신경을 타고 숨뇌로 전달된다(초록색 화살). 숨뇌는 부교감신경의 활동전위를 억제하여 위분비를 줄인다(분홍색 화살).

❸ pH와 지방에 의해 자극 받은 국소반사가 위액 분비를 줄인다(주황색 화살).

❹ 샘창자에서 만들어진 세크레틴과 콜레시스토키닌이 위분비를 줄인다(갈색 화살).

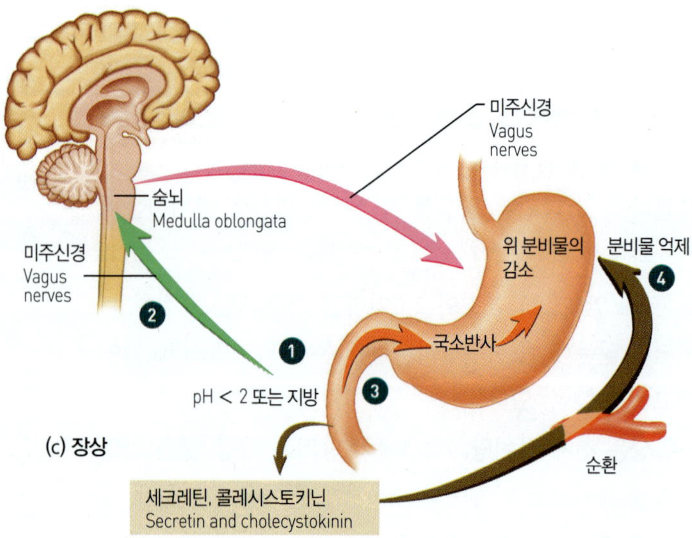

(c) 장상

그림 10-9 위액의 분비 기전

표 10-2　소화액의 분비장소와 작용

분비장소	활성물질	소화효소	기질	분해산물
침샘	-	프티알린(ptyalin)	탄수화물	말토오스(maltose), 텍스트린(dextrin)
	-	리파아제(lipase)	지방	지방산(fatty acid), 글리세롤(glycerol)
위	-	아밀라아제(amylase)	탄수화물	말토오스(maltose), 텍스트린(dextrine)
	HCl	펩신(pepsin)	단백질	프로테오스(proteose), 펩톤(peptone),
	-	리파아제(lipase)	지방	지방산(fatty acid), 글리세롤(glycerol)
이자	-	아밀라아제(amylase)	탄수화물	말토오스(maltose)
	트립신(trypsin)	포스포리파아제(phospholipase)	레시틴(lecithin)	지방산(fatty acid), 라이소레시틴 (lysolecithin)
	-		지방	지방산(fatty acid), 글리세롤(glycerol)
	-	콜레스테롤 에스트라아제 (cholesterol esterase)	콜레스테롤 에스터 (cholesterol ester)	지방산(fatty acid), 글리세롤(glycerol)
	엔테로키나제 트립신 (enterokinase trypsin)	트립신(trypsin)	단백질	올리고펩티드(oligopeptide)
	트립신(trypsin)	키모트립신(chymotrypsin)	단백질	올리고펩티드(oligopeptide)
	트립신(trypsin)	카르복시펩티다아제(carboxypeptidase)	단백질	아미노산(amino acid)
	트립신(trypsin)	아미노펩티다아제(aminopeptidase)	단백질	아미노산(amino acid)
	-	리보뉴클레아제(ribonuclease)	RNA	폴리리보뉴클레오티드 (polyribonucleotide)
	-	디옥시리보뉴클레아제 (deoxyribonuclease)	DNA	폴리리보뉴클레오티드 (polydeoxynucleotide)
작은창자	폴리펩티드 (polypeptide)	아미노펩티다아제(aminopeptidase)	단백질	아미노산(amino acid)
	디펩티드(dipeptide)	디펩티다아제(dipeptidase)	단백질	아미노산(amino acid)
	말토오스(maltose)	디펩티다아제(maltase)	탄수화물	글루코오스(glucose)
	락토오스(lactose)	락타아제(lactase)	탄수화물	글루코오스(glucose), 갈락토오스 (galactose)
	수크로오스(Sucrose)	수크라아제(sucrase)	탄수화물	글루코오스(glucose), 갈락토오스 (galactose)
	중성지방(triglyceride)	리파아제(lipase)	지방	지방산(fatty acid), 글리세롤(glycerol)

조임근과 날문조임근의 수축과 돌창자 및 대장의 운동을 촉진시키는 역할을 한다. 히스타민은 염산분비에 대한 가장 강력한 자극원으로 국소적으로 위샘의 분비를 자극하거나 혈액으로 들어가 위샘의 분비를 촉진한다. 반면에 소마토스타틴은 위산의 분비를 억제하는 호르몬으로 위산이 과다분비가 되면 **소마토스타틴**의 분비가 촉진되어 가스트린의 분비를 억제한다. 가스트린의 분비가 억제되면 가스트린에 의한 위산분비 유도가 감소하므로 위산분비가 줄어든다. 그 결과 위산의 양은 부족한 상태가 되어 소마토스타틴의 분비도 줄어든다. 소마토스타틴의 가스트린 분비 억제가 줄어들면 다시 가스트린 분비가 증가하고 따라서 위산 분비는 많아진다. 이와 같은 소마토스타틴과 가스트린의 대항작용에 의해 위산 분비는 일정한 수준을 유지한다. 위산의 분비과정은 신경 조절과 호르몬 조절에 의한 음성 되먹임 기전(negative feedback mechanism)에 의해 조절된다. 첫 번째 조절은 위 단계에서 일어나는 것으로 위산의 농도가 높아지면 산 분비가 감소되고, 두 번째 조절은 창자 단계에서 일어나는데 산성을 띤 미즙이 샘창자로 들어오면 위산의 분비를 감소시키는 기전이 작동한다. 이러한 음성 되먹임 기전은 샘창자로 들어오는 산성의 미즙을 중화시켜 이자효소에 의한 소화를 가능하게 해준다.

위에서는 알코올과 일부 약물을 제외한 영양소의 흡수는 거의 일어나지 않는다.

(3) 위의 운동

위 운동은 **꿈틀운동(연동운동, peristalsis)**과 위벽의 긴장에 의해 이루어지며 자율신경계의 지배를 받는다. 위는 음식물이 없는 상태에서는 위벽이 서로 붙어 있으나 들문조임근을 통해 음식물이 들어오면 위벽이 늘어나면서 꿈틀운동이 시작된다. 꿈틀운동은 민무늬근육의 수축에 의해 상대적으로 약한 혼합운동파와 강한 꿈틀운동파가 매 20초마다 발생하는데 위의 몸통에서부터 날문조임근까지 진행된다. 음식물에 의해 위벽이 자극되면 가스트린이 분비되어 들어온 음식물과 섞이게 된다. 유동성이 큰 부분은 날문부위까지 밀리지만 날문조임근이 수축하고 있어 샘창자로 나가지 못하고, 고형물이 많은 부분은 위의 몸통쪽으로 역류하게 되는데 이런 현상의 반복으로 음식물이 잘게 부서지고 위액과 섞여 미즙이 만들어진다.

핵심돋보기

Asian flushing

술을 마시면 알코올은 위와 작은창자에서 단순확산에 의해 흡수되는데 그 중 90% 이상은 간세포 내에서 알코올 탈수소효소(alcohol dehydrogenase)와 마이크로솜 산화계(microsome ethanol oxidation system, MEOS)에 의해 아세트알데히드(acetaldehyde)로 바뀌게 된다.

아세트알데히드는 다시 알데히드 탈수소효소(aldehyde dehydrogenase, ALDH)에 의해 아세테이트로 대사된 후 다시 물과 이산화탄소로 분해되며, 일부는 지방산으로 전환된 후 중성지방의 형태로 간에 축적되는 것이다. 따라서 ALDH가 부족한 사람의 경우는 아세트알데히드가 분해되지 못하고 체내에 축적되기 때문에 조금만 술을 마셔도 얼굴이 빨개진다. 이는 간 기능과는 관련이 없으며 중국, 일본, 우리나라 등 동양 사람의 30~50% 정도가 ALDH가 부족한 것으로 보고되고 있으며, 특히 아시아계에서 많이 나타나기 때문에 술을 먹고 얼굴이 빨개지는 현상을 'Asian flushing'이라 한다.

(4) 위 내용물의 배출

미즙이 형성되면 꿈틀운동은 날문조임근을 일시적으로 이완시켜 날문을 통해 소량의 미즙을 샘창자로 보내주는데 한꺼번에 샘창자로 내려가지 않고 적당한 양만 소량씩 내보내 준다(그림 10-10). 보통 식후 10분 뒤부터 미즙이 조금씩 샘창자로 내려가는데 2~3시간이 경과하면 약 80% 정도가 위로부터 배출되지만 위 내용물의 크기와 영양소의 종류에 따라 차이가 있으며 미즙의 유동성이 작을수록 배출이 어렵다. 가장 빠르게 배출되는 것은 탄수화물(당질)이며, 단백질은 두 배 정도 느리고, 지방은 지방소화와 관련 있는 **콜레시스토키닌(cholecystokinin, CCK)**이 위 운동과 배출을 억제하기 때문에 가장 느리게 배출된다.

위가 음식을 너무 빨리 배출하면 작은창자에서 일어나는 소화와 흡수의 효율성이 떨어지기 때문에 조금씩 샘창자로 이동한다. 적당량의 음식물이 샘창자로 이동하는 것은 **날문반사(유문반사, pyloric reflex)**에 의해 조절되는데 날문에 있는 조임근이 샘창자 안이 산성이면 수축하고, 중성이거나 염기성이면 이완하는 것을 말한다. 처음에 열려 있던 날문조임근이 산성인 위액을 포함한 미즙이 내려오면 샘창자 안의 환경이 산성으로 변하기 때문에 수축을 하는데 샘창자 안으로 분비되는 이자액 속의 염기성인 탄산수소나트륨(sodium hydrogen carbonate, $NaHCO_3$)이 샘창자 안의 환경을 중성이나 염기성으로 변화시키게 되면 다시 날문조임근이 이완되어 위 속의 미즙을 다시 내려 보내는 것이다.

미즙의 유동성도 위 내용물 배출에 영향을 주는데 유동성이 작으면 배출이 어려워지고 샘창자 내부에 내용물이 많아지면서 샘창자가 팽창되면 반사적으로 위 운동과 위액 분비가 억제된다.

또한 샘창자 점막에 산성의 내용물이 접촉을 하면 점막으로부터 **엔테로가스트론(enterogastrone)**과 **세크레틴(secretin)**이 분비되어 위의 운동과 위액 분비를 억제하므로 배출이 지연되는데, 특히 지방이 많이 포함된 음식물일수록 엔테로가스트론과 세크레틴은 많이 분비된다. 세크레틴은 샘창자에 존재하는 S세포의 점막에서 분비되는 호르몬으로 이자에서 알칼리성 이자액의 분비를 촉진하는데, 이는 위에서 온 강산성의 미즙을 중화시키기 위해서이다. 중화된 미즙은 작은 창자에서 소화효소가 잘 작용할 수 있는 환경으로 유지된다. 반면에 샘창자에서 분비되는 모틸린(motilin)은 위 운동을 촉진시킨다.

인슐린(insulin)과 정서상태도 위 운동에 영향을 주는 요인으로 인슐린을 정맥주사하게 되면 위액의 분비가 증

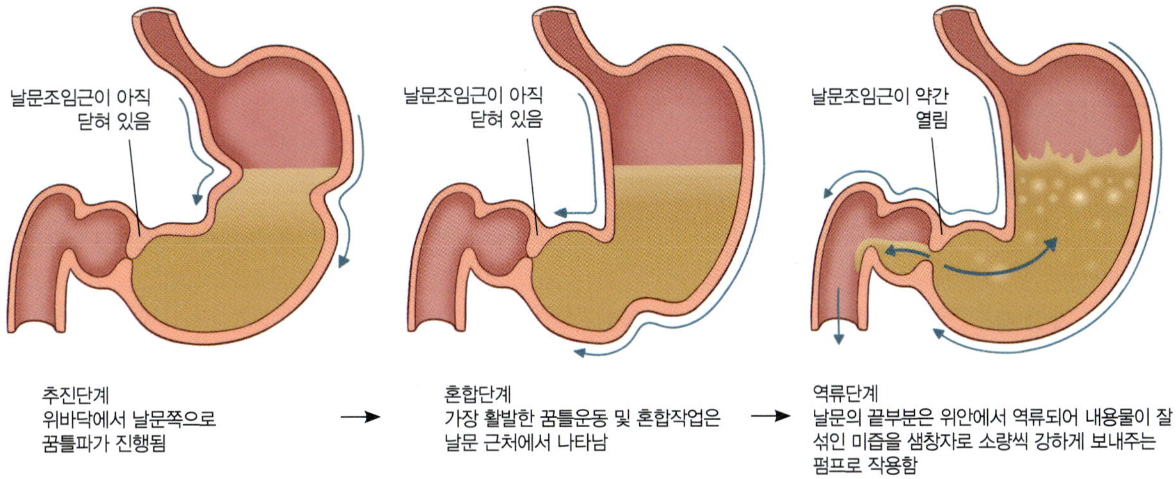

그림 10-10 위의 꿈틀운동

위에서의 음식물 배출은 소량씩만 샘창자로 배출되고 대부분 위에 남는다.

가하여 위 운동이 촉진되고, 기분이 좋을 때도 위 내용물의 배출이 촉진되지만 스트레스나 흥분, 공포는 위 운동을 억제한다.

핵심돋보기

대사성 알칼리증(metabolic alkalosis)이란?

반복적인 구토가 지속되면 체내 H^+이 소실되어 상대적으로 HCO_3^-의 수준을 증가시킴으로써 혈액의 pH가 높아지는 경우를 대사성 알칼리증이라 한다.

대사성 알칼리증이 나타나면 신경, 근육, 장기 등에서 심각한 장애를 유발할 수 있다.

(5) 구토

구토(vomiting)는 위 속의 내용물을 식도, 인두, 입안을 통하여 역으로 배출하는 반응으로 숨뇌의 구토중추에서 조절한다. 처음에는 위와 샘창자가 강하게 수축하면서 역꿈틀운동(역연동운동, antiperistalsis)이 나타나 위쪽 작은창자에서 강력한 수축이 발생된다. 이어서 날문조임근이 수축하면서 아래 식도조임근이 이완되고 다시 날문조임근이 수축되면서 성문이 닫히는데 이때 복압이 상승되어 위의 내용물이 식도를 통해 강하게 배출된다. 구토는 위장관 특히 샘창자의 자극에 의해 활성화되는데 역겨운 악취나 장면, 멀미 등과 같은 미로자극, 스트레스 등에 의해서도 활성화되는 일종의 방어반응이다(그림 10-11). 그 밖에도 뇌압항진이나 대사장애, 임신중독의 경우에도 구토가 발생할 수 있으며 장기간의 구토는 수분과 체액의 전해질 손실을 유발하기 때문에 산염기균형의 장애를 초래하여

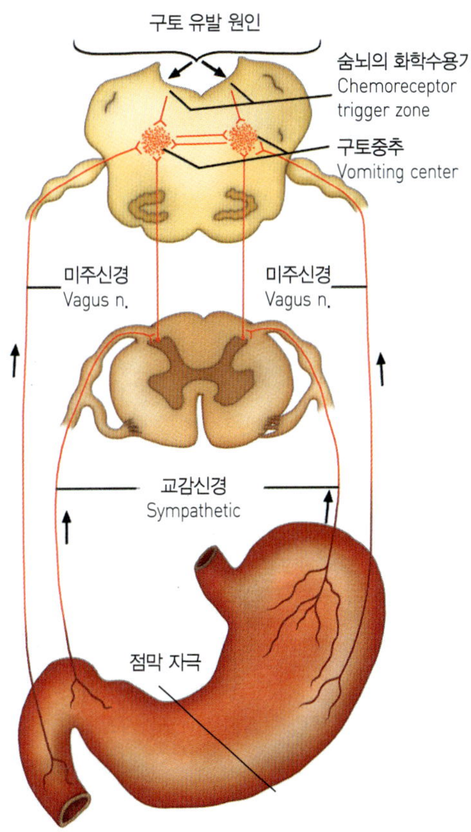

그림 10-11 구토반사의 들신경로

대사성 알칼리증(**metabolic alkalosis**)을 일으킨다.

3) 작은창자에서의 소화

작은창자(small intestine)는 샘창자(십이지장, duodenum), 빈창자(공장, jejunum), 돌창자(회장, ileum)로 구분되는데 전체 길이는 약 6m 정도이다. 샘창자의 길이는 약 25cm 정도로 가장 짧고, 빈창자의 길이는 약 2.5m로 전체 작은창자의 약 2/5를 차지한다. 돌창자의 길이는 약 3.5m로 가장 길어서 작은창자의 약 3/5을 차지한다. 작은 창자의 주 기능은 영양분의 흡수이다. 대부분의 흡수는 샘창자와 빈창자에서 이루어지고 돌창자에서는 일부 영양분이 흡수된다.

샘창자의 내림부분에는 온쓸개관(총담관, common bile duct)과 이자관이 열리는 **큰샘창자유두(대십이지장 유두, duodenal papilla)**가 있어 **팽대조임근(팽대괄약근, sphincter of ampulla, Oddi's sphincter)**의 작용에 의해 열리고 닫힌다. 작은창자의 구조는 점막층, 점막밑층, 근육층, 장막층으로 구성되며 점막층과 점막밑층에는 돌림주름(윤상주름, circular fold), 창자융모(장융모, intestinal villi) 및 미세융모(microvilli) 등 약 600개의 주름이 발달되어 있다. 발달된 창자주름은 표면적을 넓혀주어 영양소와 닿는 면적을 크게 함으로써 영양소의 흡수가 쉬어진다(그림 10-12).

작은창자의 표면의 융모는 단층원주상피로 덮여 있고 융모의 성긴결합조직 안에는 모세혈관그물과 모세림프관으로 이루어진 **기름죽관(유미관, lacteal)**이 있는데 흡수한 영양분의 운반에 있어 중요한 역할을 한다.

(1) 작은창자에서의 분비, 소화와 흡수

작은창자의 점막은 단층원주상피로 덮여 있고 이 세포들 사이에 점액을 분비하는 **술잔세포(goblet cell)**가 산재해 있다(그림 10-13). 또한 과립세포(granular cell)는 창자의 상피를 세균으로부터 보호하며, 내분비세포는 조절호르몬을 생산한다. 돌창자에는 림프소절이 무리지어 있는 것을 볼 수 있는데 이는 **무리림프소절(aggregated lympoid nodules, Peyer's patch)**로 창자를 해로운 미생물로부터 보호한다.

작은창자의 점막에서 분비되는 물질은 하루 약 3L 정도로 주로 점액, 효소, 전해질 등을 포함한다. 작은창자에서의 장액분비는 기계적 및 화학적 자극, 신경 및

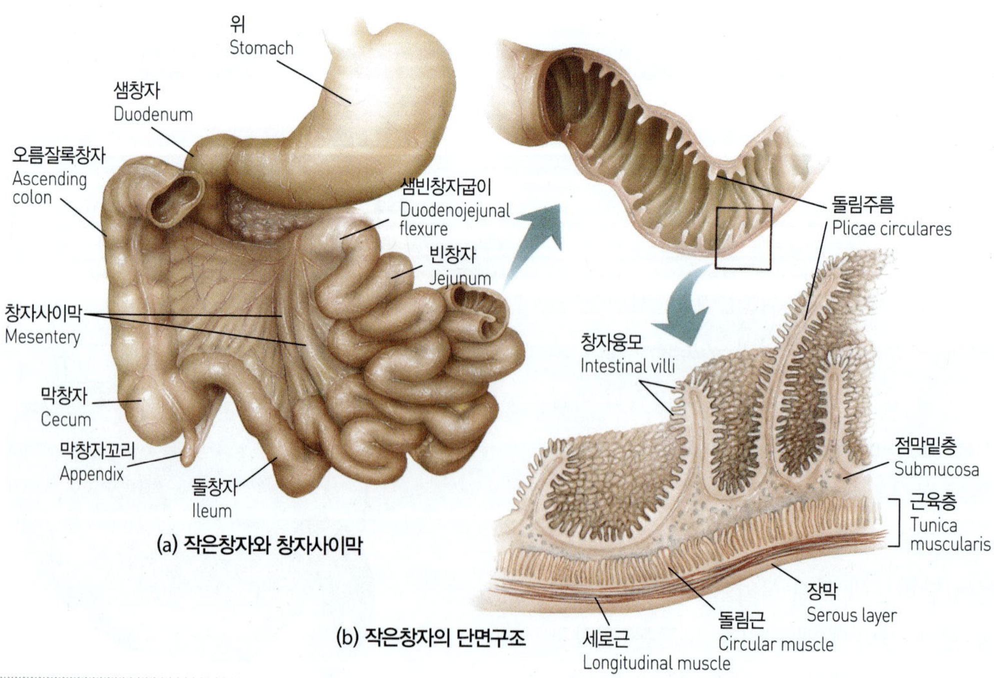

그림 10-12 작은창자의 구조

(a) 작은창자의 각 부위 및 창자사이막 연결. (b) 점막과 점막밑층이 속공간 내로 돌출되어 돌림주름을 이루고 있음.

호르몬에 의해 조절되는데 음식의 종류에도 영향을 받는다. 작은창자 전체에 산재되어 있는 장액샘(리버퀸샘, Lieberkühn's gland)과 다르게 샘창자의 점막에는 **부루너샘(샘창자샘, Bruuner's gland)**이 많이 분포하고 있다. 부루너샘에서 분비되는 물질에는 알칼리성 점액과 중탄산이온이 많이 포함되어 있어 샘창자로 들어오는 산도가 강한 미즙으로부터 샘창자 점막을 보호하고, 미즙을 중화시켜주는 역할을 하며 작은창자 안의 미즙을 액체형태로 있게 하여 소화과정을 원활하게 해준다. 엔테로가스트론(enterogastrone)은 지방이 샘창자를 자극하는 경우 분비되는 호르몬으로 두 가지로 구분되는데 하나는 위억제성 폴리펩티드(gastric inhibitory polypeptide, GIP)로 위운동의 억제와 위액과 위산분비 억제, 인슐린 분비촉진에 관여한다. 또 하나는 혈관활성 창자 펩티드(vasoactive intestinal peptide, VIP)로 위액분비 억제와 침분비 촉진, 아래식도 조임근의 이완과 이자와 작은창자에서 전해질 분비 촉진 및 혈관확장에 관여하는 호르몬이다(표 10-3). 샘창자의 분비는 미주신경, 세크레틴의 분비, 샘창자 점막에 전달되는 화학적 또는 접촉성 자극에 의해 일어나며 최종적인 단계까지 소화가 이루어지고 이때 생성된 아미노산, 단당류, 지방산, 글리세롤(glycerol)이 막수송과정으로 바로 연결되어 흡수된다.

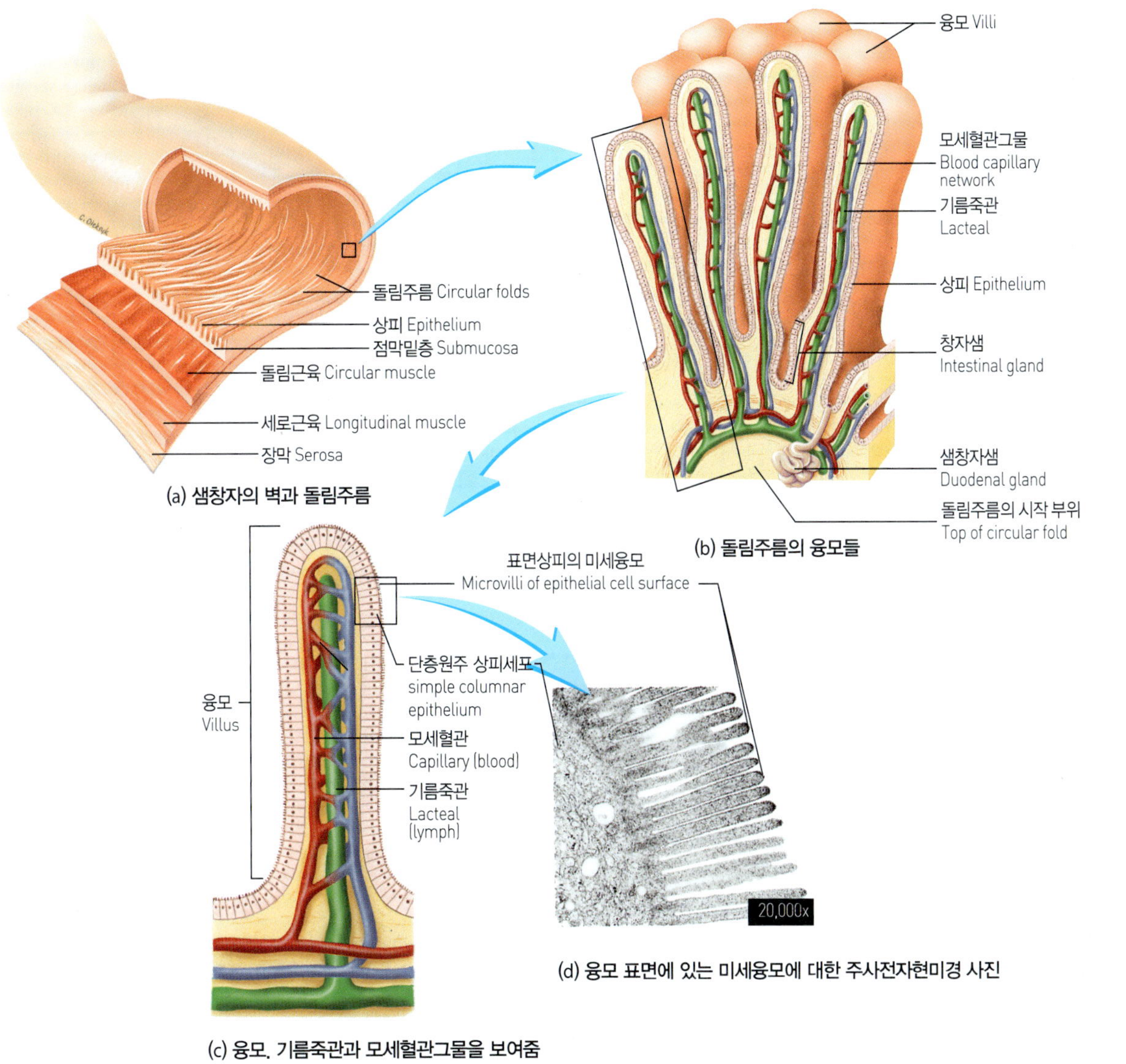

그림 10-13 작은창자점막의 구조

표 10-3 소화관에서 분비되는 호르몬과 그 작용

분비장소	호르몬	작용
위점막, 샘창자	가스트린(gastrin)	HCl 분비 촉진, 위점막 성장 촉진
샘창자, 빈창자	세크레틴(secretin)	이자 전해질 분비 촉진, 위산분비 억제
	콜레시스토키닌(cholecystokinin, CCK)	쓸개 수축, 이자효소 분비촉진, 이자 외분비샘의 촉진
	위액억제성 펩티드(gastric inhibitory peptide, GIP)	인슐린 분비 촉진, 위산 분비 억제
	모틸린(motilin)	위 운동 촉진
돌창자, 큰창자	장관 글루카곤(glucagon)	위산 분비 감소
장 전체	소마토스타틴(somatostatin)	위산 분비 억제
	혈관활성 장펩티드(vasoactive intestinal peptide, VIP)	이자, 작은창자액 분비 촉진, 혈관 확장

(2) 작은창자에서의 운동

작은창자에서는 **꿈틀운동(연동운동, peristalsis movement), 분절운동(segmental movement)** 및 **시계추운동(진자운동, pendular movement), 융모운동(villi movement)**에 의해 작은창자의 내용물이 큰창자로 유입되어 막창자와 오름잘록창자에 유입된다(그림 10-14).

꿈틀운동은 작은창자에 있는 속돌림근육과 바깥세로근육의 수축에 의해 상부쪽이 강하게 수축하면 하부쪽은 이완하면서 미즙이 큰창자쪽으로 이동하게 되는 파동성 운동이다. 꿈틀운동은 분당 15~18회 정도 발생하며 보통 분절운동과 함께 일어나는데 미즙이 작은창자를 통과하는 데 3~10시간 정도가 소요된다.

설사는 연동파가 평소의 속도보다 5배 이상 빨리 나타나는 것으로 이를 급속꿈틀운동(peristaltic rush)이라 하는데 장내의 부패했거나 오염된 물질을 빨리 배출시키기 위해 연동파가 평소의 속도보다 빨라지는 현상으로 이는 인체를 보호하기 위한 기능이다. 급속꿈틀운동은 식후에 위가 팽창되면서 발생된 연동파가 근육층신경얼기와 작은창자를 자극하여 나타나는데 이것을 위-작은창자반사(gastroenteric reflex)라 한다.

분절운동은 속돌림근육이 5초 간격으로 수축과 이완을 반복하면서 작은창자의 미즙을 1cm 이하의 분절로 나누어주는 운동이다. 이 과정에서 창자 융모는 격렬한 운동을 일으켜 미즙을 휘젓고 점막과의 접촉면을 넓힘으로써 소화액의 가수분해를 촉진하여 흡수를 빠르게 한다. 분절운동은 샘창자에서는 분당 12~16회 정도로 가장 많이 발생하고 큰창자쪽으로 갈수록 빈도가 감소되는데 돌창자쪽에서는 분당 8회 정도가 된다.

시계추운동은 좁은 범위의 바깥세로근육이 일정한 주기로 수축과 이완을 반복하여 창자의 길이를 단축시켜주

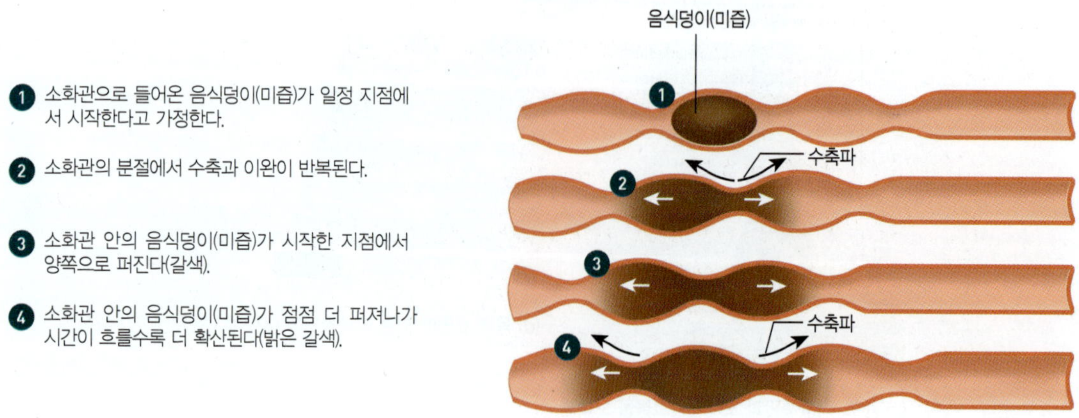

그림 10-14 작은창자의 운동

는 운동으로 분절운동과 교대로 발생하며 미즙의 혼합을 더욱 촉진시켜 준다.

융모운동은 융모에 있는 근육조직의 길이를 변화시키거나 전후좌우로 흔들어서 미즙과 소화액을 골고루 혼합하는 운동으로 영양물질과 융모의 접촉을 넓힘으로써 흡수를 돕는다. 융모운동은 부교감신경의 자극으로 융모수축이 촉진되고, 교감신경이 자극되면 융모수축이 중지된다. 또한 작은창자의 벽세포가 자극받으면 **빌리키닌(villikinin)**이란 호르몬이 분비되어 융모운동을 항진시킨다.

꿈틀운동이 지속되어 식후 4~5시간이 지나 미즙이 돌창자와 큰창자를 연결해주는 **돌막창자판막(회맹판, ileocecal valve)** 부위에 도달하면 평상 시 약하게 수축해 있던 돌창자조임이 이완되어 미즙을 작은창자에서 막창자(맹장, cecum)로 넘어가게 해준다. 돌막창자판막은 돌창자 말단의 돌림근육이 두꺼워져서 막창자쪽으로 함입된 것으로 미즙의 역류와 큰창자 내의 세균이 작은창자로 침입하는 것을 막아주는 역할을 한다.

TIP 설사(diarrhea)란?

대변 속의 수분량이 정상적인 상태보다 많아 변이 묽어져 있는 상태를 말한다. 정상 성인의 변은 보통 무게가 200g 이하로 수분이 60~85%를 차지하고 배변 횟수는 주 3회에서 하루 3회까지를 정상 범위로 보는데 이보다 많은 수분량과 횟수를 보일 때 설사로 판단한다. 설사는 염증에 의한 장관 상피세포 손상으로 수분 흡수가 방해되거나 장관 내의 높은 삼투압으로 수분의 흡수가 안 되거나, 자극성 물질로 인해 장관 상피에서 다량의 수분이 분비되는 경우 발생한다.

4) 큰창자에서의 소화

큰창자(large intestine)는 돌창자와 항문 사이를 연결하는 약 지름 7.5cm의 굵은 관으로 전체 길이는 1.5m이다. 큰창자는 막창자(맹장, cecum), 잘록창자(결장, colon), 곧창자(직장, rectum)로 구분된다. 돌막창자이음(ileocecal junction)을 지나 막창자에는 약 9cm 길이의 대롱 모양의 림프기관인 **막창자꼬리(충수, appendix)**가 달려 있다. 잘록창자는 부위에 따라 오름잘록창자(상행결장, ascending colon), 가로잘록창자(횡행결장, transverse colon), 내림잘록창자(하행결장, descending colon), 구불잘록창자(S상결장, sigmoid colon)로 구분된다.

큰창자의 구조는 점막층, 점막밑층, 근육층, 장막층으로 작은창자에서 계속되는 모든 층을 가지고 있다. 점막의 표면은 단층원주상피세포로 되어 있고, 작은창자와 같은 융모가 없어 매끄럽고 가로로 주름진 **잘록창자반달주름(plica semilunaris coli)**이 있다. 또한 점막의 술잔세포에서 점액을 분비하여 장벽을 윤활하게 해줌으로써 배변을 돕는다(그림 10-15).

항문관(anal canal)은 소화관의 마지막 부분으로 길이가 약 2~3cm로 곧창자의 아래쪽 끝에서 시작하여 항문(anus)에서 끝난다. 곧창자의 근육층보다 두꺼운 항문관의 민무늬근육층은 **속항문조임근(내항문괄약근, internal anal sphincter)**을 형성하고 항문관의 위쪽에 위치한다. 항문관의 아래쪽에는 뼈대근육으로 이루어진 **바깥항문조임근(외항문괄약근, external anal sphincter)**이 있다.

(1) 큰창자에서의 소화와 흡수

일반적으로 소화물이 큰창자를 지나가는데 필요한 시간은 약 18~24시간이다. 큰창자에서는 영양물질의 소화와 흡수는 거의 일어나지 않으며 대부분 수분의 흡수만 일어난다. 점막에서 분비되는 장액에는 소화효소는 거의 없고 주로 점액이 분비되는데 끈끈한 성분이 많이 포함되어 있는 점액은 큰창자 벽의 상피세포의 탈락을 막아줄 뿐 아니라 대변 속의 세균이나 자극적인 물질로부터 장벽을 보호한다. 큰창자의 점액분비는 대변이 지나가는 기계적인 자극이나 부교감신경계의 활성에 의해 나타나며 정서적 상태도 분비에 영향을 미친다. 보통 잘록창자에 있는 동안 미즙은 대변으로 바뀌는데 물과 Na^+의 흡수, 점액의 분비, 미생물의 작용에 의해 대변이 만들어지며 **배변(defecation)**작용에 의해 제거될 때까지 잘록창자에 머문다.

잘록창자 안에서 살고 있는 정상 장내 세균군은 다른 미생물의 감염에 대해 저항하고 비타민 B군과 K를 합성하며 대변의 형성에 관여하는데 건조된 대변 무게의 약 30% 정도를 차지한다.

> **핵심돋보기**
>
> **배변반사(defecation reflex)**
>
> 배변반사는 자발적으로도 일으킬 수 있는데 후두를 닫고 많은 양의 공기를 흡입하여 배근육을 강하게 수축시킨다. 그러면 배 안의 압력이 올라가 대변이 곧창자로 밀리게 되고 곧창자가 늘어나면 배변반사가 자극된다.

(2) 큰창자의 운동

큰창자에서는 꿈틀운동과 **팽대수축(팽기수축, haustral contraction)**, 그리고 **집단수축운동(mass movement)**에 의해 대변이 항문으로 이동한다.

큰창자의 꿈틀운동은 작은창자와 비슷하지만 보다 완만하게 진행되는 것이 특징이며, 팽대수축은 막창자와 오름잘록창자에서 주로 볼 수 있는 운동이다. 잘록창자띠(결장대, teniae coli)의 긴장된 돌림근육이 수축되면 수축되지 않은 부분은 주머니처럼 부풀어지는데 이런 운동이 20~30초 간격으로 반복되면 장 속의 내용물이 잘 혼합되어 수분의 흡수를 용이하게 해준다.

집단수축운동은 잘록창자의 강한 수축으로 큰창자의 약 20cm이상의 범위에서 일어나며 대변을 곧창자로 밀어내는 매우 강력한 꿈틀운동으로 하루에 3~4회 정도 발생한다. 대부분은 잘록창자의 가로잘록창자와 내림잘록창자에서 일어나며 위잘록창자반사(gastrocolic reflex)와 샘잘록창자반사(duodenocolic reflex)에 의해 유발된다. 집단운동에서 잘록창자의 수축시간은 30초이지만 이완하는 시간은 2~3분정도가 걸리며 대변이 도달하는 시간은 개인마다 차이가 있다. 집단수축운동은 아침을 먹은 후에 가장 많이 일어나며 음식물을 섭취하는 동안 또는 섭취 직후에 나타나기 때문에 식후 변의(defecation desire)를 느끼는 원인이 된다.

창자의 내용물이 큰창자를 통과하는데 걸리는 시간은 일반적으로 18~24시간 정도이다. 큰창자에서는 하루 동안 약 85mL의 수분을 흡수하게 되고 형성된 대변이 곧

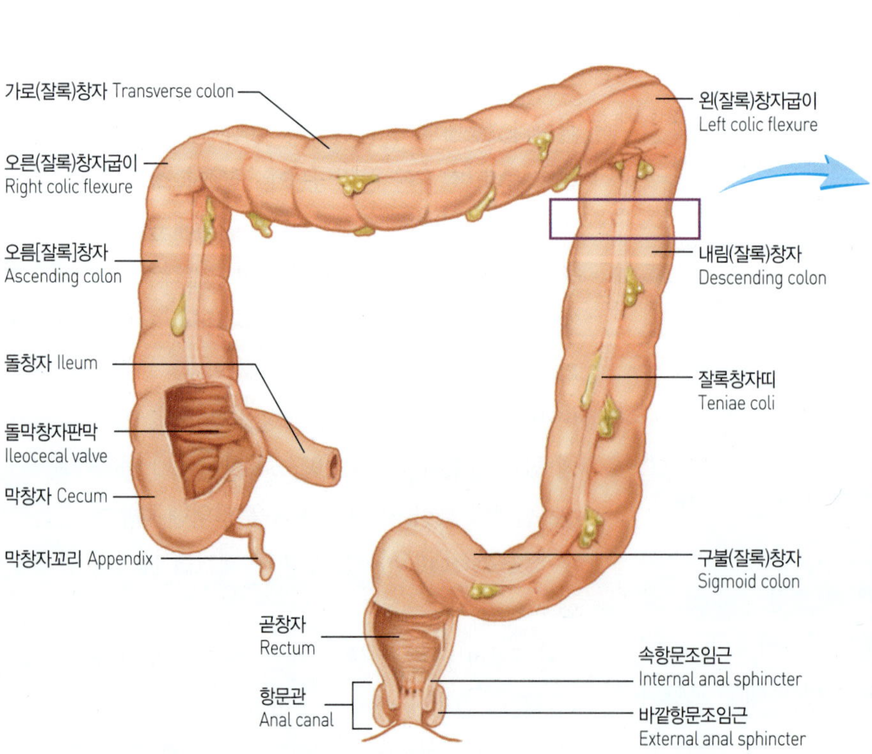

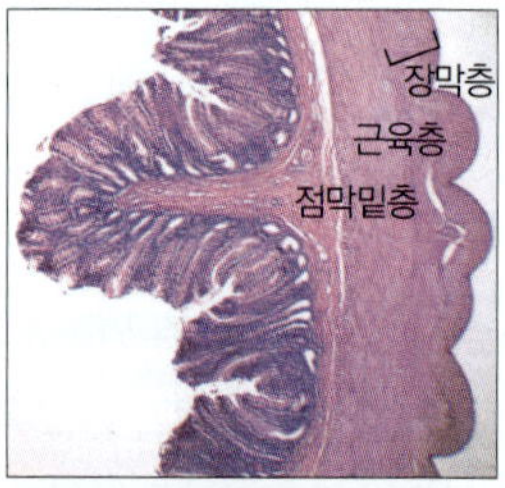

(a) 큰 창자의 세부구조

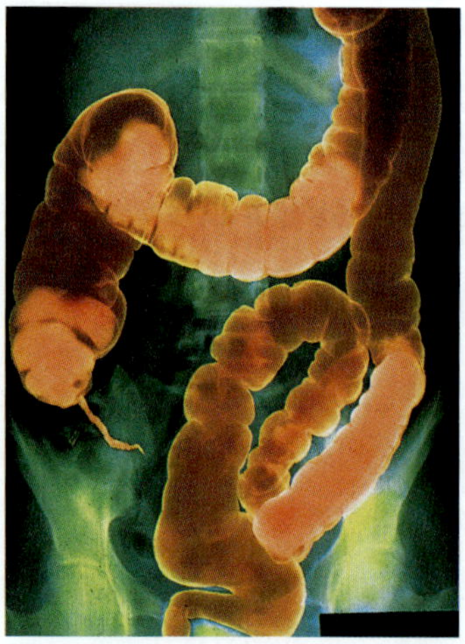

(b) 바륨관장을 이용한 대장 방사선 사진

그림 10-15 큰창자의 구조

창자에 쌓이면 곧창자 내의 압력을 증가시킨다. 곧창자 내압이 30~40mmHg로 높아지면 곧창자 내 압력수용기가 그 정보를 구심성 신경인 음부신경(pudendal nerve)과 골반신경(pelvic nerve)에 전달하고 배변중추인 엉치신경(S_3~S_4)에 보내어 **배변반사(defecation reflex)**가 나타난다. 이 배변중추는 상위중추인 시상하부에서 억제가 작용하고 있는 동안에는 속항문조임근이 이완되어 열린다 하더라도 바깥항문조임근을 수의적으로 조절하기 때문에 배변을 조절할 수 있다. 배변반사는 단지 몇 분 동안만 지속되고 금방 소실되며 보통 몇 시간 정도 흘러야 다시 시작될 수 있는데 그 이유는 잘록창자에서 일어나는 집단운동의 영향 때문이다(그림 10-16). 척수손상환자의 경우는 바깥항문조임근육의 수의적 조절이 불가능하기 때문에 곧창자의 압력이 30~40mmHg로 올라가면 의지와 상관없이 배변이 일어나게 된다.

TIP 매력적인 그녀가 실수하지 않는 이유

항문조임근을 이루고 있는 속항문조임근과 바깥항문조임근은 두 가지 신경으로부터 지배를 받게 되는데 두 조임근 사이에는 수많은 센서들이 있다. 아랫배에 신호가 왔을 때 이 센서들은 속항문조임근만 살짝 열어서 두 조임근 사이에 들어온 샘플이 고체인지 기체인지를 빠르게 분석한 후 그 정보를 뇌에 보내게 된다. 그러면 뇌는 '똥이 마렵다!' 혹은 '방귀가 나오려고 한다!' 등의 상태를 파악하여 상황에 따라 대처하게 되는 것이다.

하지만 변의가 느껴질 때마다 반복적으로 참게 되면 적응이 되어 곧창자의 압력이 내려가서 이후에는 더 큰 압력이 요구되기 때문에 변비가 발생하게 된다.

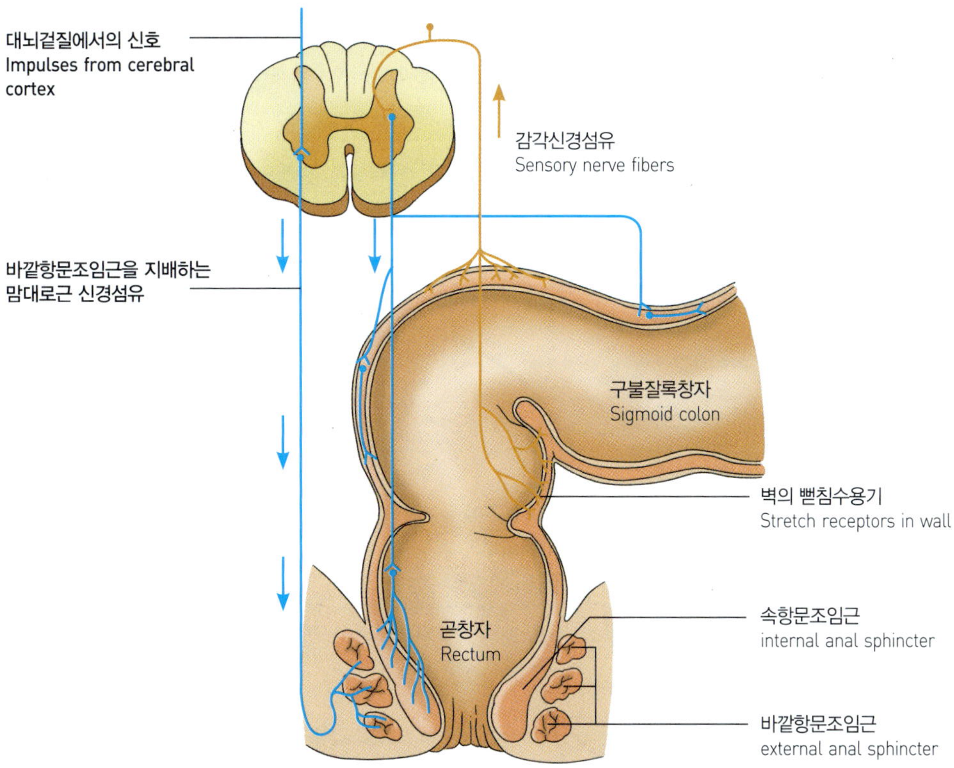

그림 10-16 배변반사 기전

03 소화기 부속기관

1) 간과 쓸개

간(liver)은 인체에서 가장 큰 기관으로 무게는 약 1.36kg이며 대사기능과 쓸개즙을 생산하는 커다란 샘조직기관으로 배안의 오른쪽 부위, 가로막의 아랫면과 마주하고 있다.

간은 낫인대(겸상인대, falciform ligament)에 의해 오른엽(우엽, right lobe)과 왼엽(좌엽, left lobe)으로 나뉘며 꼬리엽(미상엽, caudate lobe)과 네모엽(방형엽, quadrate lobe)은 작은 두 개의 엽으로 아래쪽에서 관찰된다(그림 10-17). 간세포는 영양분의 대사에 관여하고 혈액에 포함되어 있는 독성 물질을 해독시킨다.

간의 기능적인 단위는 간소엽(hepatic lobule)으로 육각형 모양이다. 간소엽과 간소엽이 만나는 부위에 **간세동이(간문맥삼조, portal triads)**가 형성되어 있는데 간세동이는 간동맥, 간문맥, 쓸개관(bile duct)으로 이루어진다. 간문맥과 간동맥으로부터 나온 혈액은 **굴모세혈관(동양혈관, sinusoid)**으로 들어와 서로 섞인 뒤 각 소엽의 중심에 있는 중심정맥(central vein)으로 흘러간다(그림 10-17). 간동맥은 간세포에 산소를 공급하는 중요한 혈관이고, 중심정맥은 각 엽으로부터 나와 간정맥으로 합쳐져 혈액을 간으로부터 아래대정맥(inferior vena cava)을 거쳐 심장으로 들어가게 한다.

쓸개(gallbladder)는 간의 아랫면에 부착되어 있어 쓸개즙의 저장 및 농축기능을 하는 주머니 모양의 장기이다. 쓸개의 점막층에는 위와 비슷한 주름이 있고, 쓸개벽의 근육이 수축하면 쓸개즙을 샘창자로 배출한다(그림 10-18).

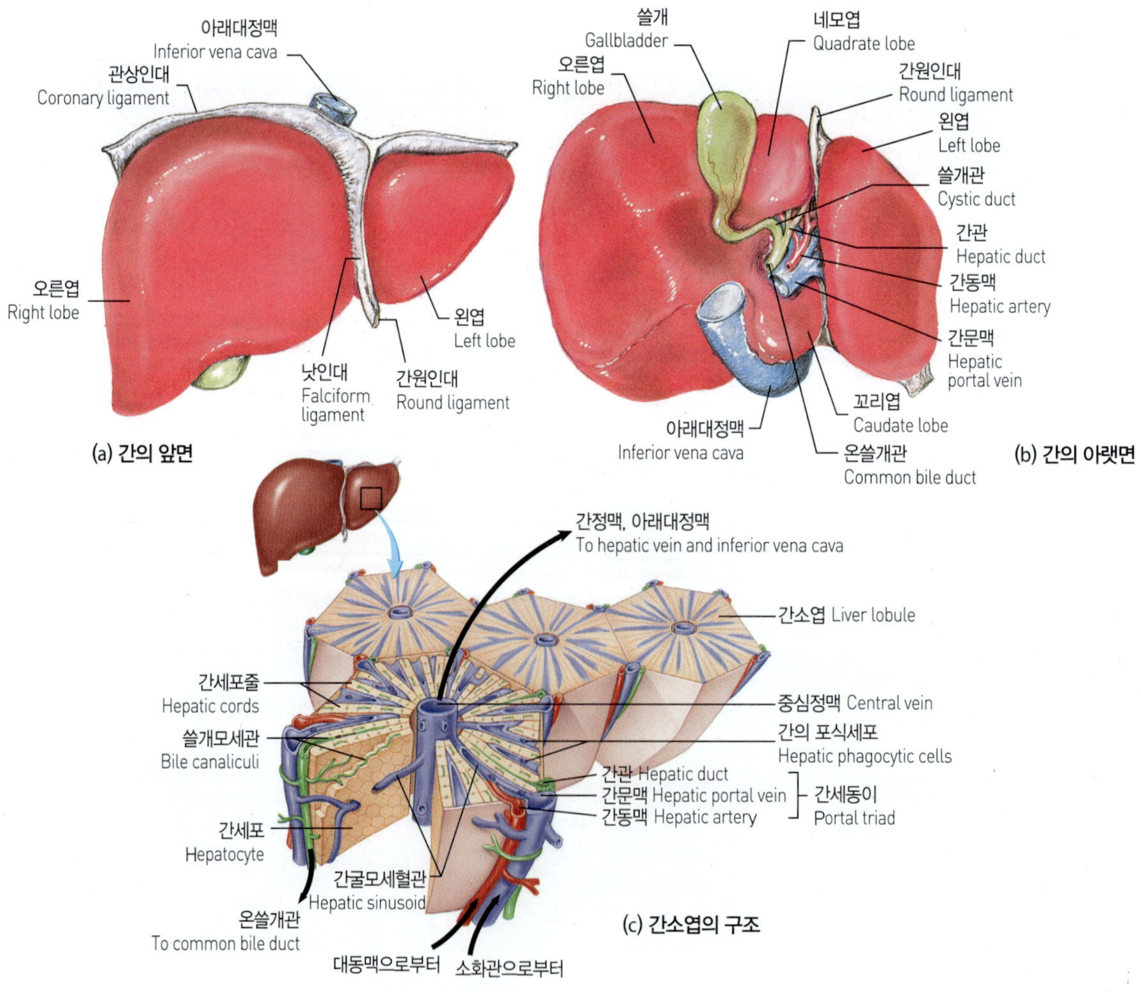

그림 10-17 간의 구조

쓸개모세관(담모세관, bile canaliculus)은 간세포에서 생성한 쓸개즙(bile juice)과 기타 분비물을 샘창자까지 연결하여 내보내기 위한 경로이며 쓸개즙은 쓸개모세관에서 나와 간세동이에 있는 간관으로 흘러간 후 왼쪽과 오른쪽 간관을 통해 간 밖으로 나와 온간관(총간관, common hepatic duct)으로 들어간다. 온간관은 쓸개로부터 나온 쓸개주머니관(담낭관, cystic duct)과 합쳐져 **온쓸개관(총담관, common bile duct)**이 되고 다시 이자액을 운반하는 이자관(췌관, pancreatic duct)으로 합쳐져 샘창자의 샘창자유두로 열린다.

(1) 간의 기능

간은 문맥을 통해 소화계통에서 흡수된 영양분의 대사와 저장, 해독, 쓸개즙 생성을 통한 소화와 외분비 기능, 새로운 분자의 합성에 있어 중요한 역할을 한다.

① 영양분의 저장과 공급

간은 포도당과 글리코겐을 합성하여 간세포에 저장하고 필요할 때는 다시 포도당으로 전환하여 에너지원으로 사용할 수 있도록 한다. 아미노산으로부터 각종 단백질의 합성과 저장 및 배출을 담당하는데 대사를 통해 필요시 ATP를 만들고 지방과 포도당을 생성한다. 또한 혈장단백질인 알부민과 각종 지질, 인지질, 콜레스테롤 등을 합성하고 지방산으로부터 에너지를 생산하는 과정에서 **케톤체(ketone body)**를 형성하기도 한다. 흡수된 지방은 간에서 콜린(choline), 인과 결합하여 세포막의 중요한 성분인 인지질을 만든다. 간은 비타민, 구리, 철 등 미네랄을 짧은 기간 동안 저장할 수 있는 기능이 있다.

② 쓸개즙(담즙,bile juice)의 생산과 분비의 조절 생산

간의 다각형세포(polygonal cell)에서는 하루에 약 700mL의 쓸개즙을 생산하는데 pH는 8.0~8.6 정도이며 쓸개 안에서 20배 이상 농축되는 동안 무기염과 전해질(중탄산이온, HCO_3^-)과 섞여 중성 혹은 약알칼리가 된다. 쓸개즙은 소화 효소를 갖고 있지 않지만 소화과정에서 위산을 중화시키고 희석시키며 지방을 **유화(emulsifying)**시킨다. 지방이 유화되면 표면장력이 줄어들어 지방효소들과의 접촉 면적이 더 넓어지기 때문에 지방의 소화와 흡수가 쉬워진다. 쓸개즙은 콜레스테롤, 지방, **쓸개즙 색소(bile pigment)**와 같은 외분비 기능으로 생성된 물질을 포함하고 있으며 쓸개즙 색소는 헤모글로빈이 파괴되어 생기는 빌리루빈(bilirubin)을 포함한다.

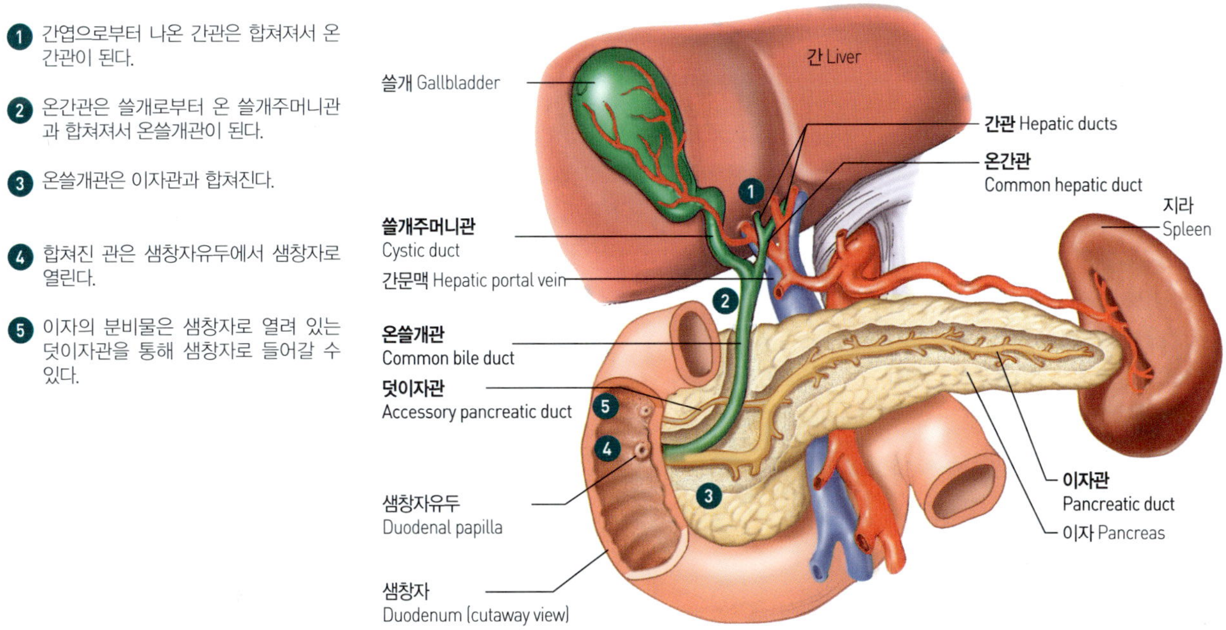

그림 10-18 이자의 구조

쓸개즙의 분비는 미주신경인 부교감신경자극에 의해 촉진되고 교감신경자극으로 억제된다. 샘창자 안에 미즙이 없을 때는 오디조임근(Oddi's sphincter)이 닫혀 있다가 미즙이 샘창자에 들어오면 오디조임근에 분포되어 있는 부교감신경을 통해 쓸개를 수축시킨다. 곧 오디 괄약근이 다시 이완되면서 쓸개즙이 샘창자 내로 배출되는데 대략 음식섭취 후 1시간 정도가 걸린다. 또한 샘창자로 배출된 세크레틴과 콜레시스토키닌도 쓸개를 수축시켜 쓸개즙의 분비를 촉진시키는 역할을 한다. 쓸개즙의 구성성분 중 쓸개즙산염(bile salt)은 유기성분으로 친수성과 소수성의 양쪽 친매성(amphipathic)의 특징을 갖는다. 쓸개즙산염은 유화작용으로 리파아제(lipase)에 의한 지질 소화를 돕고 지용성 비타민과 철, 칼슘의 흡수를 촉진할 뿐 아니라 창자 안의 항균작용과 호르몬, 독성물질, 쓸개즙색소 등을 배설시키기 위한 꿈틀운동을 유발시킨다.

대부분의 쓸개즙염(약 90%)은 돌창자에서 다시 재흡수되어 혈액을 통해 간으로 되돌아가 재활용되어 대변으로 소실을 줄여준다.

TIP 황달(jaundice)이란?

황달은 헤모글로빈이 체내에서 분해되는 과정에서 생성되는 빌리루빈이 몸에 필요 이상으로 과다하게 쌓여 눈의 흰자위나 피부, 점막 등에 노랗게 착색되는 것으로, 원인은 빌리루빈의 과다 생성뿐 아니라 생성된 빌리루빈이 몸 밖으로 제대로 배출되지 못하기 때문이다. 황달이 생기면 경우에 따라 피부 가려움증을 동반하기도 하는데 빌리루빈 자체가 원인은 아니고 쓸개즙으로 배설되어야 할 어떤 화학물질이 피부의 신경 말단을 자극하여 발생한다고 추정된다. 보편적인 증상은 눈과 흰자위가 황색으로 변하는 것 외에도 과도한 빌리루빈이 소변으로 배설되기 때문에 소변이 진한 갈색을 띠게 된다. 가끔 당근이나 오렌지를 많이 섭취하여 손발이 노랗게 변하는 경우가 있는데, 이는 비타민 A의 전구물질인 카로틴(carotene)이 피부에 침착되어 나타나는 증상이다. 이 경우에 피부는 황색을 띠고, 각막이나 소변 색은 보통 정상이므로 황달과 쉽게 구분할 수 있다.

③ 혈액응고와 항응고물질 생산

간은 프로트롬빈(prothrombin)과 섬유소원(fibrinogen), 항응고 물질인 헤파린(heparin) 등 혈액응고에 관여하는 물질을 생산하여 순환계통으로 이동시킨다.

④ 신체 방어작용

간의 굴모세혈관에서는 식작용이 왕성한 **별큰포식세포(쿠퍼세포, Kupffer's cell)**가 생성되어 적혈구의 파괴와 자체 내 노후세포, 이물질에 대한 포식작용 등을 담당한다. 그리고 몸의 대사과정에서 생성되거나 흡수된 해로운 물질은 구조를 바꾸어 쉽게 배출되게 함으로써 해독작용을 하게 된다. 예를 들어, 아미노산의 대사산물인 암모니아는 독성이 강해 체내에 유해하기 때문에 혈액순환 과정에서 제거하고 독성이 없는 요소(urea)로 전환한 뒤 콩팥을 거쳐 소변으로 배출시킨다.

⑤ 혈액량 조절

간은 태아시기에는 조혈 기관으로 작용을 하며 태생 후에는 혈액을 저장하였다가 필요한 경우 방출하여 혈액량을 조절해 준다. 또한 갑작스런 출혈과 같은 응급상황에서는 간에서도 혈구를 생성하여 **골수 외 혈구생성(extramedullary hematopoiesis)**의 기능을 담당하기도 한다.

⑥ 빌리루빈 대사

쓸개즙 색소(bile pigment)의 고형성분 중 15~20%를 차지하는 주요성분은 **빌리루빈(bilirubin)**이다. 빌리루빈은 지라(비장, spleen), 간 등의 그물내피계통에서 파괴된 혈색소의 대사과정에서 생성되는 독성물질이다. 혈색소는 파괴되는 과정에서 헴(heme)과 글로빈(globin)으로 분해되고 헴은 다시 철(Fe)과 빌리버딘(biliverdin), 일산화탄소로 분해되며 이때, 빌리버딘이 빌리루빈으로 전환된다. 빌리루빈은 혈장 속의 알부민과 결합하여 간으로 이동한 뒤 쓸개즙으로 분비되는데 쓸개즙의 형태로 장내로 분비된 빌리루빈은 장내 세균에 의해 유로빌리노겐(urobilinogen)으로 전환된다. 유로빌리노겐의 일부는 다시 간으로 들어가지만 일부는 유로빌린(urobilin)과 스테르코빌린(sterocobilin)의 형태로 산화되어 배출된다. 소변을 통해 배출되는 유로빌리노겐은 공기 중에서 황색인

유로빌린으로 산화되어 황색을 띠지만 장에서 그대로 배출되는 경우는 유로빌린보다 스테르코빌린의 형태가 더 많기 때문에 다른 물질들과 섞여 갈색을 띤다.

만약 쓸개즙의 분비에 장애가 생기면 지질이 소화되지 않고, 장내로 스테르코빌린이 유입되지 않기 때문에 대변색은 회색이 된다. 또한 배출되지 않은 빌리루빈이 혈중으로 들어가 황달이 나타나는데 이때 혈중의 쓸개즙산염은 증가한다.

2) 이자

이자(췌장, pancreas)는 수많은 소엽으로 구성된 부드러운 장기로 내분비기능과 외분비기능을 모두 담당하는 기관이다. 이자는 배막 뒤 장기(복막후 장기, retroperitoneal organ)로 위의 큰굽이와 접해 있는 뒤배벽에 길게 가로놓여 있으며 길이는 약 20cm 정도이고, 샘창자와 접해 있는 머리(췌두, head of pancreas)와 몸통 그리고 지라에 접해 있는 꼬리(췌미, tail of pancreas)로 구분된다. 이자액은 매일 500~800mL가 분비되는데 pH는 8.0~8.3 정도이다. 생성된 이자액은 샘꽈리세포(acinar cell), 샘꽈리중심세포(centroacinar cell) 및 관세포(ductal cell)에서 이자관(pancreatic duct)으로 모여서 **온쓸개관**과 합류한 후에 샘창자의 샘창자유두로 분비된다(그림 10-19).

이자의 랑게르한스섬(Langerhans islets)에서 만들어지는 내분비 호르몬은 인슐린과 글루카곤(glucagon)으로 혈당을 조절하는 중요한 역할을 한다(그림 10-20).

샘꽈리세포에서 분비되는 소화효소 성분은 탄수화물을 분해하는 아밀라아제와 트립시노겐을 트립신으로 전환하는 단백질 분해효소인 **엔테로키나아제(enterokinase)** 그리고 지방을 분해하는 효소인 리파아제를 모두 함유하고 있다. 중탄산이온을 포함한 수용성 성분은 샘꽈리중심세포와 관세포에서 분비되는데 샘창자로 넘어온 산성미즙을 중화시켜 소장점막의 손상을 막아주고, 작은창자 내 효소가 최적의 활성도를 보일 수 있도록 적합한 알칼리환경을 만들어준다.

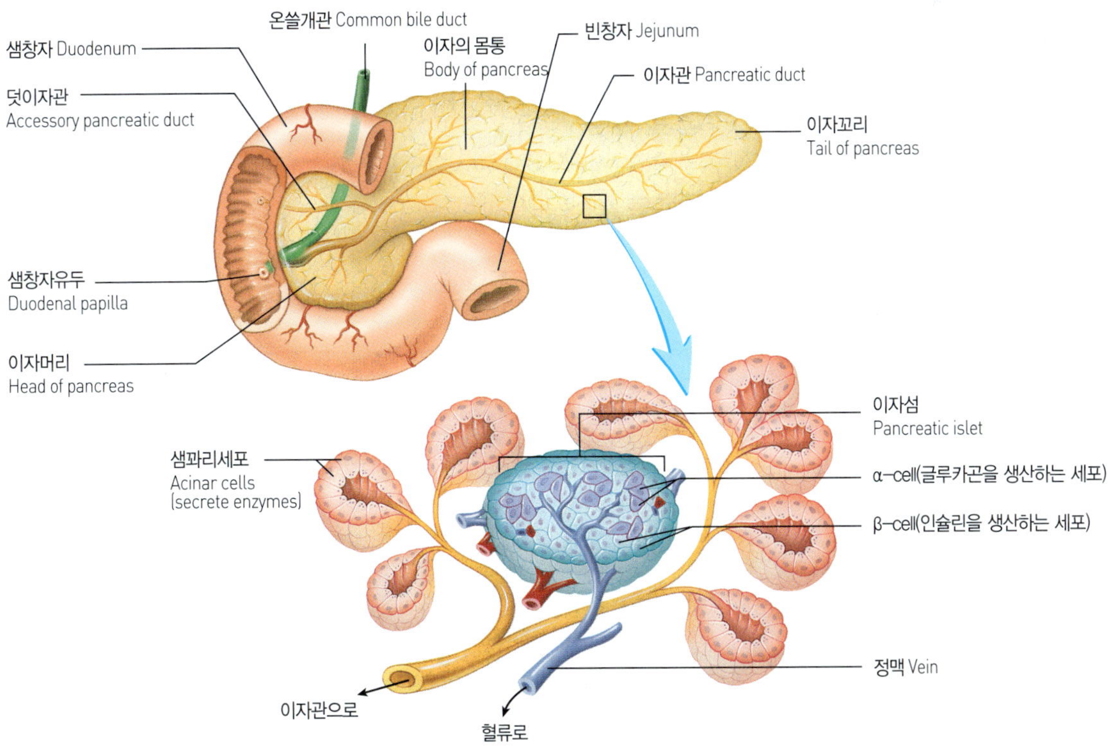

그림 10-19 이자와 이자샘

04 영양물질의 흡수

인체의 유지, 성장 및 조직의 재생에 이용되는 물질을 영양소라 한다. 인체가 필요로 하는 영양소는 약 50여 종류이지만 그중 탄수화물, 단백질, 지질, 비타민, 무기질은 5대 영양소로 탄수화물, 단백질, 지질을 열량소(calorific substance)라 하고 비타민과 무기질은 조절소(regulative substance)라고도 한다. 영양물질이 흡수되기 위해서는 음식물을 작은 분자 형태로 만드는 소화과정을 거쳐야 한다. 즉 기계적 소화와 화학적 소화를 거쳐 탄수화물은 단당류로, 지방은 지방산과 모노글리세리드(monoglyceride)로, 단백질은 아미노산으로 분해된다(그림 10-20).

흡수는 위에서부터 시작되는데 위에서는 알코올과 아스피린과 같은 작은 지용성 분자가 위의 상피로 확산되어 순환계통으로 들어감으로써 흡수가 되지만, 대부분의 흡수는 샘창자와 빈창자에서 이루어지고, 일부는 돌창자에서 이루어진다.

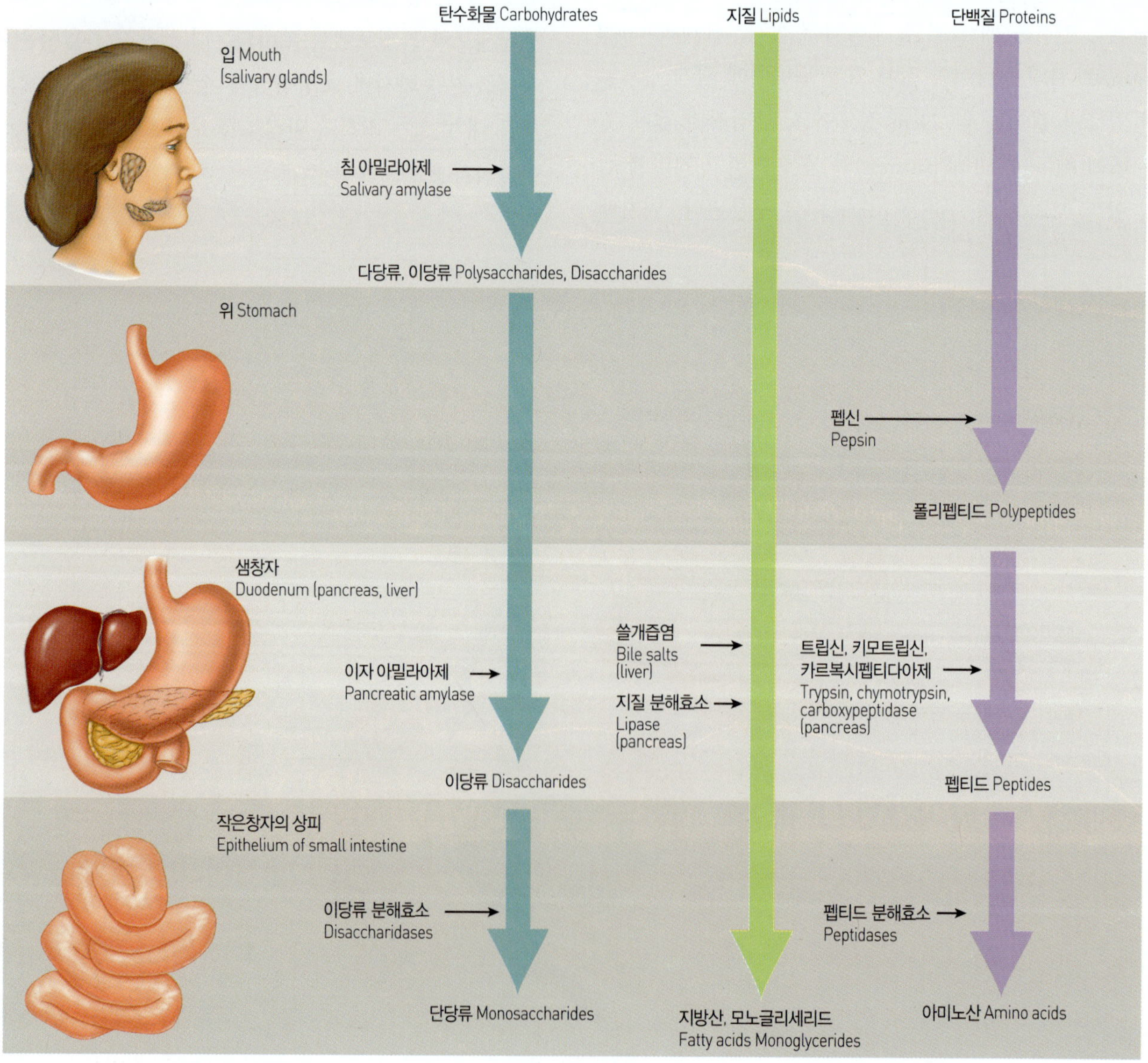

그림 10-20 영양물질의 흡수

1) 탄수화물

탄수화물(carbohydrate)은 1g당 4.1kcal의 에너지를 공급하는 중요한 에너지 공급원이다. 또한 C, H, O의 3원소 1:2:1의 비율로 이루어진 화합물로 기본 단위는 단당류이며 여러개가 결합된 다당류의 형태가 대부분이다. 다당류는 **가수분해(hydrolysis)**를 통해 단당류가 되는데, 대표적인 **단당류(monosaccharide)**에는 포도당(glucose), 갈락토오스(glactose) 및 과당(fructose)이 있으며 이 중 포도당이 80%로 가장 많고 갈락토오스가 가장 빠르게 흡수된다. 갈락토오스를 단백질과 결합하면 당단백(glycoprotein)이 되는데 이는 생리적으로 중요한 역할을 한다. **이당류(disaccharides)**는 두 개의 단당류가 결합된 것으로 설탕(sucrose)과 젖당(유당, lactose)이 있다. 녹말과 글리코겐은 대표적인 다당류(polusaccharides)로 사람은 이러한 포도당 분자들 사이의 결합을 깨는 효소를 갖고 있다. 그러나 또 다른 다당류인 셀룰로오스를 소화하기 위한 효소는 갖고 있지 않아, 요리와 씹기를 통해 식물의 세포벽을 깨뜨림으로써 세포 안의 녹말이 효소에 노출되게 할 수 있다. 소화되지 않은 셀로로오스는 섬유덩어리로 제공되어 대변의 부피를 늘려 배변을 쉽게 해준다.

탄수화물의 소화는 침 속에 들어 있는 프티알린에 의해 입 안에서부터 시작되는데 5% 정도가 가수분해 된다. 이후 프티알린은 음식물과 함께 식도를 통과하고 위로 들어가면 위산으로 인해 불활성화되어 섭취한 탄수화물의 30~40%만 가수분해 된다(그림 10-21). 샘창자 안으로 분비되는 이자 아밀라아제(pancreatic amylase)는 프티알린보다 몇 배 더 강한 작용을 할 수 있는데 샘창자에서 이자액과 섞인 후 15~30분 만에 모든 다당류를 이당류로 분해한다. 작은창자의 상피에 존재하는 융모의 장세포(enterocyte)에는 이당류들을 분해할 수 있는 디싸카라이다아제(dessacharidase)인 수크라아제, 말타아제, 락타아제, 이소말타아제가 풍부히 들어 있어서 이당류를 단당류로 분해한다(그림 10-21).

설탕은 과당과 포도당으로, 젖당은 갈락토오스(galactose)와 포도당(glucose)으로 분해되는데 이때 젖당 분해효소인 락타아제가 없으면 젖당을 분해할 수 없어 유제품을 섭취했을 때 배 속에서 경련이 일어나고 설사를 하는 젖당불내증(유당불내증, lactose intolerance)이 나타난다.

단당류 중 포도당과 갈락토오스는 Na^+-K^+ 펌프로 만들어지는 Na^+ 농도경사에 의해 창자의 상피세포로 능동적으로 흡수되는데 농도경사를 따라 Na^+이 확산되어 포도당이 세포막을 가로질러 이동할 수 있게 해주는 에너지를 제공한다. 뇌는 포도당만을 에너지원으로 사용하기 때문에 포도당의 혈중 농도를 세심히 조절해야 한다. 과당은 촉진확산에 의해 이동되는데 이 단당류들은 창자의 융모에 있는 모세혈관으로 흡수되어 **간문맥계(hepatic portal system)**로 운반된다.

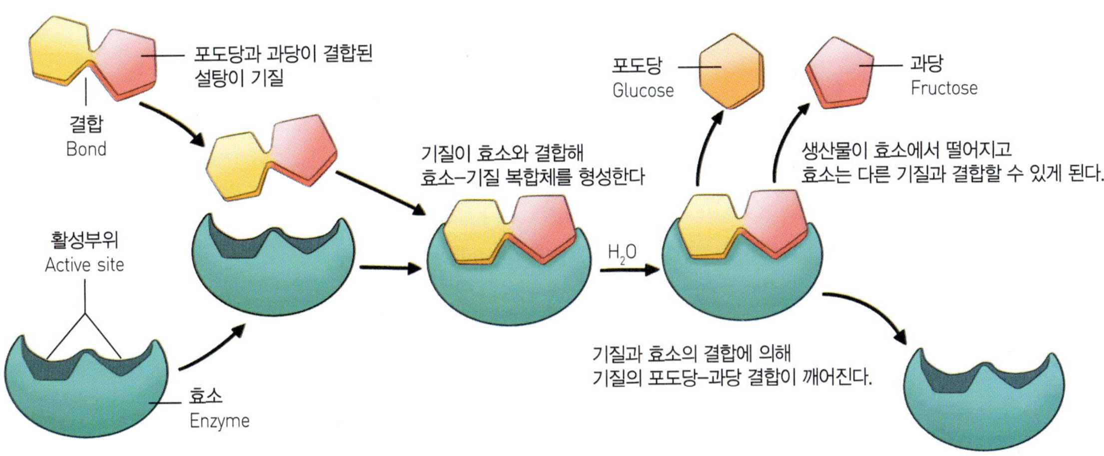

그림 10-21 이당류의 분해

2) 지방

지방(lipid)은 C, H, O로 구성되며 중요한 에너지원으로 1g당 9.3kcal의 에너지를 낸다. 포도당이 부족해지면 세포는 지방을 이용하여 에너지를 생산하게 된다. **중성지방(triglycerides), 인지질(phospholipid), 스테로이드(steroids), 지용성 비타민(fat-soluble vitamins)**이 지방 분자에 해당된다. 그 중 중성지방은 지방의 가장 흔한 종류로 음식을 통해 섭취하는 대부분의 지방은 중성지방(95%)이며 3분자의 지방산과 1분자 글리세롤이 결합된 형태이다(그림 10-23).

지방산이 탄소 원자들 사이의 단일결합을 갖고 있으면 **포화지방(saturated fat)**이라고 하고, 하나 또는 그 이상의 이중 결합을 갖고 있으면 **불포화지방(unsaturated fat)**이라고 한다(그림 10-23).

지방은 물에 잘 녹지 않고 서로 응집되어 있기 때문에 작은 입자로 나누어지지 않으면 효소(lipase)에 의해 소화가 잘 이루어지지 않는다. 따라서 지방 소화의 첫 단계는 유화과정으로 리파아제(lipase)에 의해 지방산과 모노글리세리드(monoglyceride), 글리세롤(glycerol)로 분해된다. 유화과정은 간에서 분비되는 **쓸개즙산염(bile salt)**에 의해 이루어지는데 지방의 표면장력을 줄여서 소화효소에 노출되는 지방방울의 표면적을 넓혀 준다. 이후 지방방울은 지방산과 글리세롤(glycerol), 모노글리세리드(monoglyceride)로 가수분해 된다. 분해된 글리세롤과 탄소수 10개 이하의 지방산은 소장점막을 통해 직접 문맥으로 들어가지만 탄소수가 많은 지방은 가수분해 후 지방산과 모노글리세리드를 형성한다. 이들은 다시 합성과정을 통해 중성지방(triglyceride), 콜레스테롤(cholesterol), 인지질(phospholipid)을 형성한다. 이후에 장세포를 빠져나와 단백질과 결합하여 림프관을 통해 흡수되는데 지방을 많이 포함된 림프를 **암죽미립(유미미립, chylomicron)**이라 하고 림프계통은 암죽미립을 혈류로 운반한다(그림 10-24).

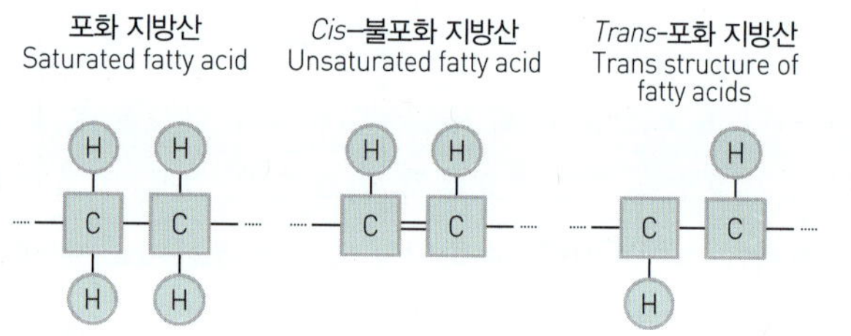

그림 10-23 지방산의 종류

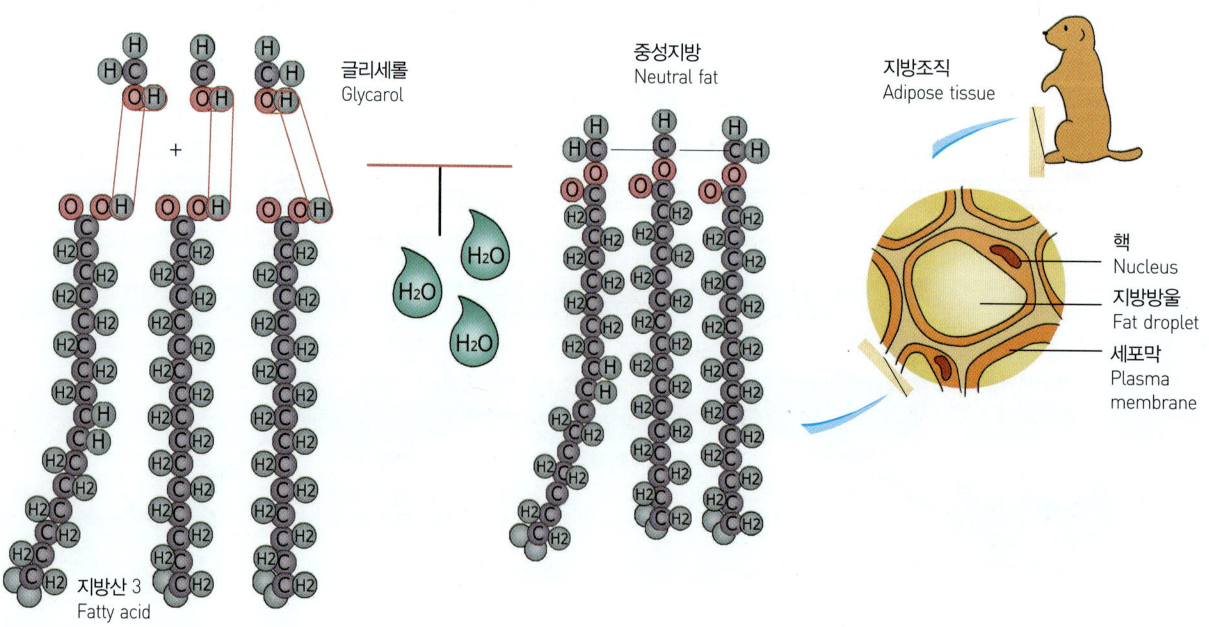

그림 10-22 중성지방의 구조

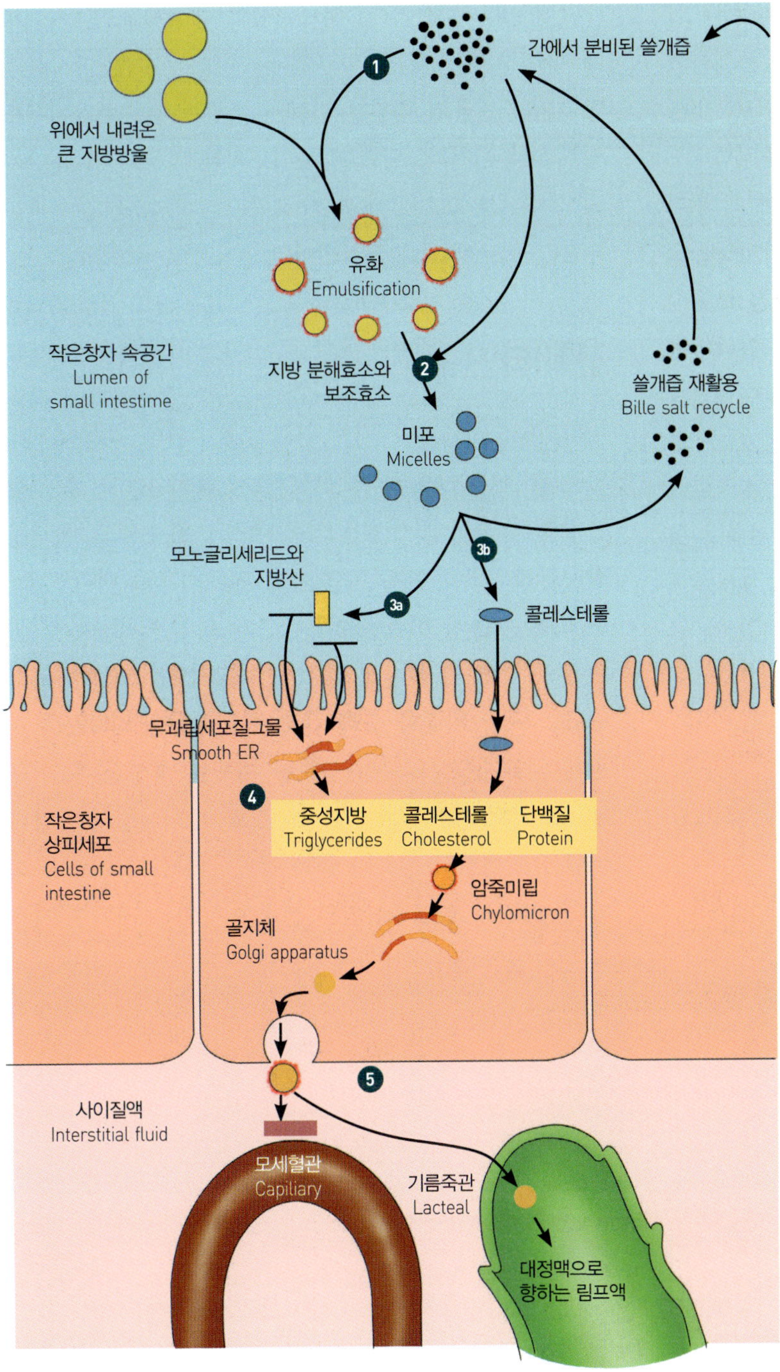

❶ 간에서 나온 쓸개즙이 지방방울에 달라붙는다.

❷ 이자의 지방 분해효소와 보조효소가 미포(미소결정)에 있는 중성지방을 지방산과 모노글리세리드로 분해한다.

3a 모노글리세리드와 지방산이 미포를 나와 확산을 통해 세포 내부로 들어간다.

3b 남은 콜레스테롤은 세포막 수송체에 의해 세포 내부로 들여보내진다.

❹ 흡수된 지방들은 콜레스테롤, 단백질과 함께 장세포 내에서 암죽미립을 형성한다.

❺ 암죽미립은 림프계로 나온다.

그림 10-24 지방의 흡수

3) 단백질

단백질(proteins)은 1g당 4kcal의 에너지를 공급하는 에너지원이며 C, H, O, N, S를 함유한 매우 복잡한 화합물로 가수분해에 의해 아미노산이 된다. 인체에는 20여 종의 아미노산이 존재하는데 체내에서 합성되지 않아 반드시 섭취해야 하는 것을 필수 아미노산(essential amino acid)이라 하고 체내에서 다른 아미노산이나 다른 물질로부터 합성할 수 있는 것을 비필수 아미노산(non essential amino acid)이라 한다. 단백질은 이러한 아미노산이 결합한 것이다(그림 10-25). 단백질은 위에서 분비되는 펩신(pepsin)과 이자에서 분비되는 트립신(trypsin), 키모트립신(chymotrypsin)에 의해 **폴리펩티드(polypeptide)**라 불리는 짧은 **아미노산 사슬(amino acid chain)**로 분해하여 소화가 일어나게 한다. 섭취한 전체 단백질의 10~20%는 펩신에 의해 소화가 되고, 남은 단백질과 폴리펩티드는 샘창자에서 분비되는 펩티다아제(peptidase)에 의해 더욱 분해되어 작은 입자의 펩티드(peptide) 및 아미노산으로 소화된다. 이자에서 불활성 상태로 만들어진 트립신(trypsin), 키모트립신(chymotrypsin), 카르복시 펩티다아제(carboxypeptidase)는 작은창자에서 활성화되어 단백질의 소화과정을 계속 진행시킨다. 많은 아미노산은 포도당과 마찬가지로 Na^+과 함께 능동수송에 의해 빠르게 흡수되기 때문에 소화관 내의 모든 단백질은 아미노산의 형태로 대부분 흡수된다. 흡수된 아미노산은 융모 안의 모세혈관으로 들어가 간문맥에 의해 간으로 운반된다. 아미노산의 능동적 운반은 뇌하수체에서 분비되는 성장호르몬과 이자에서 분비되는 인슐린에 의해 자극이 되는데 대부분의 아미노산은 새로운 단백질 형성을 위해 재활용되거나 대사과정을 통해 ATP 생산에 쓰인다. 하지만 쓰이지 않고 남은 아미노산은 파괴되어 글리코겐 또는 지방합성에 사용되는데 우리 몸은 적은 양의 글리코겐만을 저장할 수 있으므로 대부분의 남는 아미노산은 지방으로 전환된다.

단백질의 분해산물인 아미노산이 에너지를 만들어 낼 때 아미노기는 제거되고 케톤산만 남는다. 아미노산의 탈아미노 반응이 대부분 간에서 이루어지며 콩팥에서도 일부 이루어진다. 탈락된 아미노기는 암모니아(NH_3)가 되어 대부분 요소로 바뀐 뒤 오줌으로 배설되고, 케톤산은 TCA회로에 의해 산화되거나 지방으로 전환된다.

4) 비타민

비타민(vitamin)은 두 가지 경로로 흡수된다. **수용성 비타민**은 확산이나 Na^+을 이용하여 2차 능동수송을 통해 작은창자의 융모 모세혈관으로 빠르게 흡수되고 대부분 작은창자의 상부에서 일어난다. 예외적으로 비타민 B_{12}는 다른 수용성 비타민들과 다르게 위의 벽세포에서 분비된 내인성 인자의 보호 하에 돌창자에서 세포내이입(endocytosis) 과정을 통해 흡수된다. **지용성 비타민**은 지방처럼 쓸개즙산염과 결합하여 미포를 형성한 후 미포(micelles)로 부터 작은창자 점막세포 내로 이동하여 암죽미립을 형성하고 림프관 등을 통해 순환혈액 내로 유리된다. 따라서 쓸개즙산염의 분비 이상이 초래되면 지용성 비타민의 흡수장애가 발생한다.

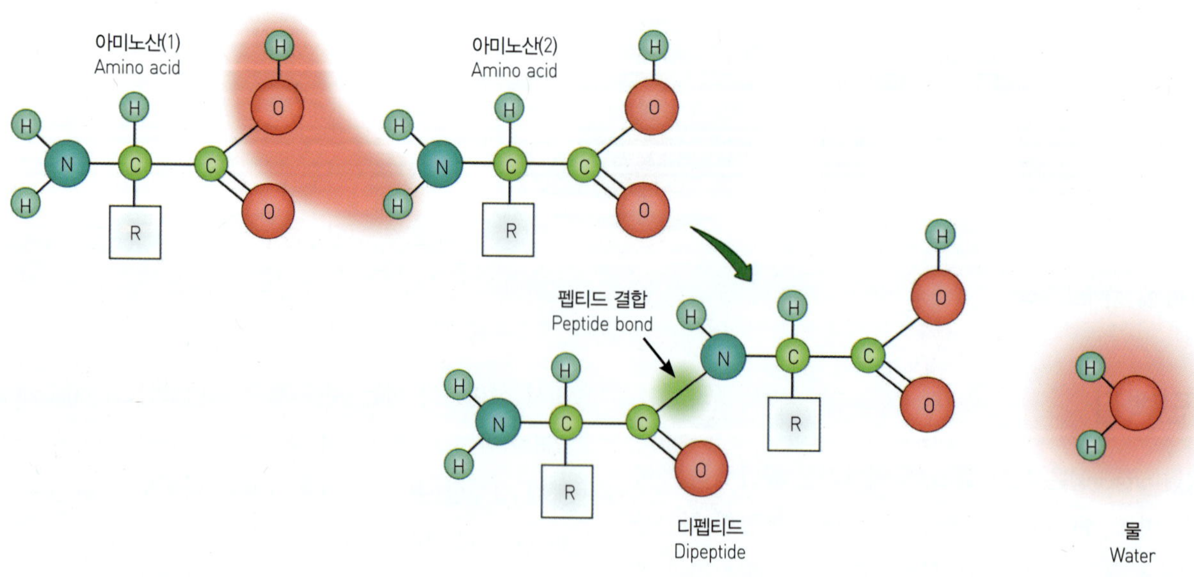

그림 10-25 단백질의 펩티드 결합

5) 물과 무기물

하루에 섭취되거나 소화관에서 분비되는 수분은 대략 8,000mL 정도로 섭취되는 수분보다 소화관에서 분비되는 수분의 양이 훨씬 더 많다. 물의 약 92%는 작은창자에서 흡수되고 약 7%는 큰창자에서 흡수되어 약 1%의 물만 대변으로 배출된다. 물은 삼투현상(osmosis)에 의해 소화관 사이를 자유롭게 이동할 수 있으며 Na^+이 가장 중요한 역할을 한다. 물이 이동하는 방향은 삼투압 경사에 의해 결정이 되는데 Na^+, 포도당, 아미노산의 흡수에 의해 삼투압의 차이가 발생하면 사이질 내로 수분이 흡수되고 그 결과 사이질의 정수압이 증가되어 모세혈관 벽을 통해 수분이 혈관 내로 이동한다.

Na^+, K^+, Ca^{2+}, Mg^{2+}, P^-의 이온들은 작은창자에서 능동적으로 운반된다. Ca^{2+}은 돌창자에서 흡수가 가장 많고 비타민 D에 의해 촉진된다. K^+은 주로 큰창자의 상피세포에서 단순 확산에 의해 분비 또는 흡수되고, 작은창자에서 Na^+ 흡수는 호르몬의 조절을 받지 않으나 큰창자에서의 흡수는 **알도스테론(aldosterone)**에 의해 증가한다.

>> 요 약

1. 소화계통은 크게 음식물의 이동통로가 되는 관 모양의 소화관과 음식물의 분해와 소화에 관여하는 (　　　　), (　　　　), (　　　　), (　　　　), (　　　　), (　　　　)등 소화기 부속기관으로 나눌 수 있다.
2. 소화관 전체는 안쪽으로부터 (　　　　), (　　　　), (　　　　), (　　　　)의 공통된 구조를 가진다. 소화관의 신경지배는 주로 속돌림근층과 바깥세로근층 사이에 존재하는 근육층 (　　　　)와 점막밑층에 존재하는 (　　　　)가 담당한다.
3. 식도는 인두에서 위까지 연결시켜주는 약 25cm의 관으로 가슴세로칸에서 척주와 기관의 사이에 위치하며 음식물의 통로역할만 담당한다. (　　　　)은 식도와 위가 만나는 지점 3cm 위에 존재하는데 속돌림근육이 두터워져 형성된 것으로 위 속의 음식물이 식도로 역류하는 것을 막는다.
4. 위샘을 구성하는 주요 세포 중 (　　　　)는 위벽을 보호하는 점액을 분비하고, (　　　　)는 염산과 비타민 B_{12}의 흡수에 반드시 필요한 내인성 인자를 분비한다. (　　　　)는 지질분해효소인 위 리파아제와 단백질 분해효소인 펩신으로 활성화되는 펩시노겐을 분비한다. (　　　　)는 세로토닌, 히스타민, 자가분비 조절물질을 분비하고, 내분비세포 또는 G세포는 (　　　　)을 혈중으로 분비한다.
5. 위액의 분비는 (　　), (　　), (　　)의 3단계로 진행된다. 음식의 맛, 냄새, 생각, 입안 촉각을 바탕으로 하는 (　　)단계, 위 점막에 대한 화학적 자극에 의한 (　　)단계, 미즙의 샘창자 유입으로 위 점막의 자극을 유발하는 (　　)단계이다.
6. 적당량의 음식물이 샘창자로 이동하는 것은 날문반사에 의해 조절되는데 날문에 있는 조임근이 샘창자 안이 (　　)이면 수축하고, (　　)이거나 (　　)이면 이완하는 것을 말한다.
7. 작은창자 전체에 산재되어 있는 (　　　　)과 다르게 샘창자의 점막에는 (　　　　)이 많이 분포하고 있다. (　　　　)에서 분비되는 물질에는 알칼리성 점액과 중탄산 이온이 많이 포함되어 있어 샘창자로 들어오는 산도가 강한 미즙으로부터 샘창자 점막을 보호하고, 미즙을 중화시켜주는 역할을 하며 작은창자 안의 미즙을 액체형태로 있게 하여 소화과정을 원활하게 해준다. 작은창자에서는 (　　　　), (　　　　) 및 (　　　　), 융모운동(　　　　)에 의해 작은창자의 내용물이 큰창자로 유입되어 막창자와 오름잘록창자에 유입된다.
8. 큰창자에서는 영양물질의 소화와 흡수는 거의 일어나지 않으며 대부분 수분의 흡수만 일어난다. 큰창자에서는 (　　　　)과 (　　　　), 그리고 (　　　　)에 의해 대변이 항문으로 이동한다. 곧창자 내압이 (　　~　　)mmHg로 높아지면 곧창자 내 압력수용기가 그 정보를 구심성 신경인 음부신경과 골반신경에 전달하고 배변중추인 (　　　　) S_3~S_4에 보내어 (　　　　)가 나타난다
9. (　　　　)은 소화 효소를 갖고 있지 않지만 소화과정에서 위산을 중화시키고 희석시키며 지방을 유화시킨다. (　　　　)은 혈장 속의 알부민과 결합하여 간으로 이동한 뒤 쓸개즙으로 분비되는데 쓸개즙의 형태로 장내로 분비된 빌리루빈은 장내 세균에 의해 유로빌리노겐으로 전환된다. (　　　　)에서 분비되는 소화효소 성분은 탄수화물을 분해하는 (　　　　)와 트립시노겐을 트립신으로 전환하는 단백질 분해효소인 (　　　　) 그리고 지방을 분해하는 효소인 (　　　　)를 모두 함유하고 있다
10. 다당류는 가수분해를 통해 (　　　　)가 되는데, 대표적인 (　　　　)에는 포도당, 갈락토오스 및 과당이 있으며 이 중 포도당이 80%로 가장 많고 갈락토오스가 가장 빠르게 흡수된다. 단당류 중 포도당과 갈락토오스는 Na^+-K^+ 펌프로 만들어지는 Na^+ 농도경사에 의해 창자의 상피세포로 능동적으로 흡수된다.
11. 지방방울은 지방산과 글리세롤, 모노글리세리드로 가수분해 된다. 이들은 다시 합성과정을 통해 중성지방, 콜레스테롤, 인지질을 형성한다. 이후에 장세포를 빠져나와 단백질과 결합하여 (　　　　)을 통해 흡수되는데 지방을 많이 포함된 림프를 암죽미립이라 하고 림프계통은 암죽미립을 혈류로 운반한다.
12. 많은 아미노산은 포도당과 마찬가지로 Na^+과 함께 능동수송에 의해 빠르게 흡수되기 때문에 소화관 내의 모든 단백질은 (　　　　)의 형태로 대부분 흡수된다.

>> 참고문헌

1. 기초의학, 윤혜상, 김영숙, 청구문화사, 2011.
2. 병태생리학, 설근희 등, 정문각, 2013.
3. 사람해부학, 해부학편찬위원회, 범문에듀케이션, 2013.
4. 생리학, 최명애 등, 현문사, 2011.
5. 인체 구조와 기능, 박대균 외 공역, JMK, 2015.
6. 인체생리학, 고문성 외, 고문사, 2013.
7. 인체생리학, 김양호, 현문사, 2012.
8. 인체생리학, 김종규 외, JMK, 2014.
9. 인체생리학, 범진필 등, 정문각, 2013.
10. 인체생리학, 이강이 외, 현문사, 2014.
11. 인체생물학, 강빈구 외, 정문각, 2011.
12. Human Anatomy, 퍼시픽 학술국, 퍼시픽출판사, 2013.
13. Human Physiology, 퍼시픽 학술국, 퍼시픽출판사, 2013.
14. Pathophysiology로 이해하는 내과학- 소화기질환 6, 이용찬 역, 도서출판 정담, 2013.
15. http://terms.naver.com 담석증[cholelithiasis] (서울대학교병원 의학정보, 서울대학교병원).
16. http://terms.naver.com/ 알코올성 간질환 [alcoholic liver disease] (국가건강정보포털 의학정보).
17. http://terms.naver.com 황달[jaundice] (서울대학교병원 의학정보, 서울대학교병원).
18. 인체생리학, 생리학 교재편찬연구회, 에듀팩토리, 2016.

사례

Case 1 » 소화성 궤양(peptide ulcer)은 왜 일어날까?

환자병력

35세 직장인 A씨는 과다한 업무로 인한 스트레스를 풀기 위하여 친구들과 잦은 술자리를 갖게 되었다. 그러던 어느 날, 저녁식사를 하고 난 후 30~40분 정도가 지났을 때 속이 메스꺼우면서 체한 듯한 불편함을 느끼기 시작했다. 그 다음 날 저녁 때도 같은 증상이 보여 가까운 약국에서 소화제를 구입하여 복용했지만 증세가 호전되지 않았고, 시간이 지나면서 가끔씩 명치 끝부분에 매우 심한 통증까지 발생하게 되자 결국 병원에 내원한 후 소화성 궤양이라는 진단을 받았다.

- 원인

소화성 궤양은 위와 샘창자를 중심으로 나타나는 궤양으로 점막근육판을 넘어 조직이 결손되는 상태를 말하며 일반적으로 위와 샘창자팽대에 생기는 궤양을 말한다.

소화관은 강한 위산으로부터 소화관 벽을 방어하기 위한 점막 방어기전이 있는데 이 기전이 파괴되는 경우 궤양이 발생하게 된다. 궤양을 일으키는 원인으로는 헬리코박터 파이로리(Helicobacter pylori) 균의 감염이 가장 흔하며, 진통제의 경우는 위점막에 직접 약물이 닿는 경우 위점막세포층의 재생과 기능을 담당하는 프로스타글란딘(prostaglandin)의 생성과정을 차단하게 됨으로써 위점막에 손상을 입히게 된다. 또한 흡연도 위점막세포의 재생과 점막밑조직의 혈액순환에 장애를 일으켜 궤양을 유발하게 되는 주요한 요인이다. 그 밖에도 알코올, 카페인, 비스테로이드성 진통소염제(nonsteroidal antinflamanatory drugs, NSAIDs), 스트레스 등이 소화성 궤양의 위험요인이 된다.

- 증상

복통이 가장 흔한 증상이다. 복통의 양상은 궤양 부위에 따라 다르게 나타나는데 샘창자 궤양의 경우에는 공복 시 통증을 느끼는 반면, 위궤양의 경우는 식후 30~40분 후에 명치 끝에 심한 통증을 느끼게 된다. 또한 오심과 구토가 자주 나타나며, 궤양이 발생한 부위에 출혈이 있는 경우에는 토혈과 하혈이 동반되기도 하는데 출혈은 60세 이후에 잘 발생하며 흡연자나 진통제를 복용하는 사람에게도 흔히 발생된다. 메스꺼움과 체중감소도 비교적 흔하게 나타나는데 체중감소가 있는 사람에게 위궤양이 발견되면 악성 궤양인지를 반드시 감별진단해야 한다.

위궤양과 연관된 합병증으로 궤양이 점막을 뚫어 생기는 장 천공이 일어날 수도 있으며, 날문부위에 재발성 궤양이 있는 경우는 부종과 염증으로 장관벽이 비후되어 직경이 좁아짐으로써 음식물의 이동을 원활하게 하지 못하는 위출구부 폐색(gastric outlet obstruction)이 나타나기도 한다.

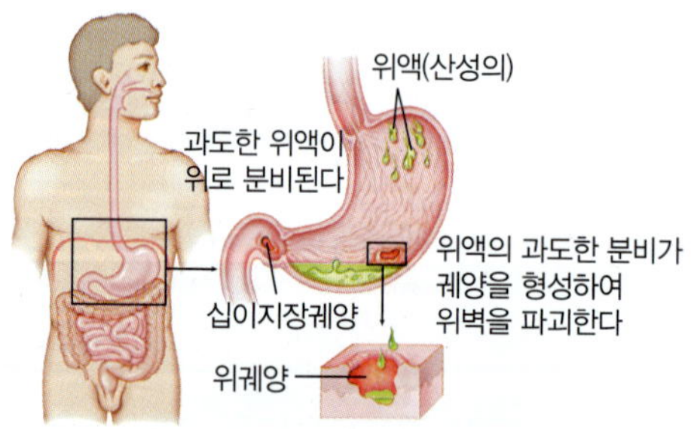

(a) 위궤양과 십이지장궤양

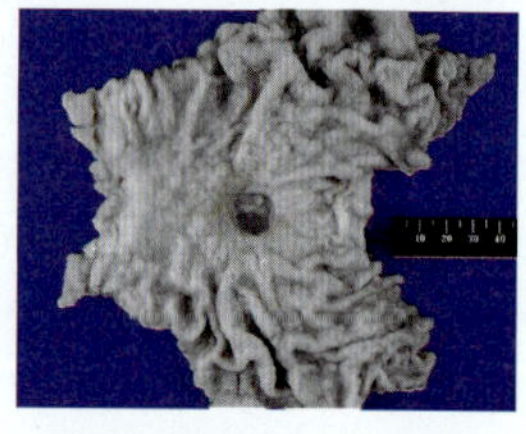
(b) 위궤양의 실제 사진

그림 1 소화성 궤양

사례

Case 2 » 왜 담석증(cholelithiasis)이 발생할까?

환자병력

비만인 56세 중년 여성 A씨는 얼마 전부터 복부팽만감과 트림이 자주 나타나면서 오심 및 구토를 하는 횟수가 잦아졌다. 특히 기름기가 많은 음식을 섭취할 때 증상이 심했으며 점점 오른쪽 배 윗부분으로 통증이 심해지는 것을 느꼈다. 초기의 통증은 갈비뼈에서부터 시작이 되었으나 점차적으로 등으로 퍼졌으며 특히 오른쪽 어깨뼈 쪽으로 통증이 방산되었다. 가까운 의원에 가서 소화제를 처방받기도 하고, 근육통이나 오십견으로 의심되어 물리치료를 받기도 하였지만 전혀 증상은 나아지지 않았다. 결국 고통을 견디지 못한 A씨는 종합병원에서 정밀 검사를 받은 후 담석증(쓸개돌증, cholelithiasis, gallstones)으로 진단되었다.

– 원인

담석이 생기는 원인은 크게 콜레스테롤 담석(cholesterol gallstone)과 색소담석(pigment gallstone)으로 나누어 생각해 볼 수 있다. 쓸개즙은 여러 가지 물질이 섞여 있지만 주요 성분은 빌리루빈과 콜레스테롤이다. 이들 성분이 어떠한 원인에 의해 칼슘과 결합하여 뭉쳐진 것이 바로 결석(calculus)으로 우리나라에서는 과거에 빌리루빈 결석이 많았지만 식생활의 서구화로 최근에는 콜레스테롤 결석이 대부분이며, 여기에서는 콜레스테롤 담석만 설명하기로 한다.

간세포에서 합성된 콜레스테롤 중 쓸개모세관(bile canaliculus)을 통해 쓸개즙 속으로 방출되는 불필요한 콜레스테롤은 그대로 변과 함께 배설되어 버린다. 이 경우 쓸개즙 속의 콜레스테롤은 미포를 형성하는데 미포의 표면은 레시틴과 쓸개즙 산으로 구성되며 미포 속으로 들어오지 못하는 콜레스테롤은 결정으로 침전되는데 이 경우 과포화된 상태가 되어 담석이 생기기 쉬워진다. 이처럼 담석이 생기기 쉬운 과포화된 쓸개즙의 상태가 되는 경우는 비만과 고지혈증, 당뇨, 경구피임약 복용 등이며, 과도한 다이어트를 하는 경우에도 지방이 체내에 흡수되지 않아 쓸개즙이 배출되지 못하고 농축되면서 담석이 형성되기도 한다.

– 증상

보편적인 증상은 속쓰림과 복부팽만(tympanites), 트림, 오심 및 구토와 함께 지방음식에 대한 소화불량을 보인다. 담석이 쓸개관 입구와 쓸개관 혹은 온쓸개관으로 이동하여 감입(impaction; 들어가 박힘)되면 쓸개주머니에서 쓸개관으로의 쓸개즙 배출이 완전히 또는 부분적으로 막히면서 쓸개주머니의 압력 증가로 쓸개주머니가 팽창하여 통증이 발생한다. 담석증의 가장 특징적인 증상은 명치나 오른쪽 위쪽 배에 발생하는 지속적이고 심한 통증 또는 중압감이며, 오른쪽 날개뼈 아래나 어깨쪽으로 통증이 퍼져 나갈 수 있다.

통증의 양상은 갑자기 시작되고 보통 1~4시간 동안 지속되며, 서서히 또는 갑자기 소실된다. 오심과 구토가 흔히 동반되고, 발열이나 오한 등이 동반되는 경우에는 담석증의 합병증으로 담낭염이나 담관염 등의 발생 가능성을 염두에 두어야 한다. 또한 총담관 담석증(choledocholithiasis) 등의 합병증을 동반하는 경우 혈중 빌리루빈 수치가 상승하여 황달 증상이 나타날 수 있다.

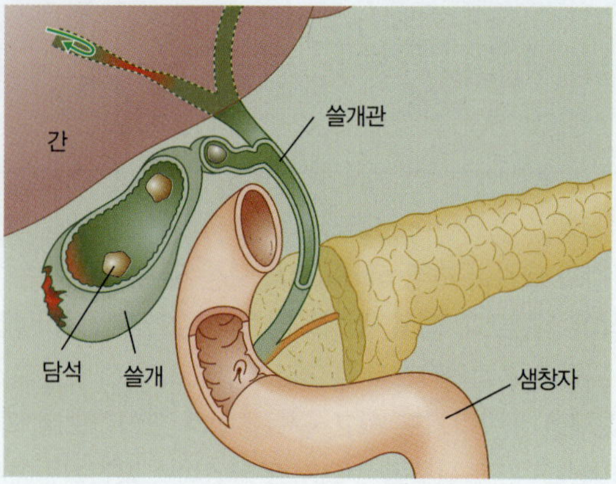

그림 2 담석증

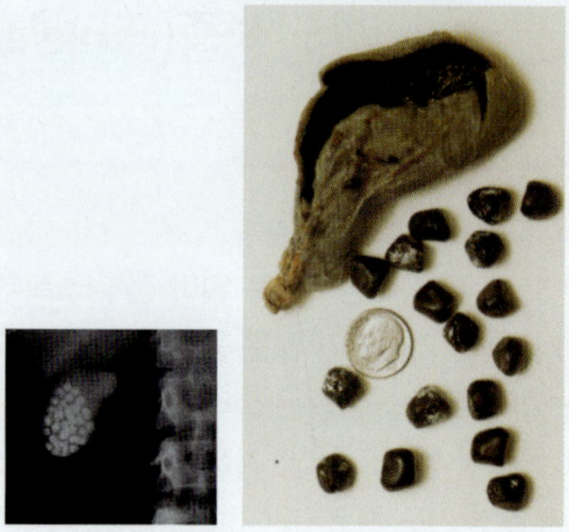

그림 3 제거된 담석

- 이진종 교수

CHAPTER 11

배설생리

학습목표

1. 콩팥의 구조와 기능을 이해할 수 있다
2. 콩팥단위(네프론)의 구조를 설명할 수 있다
3. 소변의 형성과정을 설명할 수 있다
4. 토리의 구조와 여과 과정을 설명할 수 있다
5. 세뇨관의 재흡수 및 분비 과정을 설명할 수 있다
6. 소변의 농축기전과 주요 전해질의 조절기작을 이해할 수 있다
7. 체액의 구성과 산염기 평형을 이해할 수 있다.

의학용어

1. 콩팥단위(nephron), 콩팥소체(renal corpuscle), 토리(glomerulus), 토리주머니(glomerular capsule), 토리쪽곱슬세관(proximal convoluted tubule), 콩팥세관고리(loop of Henle), 먼쪽곱슬세관(distal convoluted tubule), 토리곁장치(juxtaglomerular apparatus), 치밀반(macula densa), 집합세관(collecting duct)
2. 토리여과(glomerular filtration), 세관재흡수(tubular reabsorption), 세관분비(tubular secretion),
3. 반류기전(countercurrent system), 레닌-앤지오텐신-알도스테론 기전(renin-angiotensin-aldosterone system), 배뇨반사(micturition reflex), 산증(acidosis), 알칼리증(alkalosis)

우리 몸은 생명활동을 위해 다양한 종류의 물질을 섭취하고 여러 가지 노폐물을 배설하며 신체에 필요한 것뿐 아니라 불필요한 물질도 체내로 유입됨에 따라 체액량이나 체액의 조성도 변화한다. 이러한 신체 상황의 변동과정에서 콩팥은 노폐물의 배설 및 체내의 항상성을 혼란시키는 요인을 조절하고 동일한 체내 환경을 유지하는 역할을 수행한다.

예를 들어, 필요한 물과 이온은 음식물 섭취를 통해 몸으로 들어오고 과도하게 섭취된 물과 이온은 배설에 의해 몸에서 빠져 나간다. 물과 이온이 몸에 들어오고 나가는 양은 단기적으로 변화할 수 있으나 오랜 기간이 지나면 몸안의 물과 이온의 전체 양은 성장하거나 몸무게가 늘거나, 혹은 몸무게가 줄지 않는 한 변화하지 않는다. 몸안의 물과 이온 양의 조절은 많은 기관계통의 공동 작용이 포함되며 그중 콩팥이 가장 중요한 역할을 수행하며 피부, 간 그리고 소화계통이 도와주는 역할을 한다. 세포바깥액의 이온 양은 갈증조절과 이온농도 조절, 이 두 가지의 기전을 통해 조절된다.

이 단원에서는 비뇨계통의 구조와 기능, 소변의 형성, 배출 및 조절에 대해 알아보고자 한다.

01 콩팥의 구조와 기능

비뇨계통(urinary system)은 두 개의 콩팥, 두 개의 요관(ureter), 그리고 각각 하나씩의 방광(urinary bladder), 요도(urethra)로 이루어져 있으며(그림 11-1), 주요 기능은 체액(body fluid)의 양과 구성성분을 조절하는 것이다. 순환하는 많은 양의 혈액이 콩팥을 거칠 때 쓸모없는 물질이 빠져나와 소변(urine)을 형성하게 되는데 소변에는 수분과 이온, 요소(urea)와 같은 대사산물, 독성 물질 등이 들어있다. 콩팥에서 만들어진 소변은 요관을 지나 방광으로 저류되었다가 요도를 통해 몸 밖으로 배출된다.

콩팥은 손상 정도가 심한 경우(약 1/3까지)에도 그 기능에는 문제가 없기 때문에 생명유지에 큰 지장은 없으나 콩팥의 기능이 완전히 멈춘다면 몸의 항상성을 유지하기 어려워 의료처치 없이는 삶을 유지할 수 없게 된다.

1) 콩팥의 구조

콩팥(신장, kidney)은 배 뒷벽의 배막(peritoneum) 뒤에 좌우 1개씩 있으며 열한째 등뼈에서부터 셋째 허리뼈 사이에 위치하고 있는 기관이다. 콩팥은 강낭콩 모양으로, 크

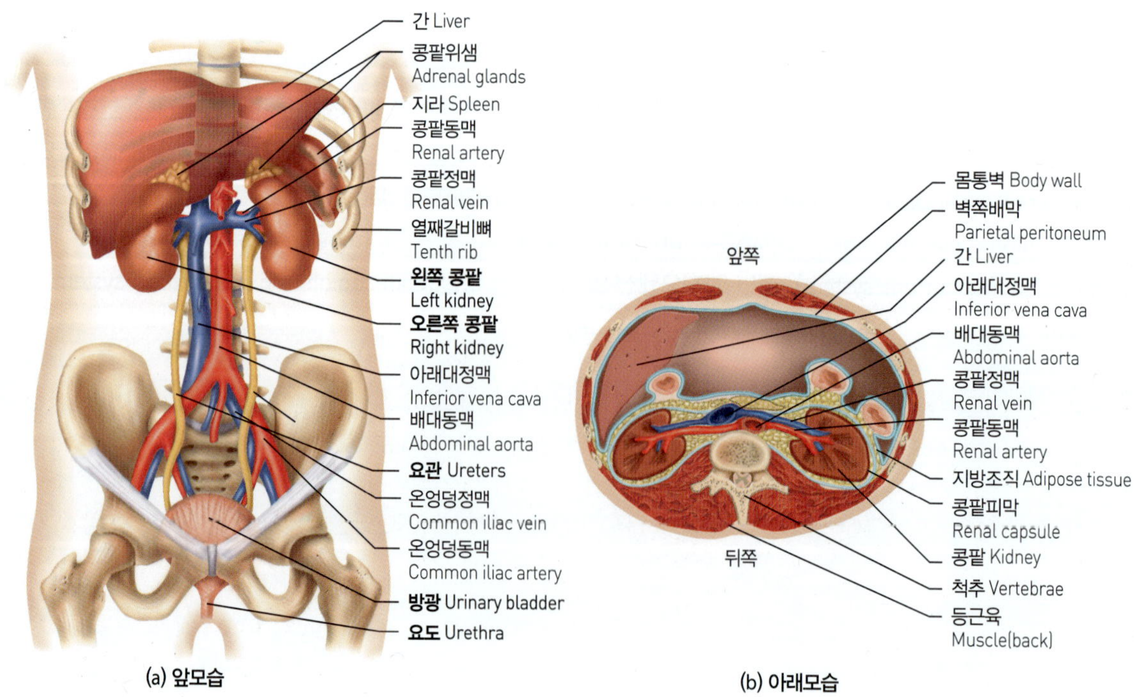

그림 11-1 비뇨계통

기는 세로 10cm, 가로 5cm, 두께 2.5cm 정도이고 무게는 약 160g 정도이다. 콩팥은 위에 있는 가로막과 접해 있으므로 호흡할 때 가로막과 함께 약간씩 움직인다. 오른콩팥은 바로 위에 간이 있어, 왼콩팥보다 약간 낮게 위치하고 있다. 콩팥의 가쪽모서리는 볼록하고 안쪽모서리는 오목하다. 안쪽모서리 가운데에 있는 오목한 부위를 **콩팥문(신문, renal hilus)**이라고 하는데, 이 곳을 통해 요관, 콩팥동맥, 콩팥정맥, 림프관, 신경 등이 출입한다. 콩팥문의 안쪽 공간을 **콩팥굴(신동, renal sinus)**이라 하고 혈관과 콩팥깔때기(신우, renal pelvis)가 있다(그림 11-2).

콩팥을 세로로 잘라보면 속질, 겉질 그리고 콩팥굴로 구분된다. 콩팥문의 안쪽 공간인 콩팥굴 안에는 콩팥깔때기와 혈관, 림프관, 신경이 자리잡고 있으며 콩팥깔때기는 콩팥굴 속에서 깔때기 모양으로 벌어져 요관과 연결되어 있다. **콩팥깔때기**는 관 모양의 큰콩팥잔(대신배, major calyx)이 2~3개가 모여 형성되고, 한 개의 큰콩팥잔은 다시 7~13개의 컵 모양의 작은콩팥잔(소신배, minor calyx)이 모여 이루어진다. 각 작은콩팥잔은 하나 또는 그 이상의 콩팥유두(신유두, renal papilla)와 접하고 있고, 콩팥굴에 있는 구조물 사이의 공간을 지방결합조직이 채우고 있다.

속질(수질, medulla)은 콩팥실질(신실질, renal parenchyma)에서 안쪽의 흑갈색 부분으로 8~18개의 원추형의 콩팥피라미드(신추체, renal pyramid)로 구성된다. 각 피라미드의 바닥(base)은 겉질과 접해 있고, 꼭대기(apex)는 작은콩팥잔 속으로 돌출되어 있는데, 이 구조가 콩팥유두(신유두, renal papilla)이다. 콩팥유두 끝으로 열린 많은 세로관(longitudinal canal) 때문에 콩팥피라미드는 줄무늬를 나타낸다. 각 피라미드와 그에 상당하는 겉질조직이 콩팥엽(신엽, renal lobe)을 구성한다.

겉질(피질, cortex)은 섬유상의 적갈색 콩팥피막(renal capsule)으로 둘러싸여 콩팥의 모양을 유지하고 보호하는 기능을 한다. 또한 겉질은 속질보다 색이 연하고 작으며 콩팥소체(신소체 renal corpuscle)가 많이 있기 때문에 미세한 과립 모양들이 보인다. 겉질과 연결되어 있는 피라미드와 피라미드 사이의 부분은 콩팥기둥(신주, renal column)이라 한다.

(1) 콩팥단위

콩팥에서 소변을 만드는 기능적 단위를 **콩팥단위(신원, nephron)**라 하며 콩팥소체와 콩팥세관으로 구성되어 있다(표 11-1). 콩팥단위는 한쪽 콩팥에 약 100~300만 개씩 존재하며 위치에 따라 겉질콩팥단위(피질신원, cortical nephron)와 속질곁콩팥단위(수질옆신원, juxtamedullary nephron) 2가지 유형이 있다. 콩팥단위의 대부분은 겉질콩팥단위로 콩팥겉질에 위치하며 일부는 겉질과 속질이 만나는 부위에 속질곁콩팥단위가 위치한다(그림 11-2).

핵심돋보기

콩팥단위의 15%는 속질곁콩팥단위인데 콩팥겉질과 콩팥속질 사이에 존재하며 콩팥세관고리가 콩팥속질의 깊은 곳까지 들어가 있다. 나머지 85% 정도는 겉질콩팥단위이며 거의 콩팥겉질에 위치하고 콩팥세관고리의 약간만 콩팥속질에 존재한다.

① 콩팥소체

콩팥소체(신소체, renal corpuscle)는 **토리**(사구체, glomerulus)와 **토리주머니**(사구체주머니, glomerular capsule)로 되었는데 17세기 이탈리아 생리학자 말피기(M. Malpighi)에 의해 처음 발견되었기 때문에 말피기소체라고 부르기도 한다. 1824년 영국의 보우만(W. Bowman)에 의해 미세구조가 밝혀진 **토리주머니는 보우만주머니(Bowman's capsule)라고도 한다**. 토리는 들세동맥(afferent arteriole)에서 시작되어 날세동맥(efferent arteriole)으로 나가는 모세혈관이 지름이 200μm인 토리주머니 안에서 공 모양의 그물망을 형성하고 있다. 토리주머니는

표 11-1 콩팥단위의 구성

콩팥단위 구조	구 성
콩팥소체	토리
	토리주머니
콩팥세관	토리쪽곱슬세관
	콩팥세관고리 내림가지
	콩팥세관고리 오름가지
	먼쪽곱슬세관

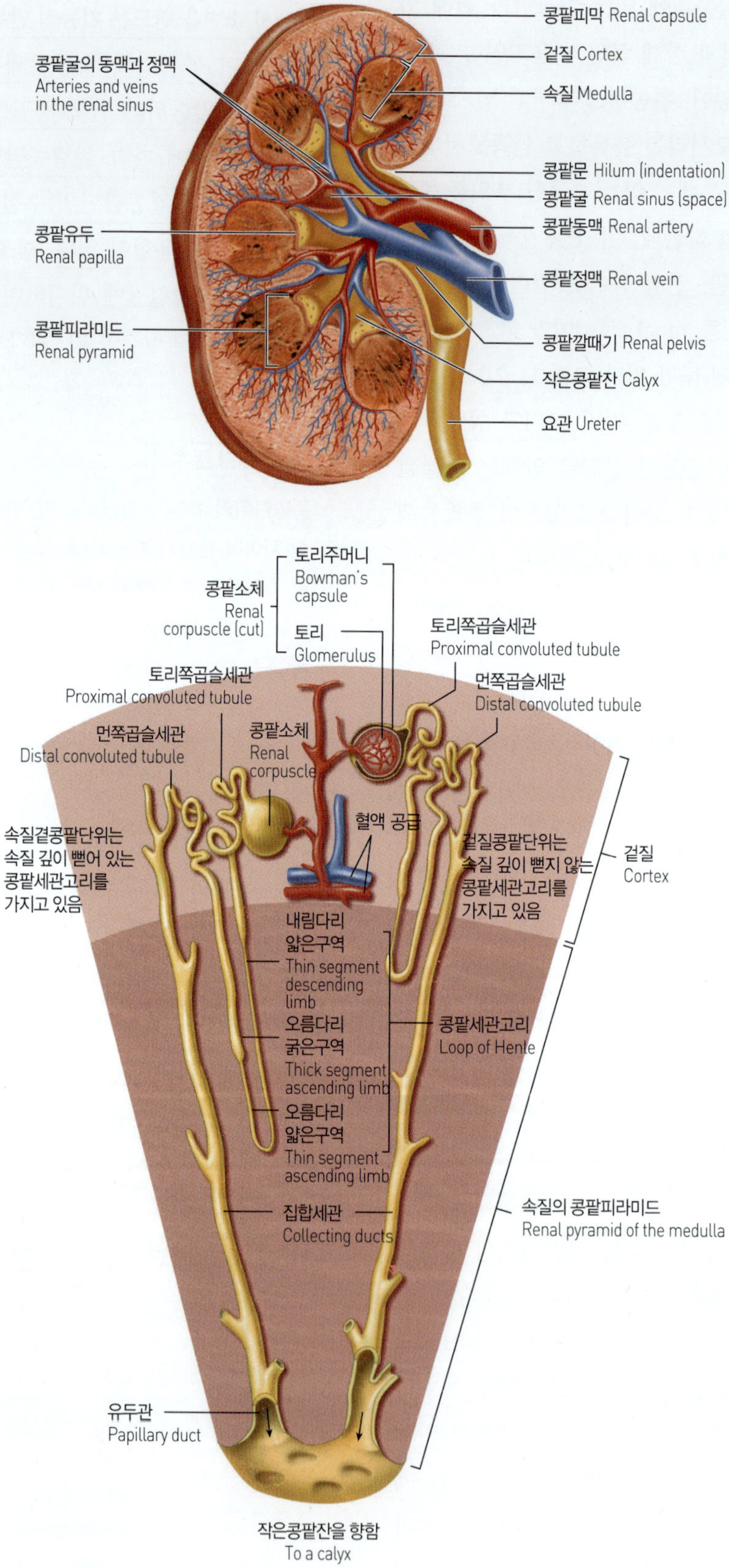

그림 11-2 콩팥단위(세뇨관 4부위의 횡단면)

토리를 둘러싸고 있는 컵 모양의 주머니로 토리에서 여과된 여과액을 받아 토리쪽곱슬세관으로 보낸다.

각 콩팥소체는 방향에 따라 들·날세동맥이 콩팥소체로 출입하는 혈관극(vascular pole)과 토리주머니가 토리쪽곱슬세관에 연속되는 요관극(urinary pole)으로 구분한다. 토리주머니는 두 겹의 단층편평상피로 되어 있는데 바깥쪽의 상피는 토리쪽곱슬세관의 상피로 연속되어 있고, 토리쪽 안쪽의 상피는 토리 내피에 밀접해 있다. 두 상피 사이에 있는 공간을 토리주머니공간(capsular space)이라고 한다. 토리쪽에는 특별하게 분화된 발세포(족세포, podocyte)가 존재하는데 발세포의 발돌기(podocyte pedicel)와 토리내피세포, 토리 바닥막은 여과막 또는 혈액-소변장벽(blood-urine barrier)으로 작용한다. 여과막은 혈장의 여과물을 토리주머니공간으로 배출시키며 알부민과 같은 큰 혈장단백질이나 적혈구들이 여과되는 것을 막아주는 역할을 한다(그림 11-3).

핵심돋보기

혈관사이세포(mesangial cell)는 토리를 형성하는 모세혈관 사이의 틈을 메우고 있으며, 수축이나 이완으로 모세혈관의 혈류량을 조절하는 동시에 모세혈관 안쪽공간의 이물질을 제거하는 면역담당 세포로서의 역할을 수행한다.

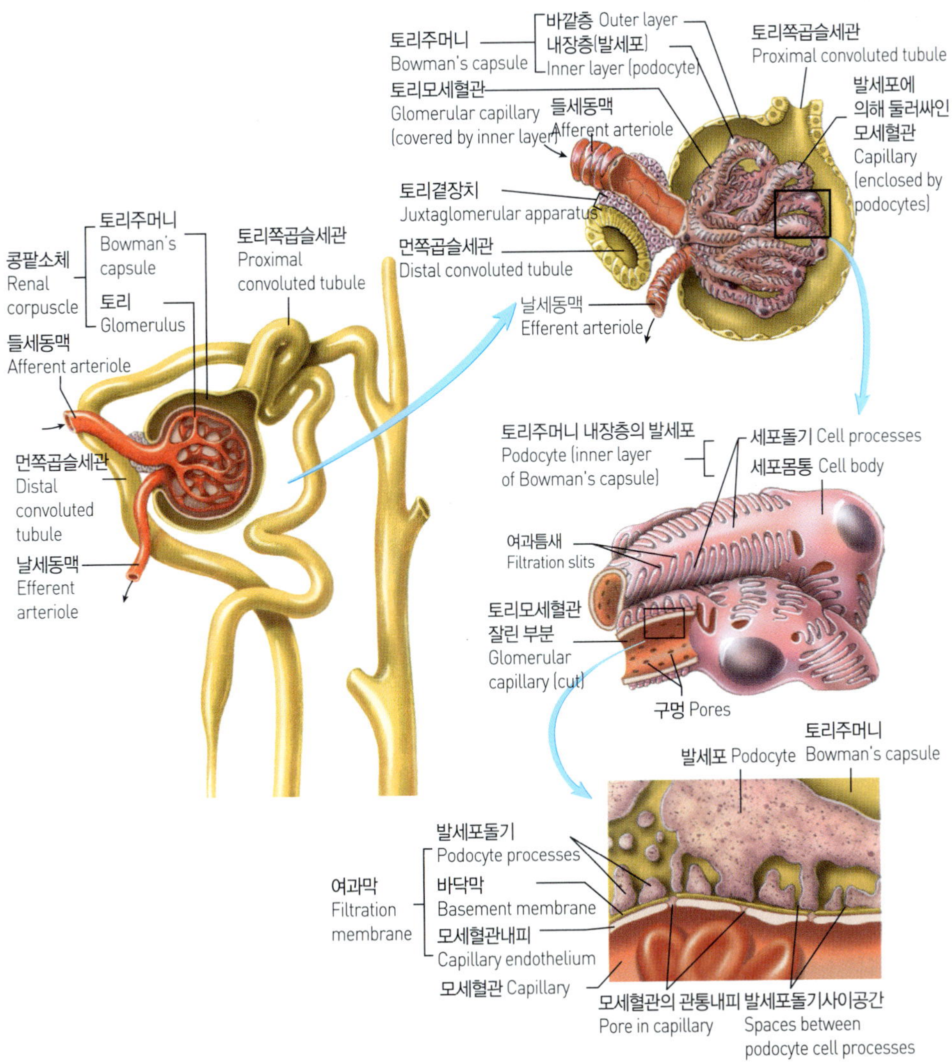

그림 11-3 콩팥소체의 여과과정

② 콩팥세관

콩팥세관(세뇨관, renal tubule)은 물리학자 벨리니(L. Bellini)에 의해 발견되었다. 요관극에서 시작하여 집합세관까지 이르는 꼬불꼬불한 세관들을 콩팥세관이라 하며 토리쪽곱슬세관, 콩팥세관고리, 먼쪽곱슬세관 세 부분으로 구성되어 있다.

토리쪽곱슬세관(근위곡세뇨관, proximal convoluted tubule)은 콩팥소체의 요관극에 연속되는 부분으로, 겉질에서만 꼬불꼬불한 고리를 형성한 후 속질 속으로 곧게 내려가 콩팥세관고리와 연결된다.

콩팥세관고리(헨레고리, loop of Henle)는 토리쪽곱슬세관의 곧은 부분에 이어서 시작하여 먼쪽곱슬세관의 곧은 부분으로 이어지는 U자형의 가는 관으로서, 속질로 내려가는 내림가지(하행각, descending limb)와 머리핀 모양의 가는 부분(협부, thin segment), 다시 겉질로 올라오는 오름가지(상행각, ascending limb)로 구성되며, 오름가지는 먼쪽곱슬세관과 연결된다. 내림가지와 가는 부분은 수분을 자유롭게 투과시키나 오름가지는 수분에 대한 투과성이 없다.

먼쪽곱슬세관(원위곡세뇨관, distal convoluted tubule)은 콩팥단위의 마지막 부분으로 집합세관에 연결되며 먼쪽곱슬세관이 콩팥소체 가까이에서 혈관극의 들·날토리세동맥 사이에 위치하게 되고 이들 사이에 **토리곁장치(juxtaglomerular apparatus)**가 형성된다(그림 11-4). 이 지점의 들토리세동맥의 중간막(tunica media)을 구성하고 있는 민무늬근육섬유가 입방상피세포와 유사하게 변형되어 **토리곁세포(juxtaglomerular cell)**가 된다. 토리곁세포는 혈압 조절에 중요한 **레닌(renin)**을 분비한다. 한편 맞닿은 지점의 먼쪽곱슬세관세포도 역시 변형되어 콩팥세관 벽을 두껍게 만드는 큰 세포가 되는데 이를 **치밀반(macula densa)**이라 하며 콩팥세관 액의 Na^{+} 농도 변화를 감지한다.

(2) 집합세관

집합세관(집합관, collecting duct)은 소변을 최종적으로 희석, 농축시키는 곳으로 콩팥단위로부터 콩팥굴의 작은콩팥잔(소신배, minor calyx)**으로 소변을 운반한다. 집합세관은 활꼴세관 또는 연결세관**(곡세관, arched or connecting tubule)**과 곧은세관**(직세관, straight tubule)**의 두 부분으로**

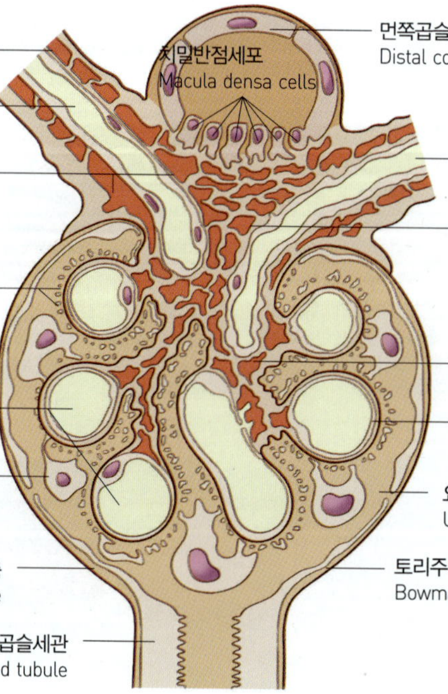

그림 11-4 콩팥소체내 토리곁장치

구성된다. **활꼴세관은 겉질에 있고 짧으며, 곧은세관은 속질에서 한데 모여 보다 큰 집합세관을 형성한다. 여러 집합세관들은 한데 모여 유두관(papillary duct)을** 형성하며 10~25개의 콩팥유두를 통해 작은콩팥잔으로 소변을 보낸다.

집합세관은 단층입방상피로 덮여 있으며 항이뇨호르몬(antidiuretic hormone, ADH)이 분비되면 수분을 재흡수한다. 항이뇨호르몬의 분비로 집합세관에서뿐만 아니라 먼쪽곱슬세관에서의 수분 재흡수도 촉진된다.

(3) 혈관

콩팥은 혈관을 통해서 물질의 교환이 일어나는 곳으로 주 혈관인 **콩팥동맥(신동맥, renal artery)**은 배대동맥에서 일어나 콩팥으로 들어간다. 콩팥동맥에서 갈라져 나온 엽사이동맥(엽간동맥, interlobar artery)은 콩팥피라미드 사이로 주행하다가 콩팥겉질과 콩팥속질 사이에서 활꼴동맥(궁상동맥, arcuate artery)으로 갈라진다. 이곳에서 소엽사이동맥(소엽간동맥, interlobular artery)이 갈라져 나와 콩팥겉질로 들어간다. 소엽사이동맥에서 나온 **들세동맥(수**

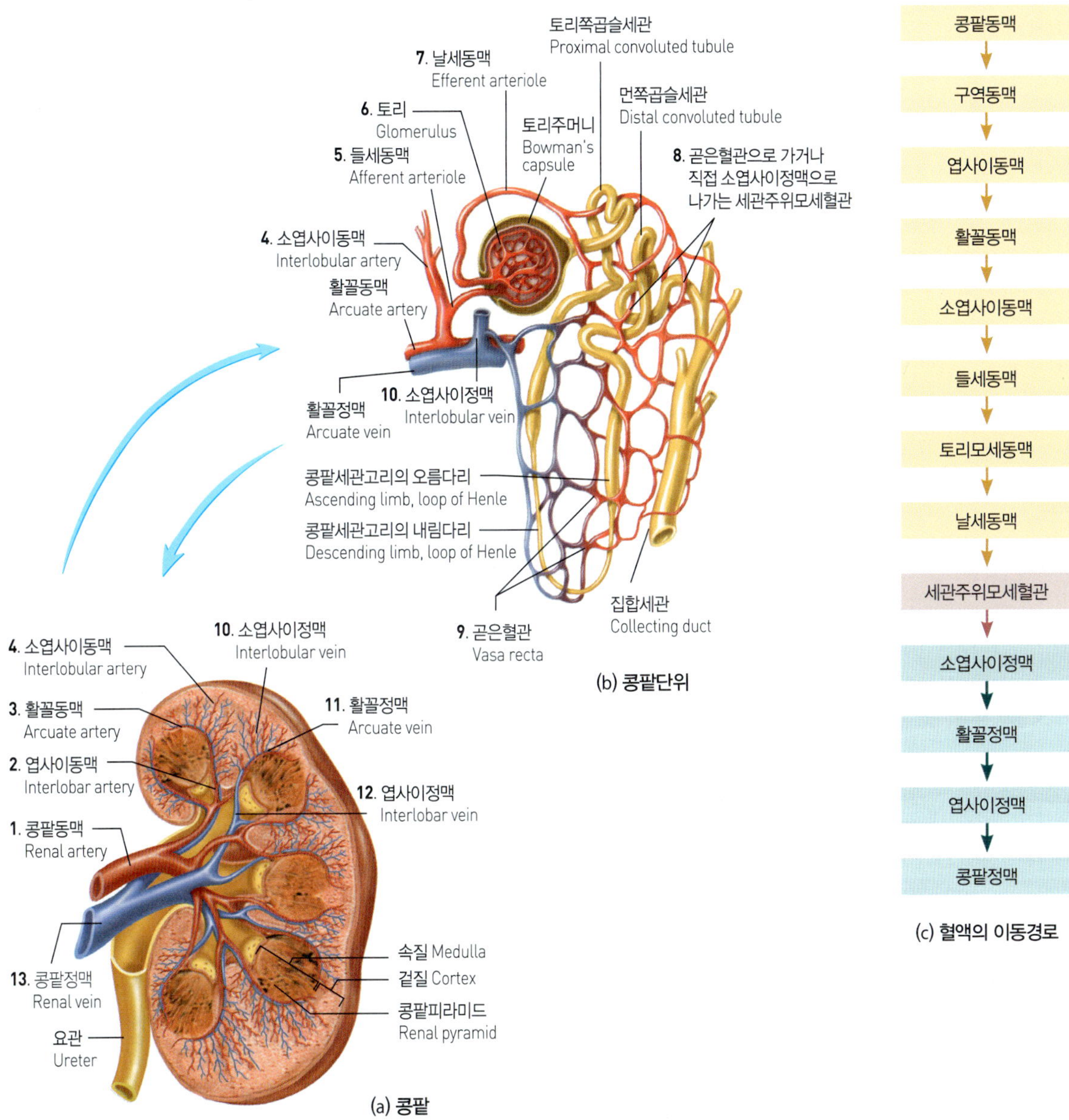

그림 11-5 콩팥을 통과하는 혈액의 흐름

입세동맥, afferent arteriole)은 토리모세혈관으로 이어지고, 토리모세혈관에서 나온 **날세동맥(수출세동맥, efferent arteriole)**은 토리쪽곱슬세관과 먼쪽곱슬세관 및 콩팥세관고리를 감싸는 **세관주위모세혈관(peritubular capillary)**으로 이어진다. 곧은혈관(직혈관, vasa recta)은 세관주위모세혈관의 특수한 부분으로서 콩팥속질의 깊은 곳까지 뻗어나가 콩팥세관고리와 집합세관을 둘러싼다. 세관주위모세혈관 및 곧은혈관의 혈액은 소엽사이정맥(interlobular vein)으로 모인 다음 동맥과 같은 이름의 정맥들을 따라 흘러나간다(그림 11-5).

2) 콩팥의 기능

콩팥은 체액의 성분과 양을 조절하여 적당한 삼투질 농도를 유지하고 적정 혈장량을 유지함으로써 혈압을 조절할 뿐 아니라 소변으로 H^+과 HCO_3^-의 배출을 조절하여 pH를 적절하게 유지한다. 콩팥의 주요 기능은 다음과 같다.

① 배설

콩팥은 우리 몸의 주요 배설기관이다. 혈액에서 독성 물질과 같은 노폐물을 제거하는데, 대부분의 노폐물은 세포에서 나온 대사산물이거나 창자에서 흡수한 물질들이다. 피부, 간, 허파, 창자에서 일부 노폐물을 제거하기도 하지만 지극히 소량이며 대부분은 콩팥에서 진행된다.

② 혈액량 및 혈압의 조절

콩팥은 희석 혹은 농축된 소변을 만드는 방식으로 세포외액(extracellular fluid)의 양을 조절하며 이러한 과정을 통해 혈액량(blood volume)과 혈압(blood pressure)을 조절하는 효과를 얻을 수 있다.

③ 혈액 속 용질 농도의 조절

포도당, Na^+, Cl^-, K^+, Ca^+, HCO_3^- 등의 주요 분자와 이온의 농도를 조절한다.

④ 세포바깥액 pH의 조절

콩팥은 H^+를 배출하면서 세포바깥액의 pH를 조절한다.

⑤ 적혈구 생성의 조절

골수에서 만들어지는 적혈구의 생성을 조절하는 적혈구형성인자(erythropoietin)를 콩팥이 분비한다.

⑥ 비타민 D 합성의 조절

콩팥은 비타민 D의 합성에 관여하여 혈중 칼슘 농도를 조절하는 역할을 한다.

TIP 콩팥의 기능

우리 몸의 75%를 차지하는 물은 생명유지에 필수적이며 세계보건기구에서는 건강한 몸을 유지하기 위해서 음식물에 포함되어 있는 수분을 포함하여 성인 남성 2.9L, 여성 2.2L를 섭취해야 한다고 했다.

음식물을 포함해서 우리가 섭취하는 물 속에는 다양한 종류의 영양소, 무기이온 등이 포함되어 있고 체내에서 물질대사를 통한 생명활동을 가능하게 하며 그 결과 형성되는 노폐물은 혈액을 통해 콩팥으로 운반되고 걸러져 소변으로 배출된다. 이것은 마치 인간의 활동에서 사용하고 버려지는 물(생활하수, 공장폐수, 축산폐수)의 처리과정과도 유사하다.

각 가정에서 사용하고 난 더러운 물은 하수구를 통하여 하수처리장으로 오게 되며 하수와 함께 온 흙, 모래, 각종 찌꺼기 등은 침사지에서 걸러진다. 그리고 침전지에서 위에 뜨는 물질과 가라앉는 물질을 분리하여 처리한 다음 위에 뜨는 물질은 다시 포기조에서 미생물이 성장하도록 하여 유기물 덩어리를 만들어 침전시키고 침전물은 따로 모아 폐기처리 한다.

하수처리장에서 깨끗하게 정화된 맑은 물은 하천이나 강으로 되돌려 보내 흐르게 되는데 폐수처리장에서 찌꺼기를 거르듯이 콩팥단위에서는 노폐물을 걸러내는 역할을 하고 영양소와 같은 유용한 물질은 콩팥세관에서 다시 회수하여 혈액으로 돌려보내며 덜 걸러진 노폐물은 콩팥세관으로 한 번 더 걸러내어 소변으로 내보낸다. 만약 이러한 처리과정이 제대로 진행되지 못하면 하천은 더러워지고 썩은 물이 되어 먹을 수도 없고 물고기와 같은 생물이 살 수도 없게 되는 것과 마찬가지로 콩팥의 기능이 상실되면 몸안에서 만들어지는 노폐물이 체내에 축적되어 항상성이 유지되지 못하고 다양한 질병이 발생하게 된다.

02 소변의 형성

소변이 만들어지는 중요한 3가지 과정은 여과(filtration), 세관 재흡수(tubular reabsorption), 세관 분비(tubular secretion)이다(그림 11-6). 소변은 대부분 수분으로 구성되어 있고, 이 외에 이온을 포함한 유기 노폐물들이 들어 있다(표 11-2).

소변 형성의 첫 단계는 수분과 단백질보다 작은 크기의 용질이 토리모세혈관을 빠져나와 여과막을 거쳐 토리주머니로 모이는 것이다. **여과**란 물, 이온, 작은 분자 등이 여과막을 통과하여 토리주머니로 모이는 것을 말한다. 혈장의 일부가 콩팥단위로 빠져나온 것이 여과액이다.

세관 재흡수란 여과된 물질이 거꾸로 세관주위모세혈관(peritubular capillary)을 통해 혈액으로 되돌아가는 것을 말한다. 일부 용질 분자와 이온은 능동운반의 기전으로 재흡수되는데, 이때 콩팥단위의 벽을 이루는 세포로 들어갔다가 다시 사이질액(interstitial fluid)으로 이동한 다음 세관주위모세혈관으로 이동하게 된다. 물의 재흡수는 벽 사이의 삼투를 통해 일어난다. 세관 재흡수는 일반적으로 여과액에 들어 있는 유용한 물질만이 재흡수되고, 나머지 대사산물 등의 노폐물은 남아 소변으로 배출되는 것이다. 예를 들어, 단백질이 대사되면 암모니아가 생기게 되는데, 암모니아는 독성 물질로서 간에서 요소(urea)로 변환된 다음 여과액으로 모이게 되며 이 중에서 일부만 재흡수될 뿐 대부분의 요소는 소변으로 배출된다.

세관 분비란 혈장속의 용질이 능동운반의 기전으로 콩팥단위의 세관벽을 지나 여과액으로 분비되는 것을 말한다. 결국 소변을 구성하는 물질은 처음 여과막을 통과한 여과액에서 세관주위모세혈관으로 재흡수된 물질을 뺀 것과 같다.

표 11-2 소변의 구성물질

물질	혈장	소변
물(L/일)		1.4
유기분자(mg/dL)		
단백질	3,900~5,000	0*
포도당	100	0
요소	26	1,820
요산	3	42
크레아티닌	1	196
이온(mEq/L)		
Na^+	142	128
K^+	5	60
Cl^-	103	134
HCO_3^-	28	14
비중(g/mL)†		1.005~1.030
pH		4.5~8.0

* 소변에서 미량의 단백질은 찾을 수 있다.
† 비중은 소변 용질의 농도가 증가하면 증가한다.

소변은 다음과 같은 세 단계를 통해 형성된다.

❶ **여과** Filtration — 여과(파란색 화살)는 물질이 토리주머니에서 여과막을 가로질러 이동하는 것으로 여과액을 만든다.

❷ **세관 재흡수** Tubular reabsorption — 용질은 능동운반, 공동수송과 같은 운송과정을 통해 콩팥단위의 벽을 통과해 사이질액으로 재흡수된다(보라색 화살표). 물은 삼투압에 의해 콩팥단위의 벽을 통과해 재흡수된다(초록색 화살표). 물과 용질은 사이질액에서 세관주위모세혈관으로 들어간다.

❸ **세관 분비** Tubular secretion — 용질은 콩팥단위의 벽을 통해 여과액으로 분비된다(노란색 화살표).

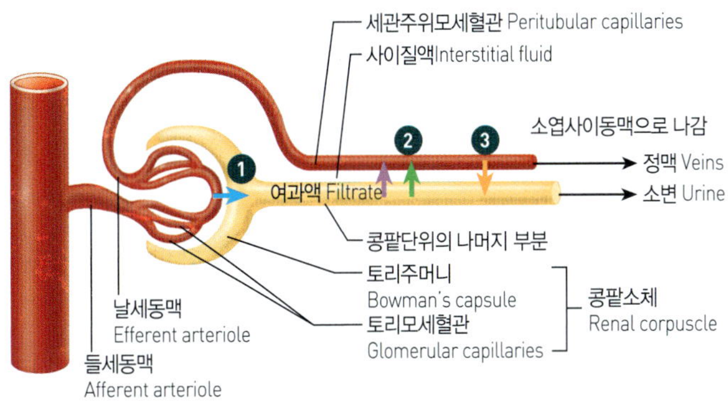

그림 11-6 소변의 형성

1) 토리여과

평균 21%의 혈액이 매 분마다 콩팥으로 흘러 들어가는데 토리모세혈관으로 들어간 혈장 중에서 약 19%는 여과막을 통과해 토리주머니로 들어가 여과액이 된다. 하루에 약 180L의 여과액이 생성되지만 대부분 재흡수되고 단지 1% 이하의 여과액만이 소변으로 배출된다.

(1) 토리여과막

토리의 여과막(glomerular filtration membrane)은 일정한 물질만 혈액에서 토리주머니로 빠져나갈 수 있도록 거르는 역할을 한다. 토리의 모세혈관벽은 단층편평세포로 구성되어 있으며 세포사이에는 직경 70~100nm 정도의 구멍이 존재하여 혈구를 제외한 대부분의 물질이 이동할 수 있다. 또한 토리와 토리주머니 사이에는 콜라겐과 당단백질로 구성된 바닥막(비세포성 젤라틴 막)이 있으며 콜라겐은 구조적 강도를, 당단백질은 혈장 단백의 여과를 억제하는 기능을 한다. 물과 작은 분자는 여과막의 구멍으로 바로 빠져나가고 적혈구나 크기가 큰 단백질은 토리주머니로 빠져나가지 못한다. 그러나 알부민과 작은 혈액단백질은 1% 정도만 여과되고 대부분의 혈장단백질은 여과되지 않는다.

토리주머니는 두 층의 편평상피세포로 구성되어 있으며 토리를 감싸는 내벽과 콩팥세관과 이어지는 외벽으로 구성된다. 내벽의 세포는 낙지 모양의 변형된 **발세포**로 이루어져 있으며, 여기에서 나오는 여러 개의 발세포 돌기 사이에 틈새구멍이 있어 여과된 분자들이 토리주머니로 들어가는 통로 역할을 한다(그림 11-7).

핵심돋보기

정상적인 토리에서는 토리 바닥막을 중심으로 하는 물리적 장벽과 음전하의 거름망 효과로 혈청 알부민(albumin)은 거의 여과되지 않는다. 그러나 토리에 염증이 생기면 바닥막의 음전하가 약해져 혈청 알부민이 여과되어 단백뇨(proteinuria)가 된다.

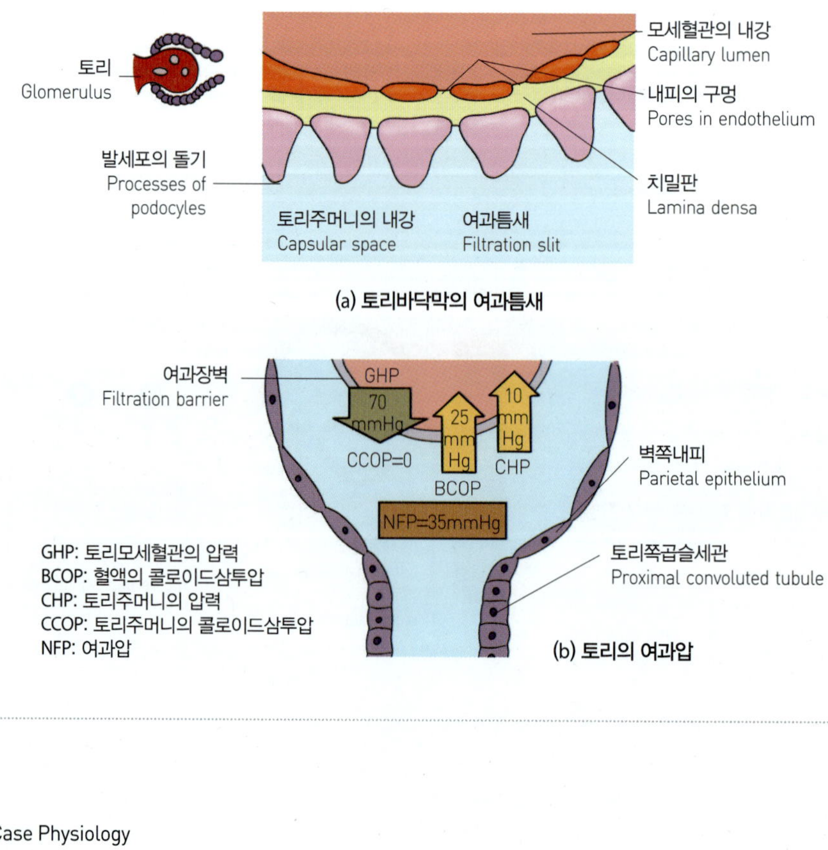

그림 11-7 토리여과

(2) 여과압

여과액의 생성은 토리모세혈관에서 여과막을 거쳐 토리주머니로 빠져나가게 만드는 힘인 여과압(filtration pressure)에 따라 달라진다. **여과압**은 토리모세혈관에서 토리주머니로 이동시키는 압력에서 토리주머니에서 토리모세혈관으로 이동하려는 압력을 뺀 것이다. 토리모세혈관압(사구체혈관압, glomerular capillary pressure)은 토리모세혈관의 혈압을 말하며 여과막을 지나 토리주머니로 체액을 이동시키는 주요 압력이다. 토리주머니에서 반대방향으로 가해지는 압력을 토리주머니압(사구체낭압, capsular pressure)이라고 하는데, 기존에 토리주머니 안에 들어 있던 여과액의 압력이다. 한편 콜로이드삼투압(colloid osmotic pressure)은 토리모세혈관으로 끌어 당기는 압력이다. 대부분의 혈장단백질이 여과막을 통과하지 못하기 때문에 삼투압을 유발하게 되고 이로 인해 토리주머니의 체액을 혈관으로 끌어당기게 되는 것이다. 따라서 여과압을 계산하는 식은 다음과 같다:

여과압 = 토리모세혈관압−토리주머니압−콜로이드삼투압

- 여과압(FP, filtration pressure) : 토리모세혈관에서 토리주머니로 빠져나가게 하는 힘
- 토리모세혈관압(GCP, glomerular capillary pressure) : 토리모세혈관의 혈압
- 토리주머니압(CP, capsular pressure) : 토리주머니에서 반대 방향으로 가해지는 압력(토리주머니 안에 들어있던 여과액의 압력)
- 콜로이드삼투압(COP, colloid osmotic pressure) : 토리모세혈관으로 끌어당기는 삼투압 압력

토리모세혈관압이 토리주머니압이나 콜로이드삼투압보다 훨씬 크기 때문에 결국 여과압은 토리에서 토리주머니로 체액을 이동시키는 힘이라고 할 수 있다. 대부분의 경우에는 여과압의 변동이 거의 없다. 그러나 여과압이 증가하면 여과액과 소변의 양이 모두 증가하게 되고, 반대로 여과압이 감소하면 여과액과 소변의 양이 모두 감소하게 된다. 여과압은 토리모세혈관의 혈압, 혈액 속 단백질 농도, 토리주머니의 압력에도 영향을 받는다. 토리모세혈관의 혈압은 다른 모세혈관보다 높다. 만일 토리모세혈관의 혈압이 증가하면 여과압이 증가하게 되고, 토리모세혈관의 혈압이 감소하면 여과압도 감소한다.

혈액 속의 단백질 농도는 삼투압을 일으켜 혈압을 통한 여과압의 힘과 반대로 작용한다. 혈액 속 단백질 농도가 증가하면 삼투의 기전으로 수분을 끌어당겨 여과압을 감소시키는 효과를 일으킨다. 반대로 단백질 농도가 감소하면 수분을 끌어당기는 힘이 약해지고 결국 여과압의 증가로 이어지게 된다.

(3) 토리여과율

토리여과율(glomerular filtration rate, GFR)은 1분 동안에 콩팥에서 생성되는 여과액으로 여자는 115mL/분, 남자는 125mL/분이다. 이것은 하루에 약 180L에 해당하는 양이며 성인의 평균 혈액을 5.5L로 봤을 때 매일 32회 정도의 여과가 이루어진다는 의미이다.

토리여과율은 직접 측정할 수 없기 때문에 이눌린(inulin)의 토리청소율(glomerular clearance)을 이용하여 간접적으로 측정한다. 이눌린은 토리에서 자유롭게 여과되지만 콩팥세관에서 재흡수되거나 분비되지 않기 때문에 여과된 이눌린은 그대로 소변으로 배출된다. 이러한 이유로 소변 속의 이눌린 양을 측정하면 혈장 이눌린 양을 정확히 계산할 수 있다. 이눌린 외에도 만니톨(mannitol), 내인성 크레아틴(endogenous creatine), 크레아티닌(creatinine) 등이 토리여과율 측정에 사용되며, 임상에서는 가격이 비싸고 복잡한 이눌린청소율 대신 정확도가 떨어지는 크레아티닌청소율을 선호하기도 한다. 즉 콩팥청소율은 콩팥의 물질 제거능력, 즉 혈장에 있는 물질이 단위시간 동안 혈장을 빠져나가 깨끗해지는 비율이므로 이눌린의 토리여과율은 콩팥청소율과 같다. 콩팥청소율을 측정하는 방법은 다음과 같다.

$$\text{콩팥청소율(mL/분)} = \frac{\text{소변량(mL/분)} \times \text{소변 속 물질농도}}{\text{혈장 내 물질농도}}$$

이눌린의 청소율에 대한 어떤 물질의 청소율이 1보다 작으면 이 물질이 콩팥세관에서 재흡수되었다는 의미이며 1보다 크면 콩팥세관에서 분비되었다는 것을 의미한다.

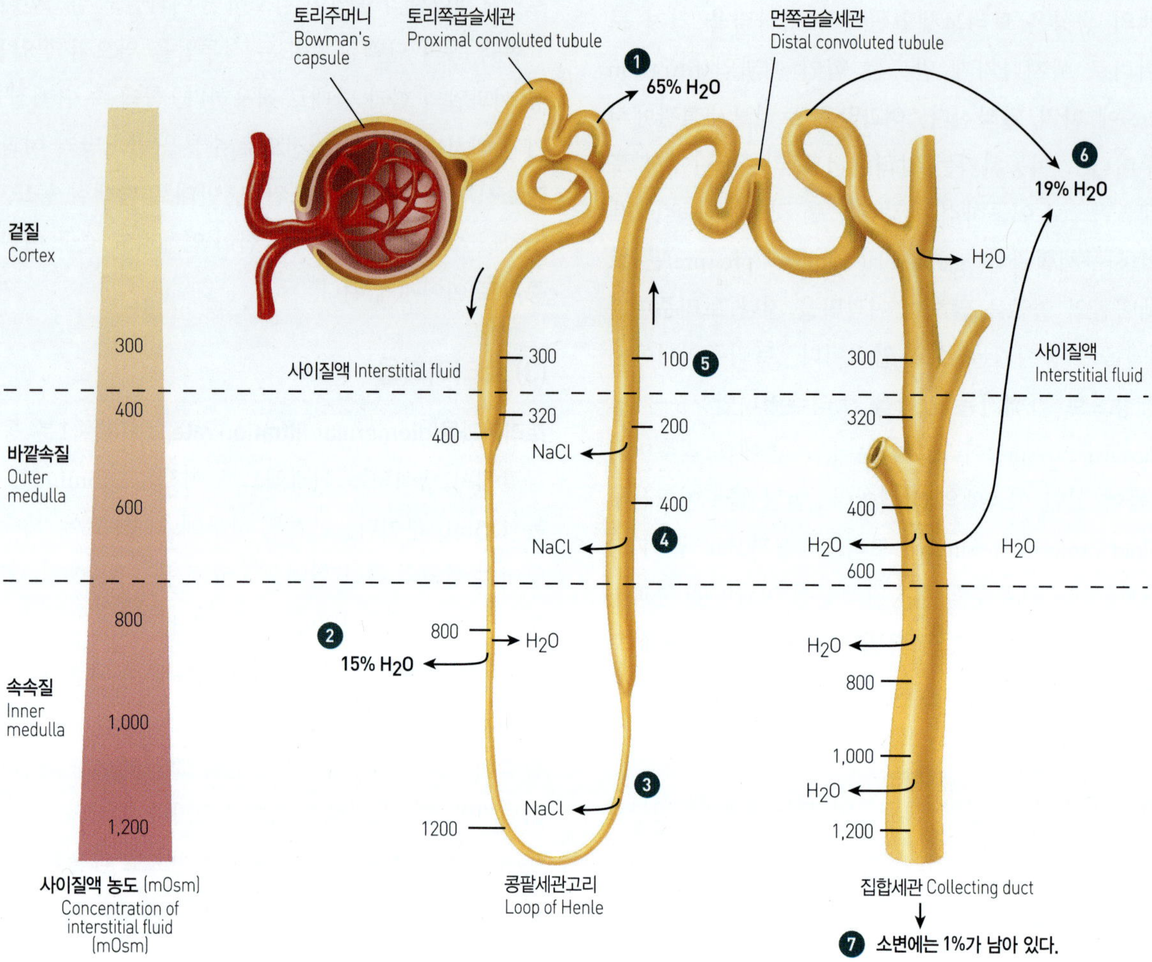

1. 여과액의 약 180L는 매일 콩팥단위로 들어가고, 65%는 토리쪽곱슬세관에서 재흡수된다. 토리쪽곱슬세관에서 용질 분자는 능동운반과 공동수송으로 세관의 속공간에서 사이질액으로 이동된다. 세관벽의 세포는 물에 대해 투과성이 있기 때문에 물은 삼투압에 의해 이동된다.

2. 여과액의 약 15%는 콩팥세관고리의 내림다리의 이 구역에서 재흡수된다. 내림다리는 속질의 농축된 사이질이 지나는 곳이다. 내림다리의 벽은 물에 대해 투과성이 있기 때문에 물은 세관에서 좀 더 농축된 사이질액으로 삼투압에 의해 이동한다. 여과액이 콩팥피라미드의 끝에 다다르면 여과액의 농도가 사이질액의 농도와 같아진다.

3. 콩팥세관고리의 오름다리는 물에 투과성이 없다. 염류는 얇은구역으로 분산된다.

4. Na^+는 능동적으로 운송되고, K^+와 Cl^-은 굵은구역의 여과액에서 사이질액으로 공동 수송된다.

5. 여과액의 양은 오름다리를 지날 때는 변화되지 않으나 농도는 많이 줄어든다. 여과액이 콩팥의 겉질에 다다르면 농도가 약 100mOsm/L 가 되는데 이것은 겉질의 사이질액보다 농도(300mOsm/L)가 낮다.

6. 먼쪽곱슬세관과 집합세관에 ADH가 있다면 물에 대한 투과성이 있다. 만일, ADH가 있다면 물은 농도가 낮은 여과액에서 농도가 높은 사이질액으로 삼투압에 의해 이동한다. 여과액이 콩팥피라미드 끝에 다다르면 여과액의 19%가 더 재흡수된다.

7. ADH가 분비되면 1% 혹은 그 미만이 소변으로 남는다.

그림 11-8 소변의 농축기전

핵심돋보기

토리모세혈관의 혈압은 온몸혈압의 변동이 심해도 일정하게 유지되는데, 이러한 능력을 콩팥 자동조절(renal autoregulation)이라 한다. 들세동맥 혈관의 크기변화는 토리여과율에 영향을 미치기 때문에 온몸혈압이 수시로 변해도 요세관토리 피드백(tubuloglomerular feedback)의 감지기인 치밀반(토리곁장치)에 의해 들세동맥 혈관이 상황에 따라 적절하게 이완(혈압 감소 시), 수축(혈압 증가 시)함으로써 토리모세혈관압을 조절한다. 또한 혈액 속 단백질의 농도와 토리주머니 속의 압력도 일정하게 유지된다. 그 결과 여과압(NFP)과 여과율(GFR)은 항상 작은 수치의 범위 내에서 일정하게 유지될 수 있다. 또한 교감신경이 흥분하게 되면 콩팥의 수입세동맥을 수축시켜 콩팥혈류량과 토리여과율이 감소하게 되고 여과액의 겨우 분당 수 mL 정도만 생성되면서 아주 적은 양의 소변만 생성된다.

혈중 단백질의 생성이 주로 일어나는 간에 염증이 발생하여 혈장단백질의 농도가 감소하게 되면 콩팥에서의 여과압이 증가한다. 여과압이 증가하면 결국 여과액 및 소변의 생성이 증가하게 된다.

2) 세관 재흡수(물과 용질의 재흡수)

세관 재흡수(tubular reabsorption)는 토리주머니에서 시작된 여과액이 토리쪽곱슬세관(proximal convoluted tubule), 콩팥세관고리(loop of Henle), 먼쪽곱슬세관(distal convoluted tubule), 집합세관(collecting duct)의 순서로 흐르면서 여과액의 다양한 용질들이 세관주위모세혈관으로 이동하는 과정이다. 세관 재흡수는 매우 선택적인 과정으로 재흡수되는 물질의 총량은 몸속 환경과 같은 조성을 유지하는 데 필요한 양이다. 여과액의 약 99%는 세관 재흡수를 통해 세관주위모세혈관(peritubular capillary)으로 들어가며, 이후 콩팥정맥을 통해 온몸순환으로 합류되는데 여과액의 1%만이 소변이 되며, 과다한 이온과 대사산물들은 재흡수되지 않기 때문에 이들이 소변을 이루는 주요 성분이 된다(그림 11-8).

핵심돋보기

이눌린은 퓨라노오스형의 D-프룩토오스가 곧은 사슬 모양으로 β-글리코시드 결합을 한 다당류이다. 다알리아, 돼지감자, 우엉 등의 뿌리에 많이 함유되어 있는 이눌린은 몸 속에서 세포활동에 영향을 미치지 않으며 원래의 상태대로 남아 있기 때문에 콩팥소체에서의 여과능력을 추정하는 검사용 물질로 이용된다.

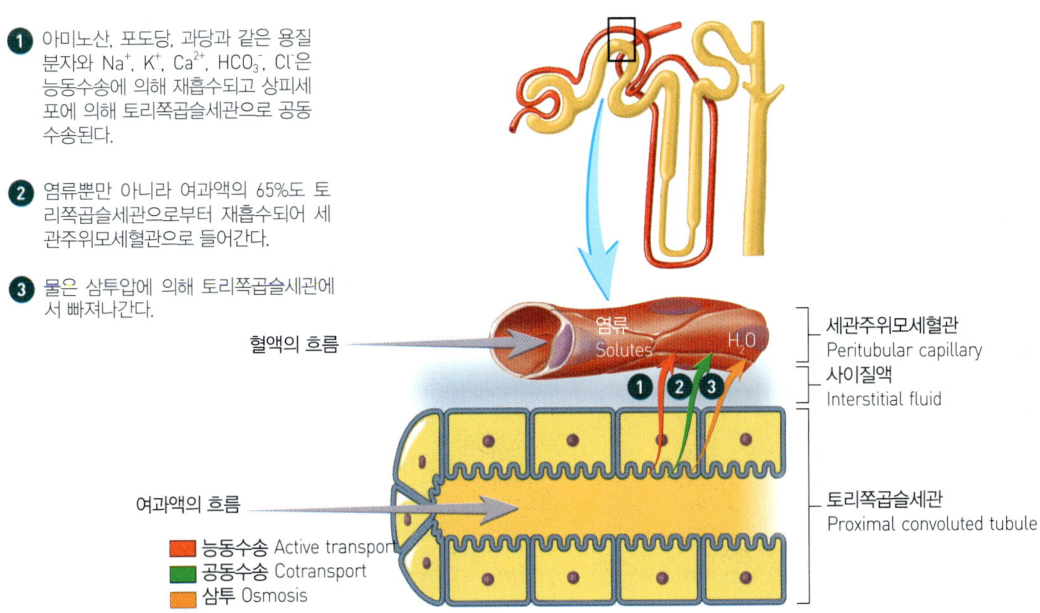

그림 11-9 토리쪽곱슬세관에서의 재흡수

(1) 토리쪽곱슬세관의 재흡수

토리쪽곱슬세관은 용질과 물이 재흡수되는 첫 번째 장소이다. 토리쪽곱슬세관의 입방세포에는 수많은 미세융모(microvilli)와 사립체가 존재하여 분자와 이온이 벽을 통과하기에 적합하고 능동수송과 공동수송(cotransport)에 의해 운반된다. 토리쪽곱슬세관에서 재흡수되는 물질로는 아미노산, 포도당, 과당 및 Na^+, K^+, Ca^{2+}, HCO^-, Cl^- 등이 있다. 토리쪽곱슬세관에서는 물도 흡수되는데 용질이 토리쪽곱슬세관에서 사이질액으로 이동할 때 물도 삼투(osmosis)에 의해 같은 방향으로 이동한다. 이후 용질과 물은 세관주위모세혈관으로 들어가게 되며 여과액의 65% 정도가 토리쪽곱슬세관에서 재흡수된다(그림 11-8의 1단계, 그림 11-9).

(2) 콩팥세관고리의 재흡수

콩팥세관고리에서는 토리쪽곱슬세관에서 흡수되고 남은 물과 염류가 재흡수되어 여과액을 농축시키는 역할을 한다. 콩팥세관고리의 콩팥속질(신수질, renal medulla)에는 Na^+, Cl^-, 요소 등으로 이루어진 매우 농축된 사이질액이 들어 있고, 콩팥세관의 내림다리(descending limb)

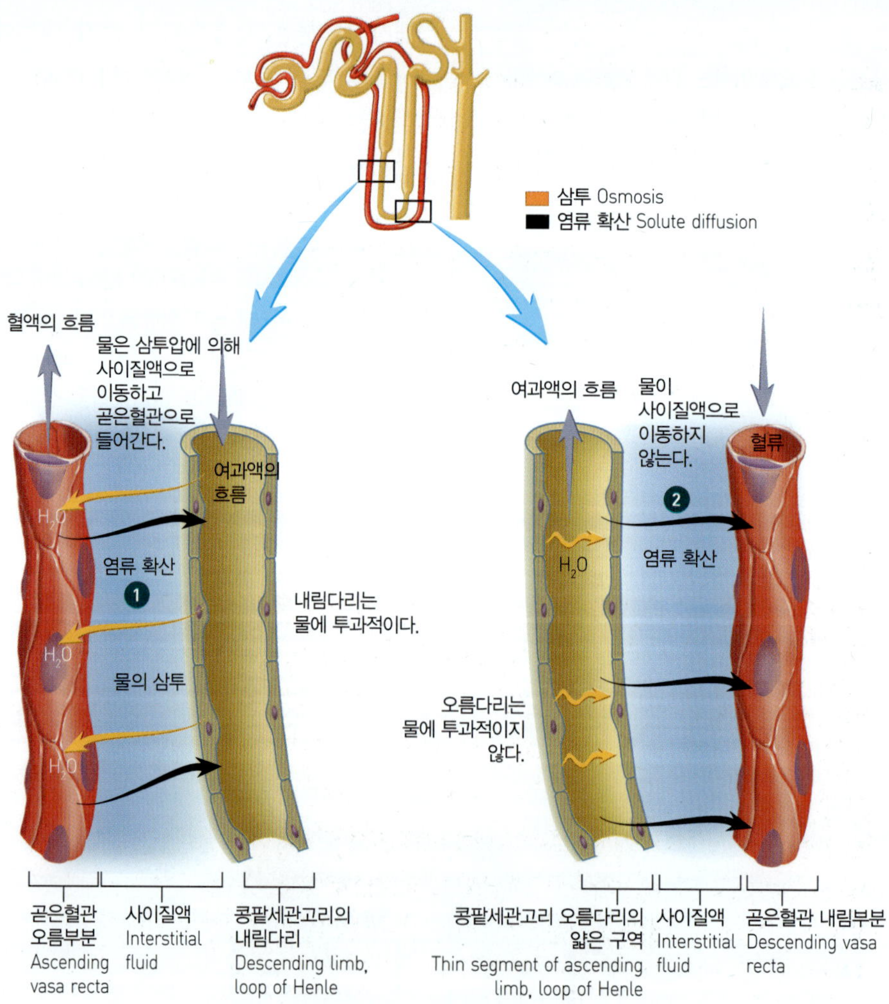

❶ 콩팥세관고리 내림다리의 얇은구역 벽은 물보다 적은 염류에 투과적이다. 콩팥속질의 사이질액과 곧은혈관의 혈액은 높은 용질농도를 가지고 있다. 그래서 물은 삼투압에 의해 세관에서 사이질액과 곧은혈관으로 이동한다. 여과액의 약 15%는 재흡수된다. 보다 적게, 염류는 곧은혈관과 사이질액에서 세관으로 확산된다.

❷ 콩팥세관고리 오름다리의 얇은 구역은 물에 투과적이지 않으나 염류에는 투과적이다. 염류는 세관에서 확산되어 나와 오름다리가 겉질쪽으로 튀어나온 곳에서 좀 더 묽은 사이질액으로 이동한다. 염류는 확산되어 곧은혈관 내림부분으로 들어간다.

그림 11-10 콩팥세관고리에서의 재흡수: 내림다리와 오름다리의 얇은 구역

가 많이 분포되어 있으며, 내림다리의 얇은 구역(thin segment)은 물에 대한 투과율이 높고 용질에 대한 투과율도 중간 정도이다. 여과액이 콩팥속질의 내림다리에 들어서면 삼투에 의해 콩팥단위에서 물이 빠져나가고, 확산에 의해 일부 용질이 콩팥단위로 이동한다. 즉 콩팥세관 의 내림다리를 지나면서 15% 정도의 여과액이 재흡수되고 콩팥속질의 사이질액과 같은 농도로 농축이 일어난다. 재흡수된 물과 용질은 곧은혈관(직혈관 vasa recta)으로 이동한다(그림 11-8의 2단계, 그림 11-10).

콩팥세관의 오름다리(ascending limb)는 용질의 제거를 통해 여과액을 희석하는 역할을 한다. 오름다리의 얇은 구역은 물에 대한 투과는 일어나지 않고 용질에 대한 투과만 일어난다. 그 결과, 확산에 의해 용질이 콩팥단위에서 빠져나가게 된다(그림 11-9의 3단계, 그림 11-10).

오름다리에 있는 굵은 구역(thick segment)의 입방세포는 콩팥단위 밖으로 Na^+를 이동시키며, 이때 K^+와 Cl^-가 함께 이동된다. 또한 굵은 구역은 물에 대한 투과가 일어나지 않는다. 그 결과, 물의 이동 없이 여과액에서 Na^+, K^+, Cl^-가 재흡수되어 제거된다(그림 11-8의 4단계). 이처럼 용질의 제거가 일어나기 때문에 오름다리로 들어간 고농도의 여과액은 먼쪽세관에 도착하기 전까지 희석된 용액으로 바뀌게 된다(그림 11-8의 5단계, 그림 11-11). 먼쪽곱슬세관으로 들어온 여과액은 콩팥겉질(신피질, renal cortex)의 사이질액보다 더 희석된다. 토리쪽곱슬세관과 콩팥세관의 내림다리에서 일어난 재흡수 때문에 먼쪽곱슬세관에 도달한 여과액은 약 20% 정도이다. 오름다

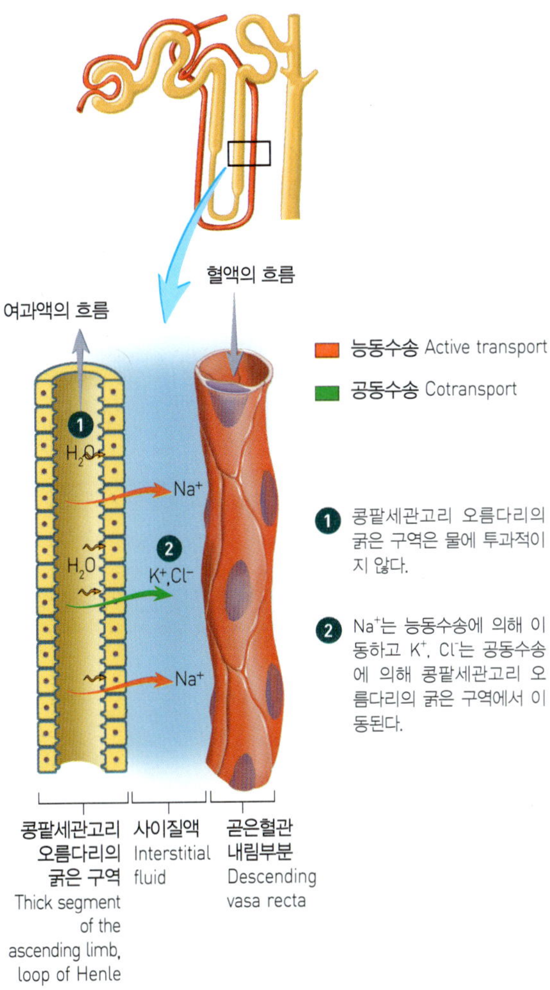

그림 11-11 콩팥세관고리에서의 재흡수 : 오름다리의 굵은 구역

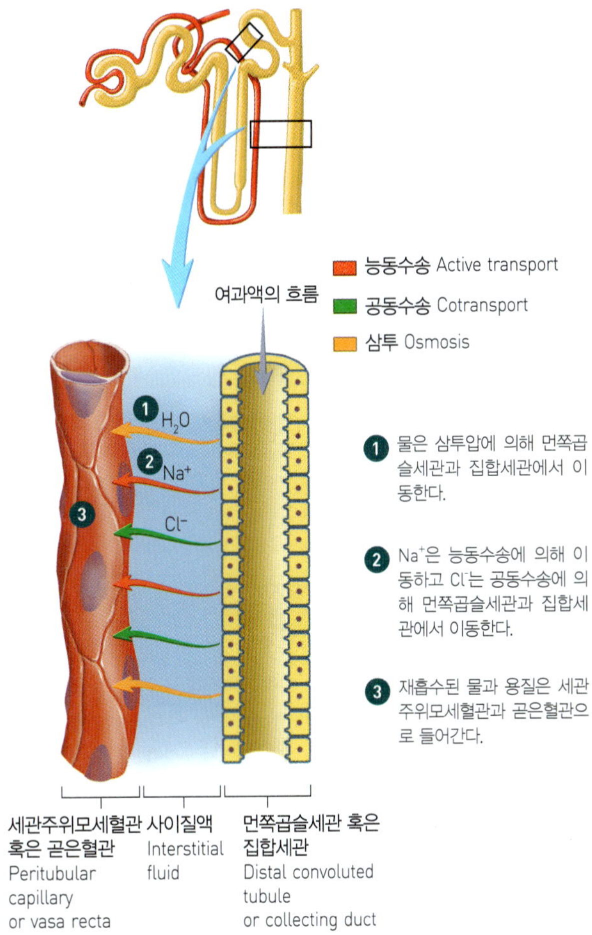

그림 11-12 먼쪽곱슬세관과 집합세관에서의 재흡수

리에서 흡수된 용질은 콩팥속질의 사이질액으로 이동하기 때문에 콩팥속질의 이온농도를 유지하는 효과가 있으며 과다한 용질은 곧은혈관으로 이동된다. 이 과정에서 원래의 토리에서 여과된 여과액의 80%가 콩팥단위의 토리쪽곱슬세관과 콩팥세관고리에서 재흡수되므로 처음 여과액의 20%만이 먼쪽곱슬세관과 집합관으로 들어간다.

(3) 먼쪽곱슬세관과 집합관의 재흡수

먼쪽곱슬세관과 집합세관의 입방세포는 물과 여분의 염류를 제거하는 역할을 수행하는데 Na^+와 Cl^-가 재흡수된다. Na^+은 능동적으로 이동되고, Cl^-은 공동수송을 통해 이동한다. 또한 19%의 여과액이 삼투에 의해 재흡수되고, 나머지 1% 만이 소변으로 배설된다(그림 11-8의 6 · 7단계, 그림 11-12). 먼쪽곱슬세관에서 재흡수된 물과 염류는 세관주위모세혈관과 집합세관의 곧은혈관으로 들어간다. 먼쪽곱슬세관과 집합세관에서 일어나는 물과 염류의 재흡수는 호르몬의 조절을 받는데, 이 호르몬은 소변의 농도와 양을 결정하는 중요한 역할을 한다.

세관 재흡수를 정리하면 토리주머니의 여과막을 통과한 대부분의 유용한 염류들은 먼쪽곱슬세관에서 재흡수되고 여과액은 먼쪽곱슬세관에서 65%가 줄어들며 콩팥세관의 내림다리에서 15%가 줄어든다. 콩팥세관의 오름다리에서는 물의 이동 없이 Na^+, K^+, Cl^-가 제거되고, 그 결과 여과액이 희석되는 효과가 있고 먼쪽곱슬세관과 집합세관에서 나머지 Na^+와 Cl^-가 제거되며 삼투에 의해 물이 빠져나가면서 여과액의 19%가 줄어든다. 최종적으로 총 여과액의 1% 정도가 소변이 된다.

핵심돋보기

토리에서 여과된 포도당은 토리쪽곱슬세관에서 모두 재흡수되기 때문에 통상적으로는 소변으로 배설되지 않는다. 그러나 혈당수치가 170mg/dL 이상이 되면 재흡수되지 못한 포도당이 소변으로 배설되는데 이때 포도당은 삼투압 물질로 작용하여 소변으로 물을 끌어당기게 한다. 따라서 당뇨병 환자는 다뇨, 갈증이 나타난다.

3) 세관 분비

세관 분비는 특정 물질들이 세관주위모세혈관의 혈장으로부터 세관으로 이동하는 과정으로 몸에 필요하지 않은 물질을 추가로 제거하는 방법이다. 세관을 통해 분비되는 중요한 물질은 H^+, K^+, 유기 음이온, 양이온들이다.

H^+은 토리에서 1차 여과되고 세관 전반에 걸쳐 능동수송을 통해 배설되는데 이때 H^+의 분비는 체액의 산도에 의해 결정된다. 체액의 산도가 높을 경우 분비되고, 낮을 경우에는 분비량이 감소한다. 이러한 H^+의 분비는 몸의 산염기균형 조절에 매우 중요하다.

K^+은 세관의 각 부위에서 각기 다른 방향으로 선택적 이동이 일어난다. 토리쪽곱슬세관에서는 여과된 K^+의

표 11-3 콩팥단위의 기능

구조		기능	
콩팥소체	토리	혈장성분 중 수분과 용해된 물질의 여과	
	토리주머니	토리여과물의 수용	
콩팥세관	토리쪽곱슬세관	· 삼투압에 의한 수분 재흡수 · 능동수송에 의한 물질의 재흡수(당, 아미노산, 크레아틴, 젖산, 구연산, 요산, 아스코르브산, Na^+, K^+, Ca^{2+}, PO_3^-, SO_4^-) · 포액작용(pinocytosis)에 의한 단백질 재흡수 · 전기화학 친화성에 의한 Cl^- 및 기타 음이온의 재흡수 · 페니실린, 히스타민 및 H^+ 등의 능동분비	
	콩팥세관고리 내림가지	삼투압에 의한 수분의 재흡수	
	콩팥세관고리 오름가지	· 능동수송에 의한 Cl^-의 재흡수	· Na^+의 수동적 재흡수
	먼쪽곱슬세관	· 삼투압에 의한 수분의 재흡수 · H^+의 능동적 분비	· 능동수송에 의한 Na^+의 재흡수 · 전기화학 친화성에 의한 K^+의 능동적 분비
집합세관		· 여러 개의 콩팥단위로부터 여과물을 수용	· 삼투압에 의한 수분의 수동적 재흡수

90%가 능동적으로 재흡수되지만 먼쪽곱슬세관과 집합세관에서는 Na^+-K^+ 펌프에 의해 세관쪽으로 분비된다(05 체액의 구성과 산염기 평형 5) 산염기 평형 부분 참고).

콩팥단위의 기능은 표 11-3에 요약하였다.

03 소변의 농축기전과 호르몬조절

콩팥은 체액의 농도가 증가(체액량 감소)할 때 여과액으로부터 물의 재흡수를 증가시키고 체액의 농도가 감소(체액량 증가)할 때 여과액으로부터 물의 재흡수가 감소하여 체액의 농도를 유지한다. 그런 이유로 소변의 양과 구성은 몸의 상태에 따라 변한다. 만일, 체액의 농도가 정상 수치보다 증가하면 콩팥은 적은 양의 농축된 소변을 생산하며 이것은 용질을 없애거나 물을 보존하는 방법 혹은 두 가지 방법 모두 사용하여 체액의 농도를 낮추어 정상으로 돌아가게 한다. 반면, 체액의 농도가 낮아지면 콩팥에서 많은 양의 묽은 소변을 생산하는데 소변에서 물의 손실은 혈액의 양을 낮추게 되고 용질은 보존되어 체액의 농도가 증가된다.

콩팥단위에서 생성된 소변은 콩팥유두를 통해 작은 콩팥잔(소신배, minor calyx)과 큰콩팥잔(대신배, major calyx)으로 이동하고 콩팥깔때기(신우, renal pelvis)를 지나 요관(ureter)을 통해 방광(urinary bladder)으로 들어간다. 방광에 저장된 소변은 요도(urethra)를 따라 몸 밖으로 배출된다.

1) 반류기전

소변의 형성과정 중 토리에서 여과된 수분의 80% 이상이 세관에서 재흡수되고 혈장과 등장성인 액체가 이 과정을 통해 혈장보다 4배 농축되는 기전을 스위스 물리학자 B. Hargitay와 W. Kuhn은 **반류기전(countercurrent system)**으로 설명하였다. 속질곁콩팥단위의 긴 콩팥세관고리 옆에 평행으로 길고 가느다란 곧은혈관(vasa recta)이 존재하며 이들 콩팥세관고리와 곧은혈관에 의해 반류기전이 진행된다. 콩팥세관고리의 오름다리는 수분에 대해 상대적으로 투과성이 낮은 반면 Na^+와 Cl^-를 능동적으로 배출하고 용질이 오름다리의 바깥쪽 간질액에 농축되면 그 부위는 고장성이 된다. 반대로 내림다리의 상피는 수분에 대해 투과성이 높고 용질에 대해 대한 투과성이 상대적으로 낮다. 이 부분은 오름다리에 의해 형성된 고장액의 간질액에 둘러싸여 있기 때문에 내림다리가 지나는 동안 삼투현상에 의해 수분이 빠져나오게 되며 내림다리 속 용액의 농도는 고장액이 된다. 이렇게 농도가 진해진 세관 속의 용액은 다시 오름다리를 이동하면서 Na^+와 Cl^-이 빠져나와 간질액을 고장액으로 만들고 다시 내림다리가 지나는 동안 세관 내 물이 빠져나올 수 있도록 한다. 이와 같은 소변 농축과정을 반류기전이라 한다(그림 11-13).

소변의 생산은 혈액량을 유지하고 그것으로 인해 혈압도 유지하게 되는데 혈액량의 증가는 혈압을 높일 수 있고 혈액량의 감소는 혈압을 낮출 수 있다. 혈액의 양이 정상보다 많으면 콩팥은 많은 양의 소변을 생산하고 소변으로 물이 손실되면 혈액의 양도 감소된다. 반대로 혈액의 양이 정상보다 감소되면 콩팥은 적은 양의 소변을 생산하여 물을 보존하면서 혈액의 양을 유지한다.

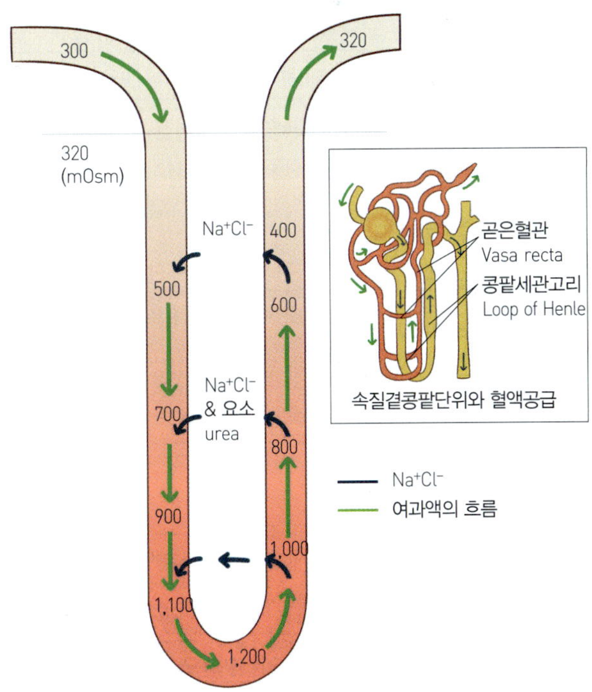

그림 11-13 반류기전에 의한 삼투압 농도구배

2) 호르몬 조절

세 가지 주요 호르몬의 기전, 즉 **레닌-앤지오텐신-알도스테론(renin-angiotensin-aldosterone) 기전**, **항이뇨호르몬(antidiuretic hormone) 기전**, 그리고 **심방나트륨이뇨호르몬(atrial natriuretic hormone) 기전**은 소변 농도와 양을 조절하는 데 관여한다. 각 기전은 다른 자극에 의해 활성화되지만 항상성을 달성하기 위해 함께 역할을 수행한다. 레닌-앤지오텐신-알도스테론 기전과 심방나트륨이뇨호르몬 기전은 혈압변화에 좀 더 예민하게 반응하는 반면 항이뇨호르몬은 혈액농도 변화에 좀 더 예민하게 반응한다.

(1) 레닌-앤지오텐신-알도스테론 기전

레닌과 앤지오텐신은 알도스테론 분비 조절을 돕는다. 혈압이 내려가면 토리곁복합체(juxtaglomerular complex)의 세포에서 효소 **레닌(renin)**이 분비되고 혈액으로 분비된 레닌은 간(liver)에서 생산된 혈장단백질인 앤지오텐시노겐(angiotensinogen)에 작용하여 **앤지오텐신 I(angiotensin I)**을 형성한다. 앤지오텐신 I은 앤지오텐신 전환효소(angiotensin converting enzyme, ACE)에 의해 빠르게 앤지오텐신 II라 불리는 작은 펩티드로 전환된다. 앤지오텐신 II는 세동맥의 민무늬근육 수축을 자극하여 혈압을 높이며 부신겉질(adrenal cortex)에 영향을 주어 알도스테론을 분비하게 한다. **알도스테론(aldosterone)**은 콩팥에서 수분이 빠져나가지 못하게 하여 혈액량과 혈압을 정상적으로 유지하게 한다(그림 11-14~16).

알도스테론은 먼쪽곱슬세관과 집합세관에서 Na^+의 능동수송의 속도를 증가시킨다. 알도스테론이 없는 경우, 많은 양의 Na^+이 콩팥단위에 남고 소변의 일부분이 되는데 여과액 중의 높은 Na^+농도는 콩팥단위에 물이 잔류하게 되는 원인이 되고 이로 인해 소변의 양이 증가한다. 따라서 Na^+의 능동수송 운반 속도가 느려질 때 소변의 양은 증가하고 소변 중의 Na^+ 농도가 높아진다. 왜냐하면 Cl^-가 Na^+와 결합하여 Na^+과 함께 이동하기 때문이다.

혈압이 갑자기 감소하거나 여과액에서 Na^+의 농도가 너무 낮을 때 콩팥에서 레닌을 분비한다. 그 결과 알도스테론이 증가하고 콩팥단위에서 Na^+과 Cl^-의 재흡수를 증가시키게 되며 이때 물이 함께 이동하므로 결국 소변 양이 감소하게 되는 것이다. 즉 물의 배출을 막음으로써 혈압이 더 떨어지는 것을 방지할 수 있게 된다.

(2) 항이뇨호르몬

항이뇨호르몬(antidiuretic hormone, ADH)은 뇌하수체 뒤엽(posterior lobe of pituitary gland)에서 분비되며 순환계통을 통해 콩팥으로 간다. 항이뇨호르몬은 먼쪽곱슬세관과 집합세관에서 재흡수되는 물의 양을 조절한다. 항이뇨호르몬의 수치가 증가하면 먼쪽곱슬세관과 집합세관의 수분 투과성이 증가되고 더 많은 물이 여과액으로부터 재흡수된다. 따라서 항이뇨호르몬의 증가는 농축된 적은 양의 소변을 만든다. 다른 한편으로는 항이뇨호르몬의 수치가 감소하면 먼쪽곱슬세관과 집합세관은 물에 대한 투과성이 적어진다. 그 결과 적은 물이 재흡수되고 많은 양의 묽은 소변이 생산된다(그림 11-17).

뇌하수체 뒤엽에서 항이뇨호르몬의 분비는 시상하부의 조절을 받는다. 혈장이나 사이질액의 삼투압이 증가하면 시상하부의 삼투수용기(osmoreceptor)가 감지하여 뇌하수체 뒤엽에서 항이뇨호르몬이 분비된다. 혈중 용질의 농도가 줄어들면 항이뇨호르몬 분비억제의 원인이 된다.

혈압을 감시하는 압력수용기(baroreceptor)도 항이뇨호르몬 분비에 영향을 미친다. 혈압이 크게 떨어지면 항이뇨호르몬이 분비되고 혈압이 높아지면 항이뇨호르몬 분비가 감소된다.

(3) 심방나트륨이뇨호르몬

심방나트륨이뇨호르몬(atrial natriuretic hormone, ANH)은 오른심방(right atrium)의 혈압이 정상보다 높을 때 오른심방의 심장근육세포에서 분비되는 펩티드로 알도스테론과 반대 작용을 한다(그림 11-18). 심방나트륨이뇨호르몬은 콩팥에서 Na^+ 재흡수를 억제하고 Na^+과 물은 콩팥단위에 남아 소변으로 배출된다. 그 결과 혈액의 양은 감소되고 혈압은 내려간다.

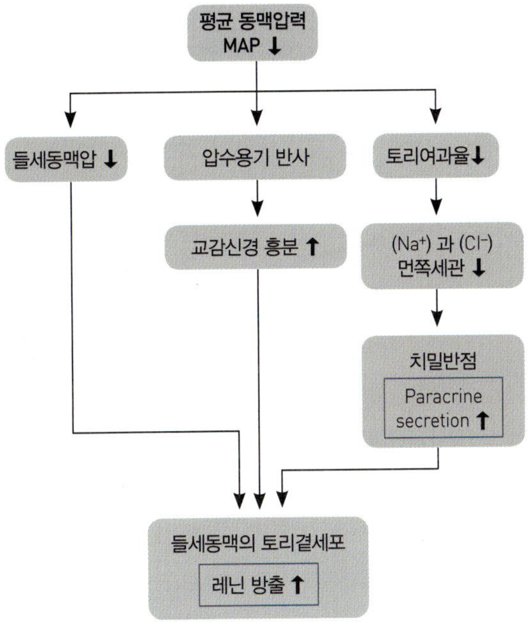

그림 11-14 동맥혈압 저하에 따른 레닌 분비 상승 기전

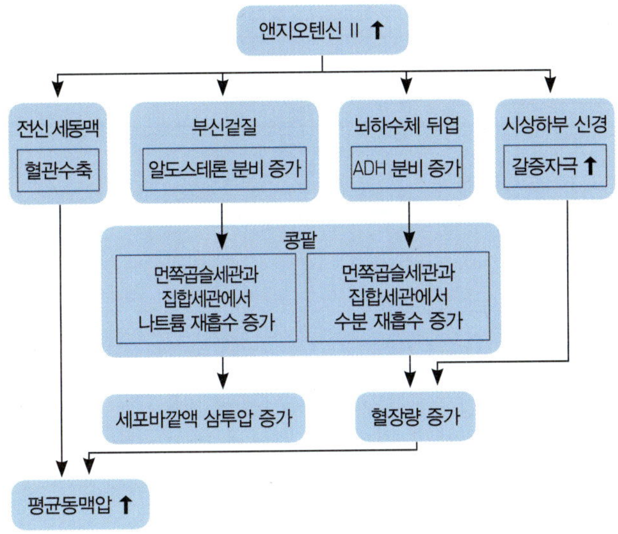

그림 11-15 앤지오텐신 II에 의한 동맥혈압 상승 기전

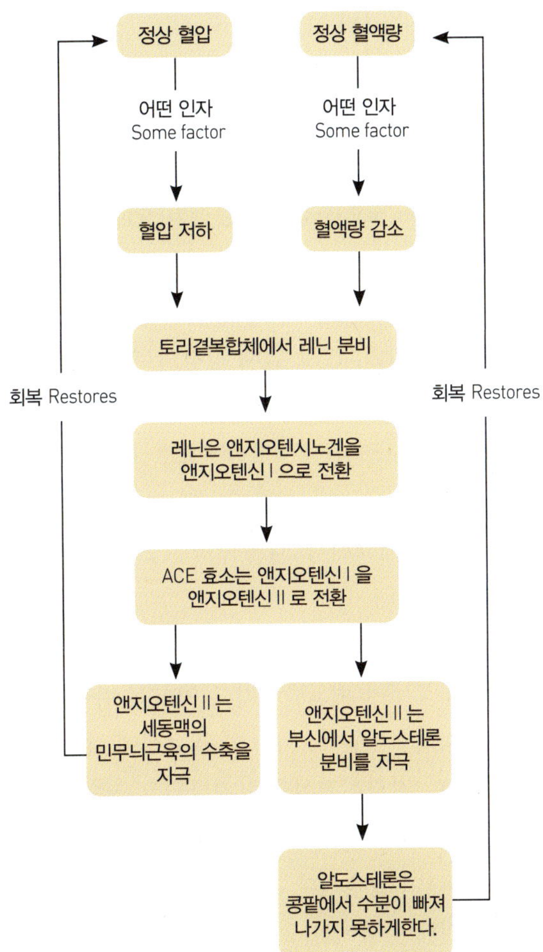

그림 11-16 레닌-앤지오텐신-알도스테론 기전(RAAS)

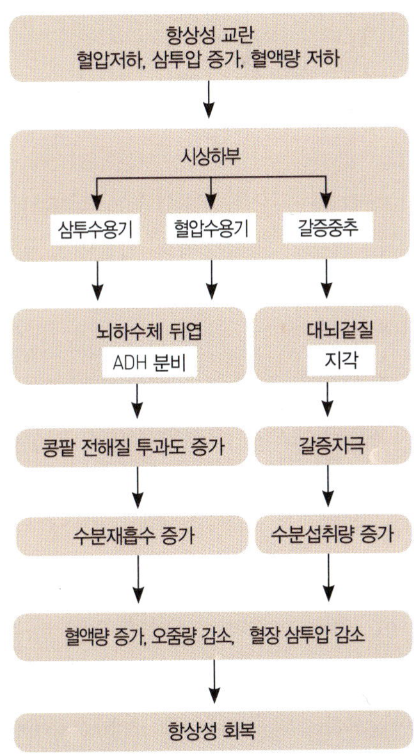

그림 11-17 항이뇨호르몬과 갈증중추를 통한 혈장삼투압 및 혈액량 조절

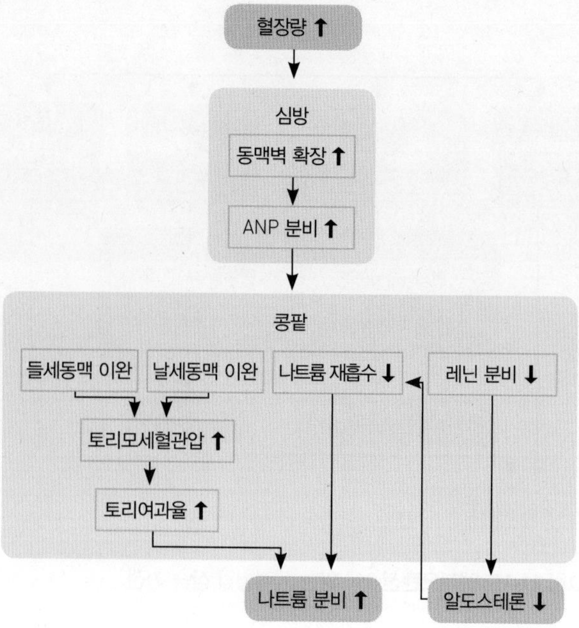

그림 11-18 심방나트륨이뇨호르몬의 나트륨 배설 촉진 작용

3) 소변의 배출

콩팥단위에서 생성된 소변은 콩팥유두를 통해 작은콩팥잔과 큰콩팥잔으로 이동하고 콩팥깔때기를 지나 요관을 통해 방광으로 들어간다. 방광에 저장된 소변은 요도를 따라 몸 밖으로 배출된다.

(1) 방광

방광은 민무늬근육으로 이루어진 얇은 주머니로 잘 늘어난다. 안쪽은 특수한 이행상피로 이루어져 방광에 소변이 차게 되면 두께가 변화하게 되는데 소변의 양에 따라 방광내막의 표면적을 증가시키거나 감소시킴으로써 방광의 기능을 돕는다. 방광에 차는 소변량이 150mL 정도가 되면 처음으로 요의를 느끼고 300mL 이상이 되면 점점 불편함을 느끼게 되며 보통 600mL 정도까지 소변을 저장할 수 있다.

방광의 출구를 이루는 요도의 시작 부위에는 두 개의 조임근이 있다. 안쪽은 민무늬근육의 속요도조임근(internal urethral sphincter)이, 바깥쪽은 뼈대근육으로 되어 있는 바깥요도조임근(external urethral sphincter)이 요도를 감싸고 있다. 정상적인 상태에서는 두 개의 조임근이 닫혀져 소변의 유출을 막게 되며 뼈대근육으로 구성된 바깥요도조임근의 경우 수의적 조절이 가능하므로 방광이 수축되어 속요도조임근이 열리더라도 소변의 배출을 의식적으로 막을 수 있다.

방광의 근육에는 부교감신경의 가지들이 지배하고 있으며 흥분하면 방광이 수축하여 소변의 배출을 돕고, 교감신경은 배뇨작용에 크게 작용하지 않으며 주로 혈관에 영향을 미친다.

(2) 배뇨반사

배뇨반사(micturition reflex)는 방광벽(urinary bladder wall)의 뻗침에 의한 움직임이다. 방광 속에 소변량이 증가하여 200~400mL 정도가 되면 압력이 상승하고 방광이 늘어나게 되어 방광벽에 있는 뻗침수용기(신장수용기, stretch receptor)가 자극된다. 활동전위는 방광에서 골반신경을 통해 척수(spinal cord)로 전도한다. 반사의 통합은 척수에서 발생되고 활동전위는 부교감신경섬유를 따라 방광에 전도된다(그림 11-19).

배뇨반사는 자동반사이나 뇌에 있는 더 높은 중추에 의해 억제되거나 자극된다. 시상하부(hypothalamus)와 다리뇌(뇌교, pons)는 배뇨를 촉진하는 중추이며 대뇌겉질(대뇌피질, cerebral cortex)과 중간뇌(중뇌, midbrain)는 배뇨를 억제하는 중추이다. 배뇨억제 중추는 활동 전위를 척수신경을 통해 보내 배뇨반사를 방지하고 자동 반사의 강도를 줄이며, 그로 인해 방광의 수축이 자극되고 신경섬유를 자극하여 바깥요도조임근의 수축상태를 유지한다. 바깥요도조임근은 일반적으로 몸운동신경계통(somatic motor nerve system)의 자극에 의해 수축한다. 이러한 자발적인 배뇨반사 억제능력은 2~3살경에 발달한다.

사람이 절박한 소변을 느낄 때 뇌중추에서 활동전위를 척수를 통해 보내어 배뇨반사가 용이하고 바깥요도조임근이 이완되도록 바꾼다. 배뇨의 필요성에 대한 의식은 방광의 뻗침이 감각신경섬유로 자극되고 척수에서 오름경로(상행로, ascending tract)를 통해 뇌로 이동되는 활동전위가 증가하여 발생된다. 박테리아 감염 혹은 다른 어떤 이유에 의해 방광이나 요도의 자극은 방광이 거의 비어 있음에도 불구하고 절박한 소변을 느끼게 한다.

뇌중추에 의한 배뇨반사 조절
Control of the micturition reflex by higher brain centers

Ⓐ 방광에 뻗침이 있을 때 오름신경로가 활동전위의 빈도가 증가한 것을 척수신경을 통해 다리뇌와 대뇌로 이동시킨다. 이것은 배뇨 충동을 증가시킨다.

Ⓑ 방광이 가득 찼을 때 자동 배뇨를 방지하고 배뇨반사를 억제하는 것을 내림신경로를 통해 척수신경의 엉치부위로 활동전위를 이동시킨다. 내림신경로는 대뇌에서부터 척수신경의 엉치부위로 활동전위를 이동시켜 방광의 뻗침이 배뇨 충동을 일으킬 때와 사람이 수의적으로 배뇨할 때 배뇨반사를 가능하게 한다.

배뇨반사 Micturition reflex

❶ 방광의 소변은 방광벽을 늘린다.

❷ 뻗침수용기에 의해 만들어진 활동전위는 초록색 선으로 표시된 골반신경을 따라 척추신경의 엉치 부위로 이동된다.

❸ 방광의 민무늬근육을 수축시키는 활동전위는 빨간색 선으로 표시된 부교감신경에 의해 이동된다. 감소된 활동전위는 보라색 선으로 표시되는 몸운동신경을 통해 이동하고 바깥요도조임근을 이완시킨다.

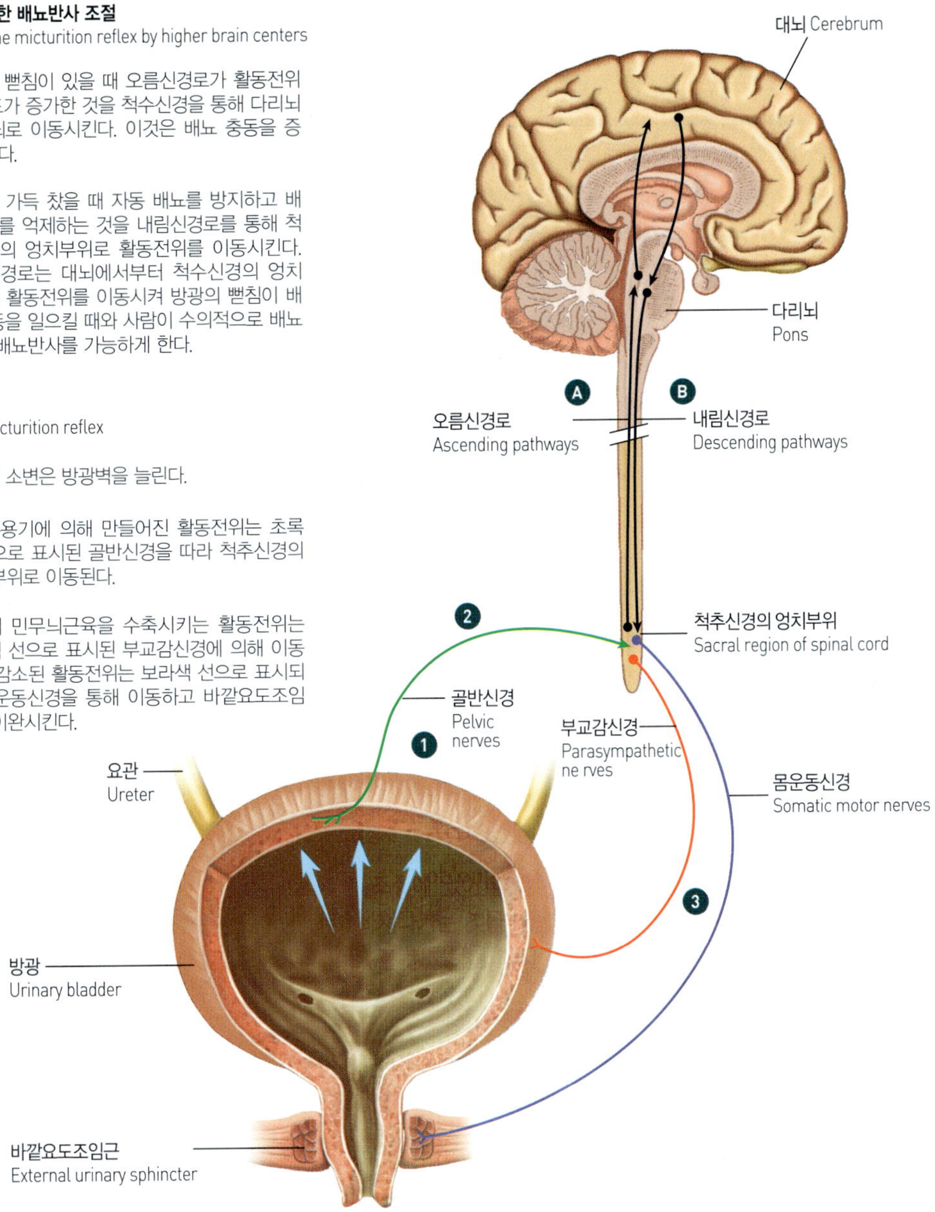

그림 11-19 배뇨반사

핵심돋보기

콩팥증후군의 진단(성인 기준)

1. 단백뇨 : 1일 소변의 단백질량 3.5g 이상
2. 저단백혈증 : 혈청 총단백질량 6.0g/dL 이하(저알부민혈증의 경우 혈청알부민량 3.0g/dL 이하)
3. 고지혈증 : 혈청 총콜레스테롤 250mg/dL 이상
4. 부종

단백뇨와 저단백혈증(저알부민혈증)은 진단 필수조건이며 고지혈증과 부종은 필수조건이 아님

TIP 신부전의 치료

콩팥의 기능이 갑자기 저하되거나 장기간에 걸쳐 기능상실이 지속되는 상태를 신부전이라 하며 치료방법에는 혈액투석(hemodialysis), 복막투석(peritoneal dialysis), 콩팥이식(kidney transplants) 등이 있다. 보통 급성 혹은 만성 신부전으로 심한 통증이 있는 경우 사용하는 혈액투석은 선택적인 투과막으로 구성된 관을 통한 투석기가 콩팥의 배설 기능을 대신한다.

혈액투석은 일반 가정에서 활용하고 있는 정수기의 정수원리와 유사하다. 정수기는 필터의 방식에 따라 '역삼투압(R/O, Reverse Osmosis)'과 '중공사막(UF: Ultrafiltration)'으로 구분되는데 역삼투압 방식의 경우 정수가 필요한 물을 0.0001μm 크기의 미세한 기공을 통과시키며 유기 및 무기성 오염물질, 세균, 바이러스, 중금속을 포함한 이온성 물질을 99% 이상 제거한다. 중공사막 방식은 0.001~0.01μm 크기의 구멍이 있는 비대칭 구조 막(membrane)을 사용하여 오염물질을 제거한다. 이러한 정수과정을 거친 깨끗한 물을 우리가 먹을 수 있듯이 신부전 환자의 경우 인공 필터를 통해 혈액 속에 들어 있는 노폐물을 걸러낸 후 깨끗해진 혈액성분을 다시 혈관으로 돌려보내게 된다. 즉 혈액투석기가 콩팥의 기능을 대신하는 것이다.

혈액은 일반적으로 동맥에서 시작해서 투석기의 관을 통과하여 정맥으로 돌아가며 투석관의 바깥에는 투석액(dialysis fluid)이라 하는 액체가 있고 대사 노폐물을 제외한 이것은 정상 혈장과 같은 농도로 되어 있기 때문에 대사 노폐물은 혈액에서 투석액으로 확산된다. 투석막에 있는 구멍은 혈장단백질이 통과할 수 없는 작은 구멍이며 투석액은 혈장과 동일한 유익한 용질을 포함하고 있기 때문에 이들 물질의 이동은 없다.

복막투석은 때때로 신부전 치료에 사용된다. 복막투석은 혈액투석과 작용하는 원칙은 같으나 투석액이 관을 통해 배막안(복막강, peritoneal cavity)으로 들어간다. 내장쪽배막(visceral peritoneum)과 벽쪽배막(parietal peritoneum)이 투석막처럼 작용한다. 노폐물은 배막밑에 있는 혈관으로 확산되고 배막을 가로질러 투석액으로 들어간다.

콩팥이식은 때때로 신부전이 심한 사람에게 시행된다. 콩팥이식의 가장 큰 어려움은 수여자의 면역계통(immune system)의 거부이다. 그러므로 의사는 기증자와 수여자의 면역 특성을 맞춰 수여자의 거부 상황을 최소화 하며 수여자는 남은 생애 동안 면역억제제를 복용해야 한다.

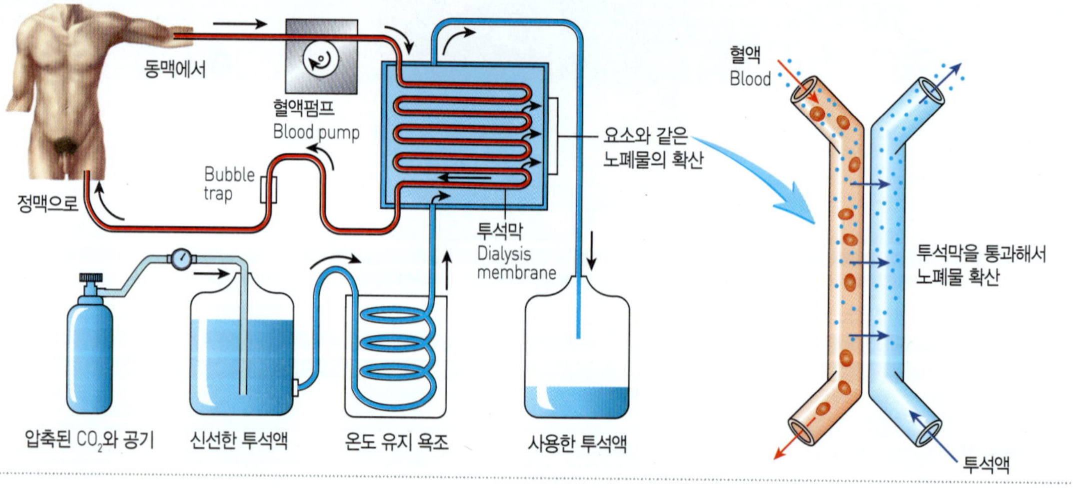

혈액투석

04 체액의 구성과 산염기 평형

사람은 몸무게의 약60%가 물로 되어 있으며 여기에는 몸에 필요한 여러 종류의 이온들(Na^+, K^+, HCO_3^-, H^+ 및 PO4⁻ 등)이 녹아 있는데 이를 체액이라 한다. 체액의 약 2/3는 세포속액으로 존재하고 나머지는 세포바깥액으로 존재하며, 콩팥은 섭취한 이온의 양에 따라 배설량 조절을 통해 혈장에 존재하는 이온농도를 조절한다. 또한 혈액 내 pH에 따라 콩팥세관에서 H^+를 소변으로 배설하고 HCO_3^-를 재흡수함으로써 체액의 pH를 조절하며, 부신겉질(부신피질, adreal cortex)에서 분비되는 알도스테론은 콩팥세관에서 Na^+의 재흡수와 K^+배설을 촉진한다.

1) 체액구획과 액체구성

어른 남자의 몸무게 중 대략 60%는 물로 구성되어 있고, 어른 여자 몸무게의 대략 50%는 물이다. 지방조직의 수분 함량이 상대적으로 낮기 때문에 지방조직의 양이 증가하면 물로 구성된 몸무게의 일부가 감소한다. 여자는 일반적으로 남자에 비해 높은 비율의 체지방을 가지고 있기 때문에 어른 여자 몸무게에서 물의 비율은 낮다. 물과 그 안에 녹아 있는 이온은 두 개의 주요 구획인 세포속액구획과 세포바깥액구획에 분포되어 있다(표 11-4). 물과 이온은 이 구획들 사이로 이동하나 그들의 움직임은 조절된다.

세포속액구획(intracellular fluid compartment)은 몸의 모든 세포 안에 있는 액체를 포함한다. 각 세포들의 세포막은 세포속액구획으로 둘러싸여 있고, 여기는 실제로 엄청난 양의 작은 구획들로 구성되어 있다. 작은 구획들 속의 구성물질과 세포막을 통과해 이들 사이를 지나다니는 액체의 구성물질은 모두 비슷하다. 대략 우리 몸 안에 있는 물의 3분의 2는 세포속액구획 안에 있다.

세포바깥액구획(세포외액구획, extracellular fluid compartment)은 세포 바깥에 있는 모든 액체를 포함하고 이것은 전체 우리 몸에 있는 물의 3분의 1이 된다. 세포바깥액구획은 사이질액(간질액, interstitial fluid), 혈관 내 혈장(plasma), 그리고 림프관 안의 림프액을 포함한다. 세포바깥액 양의 작은 부분은 막에 의해 소구획으로 나누어진다. 이러한 특수 소구획의 구성 물질은 다른 세포바깥액의 구성물질과 다르다. 소구획의 체액으로는 눈의 방수(aqueous humor)와 유리체액(vitreous humor), 뇌척수액(celebrospinal fluid), 관절안(관절강, joint cavity)의 윤활액(synovial fluid), 몸안(체강, body cavity)의 장액(serous fluid), 샘에서 분비된 액체, 콩팥의 여과액, 그리고 방광의 소변 등이 있다.

세포들의 세포속액은 그 구성이 서로 비슷하다. 이것은 세포바깥액과 비교했을 때 K^+, Mg^{2+}, 인산염, 황산염과 같은 이온들의 농도가 비교적 높으나 Na^+, Ca^{2+}, Cl^-, HCO^-은 상대적으로 농도가 낮다. 세포속액의 단백질 농도 또한 세포바깥액보다 높다. 세포속액과 마찬가지로 서로 다른 부위들의 세포바깥액도 비슷한 구성을 가지고 있다.

핵심돋보기

소변 저장 시에는 교감신경인 아랫배신경(T_{11}~L_2)에 의해 방광벽의 이완, 속요도조임근의 수축이 일어나며 몸신경인 음부신경(S_2~S_4)에서 바깥요도조임근의 수축을 유도한다.

배뇨 시에는 부교감신경인 골반내장신경(S_2~S_4)에 의해 방광벽의 수축, 속요도조임근의 이완을 유도하며 음부신경에 의한 바깥요도조임근의 수축이 정지된다.

2) 체액구획 내 교환

체액구획(body fluid compartment)을 나누는 세포막은 선택적 투과이다. 물은 지속적으로 세포막을 투과하지만 이온이 녹아 있는 물은 투과성이 매우 낮다. 물의 이동은 구획들 간 정수압(hydrostatic pressure)의 차이와 삼투압의 차이에 의해 주로 조절된다. 예를 들면, 물은 모세혈관 동맥 끝에 있는 모세혈관의 벽을 가로질러 이동한다. 왜냐하면 그곳의 혈압은 사이질공간(interstitial space)으로 액체를 강제로 넣을 수 있을 만큼 높기 때문이다. 모세혈관의 정맥 끝 혈압은 매우 낮고 모세혈관 안의 삼투압이 바깥보다 높기 때문에 액체가 모세혈관으로 다시 돌아온다.

물이 세포속 공간과 세포바깥 공간 사이를 이동하도록 조절하는 데 주된 영향을 주는 것은 삼투압이다. 예를 들어, 세포바깥의 이온 농도가 증가하면 삼투압에 의해 물

표 11-4 체액구획의 양

연령	물	세포속액구획	혈장	세포바깥액구획	합
신생아	75	45	4	26	30
어른 남자	60	40	5	15	20
어른 여자	50	35	5	10	15

* 몸무게의 비율로 표시함

은 세포에서 세포바깥액으로 이동한다.

세포속액은 만일 세포바깥액이 많이 감소되었다면 세포바깥액 양을 유지하는 데 도움을 줄 수 있다. 사람이 탈수되었을 때 세포바깥액의 이온 농도는 증가한다. 이러한 결과로, 물은 세포속액에서 세포바깥액으로 이동하고 이렇게 세포바깥액 양을 유지한다. 혈액은 세포바깥액의 중요한 구성요소이기 때문에 이러한 과정은 혈액의 양을 유지하는 데 도움이 된다. 세포속액구획에서 세포바깥액구획으로 물의 이동은 탈수(dehydration)나 심장혈관 쇼크(cardiovascular shock)와 같은 상황에서 살아남을 수 있도록 시간을 연장시키는 데 도움을 줄 수 있다.

만일, 세포바깥액 이온의 농도가 감소하면 물은 세포바깥액에서부터 세포로 삼투압에 의해 이동한다. 이러한 물의 이동은 세포 부기(swell)의 원인이 될 수 있다. 대부분의 상황에서 세포속액구획과 세포바깥액구획 사이에서 물의 이동은 개인의 생존과 일치하는 한도 내에서 유지된다.

3) 혈장삼투압 및 체액량의 조절

세포바깥액의 삼투압이 증가하면 세포로부터 수분이 빠져나오고 반대로 감소하면 세포로 물이 들어가서 팽창하게 되어 세포기능의 장애를 유발할 수 있다. 특히 중추신경계는 세포바깥액의 삼투압 변화에 민감하며 이를 조절하기 위한 삼투압수용기가 존재한다.

물의 섭취는 시상하부에 있는 신경세포에 의해 조절되는데 그 신경세포가 모여 있는 곳을 **갈증중추(thirst center)**라고 하며 삼투압수용기는 탈수 시(혈장삼투압 상승) 갈증중추를 자극하여 물을 섭취하도록 하고 동시에 항이뇨호르몬의 분비를 촉진하여 콩팥으로부터의 물 배설을 억제한다. 반대로 과잉의 물 섭취(혈장삼투압 저하)는 항이뇨호르몬 분비의 억제 및 콩팥으로부터의 물 배설이 촉진된다(그림 11-17).

세포바깥액의 삼투압이 정상이라 하더라도 혈액량의 변화는 산소 및 영양분의 공급에 이상이 생기거나 심장에 지나친 부담을 줄 수 있으므로 혈액량이 과잉될 때에는 항이뇨호르몬의 분비가 억제되어 콩팥으로부터의 물 배설을 증가시키고 반대로 혈액량이 감소될 때는 물 섭취를 증가시킴과 동시에 항이뇨호르몬의 분비를 촉진하여 콩팥으로부터의 물 배설을 억제한다.

핵심돋보기

당뇨병 환자에게서 발생하는 중요한 합병증으로 당뇨성 케톤산증이 있다. 당뇨성 케톤산증은 급성 대사성 합병증이며 에너지원으로 포도당 대신 지방을 사용하면서 케톤산이 과다하게 생성되어 산독증을 일으키게 된다. 혈중 케톤산 농도가 높아지면 삼투압에 의해 갈증현상이 나타나고 비정상적으로 케톤산을 다량 함유한 소변을 자주 보게 되며 탈수현상이 나타날 수 있다.

4) 이온농도 조절

만일 세포바깥액 이온의 물 함량이나 농도가 정상 범위에서 벗어나면 세포는 세포막이나 세포속액의 구성물을 가로질러 물질의 이동을 조절할 수 없다. 이러한 결과는 비정상적인 세포 기능 혹은 세포의 죽음을 초래할 수 있다. 세포바깥액 구성물을 정상 범위 내에 유지하는 것은 생명을 유지하는 데 요구된다.

체액 안의 Na^+, K^+, Ca^{2+}와 같은 양전하를 띤 이온들의 농도 조절은 특별히 중요하다. 활동전위, 근육의 수축, 그리고 정상 세포막의 투과성은 이러한 이온들에 대한 농도의 좁은 범위를 유지하는 것에 좌우되며 중요한 기전들은 몸 안의 이러한 이온들의 농도를 조절한다. Cl^-와 같이 음전하를 띠는 이온은 양전하를 띠는 이온들을 조절하는 기전들에 의해 이차적으로 조절된다. 음전하 이온들은 양전하 이온들에 붙어 양전하 이온이 이동할 때 그들과 함께 이동한다.

(1) Na^+재흡수

Na^+은 세포바깥액에서 주요한 이온이다. 세포바깥액 삼투압의 약 90~95%는 Na^+과 이것과 연관된 음전하 이온들에 의해 발생한다. Na^+을 하루에 2.4g 정도 섭취할 것을 권유하는데 이것이 어떤 사람들에게는 고혈압과 관련 있기 때문이며 콩팥은 많은 양의 섭취로 인한 과도한 Na^+을 배출하는 주요 경로이다.

콩팥토리에서 여과된 Na^+와 K^+의 약 90%는 먼쪽곱슬세관에 도달하기 전 앞부분에서 재흡수되며 호르몬조절과 관계없이 일정한 비율로 진행된다. 콩팥의 콩팥단위에서는 Na^+의 재흡수와 체액에서 Na^+의 전체 양에 영향을 주는 알도스테론 분비조절을 자극한다. 알도스테론이 분비되면 먼쪽곱슬세관과 집합세관에서 Na^+의 재흡수가 매우 효율적으로 일어나 적은 양의 Na^+가 소변으로 배출되며 알도스테론 수치가 최대일 때 먼쪽곱슬세관에 운반된 모든 Na^+은 재흡수된다. 알도스테론이 분비되지 않을 경우 콩팥단위에서의 Na^+의 재흡수는 크게 줄어들고 여과액의 약 2% 정도가 소변으로 배출된다. 또한 Na^+은 또한 몸에서 땀으로 배출된다. 일반적으로 단지 적은 양의 Na^+이 매일 땀의 형태로 배출되나 따뜻한 환경에서 많은 운동을 하면 그 양이 증가한다.

Na^+는 세포바깥액의 삼투압에 큰 영향을 미치며 세포바깥액의 Na^+ 농도에 영향을 미치는 기전 또한 세포바깥액의 양에 영향을 미친다. 이런 수치들을 조절하는 중요한 역할을 하는 기전은 레닌-앤지오텐신-알도스테론 기전, 심방나트륨이뇨호르몬 기전과 항이뇨호르몬 기전이다. 예를 들어, 낮은 혈압은 레닌과 항이뇨호르몬 분비가 증가되고 그 결과 콩팥에서 Na^+와 물의 재흡수가 증가하고 혈압과 Na^+ 농도를 정상 수치로 가져온다. 혈압이 증가하면 레닌과 항이뇨호르몬 분비가 제한되고 심방나트륨이뇨호르몬 분비가 자극되어 Na^+ 재흡수가 감소되고 소변 생산이 증가되어 혈압과 Na^+ 농도가 정상 수치로 된다(그림 11-15).

(2) K^+ 분비

근육과 신경같이 전기적 흥분 조직은 세포바깥쪽 K^+ 농도의 미세한 변화에도 매우 민감하다. K^+의 세포 바깥 농도는 이러한 조직들이 정상적인 기능을 할 수 있는 좁은 범위 안에서 유지되어야만 한다.

토리에서 여과된 K^+의 약 90%는 주로 토리쪽세관으로부터 재흡수되며, 나머지는 알도스테론의 작용에 의해 집합관으로 분비되어 배출되지만 알도스테론이 없는 경우 나머지 K^+도 피질의 집합관으로부터 재흡수되어 오줌으로 배설되지 않는다. 일반적으로 K^+분비는 음식을 통해 섭취한 K^+의 양과 대등하므로 혈액 중 K^+농도는 정상 범위 내로 유지되지만 K^+가 많이 함유되어 있는 음식을 섭취하는 경우에는 부신겉질을 자극하여 알도스테론을 분비하게 하여 여과액으로 K^+의 분비를 증가시킨다. 따라서 알도스테론은 Na^+의 보유에 관여할 뿐 아니라 K^+의 분비를 통해 세포 바깥 K^+의 농도를 조절하는 중요한 역할을 수행한다. 또한, 알도스테론과는 무관하게 집합관막으로 K^+통로(K^+ channel)가 형성되어 K^+의 분비가 유도되는데 이는 Na^+ 재흡수로 인해 형성된 전압차에 의한 기전이며 결과적으로 먼쪽곱슬세관에서의 Na^+ 재흡수 증가는 K^+분비 증가를 일으킨다.

혈장의 손실에 의한 탈수, 순환계통 쇼크와 심한 화상과 같은 외상에 의한 조직의 손상 모두 세포바깥 K^+의 농도를 정상보다 높게 하는 원인이며 이것은 부신겉질에서 알도스테론 분비 증가로 인해 K^+ 분비가 증가하게 된다. 만일, 세포바깥액의 K^+ 농도가 감소하면 부신겉질에서 알도스테론의 분비가 감소하고 이로 인해 콩팥에서는 K^+ 분비의 속도가 감소한다.

혈장의 K^+ 농도는 혈액의 pH에 간접적인 영향을 주며 역으로 혈액의 pH 변화는 혈장의 K^+농도에 영향을 미친다. 먼쪽곱슬세관과 집합세관에서 양이온(K^+, H^+)은 Na^+ 재흡수에 의해 형성된 전위차에 반응하여 분비된다. 예를 들어 혈중 pH가 산성인 경우 K^+의 분비는 감소되고 대신 H^+분비가 증가하게 된다. 따라서 산증(acidosis)은 혈액중의 K^+ 증가를 동반하게 되며 마찬가지로 고칼륨혈증(hyperkalemia)은 혈중 H^+농도를 증가시킴으로써 산증을 일으킨다.

(3) Ca^{2+}

Ca^{2+}의 세포 바깥 농도는 다른 이온들과 마찬가지로 좁은 범위 안에서 유지된다. Ca^{2+}의 세포 바깥 농도의 증가와 감소는 흥분성 조직들의 전기적 특성에 극적인 영향을 준다. 예를 들어, 세포 바깥 Ca^{2+}의 농도가 감소하면 세포막은 Na^+에 좀 더 투과적이 되며 이것은 그들을 좀 더 전기적 흥분상태로 만든다. 세포 바깥 Ca^{2+} 농도의 감소는 신경세포와 근육세포에서 자연적인 활동전위의 원인이다. 그 결과 과다 흥분성과 근육 테타니(muscle tetany)가 발생된다. 세포 바깥 Ca^{2+} 농도의 증가는 세포막에서 Na^+에 대한 투과성이 줄어들게 하고 그 결과 전기적 흥분상태가 줄어든다. 세포 바깥 Ca^{2+} 농도의 증가

는 신경세포와 근육세포의 활동전위를 억제하고 그 결과 흥분성이 줄어들고 근육의 쇠약과 마비가 나타난다.

부갑상샘호르몬(parathyroid hormone, PTH)은 부갑상샘(parathyroid gland)에서 분비되며 세포 바깥 Ca^{2+}의 농도를 증가시킨다. PTH 분비속도는 세포 바깥 Ca^{2+}의 농도에 의해 조절된다(그림 13-20 부갑상샘호르몬의 작용 참고). Ca^{2+} 농도가 증가하면 PTH의 분비가 억제되고 Ca^{2+} 농도가 감소하면 PTH의 분비를 자극한다. PTH는 뼈를 녹이는 뼈파괴세포(파골세포, osteoclast)를 활성화시켜서 체액으로 Ca^{2+}를 분비하게 한다. PTH는 콩팥단위에서 Ca^{2+} 재흡수의 속도를 증가시키기도 한다.

비타민 D는 창자에서 Ca^{2+} 재흡수의 속도를 증가시켜 혈중 Ca^{2+}을 증가시킨다. 일부 비타민 D는 음식에서 섭취되고, 나머지 부분은 몸에서 생산된다. PTH는 몸에서 비타민 D를 생산하는 속도를 증가시키기 때문에 Ca^{2+}의 창자 내 흡수에 영향을 준다. **칼시토닌(calcitonin)**은 갑상샘에서 분비된다. 혈중 Ca^{2+} 농도의 증가는 갑상샘에서 칼시토닌 분비의 원인이고, 낮은 혈중 Ca^{2+} 농도는 칼시토닌 분비를 억제한다. 칼시토닌은 뼈가 분해되는 속도를 줄이고 뼈에서 Ca^{2+}의 배출을 감소시킨다.

핵심돋보기

혈액의 pH는 자체 완충계(중탄산 완충계, 인산 완충계, 헤모글로빈 완충계, 혈장단백질 완충계)뿐 아니라 콩팥과 허파에서 탄산수소 이온과 이산화탄소의 조절을 통해 일정하게 유지된다. 체내에서 작용하는 대표적인 완충제에는 중탄산염(H_2CO_3)과 인산염(H_3PO_4)이 있으며, 이 중 중탄산염에 의한 완충작용이 가장 많은 부분을 차지하며 중요하다. 중탄산염은 물(H_2O)에 이산화탄소(CO_2)가 녹아 서로 반응할 때 생성되며 소량이 이온화하여 H^+와 HCO_3^-로 존재하게 된다. 세포바깥액의 중탄산염은 보통 중탄산염나트륨($NaHCO_3$)의 형태로 존재하며 대부분의 경우 이온화되어 Na+와 HCO_3^-의 형태로 존재한다.

i) $CO_2 + H_2O \rightleftarrows H_2CO_3$,　$H_2CO_3 \rightleftarrows H^+ + HCO_3^-$

ii) $NaOH + H_2CO_3 \rightleftarrows NaHCO_3 + H_2O$, $NaHCO_3 \rightleftarrows Na^+ + HCO_3^-$

(4) PO_3^-와 SO_4^-

PO_3^-와 SO_4^-과 같은 이온들은 콩팥에서 활동전이를 이용해 재흡수된다. 재흡수의 속도가 느려 만일 여과액

핵심돋보기

산-염기 불균형

동맥혈가스분석(ABGA, Arterial blood gas analysis) 정상수치

	pH	PO_2	PCO_2	bicarbonate
정상범위	7.35-7.45	80-100mmHg	35-45mmHg	22-26mmHg

산염기 장애

호흡성 산증은 호흡기 질환에서 발생하며 허파에서 CO_2를 배출하지 못해 과도하게 중탄산염이 많아지고 혈액의 pH가 저하된다. 보상기전으로 콩팥에서는 H^+ 분비증가 및 HCO_3^- 재흡수를 증가시킨다. 반대로 호흡성 알칼리증은 심인성, 중추신경계 외상, 저산소증 등으로 인해 과도한 호흡증가로 나타날 수 있으며 허파에서 CO_2의 과다 배출로 pH가 증가된다. 보상기전으로 콩팥에서는 H^+ 배출감소 및 HCO_3^- 분비를 증가시킨다.

대사성 산증은 대사이상으로 비휘발성산의 증가(aspirin OD, lactic acidosis, diabetic ketosis 등) 또는 중탄산염의 소실(심한 설사)로 인해 발생한다. 보상기전으로 허파에서 CO_2 배출이 증가되고 콩팥에서 H^+ 분비를 증가시킨다. 대사성 알카리증은 구토, 치료적 위액제거 등 위산이 과다 소실되거나 콩팥에서 중탄산염이 제거되지 못하여 발생한다. 보상기전으로 콩팥에서 HCO_3^- 재흡수 감소 및 H^+분비를 감소시킨다.

	산증		알카리증	
	일차장애	보상기전	일차장애	보상기전
호흡성	pH↓, CO_2↑	콩팥: HCO_3^-↑	pH↑, CO_2↓	콩팥: HCO_3^-↓
대사성	pH↓, HCO_3^-↓	허파: CO_2↓ 콩팥: HCO_3^-↑	pH↑, HCO_3^-↑	허파: CO_2↑ 콩팥: HCO_3^-↓

(filtrate)에서 이 이온들의 농도가 그들을 재흡수하는 콩팥단위의 능력보다 과하면 과도한 양은 소변으로 배출되도록 한다. 이 이온들의 농도가 낮으면 활동전위에 의해 이 이온들은 거의 모두 재흡수된다. 이 기전은 체액에서 PO_3^-과 SO_4^- 의 농도를 조절하는 주요한 역할을 한다.

5) 산-염기 평형조절

체액의 H^+의 농도는 7.35~7.45 사이로 유지되며 이 범위를 벗어나면 생명이 위험하다. 따라서 체액의 pH를 조절하는 기전은 생존에 결정적이다. 체액의 pH는 혈액완충계, 호흡계통 그리고 콩팥에 의해 조절된다. 몸 안에서 일어나는 대사의 결과 생성되는 산의 대부분은 이산화탄소(CO_2)와 물의 결합으로 형성된 탄산(H_2CO_3)이며 다시 HCO_3^-와 H^+로 해리되어 체액중의 H^+ 농도를 증가시킨다. 이것은 허파로 이동하고 휘발성인 CO_2는 호흡을 통해 몸 바깥으로 배출이 되기 때문에 몸 안에 남아 있는 H^+ 농도는 호흡량에 의해 영향을 받게 되는데 호흡량의 감소로 인한 산성화를 **호흡성 산증(respiratory acidosis)**이라 한다. 또한 대사 결과 생성되는 비휘발성 산으로부터 유리되는 H^+는 체액의 pH를 낮추게 되는데 이를 **대사성 산증(metabolic acidosis)**이라고 한다. 조직에서 생성된 CO_2 또는 비휘발성 산으로부터 유리된 H^+은 혈액 완충계에 의해 지속적으로 완충되며, 비휘발성 산으로부터 해리된 H^+은 다음과 같이 혈액 내 HCO_3^- 과도 반응하여 흡수된다.

비휘발성 산 → H^+ + 염기

↓ 콩팥에서 생성 / 허파에서 배설

$$H^+ + HCO_3^- \rightarrow H_2CO_3 \rightarrow CO_2 + H_2O$$

콩팥은 오줌으로 H^+을 배설하고 HCO_3^-를 재흡수함으로써 혈액의 pH를 조절하는데, 배설되는 H^+는 토리에서의 여과, 세관에서의 분비를 통해 여과액으로 들어오며 대부분의 H^+ 분비는 Na^+ 재흡수와의 교환으로 토리쪽곱슬세관에서 일어난다. 이때 콩팥에서 혈액으로 재흡수되는 HCO_3^-는 허파에서 일어나는 완충계가 지속적으로 활동할 수 있도록 보상작용을 한다. 따라서 정상적인 소변에는 HCO_3^-가 거의 없으며 소변의 pH는 5-7 정도의 약산성이다.

해리된 HCO_3는 Na^+와 동일한 방향으로 수송되거나 Cl^-와 역방향으로 재흡수된다. 정상 혈액의 pH에서는 여과된 양만큼의 HCO_3^-가 혈액으로 돌아가고 H^+는 여과액으로 돌아가거나 혈액으로 이동한다. 그러나 혈액의 pH가 산증이면 거의 모든 H^+는 여과액으로 나가고 여과된 HCO_3^-를 재흡수 하는 데 사용한다. 반대로 알칼리증이면 소량의 H^+만 분비되기 때문에 HCO^-의 재흡수는 감소하고 소변으로 배출된다(그림 11-20).

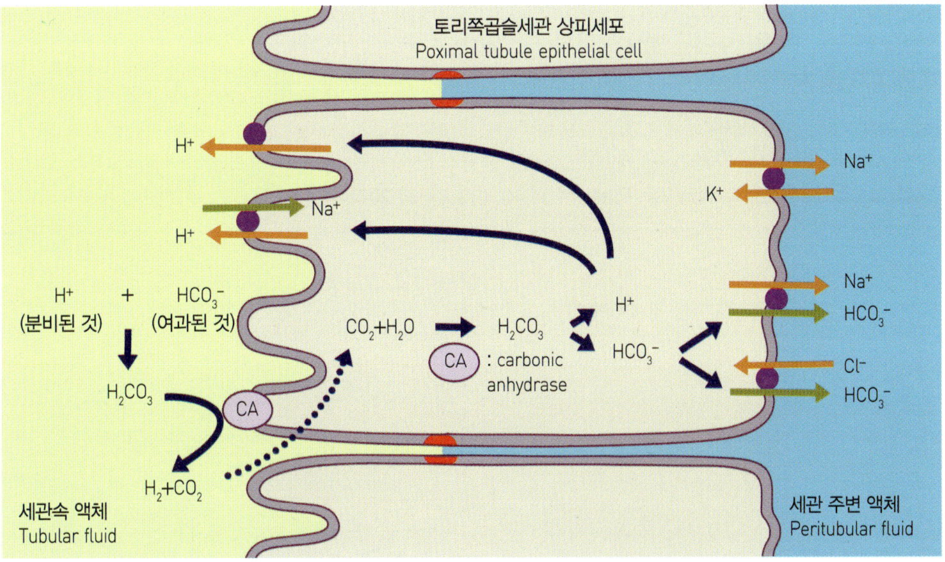

그림 11-20 토리쪽곱슬세관에서 HCO_3^- 재흡수와 H^+ 분비

>> 요 약

1. 콩팥의 단면은 ( ), ( ) 그리고 ( )로 구분되어 있다.
2. 콩팥에서 소변을 만드는 기능적 단위를 ( )라 하며 각 콩팥에 100-300만 개씩 존재한다.
3. 콩팥단위는 ( )(토리와 콩팥주머니), ( )으로 구성되어 있다.
4. 소변의 형성은 ( ), ( ), ( ) 세 단계를 통해 일어난다.
5. 여과는 수입세동맥으로부터 혈액을 받는 토리에서 토리주머니로 일어나며, 분비와 재흡수는 겉질에 위치하고 있는 ( ), ( ) 그리고 속질에 위치하고 있는 ( )에서 일어난다.
6. 먼쪽곱슬세관을 지나는 여과액은 ( )으로 빠져나간다.
7. 여과된 물과 염류의 약 65%는 ( )에서 흡수되며 이때 염류의 수송은 호르몬의 영향을 받지 않는다.
8. 남아 있는 대부분의 물은 ( )에 의해 재흡수 된다.
9. 소변농도와 양을 조절하는 세 가지 주요 기전에는 ( )기전, ( )기전 그리고 ( )기전이 있다.
10. 혈압저하, 혈액량의 감소시 토리곁복합체 세포로부터 분비된 ( )은 혈액 중 앤지오텐신을 활성화시킴으로써 부신겉질을 자극하여 ( )을 분비, 뇌하수체뒤엽에서 항이뇨호르몬 분비, 시상하부의 갈증자극을 유도한다.
11. 알도스테론은 먼쪽곱슬세관과 집합세관에서 (,) 재흡수를 증가시킨다.
12. 항이뇨호르몬은 ( )과 ( )의 물 투과성을 증가시켜 적은 양의 소변을 만든다.
13. 삼투압수용기는 탈수 시 ( )를 자극하여 물을 섭취하도록 한다.
14. 혈압이 정상보다 높을 때 심장근육세포에서 분비되는 ( )는 Na^+ 재흡수를 억제하고 소변생산을 증가시킨다.
15. 혈액의 pH가 ( )인 경우 K^+의 분비는 감소되고 대신 H^+분비가 증가한다.
16. 고칼륨혈증( )인 경우 혈중 H^+농도를 증가시킴으로써 ( )을 일으킨다.
17. 체액의 pH는 혈액완충계, ( ) 그리고 ( )에 의해 조절된다.
18. 콩팥은 오줌으로 ( )을 배설하고 ( )를 재흡수함으로써 혈액의 산-염기 평형을 유지한다.

>> 참고문헌

1. 기초해부생리학, 변영순 외 공저, 정담미디어, 2011.
2. 병태생리학, 설근희 외 공역, JMK, 2013.
3. 사람해부학, 작업치료교재편찬위원회, 에듀팩토리, 2014.
4. 사람해부학(4판), 한국해부생리학교수협의회, 현문사, 2012.
5. 생리학(5판), 최명애 외 공저, 현문사, 2011.
6. 생리학(4판), 한국해부생리학교수협의회, 정담미디어, 2012.
7. 인체해부학, 안창식 외 공역, 정문각, 2011.
8. 인체생리학, 조광필 외 공저, Pacific Books, 2011.
9. 해부학, 노민희 외 공저, 정담미디어, 2008.
10. 생리학, 김병원외 공저, 대학서림, 2002.
11. 생리학, 박인국 역, 라이프사이언스, 2008.
12. Anatomy & Physiology(5th ed), Cinnamon Van Putte et al, Mc Graw Hill, 2014.

사례

Case 1 » 만성 신부전(chronic renal failure)은 왜 생기는가?

환자병력

56세 남자 A씨는 평소 피로를 많이 느끼고 부종이 심한 편이었으며 소변은 탁하고 거품이 많이 생겼다. 가끔씩 빈혈증상이 있고 소화불량에 따른 식욕저하 및 메스꺼움을 호소하였으며, 아들과 함께 내원할 당시 당뇨를 진단받아 병원에서 인슐린 주사를 맞고, 식이조절을 하면서 관리를 하던 중이었으며, 내원 당시 얼굴 색은 거무스름하고 혈색이 돌지 않았고, 활기가 많이 줄어 있는 상태였다. 진단 결과 신부전이었다.

– 원인

신부전증은 체내에서 소변 배설기능을 지닌 콩팥이 제 기능을 상실하여 노폐물이 쌓여 생기는 질환으로 콩팥에 해로운 약물이나 신장염 등 다양한 원인으로 발생된다.

급성 신부전증은 콩팥으로 흐르는 혈액이 정상적인 압력으로 흐르지 못할 때 또는 콩팥 근처에 있는 세포가 문제가 있을 때 발생하며, 신결석(kidney stone)이나 종양(cancer)으로 인해 콩팥, 전립샘, 방광에서 급성 신부전증이 생길 수 있다.

만성 신부전증은 당뇨나 고혈압이 있는 경우 콩팥에 염증이 생기기 쉽고 오랜 기간 방치하는 경우 신부전으로 이어진다. 또한 중금속을 오랜 시간 동안 접촉하는 경우 혹은 약물을 장기간 복용하는 경우에도 신부전과 같은 부작용이 생겨 콩팥의 토리여과 기능이 영구적으로 감소되어 기능회복이 불가능한 상태가 된다.

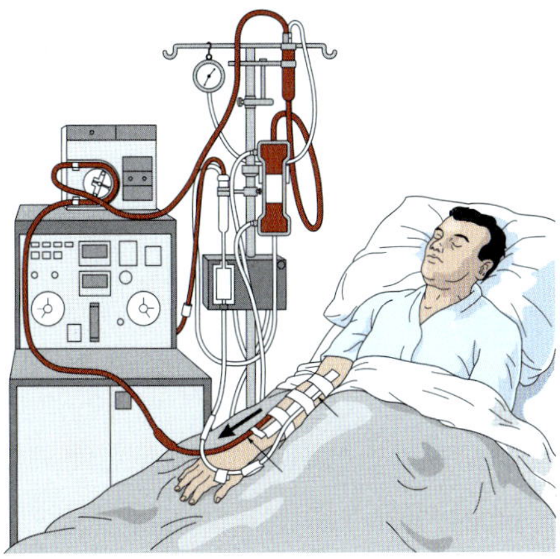

그림 1 투석

– 증상

급성 신부전증은 24시간 동안 소변량이 눈에 띄게 감소를 하고, 다시 소변량이 증가하는 시기를 거쳐 회복기로 접어드는데 수개월 동안 진행된다.

신부전의 증상으로는 수분이나 전해질의 과부족, 산염기평형의 불균형, 인-칼슘 대사나 당지질 대사의 이상, 혈액생산 기능장애, 체내에 축적되어 있는 질소 대사산물로 인한 전신증상이 나타난다. 예를 들어, 수분과잉에 의한 부종, K^+나 H^+의 배설저하에 따른 산증, 고칼륨혈증, 인칼슘 대사이상에 의한 고인산혈증이나 저칼슘혈증, 에리트로포이에틴(erythropoietin) 결핍에 따른 콩팥빈혈 등이다.

신부전의 증상 중 요독증(uremia)이 가장 강한 증상으로 의식장애, 구역질, 구토, 식욕부진 등의 소화기 증상이나 폐부종(요독증폐), 심부전, 혈소판기능장애에 의한 출혈 등이 나타난다.

사례
Case 2 » 요실금(urinary incontinence)은 왜 생기는가?

환자병력

3년 전 출산한 A씨(여, 38세)는 얼마 전 요실금으로 내원하였다. 자연분만을 한 뒤 요실금 증상이 있긴 했지만 초반에는 육아에 신경을 쓰느라 바빴고 무엇보다 창피해 숨겨왔으나 최근 증상이 심해졌다. 작은 기침에도 소변이 새어나오거나 심지어는 화장실을 가는 도중에 소변이 새어나오는 것을 경험하였다. 이러한 상황에서 외출하는 것이 부담스럽고 창피하여 스트레스가 심한 상태로 내원하였다.

- 원인

요실금은 자신의 의지와 무관하게 소변을 보게 되는 현상으로 고령의 여성에게서 많이 나타난다.

요실금의 원인은 고령으로 인한 요도조임근의 약화(복합성 요실금), 뇌졸중의 후유증이나 노화로 인한 방광의 부적절한 수축(절박요실금), 신경성 방광증상(반사요실금), 전립샘비대로 인해 요로폐쇄가 된 경우(일류성 요실금), 요도조임근의 손상(진성 요실금), 몸을 못 움직이거나 요도조임근의 기능저하(기능성 요실금) 등이 있다.

- 증상

기침이나 재채기 할 때, 서로 대화하다가 갑자기 크게 웃을 때, 무거운 물건을 들거나 줄넘기 등 배에 힘이 들어갈 때 소변이 흘러나오며 찬물에 손을 담그거나 부부관계 시에도 소변이 나온다. 소변을 참기 어려워 화장실에 도착하기 전 실금을 하고 방광에 소변이 가득 차거나 방광이 소변 저장을 못해 넘쳐 흘러 실금한다.

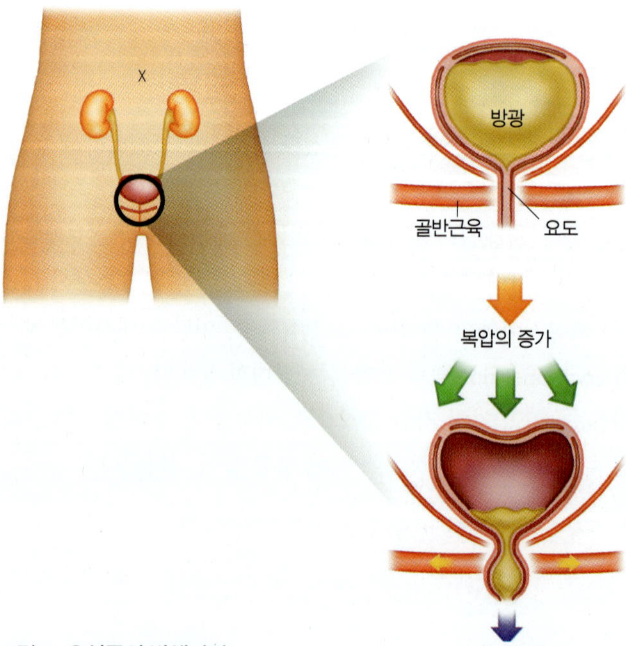

그림 2 요실금의 발생기전

- 이지용 교수

CHAPTER 12 생식생리

학습목표

1. 고환, 난소의 해부학적, 조직학적, 세포학적 구조를 설명하고 기능을 설명할 수 있다.
2. 상동기관으로서의 고환과 난소의 구조를 이해하고 설명할 수 있다.
3. 정자와 난자에 대해 설명할 수 있다.
4. 남성, 여성생식계통을 구성하는 생식샘의 종류 및 기능을 설명한다.
5. 남,여 바깥생식기관의 구조와 기능을 설명할 수 있다.
6. 정자발생과 이동을 설명할 수 있다.
7. 난자발생과 발생과정에 관여하는 호르몬의 기능을 설명할 수 있다.
8. 월경주기에 대해 설명한다.
9. 수정, 임신, 분만과정에 대해 설명할 수 있다.
10. 남,여 주요 생식호르몬에 대해 설명할 수 있다.
11. 젖의 해부학적 구조와 기능에 대해 설명할 수 있다.
12. 성염색체 관련 질환에 대해 설명할 수 있다.

의학용어

1. 고환(testis), 난소(ovary), 감수분열(meiotic division)
2. 전립샘(prostate), 요도샘(urethral glands), 음경(penis), 음핵(clitoris), 움랑(scrotum), 대음순(labia majora)
3. 정자발생(spermatogenesis), 난자발생(oogenesis), 난소주기(ovarion cycle), 배란(ovulation), 월경주기(menstral cycle)
4. 수정(fertilization), 착상(implantation), 분만(parturition), 갱년기(climacteric)
5. 반성유전(sexlinked inheritance), 성염색체(heterosome)

생식계통은 개인의 유전적 인자를 전달하여 자손을 만들고, 행동양식에 영향을 미치는 중요한 기관 중 하나이다. 생식계통의 기능은 생식세포의 발생(정자와 난자), 성행위, 수정, 임신, 배아 발달, 사춘기의 변화, 분만 및 수유 등을 모두 포함한다.

생애주기 전체의 생식 관련 변화 및 진행과정이 여기 포함된다고 볼 수 있다. 남녀의 생식기관이 존재하지 않고, 기능이 없었다면 인류는 생존하고 개개인의 정보를 남길 수 없었다. 사람의 몸에서 일어나는 수많은 세포의 다양한 변화 및 진행 과정 중 생식기관에서만 일어나는 특수한 활동들이 있다. 남성과 여성의 생식세포는 감수분열이라는 세포분열의 유형으로 형성된다.

인체 구조 중 유일하게 감수분열은 남성의 고환과 여성의 난소에서만 일어난다. 발생기원이 같고 기본적인 기능이 같은 생식기관이 남녀에게 존재하고 이는 생식기능을 유지할 수 있다. 이 생식기관들의 경우 다양한 호르몬의 영향을 받아 기관에 따라 다른 기능을 수행한다.

생식기관의 기능들은 유전과 염색체 기능에 영향을 미치게 되며, 이 때문에 사람은 누구나 가족 중 그 누군가의 외형, 성향, 특성 등을 닮게 되는 것이다.

이 단원에서는 사람 몸의 생식계통의 구조와 기능에 대하여 구체적으로 알아보고자 한다.

01 남녀 주요 상동 생식기 비교

1) 고환과 난소

(1) 고환

고환(testis)은 **감수분열(meiotic division)**이 일어나는 유일한 생식샘(생식선, gonad)으로, 남성 생식기관 중 가장 중요한 기관이다. 고환은 정세관과 사이질세포로 구성되어 있다. 정세관의 상피세포는 정자발생(spermatogenesis)에 관여하는 **버팀세포(지지세포, support cell; Sertoli's cells)**와 **정자발생세포(spermatogenic cells)**로 구성되어 있으며 버팀세포는 정자발생세포들을 도와주고 영양분 공급을 조절해 준다. **사이질세포(간질세포, interstitial cell; Leydig cell)**에서는 남성호르몬인 안드로겐(androgen)을 생산한다. 고환은 정자를 지속적으로 만드는 공장과도 같다. 고환에서 만들어진 미성숙한 정자세포는 부고환의 **정세관(seminiferous tuble)**으로 옮겨져 성숙한 정자가 된다. 부고환은 정자를 성숙해지도록 저장해 놓는 창고의 역할을 한다. 고환에서 생성된 정자는 부고환의 체액과 섞여 정액을 만들어 정관을 통해 정낭으로 운반한다. 고환은 달걀처럼 생긴 기관으로 음낭 속에 위치하며 길이는 약 4~5cm이다. 주름살로 되어 있는 음낭 속에 좌우 1개씩 들어 있다. 음낭의 주름살은 체온 조절을 하는 주요 기능을 하는데, 추

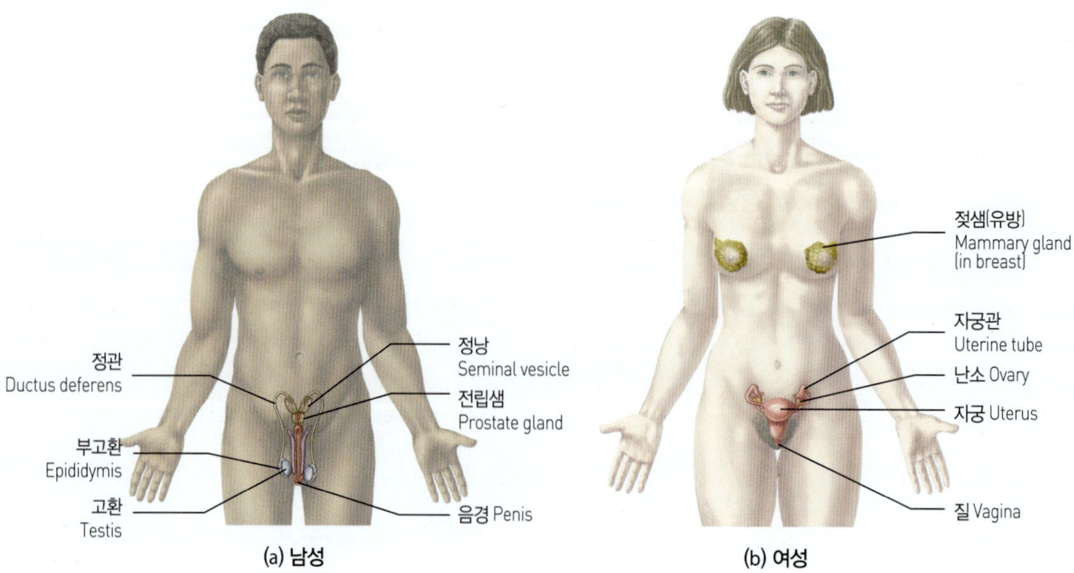

그림 12-1 생식계통의 주요 장기들

울 때는 수축하고 더울 때는 축 늘어져 일정한 상태의 온도를 유지하며 고환을 보호한다(그림 12-3).

(2) 난소

난소(ovary)는 여성에서 감수분열(그림 2-31)이 일어나는 생식샘으로 외분비샘과 내분비샘의 기능을 가진다. 외분비샘은 **난자(ova)**를 만들며, 내분비샘은 여성호르몬인 에스트로겐(estrogen)과 프로게스테론(progesterone)을 분비한다. 여성의 생식샘인 난소는 납작한 타원형 모양으로 골반 내 방광 위쪽 부위에 위치하고 있다. 난소는 배막(복막, peritoneum)에서 기원한 여러 인대들에 의해 골반 안에 고정되어 있다. **난소걸이인대(난소제삭, suspensory ligament of ovary)**는 난소를 골반의 양쪽 벽과 연결하여 난소를 고정하고 이를 통해 난소동맥과 난소정맥이 출입한다. **고유난소인대(고유난소삭, ligament of ovary)**는 난소를 안쪽으로 자궁관이 시작되는 부근에서 자궁과 연결시켜준다. 난소는 **자궁간막(자궁광간막, mesometrium)**이라고 하는 배막주름으로 형성된 주머니 속에 있다. 이 주머니가 자궁간막에 부착하는 곳을 **난소간막(mesovarium)**이라고 하며 혈관, 림프관 신경이 지나가는 **난소문(hilum of ovary)**을 형성한다. 난소의 표면은 난소를 덮는 복막으로부터 유래한 표면상피(surface epithelium)로 덮여 있고, 그 밑에 백색막(백막, tunica albuginea)이 난소를 싸고 있다. 난소실질은 조직학적으로 중심부인 **속질(수질, medulla)**과 **겉질(피질, cortex)**로 나눌수 있는데, 이 중 겉질에는 여러 성숙단계의 **난포**(ovarian follicle), **황색체(황체, corpus luteum)**, **백색체(백체, corpus albicans)** 등이 존재하고, 속질에는 혈관, 림프관 및 신경을 포함하고 있다. 난소는 난자를 발육 배출시키고 분비하는 작용을 한다. 폐경기 이후에는 현저하게 작아진다. 난소 표면은 젊은 사람의 경우 반짝거리는 수많은 난포가 있고, 표면이 매끄러운 회백색을 띠지만, 노인의 경우는 난포가 적어지고, 표면이 거칠어진다(그림 12-2).

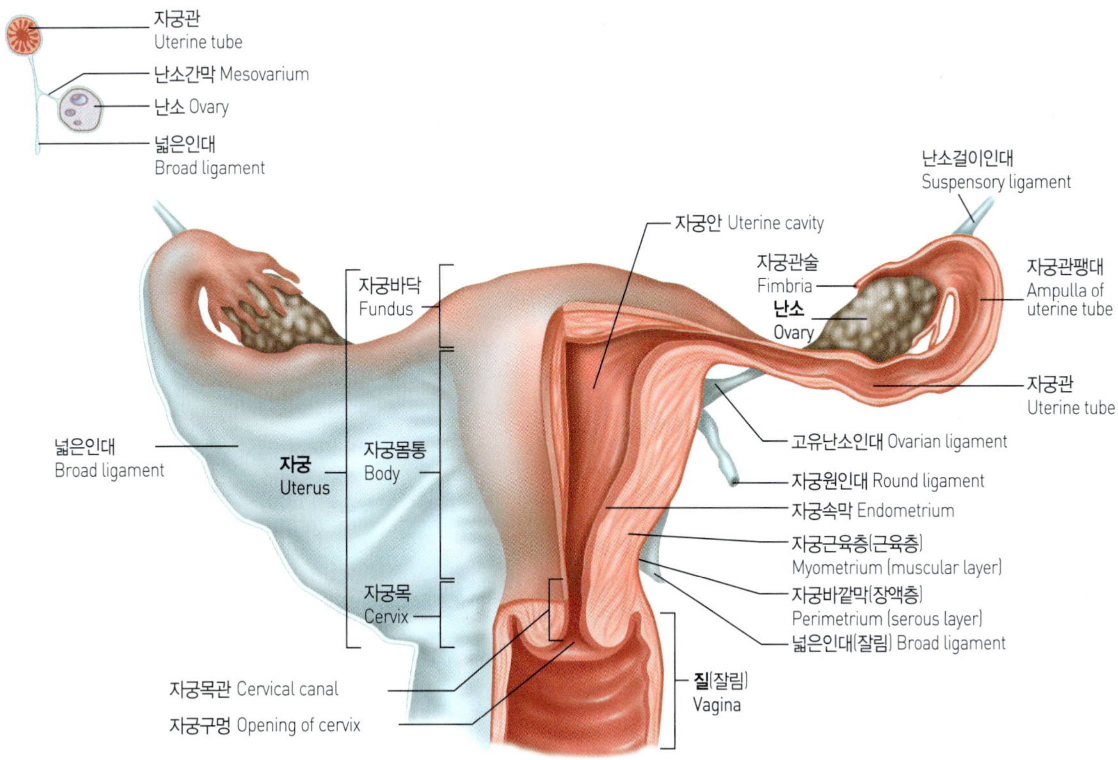

그림 12-2 여성 생식기관

2) 정자와 난자

(1) 정자

정자(sperm)는 여성의 난자와 상대되는 주요 생식세포로서 생명의 근원이다. 남성은 사춘기가 되면 최초의 사정이나 몽정이 이루어지면서 고환에서 성숙한 정자가 생산된다. 정자 생산능력은 사람에 따라 일정하지 않으나, 20~28세에 절정에 달하고, 30세가 지나면 점차 감소한다. 발기와 사정 역시 이 시기에 가장 왕성하게 이루어진다. 1회의 사정으로 약 2억 마리의 정자가 여성의 질내로 배출한다. 정자는 현미경으로 보면 머리부분이 작은 올챙이 모양을 하고 있다. 정자는 긴 꼬리와 둥근 머리를 가진 몸체로 이루어져 있으며, 전체 길이에서 꼬리가 약 90%를 차지한다. 머리부분에 염색체가 들어 있고, 여기에는 **유전인자**가 내포되어 있다. 고환 속에 정원세포가 정자로 발달하기까지의 기간은 약 20일이 걸린다(그림 12-3).

(2) 난자

난자(ovum)는 맨눈으로 관찰이 가능할 만큼의 크기를 갖고 있는 세포 중 하나이다. 정자와 달리 핵이 응축되어 있지 않고, 편모가 없으며 대량의 세포질을 갖고 있다. 난자는 투명층으로 둘러싸여 있다. 난자에는 배자의 초기 발달을 조절하는 생장조절물질과 그 물질을 포함하고 있다. 감수분열이 이루어지는 난모세포(oocyte)로 일차난모세포(primary oocyte)는 염색체 46개를 가지고 있다. 감수분열은

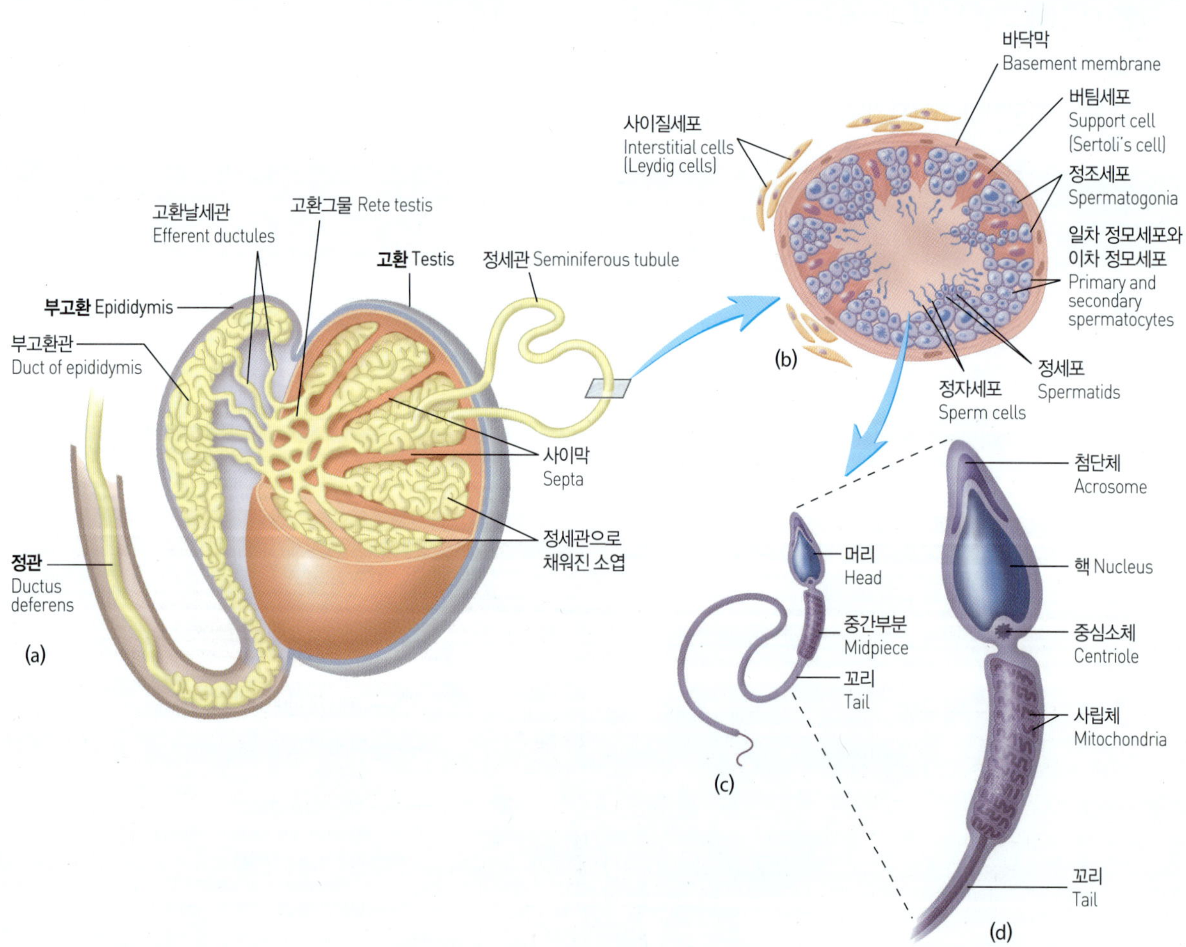

그림 12-3 고환과 정자세포의 구조

(a) 속 구조를 확인하기 위해 일부를 제거한 고환의 모습. 부고환도 관찰됨.
(b) 정세관의 가로면. 정조세포는 바깥쪽에 위치하고 성숙한 정자세포는 정세관의 속공간에 가까운 곳에 위치함.
(c) 정자세포의 머리, 중간부분과 꼬리.
(d) 정자세포의 머리와 중간부분을 확대한 모습. 핵과 첨단체는 머리에 위치하고, 사립체는 중간부분에 위치함.

다시 일차 감수분열에서 이차 감수분열로 이어진다. 난자는 스스로 운동성이 없는 세포로 난관벽에 있는 섬모에 의해 자궁쪽으로 이동하게 된다. 배란은 난소에서 난모세포가 분리되는 현상이다. 배란 직전에 일차 난포세포는 일차 감수분열을 완료하고, 이차난모세포(secondary oocyte)와 극체(polar body)로 분열한다. 감수분열 동안, 난모세포는 연속되는 두 번의 세포분열을 거쳐 4개의 딸세포를 생산하게 된다. 각각의 **딸세포**는 한 쌍의 염색체로부터 분리된 한 개의 염색체를 함유하게 되고, 23개의 염색체를 갖게 된다. 분리된 딸세포들은 각각의 염색체로부터 한 개의 염색분체를 받는다. 유전물질의 부모로부터 물려받게 되지만 그 조합은 서로 다르게 형성된다(그림 12-2).

3) 정관과 자궁관

(1) 정관

정관(ductus deferens)은 고환을 시작으로 피부밑을 지나 배꼽을 향해 올라가다 배꼽 아랫부분에서 다시 방광 위쪽으로 돌아 정낭에 도달하는 약 50cm에 달하는 긴 관이다. 정관은 사정 시 정액이 이동하는 **통로**로 이용된다(그림 12-1 참조).

(2) 자궁관

자궁관(난관, fallopian tube)은 난소와 자궁을 이어주는 관으로 배란된 난자를 받아들이며, 또한 수정이 이루어지는 곳이다. 자궁관은 자궁관술 (fimbriae of uterine tube), 깔대기(infundibulum), 팽대(ampulla), 잘룩(isthmus)으로 구분되며, 각 부위에 따라 굵기가 다르다. 자궁관은 복막에 덮여 있는데 이를 자궁관사이막(mesosalpinx)이라 하며 자궁넓은인대의 일부이다. 난소와 인접한 깔대기의 끝은 자궁관사이막에 의해 덮이지 않고 복강내로 열려 있다. 이러한 해부학적 특징으로 인해 배란된 난자가 자궁관 속으로 들어가지 못하고 복강안에서 수정되어 배벽이나 뱃속 장기에 착상을 하는 경우가 있다. 또한 수정된 난자가 자궁에 착상하지 못하고 자궁관 내에 착상하는 경우도 발생할 수 있다. 이처럼 자궁 이외의 장소에 수정

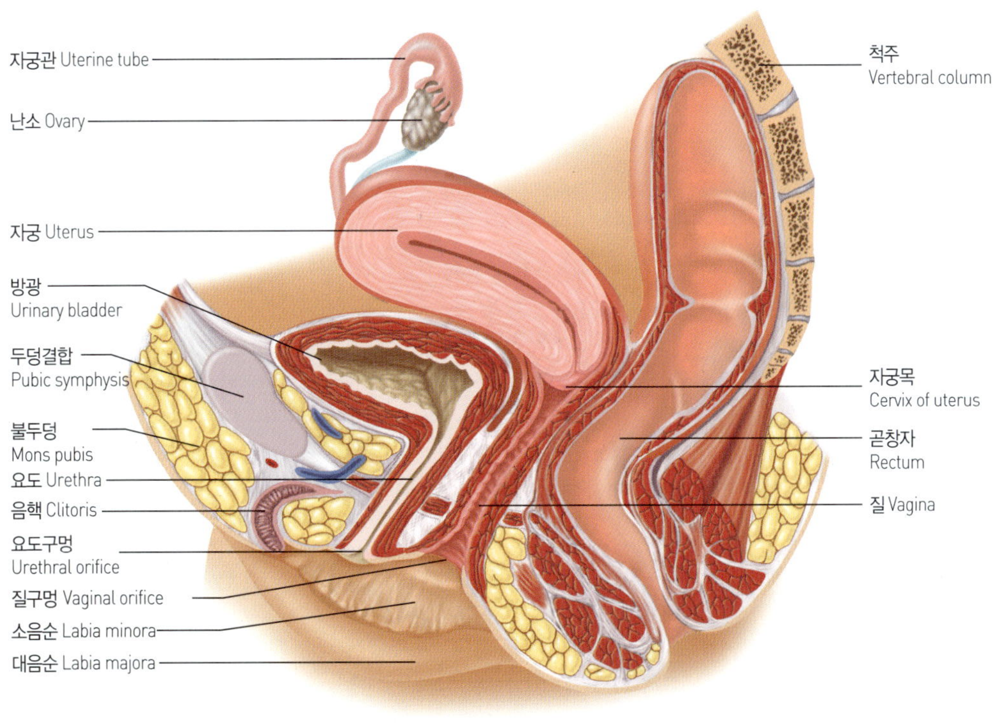

그림 12-4 여성 생식계통

란이 착상하는 경우를 자궁외임신(ectopic pregnancy)이라고 한다. 호르몬의 영향으로 자궁관의 수축운동을 통해 난자를 자궁으로 운반하며, 자궁관점막은 상피에 섬모가 있어 섬모운동과 꿈틀운동으로 자궁으로의 운반을 돕는다(그림 12-4).

핵심돋보기

전립샘 관련 질환: 전립샘비대증

양성 전립샘비대증(benign prostatic hyperplasia)은 전립샘이 커져 요도 주변을 압박받아 방광이 그 감각을 느껴 자주 소변을 보고 싶어 하나 완전하게 소변을 배출할 수 없는 증상을 보이는 질환이다. 초기에는 소변을 본 후에도 소변이 한두 방울씩 나온다. 보통 50세 이상의 남성 중 50% 이상에서 나타나는 증상이며, 70세 이상의 남성의 경우 90% 정도 증상을 보이는 질환이기도 하다. 정확한 원인은 밝혀지지 않았으나, 환경에서 금속성 카드뮴 건전지 등에 노출되는 경우와 지방(fat)의 많은 섭취를 대표적인 원인으로 들고 있다.

4) 전립샘과 요도샘

(1) 전립샘

전립샘(prostate)은 남성 생식계통에서 가장 큰 부속샘으로 방광의 바로 아래 위치하여 요도의 전립샘부분(prostatic urethra)을 감싸고 있는 동그란 밤톨 모양의 기관이다. 높이는 약 2.5~3cm, 좌우 4~4.5cm 정도이며, 곧창자의 앞에 위치한다. 전립샘은 **요도**를 중심으로 동그랗게 감싸듯이 형성되어 있으며, 전립샘의 버팀질 안에 혈관, 림프관 및 신경섬유가 널리 분포하고 있다. 전립샘은 묽은 연한 흰색의 액체를 분비하며, 이는 알칼리성으로 정자를 산성상태에서 **중화**시키는 역할을 한다. 이는 부고환 내에 정자 운동성을 증진시키고, 질(vagina)에서 분비되는 산성물질 중화를 통하여 수정되는 기간 동안 정자의 생명을 유지한다. 40대 전후의 남성에게 전립샘 비대에 의하여 요도가 부분적으로 막히는 경우가 종종 발생한다(그림 12-5).

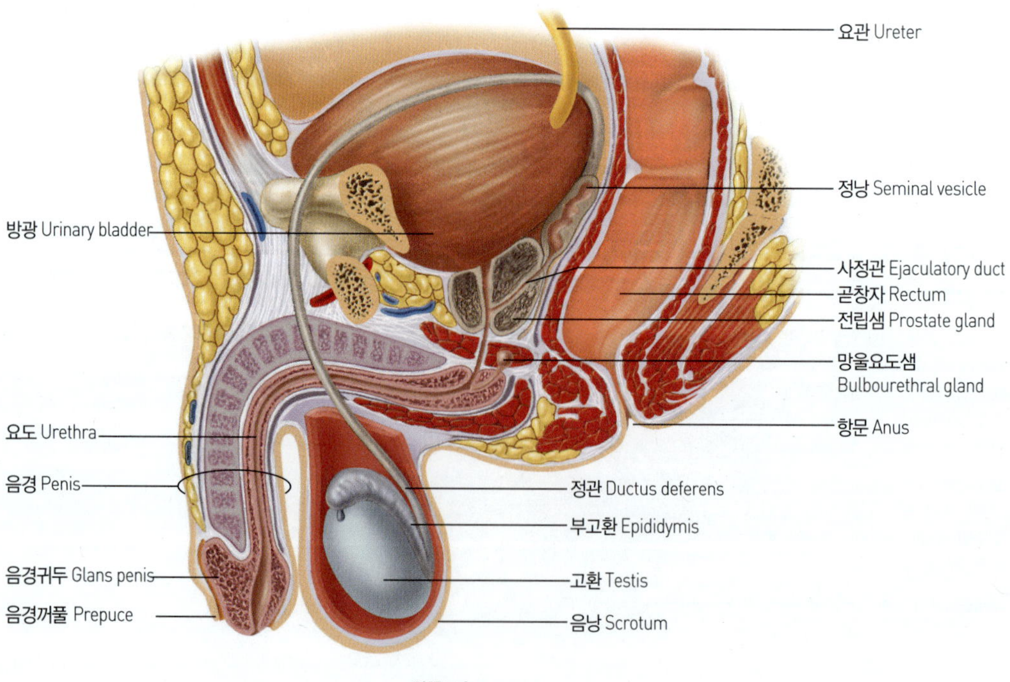

그림 12-5 남성 생식계통

(2) 요도샘

남성의 전립샘과 비슷한 역할을 하는 여성의 **요도샘(요도선, urethral glands)**은 바깥요도구멍의 바깥쪽에 있는 2개의 작은 분비샘으로 액체를 배출할 수 있는 샘이 형성된다. 방광 및 요도와 근접한 곳에 위치하고 여성의 극치감을 위한 액체의 배출을 유발시킨다고 알려져 있으며, 임균의 서식처이기도 하다(그림 12-6).

5) 음경과 음핵

(1) 음경

음경(penis)은 평상시에 길이 7.5~8.5cm, 굵기 둘레 6.5~7.5cm이다. 발기되면 길이 11.0~12.5cm, 둘레 10.5~11.5cm 정도이다. 음경은 고환과 함께 남성의 대표적인 상징 기관이다. 음경은 해면체에 다량의 혈액이 유입되고, 밖으로 유출되는 혈액을 감소시키면서 크고 단단하게 팽창하는 발기과정을 만든다. **발기(erection)**는 성적 자극이 대뇌 변연계 및 시상하부의 발기중추를 자극하고, 이 신경회로가 엉치신경의 부교감신경을 활성화하여 일어난다. 이를 정신적발기라 한다. 또한 음경 또는 음핵으로부터의 감각자극이 음부신경을 따라 전달된 후 반사궁을 이루어 발기가 일어난다. 이를 '반사적 발기'라 한다. 발기를 매개하는 주요 신경전달물질은 음경 해면체 혈관의 내피세포에서 분비되는 산화질소(nitric oxide;NO)인 것으로 알려져 있다. 산화질소는 혈관벽을 형성하는 민무늬근을 이완시켜 혈관벽을 확장시키는 역할을 한다. 발기를 통해 여성의 질 속에 깊이 삽입되어 공기의 노출 없이 안전하게 정자를 운반해 주는 중요한 역할을 한다(그림 12-7).

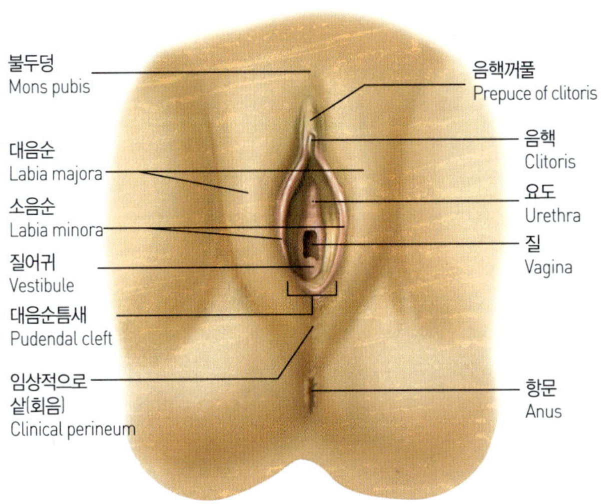

그림 12-6 여성 바깥생식기관

(2) 음핵

음핵(clitoris)은 남성의 음경에 해당하는 여성의 기관으로 작은 발기성 조직이며 자극에 매우 민감하다. 평소에는 대음순으로 덮여 있어 쉽게 관찰되지 않는 기관이나 흥분하면 길이가 2~3cm로 발기되는데 이때 혈관 분포가 많고 혈액 공급이 원활하게 이루어진다(그림 12-6).

6) 음낭과 대음순

(1) 음낭

음낭(scrotum)은 고환을 감싸는 주머니로 피부와 얇은근막으로 이루어져 있다. 음낭은 발생 시 정중선의 **음낭솔기(scrotal raphe)**가 형성되어 있고 이는 **음낭사이막(음낭격막, septum of scrotum)**으로 이어져 좌우 두 개의 공간으로 나뉘게 한다. 음낭은 고환의 높이를 조절함으로서 정자가 생존하는데 최적의 환경 (36.2℃)을 제공한다. 예를 들면 체온이 높을 경우 음낭이 이완하여 고환을 몸으로부터 멀리 떨어뜨리거나, 체온이 낮은 경우 음낭을 수축하여 몸 중심에 가깝게 조절한다. 음낭에는 두 개의 근육, **음낭근(dartos muscle)**과 **고환올림근(고환거근, cremaster muscle)**이 존재하는데 이들은 온도에 따라 수축 또는 이완하여 고환의 높이를 조절한다.

(2) 대음순

대음순(labia majora)은 외부에 음모로 덮여 있는 여성의 대표적인 바깥생식기관으로 바깥테두리를 형성하여 위로 살짝 솟아 있는 피부기관이다. 피부밑지방이 많이 있어 약간 부풀어 있는 모양을 띠고 있다. 지방조직이 많이 함유되어 있는 결합조직으로 되어 있다(그림 12-6).

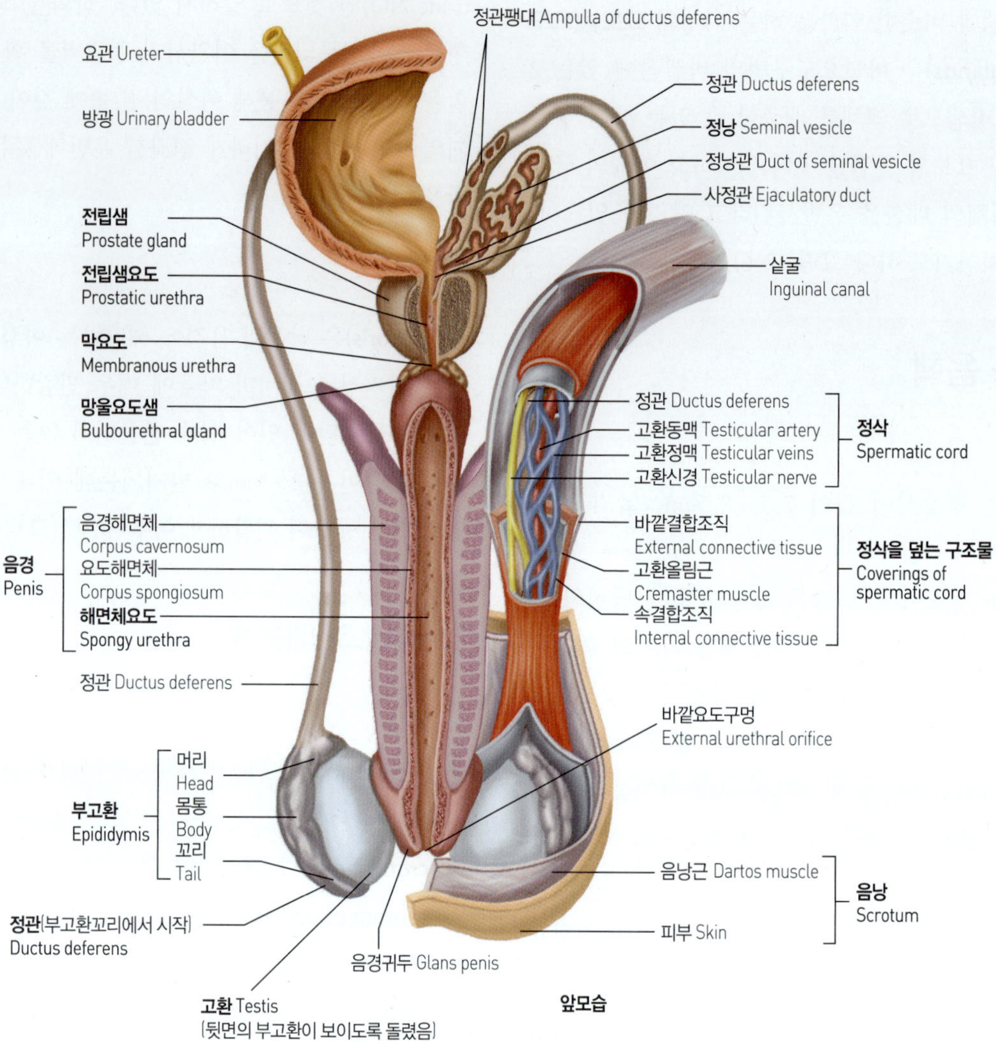

(a) 음경 가로면

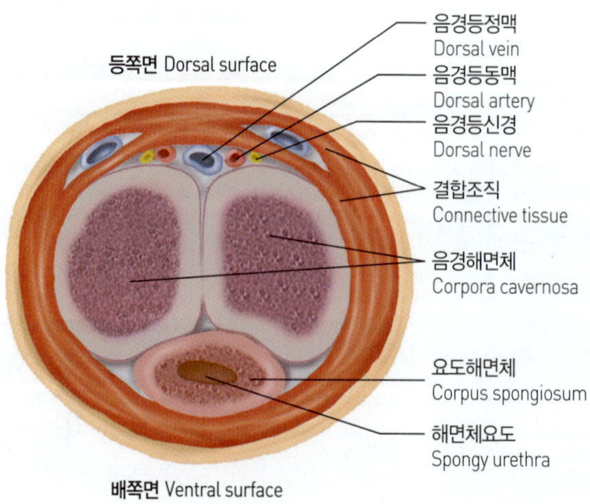

(b) 음경 이마면

그림 12-7 남성 생식계통의 기관

7) 음경요도면과 소음순

(1) 음경요도면

음경요도면(음경꺼풀, 포피, prepuce)은 원통 모양의 유동성이 있는 기관으로, 음경몸통과 음경귀두를 둘러싼 피부이다. 사춘기 이전에는 귀두를 덮고 그 이후에는 귀두 부분에서 주름을 만들어 이를 노출시킨다. 독특한 냄새가 나는 분비물이 발생되는 기관이다(그림 12-7).

(2) 소음순

소음순(labia minora)은 대음순의 안쪽에 있는 한 쌍의 작은 피부주름 기관이며, 음모가 없고, 지방샘과 점액샘도 없는 기관이다. 소음순 사이의 질어귀에서 요도와 질이 벌어질 수 있다. 성적 흥분 시 붉어지는 기관으로 상단부는 음핵표피로 둘러싸여 있다(그림 12-6).

8) 망울요도샘과 큰질어귀샘

(1) 망울요도샘

망울요도샘(요도구선, bulbourethral glands, Cowper's gland)은 두 개의 조그마한 바깥분비기관으로 샅부위 안쪽, 비뇨생식가로막의 두 근육 사이 음경이 시작되는 부분의 요도 막성 부분 뒤 양쪽에 자리하고 있다. 크기는 완두콩 정도이고, 섬유질로 덮여 뭉쳐 있는 몇 개의 덩어리로 구성되어 있다. 성행위 중 맑은 점액질의 분비액을 만들어내며, 이 액체는 **윤활제** 역할을 하여 정자가 이동하기 쉽도록 매끄럽게 만들어주는 역할을 한다. 또한 요도에 남아 있는 소변이나 외부 유입물을 밖으로 내보내고 요도 안 산도를 중화시킨다(그림 12-5).

(2) 큰질어귀샘

큰질어귀샘(바톨린선, Bartholin's bland)은 여성의 질 양옆에 있는 두 개의 분비기관으로 성적 자극이 있는 동안 질 주위를 축축하고 윤활하게 하는 다량의 점액 물질을 배출하고, 성적 흥분이 있을 경우 분비물 분비가 왕성해진다. 임균의 좋은 은신처이기도 하다(그림 12-6).

핵심돋보기

남녀의 상동 기관

남(♂)	여(♀)
음낭	대음순
고환	난소
음경	음핵
망울요도샘	큰질어귀샘
정관	자궁관
전립샘	요도샘
음경요도면	소음순

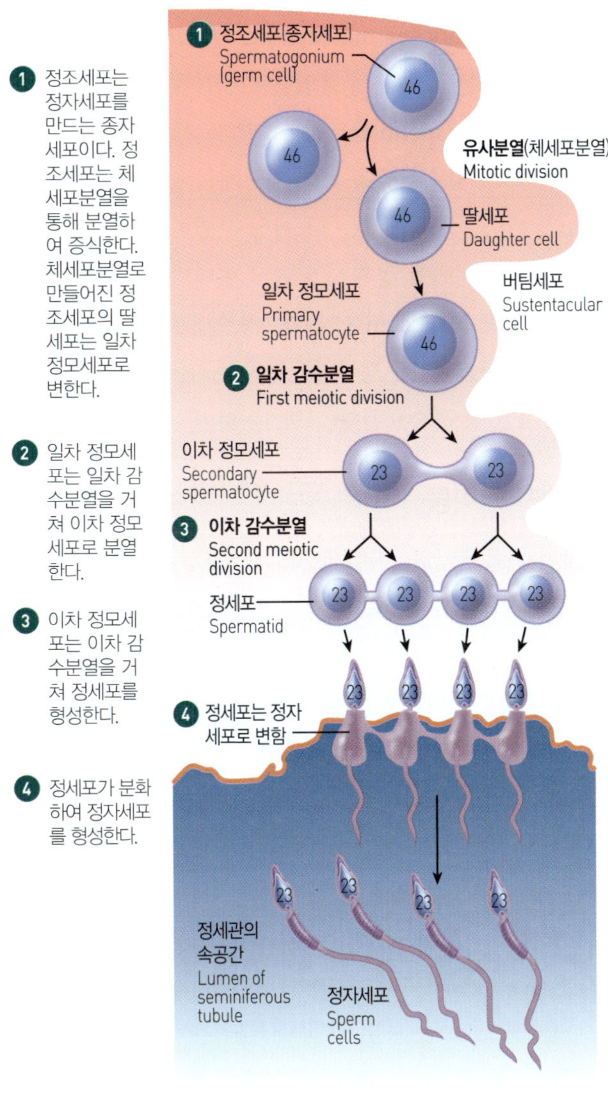

그림 12-8 정자발생

02 남녀 생식기의 주요 기능

1) 정소주기

(1) 정자 발생

고환의 정세관에서 정자발생(spermatogenesis)이 이루어진다. 발생 중인 정자세포들 중 가장 미분화 상태(어린세포)를 **정조세포(spermatogonia)**라고 하며 정세관의 바닥막(basement membrane)에 접하고 있다. 이 세포들은 46개의 염색체(44개의 상염색체와 2개의 성염색체)를 가지고 있다. 이 정조세포는 지속적인 유사분열(mitosis)을 반복하며 사춘기 이전에 생성된 모든 딸세포는 정조세포가 된다. 사춘기 이후 정조세포는 유사분열을 통해 **일차 정모세포(primary spermatocyte)**로 분화되고, 하나의 일차 정모세포는 일차 감수분열을 한 뒤 두 개의 이차 **정모세포(secondary spermatocyte)**로 된다. 하나의 이차 정모세포는 이차 감수분열을 하여, 두 개의 **정자세포(spermatids)**가 된다. 정자 세포는 더 이상 분열하지 않고 무리를 이루어 버팀세포에 접해 있으면서 변태과정을 거쳐 운동성을 획득한 **정자(spem)**가 된다. 정조세포에서 정자로 형성되는 모든 과정을 정자발생(spermatogenesis)이라고 하며 약 74일 정도 소요된다(그림 12-8).

(2) 정자의 이동

정자가 만들어지고, 버팀세포의 세포질은 위축되고 정자가 정세관 내로 유리되어 관강액과 합쳐진다. 미성숙한 단계에 있는 정자는 정세관을 거쳐 부고환과 정관을 통과하게 되며, 이때 점점 성숙되어 가면서 운동능력과 수정능력을 갖추게 된다. 부고환에 도달한 정자는 테스토스테론의 자극에 의해 크기, 모양, 성질, 대사 등의 여러 부분에서 변화되어 발생하게 된다. 부고환 끝부분에 도달한 정자는 정관 속으로 이동하게 되는데 정관과 부고환의 마지막 부위는 사정 전 정자의 저장소 역할을 수행한다.

2) 난소주기

(1) 난자발생

난조세포(oogonia)의 유사분열은 태아시기에 이미 종료되면서 미성숙한 **일차난모세포(primary oocyte)**가 되고, 출생 후에는 감수분열 전기에 들어가게 되는데 이때 각 난모세포는 **난포(ovarian follicle)**속에 존재한다. 미성숙한 일차난모세포가 **난포자극호르몬(follicle stimulating hormone; FSH)**의 자극을 받으면서 분열, 증식을 하면 **성숙난포(mature follicle or Graafian follicle)**가 된다. 그 후 일차 감수분열을 통하여 **이차난모세포(secondary oocyte)**와 1개의 **일차극체(primary polar body)**가 되는데, 극체가 만들어지는 이유는 이차난모세포가 모든 세포질을 가지고 있기 때문이다. 이차 난모세포는 계속하여 이차감수분열을 통해 1개의 극체와 1개의 난세포(난자, ovum)가 되는데, 이때 일차감수분열시 만들어진 극체도 감수분열을 하여 2개의 **이차극체(secondary polar body)**를 생산한다. 따라서 난자발생과정 중 총 3개의 극체와 1개의 난자가 생성되며 이 중 극체는 모두 퇴화되어 없어진다(그림 12-9).

난자발생(oogenesis)은 태아시기에서부터 시작되어 폐경기에 이르러서야 끝나게 된다. 여성의 난조세포(oogonium)는 발생 3~7개월 사이에 유사분열을 끝내고 일차 난모세포(primary oocyte)를 만든다. 일차 난모세포는 감수분열을 시작하게 되지만 제1 감수분열의 전기에서 더 이상 진행되지 않고 멈추게 된다. 이 과정에서 난모세포는 난소의 표면상피에서 기원한 **난포세포(follicular cell)**들에 의해 둘러싸여 하나의 집단을 형성하게 되는데 이를 난포(ovarian follicle)라 하며, 특히 난모세포가 한 층의 난포세포에 둘러싸인 시기를 **원시난포(primordial ovarian follicle)**라 한다. 이후 사춘기가 되어 FSH가 생성되고 나서야 **난소주기(ovarian cycle)**가 진행된다.

난소주기란 뇌하수체에서 분비되는 생식샘자극 호르몬의 자극에 의해 난포가 발육되고, 배란이 된 후, 황색체를 형성, 유지되다가 수정이 되지 않을 경우 황색체의 퇴행성변성을 통해 백색체로 변환되고 다시 새로운 난포의 발육이 일어나는 일련의 주기를 말한다. 난소주기는 보통 28일을 주기로 반복된다.

(2) 일차 난포 형성단계

일차 난포세포의 형성은 원시난포(primordial ovarian follicle)가 난포자극호르몬에 의해 일차 난포로 분화하는 과정이다. 난포세포가 활발한 세포분열과 증식과정을 거쳐 난모세포를 여러 층으로 덮게 되며, 이를 과립층 세포(granulosa cell)라고 한다. 난모세포와 과립층 세포 사이에 투명층이 형성되게 되는데 이때, 과립층 세포에 미세융모가 발달하여 난포세포에서 난모세포로 이동을 원활하게 한다. 난포막세포(thecal cell)는 원시난포에서 일차 난포로 발달될 때 난포 주위 버팀질에서 유래한 결합조직세포들을 일차 난포(primary follicle)로 둘러싸게 된다. 과립층 세포와 난포막세포는 함께 작용하여 에스트로겐을 생성한다(그림 12-9).

(3) 이차 난포 형성단계

일차 난포에서 이차 난포(secondary follicle)로 분화되는 과정으로 이를 통해 과립층 세포는 난포액(follicular fluid)을 생성, 분포하며, 일차 난포의 난포막은 더 두꺼워진다. 분비된 난포액에 의해 난모세포와 과립층 세포 사이에는 크고 작은 여러 개의 공간이 형성되고, 이를 **난포방(난포동, follicular antrum)**이라고 한다. 일차 난포와 이차 난포 모두를 **성장난포(grow follicle)**라고 한다(그림 12-10).

(4) 삼차 난포 형성단계

난소주기(ovulation cycle)가 시작된 지 8~10일 사이에 난소주기를 이차 난포까지 분화했던 난포 중 하나가 다음 삼차 난포 형성과정에 참여하게 된다. 10~14일 사이에 삼차 난포가 형성되며, 완전히 성숙한 난포를 **성숙난포(그라피안 난포, mature follicle; Graafian follicle)**이라 한다.

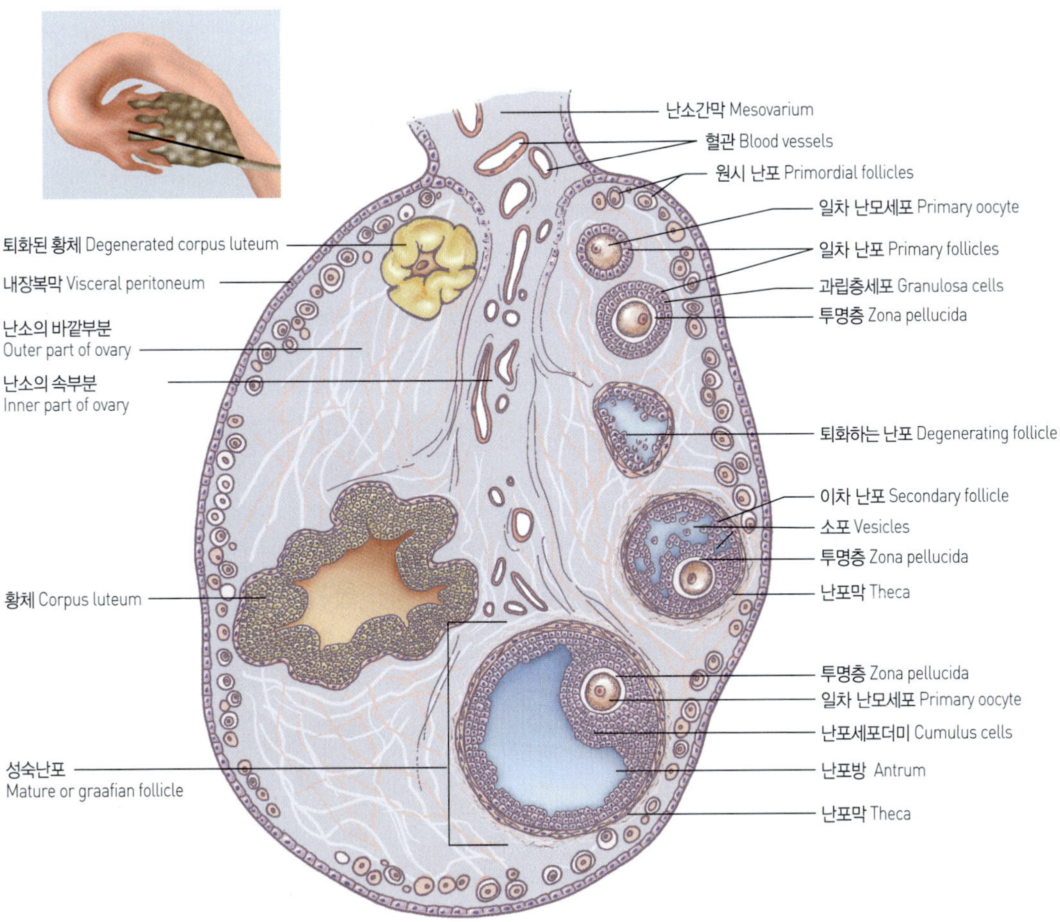

그림 12-9 난소와 난포의 구조

1 난조세포는 난모세포를 형성한다. 출생 전에 난조세포는 체세포분열을 통해 증식한다. 태아의 발달과정에서 난조세포가 감수분열을 시작하지만, 일차 전기에서 멈춘 상태로 변하면 이를 일차 난모세포라고 부른다. 이 일차 난모세포는 사춘기가 될 때까지 이 상태로 유지된다.

2 출생 전에, 일차 난모세포는 한 층의 과립층세포로 둘러싸이면서 원시 난포를 형성한다. 이들은 사춘기가 될 때까지 존재한다.

3 사춘기가 지나면, 과립층세포의 숫자와 크기가 증가하면서 원시 난포가 일차 난포로 발달한다.

4 액체로 채워진 소포가 발생하고 난포막세포가 난포 바깥쪽에 발생하면서 일차 난포가 이차 난포로 발달한다.

5 소포들이 합쳐지면서 난포방을 형성하면 이차 난포가 성숙난포로 발달한다.

6 배란 바로 직전에 일차 난모세포는 일차 감수분열을 완료하여 이차 난포세포와 일차 극체로 분열한다.

7 이차 난모세포는 이차 감수분열을 시작하지만 이차 중기에서 멈춘다.

8 배란이 일어나면 이차 난모세포는 난소에서 방출된다.

9 이차 난모세포는 정자세포와 수정을 해야만 이차 감수분열을 완료할 수 있다. 이차 감수분열 결과 난세포와 이차 극체로 분열한다. 난세포와 정자세포의 핵이 합쳐지면서 접합자를 형성하면 수정이 완료된다.

10 과립층세포는 배란이 된 난포에서 빠르게 분열하고 크기가 커지면서 황색체를 형성한다.

11 황색체가 퇴화하여 흉터인 백색체를 형성한다.

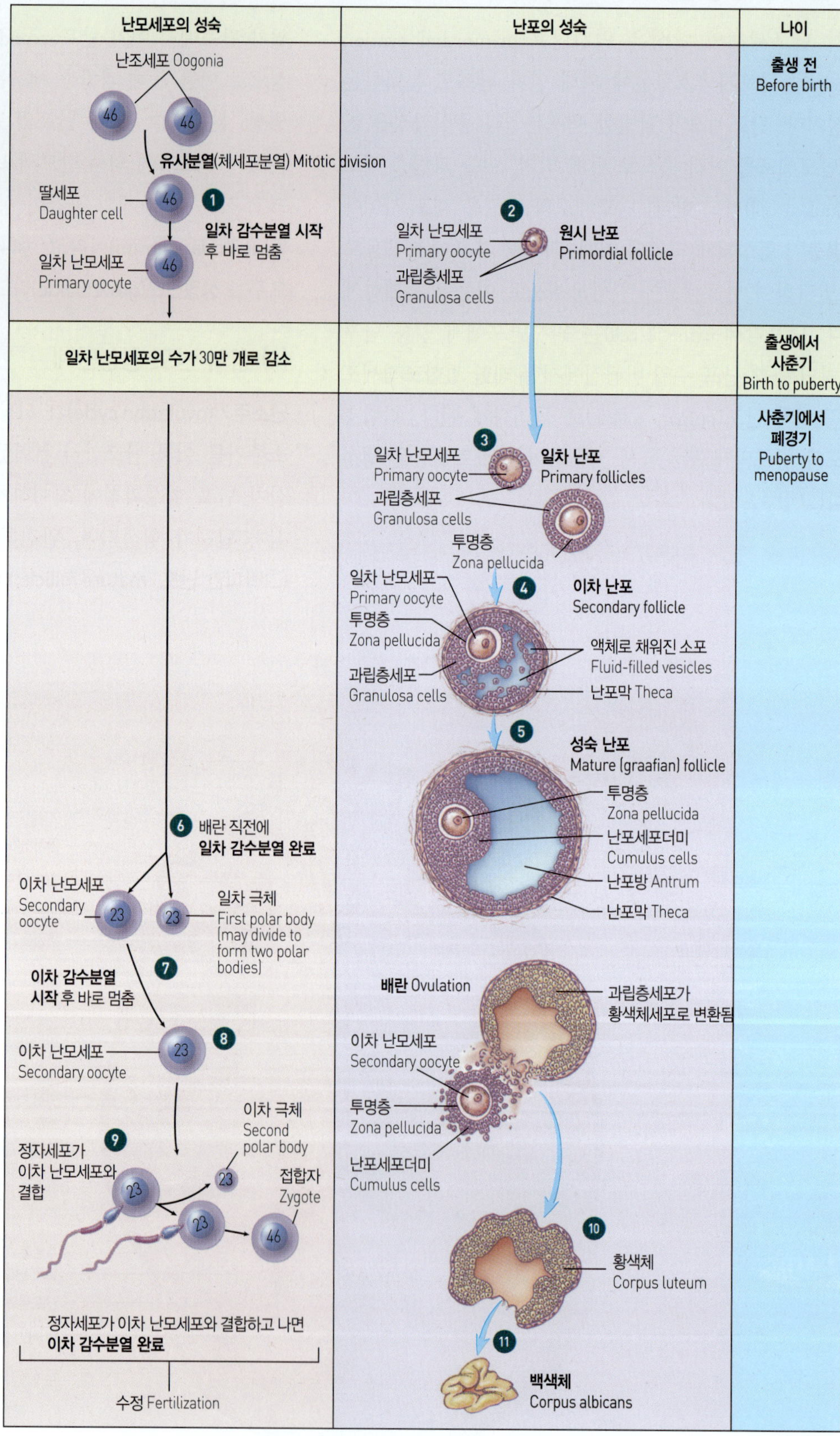

그림 12-10 난모세포와 난포의 성숙

난포방 속에 삼차 난포가 다량의 난포액에 축적된다. 이에 따라 난포의 크기가 현저히 증가하여 직경이 15mm에 이르게 되고, 인체에서 가장 큰 150mm~200mm 정도에 이른다. 삼차 난포가 완전히 성숙되면 황체호르몬(lutein hormone)이 늘어나면서 일차 감수분열을 마치게 된다(그림 12-10).

(4) 배란

배란(ovulation)은 완전히 성숙한 삼차 난포가 난소의 표면으로 점점 가까워지면서 난소를 찢고 나와 내부에 있던 이차 난모세포를 골반 안으로 분출하는 과정으로 난소주기 14일 정도 되면 이루어진다. 약 28일 주기로 일어나며, 이때 함께 배출되는 난포액은 점성이 커서 골반 안으로 흘러내리지 않도록 한다. 배란기 동안 여성의 기초체온은 평소보다 약간 상승하고 난포 파열에 의한 소량의 출혈이 동반될 수 있어 이 시기에 이와 관련한 통증을 느끼게 되기도 한다(그림 12-11).

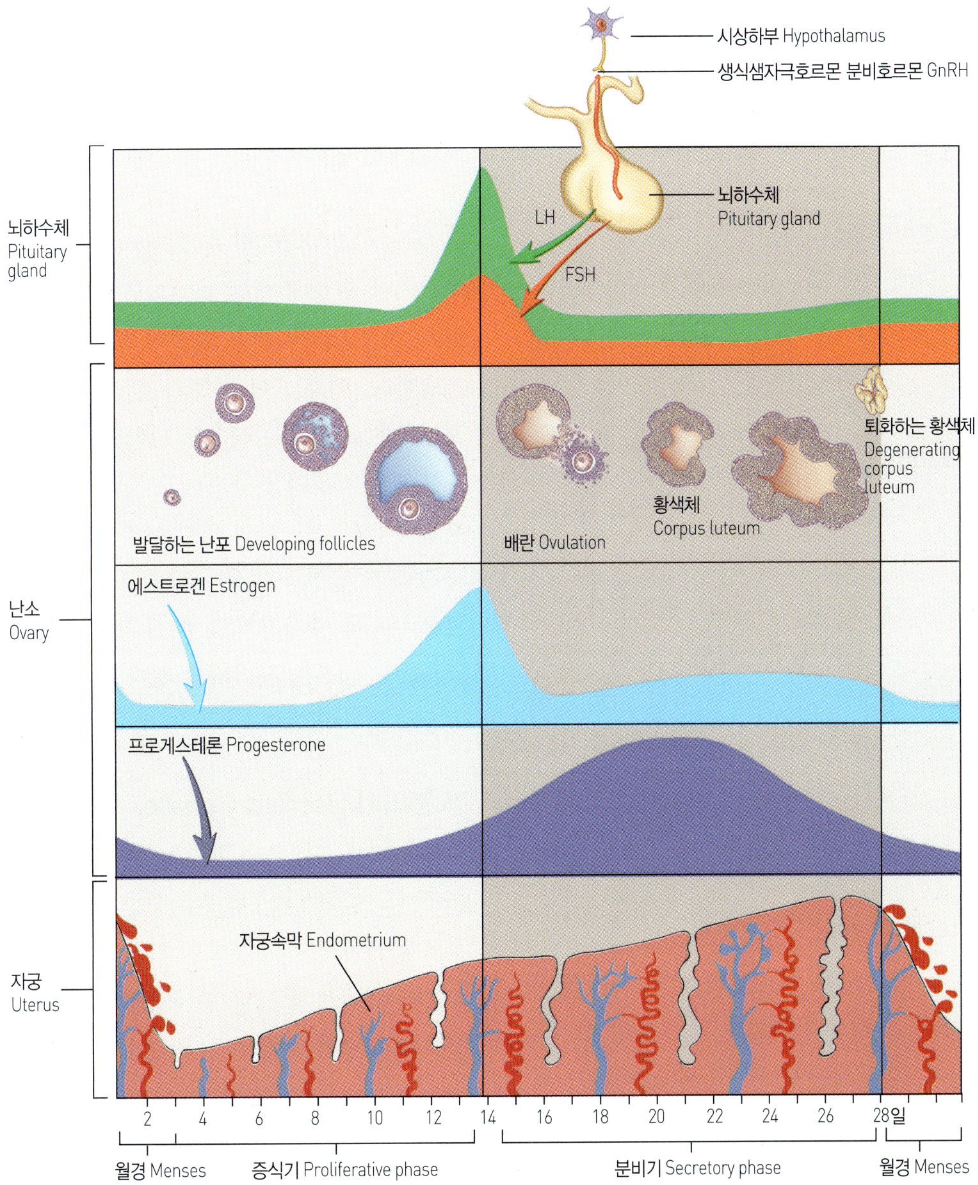

그림 12-11 월경주기

3) 월경주기

월경주기(menstrual cycle)는 생식에 필수적인 가임 여성에 나타나는 변화 주기로 내분비기관에 의해 조절되며 난소 주기에 따라서 난포기(follicle phase), 배란기(ovulation phase) 그리고 황체기(luteral phase)로 나뉜다. 또한 자궁속막에 변화에 따라 월경기(menstrual phase), 증식기 (proliferative phase), 분비기(secretory phase)로 구분하며 평균 28일을 주기로 한다. 각 주기에 따라 분비되는 호르몬[난포자극호르몬(FSH), 황체형성호르몬(luteinizing hormone; LH), 에스트로겐, 포로게스테론(progesteron), 인히빈(inhibin)]들은 양성되먹임 또는 음성되먹임기전에 의해 조절된다. 월경주기는 난소의 변화에 따른 난소주기와 자궁속막변화에 따른 주기로 설명된다.

(1) 난소주기

① 난포기(follicle phase)

난소주기의 1~13일에 해당하는 시기로 첫째 날부터 4~5간에 걸쳐 FSH의 분비가 급격히 상승하여 난포의 발육이 시작된 후 난포기 말기에는 한 개의 성숙난포가 된다.

② 배란기(ovulation phase)

난소주기의 14일 경 LH와 FSH의 분비는 급격히 증가하게 되는데 이 중 FSH 자극에 의해 성숙난포는 성장과 동시에 에스트로겐의 분비를 증가시킨다. 난소주기 13일째 에스트로겐은 LH의 분비를 촉진시키고 급격히 증가시켜 성숙난포의 벽이 파열된다(월경주기 약 14일에 해당). 배란(ovulation)은 난포에 미치는 FSH와 LH의 지속적인 효과에 의해 나타나는 것이다. 이 시기에 여성의 기초체온은 약 0.3~0.5℃ 상승하게 된다.

③ 황색체기(luteral phase)

난포로부터 난자가 배란된 후 비어있는 난포는 배란 후 약 1주가 되면 LH에 의해서 황색체가 되는데 이 시기를 황색체기라고 한다. 황색체는 인히빈(inhibin)이라는 물질을 만들어 FSH의 분비 및 작용을 억제한다. 이것은 새로운 난포의 발생을 지연시켜 월경주기 동안 더 이상의 배란이 일어나지 않도록 한다. 그러나 황색체기 말기(월경주기의 약 22일에 해당)에는 황색체는 퇴화하여 기능을 상실하게 되므로 인히빈, 에스트로겐, 프로게스테론이 분비가 감소하게 된다.

(2) 자궁속막변화 따른 주기

① 월경기

월경이 있는 기간으로 1~5일까지 지속된다. 이 시기에는 자궁속막의 기능층이 붕괴되면서 탈락된 조직과 일부 혈액이 질을 통해 몸 밖으로 배출되며, 기간은 약 3~5일 정도 일어난다. 임신이 되었을 때는 황체가 퇴화되지 않아 프로게스테론을 지속적으로 분비하여 월경이 일어나지 않지만, 난소에서 배란된 난자가 수정되지 않으면 착상이 이루어지지 않아 혈중 에스트로겐과 프로게스테론의 혈중 농도가 최저치로 떨어지며, 기능층이 괴사되면서 월경이 일어난다.

② 증식기(proliferative phase)

증식기란 월경에 의해 파괴되었던 자궁속막의 기능층이 다시 회복되는 시기를 말하며, 월경주기의 6~14일경에 해당한다. 이 시기에 난포가 활발히 성장하기 때문에 난포기(follicular phase)라고도 한다. 난포에 의해 분비된 에스트로겐의 분비가 증가하고 자궁속막의 바닥층을 세포분열에 의해 기능층의 성장을 촉진한다.에스트로겐의 혈중 농도가 일정량 이상이 되면 시상하부에서 난포자극호르몬 분비를 중지시키고, 대신 황체형성호르몬(luteinizing hormone; LH)을 분비하게 된다. 이 호르몬 분비로 인해 배란이 이루어 진다.

③ 분비기 (secretory phase)

자궁속막이 최대로 비후되는 분비기는 수정란의 착상을 준비하는 시기이다. 월경주기의 15~28일에 해당되며 난소가 황체기에 있는 동안의 시기이다.

배란에 의해 형성된 황색체에서는 프로게스테론을 왕성하게 생성하고 분비한다. 프로게스테론은 자궁속막의 기능층을 더욱 비후시키고 여기서 분비하는 점액질은 착상선의 수정란에 영양을 공급할 수 있도록 한다. 수정란이 착상되면 자궁속막의 상태는 지속적으로 유지되며 태반이 형성되고 다음 월경주기는 중지된다. 그러나 착상이 일어나지 않으면 새로운 월경 주기가 시작된다(그림 12-11).

4) 수정

정자는 사정 후 24~72시간 동안 여성 생식기관 내에서 생존하고, 난자는 배란 후 12~24시간 이내에 수정되어 착상될 수 있다. 수정을 성공하기 위해서는 배란 전 72시간 이내, 배란 후 24시간 이내에 정자가 여성 생식기관 내에서 생존해 있어야 한다. 정자가 이동하는 속도는 매우 빠르며, 정자가 질 속에 들어가 자궁을 통하여 자궁관 및 자궁 상부에 도달하는 데 약 몇 분 정도 소요된다. 질 내로 들어온 수억 개의 정자 중 수만 개 정도의 정자가 자궁목 부위로 들어갈 수 있으며, 그중 몇 백 개만이 난관팽대부에 도달하여 수정 장소에 자리할 수 있다. 하

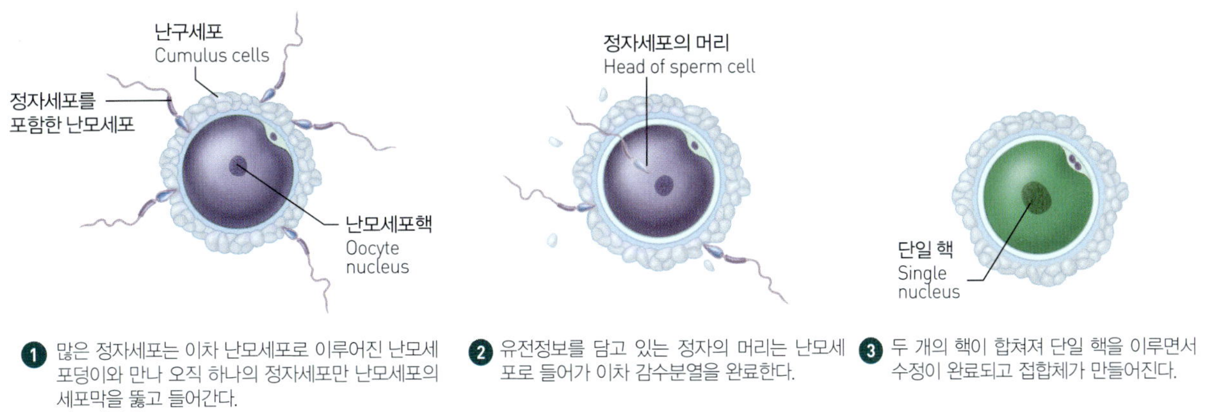

그림 12-12 수정의 과정

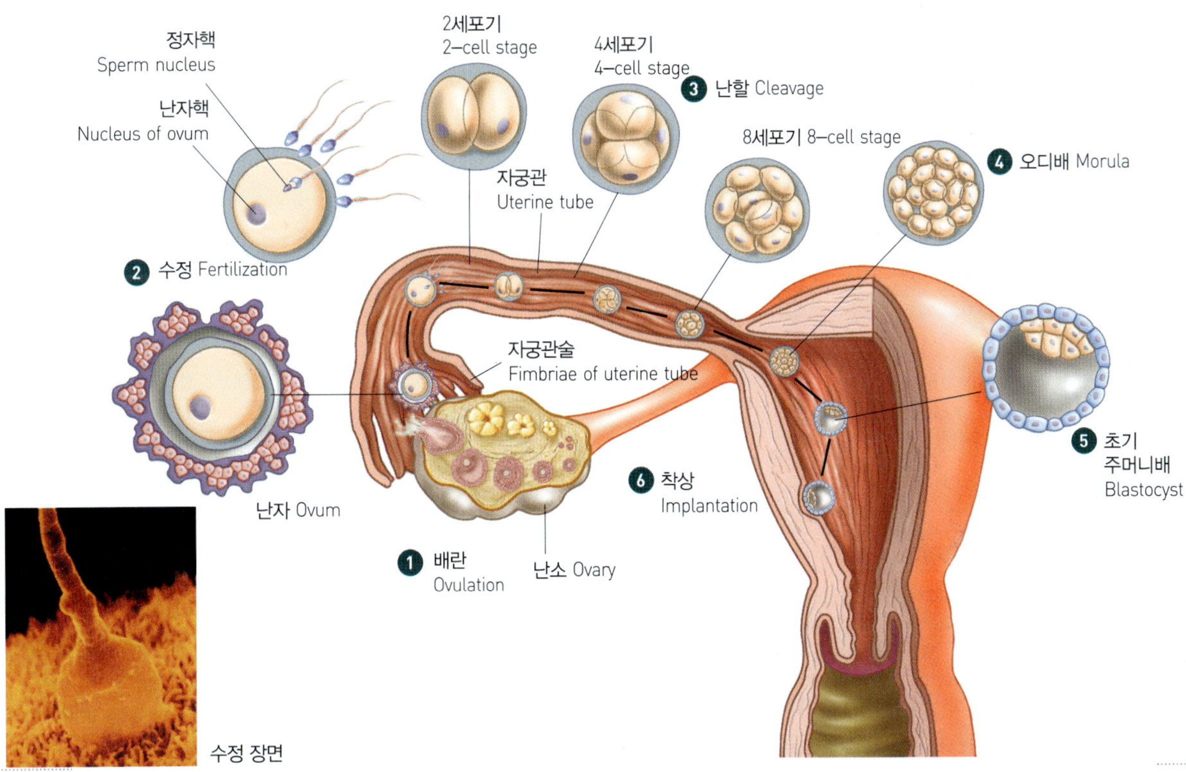

그림 12-13 수정에서 착상까지의 세포분열

배란시기에 난자는 난소를 떠나게 되고, 수정은 자궁관 윗부분 1/3 위치에서 일어난다. 접합자는 자궁관이 난할을 시작하게 될 때의 배를 일컫는다. 배는 자궁속막에 착상한다.

나의 정자가 난자를 만나면 정자의 머리에서 효소가 분비되는데 이 효소의 작용으로 인해 정자와 접촉된 부분의 비로소 정자 난자에 융합하게 된다. 난자막이 융해되고 이를 **수정(fertilization)**이라고 한다. 수정이 되면 접합자는 세포분열을 반복하게 되고, 수정 후 5~6일 정도 후에 주머니배(포배, blastocyte)를 형성하여 자궁관을 지나 자궁으로 이동하게 된다. 자궁내막은 주머니배가 충분히 안착할 수 있을 만큼 두꺼운 상태를 유지한다. 실제적으로 자궁내막은 배란 후 7~8일 정도에 착상할 준비를 하고 수정되기를 항상 기다리고 있다. 주머니배(포배, blastocyte)는 자궁내막에 착상하기 전 며칠 동안 자궁 안에서 자유롭게 지내며, 이 기간 동안 영양을 섭취하고 세포분열을 계속한다. 주머니배의 영양막세포는 자궁조직을 녹여 자궁벽에 주머니배가 묻히도록 한다. 투명층은 동시에 해체되어 영양막이 팽창한다. 수정 후 7일 뒤에 주머니배는 자궁속막에 착상(implantation)한다(그림 12-12, 13). 착상 전후로 아주 짧은 시간 동안 태아는 주변 독소 자극에 잠시 둔감해진다. 생명력을 유지하기 위한 생식계통의 자연스러운 현상이다. 발생 후 며칠 동안 외부로부터 필요한 영양을 공급받지 않아도 생명 유지에 충분할 만큼의 난황을 가지고 있다. 즉 태아는 발생 첫 몇 주 동안 수많은 세포가 죽어도 스스로 기능을 회복할 수 있음을 뜻한다. 초기에 배아는 서로 연결해주는 줄기에 의해 태반에 붙어 있다. 이 연결줄기가 탯줄(umblical cord)이다(그림 12-4).

5) 임신

임신(pregnancy) 기간 동안 주머니배가 자궁벽에 묻힐 때, 영양막세포는 태반의 배아 부분인 융모막(chorion)이 된다. 태반은 모체와 배아 사이에 영양소와 노폐물을 교환하는 중요한 기관이다. 임신 5주 이후에 완성되며, 수정 후 3개월부터 출생할 때까지 태아에게 영양분을 공급하고 노폐물을 제거해 주는 역할을 한다. 태반은 많은 양의 호르몬 생산을 하는 내분비샘이기도 한다. 임신(pregnancy) 시 자궁의 구조와 기능이 변하게 된다. 처음 2개월 동안 에스트로겐과 프로게스테론이 황체에서 분비되어 임신 기간 동안 황체가 지속된다. 임신 기간 전체의 시기 동안 에스트로겐과 프로게스테론의 모체 혈액 내 수치는 증가하게 된다. 착상 직후 **사람융모생식샘자극호르몬(사람융모성선자극호르몬, human choriogonadotropin; HCG)**을 분비하기 시작하여 황체를 유지시키고, HCG의 분비는 임신 초기에 급격히 증가하여 60~80일에 최고치에 달한 후 급격히 감소되어 3개월 말에 낮아진 채로 임신 기간 동안 비교적 일정하게 유지된다. 착상 후 양막공간은 양막주머니(amniotic sac)라는 막에 둘러싸이게 되고, 이 안에 양수(amniotic fluid)가 채워져 있다. 배아는 양막공간 안에서 자라고 양수는 배아에 대한 충격 흡수 역할을 한다. 뱃속의 배아는 수정 후 8주 정도 후에 태아가 된다. 배아기 동안 **기관계통**의 발생이 이루어지고, 태아기 동안 기관계통이 커지고 발달하게 된다. 태아는 수정 후 8주쯤에는 3cm 크기와 2.5g의 무게를 보이고 점점 자라 임신 말기에는 50cm 크기와 3,300g의 무게를 보이게 된다. 태아기 동안 15배 이상의 크기 성장과 1,400배 이상의 무게 증가를 보인다(그림 12-13).

핵심돋보기

출산 예정일 계산

- 마지막 생리한 달 – 3 = 분만예정 달
- 마지막 생리한 달 + 9 = 분만예정 달(3을 뺄 수 없을 경우)
- 마지막 생리한 달의 첫 날짜 + 7 = 분만예정 달의 날짜

임신 주수 계산

마지막 생리일부터 280일 또는 40주

기간	개월수	기간	개월수
0주 0일~3주 6일	1개월	24주 0일~27주 6일	7개월
4주 0일~7주 6일	2개월	28주 0일~31주 6일	8개월
8주 0일~11주 6일	3개월	32주 0일~35주 6일	9개월
12주 0일~15주 6일	4개월	36주 0일~39주 6일	10개월
16주 0일~19주 6일	5개월	40주 0일	예정일
20주 0일~23주 6일	6개월		

6) 분만

수정란이 착상된 후 280일(40주, 약 10개월) 정도가 경과한 후 태아가 자궁 밖으로 배출되는 과정을 **분만(parturition)**이라고 한다. 이는 아기가 모체 밖으로 태어나는 과

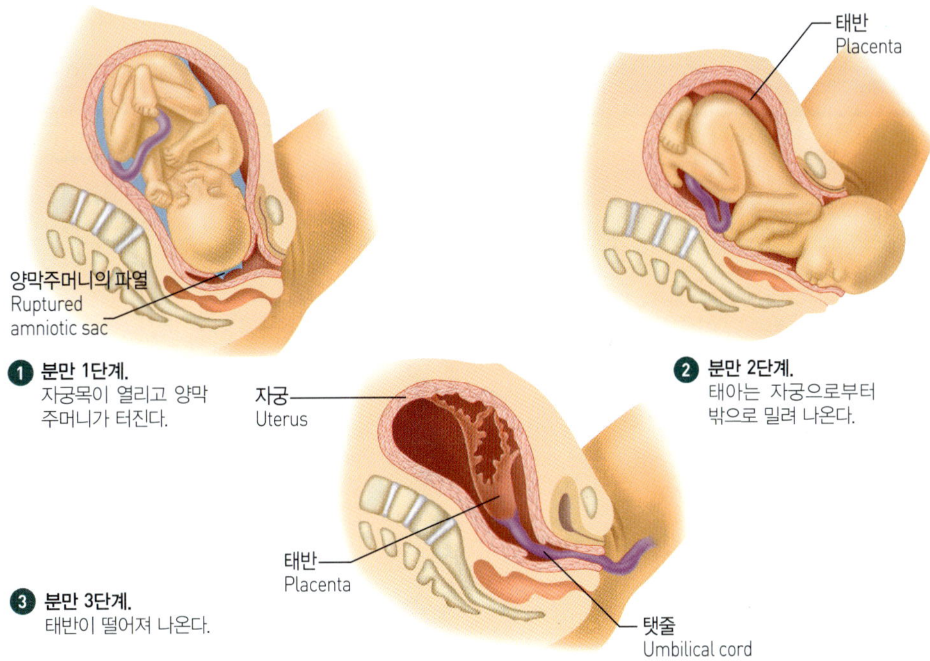

그림 12-14 분만

정이다. 임신 말기 분만이 임박해지면, 자궁은 점진적으로 흥분하고, 간헐적인 수축을 나타내기 시작하다가 점점 강도가 강해지고 반응이 잦아지기 시작한다. 자궁목이 점점 서서히 열리고 강한 자궁수축이 태아를 자궁에서부터 질쪽으로 밀어 밖으로 나아가게 된다. 분만 후 4~5주 동안 자궁은 줄어들어 임신 전보다 다소 큰 상태로 유지된다. 소량의 혈액과 퇴화된 자궁내막으로 이루어진 질 분비물은 분만 후 몇 주 동안 계속 나올 수 있다. 분만을 일으키는 정확한 신호는 알려져 있지 않으나 분만을 일으키는 데 영향을 주는 다양한 요인들이 있다. 분만 전 모체의 프로게스테론 혈중 농도는 가장 높은 수준에 달한다. 에스트로겐의 농도는 꾸준히 증가하여 자궁의 민무늬근육을 흥분시키고, 프로게스테론은 자궁의 민무늬근육세포에 대해 억제 효과를 준다. 분만이 임박하면 프로게스테론의 억제 영향보다 에스트로겐의 흥분 영향이 더 높아지게 된다. 이는 분만을 더욱 자극하게 된다. 프로스타글란딘은 자궁수축을 강하게 자극한다. 분만 동안 모체의 뇌하수체에서 **옥시토신(oxytocin)**을 분비하게 되며, 이는 자궁수축을 자극하여 태아가 자궁목으로 이동하게 하고, 자궁목은 더 늘어나서 양성 되먹임 기전이 성립되게 한다. 분만 후에는 자궁목은 더 이상 늘어나지 않는다(그림 12-14).

03 남녀 주요 생식호르몬

1) 남성 생식기관 호르몬

남자의 이차성징을 통한 호르몬의 변화는 12~14세에 시작되어 대략 18세쯤에 끝난다. 호르몬의 변화가 발생하기 이전에는 고환과 부신겉질에서 소량의 **테스토스테론**이 분비되기 때문에 생식샘자극호르몬 분비호르몬, 황체형성호르몬과 난포자극호르몬의 분비가 잘 되지 않는다. 사춘기가 시작되면 시상하부의 발생이 변화되면서 시상하부와 뇌하수체 앞엽은 테스토스테론의 분비 억제자극에 무감각해지며, 생식샘자극호르몬 분비호르몬, 황체형성호르몬과 난포자극호르몬의 분비가 증가된다. 증가된 난포자극호르몬은 정자 생성을 촉진하고 증가된 황체형성호르몬은 사이질세포를 자극하여 더 많은 양의 테스토스테론을 분비시킨다. 테스토스테론이 시상하부와 뇌하수체 앞엽에 음성 되먹임 작용을 하지만, 생식샘자극호르몬 분비호르몬, 황체형성호르몬과 난포자극호르몬은 상당히 활발하게 분비된다(그림 12-15, 표 12-1).

❶ 시상하부에서 생산된 생식샘자극호르몬분비호르몬(GnRH)은 뇌하수체 앞엽에서 황체형성호르몬(LH)과 난포자극호르몬(FSH)의 분비를 촉진한다.

❷ LH는 고환의 사이질세포를 자극하여 테스토스테론 분비를 촉진한다.

❸ FSH는 정세관의 버팀세포를 자극하여 정자발생과 인히빈의 분비를 촉진한다.

❹ 테스토스테론은 생식기관과 이차성징의 발달을 촉진할 뿐만 아니라 정세관의 버팀세포에 대한 촉진성 효과도 지니고 있다.

❺ 테스토스테론은 시상하부와 뇌하수체에 음성 되먹임 작용을 하여 GnRH, LH 및 FSH의 분비를 감소시킨다.

❻ 인히빈은 뇌하수체 앞엽에 대한 음성 되먹임 작용을 하여 FSH의 분비를 감소시킨다.

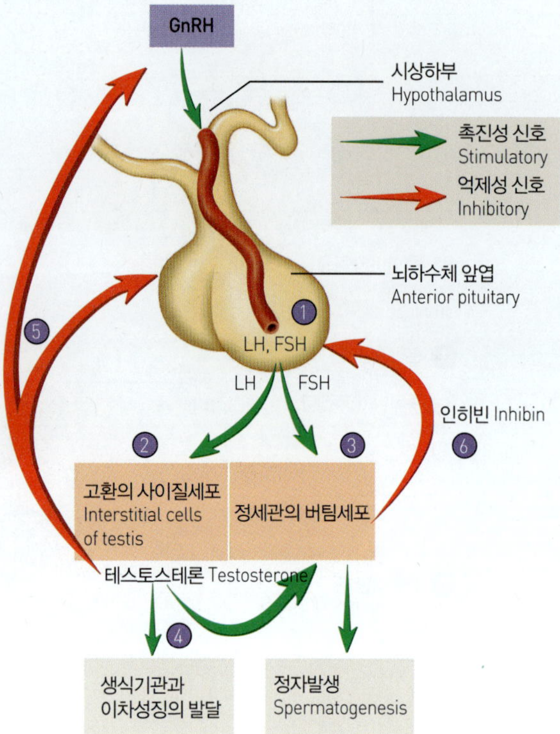

그림 12-15 남성에서 생식호르몬 분비의 조절

표 12-1 남성 생식기관 호르몬

호르몬 명칭	분비기관	기능
생식샘자극호르몬 분비호르몬 (gonadotropin releasing hormone, GnRH)	시상하부	LH와 FSH의 분비가 증가됨
황체형성호르몬 (luteinizing hormone, LH)	뇌하수체 앞엽	테스토스테론의 분비 증가
난포자극호르몬 (follicle stimulating hormone, FSH)	뇌하수체 앞엽	정자 발생과 인히빈 분비 촉진
테스토스테론 (testosterone)	고환의 사이질세포	• 생식기관의 발생, 정자 발생지지, 이차성징을 발생 • 음성 되먹임 작용으로 GnRH, LH 및 FSH의 분비를 억제

2) 여성 생식기관 호르몬

시상하부가 성숙하게 되면 여성의 경우 보통 11~13세 사이에 호르몬의 변화가 시작되어 16세가 되면 끝나게 된다. 호르몬의 영향을 받기 시작하면서 여성 생식기관 중 유방의 크기가 커지기 시작하며, 유방과 엉덩이 주위에 지방조직이 축적되면서 점점 곡선형 성인 여성의 몸의 형태를 갖게 된다. 또한 호르몬의 영향으로 겨드랑 부위와 두덩 부위에 털이 자라기 시작한다. 난소에서 여성호르몬과 항체호르몬의 분비가 급증하기 시작하면서,

TIP 남녀 생식기

남녀 생식기의 경우 식물의 대표적인 생식기관이라고 할 수 있는 '꽃'과 그 구조 및 기능이 굉장히 유사하다. 꽃의 경우, 남녀의 생식기관 중 대표적인 감수분열이 일어나고, 수정이 가능한 핵심 구조인 '정자'와 '난자'를 생성하는 기관인 '고환'과 '난소'와 같은 '수술'과 '암술'이라는 구조를 갖고 있다. 이 수술과 암술이 만나 꽃의 수정이 완료되면, 사람의 몸에서 아이를 키우는 기관인 '자궁'과 같은 구조와 기능을 수행하는 '씨방'으로 이동을 하여 성숙하게 된다. 씨방이 발달하게 되면 '열매'를 맺게 된다. 이를 통하여 식물의 생식기능과 사람의 생식기능이 서로 비슷한 구조와 기능을 담당하고 있다는 것을 알 수 있다. 또한 남녀의 생식기관이 다른 구조와 기능을 하고 있지만, 실제로는 서로 매우 중요하고 비슷한 역할을 꽃의 수정 과정처럼 나누어 진행한다는 사실을 알 수 있다.

표 12-2　여성 생식기관 호르몬

호르몬 명칭	분비기관	기능
생식샘자극호르몬 분비호르몬 (GnRH, gonadotropin releasing hormone)	시상하부	LH와 FSH의 분비가 증가됨
황체형성호르몬(LH, luteinizing hormone)	뇌하수체 앞엽	난소에서 난포(=난소여포, 여포)가 성숙되어 난자가 되면 난소에서 배출
난포자극호르몬(FSH, follicle stimulating hormone)	뇌하수체 앞엽	난소에서 여포가 성숙되도록 자극을 주는 호르몬
에스트로겐(estrogen)	난포와 황색체	자궁의 발달, 자궁내막·젖샘의 발달, 그 밖의 이차성징의 촉진, 지방합성의 증가, 간기능과 골대사로의 영향
프로게스테론(progesterone)	황색체	• 에스트로겐(여포호르몬)의 작용으로 이루어진 증식기 자궁내막을 분비기 자궁내막으로 변화시켜 수정란에 착상(임신) 시키는 역할 • 임신 기간에 자궁내막을 탈락막으로 변화시킴, 자궁근 긴장 억제: 임신 유지. • 임신 기간에 젖샘 발육 촉진
옥시토신(oxytocin)	뇌하수체 뒤엽	
사람생식샘자극호르몬 (HCG, human chorionic gonadothrophin)	태반	• 난소 속 황체를 자극하여 에스테로겐(esterogens)과 프로게스테론(progesterone) 분비 촉진 • 착상 이후 월경주기를 정지시킴 • 자궁내막 분화시켜 태아의 성장에 적합한 환경과 구조 만듦

성인 여성과 비슷한 월경주기를 갖기 시작한다. 나이가 50세 정도가 되면 월경주기가 불규칙적으로 변하며, 배란도 잘 일어나지 않게 된다. 궁극적으로는 월경주기가 끝나는 **폐경(menopause)**을 맞게 된다. 이 시기를 여성의 **갱년기(climacteric)**라고 한다. 난포 수가 매우 작고, 난포가 난포자극호르몬과 황체형성호르몬에 둔감해져서 정상적으로 성장하지 않는다. 갱년기를 맞게 되면 갑작스런 열감과 땀, 피로, 분노, 성욕감퇴와 정서적 불안정을 경험하기도 한다(표 12-2).

3) 여성의 젖샘

젖샘(mammary gland)은 땀샘이 변형된 구조물로 모유를 생산하는 기관으로 유방(brest) 속에 위치한다. 유방의 바깥 구조물에서, 남녀 모두 **젖꼭지(nipple)**는 둥글고 약간 돌기형으로 앞으로 튀어나온 모양을 갖고 있다. 젖꼭지는 민무늬근육을 함유하고 있는 촉각에 매우 예민한 기관으로 성적 흥분이 발생하거나 자극을 받거나 젖꼭지가 발기되기도 한다(그림 12-16).

사춘기 이전에는 남녀 모두 유방의 일반적 구조가 유사하지만 사춘기가 시작되면, 여성의 유방은 황체호르몬과 에스트로겐의 영향을 받아 커지게 되고, 이를 구성하고 있는 주요한 구조물은 지방조직이다. 성인 여성의 유방은 지방조직 속에 각각 15~20개의 엽을 지닌 젖샘을 함유하고 있다. 각각의 젖샘엽은 독립적으로 젖꼭지로 열리는 한 개에서 시작된 작은 관들이 합쳐져서 형성된다. 출산 후 프로락틴의 자극에 의해 젖샘꽈리(alveoli)가 활성화되고, 젖샘꽈리를 감싸고 있는 근육상피세포(myoepithelial cell)가 수축하여 모유를 내보낸다(그림 12-17).

TIP　남녀 생식 호르몬

남성과 여성의 생식기관에 작용하는 호르몬은 식물의 '씨앗'과 그 원리가 비슷하다. 땅 속에 묻혀 있거나 혹은 특정 장소에 놓여 있기만 할 때는 씨앗이 어떤 활동도 할 수 없다. 겉보기에 작고 남달라 보이지는 않지만, 적절한 햇빛과 양분, 산소 및 이산화탄소와 만나면 그때부터 식물 전체의 역할과 움직임을 바꿔 놓는다. 씨앗이 반응을 시작하면, 서서히 새싹이 돋아나고 줄기와 뿌리를 키워가며, 열매를 맺게 되듯이 생식기관의 호르몬은 생식 움직임의 근간이 되는 시작점이 된다. 씨앗이 특정 열매 및 작물에 따라 그 종류와 역할이 다르듯이 호르몬도 특정 인체의 기능에 따라 모두 각기 다른 기능과 역할을 가지고 있다. 그런 이유로 호르몬은 특정 표적 기관에 연결되어야만 그에 맞는 목적 있는 활동을 하게 된다. 호르몬의 작용으로 인해 이차성징이 시작되고, 생식생리에 필요한 모든 활동을 적절하게 수행하는 데 많은 도움을 줄 수 있다. 우리 몸의 각 기관이 조금 더 적절하게 체계적으로 움직이기 위해서는 정확한 호르몬의 작용이 필수이다.

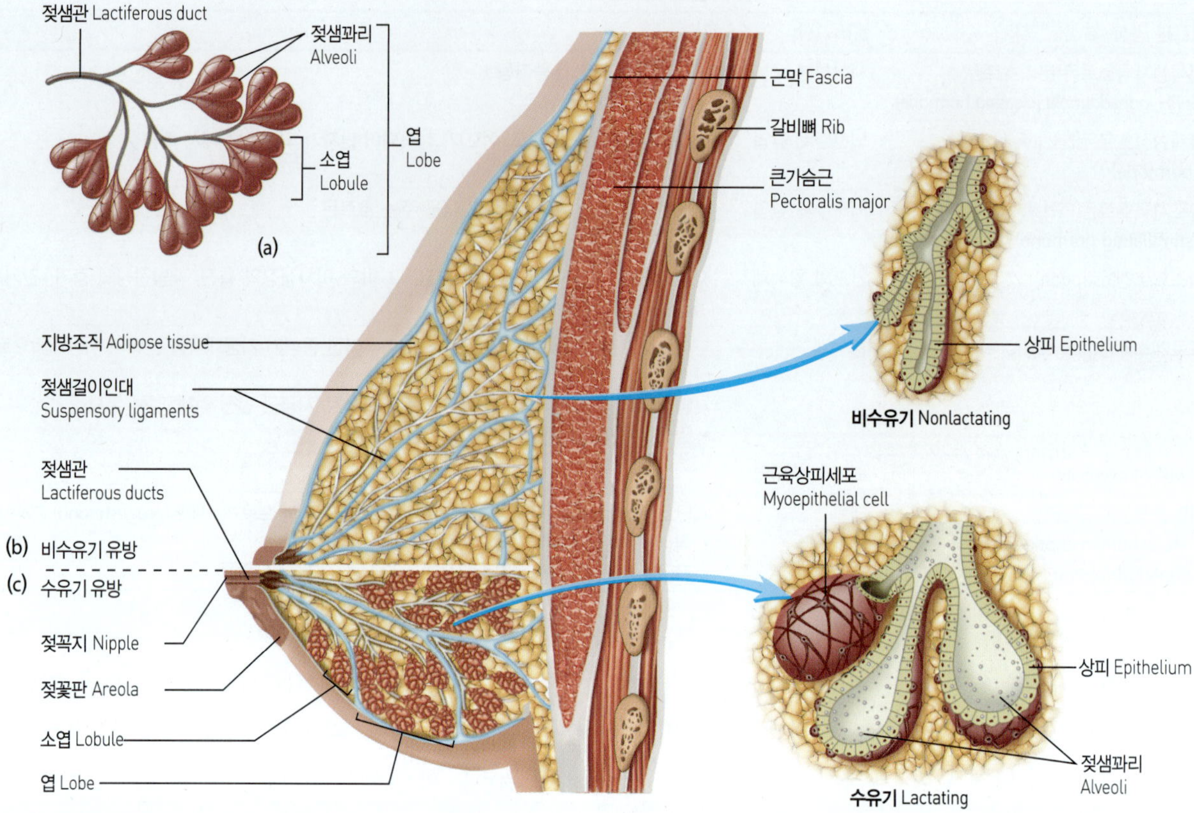

그림 12-16 유방의 해부학

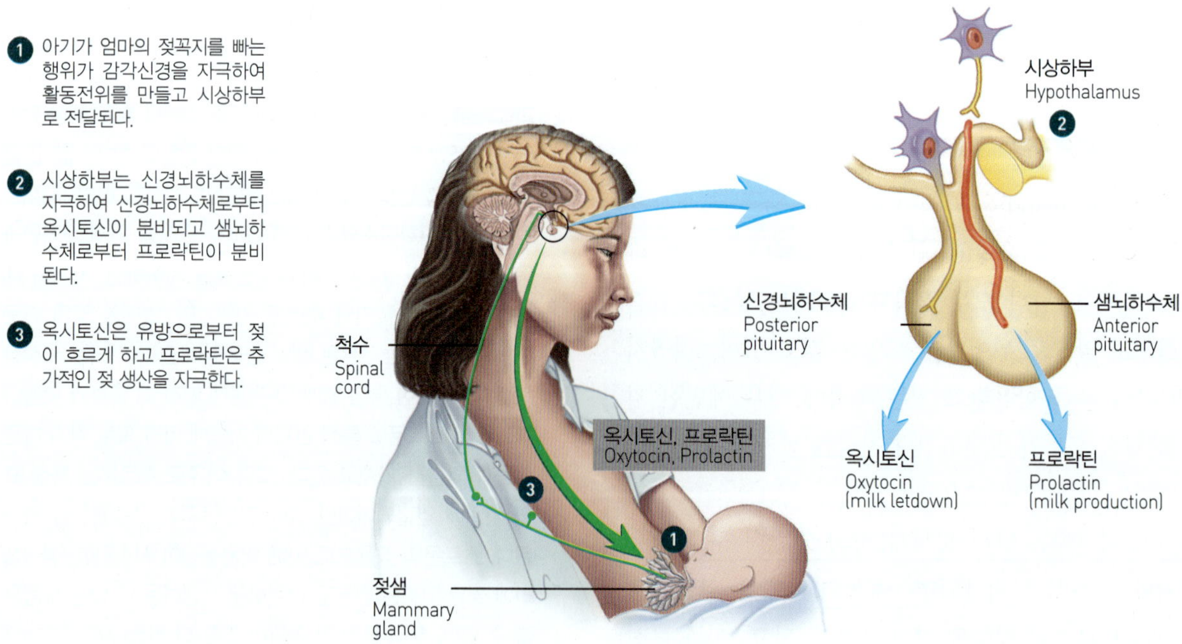

그림 12-17 젖분비에서 호르몬 변화

핵심돋보기

테스토스테론 특징 및 기능

- 여성과 남성에서 모두 필요한 호르몬
- 스테로이드 계열 지방 성분의 호르몬
- 피부로 흡수가 가능, 고환에서 99% 생산
- 정자 발생을 촉진
- 남성 이차성징 발현(수염, 목소리, 성 기관의 발달) 및 성욕, 공격적 행위에 관여
- 음성 되먹임 기전으로 내분비를 억제
- 단백질 동화 작용과 뼈, 근육 성장 및 발달 증진에 많은 역할
- 기억력과 순간 판단력을 빠르게 하는 역할

핵심돋보기

에스트로겐의 특징 및 기능

- 난포와 난소, 외생식기 및 유방의 성장 자극
- 뼈끝선을 닫아버림
- 수분의 축적
- 시상과 뇌하수체 앞엽에 대한 되먹임 효과
- 프로락틴 분비 자극하나 젖 생성 활동은 억제

프로게스테론의 특징 및 기능

- 자궁내막샘의 분비 자극
- 임신 시 자궁근층의 성장을 자극
- 유방의 성장을 자극, 프로락틴 젖 생성 효과를 억제
- 시상과 뇌하수체 앞엽에 대한 되먹임 효과

04 성 염색체 관련 질환

1) 유전

성염색체 관련 유전병은 대부분 X 염색체에 의한 열성유전이다. 여자는 X 염색체가 2개이고 남자는 1개이므로 유전관련 질환이 남자에게 확률이 높은 편이다. 대표적인 성 관련 유전질환에 대한 설명을 할 때, 주로 **반성유전(sex-linked inheritance)**에 대하여 이야기한다. 부모의 유전적 정보를 자손에게 전달하는 염색체는 일반적으로 X 염색체상에 나타나는 것이 대부분이며, 이는 우성과 열성에 대한 유전질환이 나타나게 되어 주로 남성에게 유전적 질환이 발현되는 반성 유전이 나타난다. 성염색체 유전자에 의해 일어나는 유전으로 X염색체와 관련되어 있고, 대부분 열성 유전이다.

(1) 혈우병

혈우병(hemophilia)은 X 염색체에 있는 유전자의 선천성, 유전성 돌연변이로 인해 혈액 내의 **응고인자(coagulation factor)**가 부족하게 되어 발생하는 출혈성 질환을 말한다.

거의 모든 경우에 남성에게 발생하며, 원인이 되는 유전자 이상은 어머니로부터 물려받는다. 여성의 경우 유전자 이상이 있어도 다른 정상 **X 염색체**에 의해 응고인자 생산이 보완되므로 대부분 증상이 나타나지 않지만, X 염색체의 무작위 불활성(lyonization) 현상으로 인해 응고인자의 부족 정도는 개인마다 다르게 나타난다. 혈우병은 대표적인 유전성 질환이지만, 약 30%의 경우는 자연적으로 발생한 돌연변이에 의해 가족력 없이 발생하기도 한다.

(2) 뒤센 근이영양증

근이영양증(muscular dystrophy)이란 뼈대근육이 점차로 변성되고 위축되어 악화되어 가는 진행성, 불치성, 유전성 질환이다. 근이영양증은 중추신경계와 말초신경계와는 연관 없이 뼈대근육의 퇴화가 진행되어 근육의 약화, 구축, 변형을 보이며 특정 근육에 가성대비나 진행성으로 오는 대칭성 근위축이 나타난다. **뒤센(Duchenne)**형은 가장 흔한 유형이며 반성 열성 유전으로 2~4세 정도의 남아에게 많이 발생한다. 보통 뒤센형의 징후는 5세경에 뚜렷한 근육 약화가 나타나며 장애 보상적인 비대로 장딴지 근육이 크게 보이는 **가성비대(pseudohypertrophy)**를 보인다.

(3) 저인산염혈증 비타민 D 저항성 구루병

저인산염혈증 비타민 D 저항성 구루병(hypophosphatemic vitamin D resistant rickets)은 비타민 D 의존성 구루병이 상염색체 열성인 반면, X 염색체 우성의 특징을 보여 X 염색체 우성 저인산혈증으로도 알려져 있으며, 유전성 저인산혈증, 가족성 저인산혈증성 구루병이라고도 불린다. 구루병성 증상과 함께 비타민 D 저항성 구루병은 토리쪽곱슬세관에서 인산 재흡수가 감소되어 혈청 칼

슘 농도는 정상이나 인산 농도가 현저히 낮으며, 혈청 알칼리성 인산 효소의 활성이 증가되어 있다. 이 비타민 D 저항성 구루병의 원인은 PHEX(phosphate regulating gene with endopeptidase activity on the X chromosome) 유전자의 돌연변이에 기인하며, 이 유전자는 막성 펩티드 내부 분해효소의 합성에 관여하는 유전자로 알려져 있다.

2) 성 염색체 관련 질병

성염색체 이상을 초래하는 기전은 수정 전에 한쪽 부모의 접합생식체의 감수분열 시기에 염색체 분리가 일어나지 않거나, 생식 직후에 접합체 또는 수정란의 분열 시기에 발생한다. 대부분의 성염색체 이상은 감수분열 동안 분리 실패로 인한다고 믿어진다.

성염색체 이상은 상염색체 이상의 경우보다 빈도는 많지만 장애의 정도는 심하지 않다. 그 이유는 성염색체의 특이한 성징인 X염색체-비활성화(X-inactivation) 때문이다. 성염색체의 종류는 X와 Y가 있으며, 여자는 XX, 남자는 XY를 갖고 있다. 여자는 X를 2개 갖고 있으나, 각 세포에서는 그중 1개만 활성화되고 나머지는 비활성화된다. 성염색체에서 오직 하나의 X염색체만이 활동성을 지니고, 다른 성염색체는 수정 직후 분열 시기에 비활성화되며, 그 상태가 계속 유지된다. 이 비활성화된 염색체는 성염색소 또는 바소체(Barr body)를 형성한다.

성염색체 중 남녀를 결정하는 염색체는 Y인데 염색체 중에 Y가 있으면 X의 수와 관계없이 남자가 되고, Y가 없으면 여자가 된다.

(1) 클라인펠터증후군

클라인펠터증후군(Klinefelter's syndrome)은 핵형이 **47XXY**로 남자이지만 고환이 작고 여자와 비슷한 체형을 갖는다. 모든 염색체 이상 중 다운증후군 다음으로 흔하며, 남자의 850명 중 1명의 발생빈도를 보인다(그림 12-18).

이 환자는 여성형 유방과 고환위축, 어깨폭이 좁은 특유의 여성 체형을 갖는다. 이차성징이 없어서 정자를 생성하지 못하기 때문에 불임이 되며 지능도 약간 낮다. 그러나 나타나는 증상이 모두 이차성징과 관련되기 때문에 사춘기가 지나서야 발견된다.

(2) 터너증후군

터너증후군(Turner's syndrome)은 염색체의 핵형이 45XO로, Y가 없기 때문에 표현형은 여성이다. 외음부는 여성이며 키가 아주 작다. 이 장애는 출생 시 이미 문제점이 알려지지만 사춘기가 되어 이차성징 발달에 장애가 나타날 때 두드러진 특징이 나타난다(그림 12-19).

3가지의 중요한 특징은 **작은 키, 성적 발육부전, 무월경**

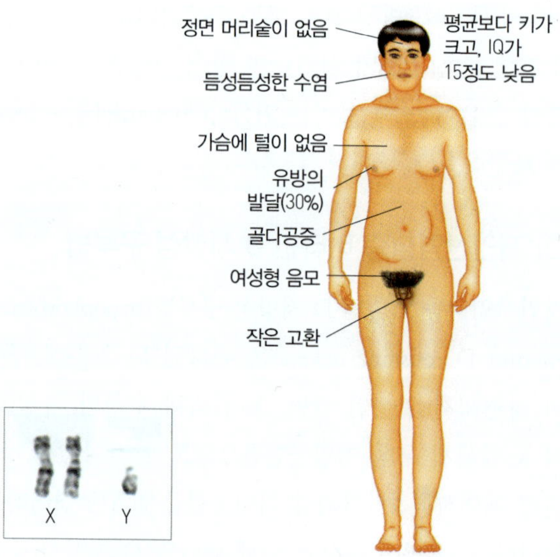

그림 12-18 클라인펠터증후군

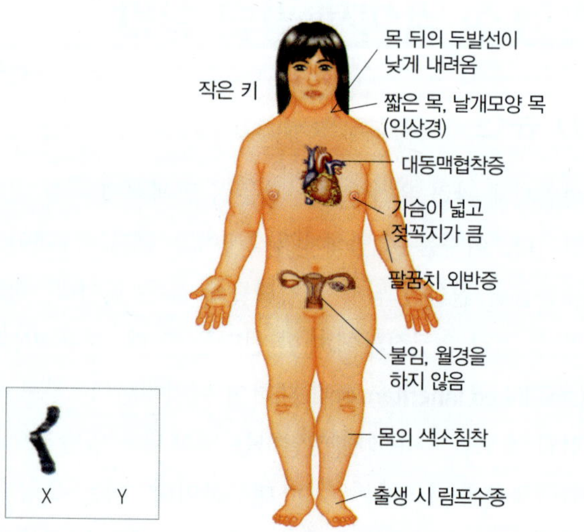

그림 12-19 터너증후군

이다. 일반적으로는 지능이 정상이나 소수에서 지능저하를 보이기도 한다. 손과 발에 림프부종이 있으며, 가장 흔한 사인은 대동맥판막 협착과 대동맥교착증에 의한다. 임신은 하지 못한다.

TIP 성 염색체 관련 질병

사람의 몸을 구성하고 있는 염색체는 상염색체(autosomal chromosome)와 성염색체(heterosome) 23쌍이 함께 어우러져 하나의 구조를 이룬다. 작은 염색체들이 적절한 위치에 자리 잡고, 그 기능을 적절하게 수행하여 완성체를 만들어낸다. 작은 블록 조각들의 조합을 통하여 완성된 기찻길을 만드는 것처럼, 염색체도 구성원들의 조합을 통해 모형을 만든다. 만약 이를 구성하고 있는 '조각'들이 제자리에서 그 기능과 역할을 다 하지 못하면, 기찻길이 끊어지거나 적절한 기능을 할 수 없게 되는 것처럼 문제가 발생하게 된다. 이와 비슷하게 염색체 특히 성염색체라는 부분 안에서 문제가 발생하게 되면, 이와 관련된 질병에 걸리게 된다. 즉 제 기능을 하는 것에 어려움이 발생하게 된다.

(3) XYY 증후군

XYY 증후군(XYY syndrome)은 남성에게 다수의 Y염색체가 존재하는데 47XYY, 48XYYY가 있으며 표현형은 남성이다. 산모 10,000명 중 1명 정도의 비율로 태어나며, 정상적인 외형과 성적 발달을 보인다. 키가 크고 여드름이 심하게 생기며, 두부가 길고 운동 조정에 문제를 보일 수 있다. 또한 지능은 정상이고, 반사회적 행동이 나타날 수 있다.

(4) XXX 증후군

XXX 증후군(XXX syndrome)은 47XXX, 48XXXX, 49XXXXX 등의 핵형을 보이며, 표현형은 여성이다. 정상적인 여성의 발달을 보이며, 보통 지능장애가 있으나 임신이 가능하다.

>> 요 약

1. 정세관의 (　　　　　)는 정자발생에 관여하는 (　　　　　)와 정자발생세포로 구성되어 있으며 (　　　　　)는 정자발생세포들을 도와주고 영양분 공급을 조절해 준다.
2. (　　　　)는 여성에서 감수분열이 일어나는 생식샘으로 (　　　　　)과 (　　　　　)의 기능을 가진다. 외분비샘은 (　　　　)를 만들며, 내분비샘은 여성호르몬인 (　　　　　)과 (　　　　　)을 분비한다.
3. (　　　　)은 난소와 자궁을 이어주는 관으로 배란된 난자를 받아들이며, 또한 수정이 이루어지는 곳이다. 자궁관은 (　　　　　), (　　　　), (　　　　), (　　　　)으로 구분되며, 각 부위에 따라 굵기가 다르다.
4. 발생 중인 정자세포들 중 가장 미분화 상태(　　　　)를 (　　　　)라고 하며 정세관의 바닥막에 접하고 있다. 이 세포들은 46개의 염색체(44개의 상염색체와 2개의 성염색체)를 가지고 있다. 이 정조세포는 지속적인 (　　　　　)을 반복하며 사춘기 이전에 생성된 모든 딸세포는 (　　　　)가 된다. 사춘기 이후 (　　　　)는 유사분열을 통해 (　　　　　)로 분화되고, 하나의 (　　　　　) 정모세포는 일차 감수분열을 한 뒤 두 개의 (　　　　) 정모세포로 된다. 하나의 (　　　　) 정모세포는 이차 감수분열을 하여, 두 개의 (　　　　　)가 된다.
5. (　　　　　　)의 유사분열은 태아시기에 이미 종료되면서 미성숙한 일차난모세포가 되고, 출생 후에는 감수분열 전기에 들어가게 되는데 이때 각 난모세포는 (　　　　)속에 존재한다. 미성숙한 일차난모세포가 난포자극호르몬의 자극을 받으면서 분열, 증식을 하면 성숙난포가 된다. 그 후 일차감수 분열을 통하여 이차난모세포와 1개의 일차극체가 되는데, 극체가 만들어 지는 이유는 이차난모세포가 모든 세포질을 가지고 있기 때문이다.
6. 난모세포는 난소의 표면상피에서 기원한 (　　　　　)들에의해 둘러싸여 하나의 집단을 형성하게 되는데 이를 (　　　　)라 하며, 특히 난모세포가 한 층의 난포세포에 둘러싸인 시기를 원시난포라 한다. 이후 사춘기가 되어 FSH의 생성되고 나서야 난소주기가 진행된다.
7. (　　　　)은 완전히 성숙한 삼차 난포가 난소의 표면으로 점점 가까워지면서 난소를 찢고 나와 내부에 있던 이차 난모세포를 골반 안으로 분출하는 과정이다.
8. (　　　　)는 생식에 필수적인 가임 여성에 나타나는 변화 주기로 내분비기관에 의해 조절되며 난소주기에 따라서 난포기, 배란기 그리고 황체기로 나뉜다. 또한 자궁속막에 변화에 따라 월경기, 증식기, 분비기로 구분하며 평균 28일을 주기로 한다.
9. 수정 후 5~6일 정도 후 에 (　　　　　)를 형성하여 자궁관을 지나 자궁으로 이동하게 된다.
10. (　　　　)은임신 5주 이후에 완성되며, 수정 후 3개월부터 출생할 때까지 태아에게 영양분을 공급하고 노폐물을 제거해 주는 역할을 한다. 태반은 많은 양의 호르몬 생산을 하는 내분비샘이기도 한다.
11. 사춘기 이전에는 남녀 모두 유방의 일반적 구조가 유사하지만 사춘기가 시작되면, 여성의 유방은 황체호르몬과 에스트로겐의 영향을 받아 커지게 된다. 출산 후 (　　　　　) 의 자극에 의해 젖샘꽈리가 활성화되고, 젖샘꽈리를 감싸고 있는 근육상피세포가 수축하여 모유를 내보낸다.

>> 참고문헌

1. 병태생리학(제5판),변영순 외 공역, 정담미디어, 2014.
2. 병태생리학: 질병의 경과와 회복 촉진, 설근희 외 7인 공역, JMK, 2013.
3. 비타민 D저항성 구루병 환아의 치험례. 김소정 외. 2010. Korean Association for Disability and Oral Health 6(1) 2010.
4. 생리학(제5판), 최명애, 김주현, 박미정, 최수미, 이경숙 공저, 현문사, 2011.
5. 알기 쉬운 병리학, 이한기 저, 수문사, 2014.
6. 알기 쉬운 인체병리학, 정형재 외 공저, 정담미디어, 2010.
7. 인체생리학(제4판), 범진필 외 9인 공저, 정문각, 2010.
8. 인체생리학, 김종규, 도성탁, 이옥경 공저, JMK, 2014.
9. 해부생리학 문제해설집: 보건의료인 국가시험 대비(새용어판), 용준환,이인모 외 공저, 형설출판사, 2013.
10. 핵심 인체해부학, 조병필 외 4인 공저, 고문사, 2011.

사례

Case 1 » 왜 척수손상(spinal cord injury) 환자는 성기능장애가 발생할까?

환자병력

25세 남자 A씨는 교통사고로 인하여 하반신 마비 척수손상 환자가 되었다. 하반신의 감각 및 운동기능 불완전 마비가 발생하게 되었고, 독립적인 보행이 어렵고, 대 · 소변의 감각기능이 저하되고 성기능장애도 함께 발생되었다. 척수손상 이후 휠체어 및 보조기구 사용을 통하여 일상생활 활동을 위한 재활 및 훈련을 지속하였다. 이와 함께 성기능 관련 감각 및 운동기능 재활관련 프로그램을 지속하고 있다. A씨는 현재 적극적인 재활을 위하여 물리치료와 작업치료가 의뢰된 상태이다.

- 원인

이 질환은 척수손상 환자들에게 빈번하게 일어나는 질환으로서, 남성 척수질환자의 경우 발기 및 사정능력 등을 포함한 중추신경계, 엉치반사중추, 음부신경과 골반신경, 심리 · 정신적기능이상과 관련 있다. 여성 척수질환자의 경우 수정능력에는 변함이 없으나 감각신경과 운동신경의 기능이상으로 인한 자율적 반사장애, 절정감 저하, 심리 · 정신적 기능이상이 동반될 수 있다. 또한 척수손상 환자의 경우 손상 후 유병기간, 손상 부위와 정도에 따라 다양하게 나타난다.

- 증상

남성 척수질환자의 경우 발기능력 저하가 가장 빈번히 발생하며 이를 살펴보면, 1/4에서는 전혀 발기가 일어나지 않고, 2/4에서는 불완전 발기가 일어나며, 약 1/4에서는 정상적인 성교가 가능할 만큼 충분한 발기가 일어나는 것으로 보고된다. 운동 및 감각신경 손상으로 인하여 대개 다리가 경직되어 있고 떨리는 현상이 나타나며, 특히 둘째 및 셋째엉치신경(S2,3)과 관련된다. 장, 방광, 성기능에 영향을 미친다. 여성 척수질환자의 경우 척수손상 후 58% 정도 손상 후 일시적인 무월경이 나타나고, 1년 후에 90%가 정상적인 월경주기로 돌아온다. 여성의 경우 질 윤활액 분비는 열한번째가슴신경(T11)에서 두번째허리신경(L2) 신경절에 감각기능이 보존된 경우 가능하다. 또한 대부분의 척수장애 여성들은 임신이 가능하고, 자연분만의 가능성이 높다.

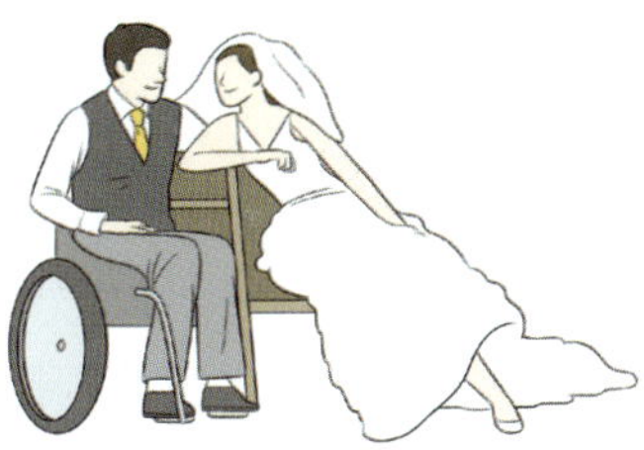

그림 1 척수손상 환자의 결혼 사진

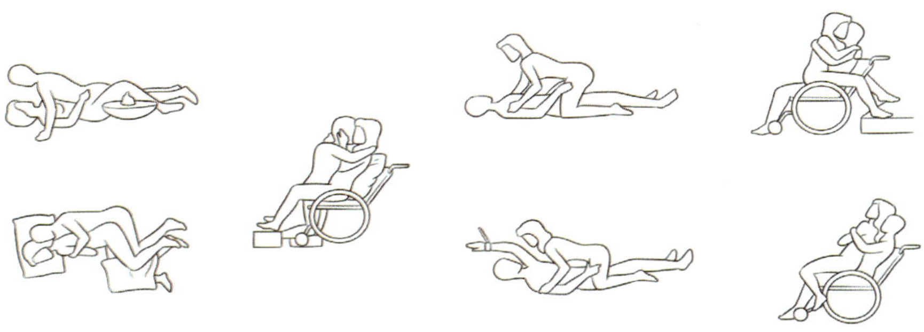

(a) 여성이 사지마비인 경우의 체위 (b) 남성이 사지마비인 경우의 체위

그림 2 척수손상(사지마비) 환자의 성 재활

사례

Case 2 » 왜 월경기능 이상(menstrual disorder)을 일으킬까?

환자병력

37세 뇌경색 환자 A씨는 1년 이상 재활치료를 받으면서 5개월 동안 무월경 증상이 지속되고 있는 것을 깨달았다. 평소 불규칙한 월경이 반복적으로 발생하였고, 월경기간 동안 발생하는 월경통은 일상생활을 할 수 없을 정도로 심각하였다. 월경이 시작되면 과다 출혈의 월경이 지속되었고, 불규칙한 주기로 월경이 일어났다. 병원을 방문하여 생식기 관련 검사를 한 결과, 호르몬 불균형과 골반기관의 질환이 발견되어 월경기능 이상이 확진되었고, 호르몬 조절을 위한 약 처방과 골반기능 회복을 위한 재활치료가 의뢰된 상태이다.

– 원인

가임 여성에게서 나타나는 생리학적 변화의 월경주기 그림 3은 내분비기관에 의해 조절된다. 여러 호르몬의 복합 작용에 의해 발달하기 시작하며, 난자의 수정이 되지 않을 경우 최대 24시간 정도 생존하고 성숙난포는 황체가 된다. 자궁에 질환이 있을 경우, 스트레스, 피로감, 순환장애, 면역기능 저하 등이 발생하였을 때 빈번하게 발생하며, 내원 환자의 경우 골반기능 장애 및 신체 및 심리적 기능저하도 종종 발생한다.

– 증상

주 증상으로는 월경이 없는 무월경, 월경 중 과다출혈이 발생하는 월경과다, 불규칙한 월경주기, 월경통, 월경 전 증후군, 불규칙한 월경출혈 등이 있다. 자궁관, 난소, 자궁내막 등의 염증에 의해 발생하는 월경통의 경우도 있다. 월경기능 장애로 인한 빈혈, 피로감, 심리적 불안, 짜증 등의 증상이 동반되기도 한다.

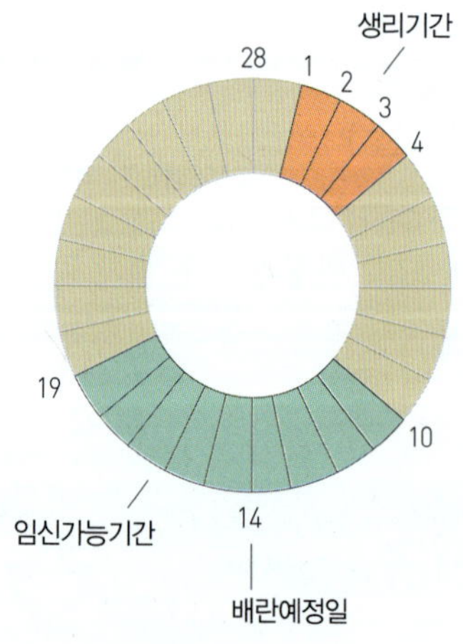

28일 주기인 여성의 예

1	2	3	4	5	6	7
8	9	10	11	12	13	14
15	16	17	18	19	20	21
22	23	24	25	26	27	28
29	30					

그림 3 월경주기(28일 주기 기준)

• 생리주기가 28일, 생리기간이 7일인 여성이 1일에 생리를 시작하면 연두색인 기간 동안 생리가 지속, 다음 예정일은 29일
• 배란 예정일은 14일, 임신 위험기간은 9~16일까지

- 김해동 교수

CHAPTER 13 내분비생리

학습목표

1. 내분비계와 신경계의 상호작용 방식과 차이를 이해할 수 있다.
2. 호르몬의 작용과 특성을 이해할 수 있다.
3. 호르몬의 음성되먹임 기전과 양성되먹임 기전을 이해할 수 있다.
4. 뇌하수체와 시상하부와의 관계를 이해할 수 있다.
5. 뇌하수체 앞엽과 뒤엽 호르몬의 종류와 조절기전을 이해할 수 있다.
6. 갑상샘 호르몬의 합성과 분비조절 및 작용기전을 이해할 수 있다.
7. 부갑상샘 호르몬의 생리적작용과 조절기전을 이해할 수 있다.
8. 부신 겉질과 속질 호르몬의 합성과 분비 및 작용 기전을 이해할 수 있다.
9. 이자에서 분비되는 호르몬의 작용과 혈당조절 기전을 이해할 수 있다.
10. 솔방울샘과 가슴샘 및 생식샘에서 분비되는 호르몬의 작용을 이해할 수 있다.

의학용어

1. 뇌하수체(pituitary gland), 샘뇌하수체(adenohypophysis), 신경뇌하수체(neurohypophysis), 뇌하수체자극호르몬(hypophysiotropic hormones), 부신속질(adrenal medullae), 부신겉질자극호르몬(adrenocorticotropic hormone, ACTH)
2. 항이뇨호르몬(antidiuretic hormone, ADH), 생식샘자극호르몬(gonadotropic hormone, GTH), 내분비샘(endocrine glands), 외분비샘(exocrine glands), 항상성(homeostasis), 사이뇌(diencephalon), 막고정 수용체(membrane-bound receptor)
3. 음성 되먹임 기전(negative-feedback mechanism), 양성 되먹임 기전(positive-feedback mechanism), 갑상샘종(goiter)
4. 황체형성호르몬(luteinizing hormone, LH), 난포(ovarian follicle), 난포자극호르몬(follicle stimulating hormone, FSH)
5. 사이질세포자극호르몬(interstitial cell-stimulating hormone, ICSH), 황체(corpus luteum), 멜라닌 세포자극호르몬(melanocyte stimulating hormone, MSH), 시각로위핵(supraoptic nuclei), 뇌실곁핵(paraventricular nuclei)
6. T4(tetraiodothyronine), T3(triiodothyronine), 요붕증(diabetes insipidus), 말단거대증(acromegaly)
7. 소포세포(follicular cell), 소포곁세포(extrafollicular cell), 티록신결합글로불린(thyroxine-binding globulin, TBG)
8. 기초대사율(basal metabolic rate, BMR), 갑상샘기능저하증(hypothyroidism), 갑상샘기능항진증(hyperthyroidism)
9. 부갑상샘(parathyroid gland), 저칼슘혈증 (hypocalcemia), 부갑상샘기능항진증(hyperparathyroidism), 토리곁장치(juxtaglomerular apparatus, JGA), 안구돌출증(exophthalmus), 점액부종(myxedema)
10. 혈당상승 호르몬(hyperglycemic hormone), 당뇨병(diabetes mellitus), 솔방울샘(pineal gland), 태반(placenta)

내분비 계통은 신경계통과 더불어 인체의 항상성 유지를 위한 매우 중요한 역할을 하는 계통으로 다양한 형태의 화학전령들 간의 상호작용에 의해 세포, 조직, 기관들의 조절이 이루어진다.

신경전달물질은 신경세포의 축삭종말에서 시냅스이음부로 분비되어 국소적으로 신경세포의 기능을 조절한다. 내분비호르몬은 샘이나 특정한 세포에서 순환혈액으로 분비되고, 신경내분비호르몬은 신경세포에서 순환혈액으로 분비되어 떨어져 있는 표적 세포의 기능에 영향을 미친다. 이외에도 주변 분비, 자가 분비, 시토카인(cytokines)과 같은 많은 화학전령계에 의해 서로 상호작용으로 이루어진다. 이와 같은 내분비샘에서 분비되는 화학물질을 호르몬이라 하고, 이러한 호르몬 분비기관을 내분비기관이라 한다.

분비계통에는 외분비샘과 내분비샘이 있는데 외분비샘은 분비샘에서 만든 분비물을 일정한 관을 통해 일정한 곳으로 분비하는 샘을 말하고, 내분비샘은 분비샘에서 만든 분비물을 일정한 관이 없이 그 자리에서 분비하여 확산에 의해 혈액중으로 생성된 물질을 방출한다.

내분비샘의 기관으로는 시상하부, 뇌하수체, 갑상샘, 부갑상샘, 부신, 이자, 생식샘, 태반 등이 있고, 샘세포에서 분비된 물질들이 도관 없이 순환계에 의해서 신경계를 포함한 신체 전반의 세포로 운반되어 수용체와 결합하여 고유한 표적 세포의 기능 및 대사조절과 생리적 반응을 나타낸다(그림 13-1).

이 단원에서는 내분비계의 작용기전과 각 내분비기관에서 분비되는 호르몬들의 상호작용에 대하여 알아보고자 한다.

01 호르몬의 작용과 분류

1) 호르몬의 작용과 특성

내분비호르몬들은 직접 혈액으로 분비되어 순환계통에 의해서 세포로 운반되어 **수용기(receptor)**와 결합하여 고유 **표적 기관(target organ)**에 영향을 주게 된다.

성장호르몬(growth hormone, 뇌하수체 앞엽 분비)은 성장과 발육을 촉진시키며, 티록신(thyroxine, 갑상샘 분비)은 거의 모든 신체 세포에서 다양한 화학반응의 속도를 증가시킨다. 부신속질(adrenal medullae)과 뇌하수체(pituitary gland)는 주로 신경성자극에 반응하는 호르몬을 분비한다. 뇌하수체 뒤엽과 정중융기(median eminence)에 축삭종말이 있는 시상하부의 신경내분비세포들은 항이뇨호르몬(antidiuretic hormone), 옥시토신(oxytocin)을 분비하며, 뇌하수체 앞엽의 호르몬 분비를 조절하는 뇌하수체자극호르몬(hypophysiotropic hormones)과 같은 여러 신경호르몬들을 분비한다.

이 밖에도 특정 표적 조직에 작용하는 호르몬이 있는데 뇌하수체 앞엽에서 분비되는 부신겉질자극호르몬(adrenocorticotropic hormone, ACTH)은 특이적으로 부신겉질을 자극하여 부신겉질호르몬 분비를 유도하고, 생식샘자극호르몬(gonadotropic hormone)은 여성 생식기관과 여성의 이차성징에 주로 작용한다.

호르몬의 다양한 주요 작용은 신진대사, 성장과 발육, 수분과 전해질 균형, 내부 환경의 항상성 유지, 적혈구 생산, 생식기 및 뼈대발달, 자율운동 및 특수행동(성적행

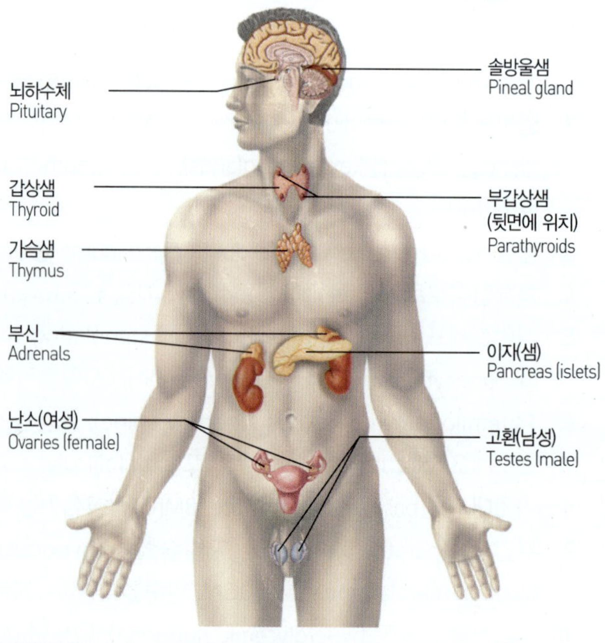

그림 13-1 주요 내분비샘과 위치

동) 등 거의 모든 신체 기능을 조절하는 데 핵심적인 역할을 수행한다. 만약 성장호르몬이 부족하면 왜소증이 되고, 갑상샘에서 티록신(thyroxine)과 삼요오드티로닌(triiodothyronine)이 분비되지 않으면 신체의 화학반응은 둔화되고 나태해지며, 이자(pancreas)에서 인슐린(insulin)이 분비되지 않으면 체세포는 탄수화물을 에너지원으로 이용할 수 없게 된다. 또한 성호르몬분비가 억제되면 성발달과 성기능 결핍이 발생한다. 그리고 호르몬의 특성으로서는 종에 대한 특이성이 없고, 결핍증과 과다증이 나타나고 표적 기관이 있다. 또한 항체를 형성하지 않으며, 미량으로 큰 효과를 나타낼 수 있고, 효과가 지속적이다(표 13-1).

표 13-1 호르몬의 주요작용과 특성

호르몬의 작용	호르몬의 특성
· 신진대사와 성장과 발육	· 종에 대한 특이성이 없다
· 수분과 전해질 균형	· 결핍증과 과다증이 나타난다
· 내부 환경의 항상성 유지 (체온, 혈당량, 삼투압 조절 등)	· 표적기관이 있다
· 적혈구 생산과 생식기 및 뼈대발달	· 항체를 형성하지 않는다
· 자율운동 및 특수행동(성적행동) 조절 등	· 미량으로 큰 효과를 나타낸다
	· 내분비 샘에서 분비되어 효과가 지속적이다

2) 호르몬의 화학적 분류

호르몬은 화학적 구조에 따라 일반적으로 세 종류로 분류할 수 있다(그림 13-2).

(1) 단백질과 폴리펩티드 호르몬

단백질과 폴리펩티드 호르몬은 내분비세포가 자극할 때까지 분비소포에 저장된다. 아미노산으로 구성된 펩티드 혹은 단백질 호르몬으로는 뇌하수체 앞엽과 뒤엽에서 분비되는 호르몬과 이자의 랑게르한스섬(인슐린과 글루카곤), 부갑상샘(부갑상샘호르몬)에서 분비되는 호르몬 등이 있다.

(2) 스테로이드 호르몬

스테로이드 호르몬은 콜레스테롤(cholesterol)을 원료로 합성된 콜레스테롤 유도체이다.

스테로이드 호르몬(steroid hormone)의 분비기관으로는 난소(estrogen, progesterone), 부신겉질(aldosterone, cortisol), 고환(testosterone), 태반(estrogen, progesterone) 등이 있다.

(3) 아민 호르몬

아민 호르몬은 티로신으로부터 유도된다. 아민(amine) 호르몬은 아미노산 티로신(tyrosine) 유도체로, 갑상샘(thyroxine, triiodothyronine), 부신속질(norepinephrine, epinephrine)에서 분비된다.

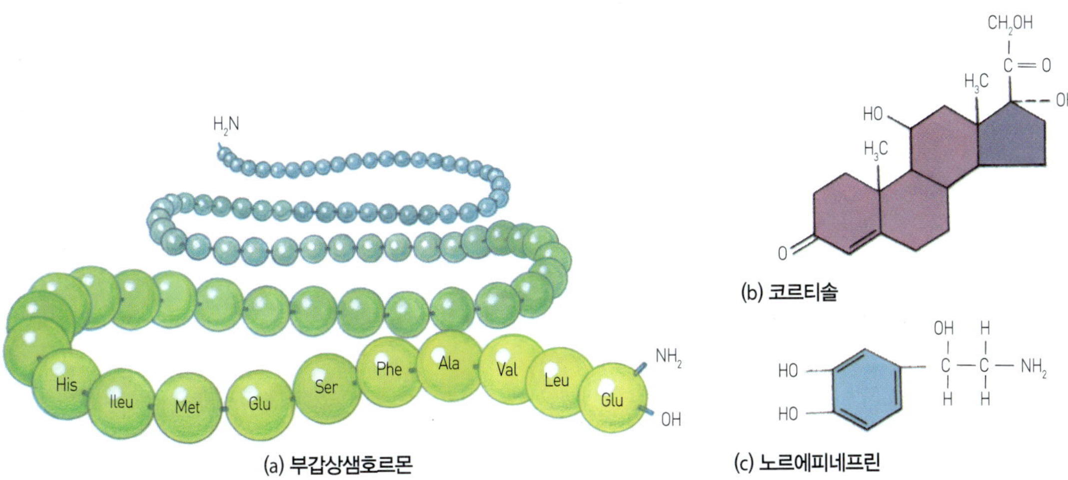

그림 13-2 3가지 기본적인 호르몬들의 화학적 구조

TIP 남녀 생식기

내분비샘(endocrine glands)와 외분비샘(exocrine glands)의 기본적인 차이는 도관(duct)의 유무와 생산된 분비물의 차이이다. 대부분의 내분비샘은 내분비세포에서 분비된 호르몬이 도관을 통하지않고 혈액내로 유입되어 순환하다가 고유한 표적기관에 도달하여 그 기관의 기능 및 대사를 조정하며 생리적 반응을 나타내는데 비해, 외분비샘은 샘세포(gland cell)에서 생산된 분비물이 도관을 통해 산체 표면이나 소화관 내부로 배출되는데 침샘, 땀샘, 위샘등이 여기에 속한다. 그러나 이자와 생식샘처럼 둘 모두의 특징을 갖고 있는 경우도 있다.

02 호르몬의 조절과 작용

1) 호르몬의 분비조절

호르몬 분비의 조절에는 인체의 항상성(homeostasis) 유지를 위해 **음성 되먹임 기전(negative-feedback mechanism)** 과 **양성 되먹임 기전(positive-feedback mechanism)** 외에 호르몬분비의 주기적 변동에 의해 조절이 이루어진다. 호르몬의 분비는 생체 내·외부의 정보에 따라 분비샘에 의해 호르몬 분비를 조절하는데 양성 되먹임 기전보다 음성 되먹임 기전에 의해 대부분 일어나고 양성 되먹임 기전에 의해 조절되는 경우는 드물다(그림 13-3, 그림 1-5, 그림 1-6 참조).

즉 혈중에 대상 호르몬의 농도가 높으면 호르몬 분비를 감소시키고, 호르몬의 농도가 낮으면 반대로 호르몬 분비를 촉진시켜 호르몬의 농도를 일정하게 유지시킨다.

이렇게 대부분의 호르몬 분비는 음성 되먹임 기전에 의해 조절이 이루어지게 된다.

따라서 호르몬은 표적 조직에서 호르몬의 과잉 분비나 과다 활성을 방지하고 표적 조직의 활성도가 적절한 수준까지 상승했을 때 그 정보를 내분비샘에 되먹임 신호로 전달하여 호르몬의 분비를 감소시키게 된다. 또한, 호르몬의 조절기전이 드물게 일어나지만 양성 되먹임 기전(positive-feedback mechanism)에 의해서도 일어

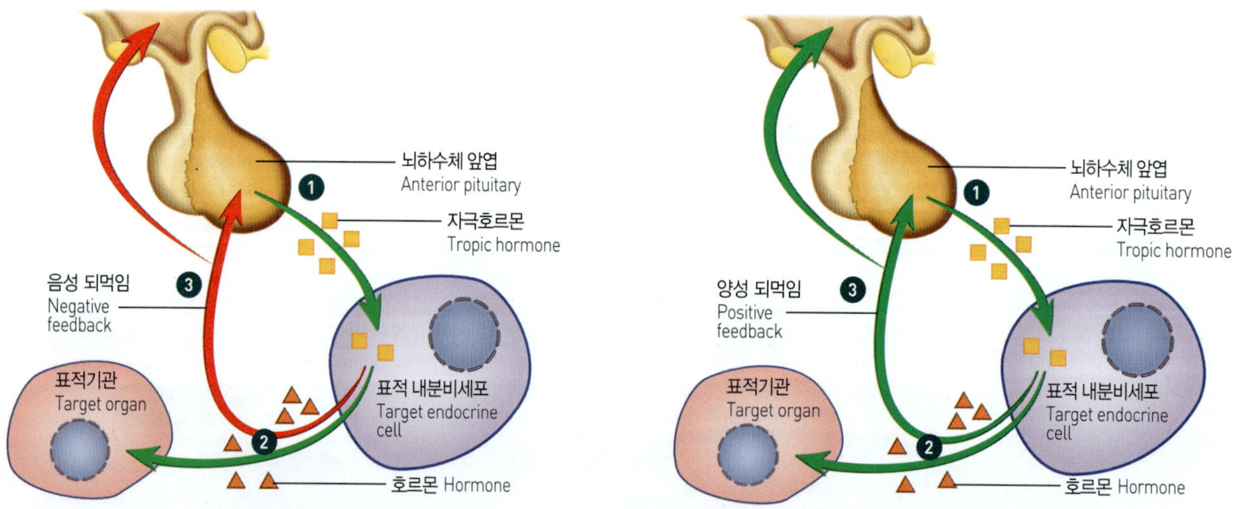

(a) 호르몬에 의한 음성 되먹임

1. 뇌하수체 앞엽은 자극호르몬을 분비하여 혈액을 통해 표적 내분비세포로 보낸다.
2. 표적 내분비세포에서 분비한 호르몬이 표적기관으로 이동한다.
3. 표적 내분비세포에서 분비한 호르몬은 시상하부와 뇌하수체 앞엽에 음성 되먹임 효과를 나타내서 자극호르몬의 분비를 감소시킨다.

(b) 호르몬에 의한 양성 되먹임

1. 뇌하수체 앞엽은 자극호르몬을 분비하여 혈액을 통해 표적 내분비세포로 보낸다.
2. 표적 내분비세포에서 분비한 호르몬이 표적기관으로 이동한다.
3. 표적 내분비세포에서 분비한 호르몬은 뇌하수체 앞엽에 양성 되먹임 효과를 나타내서 자극호르몬의 분비를 증가시킨다.

그림 13-3 호르몬 분비를 조절하는 음성 되먹임과 양성 되먹임

TIP 되먹임(feedback)을 통한 항상성 조절

대뇌 하부에 위치한 사이뇌(diencephalon)는 신체 내부 상태를 일정하게 유지하는 항상성을 조절한다. 수세식 화장실 좌변기에는 수조에 떠 있는 부구(물위에 떠 있는 하얀 공)가 설치되어 있다. 이 부구는 수조의 물이 빠진 후 물이 다시 차오르면 위로 떠오른다. 즉 물이 빠지면 배수구에서 물이 나오고 물이 차오르면 물이 나오는 구멍이 막히게 된다. 배변 후 물을 흘려 내보내면 수조의 물이 빠져 부구가 아래로 내려가고 물이 다 빠지고 나면 다시 물이 나오기 시작하여 부구가 올라가다 물구멍이 막히면 더 이상 움직이지 않는다. 이와 같이 물에 의해 물이 나오는 것이 억제되는 방식을 '되먹임(feedback)'이라고 한다. 뇌하수체 호르몬 분비 조절 방식도 되먹임이다. 예를 들면, 성장호르몬이 너무 과다 분비되면 사이뇌의 수용체에 성장호르몬이 결합되어 사이뇌에서 뇌하수체로 성장호르몬을 분비하라는 신호가 가지 않아 성장호르몬 분비가 감소된다. 결과가 원인에 영향을 주는 것이 되먹임이다. 자동 난방 시스템의 서모스타트도 되먹임 원리로 조절된다. 수용체와 결합한 호르몬은 대개 결합한 세포에 의해 분해된다. 호르몬에 따라 신체에 남겨지는 시간도 다르다. 여분의 호르몬은 주로 간에서 분해된 후 소변으로 배출된다. 뇌하수체는 작은 완두콩 크기이며 여러 가지 호르몬 분비를 조절한다.

날 수 있다. 즉 배란 전에 에스트로겐(estrogen)의 촉진작용 결과 뇌하수체 앞엽에서 황체형성호르몬(luteinizing hormone, LH)의 과다분비가 일어나는 경우이다. 분비된 황체형성호르몬은 난소에 작용하여 에스트로겐이 보다 더 분비되도록 자극하여 더 많은 황체형성호르몬을 분비하게 만들어 황체형성호르몬은 높은 농도에 도달하게 된다.

호르몬의 분비는 계절의 변화, 발달과 노화의 다양한 단계, 일일주기, 수면에 의해 호르몬 분비에 주기적 변동이 나타난다. 심장박동수나 호흡주기, 월경주기와 같은 내인성 리듬(endogenous rhythm)에 의한 호르몬의 분비가 일어나는 경우는 비교적 적지만 각성, 수면리듬, 밤과 낮의 변화, 계절 변화, 온도 변화 등과 같은 외인성 일간리듬에 의한 경우는 많다. 예를 들면, 수면 초기에는 성장호르몬의 분비가 현저히 증가하다가 수면 후기에는 감소가 되는데, 이러한 주기적 변동은 생체의 리듬과 내분비계통의 리듬에 의해서 조절이 이루어진다.

2) 호르몬의 작용기전

혈액을 통해서 운반된 호르몬은 표적 세포로 들어가 표적 세포안의 특이적 수용체와 결합하여 호르몬 특유의 작용을 나타내는데 반해 수용체가 없는 세포들은 호르몬에 반응하지 않는다. 호르몬에 대한 수용체들이 존재하는 장소로는 세포막 내 또는 표면(단백질, 펩티드, 카테콜아민 호르몬)과 세포질 내(스테로이드 호르몬) 그리고 세포핵 내(갑상샘호르몬)이다.

호르몬들이 세포에서 대상 수용체와 결합했을 때 활성화가 이루어지고 낮은 농도의 호르몬으로도 큰 효과가 나타나는 연속적 단계의 반응을 시작하게 된다. 호르몬의 활동기전에서 지용성 호르몬과 수용성 호르몬은 서로 다른 종류의 수용체와 결합한다. 그림 13-4는 수용체의 종류와 활동기전에 대한 개요를 나타낸다.

첫째, **지용성 호르몬**은 핵 수용체와 결합하고 모두 극성이 없다. 갑상샘호르몬과 스테로이드 호르몬(테스토스테론, 에스트로겐, 프로게스테론, 알도스테론과 코티솔) 처럼 분자 크기가 작고 물에 잘 녹지 않는 지용성 호르몬은 세포막을 통과하여 확산한 다음, 대부분이 핵에 존재하는 핵 수용체(nuclear receptor)와 결합한다(그림 13-4a). 호르몬이 핵 수용체와 결합하면, 호르몬-수용체 복합체는 핵에 있는 유전자나 세포효소와 상호작용하여 표적 조직 속의 특이한 유전정보의 전사를 조절하게 된다(그림 13-5).

둘째, **수용성 호르몬**은 막고정 수용체와 결합하고 극성을 띤 분자이다. 단백질 호르몬, 펩티드 호르몬과 대부분의 아미노산 유도체 호르몬들은 수용성 호르몬으로서 분자의 크기가 크고 세포막을 가로질러 통과하지 못한다. 수용성 호르몬이 세포막의 외부 표면 위에 노출되어 있는(그림 13-4b). 막고정 수용체(membrane-bound receptor)와 결합하게 되면 세포 내부의 반응이 시작된다. 막고정 수용체와 결합하는 호르몬은 단백질 호르몬, 펩티드 호르몬과 에피네프린과 노르에피네프린 같은 아미노산 유도체 호르몬들이다.

핵 수용체의 활동기전은 지용성 호르몬이 세포막을 가

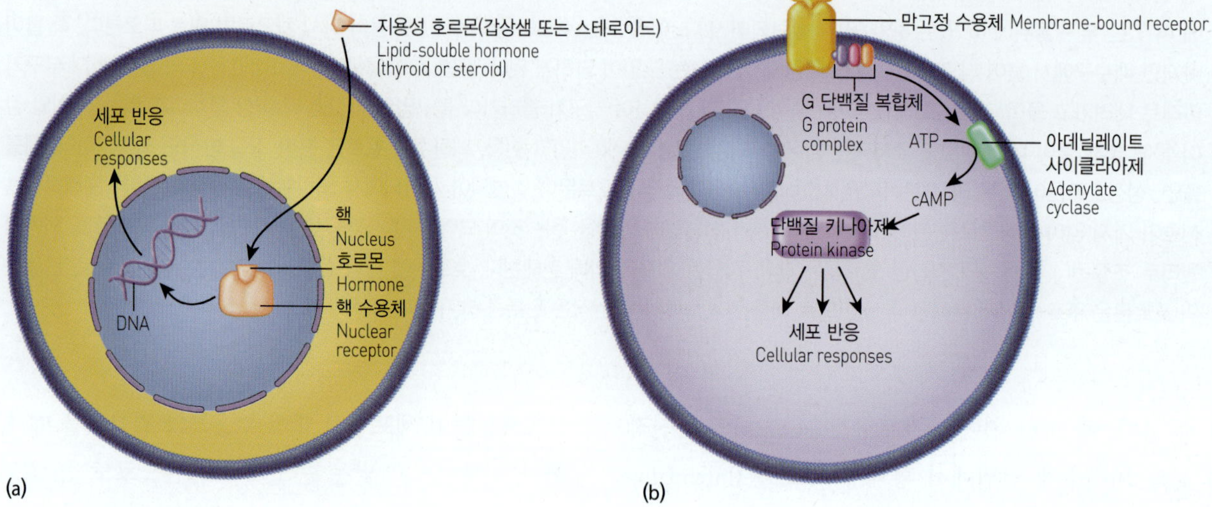

그림 13-4 핵 수용체와 막고정 수용체의 비교

(a) 지용성 호르몬은 표적 세포의 세포막을 확산하여 세포 속으로 이동하여 핵 수용체와 결합한다. 핵에서 호르몬과 수용체 복합체는 단백질 합성을 유도한다.
(b) 수용성 호르몬은 표적 세포의 세포막에 고정된 막고정 수용체와 세포 바깥에서 결합한다.

1. 지용성 호르몬이 표적세포의 세포막을 확산을 통해 들어간다.
2. 지용성 호르몬이 핵으로 이동하여 핵 수용체와 결합한다. 어떤 지용성 호르몬은 세포질 수용체와 결합한 채로 핵 속으로 이동한다.
3. 호르몬-수용체 복합체는 DNA에 있는 호르몬-반응 성분과 결합하여 전사인자로 작용한다.
4. 호르몬-수용체 복합체와 DNA의 결합은 특이한 단백질을 생산하는 mRNA의 합성을 자극한다.
5. mRNA는 핵에서 나와 세포질로 이동한 다음, 특이한 단백질을 생산하는 리보솜과 결합한다.
6. 새롭게 합성된 단백질에 의해 지용성 호르몬의 표적 세포의 반응이 나타난다.

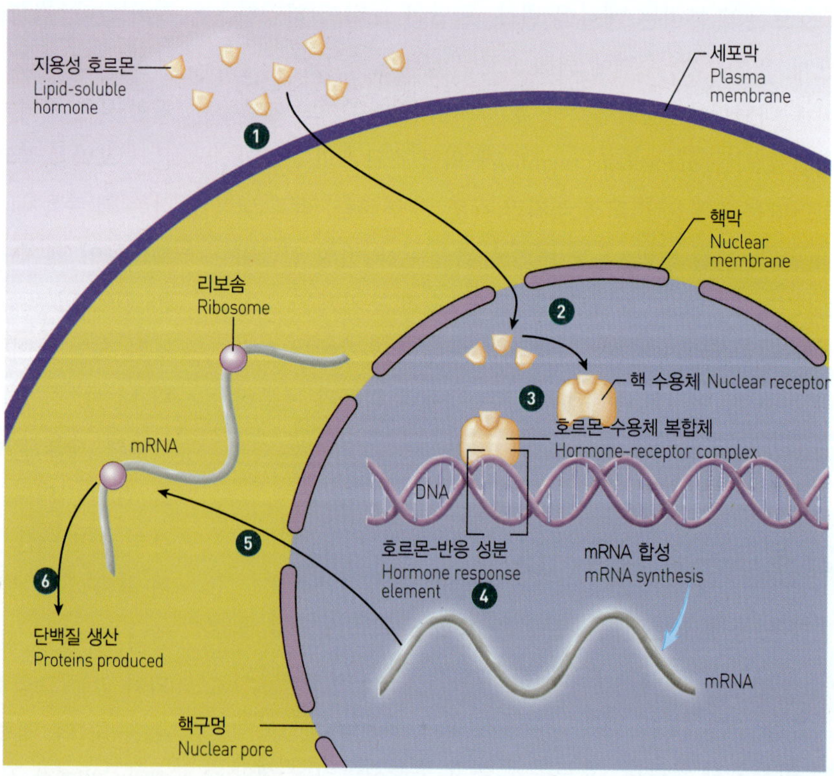

그림 13-5 핵 수용체의 활동기전

로질러 확산하여 수용체와 결합한 후 호르몬-수용체 복합체는 유전자와 결합하여 반응을 시작한다(그림 13-5). 유전자와 결합한 수용체는 호르몬-반응 성분(hormone-response element)과 같은 특이한 뉴클레오티드 배열을 인식하는 돌출 부위가 있어 호르몬-수용체 복합체가 호르몬-반응성분과 결합하여 mRNA의 전사를 활성화시킨다. mRNA는 세포질로 이동하여 해독되어 리보솜에서 특이한 단백질을 합성하게 되고 새로 합성된 단백질은 호르몬에 대한 세포 반응을 나타나게 한다(예를 들어, 테스토스테론의 남성의 이차성징을 나타내는 단백질의 합성을 촉진시키는 경우, 스테로이드 호르몬인 알도스테론이 콩팥에 있는 표적 세포에 영향을 주어 나트륨과 칼륨의 운반속도를 증가시켜 단백질의 합성을 자극하여 소변으로 빠져나가는 나트륨 양을 감소시키고 칼륨의 양을 증가시키는 경우), 또한 핵 수용체와 결합하여 반응을 나타나게 하는 호르몬에는 갑상샘호르몬과 비타민 D가 있다.

막고정 수용체는 두 층의 인지질로 구성된 펩티드 사슬로서, 세포막의 안쪽 면에 위치한 G 단백질의 활성도를 변화시킨다(그림 13-6). 이러한 호르몬과 다른 화학전령이 막고정 수용체와 결합한 이후에 세포의 특이반응을 이끌어내어 화학물질과 같은 세포내 매개체(intracellular mediators)들을 생산하게 되는데 이를 이차전령물질(second messenger)이라 하고, 호르몬에 반응하여 특이한 세포 속 과정을 활성화시키는 일련의 반응을 이차전령계통(second-messenger system)이라고 한다. 예를 들면, cAMP는 리간드가 수용체와 결합할 때 생산되는 잘 알려진 이차전령물질이다. 리간드가 직접 세포 과정을 활성화시키는 것이 아니라, 이차적으로 합성된 cAMP가 세포 과정을 활성화시킨다. 이와 같은 활동기전은 표적 세포의 세포막을 가로지르지 못하는 수용성 호르몬의 작용에

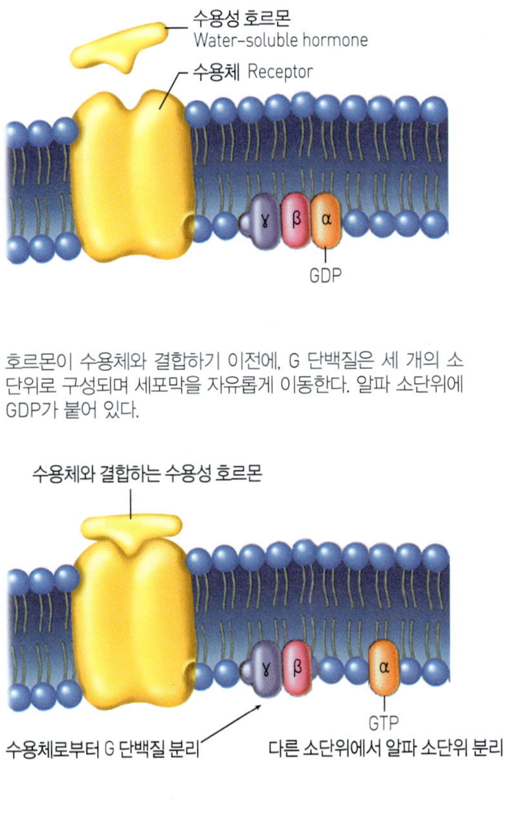

❶ 호르몬이 수용체와 결합하기 이전에, G 단백질은 세 개의 소단위로 구성되며 세포막을 자유롭게 이동한다. 알파 소단위에 GDP가 붙어 있다.

❷ 호르몬이 막고정 수용체와 결합하면, 수용체의 모양이 변하면서 G 단백질이 수용체와 결합한다. 알파 소단위에 붙어 있던 GDP가 GTP로 대치된다.

❸ G 단백질이 수용체에서 분리된다. GTP와 결합한 알파 소단위가 다양한 세포 반응을 활성화시킨다.

❹ 호르몬이 수용체에서 분리되면, G 단백질의 추가적인 활성화가 없어진다. 결합하고 있던 GTP에서 인산염이 분리되면서 GDP를 남겨두게 되면 알파 소단위는 비활성화로 변한다.

그림 13-6 G 단백질을 활성화시키는 막고정 수용체의 활동기전

서 흔히 나타난다. cAMP계에 의한 작용은 혈액을 따라 호르몬이 표적세포의 세포막에 도달하면 먼저 세포막 수용체와 결합하여 호르몬-수용체를 형성하고 이어서 세포막에 있는 효소인 아데닐레이트 사이클라아제(adenylate cyclase)가 활성화하게 된다. 아데닐레이트 사이클라아제는 세포 내에 있는 ATP로부터 cyclic AMP가 생성되는 것을 촉진시키고 세포 내의 2차 전령(second messenger)으로서 cAMP는 이때 작용하며, 각종 효소를 인산화시키고 활성형으로 변화시킨다.

호르몬 활성도에 반응하여 대사과정을 수행하는 세포 내 매개체로서 cAMP의 기능은 이차 전령물질로 작용한다. 예를 들어, cAMP가 단백질 키나아제와 결합하여 단백질 키나아제를 활성화시키면, 단백질 키나아제(protein kinase)는 다른 효소의 활성도를 조절하고 단백질 키나아제는 다양한 효소의 활성도를 증가시키거나 감소시키며 cAMP가 세포의 반응을 지속시키는 시간은 제한

1. 수용성 호르몬이 수용체와 결합하면 G 단백질이 활성화된다.
2. GTP와 결합하고 있는 활성화된 알파 소단위가 아데닐레이트 사이클라아제와 결합하여 ATP를 cAMP로 전환시킨다.
3. cAMP는 특정 효소를 활성화시키는 단백질 키나아제를 활성화시킨다. 활성화된 효소에 의한 화학반응이 촉진되어 세포의 반응이 생산된다.
4. 포스포디에스테라아제는 cAMP를 AMP로 전환시켜서 cAMP를 비활성화시킨다.

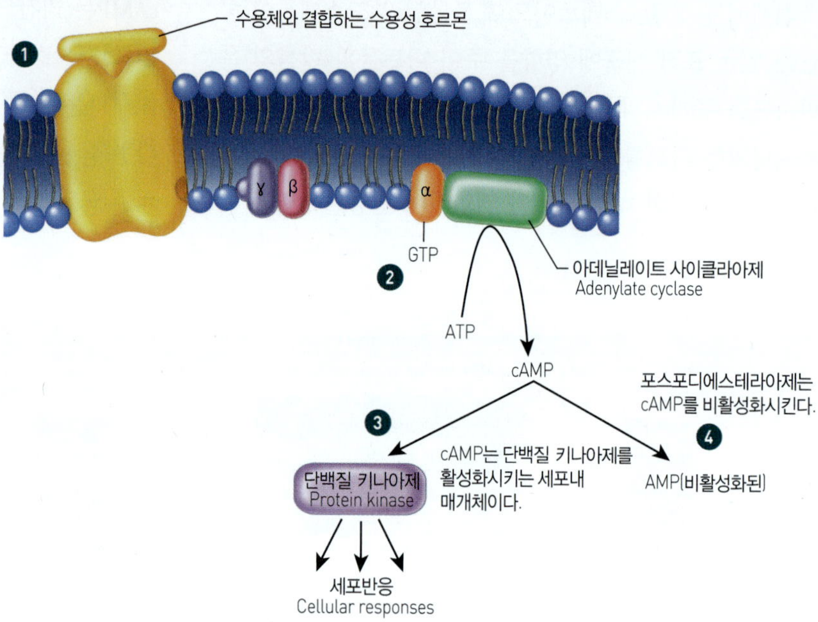

그림 13-7 막고정 수용체의 G 단백질을 활성화에 의한 cAMP 합성의 증가

TIP 항상성 작동기전

뇌의 메시지를 세포에 전달하는 연락 수단은 신경이라는 유선 전화 시스템과 호르몬이라는 우편배달 시스템이며 호르몬은 뇌의 메시지를 집집마다(세포마다) 방문하여 배달하는 우편집배원이다. 호르몬은 혈액이라는 액체에 실려 신체 방방곡곡, 심산유곡까지 뛰어가 뇌의 메시지를 직접 전달하는 것이다. 신속하게 처리해야 하는 일은 신경이라는 유선 시스템을 통해 전달하고 시간이 걸리며 복잡한 일은 주로 호르몬이 담당한다.

호르몬이 찾아가는 세포를 표적세포(Target cell)라고 한다. 그렇다면 호르몬은 어떻게 표적 세포를 찾아갈 수 있을까? 표적세포 표면에는 연락 물질인 호르몬을 받아들이는 수용체가 있다. 혈액을 타고 온몸을 돌아다니는 호르몬이 수용체 생김새와 딱 들어맞는 놈만 골라 짝을 맞추어(열쇠와 자물쇠 관계) 단단히 결합한다. 호르몬이 찾아가는 것이 아니라 표적 세포 주변을 돌아다니는 호르몬 중에서 표적세포가 자신의 자물쇠 수용체에 딱 들어맞는 열쇠 호르몬을 만나 열쇠로 자물쇠를 열어야만 메시지가 전달되고 열쇠와 자물쇠가 맞지 않으면 문이 열리지 않는다. 열쇠가 일단 자물쇠를 열면 그 순간부터 세포 안에서는 부산하게 움직이고 수많은 화학 반응이 일어나기 시작하는 것이다. 세포 한 개에는 여러 종류의 자물쇠 수용체가 있고 동일한 자물쇠 수용체 숫자도 500~ 수만 개를 보유하고 있다. 세포에서는 그만큼 다양한 일을 한다는 뜻이다. 세포 내 자물쇠 수용체와 열쇠 호르몬이 결합하면 DNA 활동에 영향을 미치고 DNA 지시에 따라 일을 시작한다. 호르몬이 세포 내 수용체를 통해 메시지를 전달하면 DNA는 세포가 해야 할 일을 지시하는 것이다.

적이고 포스포디에스테라아제(phosphodiesterase)라는 세포질 효소가 cAMP를 AMP로 분해시키는 기능이 있다. 일단 cAMP 농도가 감소하면 세포 속의 효소들은 더 이상 자극받지 않고 cAMP는 세포마다 다른 효소들을 지니고 있기 때문에 여러 가지 반응을 끌어낼 수 있다(그림 13-7). 예를 들어, 글루카곤(glucagon)은 간세포에 있는 수용체와 결합하여 G 단백질을 활성화시키고 cAMP 합성을 증가시켜서, 간세포의 글리코겐을 포도당으로 분해하는 효소를 자극하여 혈중포도당 농도를 증가시킨다.

따라서 호르몬의 작용으로 세포활동을 직접적으로 촉진시키는 것이 아니라 cAMP에 의해 그 기능이 나타나므로 cAMP를 2차 전령이라고 하고 호르몬을 1차 전령(primary messenger)이라고 한다. 이러한 기전에 의해 작용하는 것으로는 단백질 또는 펩티드 호르몬 중에 많다.

03 내분비기관의 호르몬 분비와 작용

1) 뇌하수체와 시상하부

뇌하수체(pituitary gland, hypophysis)는 직경이 약 1cm이고 무게가 0.5~1.0g 되는 완두콩 크기 정도의 작은 내분비샘으로 시상하부의 아래쪽인 나비뼈안장(sella turcica) 속에 들어 있다(그림 13-9의 위쪽, 그림 13-8).

시상하부(hypothalamus)는 시상 아래에 위치하며, 자율신경중추와 내분비조절중추의 기능을 하는 중요한 뇌 부분이다. 시상하부는 호르몬성 조절과 직접적인 신경지배를 통해 뇌하수체를 조절한다. 뇌하수체는 시각교차 뒤쪽에 위치하며 깔때기(누두부, infundibulum)라는 줄기에 의해 시상하부와 연결되어 있다. 뇌하수체는 **뇌하수체 앞엽(anterior lobe)**과 **뇌하수체 뒤엽(posterior lobe)** 그리고 이들 사이에 있는 **중간엽(intermediate lobe)** 등으로 구분된다. 앞엽은 **샘뇌하수체(선하수체, adenohypophysis)**라 하고 뒤엽은 **신경뇌하수체(neurohypophysis)**라고 하는데 뇌하수체 뒤엽은 뇌의 일부가 확장한 것으로 신경세포로 이루어져 있다. 뇌하수체에서 분비되는 호르몬은 표 13-2에 정리하였다. 뇌하수체 앞엽에서는 6종류의 펩티드 호르몬을 분비하고, 뇌하수체 뒤엽에서는 2종류의 펩티드 호르몬이 분비된다.

(1) 뇌하수체 앞엽 호르몬

뇌하수체 앞엽 호르몬은 전반적인 신체 기능을 조절하는 핵심적인 역할을 한다(그림 13-10).

뇌하수체 앞엽에서는 6종류의 중요한 펩티드 호르몬을 분비하는데 4종류의 자극호르몬인 갑상샘자극호르몬, 생식샘자극호르몬(난포자극호르몬, 황체형성호르몬), 부신겉질자극호르몬, 멜라닌세포자극호르몬과 2종류의 종말호르몬인 성장호르몬과 프로락틴이 분비된다.

① 갑상샘자극호르몬

갑상샘자극호르몬은 시상하부의 갑상샘자극호르몬분비호르몬(TRH)에 의해 조절된다. 갑상샘자극호르몬(thyroid-stimulating hormone, TSH)은 갑상샘에서 분비되는 티록신(thyroxine)과 삼요오드티로닌(triiodothyronine)의 분비 속도를 조절하고, 갑상샘을 자극하여 갑상샘호르몬의 합성과 분비촉진 및 신체에서 일어나는 대부분의 세포 내 화학반응을 조절한다. 갑상샘자극호르몬은 갑상샘세포에 있는 막고정 수용체와 결합하여 갑상샘호르몬의 분비를 자극하고 갑상샘자극호르몬이 너무 많이 분비되면, 갑상샘의 크기가 커지는 갑상샘종(goiter)을 유발할 수 있고 너무 많은 양의 갑상샘호르몬이 분비된다. 갑상샘자극호르몬이 너무 적게 분비되면, 갑상샘의 크기가

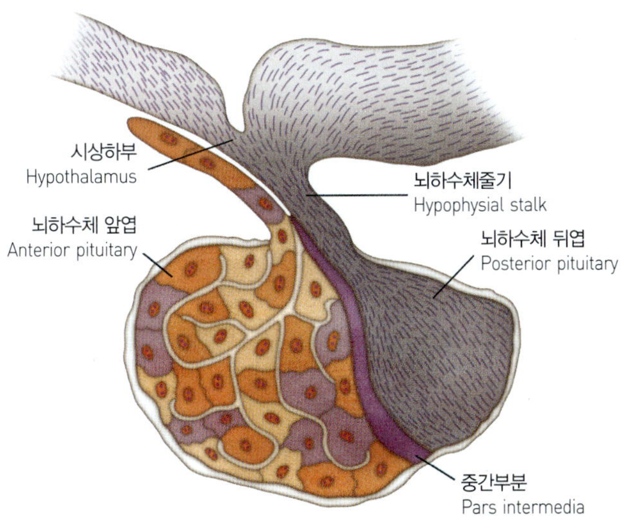

그림 13-8 뇌하수체

작아지고 너무 적은 양의 갑상샘호르몬이 분비된다. 갑상샘자극호르몬의 분비 속도는 시상하부에서 생산되는 자극호르몬에 의해 조절된다.

② 부신겉질자극호르몬

부신겉질자극호르몬(ACTH)은 부신겉질자극호르몬분비호르몬(CRH)에 의해 분비가 조절된다. 부신겉질자극호르몬은 부신겉질을 자극하여 부신겉질호르몬의 합성과 분비를 촉진시키고, 탄수화물, 단백질 및 지방대사에 영향을 미친다. 부신겉질자극호르몬은 부신겉질을 자극하여 코티솔(cortisol, hydrocortisone)의 분비를 증가시키고, 부신겉질이 퇴화하는 것을 막는 작용을 한다. 피부에 있는 멜라닌세포와 결합하여 피부의 색소침착을 증가시키기 때문에 부신겉질자극호르몬이 너무 많이 분비되는 경우 피부가 검게 변한다. 부신겉질자극호르몬은 스트레스도 영향을 받는데 이 호르몬의 과다분비로 인하여 피부에 색소가 과다침착이 되는 **애디슨병(Addison's disease)**을 유발할 수도 있으며, 부족시에는 부신겉질의 위축과 더불어 부신겉질호르몬 생성이 저하된다.

③ 생식샘자극호르몬

생식샘자극호르몬(gonadotropic hormone, GTH)은 뇌하수체의 지배를 가장 많이 받는 호르몬으로서 뇌하수체의 기능이 억제되면 생식샘 발육이 안 되어 정자(spermatozoa)나 난자(ovum)를 형성할 수 없다. 성인이 된 후 뇌하수체를 제거하면 남자의 고환은 정상의 크기보다

표 13-2 내분비샘, 호르몬과 표적 조직

샘	호르몬	표적 조직	반응
뇌하수체			
앞엽	성장호르몬	대부분의 조직	유전자 발현 증가, 지방을 분해하여 지방산 방출, 혈당 증가
	갑상샘자극호르몬(TSH)	갑상샘	갑상샘호르몬 분비 증가
	부신겉질자극호르몬(ACTH)	부신겉질	부신겉질의 호르몬 분비 증가, 고농도일 때 피부착색 증가
	멜라닌세포자극호르몬(MSH)	피부의 멜라닌세포	멜라토닌 분비 증가로 피부착색 증가
	황체형성호르몬(LH) 또는 사이질세포자극호르몬(ICSH)	고환과 난소	테스토스테론 합성 촉진과 정자발생 지지, 배란 유도와 황체형성 유도
	난포자극호르몬(FSH)	난포와 정세관	난포 성숙과 에스트로겐 분비 유도, 정자발생 촉진
	젖분비호르몬	젖샘과 고환	젖 생산 자극과 프로게스테론 분비를 지속시킴, LH에 대한 민감도를 증가, 정자발생억제
뒤엽	항이뇨호르몬(ADH)	콩팥	수분 보유, 혈관수축
	옥시토신	자궁과 젖샘	자궁수축, 젖샘 분비 촉진
갑상샘	갑상샘호르몬(T_3과 T_4)	대부분의 세포	성장과 성숙과정에 필수적인 대사율 증가
	칼시토닌	뼈	뼈 재흡수 속도 감소, 식사 이후 갑작스러운 칼슘 증가 방지
부갑상샘	부갑상샘호르몬	뼈와 콩팥	뼈 재흡수 속도 증가, 정상 칼슘 농도 유지에 필수적인 비타민 D 합성 증가
부신속질	에피네프린, 노르에피네프린	심장, 혈관, 간, 지방세포	심장박출량 증가, 뼈대근육과 심장으로 가는 혈류 증가, 포도당과 지방산 방출 증가, 육체활동을 준비시킴
부신겉질	염류코르티코이드(알도스테론)	콩팥, 창자, 땀샘	나트륨 재흡수 증가, 칼륨 배설 증가, 수분의 보유 증가
	당류코르티코이드(코티솔)	대부분의 조직	지방과 단백질 분해 증가, 아미노산으로 포도당 합성 증가, 혈중 영양소 농도 증가, 염증과 면역반응 억제
	부신안드로겐	대부분의 조직	남성엔 별 영향이 없음, 여성의 성욕 증가, 음모 및 겨드랑털을 성장시킴
이자	인슐린	간, 뼈대근육, 지방조직	포도당 및 아미노산의 흡수와 사용 증가
	글루카곤	간	당원 분해 증가, 포도당을 순환계통으로 방출하는 속도 증가
생식기관			
고환	테스토스테론	대부분의 조직	정자 생산을 돕고 생식기관의 기능을 유지, 이차성징과 성행동
난소	에스트로겐, 프로게스테론	대부분의 조직	자궁과 젖샘의 발달을 조절, 바깥생식기관, 이차성징, 성행동과 월경주기 조절
자궁, 난소, 염증 조직	프로스타글란딘	대부분의 조직	염증반응을 조절, 자궁수축 유발
가슴샘	티모신	면역조직	면역계통의 발달을 촉진
솔방울샘	멜라토닌	시상하부	생식샘자극호르몬을 억제하여 생식기능을 억제

위축되어 정자 및 남성호르몬의 생산이 멈추게 된다. 여자의 경우도 월경주기가 없어지고 난포(ovarian follicle)가 형성되지 않아 난자의 성숙 및 여성호르몬의 생산이 멈추게 된다. 뇌하수체 제거는 임신초기에는 유산을 일으키며 난자 및 황체가 소실된다.

• **난포자극호르몬(follicle stimulating hormone, FSH)**
난포자극호르몬은 여성의 경우 난소(ovary)를 자극해 난자의 성숙과 에스트로겐(estrogen)의 분비를 촉진시키고, 남성에서는 정세관의 세르톨리(버팀세포, sertoli)세포를 자극해 정자의 발육과 정자형성을 촉진시킨다.

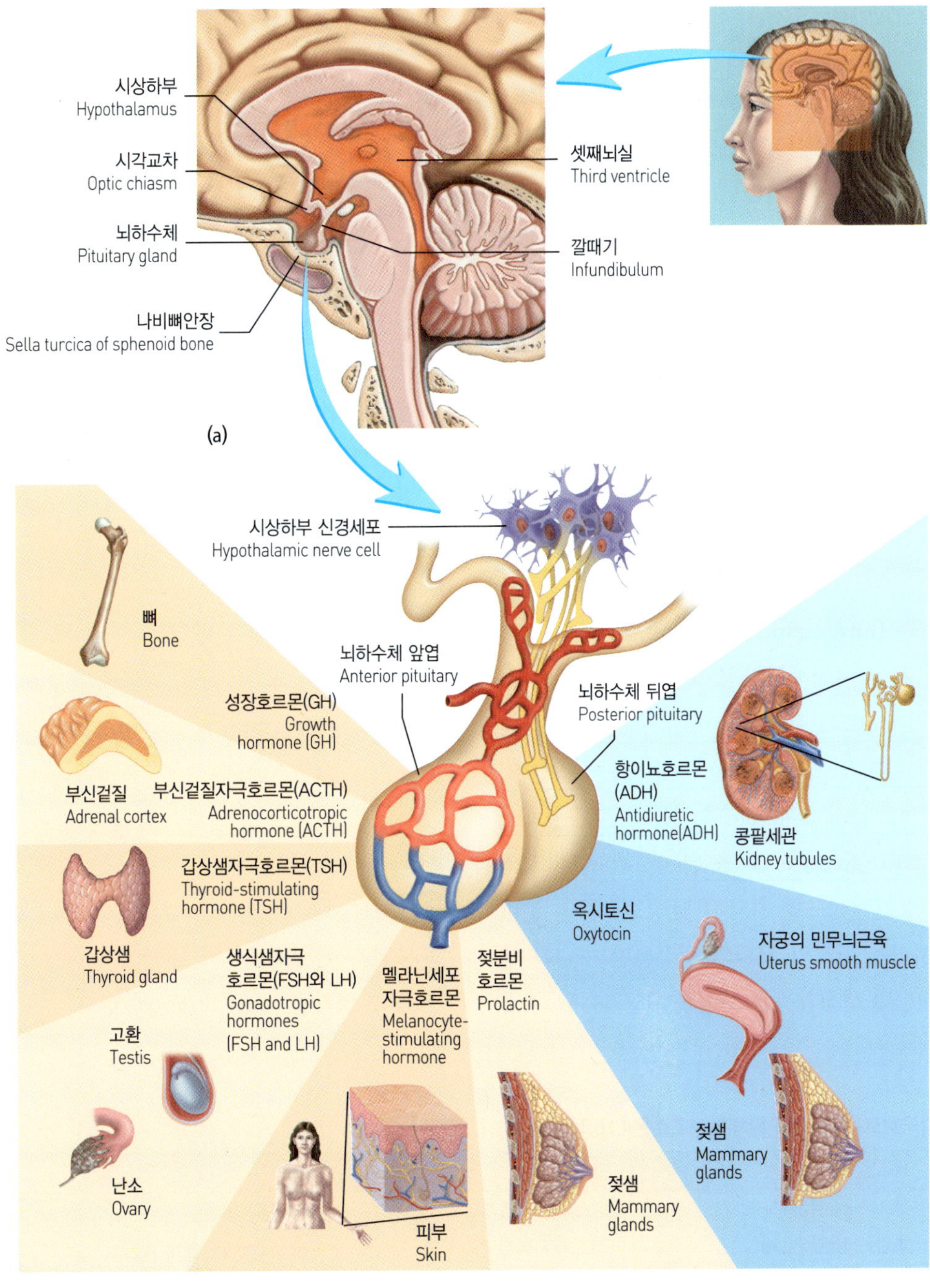

그림 13-9 뇌하수체, 뇌하수체의 호르몬과 표적 조직

(a) 완두콩 정도 크기의 뇌하수체는 시상하부의 아래쪽에 위치한다. 깔때기는 뇌하수체와 시상하부를 연결한다.
(b) 뇌하수체 뒤엽에서 분비되는 호르몬은 파란색 영역에 나열하였고, 뇌하수체 앞엽에서 분비되는 호르몬은 노란색 영역에 나열하였다.

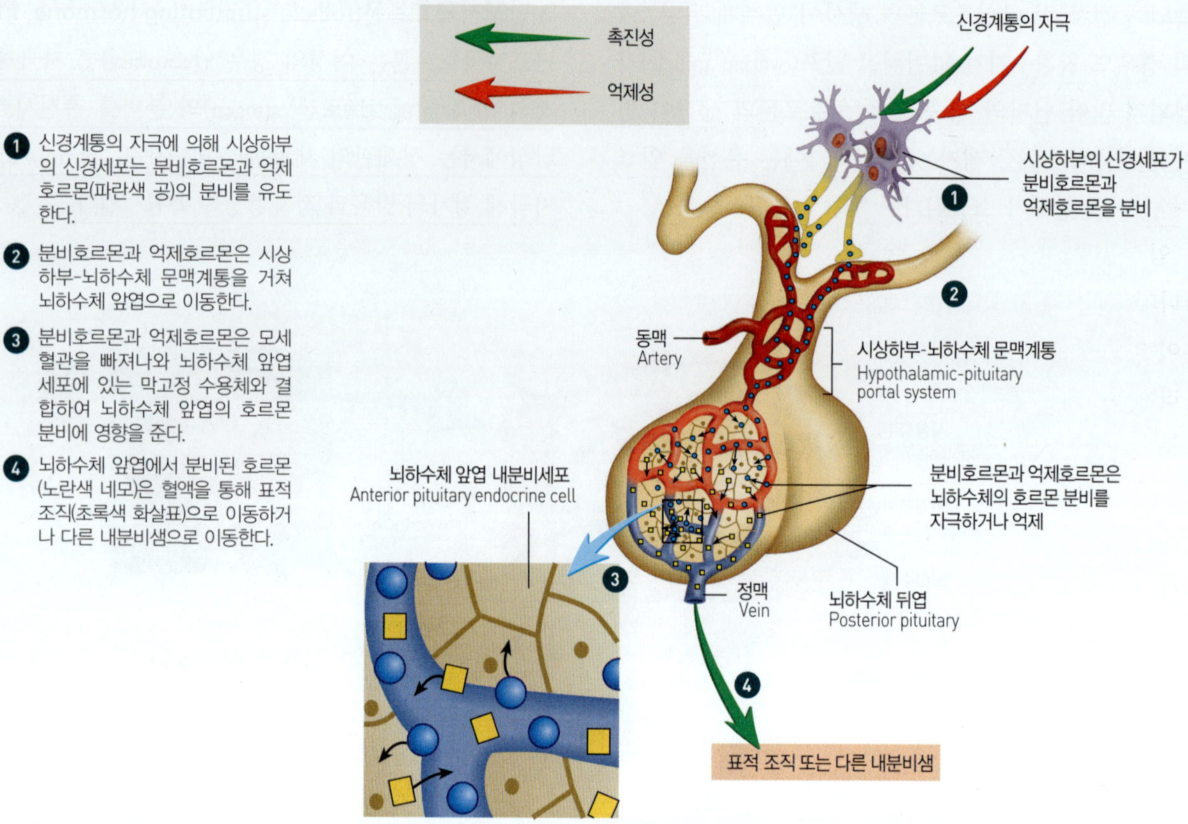

그림 13-10 시상하부와 뇌하수체 앞엽의 연관성

• **황체형성호르몬(luteinizing hormone, LH)**

황체형성호르몬은 사이질세포자극호르몬(interstitial cell-stimulating hormone, ICSH)이라고도 하며, 여성의 경우 난포자극호르몬과 함께 난포의 성숙을 도와 배란을 일으키며, 배란 후에는 황체(corpus luteum)형성을 촉진해 황체호르몬인 프로게스테론(progesteron)을 분비시킨다. 남성의 경우에는 고환의 간질세포를 자극해 남성호르몬의 분비를 촉진한다. 따라서 난소와 고환의 성장뿐만 아니라 생식샘 호르몬 분비 및 생식활동을 조절한다(표 13-3).

④ 멜라닌 세포자극 호르몬

멜라닌 세포자극 호르몬(melanocyte stimulating hormone, MSH)은 종종 뇌하수체 중간엽(intermediate lobe)으로 분류되기도 한다. 멜라닌 세포자극 호르몬은 멜라닌 세포에 있는 막수용체와 결합하여 멜라닌 합성을 유도한다.

⑤ 프로락틴

프로틴은 성장호르몬과 더불어 뇌하수체 앞엽호르몬 중 직접 표적기관(target organ)에 영향을 주는 종말 호르몬이다.

표 13-3 난포자극호르몬(FSH)과 황체형성호르몬(LH)의 특성

구분	호르몬	표적세포	작용
남성	난포자극호르몬(FSH)	정소의 세르톨리세포	정자형성 촉진
	황체형성호르몬(LH)	정소의 사이질세포	테스토스테론 분비 촉진
여성	난포자극호르몬(FSH)	난소의 미성숙 난포	난포의 생장 촉진 에스트로겐 분비 촉진
	황체형성호르몬(LH)	난소의 성숙 난포	배란 촉진 프로게스테론 분비 촉진

프로락틴의 합성과 분비는 시상하부에서 분비되는 갑상샘자극호르몬분비호르몬(TRH)과 도파민(dopamine)에 의해 조절된다. 프로락틴(prolactin, PRL)의 주요 작용은 젖샘에 작용해 젖 생산을 자극하고 유방발달과 젖 분비를 촉진시키는 것이다. 임신 5주부터 분비가 시작되어 임신말기에 최고조가 되는데 임신 중에 젖 분비가 일어나지 않는 이유는 태반에서 에스트로겐과 프로게스테론이 다량 분비되어 젖 분비를 억제하고 있기 때문이다. 따라서 분만 후에는 태반에서 분비되는 에스트로겐과 프로게스테론의 농도가 떨어지고 억제작용이 제거되면서 프로락틴이 젖 생산을 자극하여 젖 분비를 유발하게 된다. 수유 시 아이가 젖을 빠는 자극에 젖 분비가 지속된다. 또한 프로락틴의 분비가 지속되면 뇌하수체의 생식샘자극호르몬의 분비가 억제되어 배란이 지연되는데, 수유를 중단하면 배란은 다시 나타나게 된다. 프로락틴은 들신경 섬유를 통해 시상하부로 정보가 전달되고 이 정보는 도파민의 분비를 억제하는데 이는 평상시 도파민의 프로락틴 억제를 하게하여 분비를 촉진시켜 남성에게도 생식샘자극호르몬분비호르몬(GnRH)과 정자발생을 억제하여 불임증을 유발할 수 있으며, 사춘기에 에스트로겐 및 프로게스테론과 더불어 유방을 발달시키는 기능도 담당한다.

⑥ 성장호르몬

성장호르몬(growth hormone, GH)은 일생동안 분비되는 호르몬으로 단백질 형성과 세포 증식, 세포 분화에 영향을 미친다. 신체 전반에 걸쳐 성장을 촉진하고 뼈대근육과 다른 장기의 성장을 자극하며 음식을 먹지 않는 동안 지방을 분해하고 단백질은 덜 분해되도록 한다. 성장호르몬은 다른 뇌하수체호르몬들과는 대조적으로 신체의 거의 모든 조직에 직접 작용하여 효과를 나타내는 종말호르몬이나 성장호르몬의 생리적 작용으로는 많은 신체 조직의 성장촉진 작용과 단백질 합성을 증가시키고 탄수화물 이용 감소 및 지방분해를 촉진시키는 대사에 관여한다. 성장호르몬의 또 다른 작용은 "소마토메딘"(또는 "인슐린 유사 성장인자")이라는 매개물질을 통하여 일어나며 성장호르몬의 합성과 분비는 시상하부에서 분비되는 자극(GHRH)과 억제(GHIH)의 두 호르몬에 의해 조절한다. 성장호르몬 분비의 이상으로 올 수 있는 질환으로는 뇌하수체성 왜소증, 거인증, 말단거대증이 있다(그림 13-11). **왜소증(pituitary dwarfism)**은 뇌하수체의 발육 이상으로 인해 성장호르몬이 과소 분비되어, 성인이 되어도 몸의 비율은 정상이지만 키가 정상적으로 성장하지 않게 된다. **거인증(거대증, giantism)**은 뼈의 성장이 완료되기 이전에 뇌하수체 종양에 의해 성장호르몬이 과다

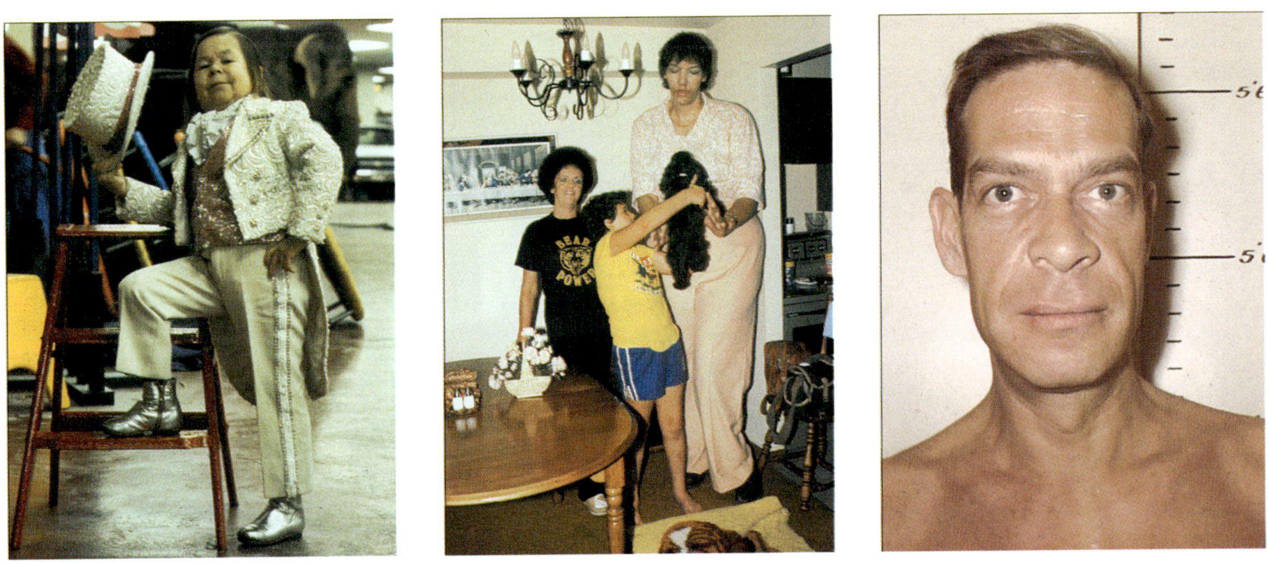

(a) 뇌하수체성 소인증(pituitary dwarfism)

(b) 거인증(gigantism)

(c) 말단비대증(acromegaly)

그림 13-11 성장호르몬의 분비가 과도하거나 부족하면 두 경우 모두 신체적으로 비정상적인 형상을 나타낸다.

하게 분비되어 나타나는데 뼈의 성장이 과잉으로 일어날 수 있기 때문에 키가 비정상적으로 커지게 되는 경우이다. 반면에 **말단거대증(acromegaly)**은 뼈 성장이 완료된 이후에 성장호르몬이 많이 분비되는 경우로 뼈의 직경이 계속 증가하게 되고 그 결과 얼굴과 손이 비정상적으로 커지게 되는 질환이다. 성인 때 성장호르몬 결핍은 체온과 혈압이 낮아지며 신진대사가 느려지는 시몬스병(Simmond's disease)을 유발할 수 있다. 성장호르몬은 박동성 패턴(pulsatile pattern)으로 분비되며 두 시간마다 분비 증가가 나타난다. 가장 많은 분비는 수면 후 1시간 이내이지만 빈도와 분비량은 여러요인에 영향을 받는다. 성장호르몬의 분비는 공복이나 운동을 할 때에도 증가하고 빠른 성장을 하는 시기에도 혈액의 성장호르몬 농도는 크게 증가하지 않는다. 성장호르몬도 중요하지만, 유전적 요인, 영양 상태와 성호르몬 등이 성장에 영향을 준다.

(2) 뇌하수체 뒤엽 호르몬

뇌하수체 뒤엽에서 분비되는 두 종류의 호르몬은 항이뇨호르몬(antidiuretic hormone)과 옥시토신(oxytocin)이다. 항이뇨호르몬은 시상하부의 시각위핵(supraoptic nuclues)에 있는 항이뇨호르몬 신경세포의 세포체에서 합성되고, 옥시토신은 시상하부의 뇌실결핵(paraventricular nucleus)에 있는 옥시토신 신경세포의 세포체에서 합성된다. 신경하수체(neurohypophysis)인 뇌하수체 뒤엽은 주로 뇌하수체세포인 신경교-유사세포(glial-like cells)로 구성되어 있고 호르몬을 분비하지 않는다.

이들은 시상하부의 시각로위핵(시삭상핵, supraoptic nuclei)과 뇌실결핵(방실핵, paraventricular nuclei)에서 유래한 많은 종말신경섬유와 종말신경말단들을 지지해주는 역할을 하고 신경로는 시상하부줄기를 통과하여 신경뇌하수체로 연결된다. 신경종말은 둥글납작한 손잡이 모양의 많은 분비과립을 가지고 있고, 말단은 모세혈관의 표면과 접하고 있어 혈액으로 바소프레신(vasopressin)으로 불리는 항이뇨호르몬(antidiuretic hormone)과 옥시토신(oxytocin)의 두 종류 뇌하수체 뒤엽 호르몬을 분비한다(그림 13-12, 13).

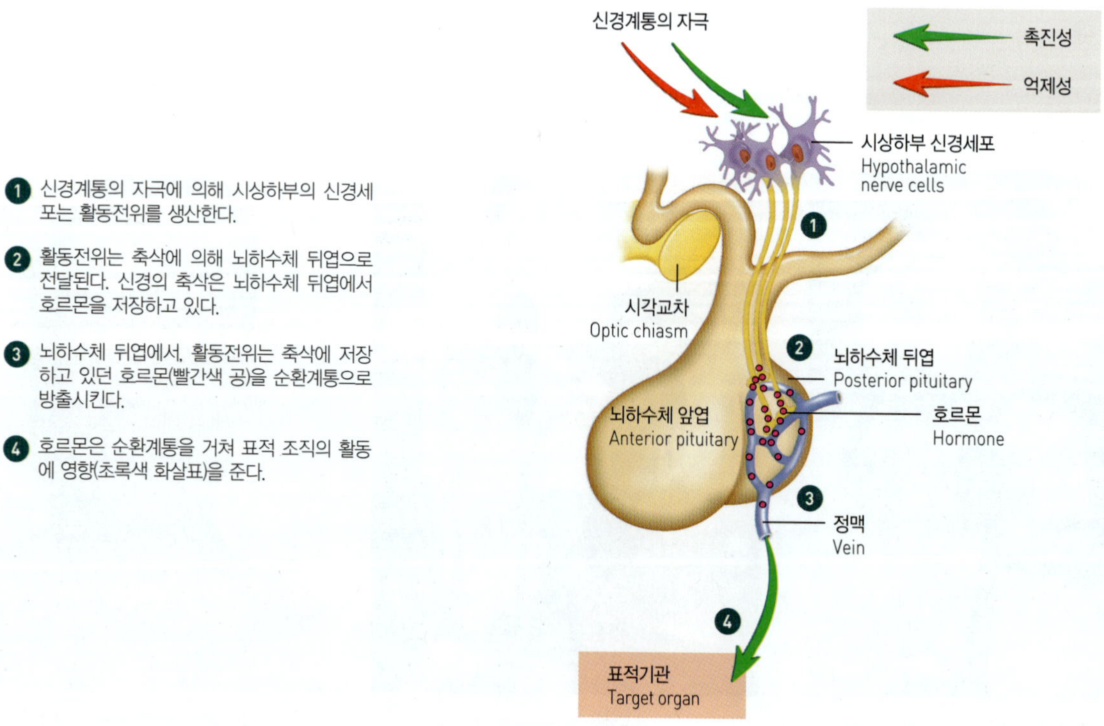

그림 13-12 시상하부와 뇌하수체 뒤엽의 연관성

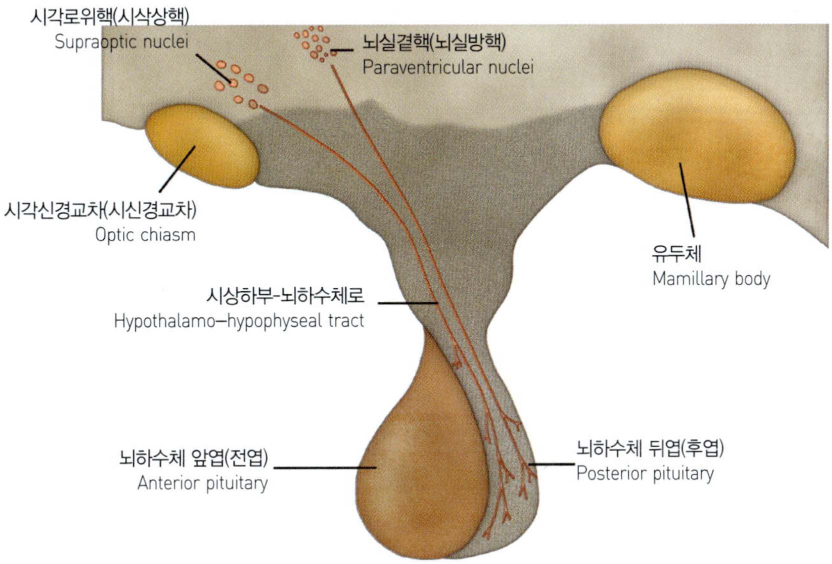

그림 13-13 시상하부의 뇌하수체 뒤엽 조절

① 항이뇨호르몬

항이뇨호르몬(antidiuretic hormone, ADH)은 집합세관 세포에 있는 막고정 수용체와 결합하여 콩팥의 **먼쪽곱슬세관(원위세뇨관)**과 **집합세관(집합관)**에서 수분 재흡수를 촉진시켜 요 배설량을 감소시키며, 체액의 삼투질 농도를 조절하는 호르몬이다. 그러나 항이뇨호르몬이 과잉 분비되면 혈관을 수축시켜 혈압을 높이기 때문에 일명 **바소프레신(vasopressin)**이라고도 한다. 뇌하수체 뒤엽에서 항이뇨호르몬 분비가 감소하면 집합세관에서 물의 재흡수량이 감소되고 많은 양의 묽은 소변이 생산되는 **요붕증(diabetes insipidus)**이 생길 수 있다. 질병이 심해져서 하루에 수 리터(L)의 소변을 보기 전까지는 요붕증을 잘 인지하지 못한다. 소변량의 증가는 체액의 농도를 증가시켜 Ca^{2+}, Na^{+}과 K^{+} 같은 중요한 전해질이 소변으로 소실될 수 있다. 반대로 술이나 물을 많이 마시면 요량이 증가하는데 이것은 알코올이 이뇨제의 역할을 하는 것으로 항이뇨호르몬의 분비를 억제시키기 때문이다. 항이뇨호르몬은 말초혈관을 수축시켜 혈관저항을 높이고 수축기 혈압을 상승시키지만, 탈수나 출혈 시에는 분비가 촉진되어 혈액량 부족으로 인한 순환부전을 방지하기도 한다(그림 13-14).

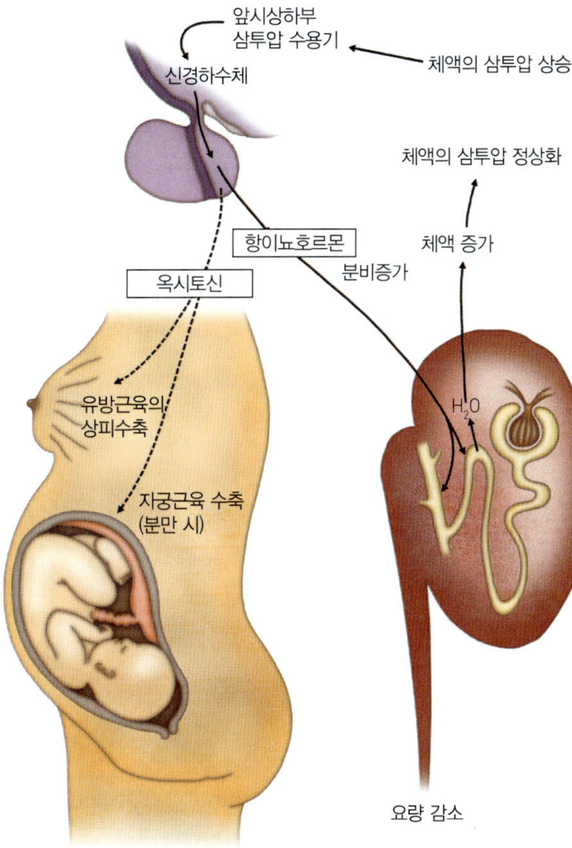

그림 13-14 뇌하수체 뒤엽 호르몬

> **TIP 콩팥의 기능**
>
> 소변은 혈액이 여과된 것으로 콩팥은 신체 노폐물 여과기이다. 따라서 콩팥이 고장 나면 혈액에 노폐물이 축적된다. 콩팥은 또한 신체 수분량 조절기(저수지 수문)로 수분 섭취량에 따라 항이뇨호르몬(ADH)이 수문의 개폐를 조절한다. 항이뇨호르몬 분비가 증가하면 수문이 닫혀 소변량이 감소되고 분비가 감소되면 수문이 열려 소변량이 증가한다.

② 옥시토신

옥시토신(oxytocin)은 자궁의 민무늬근육에 있는 막고정수용체와 결합하여 자궁의 수축을 유도하고, 수유기 여성의 젖샘꽈리에 있는 민무늬근육을 수축시켜 수유 시 젖샘에서 유두로 젖이 쉽게 배출되도록 도와준다. 또한 출산에도 관여하는 호르몬으로 임신말기가 가까워질수록 자궁근육은 옥시토신에 대한 감수성이 증가하게되어, 자궁근육을 강하게 수축시켜 분만을 촉진시키게 된다. 이외에 성교 시에도 옥시토신의 분비가 증가되어 자궁수축을 일으켜 질 내로 사출된 정자가 수정 장소인 자궁관에 도달할 수 있도록 해준다.

아기가 엄마의 젖꼭지를 빨 때 생기는 흡인력의 자극은 들심신경(구심신경)을 통해 시상하부의 뇌실결핵(실방핵, paraventricular nucleus)과 시각로위핵(시삭상핵, supraoptic necleus)에 전도되면 뇌하수체줄기를 따라서 뒤엽에 작용해 옥시토신을 분비시킨다(그림 13-14).

2) 갑상샘 호르몬

갑상샘(thyroid gland)은 후두연골 아래의 기도 앞쪽에 좌우 두 개의 엽으로 나비넥타이 모양을 하고 있으며 인체에서 가장 큰 내분비샘 중 하나이며 두 개의 엽은 갑상샘잘룩에 의해 연결되어 있다. 갑상샘의 무게는 정상 성인에서 15~20g 정도로 결합조직 피막에 둘러싸인 혈관이 풍부한 기관이다(그림 13-15a, b). 갑상샘은 두 가지의 중요한 호르몬인 **T_4(tetraiodothyronine)**와 **T_3(triiodothyronine)**라 불리는 **사요오드티로닌**과 **삼요오드티로닌**을 각각 분비하고 사요오드티로닌을 티록신(thyroxine)이라고도 하며 T_4와 T_3로 표기한다.

갑상샘은 단순입방상피로 구성된 작은 공 모양의 다수의 갑상샘소포를 둘러싼 갑상샘소포세포(follicular cells)에서 모여있는 구조를 하고있다(그림 13-15c, d). 갑상샘소포(thyroid follicles) 내부는 고단백 콜로이드인 갑상샘 글로불린(thyroglobulin)으로 채워져 있다. 소포들 사이에는 모세혈관을 함유하고 있는 성긴결합조직그물이 있는데, 그 사이에 소포곁세포(C 세포)가 흩어져 분포하고 있다. 소포세포(follicular cell)에서는 갑상샘호르몬을, 소포곁세포(extrafollicular cell)에서는 또 다른 호르몬인 **칼시토닌(calcitonin)**을 분비한다(표 13-4).

(1) 갑상샘 대사 호르몬의 합성과 분비

갑상샘이 갑상샘 호르몬을 합성하기 위해서는 **요오드**가 필요하고, 요오드는 갑상샘 소포세포에 의해 흡수된다. 글로불린(globulin)을 함유한 교질용액의 주성분은 티록신(thyroxine)과 단백질의 결합체인 갑상샘 글로불린(thyroglobulin)이다. 이 결합체에서 단백질이 떨어져 나가서 소량의 티록신이 유리되어 혈액으로 배출되는데 이 물질이 T_4과 T_3이다. 티록신은 티로신(tyrosine)이라는 아미노산에 4분자의 요오드(iodine)가 결합된 것이며 T_3은 3분자의 요오드가 결합된 것이다. 생물학적 활성도에 있어서는 T_3가 T_4보다 강하지만 순환하는 혈액 내의 갑상샘호르몬은 T_4가 T_3보다 5배 정도 많다. 혈액 내로 유리된 대부분의 T_4와 T_3는 혈장 내의 티록신결합글로불린(thyroxine-binding globulin, TBG)과 결합하여 순환한다. T_3가 T_4보다 합성되는 양이 적고 TBG와 결합력이 낮지만 말초조직에서는 T_4가 T_3로 전환되어 이용되므로 말초조직에서는 T_3가 주요기능을 한다. 그러므로 TBG는 순환하는 갑상샘호르몬의 중요한 저장소이다.

(2) 갑상샘호르몬의 분비조절

갑상샘자극호르몬(TSH)는 갑상샘의 성장과 대사를 조절하고 갑상샘호르몬의 분비를 조절하는 역할을 한다. 갑상샘호르몬의 분비는 시상하부와 뇌하수체에서 생산된 호르몬에 의해 조절된다. 시상하부는 **갑상샘자극호르몬분비호르몬(TRH)**을 분비하고, 이 분비호르몬은 뇌하수체 앞엽을 자극하여 갑상샘자극호르몬이 분비되도록 자극한다(그림 13-16). 그리고 갑상샘자극호르몬은 갑상샘에서 갑상샘호르몬을 분비하게 자극한다. 갑상샘자극호르몬 농도가 증가하면 갑상샘호르몬의 분비가 증가하고, 갑상샘자극호르몬 농도가 감소하면 갑상샘호르몬의 분비가 감소한다. 갑상샘자극호르몬의 분비는 혈중 갑상샘호르몬의 농도에 의해서 조절된다. 즉 혈액 내의 T_3나 T_4가 정상 이하로 낮아지면 갑상샘자극호르몬의 분비가 증가되고 반대로 T_3나 T_4가 정상보다 높아지면 갑상샘자극호르몬의 분비가 억제된다. 이러한 시상하부와 뇌하수체의 음성 되먹임 작용에 의해, 증가한 갑상샘호르몬은 시상하부의 갑상샘자극호르몬분비호르몬을 감소시키고 이는 뇌하수체의 갑상샘자극호르몬의 분비를 감소시켜 결국 갑상샘 호르몬의 농도를 저하시킨다. 감소한 갑상샘호르몬은 다시 시상하부의 갑상샘자극호르몬분비호르몬을 증가시키고, 이어서 뇌하수체의 갑상샘자극호르몬의 분비를 유도한다. 만약 음성 되먹임 작용이 소실되면 갑상샘자극호르몬이 지나치게 분비되어, 갑상샘의 크기가 커지게 되는 **갑상샘종(goiter)**이 발생할 수 있다. 갑상샘종은 갑상샘 호르몬의 원료인 요오드 섭취량이 매우 낮아서 생긴다. 즉, 원료가 부족하여 갑상샘호르몬의 혈중 농도가 낮아지기 때문에 이를 늘이기 위해 갑상샘자극호르몬분비호르몬과 갑상샘자극호르몬 분비가 정상 농도보다 높게 증가되어 지속적인 갑상샘의 자극하게 됨으로

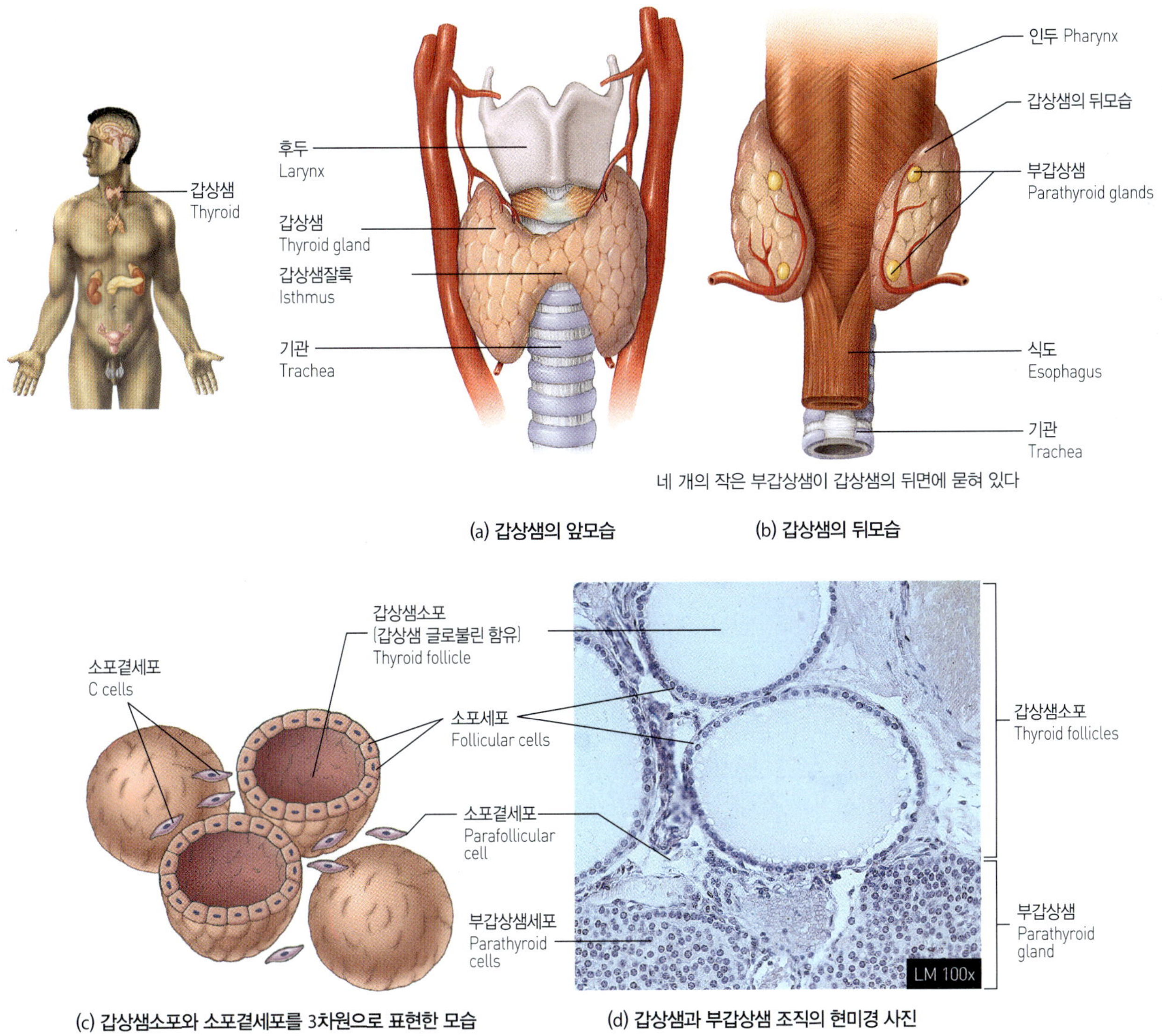

그림 13-15 갑상샘과 부갑상샘

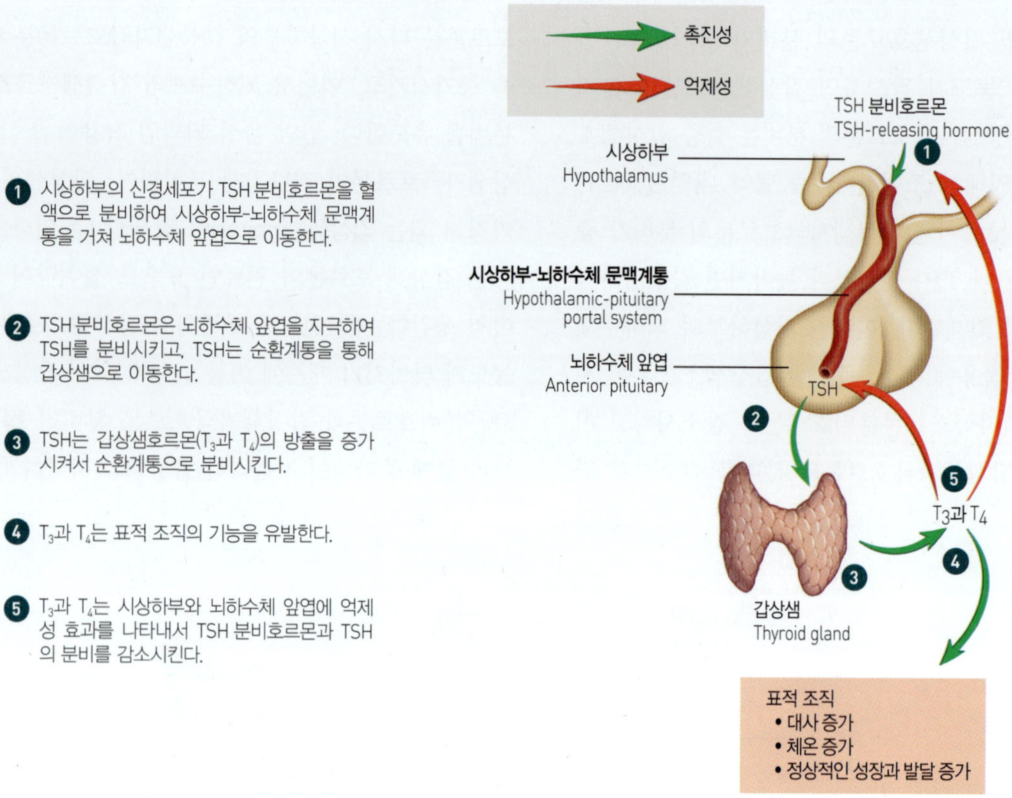

그림 13-16 갑상샘호르몬(T_3과 T_4) 분비의 조절

써 크기가 많이 커지게 되는 것이다.

(3) 갑상샘호르몬의 작용

갑상샘호르몬은 특정 표적 세포가 없다는 점에서 특이한 호르몬이다.

티록신은 신체 거의 모든 세포에 작용하여 대사의 종류와 관계없이 모든 대사를 항진시키며, 신진대사 촉진과 뼈나 생식샘의 발육과 정상적인 성장발달을 위해 필수적인 호르몬이다. 티록신의 주요 작용은 산소소비량과 열생산을 증가시키고, 신체 기초대사율(basal metabolic rate, BMR)을 결정하며, 심장에서의 직접적인 작용은 없으나 심장의 카테콜아민(catecholamine)에 대한 반응도를 증가시켜 심근수축력과 심박 수를 항진시킨다. 또한 발육 중인 아이의 성장속도와 뼈대근육(skeletal muscle)의 성숙에 필수적이고, 신경계의 발달과 성숙에도 직접 관여한다(표 13-4).

(4) 갑상샘호르몬 분비의 이상

갑상샘호르몬 분비에 이상이 생기면 기초대사율, 산소소비량, 열생산과 심장혈관계통 및 호흡계통, 신경계통, 성장 등에 비정상적인 문제가 발생한다. 갑상샘호르몬의 분비 이상은 갑상샘기능저하증과 갑상샘기능항진증으로 나눌 수 있다.

① 갑상샘기능저하증

갑상샘기능저하증(hypothyroidism)은 갑상샘호르몬이 정상보다 부족한 상태를 말한다. 영아 시기의 갑상샘기능저하증은 정신지체, 왜소함과 뼈대 구조가 비정상적인 것을 특징으로 하는 **크레틴병(cretinism)**이 발생할 수 있다. 성인에 있어서 갑상샘기능저하증은 기초대사율의 감소, 심박동수 감소, 피부건조, 탈모, 무력감 등 일상 활동 능력의 감소와 **점액부종(점액수종, myxedema)**이 나타난다. 점액부종은 피부밑조직에 점액성 물질이 저류하여 전신적인 부종(edema)이 나타나는 것이다. 갑상샘의 활동증가로 갑상샘이 커지게 되는데(goiter), 갑상샘의 비대는 식도를 압박하여 삼킴장애를 유발할 수 있다.

② 갑상샘기능항진증

갑상샘기능항진증(hyperthyroidism)은 갑상샘호르몬이 정상보다 증가된 상태를 말하며, 기초대사율의 증가, 체중 감소, 땀분비의 증가, 심장박동 촉진, 맥압의 증가, 감정이 불안정하여 정신적으로 흥분하기 쉽고 극심한 신경질적 반응과 만성 피로감이 생길 수 있다. 가장 특징적인 증상은 **안구돌출증(exophthalmus)**이고 빠른맥(빈맥), 갑상샘 비대가 나타나는데 이를 **바세도우병(Basedow disease)**이라고 한다. 그레이브스병(Graves disease)은 갑상샘기능항진증의 한 종류이며, 면역계통에서 갑상샘자극호르몬의 구조 및 기능과 비슷한 갑상샘면역글로불린(thyroid stimulating immunoglobulin, TSI)이 증가하는 자가면역질환이다(그림 13-17).

(5) 칼시토닌

갑상샘의 소포곁세포에서 칼시토닌(calcitonin)이라는 호르몬이 분비된다(그림 13-15c).

칼시토닌은 혈중 Ca^{2+}의 농도가 너무 높을 때 분비되어 Ca^{2+} 농도가 정상 범위로 감소하도록 유도한다(그림 13-18). 칼시토닌은 뼈파괴세포에 있는 막고정 수용기와 결합하여 뼈파괴세포를 억제하여 뼈로 부터 Ca^{2+}을 재흡수(분해산물을 형성)하는 속도를 감소시킨다.

또한, 혈중 Ca^{2+}의 농도가 낮아지면 부갑상샘호르몬(parathyroid hormone, PTH)이 분비되어 혈중 Ca^{2+} 농도를 정상치까지 올린다. 즉 칼시토닌은 혈액 중의 Ca^{2+} 농도를 높이는 부갑상샘호르몬과는 대항작용을 하는 호르몬이다.

TIP 갑상샘 호르몬 티록신의 작용

갑상샘 호르몬 티록신은 세포에서 열을 내도록 하는 호르몬이다. 사이뇌(diencephalon)에서 체온이 떨어진 것을 감지한다.

"몸에 열이 부족하군. 전신 세포들에게 열을 내라고 연락해야 겠군. 그리고 뇌하수체에게 편지를 쓴다. "뇌하수체야! 지금 몸에 열이 부족해. 체온이 내려갔다고. 갑상샘에 일러 온몸에 편지(티록신)를 써서 열을 내라고 하라. 사이 뇌로부터" 이 편지를 받은 뇌하수체는 갑상샘에게 또다시 쪽지를 쓴다. "갑상샘아! 방금 두목(사이 뇌)이 나한테 지시가 왔다. 빨리 온몸에서 열을 내도록 하라. 뇌하수체로부터" 쪽지를 접수한 갑상샘은 온몸으로 쪽지(티록신)를 보낸다. "세포들아! 방금 부 두목 뇌하수체가 나한테 지시가 떨어졌다. 몸이 추워지고 있으니 불을 더 때라는 명령이다. 즉시 영양소를 태워 열을 만들어라. 갑상선으로부터" 갑상선의 편지(티록신)를 받은 세포는 열을 만들기 시작한다. 체온이 내려가면 사이 뇌가 감지하여 뇌하수체를 통해 갑상샘으로 하여금 티록신을 보내고 티록신을 접수한 세포는 연료를 태워 에너지와 열을 만들어낸다. 티록신 분비량만큼 신체의 산소 소비량이 증가한다.

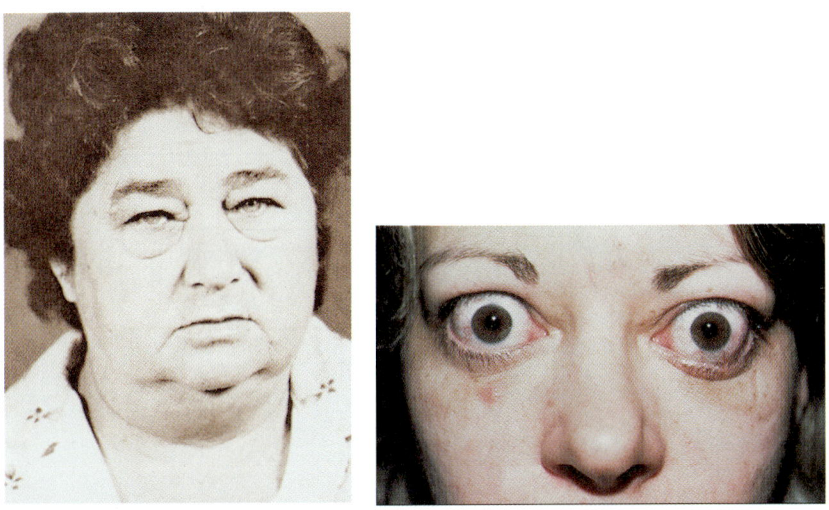

(a) 점액부종 환자 (b) 안구돌출증 환자

그림 13-17 갑상샘저하증(a)과 갑상샘항진증(b)

핵심돋보기

- 갑상샘저하증: 크레틴병(cretinism), 점액부종(myxedema).
- 갑상샘항진증: 안구돌출증(exophthalmus), 바세도우병(Basedow disease), 그레이브스병(Graves disease).
- 갑상샘종: 90% 가량이 아이오딘(Iodione, 요오드)결핍증이 원인이다. 갑상샘저하증의 결과로 나타나는 경우가 대부분이지만 갑상샘과다증으로 나타나기도 한다.
- 칼시토닌(calcitonin): 혈중 Ca^{2+}의 농도가 너무 높을 때 분비되어 Ca^{2+}농도가 정상 범위로 감소하도록 유도하고 혈액 중의 Ca^{2+} 농도를 높이는 부갑상샘호르몬과는 대항작용을 하는 호르몬.

3) 부갑상샘호르몬

부갑상샘(parathyroid gland)은 갑상샘 뒤쪽의 상하에 각각 한 쌍씩 모두 4개가 있으며 직경이 8mm, 무게는 0.2~0.5g 정도의 쌀알 크기로 갑상샘 뒤쪽에 붙어 있으나 갑상샘과는 관계가 없는 하나의 독립된 내분비기관으로 **부갑상샘호르몬(parathyroid hormone, PTH)**을 분비한다(그림 13-19, 표 13-4).

부갑상샘호르몬은 혈장의 Ca^{2+}농도를 높이고 인의 농도를 낮추는 작용을 하며, 콩팥에서 칼시트리올(calcitriol)의 생성과 분비를 저하시키고, 소변으로 Ca^{2+} 배출을 감소시킨다.

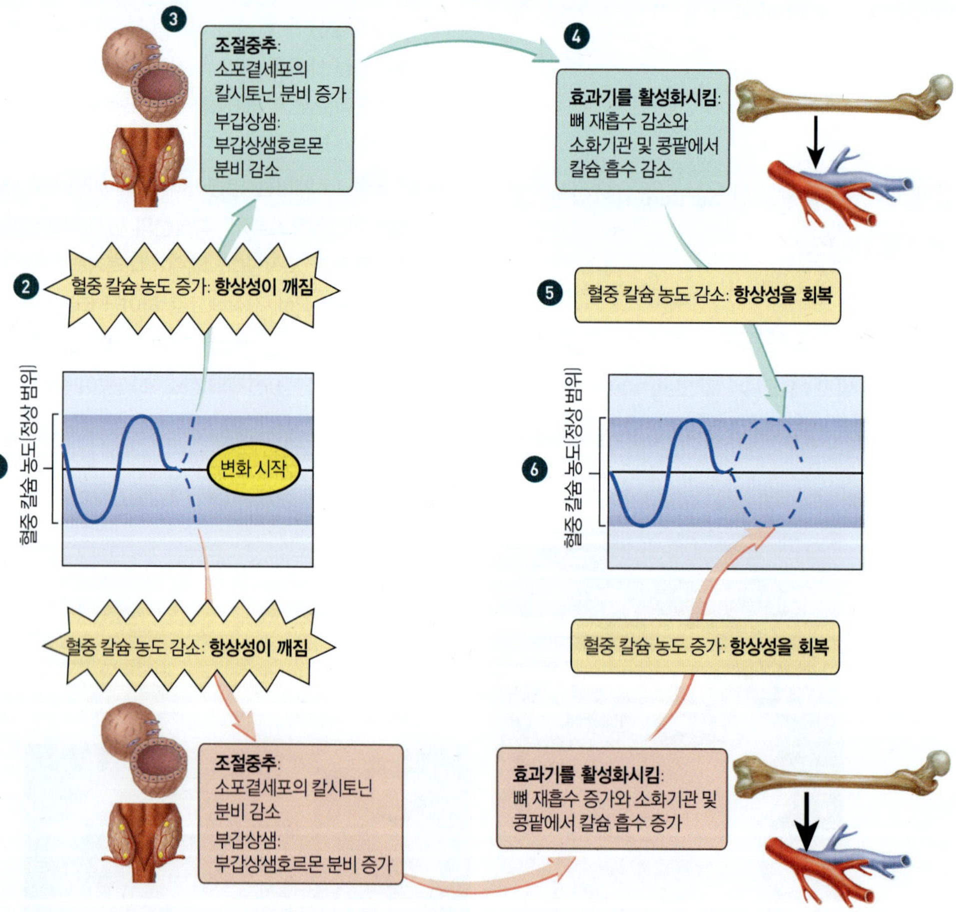

그림 13-18 혈중 칼슘 농도의 조절

(1) 혈중 칼슘 농도가 정상 범위에 머무른다.
(2) 혈중 칼슘 농도가 증가하여 정상 범위를 벗어난다.
(3) 소포곁세포와 부갑상샘 세포는 증가한 혈중 칼슘 농도를 감지한다. 소포곁세포는 칼시토닌을 분비하고 부갑상샘은 부갑상샘호르몬의 분비를 감소한다.
(4) 뼈 재흡수가 감소하고 소화기관 및 콩팥에서 칼슘의 흡수가 감소된다.
(5) 그 결과, 혈중 칼슘 농도가 감소하여 정상 범위로 되돌아온다.
(6) 항상성이 회복된다. 혈중 칼슘 농도가 감소하였을 때의 반응은 빨간색 화살표를 따라가면서 관찰한다.

표 13-4 갑상샘과 부갑상샘 분비 호르몬

분비샘		분비호르몬	표적세포	주요작용
갑상샘	소포세포	T_4(tetraiodothyronine)	모든세포	에너지대사, 산소소비, 성장 및 발육 촉진, 신진대사 촉진
		T_3(triiodothyronine)		
	소포곁세포(C세포)	칼시토닌(calcitonin)	뼈, 콩팥, 부갑상샘	혈중칼슘농도저하
부갑상샘		PTH	뼈, 콩팥, 작은창자	혈중칼슘농도상승

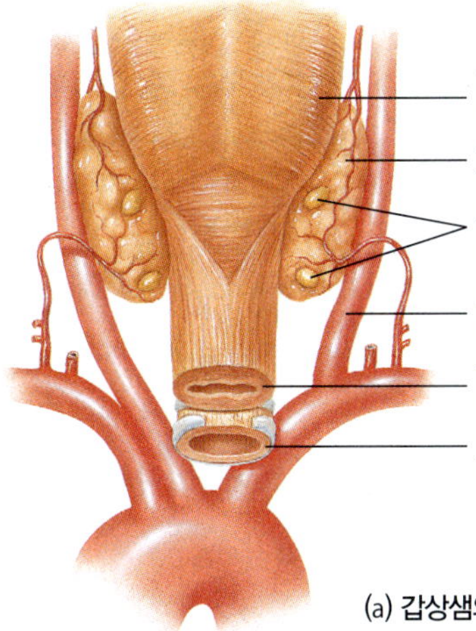

(a) 갑상샘의 뒷면

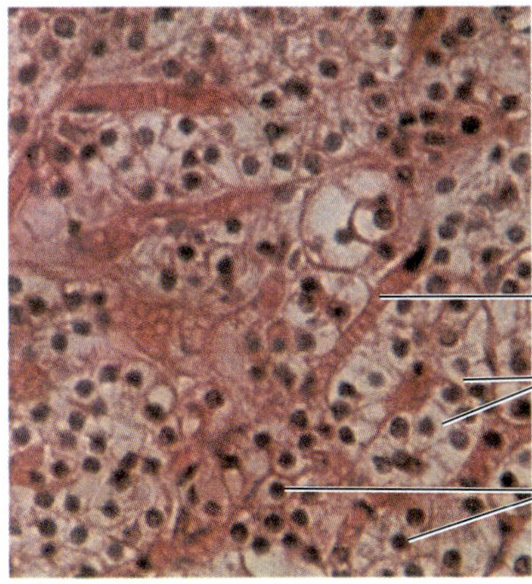

(b) 부갑상샘의 현미경적 소견

그림 13-19 갑상샘과 부갑상샘의 현미경적 소견

TIP 인슐린과 글루카곤의 작용

혈당이 증가하면 사이뇌의 혈당 감지기가 이를 감지하여 자율신경을 통해 이자에게 연락한다. 이자는 인슐린 편지를 통해 간에게 연락한다. "간아! 피 속에 포도당이 너무 많으니 나중을 위해 저장해 둬라." 간은 혈중 포도당을 수거하여 간세포 내에 저장함으로써 식후 급증한 포도당을 원래 수준으로 복귀시킨다. 당뇨병은 오줌으로 포도당을 내보낼 때 다량의 물을 함께 끌고 나가 갈증을 느낀다. "배가 고프다"는 "혈당량이 부족하다"는 뜻이다.

혈당량이 감소하면 뇌가 감지하여 배고픔을 느낀다. 이때는 이자가 간에게 글루카곤 편지를 쓴다. "혈중 포도당이 부족하니 간에 저장된 포도당을 꺼내 풀어라." 간은 저장분을 풀어 혈당을 증가시킨다.

(1) 부갑상샘호르몬의 생리작용

부갑상샘호르몬의 생리작용은 뼈세포막의 **Ca^{2+} 펌프**를 활성화하여 뼛속에 들어 있는 인산수소칼슘($CaHPO_4$)을 세포바깥액으로 이동시켜 Ca^{2+}과 인산염(phosphorus, HPO_4^{2-})의 혈중농도를 증가시킨다. 또한 먼쪽곱슬세관에서 Ca^{2+}의 재흡수를 촉진하고 토리쪽세뇨관에서 Na^+-HPO_4^{2-}(나트륨-인산염 공동운반) 상호 이동을 억제함으로써 HPO_4^{2-}(인산염)의 재흡수를 억제하는 작용을 한다. 이 작용의 결과로 부갑상샘호르몬은 혈장의 Ca^{2+} 농도는 증가시키고 HPO_4^{2-}의 농도는 감소시키게 된다. 부갑상샘호르몬의 분비는 혈액의 Ca^{2+} 농도에 의해서 조절되며, 작용부위는 뼈, 콩팥 및 소화관이다. 혈장 중의 Ca^{2+} 농도는 항상 일정하게 조절되며, 정상치는 10mg/100mL로 이것을 유지하기 위해서 **부갑상샘호르몬**과 **칼시토닌**의 분비가 필요하다. 부갑상샘호르몬은 뼈조직으로부터 Ca^{2+}을 유리시켜 혈장의 칼슘 이온 농도를 증가시키고, Ca^{2+}의 농도가 높아지면 분비가 감소된다. 반면에 Ca^{2+}의 농도가 지나치게 높을 때에는 갑상샘에서 분비되는 칼시토닌(calcitonin)에 의하여 농도를 저하시킨다. 콩팥에서는 Ca^{2+}의 재흡수와 H_3PO_4(인산)의 배출을 촉진시키고, 뼈에서는 뼈모세포(osteoblast)의 콜라겐 합성 억제와 성숙뼈세포에서의 뼈흡수 촉진, 뼈파괴세포의 활동을 촉

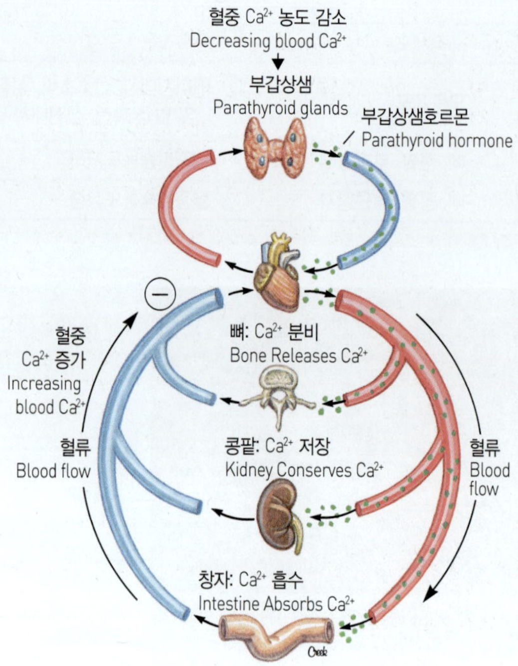

그림 13-20 부갑상샘호르몬(PTH)의 작용

진시켜 뼈흡수를 용이하게 해준다. 또 부갑상샘호르몬은 비타민 D의 활성화를 통해 작은창자에서 Ca^{2+}의 재흡수를 자극한다. 작은창자에서의 Ca^{2+} 흡수에는 비타민 D_3(1,25-dihydroxycholecalciferol)가 필요한데 부갑상샘호르몬이 간에서 비타민 D_2(25-dihydroxycholecalciferol)를 비타민 D_3로 전환시킨다(그림 13-20). 따라서 비타민 D 결핍 시에는 창자에서 Ca^{2+} 흡수량이 감소하므로 어린이에게서 비타민 D가 부족하게 되면 체내 총 칼슘량이 부족하여 **구루병(rickets)**이 나타나고, 성인에서는 **골연화증(osteomalacia)**이 나타나게 된다. 따라서 Ca^{2+}은 신체 생체기능 유지에 필수적이며, 신경의 흥분전달, 분비샘의 분비기능, 혈액응고 등의 중요한 생리적 기능을 담당한다. 혈중 Ca^{2+} 농도가 일정하게 유지되는 것은 소화관에서의 Ca^{2+}의 흡수와 콩팥에서 Ca^{2+} 배설 및 Ca^{2+} 저장고인 뼈에서 Ca^{2+} 유리과정이 균형을 유지하고 있기 때문이다. 따라서 체액 중 Ca^{2+} 농도를 일정하게 유지하는 항상성 조절에 관여하는 것은 **부갑상샘호르몬, 칼시토닌, 비타민 D** 등이다.

(2) 부갑상샘의 기능 이상

① 부갑상샘호르몬의 기능저하

부갑상샘의 위축이나 질병으로 인해 **부갑상샘호르몬**이 분비되지 못하면 뼈파괴세포는 대부분 기능을 상실한다. 그 결과로 뼈로부터 Ca^{2+}의 재흡수는 억제되고 체액의 칼슘량이 감소하게 된다. 반면에 뼈로부터 Ca^{2+}과 P(인)의 재흡수는 억제되기 때문에 뼈는 여전히 강한 상태로 남아 있게 된다. 또한 부갑상샘호르몬의 혈중농도가 낮아지면 세뇨관에서의 Ca^{2+} 재흡수 저하와 HPO_4^{2-} 배설 감소로 요중 Ca^{2+} 배설이 증가된다. 혈중 Ca^{2+} 농도가 6mg/dL 이하가 되면 혈액의 P(인) 농도는 두 배가 되고 **저칼슘혈증(hypocalcemia)**이 나타나서 근육의 섬유성 연축, 팔다리의 떨림, 전신 긴장성 경련 및 간대성 경련이 일어나는데 이를 **테타니증(강직현상, tetany)**이라 한다. 만약 후두부 위쪽의 근육에 강직성 경련이 발생하면 기도폐쇄와 질식사를 유발할 수 있다. 그 원인은 혈중 Ca^{2+}의 저하로 신경근육이음부의 흥분성이 높아져 자극에 대한 감수성이 높아졌기 때문이다.

② 부갑상샘호르몬의 기능항진

일차 부갑상샘기능항진증(원발성, 부갑상샘 기능항진증, primary hyperparathyroidism)은 부갑상샘에서 과도한 부갑상샘호르몬 분비로 발생하며 원인은 부갑상샘의 종양이다. 이러한 종양은 어린이나 남자보다는 여성에게서 더 자주 발생하는데 이는 임신과 수유 시 부갑상샘이 자극되어 종양의 발생빈도가 높아지기 때문이다. 부갑상샘기능항진증은 뼈에서 과도한 뼈파괴세포의 활성을 유발한다. 이러한 뼈파괴세포의 활성은 세포바깥액(혈장)의 Ca^{2+} 농도를 높이는 반면 P(인)의 이온농도는 낮추게 된다. 그 이유는 콩팥에서 P의 배출이 증가되기 때문이다.

이차 부갑상샘기능항진증(속발성, 부갑상샘 기능항진증, secondary hyperparathyroidism)은 저칼슘혈증으로 인해 이를 보상하는 과정에서 부갑상샘호르몬의 분비가 증가하는 경우이다. 또한 이차 부갑상샘기능항진증은 비타민 D 부족 또는 만성콩팥 질병에 의해 발생할 수 있다. 콩팥이 손상을 받으면 비타민 D의 활성형인 1,25-디히드록시콜레칼시페롤이 충분히 생산되지 않는다. 이 밖에도 부갑상샘 기능이 항진되면 부갑상샘호르몬의 과다 분비로 뼛속에 있는 Ca^{2+}과 P이 혈중으로 유리되어 뼈가 연화되는 **골다공증(osteoporosis)**이나 **낭포성 섬유성골염(osteitis fibrosa cystica)**이 발생한다. 또 Ca^{2+}이 혈관벽과 내장에 침착하여 **콩팥결석(renal stone)**을 형성하는 경우도 있다.

4) 부신겉질호르몬

부신은 콩팥 위에 위치하고 서로 다른 두 가지의 내분비기관을 갖고 있으며 길이 4~6cm, 넓이 2~3cm, 무게는 3~5g 정도로 겉질(바깥쪽, cortex)과 속질(안쪽, medulla)로 구분된다(그림 13-21a,b). **부신속질**은 부신의 약 20%를 차지하고 카테콜아민(catecholamines)을 분비하며 교감신경의 자극에 반응하여 에피네프린과 노르에피네프린을 분비한다. **부신겉질**은 부신의 80%를 차지하고 있으며 3층으로 구분되는데 바깥쪽 층부터 토리층(zona glomerulosa), 다발층(zona fasciculata), 그물층(zona reticularis)이라고 한다(그림 13-21b). 부신겉질호르몬을 코르티코스테로이드(corticosteroid)라고 부르며 콜레스테롤(cholesterol)로부터 합성된 스테로이드호르몬이다.

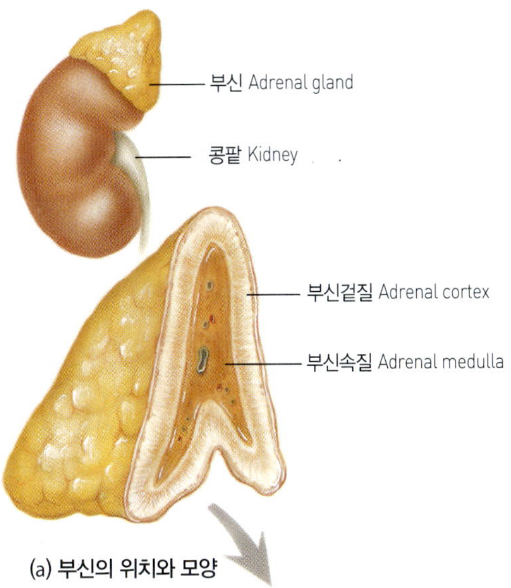

(a) 부신의 위치와 모양

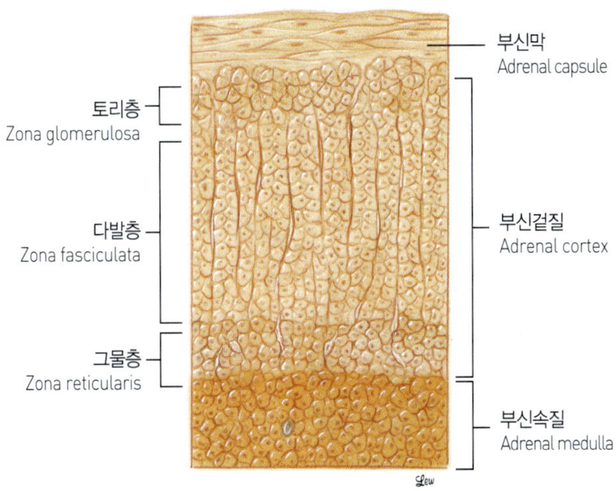

(b) 부신겉질의 세 구역을 보여주는 조직학적 구조

그림 13-21 부신의 구조

(1) 부신겉질호르몬의 합성과 분비

① 토리층

토리층(사구대, zona glomerulosa)은 부신겉질의 바깥층으로 약 15%를 구성하며 전해질 및 수분대사에 관여하는 염류코르티코이드(mineralocorticoids)를 분비한다. 그 중 가장 중요한 호르몬은 알도스테론(aldosterone)으로 세포외액의 안지오텐신 II(angiotensin II)와 K^{+}의 농도에 따라 알도스테론의 분비가 조절된다. 다른 부신 스테로이드처럼 알도스테론은 자정에 가장 적게 분비되고 깨어나기 바로 전에 가장 많은 양이 분비된다(표 13-5).

② 다발층

다발층(속상대, zona fasciculata)은 부신겉질의 중간층으로 75%를 차지하며 당질대사에 관여하는 당류코르티코이드(glucocorticoid)를 분비한다. 당류코르티코야 활성의 95% 이상은 코티솔(cortisol)이 담당한다(표 13-5).

③ 그물층

그물층(망상대, zona reticularis)은 가장 깊이 있는 내부층으로 성호르몬인 안드로겐(androgen)을 분비한다(표 13-5).

(2) 부신겉질호르몬의 작용과 기전

① 염류코르티코이드

염류코르티코이드(mineralocorticoids)는 세포바깥액의 "전해질", 특히 Na^{+}과 K^{+}에 대하여 효과를 나타내고 체액의 Na^{+}과 K^{+}의 농도를 조절하는 스테로이드 호르몬으로서 **알도스테론(aldosterone)**이 대표적인 호르몬이다. 알도스테론은 콩팥의 먼쪽곱슬세관과 집합세관에 작용하여

Na⁺의 재흡수를 증가시키고, K⁺ 배설을 촉진시키며, 혈장의 Na⁺ 농도와 K⁺을 일정하게 조절한다. 또한 Na⁺의 흡수와 교환에 H⁺의 분비도 있어 체내의 수소 이온 농도를 조절하는 작용도 한다. 그러므로 염류코르티코이드는 부신호르몬 중에서 생명을 유지시키는 필수적인 호르몬이다. 염류코르티코이드의 분비조절기전 중 가장 중요한 알도스테론 분비조절은 **레닌–앤지오텐신 알도스테론 기전**을 통해 조절이 된다(그림 13-22). 혈중 Na⁺ 양 감소, 콩팥혈류량 감소 및 콩팥동맥압 감소는 알도스테론을 분비시키는 가장 큰 자극요인이다. 혈중의 나트륨 양이 감소하면 혈액량이 감소하게 되는데 이때 이차적으로 콩팥의 혈류량과 콩팥 동맥압의 감소 및 토리여과율이 낮아지게 된다. 따라서 콩팥 들세동맥의 혈압이 저하되거나, 먼쪽곱슬세관(원위세뇨관) 상피의 치밀반점(macula densa)에서 세뇨관 내의 Na⁺ 농도 변화를 삼투압 변화로서 인지하게 되면 이때 콩팥토리로 들어가기 직전 혈관인 들세동맥벽에 위치한 토리곁장치(사구체인접장치, juxtaglomerular apparatus, JGA)에서 **레닌(renin)**을 혈액 내로 분비하게 된다. 분비된 레닌은 간에서 합성되어 혈장 내에 존재하는 앤지오텐시노겐(혈장단백질 g-globulin)에 작용하여 앤지오텐신 I(angiotensin I)으로 변화시키고 앤지오텐신 I은 허파순환 동안 허파의 앤지오텐신 전환효소(converting enzyme)에 의해 활성도가 높은 **앤지오텐신 II(angiotensin II)**가 된다. 앤지오텐신 II는 자체적으로도 혈압상승 작용이 있으며 부신겉질 토리층을 자극하여 알도스테론의 분비를 촉진시키게 되며, 그 결과 알도스테론은 바로 집합세관과 먼쪽곱슬세관에서 Na⁺의 재흡수를 촉진하고 소변을 통한 Na⁺의 배설을 줄임으로써 체내에 Na⁺과 물의 수동적 재흡수로 세포바깥액량이 증가되어 혈액삼투압이 조절되고 혈압도 상승하게 된다. 또한 앤지오텐신 II는 직접 혈관에도 작용하여 소동맥을 수축시켜 혈압을 정상으로 올리는 작용을 한다.

따라서 알도스테론의 주요 생리적 작용은 콩팥 먼쪽곱슬세관과 집합세뇨관에서의 Na⁺ 재흡수와 또한 순환계통에 작용하여 순환혈액량을 유지하고 심박출량을 증가시켜 혈관의 긴장성을 증가시키는 동맥압 유지해준다.

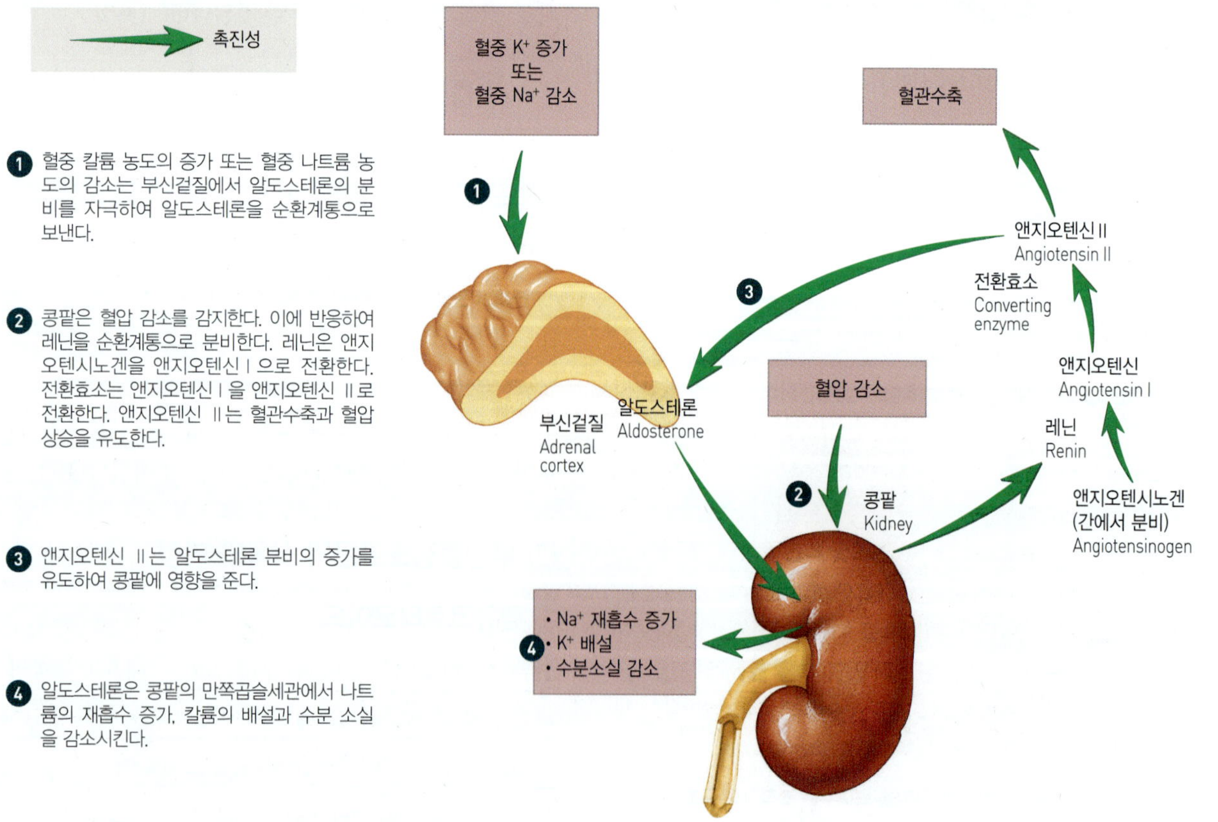

그림 13-22 부신겉질에서 앤지오텐신의 분비 조절기전

② 당류코르티코이드

당류코르티코이드(glucocorticoid)의 대표적인 호르몬 군에는 **코티솔(cortisol)**, **코티손(cortisone)**과 **코티코스테론(corticosterone)**이 있다. 이중에서 **코티솔**이 대표적인 호르몬으로 부신에서 분비되는 전체 당류코르티코이드의 90% 이상을 차지한다. 당류코르티코이드는 간에서 당원합성을 증가시키고, 근육조직의 단백질을 분해시켜 지방과 단백질을 당질로 전환시켜 당신생(gluconeogenesis)을 촉진시킨다. 그 결과 혈당을 높이며 지방과 단백질의 이화작용을 촉진시켜 혈당을 축적하는 에너지 대사를 조절한다. 당류코르티코이드의 자체에는 혈관수축 작용이 없으나 에피네프린에 대한 허용작용(permissive action)으로 에피네프린에 의한 혈관수축 작용을 증가시킨다. 또한 당류코르티코이드는 상해, 추위, 질병, 정신적 충격과 같은 스트레스 상황에서 분비가 증가하여 유해한 자극에 대한 저항력을 키워주고 스트레스에 대처할 수 있게 해준다. 스트레스 시에 대부분의 호르몬의 분비가 증가되지만 가장 많이 증가되는 호르몬이 코티솔이므로 코티솔을 일명 **스트레스 호르몬**이라고 한다.

또한 당류코르티코이드는 염증반응을 억제하는 항염증 작용과 면역억제작용이 있어 다양한 염증치료제로 사용되는데 특히, 류머티스성 질환의 치료나 장기이식 후 조직거부반응을 억제하는 목적으로 사용되기도 한다. 그러나 오랫동안 사용하면 심한 부작용이 발생할 수 있기 때문에 주로 단기 혹은 국소적 치료제로 사용해야 한다. 이들의 합성과 분비조절은 부신겉질자극호르몬분비호르몬(corticotropin releasing hormone, CRH)과 뇌하수체 앞엽에서 분비되는 부신겉질자극호르몬에 의한 음성 되먹임 기전에 의해 조절된다(그림 13-23).

혈액의 코티졸 농도는 24시간 동안 밤에 가장 적게 분비되며 오전 8시경에 가장 많은 양이 분비된다.

③ 안드로겐

안드로겐(androgen)은 부신겉질 그물층에서 분비되는 남성 호르몬으로, **테스토스테론(testosterone)**과 같이 남성화 작용을 가지는 여러 종류의 호르몬들을 통틀어 **안드로겐**이라 한다. 성인 남성의 고환(정소, testis)에서 분비되는 양(80%)에 비하면 미약하지만(20%) 남성의 이차성징 발현과 함께 여성의 성적 충동(libido)을 유발하는 호르몬으

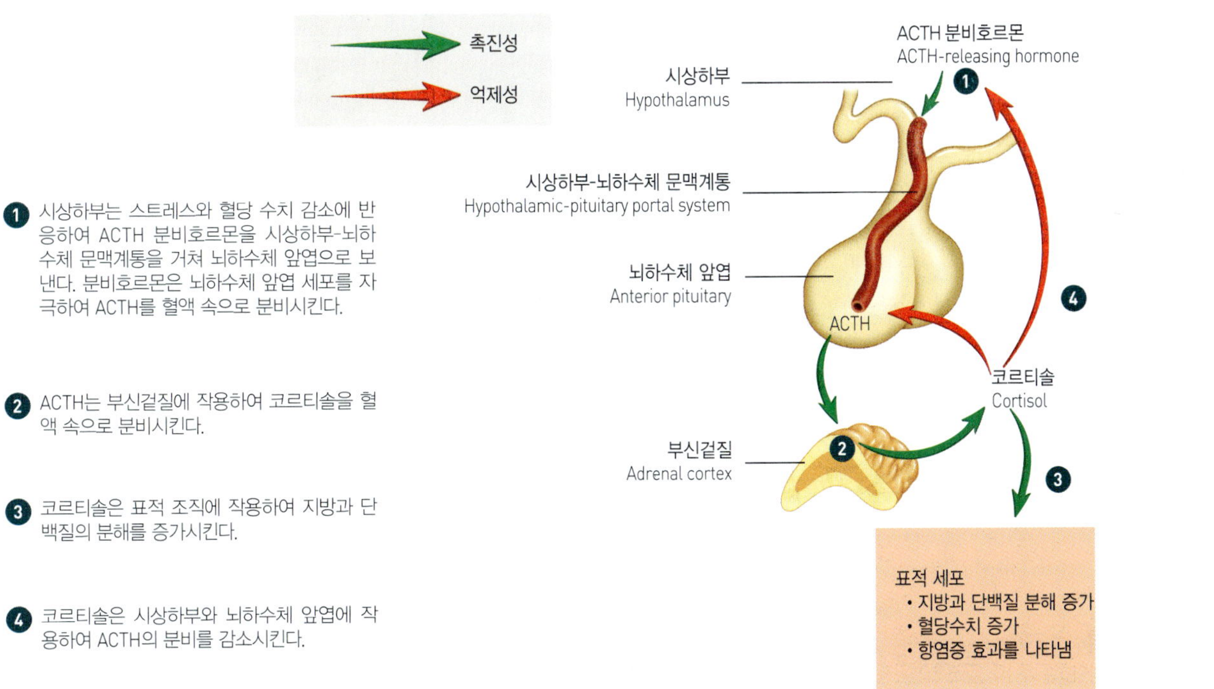

그림 13-23 부신겉질에서 코르티솔의 분비 조절기전

로 알려져 있다. 안드로겐(Androgen)은 남성화 작용 외에도 단백질 동화작용으로 근육량 증가와 성장을 촉진시키는 작용을 한다. 여성에게서 과잉 분비되었을 경우 남성화(masculinization)를 유발하며 체모의 분포에도 영향을 미친다. 간혹 운동선수들이 기록을 향상시키기 위해 근육량을 증가시키는 작용이 있는 안드로겐과 같은 단백질 동화스테로이드를 사용한다. 하지만 과다 사용 시 간 손상과 함께 적의감, 환각, 망상 등의 정신질환 증상 등을 일으킬 수 있다.

(3) 부신겉질호르몬의 분비 이상

뇌하수체와 부신에 종양이 생기면 부신겉질호르몬의 분비이상을 초래하는 경우, 생명에 심각한 문제가 발생하게 된다. 분비이상으로 경우 나타나는 대표적 질환은 고혈당과 당뇨이다. 또한 단백질 분해작용의 증가로 피부가 얇아지고 근력이 저하되며, 체지방이 증가하는, 동시에 체지방이 얼굴과 몸통에 축적되어 얼굴이 둥글게 되는 **달덩이얼굴(moon face)**이 된다. 굵은 목과 고혈압, 당뇨, 정신이상 등과 같은 증상이 나타나며 남성호르몬인 안드로겐(androgen)의 농도 증가로 여성의 남성화를 가져오게 되는데 이를 **쿠싱증후군(cushing's syndrome)**이라고 한다(그림 13-24).

알도스테론의 과다분비는 혈중 Na^+ 농도를 증가시켜 콩팥에서 염분 및 다량의 수분을 재흡수시킴으로서 순환되는 혈액량의 증가로 인해 고혈압이 나타나는데 이러한 알도스테론의 분비 이상이 원인이 되어 고혈압이 발생되는 질환을 **콘증후군(Conn's syndrome)**이라고 한다.

반면에 알도스테론의 분비저하시에는 콩팥을 통해 염분과 수분이 소실되어 심한 저혈압을 가져오는데 이러한 부신겉질의 기능저하를 **애디슨병(Addison's disease)**이라

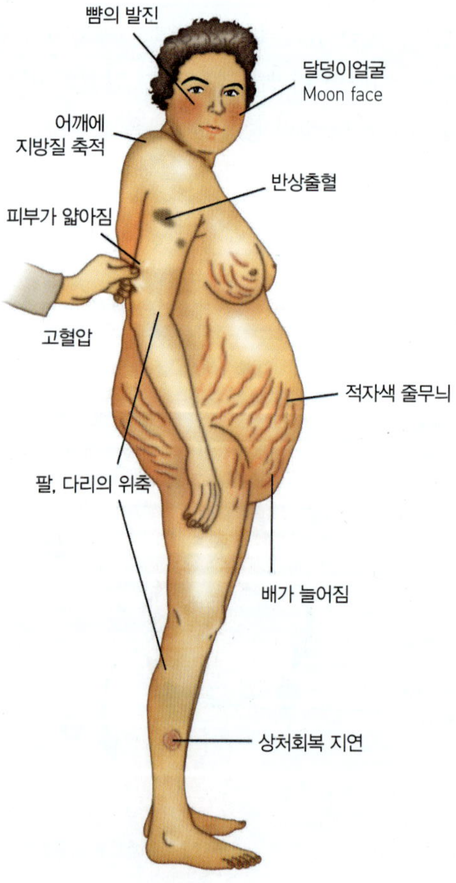

(a) 쿠싱증후군 환자

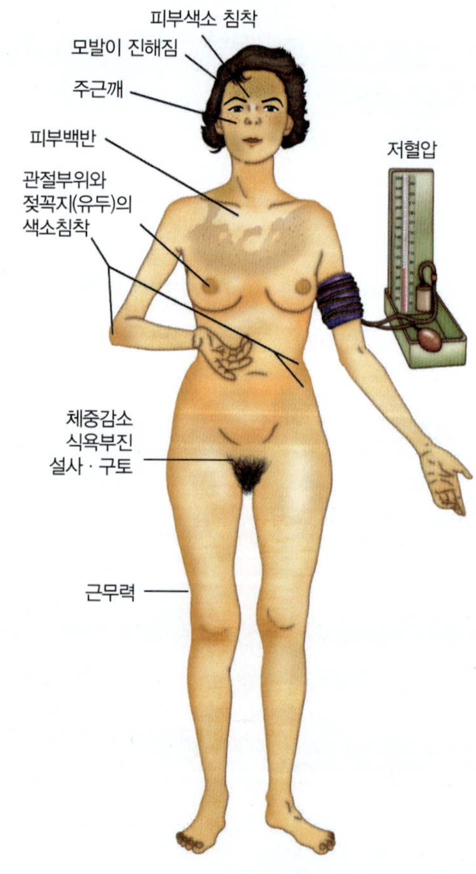

(b) 애디슨병 환자

그림 13-24 쿠싱증후군 환자와 애디슨병 환자의 주요 특징

고 한다. 이와 더불어 코티졸의 감소로 저혈압은 더욱 심해지고, 식욕감퇴, 체중감소, 오심, 구토, 설사 등의 소화기 증상과 피부의 색소침착, 탄수화물 대사 저하로 혈당 농도가 떨어진다. 치료하지 않고 내버려두면 심한 저혈압으로 사망할 수 있다(그림 13-24).

핵심돋보기

- 쿠싱증후군(Cushing syndrome): 부신겉질호르몬의 과다분비(뇌하수체 종양과 부신 종양)
- 콘증후군(Conn's syndrome): 알도스테론의 과다분비
- 애디슨병(Addison's disease): 부신겉질호르몬 분비저하

5) 부신속질호르몬

부신속질은 교감신경절후 신경세포[크롬(chrome)친화성 세포]가 다수 모여 분비형태를 취하고 있는데 부신속질에서 분비되는 호르몬은 에피네프린(epinephrine)이 75%, 노르에피네프린(norepinephrine)이 25% 정도로 분비된다. 이들 호르몬은 유사한 화학적 구조를 지니고 있으나 그 생리작용은 서로 다르다. 그리고 이들은 모두 카테콜(catechol)기를 가진 아민(amine)인데, 이러한 화학구조를 가진 물질을 총칭해 **카테콜아민(catecholamine)**이라고 한다. 흥분하거나 육체적 활동을 할 때 활성화되는 교감신경의 자극에 반응하여 부신속질은 **에피네프린**과 **노르에피네프린**을 분비한다(그림 13-25, 표 13-5).

표 13-5 부신겉질과 속질 호르몬

부위		분비호르몬	주요작용
부신겉질	토리층	염류코르티코이드(mineralocorticoids)	전해질 및 수분대사에 관여
	다발층	당류코르티코이드(glucocorticoid)	당질대사에 관여(95%이상 코티솔 cortisol이 담당)
	그물층	안드로겐(androgen)	남성의 이차성징 발현과 여성의 성적 충동(libido) 유발 호르몬
부신속질	카테콜아민(catecholamine)	에피네프린(epinephrine) 75%분비	교감신경과 함께 육체활동을 준비시키고, 맞섬도피반응(fight-or-flight reaction)과 위급한 상황에 대처하는 역할을 담당.
		노르에피네프린(norepinephrine) 25% 정도로 분비	

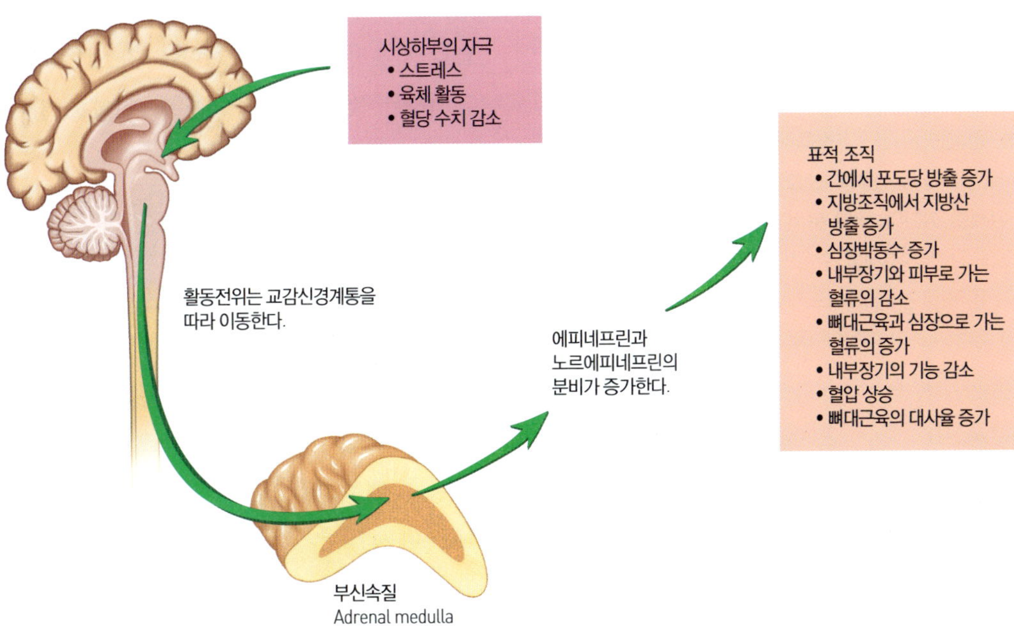

그림 13-25 부신속질 분비의 조절

스트레스와 낮은 혈당 농도도 교감신경 자극을 증가시켜 부신속질의 자극을 유도하고 에피네프린과 노르에피네프린이 활발한 육체활동을 준비하는 역할을 하기 때문에 에피네프린과 노르에피네프린을 **맞섬도피반응(fight-or-flight reaction)**이라고도 한다. 부신속질에서 분비된 카테콜아민의 주요한 작용은 간에서 당원을 포도당으로 분해하는 속도를 촉진시켜 혈당을 높이고, 지방세포에서 지방산의 분해를 촉진시켜 지방산의 대사율을 유지하도록 돕는다. 그리고 심장근육의 수축력과 심박출량을 증가시켜 혈압을 상승시키며, 뇌와 활동 중인 근육으로 가는 혈류량을 증가시키고, 뼈대근육, 심장근육 및 신경조직의 대사율을 증가시킨다.

또한 위장관운동을 억제하고 기관지를 확장시킨다. 부신속질에서 분비된 호르몬은 교감신경계통의 작용을 강화시킨다. 따라서 부신속질 호르몬은 교감신경과 함께 육체활동을 준비시키고, 맞섬도피반응과 위급한 상황에 대처하는 역할을 담당한다(표 13-5).

TIP 에피네프린(아드레날린)과 노르에피네프린(노르아드레날린)

위험한 상황에서는 아드레날린과 노르아드레날린이 분비된다. 아드레날린을 공포 호르몬이라고 하며 노르아드레날린은 투쟁 호르몬이다. 노르아드레날린은 신체와 정신 기능을 활발하게 한다. 낮에는 다량 분비되나 밤에는 분비량이적어 신체가 밤낮 리듬을 갖게 하는 호르몬이며 위험한 상황, 즉 적과 싸울 때처럼 활력이 필요할 때 다량 분비되는데 노르아드레날린 때문에 심신의 투쟁력이 증강된다. 아드레날린은 위험을 느낄 때나 놀랄 때, 시험을 보거나 중요한 경기를 앞두고 있는 긴장된 순간이나 스트레스를 받을 때 증가된다. 즉, 신체의 비상사태 시 분비되는 호르몬으로 장기간 지속되면 건강에 위해를 끼친다. 과다 분비되면 성격이 과격해지고, 사소한 일에도 자신을 억제할 수 없으며 분노가 폭발하고 불평과 불만이 많아진다. 결국 아드레날린 분비량이 증가되면 심신을 쉽게 지치게하기 때문에 이때는 휴식이 필요하고 마음을 안정시키는 것이 중요하다.

6) 이자와 호르몬

이자(pancreas)는 납작하고 긴 모양으로 샘창자(십이지장, duodenum)에서 지라(비장, spleen)에 걸쳐 위치하며 길이가 15cm, 넓이가 6~7cm이다. 소화액을 분비하는 외분비샘과 호르몬을 분비하는 내분비샘인 **랑게르한스섬(Langerhan's island)**을 모두 갖고 있다. 랑게르스한스섬의 20%를 차지하는 **α세포**에서는 글루카곤(glucagon)이 분비되고 가장 많은 75%를 차지하는 **β세포**에서는 인슐린(insulin)이 분비되며 나머지 5%를 차지하는 **δ세포**에서는 소마토스타틴(somatostatin)을 분비한다.

이들 호르몬들은 서로 대항작용을 하며 기질대사를 조절한다(그림 13-26). 특히 인슐린과 글루카곤은 서로 대항작용을 통해 혈중 포도당의 농도를 조절하는 중요한 기능을 담당 한다(표 13-6).

(1) 인슐린의 작용

인슐린(insulin)은 스스로 세포막을 통과할 수가 없고, 세포막의 수용체와 결합하게 되면 세포내부로 포도당이 유입된다. 이는 세포내부에 위치하고 있던 포도당 운반체들이 세포막표면으로 이동하면서 포도당이 통과할 수 있는 통로가 많이 만들어졌기 때문이다. 인슐린은 근육세포, 지방조직세포, 심장근육 및 자궁근육세포에서 작용하는 영향력은 크지만 대뇌세포, 간, 소화관, 점막 및 콩팥세뇨관 등에서는 작용하지 않는다. 특히 뇌세포는 **혈액-뇌장벽(blood-brain barrier, BBB)**에 의해 인슐린에 의한 포도당 이동이 촉진되지 않으며 인슐린에 관계없이 항상 포도당의 투과도가 높다. 뇌는 포도당을 유일한 대사원료로 사용하기 때문에 혈당을 최소한 40~50mg/dL이상 유지하는 것이 필수적이며 그 이하로 떨어지면 의식을 잃고 쇼크에 빠질 수 있다.

혈당을 정상 범위로 유지하는 것은 매우 중요하다(그림 13-27). 신경계통의 주 에너지원이 포도당이기 때문에 낮은 혈당은 신경계통의 기능상실을 일으키고 혈당이 감소하면, 지방과 단백질을 분해하여 대체 에너지원으로 제공하고(당신생), 지방이 분해되면 간은 지방산을 케톤(ketone)으로 전환하여 혈액으로 분비한다. 혈당이 너무 낮은 경우, 당신생의 결과로 지방의 분해산물인 지방산과 케톤이 증가하면서 체액의 pH가 정상보다 낮아지는 **산증(acidosis)**을 일으키게 된다. 또한 단백질은 간에서 아미노산으로 분해되어 포도당을 합성하는 데 사용된다. 반면에 신체의 요구량보다 포도당을 과다섭취하게 되면

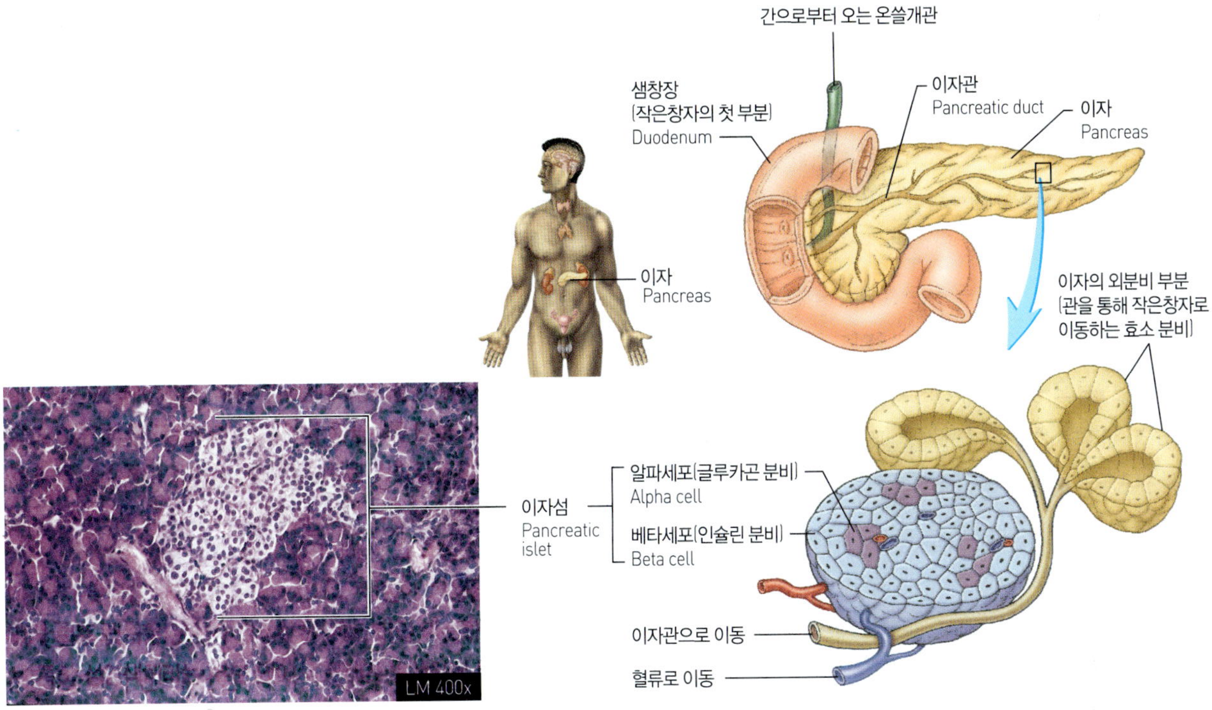

그림 13-26 이자의 구조

이자의 내분비 부분은 흩어져 존재하는 이자섬으로 구성된다. 알파세포는 글루카곤을 분비하고, 베타세포는 인슐린을 분비한다. 이자의 외분비 부분은 이자섬을 감싸며, 관을 통해 소장으로 이동하는 소화효소를 생산한다. 특수 염색을 하지 않은 조직학 사진에서 알파세포와 베타세포가 구별되지 않는다.

표 13-6 인슐린과 글루카곤이 표적 조직에 미치는 영향

표적조직	인슐린에 대한 반응	글루카곤에 대한 반응
뼈대근육 심장근육 연골 뼈의 섬유모세포 혈액세포 젖샘	포도당 흡수와 당원 합성이 증가 아미노산의 흡수가 증가	큰 효과가 없음
간	당원 합성이 증가 포도당 사용 증가	당원 분해를 증가시켜 포도당을 혈액으로 분비시킴. 아미노산을 활용한 포도당 합성을 증가. 지방산의 대사를 증가.
지방세포	포도당 흡수 당원 합성 및 지방 합성 증가	고농도는 지방의 분해를 유발
신경계통	포만중추로 포도당 흡수 증가 그 밖에는 큰 효과가 없음	효과가 없음

인슐린은 포도당을 간에 글리코겐의 형태로 저장하고, 지방조직에는 지방조직의 형태로 저장한다. 이렇게 저장된 물질은 필요시 당시 포도당으로 전환되어 사용된다.

간, 지방세포, 근육과 시상하부에서 식욕을 조절하는 포만중추가 인슐린의 주요 표적 조직이다. 인슐린은 막고정 수용체와 결합하여 조직에서 포도당과 아미노산을 섭취하는 속도를 증가시킨다. 포도당은 당원 또는 지방으로 전환되고, 아미노산은 단백질을 합성하는 데 사용된다. 표적 조직에 대한 인슐린의 영향을 표 13-6에 정리하였다.

① 혈당농도 감소

인슐린은 탄수화물 섭취 후 나타나는 혈당상승을 근육과 지방조직 같은 표적 세포로 포도당의 이동을 증가시키고 또

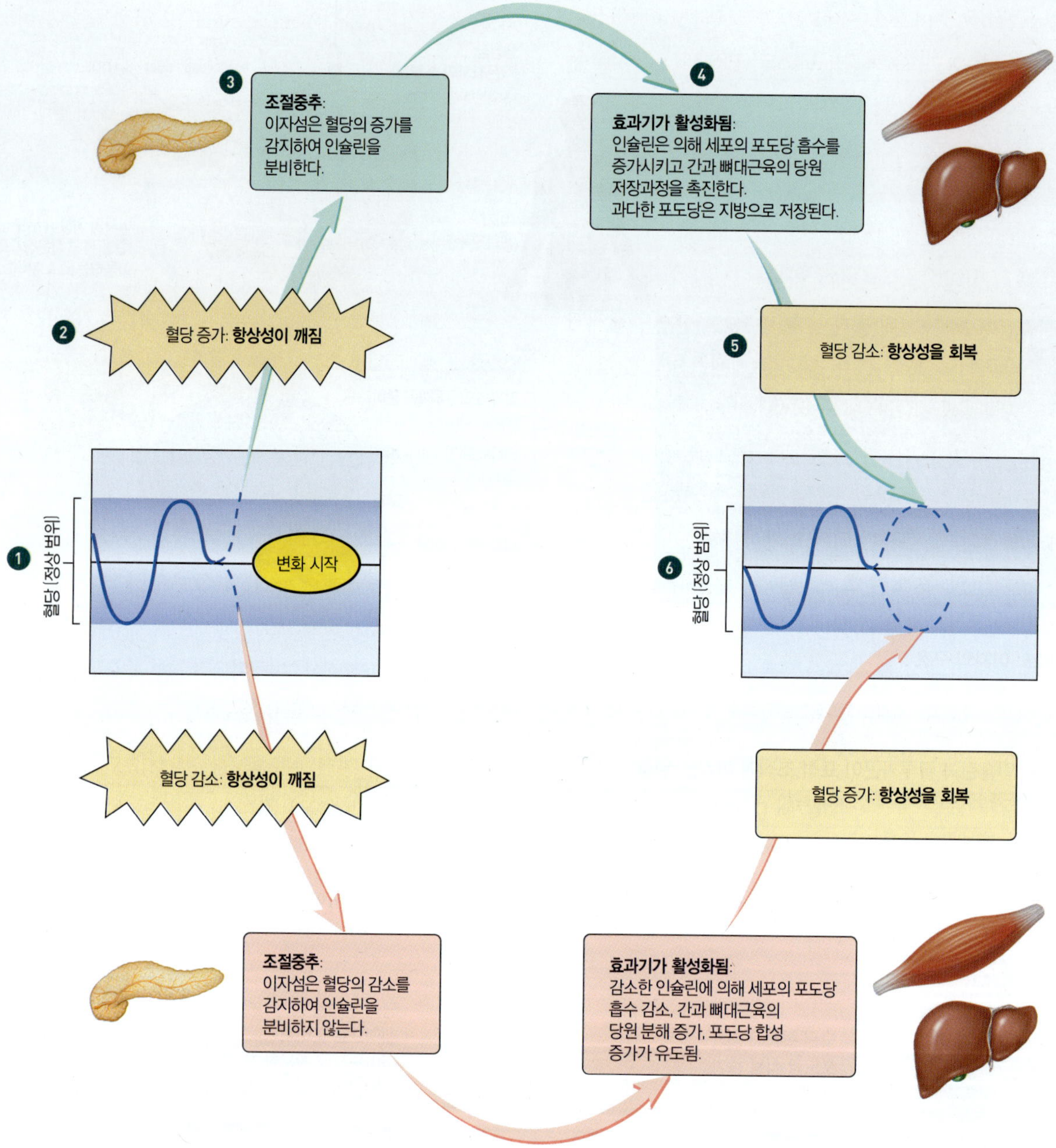

그림 13-27 혈당의 조절

(1) 혈당이 정상 범위에 머무른다.
(2) 혈당이 증가하여 정상 범위를 벗어난다.
(3) 이자섬은 증가한 혈당에 반응하여 인슐린을 분비한다.
(4) 인슐린이 조직에 있는 수용체와 결합하면 포도당을 흡수한다.
(5) 그 결과, 혈당이 감소하여 정상 범위로 되돌아온다.
(6) 항상성이 회복된다. 혈당이 감소하였을 때의 반응은 빨간색 화살표를 따라가면서 관찰한다.

한 포도당의 산화를 동시에 자극하여 혈당을 감소시킨다.

또한 인슐린은 간과 근육에서 포도당을 글리코겐으로 당원 전환을 촉진시키고(당원합성), 과당, 2,6-bisphosphate의 생산을 증가시킴으로써 포도당신생합성을 억제시킨다.

② 지방산과 케톤산 농도 감소

지방대사에 대한 인슐린의 작용은 지방산화와 이용을 억제하고 지방산의 저장을 증가시키므로 인슐린은 케톤산과 지방산의 농도를 감소시키게 된다. 지방세포에서 인슐린은 유리지방산의 세포 내 이입과 지방합성을 증가시키고, 지방분해를 억제함과 동시에 인슐린은 간에서 케톤체 형성을 억제한다. 그러나 인슐린이 결핍되면 코티졸이 증가되어 지방 이용이 증가되고 지방대사 분해산물이 포도당 이용을 억제하여 지방의 합성 및 저장감소와 지방분해를 가져오게 된다. 이로 인하여 조직과 혈액 내에 지방, 인지질, 지단백질, 콜레스테롤이 증가하는데 이는 **죽상경화증(atherosclerosis)**의 원인이 되기도 한다. 또 지방을 에너지원으로 쓸 때 포도당 대사가 제대로 이루어지지 않으면 간에서 지방산이 케톤체를 만들기 때문에 **케톤혈증(ketonemia)**을 유발할 수가 있다.

③ 아미노산 농도 감소

인슐린은 혈액 내 아미노산의 농도를 감소시키기 위해 세포에 아미노산과 지방의 흡수를 증가시키고, 표적 세포에 아미노산 흡수를 자극하여 단백질 합성을 증가시켜 단백질 분해를 억제시킨다.

④ 기타 작용

인슐린은 세포 내로 K^+의 흡수를 증가시켜 혈액 내의 K^+ 농도를 조절하고, 혈액 내의 포도당 농도 변화에 따른 시상하부의 포만중추에 영향을 준다.

인슐린과 관련된 질병으로는 **당뇨병(diabetes mellitus)**이 있는데, 당뇨병의 초기 증상으로는 다음(polydypsia), 다뇨(polyuria), 다식(polyphagia) 및 체중감소와 피로 등이며 심해지면 말초신경염으로 팔, 다리의 감각에 이상이 생기고 고혈압, 동맥경화증, 망막출혈 등 여러 가지 합병증이 나타난다.

(2) 인슐린의 분비조절

인슐린의 분비의 가장 중요한 조절인자는 혈액의 포도당 농도이다. 혈액의 포도당 농도가 높으면 인슐린의 분비가 촉진되고 그 결과 포도당의 세포 내 운반이 증가되어 혈중농도가 감소된다. 혈액 내 포도당의 농도가 증가하기 전에 인슐린 분비가 증가하는 경우는, 장내 호르몬인 글루카곤(glucagon), 세크레틴(secretin), 콜레시스토키닌(cholecystokinin), 가스트린(gastrin) 및 위액억제펩티드(GIP) 등의 장내 호르몬 영향에 의한 것이고, 교감신경계도 인슐린 분비에 관여한다. 혈중 포도당 농도가 낮아지면 교감신경이 시상하부의 포도당 수용기를 자극해 부신겉질에서 **에피네프린(epinephrine)**의 분비를 촉진시키는데 이는 간세포에서 포도당 유리를 촉진시켜 혈액 내 포도당 농도를 증가시키게 된다. 반대로 혈중포도당농도가 증가하면 미주신경인 부교감신경이 시상하부의 포도당 수용기에 작용하여 이자의 **β 세포**에 작용함으로써 인슐린 분비를 촉진시켜(그림 13-27), 혈중 포도당농도를 감소시킨다.

(3) 글루카곤

글루카곤(glucagon)은 이자의 랑게르한스섬에 있는 **α 세포**에서 분비되는 29개의 아미노산으로 된 폴리펩티드 호르몬이다. 글루카곤은 주로 간세포에 작용하여 글리코겐 분해와 당신생을 촉진시켜 혈당이 감소될 때 간에서 포도당 방출을 증가시킴으로써 혈당을 상승시키는 **혈당상승 호르몬(hyperglycemic hormone)**으로, 인슐린과 대항작용을 한다. 또한 지방세포에서 지방분해를 촉진시켜 혈중 유리지방산의 농도를 증가시키고 간세포에서 케톤체(ketone body) 생성을 촉진하기도 한다. 글루카곤의 작용은 간에서만 이루어지며 근육에서는 글리코겐의 분해가 이루어지지 않는다. 따라서 인슐린이 풍요 호르몬이라면 글루카곤은 금식, 기아(starvation) 호르몬이다. 특히 글루카곤이 효과적으로 기능을 발휘하기 위해서는 코티솔의 촉매작용이 필요하다. 글루카곤의 분비조절은 시상하부의 자극이 이자의 α 세포에 작용해 일어나는 경우와 뇌하수체에서 분비되는 성장호르몬이 이자의 α 세포에 작용하여 일어나는 경우가 있다(그림 13-28).

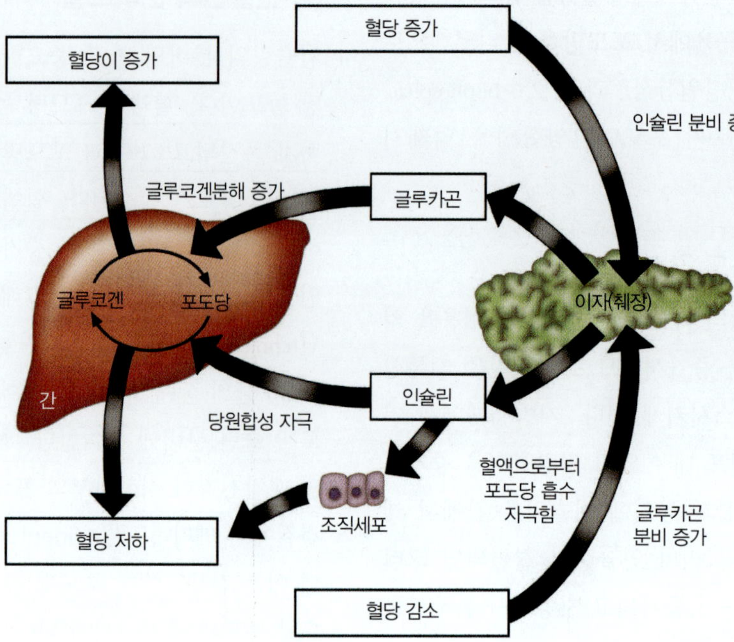

그림 13-28 인슐린과 글루카곤에 의한 혈당조절 기전

(4) 소마토스타틴

소마토스타틴(somatostatin)은 랑게르한스섬의 **δ 세포**에서 분비되며 14개의 아미노산으로 된 폴리펩티드호르몬이다. 혈중에서 반감기가 3분 정도로 매우 짧다. 소화와 관련된 인자들, 즉 혈당 증가, 혈중 아미노산 증가, 혈중 지방산 증가, 소화 호르몬 등은 소마토스타틴 분비를 촉진한다. 소마토스타틴은 랑게르한스섬에서 국소적으로 인슐린과 글루카곤의 분비를 억제시키고, 위, 샘창자, 쓸개운동과 소화관의 분비 및 흡수를 억제함으로써 음식물이 천천히 소화되게하고 흡수된 영양분이 곧바로 이용되지 않게한다. 또한, 소마토스타틴은 시상하부에서 분비되는 **성장호르몬분비억제호르몬(GHIH)**과 화학적으로 같은 물질로 뇌하수체 앞엽에서는 **성장호르몬(GH)**의 분비를 억제한다.

7) 솔방울샘과 가슴샘

(1) 솔방울샘

솔방울샘(송과체, pineal gland)은 셋째뇌실의 뒤쪽 천장에 돌출되어 있는 1개의 원뿔 모양의 내분비기관으로 무게는 0.1~0.2g 정도이고, 솔방울샘호르몬을 분비하며 약 7세 이후로는 점차 퇴축되어 사춘기 이후의 샘조직은 결합조직으로 대체된다. 솔방울샘의 내분비작용은 아직 명백히 규명되지 않았다. 다만 **멜라토닌(melatonin)**이라는 호르몬을 생산하는 것으로 알려져 있는데 낮에는 빛에 의해 분비가 억제되고, 밤에는 분비량이 최대가 되어 수면을 잘 이루게 하는 생활주기(life-cycle)을 조절해주는 호르몬이다. 또한 멜라토닌은 뇌하수체에서 분비되는 생식샘(성선)자극호르몬 분비를 억제하여 성조숙증을 방지하는 효과를 나타낸다고 추측된다. 솔방울샘에 종양이 생기면 생식샘의 조기성숙을 유발한다.

(2) 가슴샘

가슴샘(흉선, thymus)은 복장뼈(흉골)의 뒤쪽, 앞세로칸(전종격)에 위치하는 기관으로서 편평하고 연분홍빛을 띤 2개의 엽으로 된 기관으로, 출생 시 12~15g이고 사춘기까지 점차 크기가 커져서 30~40g이 된 이후 사춘기 이후에는 다시 위축되어 점차 퇴화한다. 백혈구 중의 T세포의 분화 성숙을 촉진하고, 세포면역 항체의 생산 등에 관여하고 있다. 아직 확정된 호르몬은 발견되지 않았으나 림프구의 증가 및 감소 반응을 촉진하는 **티모신(thymosin)**과 **티민(thynin)** 등이 보고되어 있다.

8) 생식샘

난소와 고환과 같은 생식샘(gonads)은 이자와 같이 내분비샘과 외분비샘을 가진 혼합샘으로서 스테로이드인 생식호르몬(내분비샘)분비와 난자와 정자(외분비샘)를 생산한다.

(1) 난소

난소(ovary)는 난자를 생산한다. 난포호르몬(follicle hormone)은 에스트로겐을 분비하고, 황체호르몬(corpus luteum hormone)은 프로게스테론과 릴랙신(relaxin)을 분비하는 내분비샘이다.

에스트로겐(estrogen)의 주요작용은 난포성숙 및 여성의 2차성징 발달과 난포를 자극하여 난자의 성숙을 촉진시키고 배란을 촉진한다. 또한 성욕(libido)을 증진시키기도 하고 임신 기간 동안 프로락틴분비를 억제한다.

프로게스테론(progesterone)은 뇌하수체앞엽의 황체형성호르몬(LH)에 의해서 조절되며 주요작용은 자궁점막의 점액분비를 증가시켜 수정란이 착상할 수 있도록 만들어 주고 배란과 자궁수축을 억제하여 태아를 보호하는 임신유지 호르몬으로 작용한다. 또한 유방발달과 기초체온을 상승시켜 배란기 판별지표로 사용된다.

릴랙신(relaxin)은 난소에서 분비되는 호르몬으로서 분만 시 골반과 두덩결합을 느슨하게 하여 자궁근육을 이완시켜 질이 확장하도록 해주는 작용이 있어, 프로게스테론과 같이 임신유지와 분만에 관여하는 호르몬으로 생각된다.

(2) 고환

고환(testis)은 정세관 사이의 사이질세포(interstitial cells)에서 생산되는 정자(sperm)를 만들고 사이질세포자극호르몬(ICSH)에 의해 사이질세포에서 분비되는 테스토스테론과 지주세포(Sertoli's cell)에서 분비되는 여성호르몬의 일종인 에스트로겐 두 종류가 있다.

테스토스테론(testosterone)의 주요작용은 사춘기 때 남성생식기의 발육을 촉진하고 남성의 2차성징 발현과 단백질합성을 촉진하여 사춘기에 뼈대 및 근육의 성장을 촉진시킨다. 또한 성인이 되면 정자생산과 성숙에 관여하며 만약 적게 분비되면 불임의 원인이 될 수 있다.

(3) 태반

태반(placenta)은 생식샘의 일부로서 모체와 태아 사이의 물질교환 장소이다. 여기에서는 에스트로겐, 프로게스테론, 안드로겐 및 융모성생식샘자극호르몬(HCG) 등을 분비한다. 융모성생식샘자극호르몬은 황체유지를 위해 배란 후 약 2주일부터 태반에서 분비되어 임신 초기 3개월 동안 분비되고, 이 기간 동안 소변과 같이 배출되기 때문에 임신 여부 판단 지표로 사용된다.

>> 요 약

1. 호르몬의 다양한 주요 작용은 (　　　　　), (　　　　　), (　　　　　　　　　　), 내부 환경의 항상성 유지, (　　　　　), 생식기 및 뼈대발달, 자율운동 및 특수행동(　　　　　　) 등 거의 모든 신체 기능을 조절하는 데 핵심적인 역할을 수행한다.
2. 호르몬의 특성으로서는 종에 대한 특이성이 없고, (　　　　)과 (　　　　)이 나타나고 (　　　　　　　)이 있다. 또한 항체를 형성하지 않으며, 미량으로 큰 효과를 나타낼 수 있고, 효과가 지속적이다.
3. 스테로이드 호르몬의 분비기관으로는 (　　　), (　　　), (　　　), (　　　　) 등이 있다.
4. 뇌하수체 앞엽에서는 6종류의 중요한 펩티드 호르몬을 분비하는데 4종류의 자극호르몬인 (　　　　), 생식샘자극호르몬(난포자극호르론, 황체형성호르몬), (　　　　　　　　　　　), 멜라닌세포자극호르몬과 2종류의 종말호르몬인 (　　　　　)과 (　　　　)이 분비된다.
5. 난포자극호르몬은 여성의 경우 난소(ovary)를 자극해 (　　　　　　　)과 에스트로겐의 분비를 촉진시키고, 남성에서는 정세관의 세르톨리 세포를 자극해 (　　　　　　)과 (　　　　　　)을 촉진시킨다. 황체형성호르몬은 여성의 경우 난포자극호르몬과 함께 난포의 성숙을 도와 (　　　　)을 일으키며, 배란 후에는 황체형성을 촉진해 황체호르몬인 (　　　　　　　)을 분비시킨다.
6. 프로락틴의 주요 작용은 젖샘에 작용해 젖 생산을 자극하고 (　　　　)과 (　　　　)를 촉진시키는 것이다.
7. 항이뇨호르몬은 집합세관 세포에 있는 막고정 수용체와 결합하여 콩팥의 (　　　　　　)과 (　　　　　　)에서 수분 재흡수를 촉진시켜 요 배설량을 감소시키며, 체액의 (　　　　　　)를 조절 하는 호르몬이다.
8. (　　　　　　)은 자궁의 수축을 유도하고, 수유기 여성의 젖샘꽈리에 있는 민무늬근육을 수축시켜 수유 시 젖샘에서 유두로 젖이 쉽게 배출되도록 도와준다. 또한 출산에도 관여하는 호르몬으로 임신말기가 가까워질수록 자궁근육은 (　　　　　　　)에 대한 감수성이 증가하게 되어, 자궁근육을 강하게 수축시켜 분만을 촉진시키게 된다.
9. 소포세포에서는 (　　　　　　)을, 소포곁세포에서는 또 다른 호르몬인 (　　　　)을 분비한다.
10. 갑상샘 호르몬 티록신은 신체 거의 모든 세포에 작용하여 대사의 종류와 관계없이 모든 대사를 항진시키며, (　　　　　　　　)과 뼈나 생식샘의 발육과 정상적인 성장발달을 위해 필수적인 호르몬이다. 티록신의 주요 작용은 (　　　　　　　)과 (　　　　　　　　)시키고 (　　　　　　)을 결정한다.
11. 부갑상샘호르몬은 혈장의 (　　　　)를 높이고 (　　　　)의 농도를 낮추는 작용을 하며, 콩팥에서 칼시트리올의 생성과 분비를 저하시키고, 소변으로 Ca^{2+} 배출을 감소시킨다.
12. (　　　　　　　　)는 세포바깥액의 "전해질", 특히 Na^+과 K^+에 대하여 효과를 나타내고 체액의 Na^+과 K^+의 농도를 조절하는 스테로이드 호르몬으로서 알도스테론이 대표적인 호르몬이다. 알도스테론은 콩팥의 (　　　　　　　)과 (　　　　　　　)에 작용하여 Na^+의 재흡수를 증가시키고, K^+배설을 촉진시키며, 혈장의 Na^+ 농도와 K^+을 일정하게 조절한다.
13. 당류코르티코이드의 대표적인 호르몬 군에는 코티솔, 코티손과 코티코스테론이 있다. 이중에서 (　　　　　　)이 대표적인 호르몬으로 부신에서 분비되는 전체 당류코르티코이드의 90% 이상을 차지한다. 스트레스 시에 대부분의 호르몬의 분비가 증가되지만 가장 많이 증가되는 호르몬이므로 일명 스트레스 호르몬이라고 한다.
14. (　　　　　　)은 부신겉질 그물층에서 분비되는 남성 호르몬으로, 테스토스테론같이 남성화 작용을 가지는 여러 종류의 호르몬들을 통틀어 (　　　　　)이라 한다.
15. 혈액의 포도당 농도가 높으면 (　　　　　　　)의 분비가 촉진되고 그 결과 포도당의 세포 내 운반이 증가되어 혈중농도가 감소된다. (　　　　　)은 주로 간세포에 작용하여 글리코겐분해와 당신생을 촉진시켜 혈당이 감소될 때 간에서 포도당 방출을 증가시킴으로써 혈당을 상승시키는 혈당상승 호르몬으로, 인슐린과 대항작용을 한다.
16. 에스트로겐의 주요작용은 난포성숙 및 여성의 2차성징 발달과 난포를 자극하여 (　　　　　　　)을 촉진시키고 (　　　　)을 촉진한다. 또한 성욕을 증진시키기도 하고 임신 기간 동안 (　　　　　　　)를 억제한다. (　　　　　　　)은 수정란이 착상할 수 있도록 만들어 주고 배란과 자궁수축을 억제하여 태아를 보호하는 임신유지 호르몬으로 작용한다. 또한 유방발달과 기초체온을 상승시켜 배란기 판별지표로 사용된다.
17. 고환은 정세관 사이의 사이질세포에서 생산되는 (　　　　)를 만든다.
18. (　　　　　　　　　　)은 황체유지를 위해 배란 후 약 2주일부터 태반에서 분비되어 임신 초기 3개월 동안 분비되고, 이 기간 동안 소변과 같이 배출되기 때문에 임신 여부 판단 지표로 사용된다.

>> 참고문헌

1. 기초생리학, 조양혁 외, 범문에듀케이션, 2013.
2. 생리학, 최명애 외, 현문사, 2011.
3. 의학생리학, Guyton and Hall, 범문에듀케이션, 2012.
4. 인체생리학, 김종규, 도성탁, 이옥경 공저, JMK, 2014.
5. 인체생리학, 범진필, 이옥경 외, 정문각, 2013.
6. 인체생리학, 소명숙 외, 고문사, 2011.
7. 인체생리학, 이강이 외, 현문사, 2014.
8. 인체해부학, 안창식 외, 정문각, 2011.
9. 인체 구조와 기능, 박대균 외 공역, JMK, 2015.
10. 핵심 인체해부학, 조병필 외, 고문사, 2011.
11. http://m.blog.naver.com/radioair/70122857976.

사례

Case 1 » 그레이브스병(Graves disease)은 왜 발생할까?

환자병력

두 아이의 엄마인 A씨는 나이가 36세로서 직원이 여러 명 있는 가게를 운영하면서 열심히 살고 있다. 2~3개월 전부터, 땀이 많이 나고 얼굴이 붉어지는 느낌이 생기기 시작하였다. 게다가 심장박동이 강해지고, 예전보다 신경이 날카로워지며 집중력이 떨어진 것을 인지하게 되었다. 그러다가 A씨는 식사량이 증가했음에도 불구하고 체중이 감소하고 무기력한 것을 알게 되었다. 가족들은 그녀의 눈이 평상시보다 커진 것을 알게 되었다. A씨는 병원을 방문하여 혈액검사를 받았고, 갑상샘항진증의 한 유형인 그레이브스병으로 진단되었다.

- 원인

그레이브스병은 갑상샘에서 갑상샘호르몬의 분비가 증가되어 발병한다. 그레이브스병의 95%에서, 면역계통이 비정상적인 항체를 생산하여 갑상샘소포에 있는 수용체와 결합한 다음, 갑상샘소포를 자극하여 갑상샘호르몬의 분비를 증가시킨다. 갑상샘호르몬의 농도가 높아지기 때문에 갑상샘자극호르몬분비호르몬(thyrotropin-releasing hormone, TRH)과 갑상샘자극호르몬(TSH)의 분비는 억제된다. 그러나 비정상적인 항체가 많이 생산되어 TRH와 TSH가 적어지더라도 갑상샘호르몬의 분비는 억제되지 않는다. 따라서 갑상샘호르몬의 분비 속도가 증가된 채로 유지된다.

추가적으로, 갑상샘의 크기가 증가하고, 결합조직 성분이 눈 뒤쪽에 침착되어 눈이 튀어나오게 된다. 갑상샘의 크기가 커진 것을 갑상샘종이라고 한다.

- 증상

신체대사율이 빨라져서 불안, 신경과민, 손떨림, 추운 날씨임에도 덥다고 하며 더위를 못 참거나, 땀이 많이 나는 모습을 볼 수 있다. 또한 식욕이 증가함에도 불구하고 체중이 감소하고, 기운 없어 하고, 피곤해 하며, 심장박동이 빨라지는 증상이 있다. 외형의 변화는 갑상샘 비대가 있는 경우 볼 수 있는 목 앞쪽의 부풀어 오른 모습과 안구가 돌출되어 눈이 붕어눈처럼 보이게 된다. 이 밖에도 가끔 설사를 하기도 하고, 여성의 경우 월경불순, 불임, 성욕감퇴 등이 나타난다.

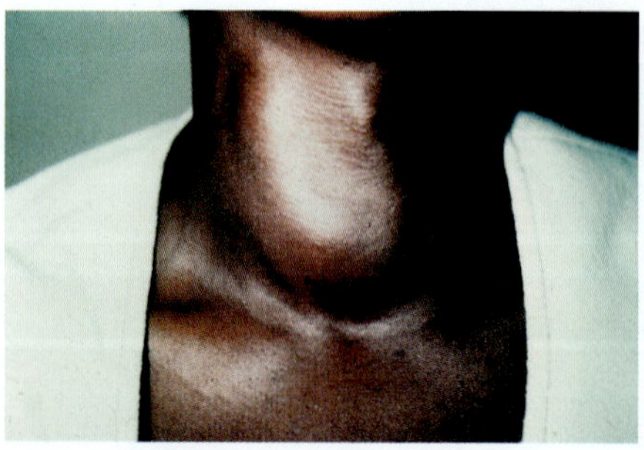

그림 1 갑상샘종

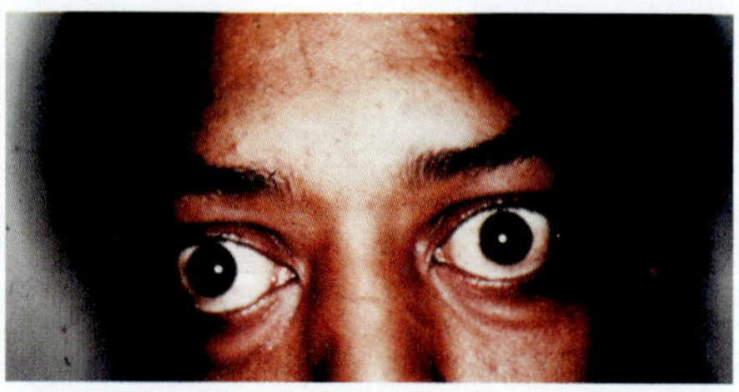

그림 2 갑상샘항진증(돌출된 눈)

사례

Case 2 » 쿠싱증후군(Cushing's syndrome)은 왜 발생할까?

환자병력

대전에서 온 만 69세의 여자 환자 A씨는 관절통증으로 오랫동안 약을 복용하였다. 무려 15년간 복용하였다고 한다. 양은 소량인 듯하나 복용기간이 너무 길었다. 내원 당시 뚜렷한 쿠싱증후군을 보이고 있었다. 얼굴이 심하게 붓고(달덩이 얼굴) 식욕이 크게 감소하여 평소 식사의 1/4 ~ 1/3가량밖에 못먹는다고 한다. 극심한 피로감이 있고, 입맛이 없고 소화가 안 된다. 변비가 심해서 변비약을 먹지 않으면 화장실을 못 간다. 손마디가 저리고 발이 저리는데, 바닥에 앉아 있다가 혼자 일어나지 못하고, 몸이 무거워 거동이 상당히 불편해서 부축을 받아야 하는 상황이었다. 부신기능저하증으로 스테로이드 약을 복용 중이었고, 혈압약, 당뇨약, 이뇨제 등 여러 가지 약을 함께 복용 중이었다. 전형적인 스테로이드 부작용인 쿠싱증후군의 증상을 보이고 있었으므로 치료를 시작하였다.

– 원인

쿠싱증후군은 우리 몸이 필요 이상으로 많은 당류코르티코이드에 노출될 때 생기는 질환으로 부신에서 당류코르티코이드를 너무 많이 만들어내거나 외부에서 많은 양의 당류코르티코이드를 복용할 때 생길 수 있다. 부신에서 필요 이상 많은 양의 당류코르티코이드를 만들어내는 원인은 크게 세 가지로 첫째, 뇌하수체로부터 당류코르티코이드 분비를 조절하는 부신겉질자극호르몬이 많이 분비되는 경우(주로 뇌하수체에서 부신겉질자극호로몬을 분비하는 종양이 생겨서), 둘째, 부신에 종양이 생겨 이 종양에서 당류코르티코이드를 과다 생성하는 경우, 셋째, 뇌하수체가 아닌 다른 곳(예: 폐 종양 등)에서 부신겉질호로몬을 많이 만들고 이로 인해 부신에서 당류코르티코이드 생성이 증가한 경우이다.

– 증상

달덩이처럼 둥근 얼굴모양을 보이고 목 뒤와 어깨에 피하지방이 과도하게 축적된다. 뿐만 아니라 골다공증이나 근력이 허약해지는 등의 근골격계 증상도 나타나게 된다. 이 밖에도 여드름, 조모증, 홍조, 피부가 얇아짐, 멍이 잘듦, 자색선조, 성기능 이상, 혈당 상승, 혈압 상승 등이 생길 수 있다.

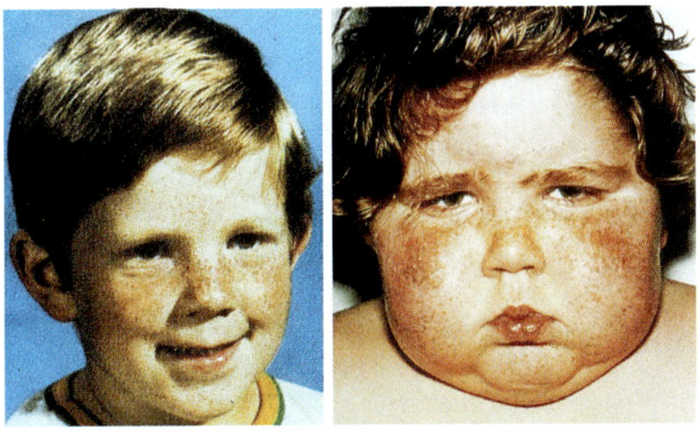

(a) (b)

그림 3 쿠싱증후군을 앓고 있는 환자

(a) 상태가 시작되기 전의 어린 소년, (b) 단 4개월 후에 같은 소년이 쿠싱증후군의 전형적인 달덩이얼굴을 나타내고 있다.

– 정선영 교수

CHAPTER 14

운동생리

학습목표

1. 운동생리의 개념을 이해할 수 있다.
2. 운동이 근육계통이 미치는 영향을 이해할 수 있다.
3. 운동이 신경계통에 미치는 영향을 이해할 수 있다.
4. 운동이 순환계통에 미치는 영향을 이해할 수 있다.
5. 운동이 호흡계통에 미치는 영향을 이해할 수 있다.
6. 운동에 따른 체온의 변화와 조절 기전을 이해할 수 있다.
7. 영상소의 특성과 에너지 생성방법을 이해할 수 있다.
8. 운동의 형태에 따른 에너지 공급체계의 특성을 이해할 수 있다.

의학용어

1. 등장성수축(isotonic contraction), 동심수축(concentric contraction), 편심수축(eccentric contraction), 등척성수축(isometric contraction), 등속성수축(isokinetic contraction)
2. 근력(muscle strength), 근파워(muscle power), 근지구력(muscle endurance)
3. 심장박축량(cardiac output), 1회 박출량(stroke volume), 심장박동수(heart rate), 혈압(blood pressure), 수축기혈압(systolic blood pressure), 이완기혈압(diastolic blood pressure)
4. 적혈구(erythrocyte, red blood cell), 백혈구(leukocyte, white blood cell), 혈당(blood glucose)
5. 환기(ventilation), 최대 산소섭취량(maximal oxygen uptake, VO_2max), 산소부채(oxygen debt)
6. 기초대사율(basal metabolic rate), 탄수화물(carbohydrate), 당원(glycogen), 단백질(protein), 지방(lipid)
7. 아데노신 삼인산(adenosine triphosphate), ATP-PC 시스템(ATP-PC system), 해당과정(glycolysis), TCA-사이클(TCA cycle, Krebs cycle), 전자전달계(electron transport system)

운동생리학은 생리학의 한 분야로서 외부에서 가해지는 자극 중 운동자극에 대한 인체의 반응과 변화를 관찰하고 적응하는 과정을 생리학적인 기초를 바탕으로 분석하고 연구하는 학문이다. 신체의 여러 부위에 대한 구조와 연관성에 대한 해부학적 지식과 계통, 기관, 조직, 세포 등이 기능적으로 어떻게 작용하며 변화된 환경에 어떻게 통합되는가에 대한 생리학적 지식을 바탕으로 한다. 즉, 인체의 움직임을 기본으로 운동이라는 변화된 환경에 인체의 구조와 기능이 어떻게 변화하는지를 살펴보고 예측하는 학문이라고 정의할 수 있다. 최근에는 운동과 관련된 과학이 빠르게 발전하고 있다. 이러한 발전과 더불어 운동과 관련된 연구는 운동생리학과 운동생화학을 바탕으로 유전자와 분자운동과학 등으로 폭넓게 영역이 확대되고 있다. 운동생리학을 학습함으로써 인체가 섭취한 음식물로부터 에너지를 어떻게 생성하고 이용하여 근육 활동을 유발하고 지속할 수 있는가에 관해 이해할 수 있게 된다. 이러한 지식을 바탕으로 엘리트 선수들의 체력 향상뿐만 아니라 일반인들의 건강증진 및 과학적인 재활운동 프로그램 수립에 기초를 제공해줄 수 있다.

이 단원에서는 운동을 통한 신체 각 계통에서 나타나는 변화와 체온조절 그리고 운동을 위한 에너지 대사를 알아보고자 한다.

01 운동과 계통

1) 운동과 근육생리

뼈대근육은 화학에너지를 일로 전환시킬 수 있는 특성을 가지고 있으며, 운동에 의해 근육은 인체의 모든 기관에 영향을 미치게 된다. 이러한 운동은 근육 크기의 증대, 수축력 강화, 지구력 향상 등 뼈대근육이 가진 여러 가지 특성을 변화시키게 된다.

(1) 근육수축의 종류

뼈대근육이 힘을 발휘하는 과정을 근육수축(muscle contraction)이라 하며 이러한 근육수축에는 몇 가지 형태가 있다.

① 등장성 수축

일반적인 운동을 수행할 때 일어나는 근육수축으로 신체 부위 움직임을 위한 관절의 움직임이 나타난다. 이러한 형태의 수축을 **등장성 수축(isotonic contraction)**이라 하며 두 가지 유형으로 구분할 수 있다.

동심수축(concentric contraction)은 근육수축 시 근육의 길이가 짧아지면서 장력이 발생하는 수축방법으로 아령을 들 때, 아령의 무게를 이기고 팔꿈치를 구부리는 위팔두갈래근(상완이두근, biceps brachii)의 수축을 예로 들 수

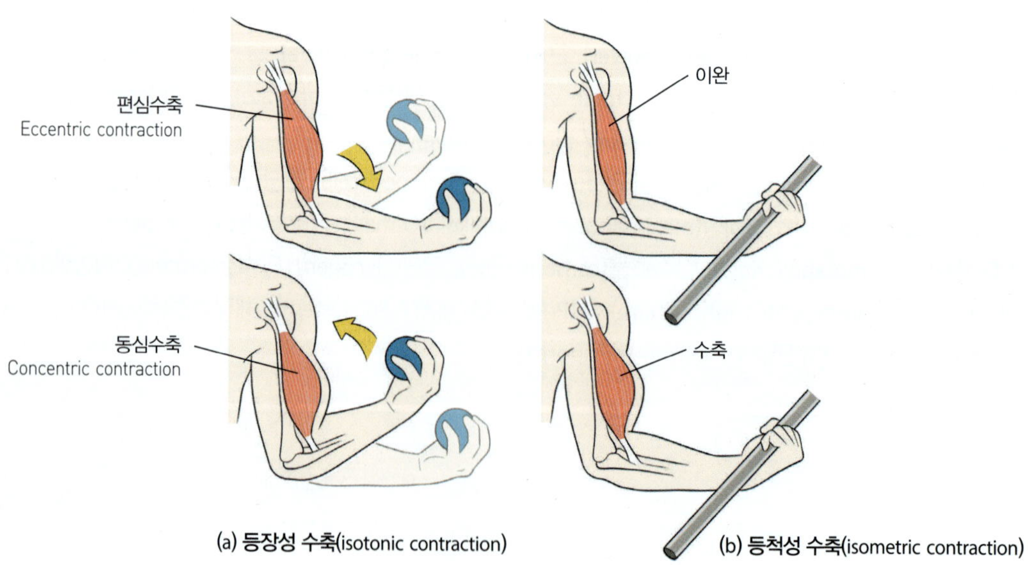

그림 14-1 근육수축의 종류

있다. 또 다른 수축방법인 편심수축(eccentric contraction)은 근육의 길이가 늘어나면서 장력이 발생하는 수축방법이다. 이러한 수축의 예로는 아령을 든 상태로 구부렸던 팔꿈치를 펼 때, 위팔두갈래근의 근육 길이가 늘어나면서 장력이 발생되는 것이다(그림 14-1a).

② 등척성 수축

근육 내 장력이 발생하고 있음에도 불구하고 근육의 길이가 변화하지 않는 것을 **등척성 수축(isometric contraction)**이라 한다. 등척성 수축의 예로는 철봉을 들어올리는 상황이나 벽을 미는 행동 등을 생각해 볼 수 있다(그림 14-1b).

③ 등속성 수축

모든 관절 각도에서 움직이는 동안 일정한 속도와 저항을 받으며 근력을 발휘하는 근육수축을 **등속성 수축(isokinetic contraction)**이라 한다. 전 운동범위에 대해 최대 수축을 유지할 수 있어 근력 향상과 유지에 효과적이며 비교적 안전하다. 그러나 고가의 등속성 운동장비를 사용해야 하는 단점이 있다.

표 14-1 근육수축의 종류

등장성수축	동심수축	근수축 시 근육의 길이가 짧아지며 장력이 발생하는 수축방법
	편심수축	근수축 시 근육의 길이가 늘어나며 장력이 발생하는 수축방법
등척성수축		장력이 발생하고 있음에도 길이가 변화하지 않는 수축방법
등속성수축		모든 관절 각도에서 일정한 속도와 저항을 받으며 수축하는 방법

핵심돋보기

예를 들어, 퇴행성관절염으로 무릎관절을 움직이기 어려운 환자가 넙다리네갈래근(대퇴사두근, quadriceps femoris)의 근력을 키우기 위해서는 근육 길이의 변화없이 장력만 증가하는 등척성 운동이 더욱 안전하다.

(2) 근육운동의 효과

운동에서 가장 중요하게 고려되는 것은 움직임을 위한 근육의 능력이 근육의 능력이 얼마나 되는가 하는 것이다. 얼마만큼 강한 힘을 발휘할 수 있고, 그 힘을 얼마나 오랫동안 지속할 수 있는지가 궁극적인 목표가 된다.

① 근력과 근파워

근력(muscle strength)이란 근육이 한 번 수축하여 발휘할 수 있는 최대의 힘을 말하는 것으로, 주로 근육의 크기에 의해 결정된다. 근력의 측정은 근력계라는 측정기계를 사용하여 기계에 대항하는 힘을 측정하고 그 측정값을 kg으로 표시한다. 반면 **근파워(muscle power)**는 근력(힘)을 빠르게 발휘할 수 있는 능력을 의미하는 것으로, 힘과 속도에 의해 결정된다. 최대 파워는 최대 근력의 30% 정도의 힘을 발휘할 때 나타나며, 근력을 바탕으로 하기 때문에 파워의 향상을 위해서도 근력을 향상시키기 위한 운동이 요구된다. 근력을 향상시키기 위한 운동은 체중이나 중량을 이용한 저항운동 방법이 대표적이다. 일반적으로 처음에는 자신의 체중을 이용하여 운동을 시작하고 그 후 중량을 서서히 증가시키면서 운동을 해야만 상해를 예방하고 근력을 발달시키는 데 효과적이다. 저항운동을 통한 근력의 증가는 근육섬유 단면적 증가에 의한 근육비대에 기인한다고 알려져 있지만, 최근에는 근육섬유 수를 증가시키는 데 저항운동이 기여한다고 몇몇 학자들은 주장하고 있다. 인간의 최대 근력은 20~30세 경까지는 연령과 함께 증가하지만, 65세 이후부터는 감소하여 최대 근력의 약 80%로 감소한다(그림 14-2). 연

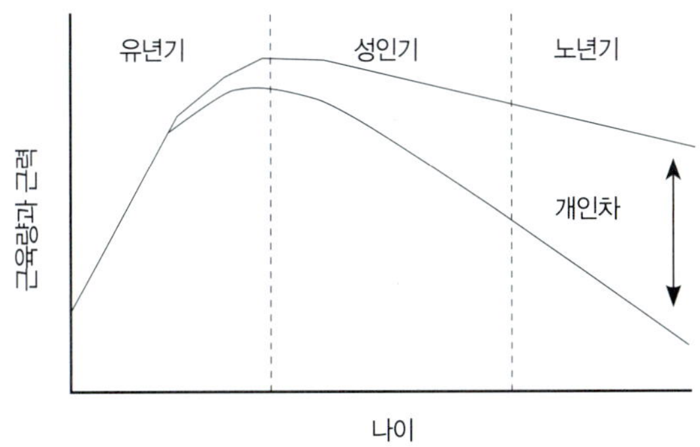

그림 14-2 연령에 따른 근력의 변화

령의 증가에 따른 근력의 감소는 근육량의 감소에 기인한 것으로 생각되고 있으나, 신체활동 또한 중요한 요인으로 작용한다. 짧은 기간 내에 향상된 근력은 운동을 중지하는 즉시 이전 상태로 되돌아가지만 규칙적인 운동을 통해 지속적으로 향상된 근력은 운동을 중지하더라도 지속적으로 유지할 수 있다.

② 근지구력

근지구력(muscle endurance)이란 근육이 지치지 않고 오랫동안 운동을 지속할 수 있는 능력을 말한다. 마라톤 등 장거리 달리기와 같은 저강도의 근지구력 운동은 근육의 크기나 근력을 증가시키지는 않지만 근육섬유 내 사립체(미토콘드리아, mitochondria) 수의 증가를 통해 근육의 유산소 대사능력을 향상시킨다. 또한 근혈류량과 모세혈관 수를 증가시켜 근육의 산소운반 능력을 증가시킨다. 모세혈관 수의 증가는 동맥혈과 근육조직의 접촉면을 증가시키므로 조직으로 산소확산이 더욱 용이하도록 하여 근육이 오랫동안 운동을 지속할 수 있도록 한다.

핵심돋보기

운동 후 근육이 아프고 딱딱해지는 근육통을 지연성 근통증(delayed onset muscle soreness, DOMS)이라고 한다. 예전에는 운동에 의한 젖산축적이 원인이라고 설명하였으나, 근육 단백질의 구조적 손상, 염증반응 등에 의해 야기되는 것으로 현재는 설명되고 있다. 특히 편심수축에 의해 심하게 나타나며 치료방법으로 스트레칭이 권장된다.

2) 운동과 신경생리

신경계통은 근육수축을 위한 자극을 내보냄으로써 운동을 시작하게 되고, 이러한 운동은 인체의 전반적인 건강을 향상시키는 것으로 잘 알려져 있다. 특히 운동은 신경계통의 구조적인 변화를 유도하고 최근에는 우울증과 같은 정신질환에도 긍정적인 영향을 미치는 것으로 알려져 있다. 그러나 운동을 포함한 신체 활동이 신경계통에 미치는 영향은 현재까지 논란의 여지가 많으며, 이에 연구

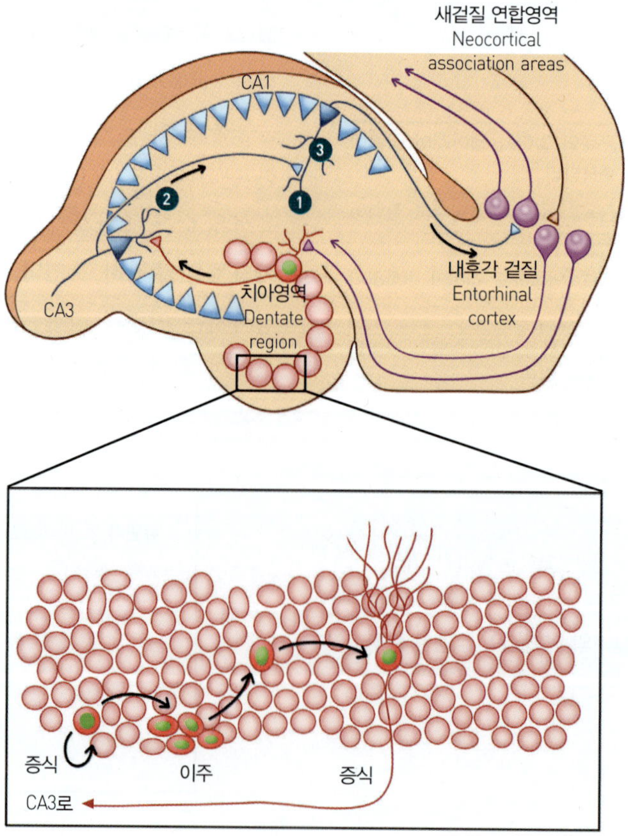

그림 14-3 해마와 신경세포 생성

가 다방면으로 진행 중에 있다.

(1) 중추신경계와 운동

운동을 통해 중추신경계에 미치는 영향 중 가장 대표적인 것이 신경세포가 새롭게 생성되는 **신경세포생성(neurogenesis)**을 촉진하고, 신경세포사멸(apoptosis)을 억제한다는 것이다. 신경세포생성은 신경을 구성하는 최소 단위인 세포, 즉 신경세포가 신경줄기세포(neural stem cell)와 간세포(progenitor cell)로부터 새롭게 만들어지는 과정을 의미하며, 이러한 과정은 가쪽뇌실 앞쪽의 뇌실밑구역(subventricular zone, SVZ)과 해마(hippocampus) 치아이랑(치상회, dentate gyrus)의 과립 세포밑구역(subgranular zone, SGZ)에서 나타나는 것으로 알려져 있다(그림 14-3). 규칙적인 운동은 시냅스의 구조적·기능적 변화를 야기하여 시냅스 가소성(synaptic plasticity)을 증가시킨다. 또한 신경영양인자(neurotrophic factor)의 발현을 증가시켜 신경세포생성을 촉진시킴으로써 뇌의 대사작용이 활성화되어 전반적인 뇌기능을 강화하게 된다.

신경계통을 구성하는 세포들이 일정한 수를 유지하기 위해서는 세포의 증식과 사멸이 적절하게 조절되어야 한다. 신경세포사멸은 신경계통의 항상성을 유지하기 위한 필수적인 요소로 보고되고 있다(그림 14-4). 과도한 운동은 신경세포사멸을 유발하기도 하지만, 신경계통 손상 또는 질환 시 적절한 운동을 통해 과도하게 나타나는 신경세포사멸을 억제할 수 있다는 연구들이 보고되고 있다. 그러나 이러한 다양한 연구에도 불구하고 중추신경계에 대한 운동의 효과는 아직도 논란의 여지가 남아 있어 많은 후속 연구가 더욱 필요하다.

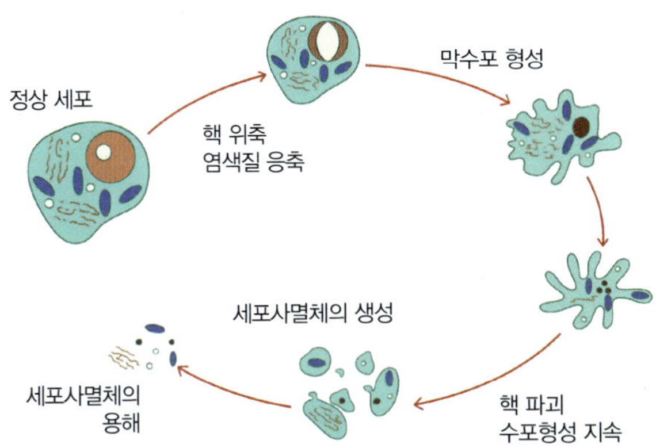

그림 14-4 신경세포사멸

핵심돋보기

적절한 신체 활동은 신경영양인자 생성을 증가시키고 해마 부위의 신경세포 생성을 촉진해 기억력과 학습능력을 향상시킬 수 있다.

(2) 말초신경계와 운동

운동이 특정 신경계통의 작용에 의해서만 유발될 수 없듯이, 운동을 통한 신경계의 긍정적인 변화 또한 중추신경계와 말초신경계의 상호작용에 의해 가능해진다. 이러한 상호작용 이외에 운동이 말초신경계에 미치는 직접적인 효과는 교감신경자극(sympathetic tone)을 감소시키고 부교감신경자극(parasympathetic tone)을 증가시키는 것이다. 또한 신경반응 속도를 향상시키고 손상된 신경의 **재생(regeneration)**과 회복을 촉진한다. 손상된 신경의 재생 여부는 말초신경과 중추신경을 구별하는 차이점 중 하나로 최근 많은 연구자들이 신경재생을 촉진시키기 위한 방안으로 운동을 제안하고 있다.

3) 운동과 순환생리

인체에서 순환계의 가장 큰 역할은 각 조직에 혈액을 지속적으로 공급하는 데 있다. 혈액공급은 인체에서 필요한 산소와 영양소를 공급하고 대사작용으로 생긴 노폐물을 배설이 가능하도록 운반한다. 운동을 수행하는 동안 순환계통은 운동에 적응하기 위해 혈류, 혈압 등 다양한 변화를 나타내게 된다. 이러한 순환계통의 변화는 운동의 강도, 시간, 형태, 그리고 빈도에 따라 다르게 나타난다.

(1) 심장기능과 운동

심장박출량(cardiac output)은 심실이 1분당 뿜어내는 혈액량으로 정의되며, 1회 박출량(stroke volume)과 심장박동수(heart rate)에 비례한다.

$$\text{심장박출량} = \text{1회 박출량} \times \text{심장박동수}$$

일반적으로 안정 상태에서 성인 남자의 심박출량은 5~6L 정도이며, 성인 여자의 경우 남자에 비해 약 10% 정도 낮다고 보고되고 있다. 그러나 운동을 하는 동안의 심장박출량은 운동을 수행하기 위해 필요로 하는 대사율과 비례하여 증가한다. 심장박출량의 증가는 비교적 저강도의 운동의 경우에는 1회 박출량과 심장박동수의 증가에 기인하지만 고강도의 심한 운동을 하는 동안에는 주로 심장박동수의 증가에 의한다. 이러한 심장박출량의 증가는 허파꽈리와 모세혈관을 통과하는 혈류량을 증가시켜 조직으로 산소 운반을 용이하게 한다.

혈압(blood pressure, BP)은 박출된 혈액이 혈관에 들어갈 때 혈관벽에 미치는 압력을 의미한다. 운동을 하게 되면 일반적으로 혈압이 상승하게 되는데 이러한 변화는 운동강도와 깊은 상관관계가 있다. 정상적인 사람은 운동 시 수축기 혈압(systolic blood pressure, SBP)에서 현저하게 증가하나 이완기 혈압(diastolic blood pressure, DBP)은 큰 변화가 없는 것으로 알려져 있다. 고강도의 운동 시 수축기 혈압은 안정 시보다 30~90mmHg까지 증가하며 이러한 변화는 운동의 강도가 커질수록 더욱 증가한다. 그러나 지속적인 운동은 심장의 위험인자와 고혈압 개선에 매우 긍정적인 효과가 있는 것으로 알려져 있다. 규칙적인 운동은 심장의 효율을 증가시키고 말초혈관저항을 감소시켜 심장혈관계통의 기능을 개선시키고 여러 합병증도 예방할 수 있다.

운동을 하는 근육은 산소요구량을 충족시키기 위해 혈류량이 증가되어야 한다. 안정 시 뼈대근육으로 가는 혈류는 근육 100g당 3~4mL/min 정도이지만, 운동 시에는 50~80mL/min 정도로 증가하게 된다. 운동 중 뼈대근육의 혈류량을 증가시키기 위해 비활동 조직인 간, 콩팥, 이자 등은 혈류량이 감소한다. 그러나 피부 혈류의 경우 운동으로 생긴 열을 발산하기 위해 일반적으로 함께 증가되어 안정 시보다 4~7배 증가된다(표 14-2).

핵심돋보기

- 최대 심장박동수(maximal heart rate) = 220 – 나이
- 여유 심장박동수(heart rate reserve) = 최대 심장박동수 – 안정 시 심장박동수
- 목표 심장박동수(target heart rate) = (여유 심장박동수 × 운동강도) + 안정 시 심장박동수

(2) 혈액과 운동

저강도 운동 시에는 혈액의 변화가 거의 나타나지 않으나 운동의 강도가 증가함에 따라 혈액에서 다양한 변화가 일어난다.

① 적혈구의 증가

일반적으로 성인 남성의 적혈구(erythrocyte)는 500만 개/㎣이지만, 운동 후에는 10% 정도 증가할 수도 있다. 이러한 증가는 운동 후 짧은 시간 동안 나타났다가 다시 이전 상태로 돌아간다. 운동 직후 나타나는 적혈구의 증가는 조직에 더 많은 산소를 운반하기 위해 적혈구가 일시적으로 증가한 것이다. 운동이 골수조직을 자극해 적혈구 생산을 촉진시키고, 땀 분비에 의해 혈액이 농축됨으로 인해 단위당 적혈구 수가 증가하게 된다. 적혈구의 약 35%를 차지하는 혈색소인 헤모글로빈(hemoglobin) 또한 운동에 의

표 14-2 운동과 혈액 재분배

	안정 시	가벼운 운동 시	중등도 운동 시	최대 운동 시
산소섭취량(mL/min-1, m-2)	140	400	1,200	2,000
혈류량(mL/min)	1,400	1,100	600	300
콩팥	1,100	900	600	250
뇌	750	750	750	750
심장	250	350	750	1,000
뼈대근육	1,200	4,500	12,500	22,000
피부	500	1,500	1,900	600
기타	600	400	400	100
심박출량(mL/min)	5,800	9,500	17,500	25,000

해 5~10% 정도 증가하게 된다. 이는 동일한 혈액량으로 더 많은 산소를 운반할 수 있다는 것을 의미한다(표 14-2).

② 백혈구의 증가

운동을 하고 나면 백혈구(leukocyte) 수도 증가하게 된다. 특히 단시간의 격렬한 운동은 림프구(lymphocyte)를 증가시키고, 장시간의 운동은 림프구와 호산구(eosinophil)를 감소시키고 중성구(neutrophil)는 증가시킨다. 이러한 백혈구 수의 변화는 골수, 지라, 간, 허파 등에서 백혈구가 유출되기 때문인 것으로 알려져 있다.

③ 혈당의 변화

혈당(blood glucose)은 혈액 속에 함유되어 있는 포도당을 의미하며, 다양한 호르몬의 상호작용에 의해 혈액 내에서 적절한 농도를 유지한다. 운동 시 근육은 많은 에너지를 필요로 하게 되어 에너지원으로 더 많은 포도당을 요구하게 된다. 따라서 운동 시작 직후에는 혈당이 조금 증가하여 근육에 포도당 공급을 원활하게 해주지만 운동을 장시간 지속하거나, 격렬한 운동을 계속하게 되면 당류의 공급이 부족하게 되어 혈당치가 감소하게 된다(그림 14-5).

핵심돋보기

인슐린 비의존성 당뇨병 환자에게 걷기와 같은 저강도의 운동은 인슐린 민감도를 증가시켜 혈당조절에 도움이 된다. 그러나 부주의한 운동은 저혈당 등을 유발할 수 있으므로 운동 전 혈당 체크를 실시하는 것이 중요하다.

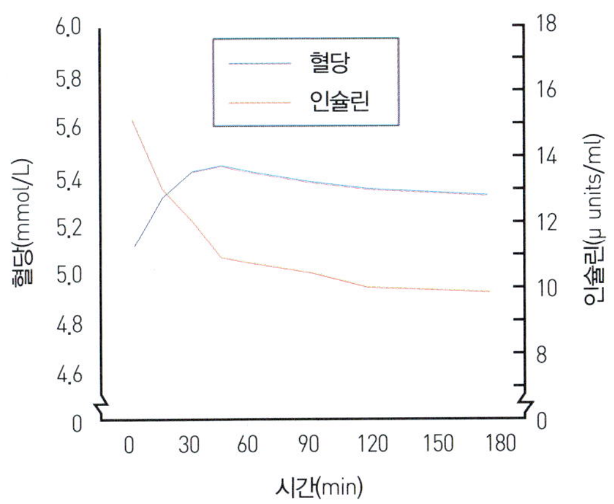

그림 14-5 운동시간에 따른 혈당의 변화

4) 운동과 호흡생리

호흡계통은 외부환경과 인체 내부 사이의 O_2와 CO_2 교환 과정을 담당하며, 이는 공기 이동과 O_2와 CO_2의 분압차에 의해 결정된다. 안정상태에서 인체는 분당 250mL 정도의 O_2를 소모하는 데 반해 운동 중에는 강도에 따라 안정 시보다 최고 10~20배 이상 증가하기도 한다. 인체는 O_2를 저장할 능력이 거의 없어 수 초 이내에 체내의 산소를 모두 소모하게 되며, 이러한 이유로 운동 초기에는 산소공급량을 증대시키기 위해 환기량에 변화가 나타나고 허파꽈리 안에서 가스 교환이 더욱 활발하게 일어난다.

(1) 허파기능 평가

허파 내로 유입되거나 허파로부터 유출되는 공기량의 변화를 기록하는 폐활량 측정법(spirometry)을 사용하여 허파기능을 평가한다. 공기를 불거나 들이마실 때 기록되는 용적의 변화를 기록하여 분석한다.

(2) 허파기능과 운동

① 허파환기량

환기(ventilation)는 허파로부터 또는 허파로 이동하는 공기의 움직임을 의미하는 것으로, 안정 시 성인은 약 6~8L/min 정도이다. 운동은 근육 내 물질대사를 증가시켜 산소소비량과 CO_2 발생량이 증가하게 되며, 그 결과로 호흡수와 1회 환기량이 증가하게 된다. 또한 운동의 강도에 비례한 산소섭취량이 증가와 함께 환기량도

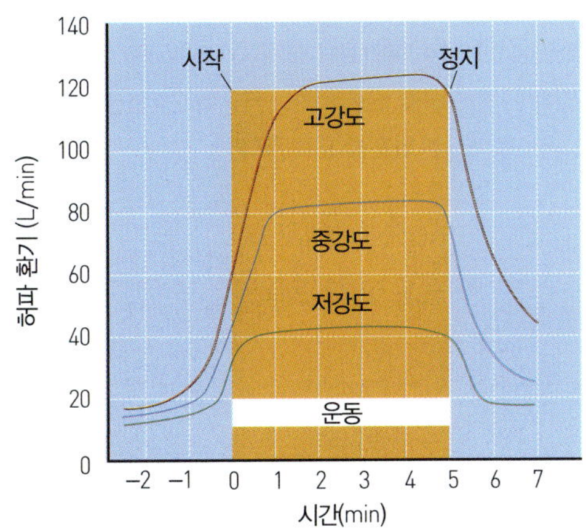

그림 14-6 운동강도에 따른 허파환기량

증가하게 된다(그림 14-6).

② 산소섭취량

인체는 운동을 포함한 신체 활동을 시작하게 되면 안정 시 보다 더 많은 O_2를 요구하기 때문에 호흡수와 호흡량이 증가하게 된다. 따라서 산소섭취량(oxygen intake)은 운동의 강도에 따라 증가하게 된다. **최대 산소섭취량(maximal oxygen uptake 또는 VO_2max)**은 허파가 최대로 O_2를 들이마실 수 있는 총량으로, 운동능력의 한계치를 의미한다. 최대 산소섭취량은 운동강도에 따라 증가하는 양상을 보이다가 어느 수준에 도달하면 더 이상 증가하지 않게 되는데 이는 허파환기량에 제한을 받기 때문이다(그림 14-7).

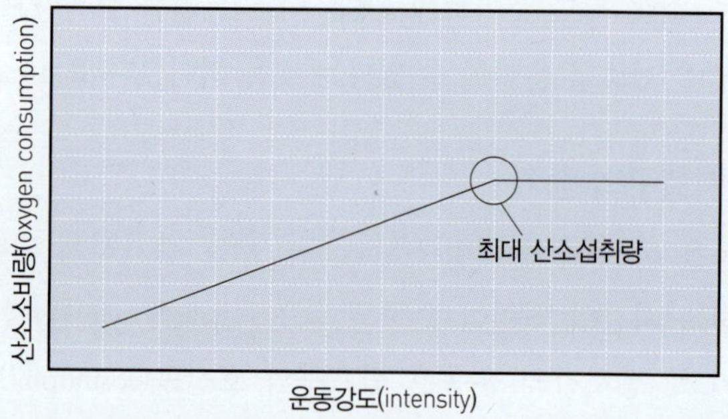

그림 14-7 운동강도에 따른 산소섭취량

TIP 당뇨병과 운동

인슐린 비의존성 당뇨병 환자들에게 약물의 복용만큼이나 중요하게 강조되는 것이 운동이다. 근육세포 내에 저장되어 있는 에너지는 저장량이 작아 단시간에 소비된다. 저장된 에너지가 고갈된 상태에서 지속적으로 운동을 수행하게 되면 배가 고파진 근육세포는 외부에서 당분을 공급받아 허기를 채우려고 한다. 근육세포는 허기를 채우기 위해 음식점에 주문을 하게 되면 음식을 가지고 배달부가 오게 되는데, 이 배달부를 인슐린으로 생각해볼 수 있다. 배달부가 음식을 근육세포에게 전달하기 위해서는 인슐린 수용기인 자동문을 통과해야만 하는데 이 문이 배달부를 인식하지 못해 충분히 열리지 못하는 것이 인슐린 민감성이 감소한 제2형 당뇨병이다. 따라서 음식배달이 왔음에도 불구하고 근육세포는 음식을 공급받지 못하게 되어 허기를 면할 수 없게 된다. 지속적인 운동은 음식이 통과해야만 하는 자동문이 배달부를 인식하여 충분히 열릴 수 있도록 해주며 그 결과 근육세포는 음식을 공급받아 허기를 면할 수 있게 된다. 즉, 규칙적인 운동은 인슐린 민감도를 증가시켜 근육세포가 혈중 포도당을 원활하게 이용할 수 있도록 도와준다.

③ 산소부채

저강도의 운동 시에는 산소섭취량과 산소소비량이 비슷하다. 그러나 고강도의 운동은 산소섭취량보다 더 큰 산소 소비량이 요구되고 그 결과 산소부족 현상이 초래되어 운동을 지속할 수 없게 된다. 이러한 O_2의 부족상태를 **산소부채(oxygen debt)**라 한다. 이렇게 O_2가 부족한 상황에서 운동을 지속하면 근육 내에 젖산(lactic acid)이 축적되어 운동 지속시간이 감소한다. 산소부채는 운동 후 회복기에도 호흡이 증가된 상태를 지속시켜 산소를 보충한다.

(3) 호흡조절과 운동

운동 중 호흡은 일정하지 않고 활동 수준에 따라 조절되어야 한다. 운동에 따른 허파환기량이 조절되기 위해서는 O_2 분압, CO_2 분압 또는 pH의 변화와 같은 요인이 호흡중추를 자극함으로써 유발된다. 신체 활동은 근육대사

TIP 산소부채

운동의 강도에 따른 산소섭취량과 산소소비량은 수입과 지출로 비교해볼 수 있다. 낮은 강도의 운동 중에는 산소섭취량과 산소소비량이 거의 비슷하여 원활하게 운동의 수행이 가능하다. 이는 수입과 지출이 균형을 이루고 있는 상태로 생각해 볼 수 있다. 그러나 운동의 강도가 증가함에 따라 필요로 하는 산소요구량이 증가되어 산소섭취량을 넘어서게 되는데, 이는 수입보다 지출이 증가하여 더 이상 생활을 영위하게 어려운 상황으로 볼 수 있다. 이러한 상태가 되면 인체는 산소부족 현상이 유발되어 운동을 지속할 수 없는 결과를 초래하게 되고, 운동을 지속하기 위해 체내에 저장되어 있는 산소를 빌려오게 된다. 즉 생활을 영위하기 위해 수입을 기준으로 지출의 부족한 부분을 은행에서 빌려오게 되는 것이다. 운동 종료 후, 일정 기간 동안은 휴식 때보다 더 많은 산소를 섭취하게 되는데 이는 지출이 감소하였음에도 수입을 늘려 은행에서 빌려온 부채를 갚기 위한 것으로 생각해 볼 수 있다.

표 14-3 인체의 계통별 운동의 효과

근육계통	근력·근파워	저항운동 후 근력 및 근파워 향상
	근지구력	저강도 운동을 통해 근육의 유산소 대사능력 향상
신경계통	중추신경계통	신경세포 생성 촉진 및 신경세포사멸 억제
	말초신경계통	교감신경자극감소 및 부교감신경자극 증가 신경반응속도 향상, 손상된 신경재생과 회복 촉진
순환계통	심장	심장박출량 증가 (일시적) 수축기혈압 증가 및 이완기혈압 유지 (지속적) 심장효율 증가 및 말초혈관 저항 감소
	혈액	적혈구 및 백혈구 수 증가 혈당감소
호흡계통	허파	호흡수와 1회 환기량 증가 최대산소섭취량을 증가 후 일정 수준 도달 시 유지

를 촉진시켜 혈액 내의 이산화탄소량이 증가하게 되므로 호흡 중추가 자극을 받게 된다. 또한 운동을 수행하는 조직은 다량의 O_2를 필요로 하게 되어 혈중 O_2 농도의 감소를 유발하고 이로 인해 호흡중추가 흥분하게 된다. 혈중 CO_2의 농도가 높아지면 혈액 내 H^+ 농도가 증가하게 되는데 이러한 H^+의 증가도 호흡중추를 자극하는 원인이 된다. 인체의 계통별 운동의 효과는 표 14-3에 정리하였다.

호흡계통 능력을 향상시키기 위한 운동으로 유산소운동이 추천되고 있다. 유산소운동으로는 걷기, 조깅, 달리기 또는 자전거 타기 등이 주로 사용되고 있으며, 내성을 향상시키기 위해서 운동 형태를 다양하게 적용할 수 있다.

02 체온조절과 운동

인체를 구성하는 세포와 대사과정은 체온에 의해 영향을 받기 때문에 심부온도는 정상 범위 내에서 조절되어야 한다. 이러한 체온조절은 일상생활은 물론 운동 시에도 매우 중요하다.

1) 체온

인간은 항온동물(homotherm)로 주변 환경의 온도가 극단적으로 변화하여도 체온(body temperature)을 일정한 범위 내에서 유지한다. 인간의 정상 체온은 약 37±0.2℃로 정상 범위 내에서 체온을 조절한다. 그러나 체온이 41℃ 이상 증가하게 되면 신경세포의 변성으로 인한 뇌손상을 야기할 수 있으며, 33℃ 미만으로 체온이 감소하게 되면 심장의 부정맥(arrhythmia)을 유발할 수 있다. 체온은 측정부위에 따라 다소 차이를 보이게 되는데 크게 심부체온과 피부온도로 구분할 수 있다.

(1) 심부체온

심부체온(core temperature)은 일반적으로 곧창자(직장, rectum), 고막, 입안(구강), 겨드랑이 등에서 측정할 수 있으나 곧창자 온도가 가장 신뢰성이 높다. 그러나 측정 편의상 입안 체온을 일반적으로 사용하며 이는 곧창자 온도보다는 약 1.5℃ 낮고, 겨드랑이 체온보다는 0.8℃ 낮다.

(2) 피부온도

인체 내부의 대사열은 피부를 통해 몸 밖으로 배출되므로 피부온도(skin temperature)는 심부체온보다 약 5~8℃ 낮다. 또한 환경의 변화와 신체 부위에 따라 온도의 변화가 크다. 머리, 가슴, 복부의 피부온도는 약 35℃로 가장 높은 반면, 손과 발은 가장 낮다.

2) 체온조절

외부 기온의 변화에도 체온이 거의 일정하게 유지되는 것은 체내의 열생산과 체외로 방출되는 열손실이 일정하게 유지되기 때문이다.

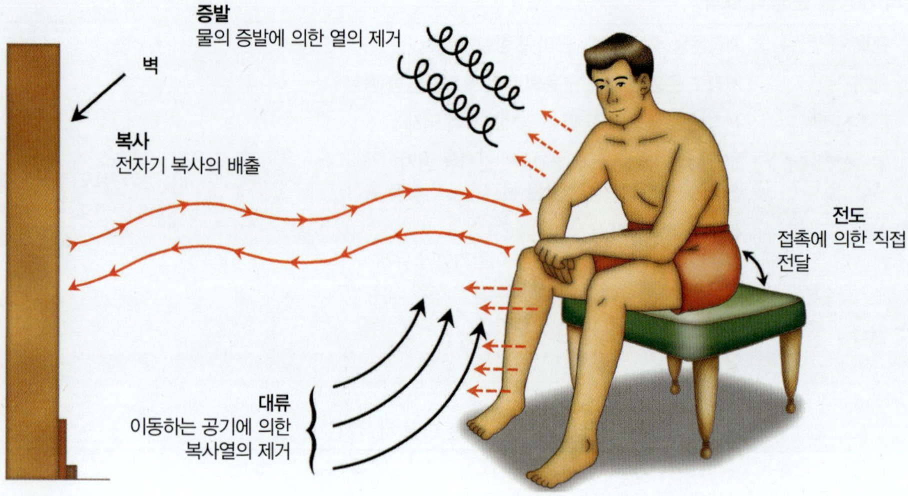

그림 14-8 인체에서의 열손실

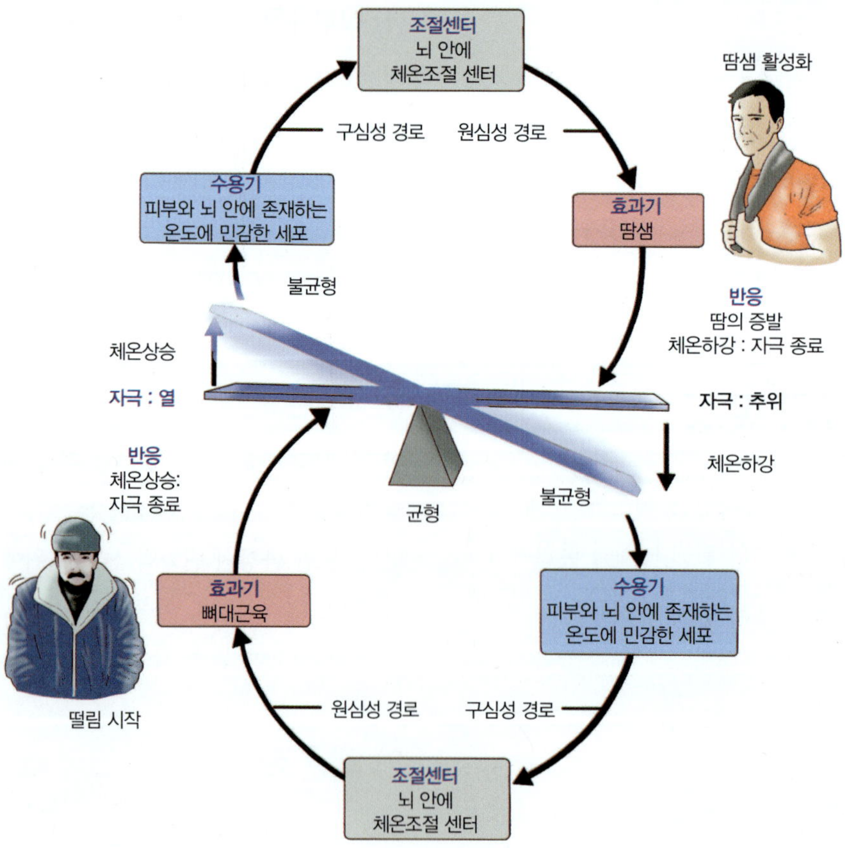

그림 14-9 체온조절 기전

(1) 열생산

모든 체세포들은 정상적인 대사과정을 통해 내부의 열을 생성하며, 주된 열생산 기관은 간, 심장, 뇌, 콩팥, 내분비샘, 근육 등을 들 수 있다. 이러한 열생산량은 안정 시나 수면 시에는 적으나 강한 운동 시에는 증가한다. 뼈대근육은 총 체열생산의 40% 정도를 담당하며 근육이 활동할 때에는 안정 시 열생산의 10배 이상 증가시킬 수 있다.

(2) 열손실

신체로부터의 열손실은 복사(radiation), 전도(conduction), 대류(convection), 증발(evaporation)에 의해 발생한다. 복사는 신체와 그 주위 물체 사이에서 접촉 없이 열이 전달되는 현상으로 체온이 주변 환경의 온도보다 높기 때문에 신체 표면에서 열손실이 발생한다. 21℃ 실내에 있을 때 전체 열손실의 60%는 복사에 의해 일어난다. 전도는 체표면과 접촉하고 있는 물체로 열이 이동하는 것을 의미하며 따뜻한 쪽에서 차가운 쪽으로 열손실이 발생한다. 대류는 인체 주변의 공기에 열이 전달되는 전도적 열손실의 형태로, 체열에 의해 공기가 가열되면 위로 상승하고 찬 공기가 그 자리를 메우는 현상이다. 증발은 수분이 기화되면서 열손실을 동반하는 것으로 땀에 의한 열방출이 대표적이다(그림 14-8).

(3) 체온조절 기전과 체온조절 센터

체온조절중추는 뇌의 **시상하부(hypothalamus)**로 정상 체온을 일정하게 유지하려 한다. 피부와 심부에 있는 수용체는 온도 변화를 감지하여 시상하부로 전달하게 되는데, 체온이 올라가게 되면 시상하부 앞부분의 신경세포들이 흥분하여 피부 혈관을 확장시키고 땀의 배출을 증가시켜 열을 방출한다. 체온이 정상보다 내려가는 경우에는 시상하부의 뒷부분을 자극하여 피부의 혈관을 수축시키고 땀의 분비를 억제하여 열 방출을 감소시킨다(그림 14-9).

운동 시 뼈대근육에 의해 증가된 열 생성은 운동 강도와 비례하여 증가한다. 시상하부는 심부체온의 증가로 인해 높아진 혈액 온도를 감지하여 피부로의 혈류 순환을 증가시키고, 땀의 배출을 촉진한다. 이러한 작용에 의해 열 방출을 높이고 체온 증가를 최소화한다.

03 에너지 대사와 운동

생물체가 생존하고 성장하기 위해서는 에너지(energy)를 필요로 한다. 살아 있는 생체가 영양분을 섭취하고 전환하여 에너지를 생산하는 화학반응을 **대사(metabolism)**라고 한다. 이러한 대사과정은 물질을 합성하는 동화작용(anabolism)과 간단한 물질로 분해하는 이화작용(catabolism)으로 구분된다. 우리는 식사를 하면서 영양소(nutrient)를 섭취하여 에너지원을 공급받는데, 영양소에는 탄수화물, 지방, 단백질, 무기질, 비타민이 있으며 이를 5대 영양소라고 한다. 또한 5대 영양소에 물을 포함시켜 6대 영양소라고 한다. 영양소는 여러 작용을 하지만 인체의 조직을 구성하고, 원활한 생리작용을 도우며 활동에 필요한 열량을 공급하는 기능을 가진다(그림 14-10).

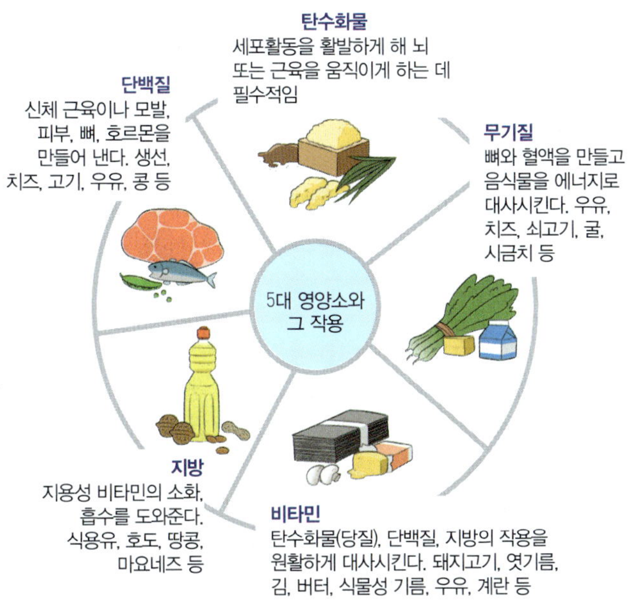

그림 14-10 영양소의 분류

1) 기초대사율

기초상태에서 측정한 대사율을 **기초대사율(basal metabolic rate, BMR)**이라고 하며, 이는 음식물 소화에 의한 에너지 및 운동에너지를 제외하고 생명활동을 유지하기 위하여 소모되는 최소한의 에너지량을 의미한다. 기초대사율을 측정하기 위한 기초상태란 덥거나 춥지 않은 온도(20~25℃)하에서 식후 12시간 이상 경과한 다음 눈을 뜨고 누워 육체 및 정신적으로 이완된 상태를 의미한다. 수면 시 기초대사율은 약 10% 정도 감소한다.

기초대사율은 기초상태에서 체표면적 당 산소소모량의 측정을 통해 열량을 구하며 다음과 같이 나타낸다.

$$\text{기초대사율}(cal/hr/m^2) = \text{산소소모량}(L/hr) \times 4.83(cal/L) / \text{체표면적}(m^2)$$

기초대사율은 여러 요인에 의해 영향을 받는데 체격, 연령 및 성별, 활동, 기후, 체온, 호르몬, 정서상태, 질병 등이 해당된다.

2) 에너지 생성과 3대 영양소

(1) 탄수화물

탄수화물(carbohydrate)은 세포 활동에 중요한 에너지원으로서 C, H, O의 3원소로 구성된다. 탄수화물은 세포원형질 구성에는 미량 사용되지만 대부분 저장물질로 전환되었다가 1차적인 에너지 공급원으로 생명유지에 기본적인 역할을 담당한다.

탄수화물은 운동 시 에너지를 가장 빠르게 공급하며, 탄수화물 1g에 약 4kcal의 에너지를 생산하는 것으로 알려져 있다. 특히 인체 내에 축적되어 있는 다당류를 **당원(glycogen)**이라 하며 포도당 분자를 연결하여 생산한다. 우리 몸에 존재하는 세포는 기본적인 에너지 공급원인 탄수화물을 제공하기 위해 당원을 저장한다. 당원은 근육섬유와 간(liver)에 저장되어 있으며, 체내에 존재하는 당원은 상대적으로 지방에 비해 저장량이 작아 운동 시 단시간 내에 고갈될 수 있다.

탄수화물은 다양한 형태로 인체 내에 존재하는데 가수분해로 더 이상 분해되지 않는 형태의 화합물을 단당류(monosaccharide)라 한다. 단당류 2분자가 결합한 형태를 이당류(disaccharide)라 하며 여러 분자의 단당류가 결합하여 생긴 화합물을 다당류(polysaccharide)라 한다. 단당류의 대표적인 형태는 포도당(glucose), 과당(fructose), 갈락토오스(galactose)가 있다. 이 중 포도당은 생리학적 측면에서 가장 중요시되며 사람의 혈액 중에 약 0.1% 정도 존재하고 뇌(brain)의 주된 열량 공급원이 된다. 이당류는 결합형태에 따라 여러 종류가 존재하지만 그중 맥아당(maltase), 설탕(sucrose), 젖당(lactase) 등이 중요하다. 다당류는 3개 이상의 단당류가 결합한 형태로 물에 잘 녹지 않으며 녹말(starch), 글리코겐이 가장 대표적이다.

(2) 단백질

단백질(protein)은 세포를 구성하는 주성분으로 C, H, O 외에 약 16%의 N를 포함하고 있다. 생체 구조와 기능을 수행함에 있어 필수적이며, 단백질은 아미노산(amino acid)의 펩티드 결합(peptide bond)에 의해 구성되는데 단순 단백질과 복합단백질, 유도 단백질로 구분된다.

단백질은 1g당 4kcal의 에너지를 생성한다. 아미노산 중 하나인 알라닌(alanine)은 간에서 포도당으로 전환되어 당원을 생성하는 데 사용되어 에너지 생성에 중요한 역할을 담당한다. 또 다른 형태의 아미노산인 이소류신(isoleucine), 류신(leucine), 발린(valine) 등은 대사 매개물질로 작용하여 근육세포 내에서 에너지원으로 사용된다.

(3) 지방

지방(lipid)은 인체 내에서 주로 피부 밑에 저장되어 있으며 주요 에너지원으로 이용되고 세포막을 구성하는 구성성분으로 중요한 역할을 담당한다. C, H, O가 주성분으로 물에는 녹지 않으나 아세톤, 알코올 등 유기용매에 잘 녹는 특징을 가진다. 지질분자는 다량의 에너지를 포함하고 있어 체내에 저장된 체지방은 장시간 운동에 적합한 에너지원으로 사용되며 1g당 9kcal의 에너지를 생산한다. 지질의 한 형태인 지방산(fatty acid)은 체내에 중성지방(triglyceride)의 형태로 지방세포, 뼈대근육 등 여러 세포에 저장되어 있다. 중성지방은 에너지가 필요하게 되면 분해과정을 거치며, 그중 지방산은 에너지를 생성하기 위한 연료로 사용된다. 분해과정으로 생성된 글리세롤(glycerol)은 직접적인 에너지원으로 사용되지는 않지만 간에서 포도당을 합성하는 데 사용된다. 이러한 이유로 중성지방은 인체의 매우 중요한 에너지원으로 간주된다.

3) 에너지 생성

인체의 각 기관들은 생명유지를 위해 다양한 활동을 하게 되는데 이때 반드시 에너지를 필요로 하게 된다. 탄수화물, 단백질, 지방이 연소하면서 에너지가 발생하지만 이러한 에너지는 세포에서 직접 이용하지 못해 특별한 화합물의 형태로 전환되어야 한다. 이 화합물을 **아데노신 삼인산(adenosine triphosphate, ATP)**이라 한다(그림 14-11). ATP는 아데노신 1개와 인산기 3개가 연결된 고리 형태로 되어 있으며, ATP가 아데노신 이인산(adenosine diphosphate, ADP)과 유리인산염(Pi)으로 분해되면서 에너지를 방출하게 된다. 인체 내에서 ATP를 생성하는 방법에는 다음과 같다.

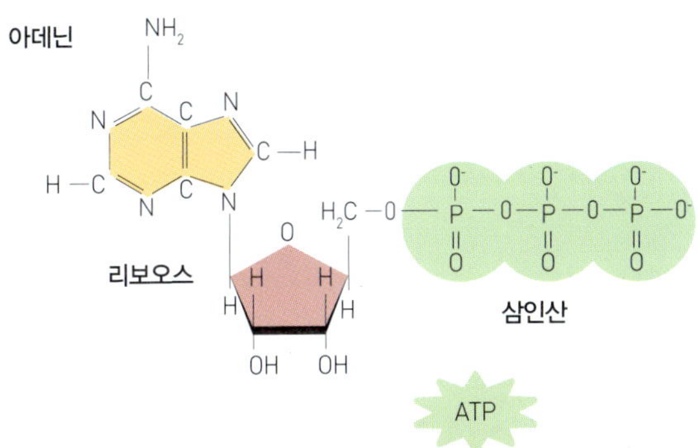

그림 14-11 아데노신 삼인산(ATP)의 구조

(1) 무산소성 과정

무산소성 과정(anaerobic pathway)은 ATP-PC 시스템과 해당작용(glycolysis)에 의해 산소를 사용하지 않고 ATP를 생산하는 대사과정으로 다음과 같다.

① ATP-PC 시스템

크레아틴 인산(creatine phosphate 또는 phosphocreatine, PC)은 ATP를 재합성하는 일차적인 연료로 사용된다. 크레아틴 인산은 크레아틴 키나아제(creatine kinase)란 효소에 의해 크레아틴(creatine)과 무기인산염으로 분해되면서 에너지를 방출하게 된다. 이때 방출된 에너지는 ADP와 Pi를 결합시켜 ATP를 재합성한다. ATP-PC 시스템은 '인원질과정'이라고도 불리는데, 근육 내에 저장되어 있는 ATP와 크레아틴 인산 모두 인산기를 가지고 있기 때문이다(그림 14-12). ATP-PC 시스템은 ATP와 PC가 근육 내에 저장되어 있어 수축하고자 하는 근육에서 가장 먼저 사용된다. 또한 단시간에 큰 힘을 발휘해야 하는 고강도 운동에서 주로 동원되는 에너지 시스템이지만 근육 내에 저장량이 적기 때문에 짧은 시간의 운동 시에만 이용이 가능하다.

② 해당과정

ATP-PC 시스템으로 생성된 ATP가 고갈되면, 혈당 또는 근육 내 저장되어 있던 글리코겐은 해당과정을 거쳐 피루브산(초성 포도산, pyruvate)으로 분해되어 ATP를 생산한다(그림 14-13a). 이때 산소가 공급되지 않으면 포도당은 피루브산을 거쳐 젖산으로 축적된다. 해당과정은 최종적으로 젖산이 생기며 ATP를 생산하기 때문에 젖산체계라고 부르기도 한다. 해당과정이 이루어지는 동안 H^+

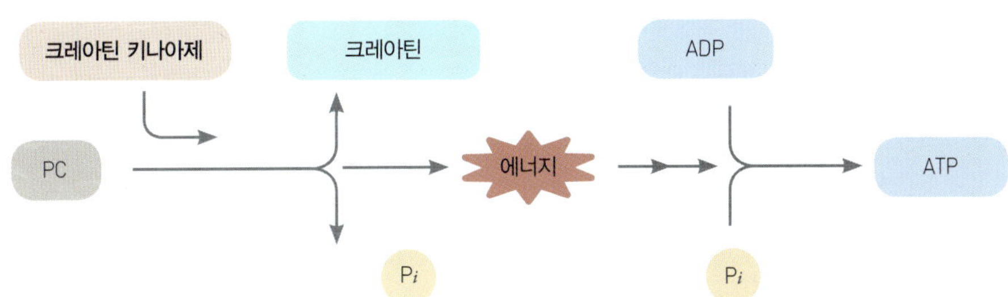

그림 14-12 ATP-PC 시스템

의 제거가 이루어져야 하는데 H^+은 NAD(nicotinamide adenine dinucleotide)와 FAD(flavin adenine dinucleotide)에 의해 운반된다. 생성된 피루브산이 2개의 H^+과 결합하면 젖산을 형성하게 된다. 해당과정은 ATP-PC 시스템보다 2~3배 정도 많은 ATP를 생산할 수 있다. 이러한 무산소성 과정은 세포질에서 유발되며 탄수화물만을 분해한다.

해당과정(glycolysis) 또한 다양한 효소들에 의해 반응이 촉진되는데, 인산과당분해효소(phosphofructokinase, PFK)는 해당과정의 빈도를 조절하는 중요한 역할을 담당한다. 해당작용은 포도당 한 분자당 2개의 ATP와 피루브산 또는 젖산 2분자를 생산한다. 무산소과정의 경우 피루브산이 H^+을 받아들여 젖산을 형성한다. 이러한 과정은 젖산 탈수소효소(LDH)에 의해 촉진되며 젖산과 NAD를 형성한다(그림 14-13b). 운동 중에 생성된 젖산은 간에서 코리사이클(Cori cycle)을 거치면서 포도당으로 전환되어 에너지원으로 재사용된다. 코리사이클이란 운동 중 근육에서 생성된 젖산이 혈액을 통해 간으로 이동하여 포도당으로 전환된 후 혈액을 통해 다시 근육으로 이동하는 경로이다. 이러한 주기적인 경로는 젖산 제거에 부분적인 역할을 담당한다(그림 14-14).

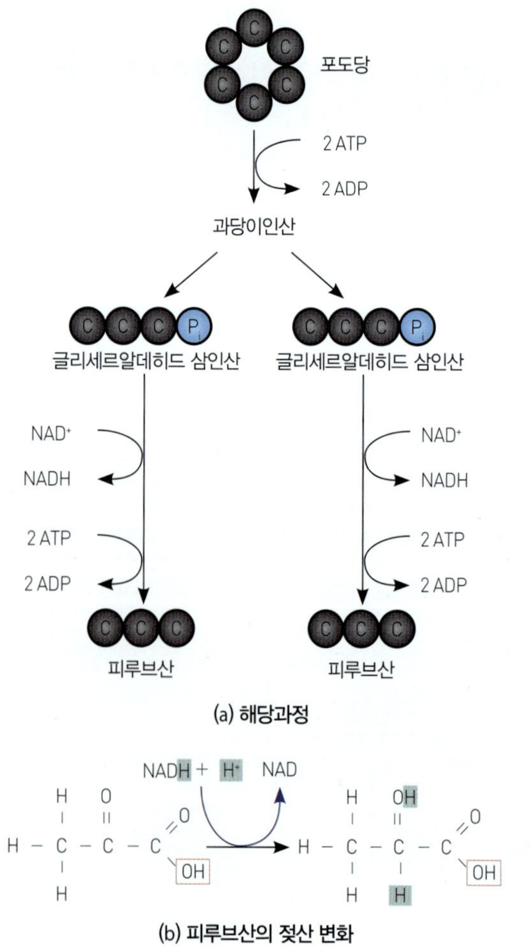

그림 14-13 해당과정과 젖산 생성

TIP 에너지 연료

운동을 지속하기 위한 ATP의 공급은 탄수화물에서 지방으로 사용연료의 변화가 생기는 것과 함께 ATP를 생산해내는 과정도 변화가 나타난다. 이러한 에너지를 생산하기 위한 연료는 은행에 저축되어 있는 예금과 비교하여 생각해 볼 수 있다. 운동을 시작함과 동시에 필요한 에너지는 무산소성 대사과정을 통해 단시간 내에 공급받는다. 필요할 때 즉시 인출하여 사용할 수 있는 자유예금은 근육 내에 저장되어 있는 글리코겐으로 생각할 수 있으며 운동 시작 직후 필요할 때 바로 꺼내서 무산소과정을 통해 에너지를 공급받을 수 있는 것과 비교된다. 반면, 정기예금을 꺼내서 사용할 경우는 은행에서의 절차를 필요로 하며 이에 따라 시간이 소요된다. 이러한 정기예금은 지방과 같은 연료로 생각할 수 있으며 유산소 대사과정과 비교해볼 수 있다. 유산소 과정은 무산소 과정에 비해 많은 단계를 거쳐 에너지를 생산하기 때문에 시간이 더욱 소요되므로 운동 시작 후 시간이 지나야만 점차로 공헌도가 높아진다.

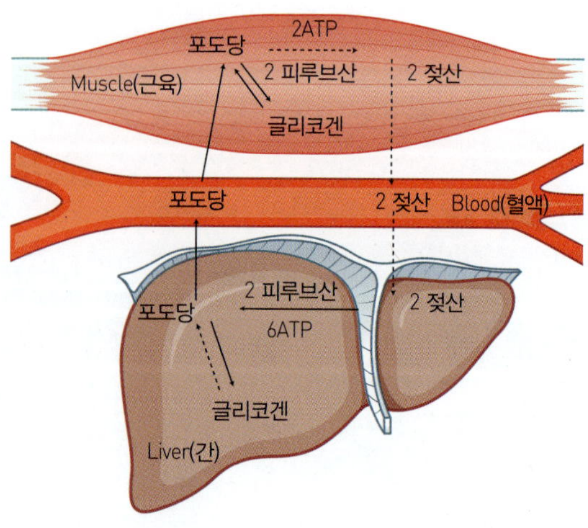

그림 14-14 코리 사이클

(2) 유산소성 과정

사람을 포함한 생명체들은 유기호흡(aerobic respiration)을 통해 생명을 유지하게 되는데 유기호흡은 해당과정을 통해 생성된 피루브산이 사립체로 들어가 분해되는 과정을 의미한다. 유산소성 과정은 해당작용, TCA-사이클(구연산 회로, Krebs cycle), 전자전달계(electron transport system, ETS)를 거쳐 순차적으로 반응이 일어난다(그림 14-15). 산소공급이 충분한 경우 해당과정을 거친 피루브산은 젖산으로 전환되지 않고 acetyl-CoA로 분해되어 TCA-사이클로 넘어가 최종적으로 CO_2와 H^+로 분해시킨다. Acetyl-CoA는 TCA-사이클에서 사용되는 연료이며, 탄수화물, 지방, 단백질의 대사 후 생성되는 공통된 산물이다. Acetyl-CoA는 옥살아세트산(oxaloacetic acid)과 결합하여 시트르산(citrate)을 생성한다. 시트르산은 아이소시트르산(isocitrate)으로 변한 후, 다시 알파 케토글루타르산(α-ketoglutarate)으로 변하는데 이 과정에서 1분자의 $NADH_2$가 생성된다. 알파 케토글루타르산은 숙시닐 CoA(succinyl-CoA)로 변하면서 다시 $NADH_2$ 1분자를 생성하며, 숙시닐 CoA는 숙신산(succinate)으로 변한다. 이때 1분자의 ATP가 생성되고, 숙신산이 푸마르산(fumarate)으로 전환되면서 $FADH_2$ 1분자가 생성된다. 푸마르산은 말산(malate)으로 변하고 1분자의 $NADH_2$가 생성되며 처음의 옥살아세트산으로 전환된다(그림 14-16). 이때 두 번째 acetyl-coA 분자가 TCA-사이클에 들어가 동일한 반응이 반복된다. 이 과정 중에서 전자가 TCA-사이클의 아이소스트르산과 알파 케토글루타르산에서 분리되어 NAD^+ 또는 FAD로 이동하여 NADH와 $FADH_2$를 형성한다. 이 분자는 ATP생성을 위해 전자를 전자전달계로 이동시킨다.

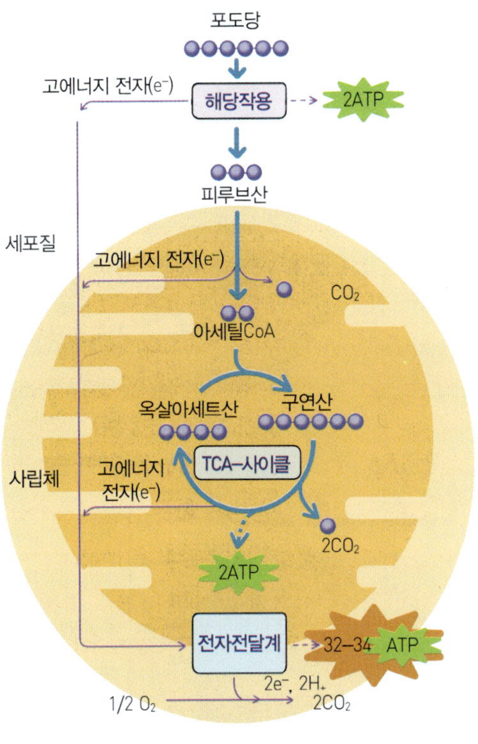

그림 14-15 유산소성 과정

해당과정과 TCA-사이클을 거치면서 생성된 전자 및 H^+은 O_2와 결합하여 물을 형성하게 된다. 이러한 과정을 전자전달계라고 한다(그림 14-17). 유산소적인 ATP 생산은 H^+ 운반체($NADH_2$와 $FADH_2$)가 에너지를 제공하여 ADP를 인산화시켜 ATP를 생산한다. H^+ 운반체는 O_2와 직접 반응하지 않으나 H^+ 원자들이 떨어져 나와 사용된다. 전자전달계는 H^+로부터 전자를 분리하여 O^- 분자와 결합하는 분자들로 구성되어 있으며, O_2 또한 H^+와 결합하여 물을 생성한다. 이처럼 전자전달계는 연속적인 산화과정에 의해 ATP를 생성하는 기능을 담당한다.

4) 운동과 에너지 공급

신체 활동을 위한 ATP 공급체계는 운동의 지속시간, 운동강도와 밀접한 관계가 있다(그림 14-18). 예를 들어, 단거리 달리기 등 고강도의 운동을 단시간 수행하는 경우에는 ATP를 가장 빠르고 쉽게 이용하기 위해 ATP-PC 시스템에 의존한다. 그러나 마라톤과 같이 장시간 운동을 지속해야 하는 경우 ATP의 공급은 대부분 유산소성 과정을 통해 이루어진다. 이러한 에너지 생성체계의 일련의 과정을 에너지 연속체계(energy spectrum)라고 한다(표 14-4). 지방과 탄수화물은 운동 시 기본적인 에너지 기질로 사용되나 그 비율은 운동강도와 지속시간에 영향을 받는다. 체내 저장되어 있는 탄수화물의 고갈은 해당작용의 속도를 감소시키고, 근육 내에 피루브산을 감소시키는 결과를 야기한다. 또한 지방은 TCA-사이클에 의해 대사되기 때문에 인체에 저장되어 있는 글리코겐의

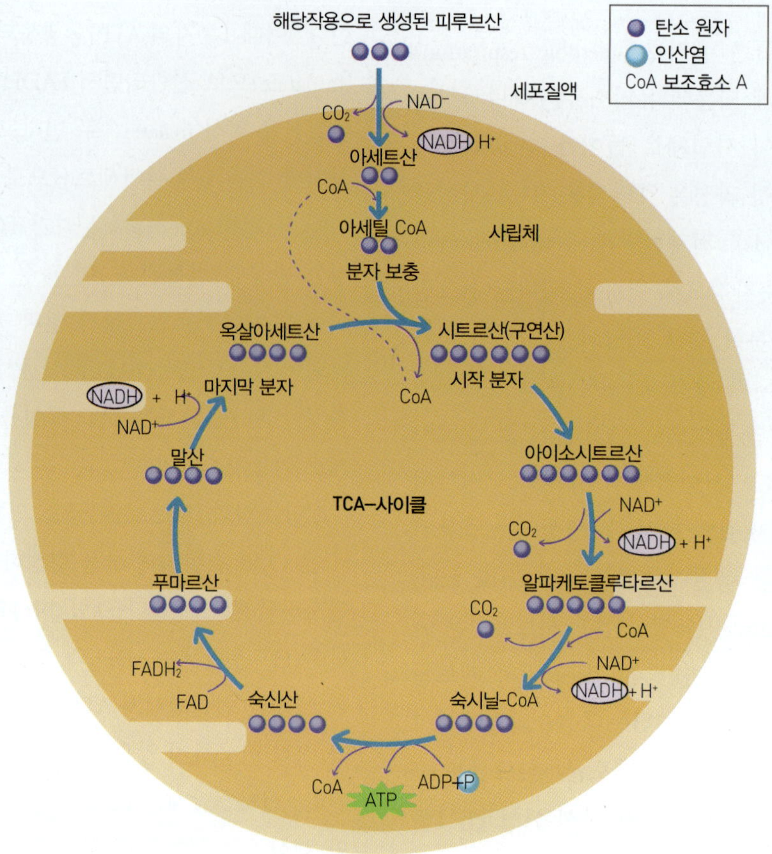

그림 14-16 TCA-사이클

① Acetyl-CoA는 옥살아세트산과 결합하여 시트르산 생성.
② 시트르산은 아이소시트르산으로 변한 후, 다시 알파 케토글루타르산으로 전환 (1분자의 NADH 생성)
③ 숙시닐 CoA로 변한 후 (1분자의 NADH 생성), 숙신산으로 전환 (1분자의 ATP 생성)
④ 푸마르산으로 전환된 후 (1분자의 $FADH_2$ 생성), 말산으로 변하며 (1분자의 NADH 생성) 처음의 옥살아세트산으로 전환

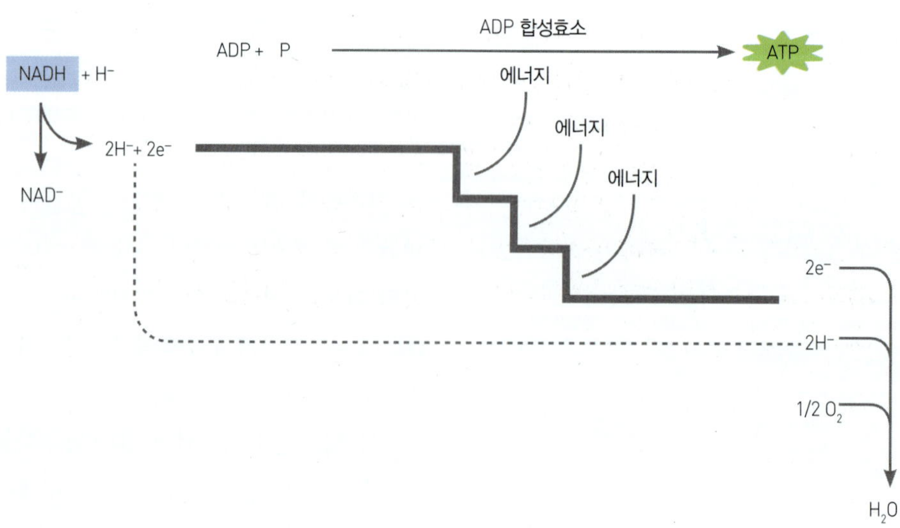

그림 14-17 전자전달계

감소로 인한 TCA-사이클 중간물질의 감소는 지방대사를 통한 ATP 생성속도를 감소시킨다. 따라서 신체에 저장된 탄수화물이 고갈되면 운동 시 에너지 공급에 문제를 야기한다. 이와 같이 수행하고자 하는 운동의 특성에 따라 에너지 공급체계의 상대적 공헌도가 다르지만, 실제로 모든 운동에서는 특정비율로 무산소와 유산소과정이 함께 작용한다(그림 14-19).

핵심돋보기

운동 시 사용되는 에너지 공급체계는 운동강도, 지속시간 및 섭취한 음식과 같은 다양한 요소에 의해 결정된다. 특히 장시간의 운동을 수행할 때는 에너지 공급을 위해 탄수화물에서 지방으로 연료 사용의 변화가 나타난다.

표 14-4 운동 수행시간에 따른 에너지 시스템

	운동 수행시간								
	10초	30초	60초	2분	4분	10분	30분	60분	120분
무산소 시스템	90%	80%	70%	60%	35%	15%	5%	2%	1%
유산소 시스템	10%	20%	30%	40%	65%	85%	95%	98%	99%

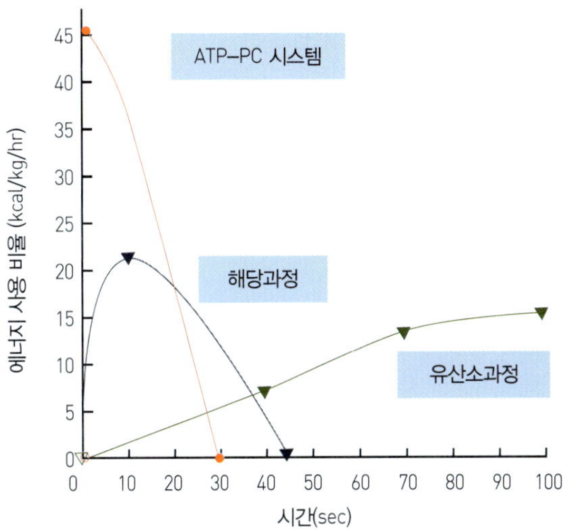

그림 14-18 운동시간에 따른 에너지 공급

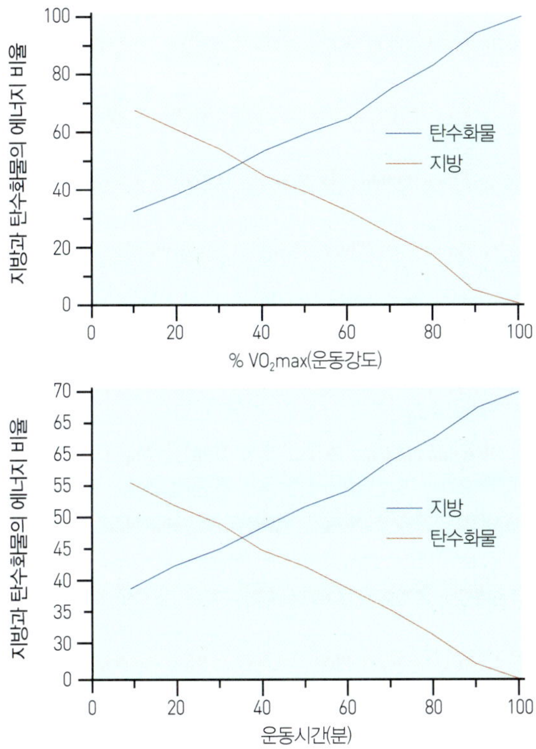

그림 14-19 운동강도와 시간에 따른 에너지 공급

>> 요 약

1. 일반적인 운동을 수행할 때 일어나는 근육수축으로 신체부위 움직임을 위한 관절의 움직임이 나타난다. 이러한 형태의 수축을 (   )이라 하며 두 가지 유형으로 구분할 수 있다.
2. (   )은 근육수축 시 근육의 길이가 짧아지면서 장력이 발생하는 수축방법
3. (   )은 근육의 길이가 늘어나면서 장력이 발생하는 수축방법
4. 근육 내 장력이 발생하고 있음에도 불구하고 근육의 길이가 변화하지 않는 것을 (   )이라한다.
5. 모든 관절 각도에서 움직이는 동안 일정한 속도와 저항을 받으며 근력을 발휘하는 근육수축을 (   )이라 한다.
6. 심장박출량은 심실이 1분 동안 뿜어내는 혈액량을 의미하며, (   )과 (   )에 비례한다.
7. 운동은 근육 내 물질대사를 증가시켜 산소소비량과 CO_2 발생량이 증가하게 되며, 그 결과로 (   )와 1회 (   )이 증가하게 된다.
8. 신체로부터 열손실은 (   ), (   ), (   ), (   )에 의해 발생한다.
9. (   )는 심부체온의 증가로 인해 높아진 혈액 온도를 감지하여 피부로의 혈류 순환을 증가시키고, 땀의 배출을 촉진한다. 이러한 작용에 의해 열 방출을 높이고 체온 증가를 최소화한다.
10. 탄수화물, 단백질, 지방이 연소하면서 에너지가 발생하지만 이러한 에너지는 세포에서 직접 이용하지 못해 특별한 화합물의 형태로 전환되어야 한다. 이 화합물을 (   )이라 한다.
11. ATP-PC 시스템으로 생성된 ATP가 고갈되면, 혈당 또는 근육 내 저장되어 있던 글리코겐은 (   )을 거쳐 (   )으로 분해되어 ATP를 생산한다. 이때 산소가 공급되지 않으면 포도당은 피루브산을 거쳐 (   )으로 축적된다.
12. 운동 중에 생성된 젖산은 간에서 (   )을 거치면서 포도당으로 전환되어 에너지원으로 재사용된다.

>> 참고문헌

1. 생리학, 박인국, 라이프사이언스, 2014.
2. 새 의학용어 사람생리학, 정영태 외 2인, 청구문화사, 2011.
3. 쉽게 배우는 운동생리학, 김성수 외 19인, 범문에듀케이션, 2013.
4. 알기 쉬운 연구방법론, 박지환 외 16인, 범문에듀케이션, 2014.
5. 운동생리학, 한국운동생리학회, 도서출판 한미의학, 2010.
6. 운동처방 기전, 지용석, 도서출판 21세기교육사, 2011.
7. 인체생리학, 김양호 외 11인, 현문사, 2012.
8. 인체생리학, 김종규 외 2인 공저, JMK, 2014.
9. 인체생리학, 범진필 외 8인 공저, 정문각, 2013.
10. 질병의 경과와 회복 촉진 병태생리학, 설근희 외 7인 공역, JMK, 2013.
11. Exercise Physiology, Scott K. Powers, McGraw-Hill Higher Education, 2011.
12. Textbook of Medical Physiology (12th Edition), Arthur C. Guyton and John E. Hall, W.B. Saunders company, 2010.

사례

Case 1 » 당뇨병(diabetes mellitus, DM) 환자는 운동을 주의해야 할까?

환자병력

59세 A씨는 허리둘레가 118cm인 복부비만 남성으로 2년 전부터 당뇨병을 진단받고 인슐린을 투여하고 있는 중이었다. 그는 복부지방 감소와 혈당 감소를 위해 식사요법과 규칙적인 운동을 처방받은 상태였다. 전날 저녁 과식을 했다는 생각에 아침식사를 거르고 인슐린 주사를 맞은 후 조깅을 실시하였다. 조깅 시작 후 기운이 없고 땀이 조금 나기 시작하였으나 별 무리가 없다고 생각한 채 운동을 지속하였다. 그러나 곧 정신을 잃고 쓰러져 응급실로 내원하였다.

– 원인

당뇨병은 이자에서의 인슐린 분비가 부족하거나 정상적인 기능을 수행하지 못하는 등의 대사질환의 하나로, 혈중 포도당의 농도가 높아지는 고혈당(hyperglycemia)이 대표적인 특징이다. 제1형 당뇨병은 인슐린을 생산하지 못하는 것이 원인이며, 제2형 당뇨병은 인슐린 저항성(insulin resistance)을 특징으로 한다. 인슐린 저항성은 혈당을 낮추는 인슐린의 기능이 감소하여 세포가 포도당을 효과적으로 사용하지 못하는 것을 의미한다. 특히, 서구화된 식생활과 운동부족, 스트레스 등에 의해 제2형 당뇨병의 유발이 증가하고 있다. 만성적인 당뇨병은 여러 기관에 당뇨성 합병증을 야기한다(그림 1).

고혈당을 조절하기 위해 운동은 필수적이나, 인슐린 주사요법을 시행하는 환자의 경우 인슐린 작용시간(insulin peak time)을 고려하여 운동을 실시해야 한다(그림 2). 운동은 혈당을 낮추기 위한 대표적인 방법으로 권장되고 있으나, 인슐린 작용시간에 운동을 하게 되면 혈당을 과도하게 감소시켜 저혈당(hypoglycemia) 쇼크에 빠지게 된다.

– 증상

저혈당은 혈당이 정상수치(70~150mg/dL) 이하로 감소하여 신체 기관에 공급되는 포도당 양이 원활하지 못하게 되는 것을 의미한다. 이러한 증상으로는 현기증, 피로감이 대표적이며, 심한 경우 발작 또는 의식 소실이 발생하고 사망에 이르기도 한다.

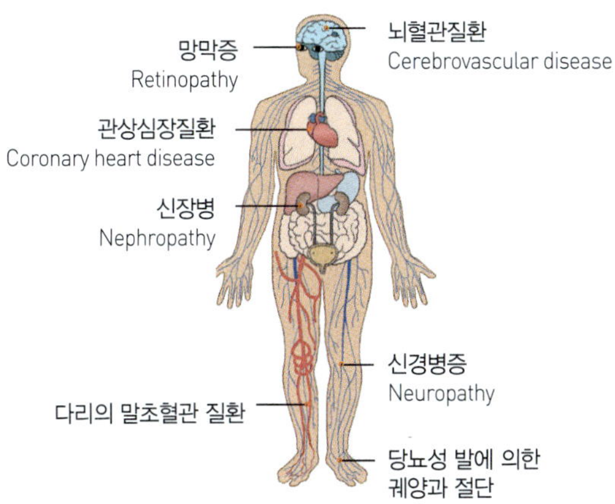

그림 1 당뇨성 합병증

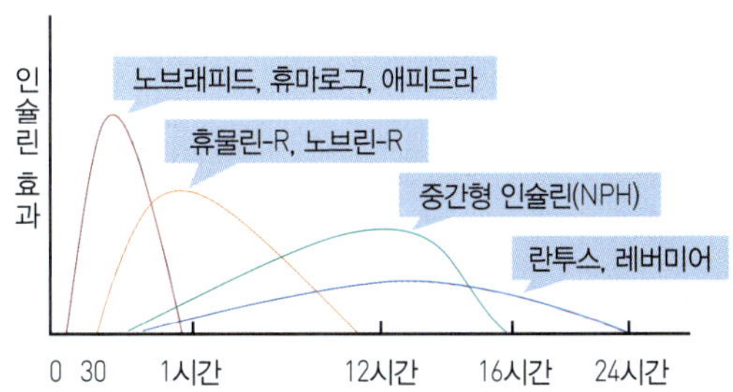

그림 2 인슐린 종류와 작용시간

사례
Case 2 » 동맥경화(artherosclerosis) 환자들은 운동성협심증(effort angina)을 왜 일으킬까?

환자병력

65세 A씨는 수년 전 당뇨병(diagetes mellitus)과 고혈압(hypertension), 그리고 동맥경화증을 진단받고 약물 복용하며 특별한 증상 없이 일상생활을 하고 있었다. 주변에서 약을 오래 먹으면 내성이 생겨 용량을 늘려야 하니 운동을 해보라는 얘기를 듣고, 운동을 시작하였다. 조금 쌀쌀한 이른 아침 운동을 하던 A씨는 가슴이 조금 뻐근한 느낌을 느꼈으나 무시하고 운동을 지속하던 중 가슴을 조이는 듯한 극심한 통증으로 쓰러져 응급실로 내원하였다.

- 원인

동맥경화는 심장동맥(관상동맥, coronary artery)의 협착을 유발하는 대표적인 원인이다(그림 3). 동맥경화가 유발된 혈관의 안쪽에는 죽상경화판(artheroma)이 형성되어, 점진적으로 안쪽 공간이 좁아지는 결과를 야기하게 되고 좁아진 부위를 통과하는 혈류량 또한 감소한다. 안정 시에는 문제가 없으나, 운동을 할 때처럼 심장근육으로 다량의 혈액을 공급해야 하는 경우에는 혈액이 협착 부위를 충분히 통과하지 못하게 되어 그 아래 관류영역에 허혈이 발생함으로써 운동성협심증이 나타난다(그림 4).

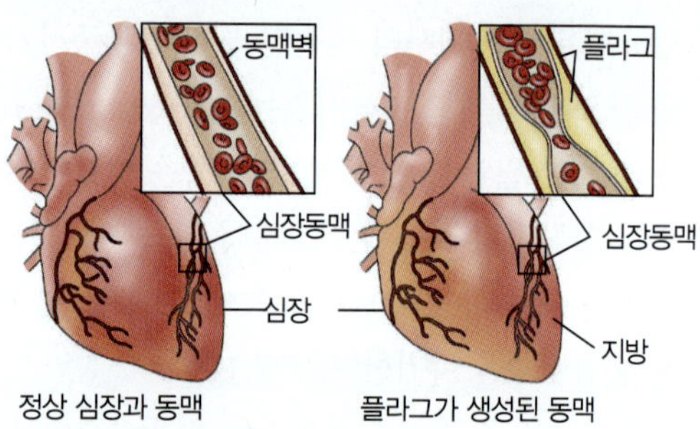

그림 3 심장동맥의 동맥경화증

- 증상

안정상태에서는 아무런 증상을 느끼지 못하나 운동을 하게 되면 가슴이 조이는 듯한 통증이 나타난다. 주로 가슴 중앙부위 혹은 빗장뼈 안쪽이나 왼쪽 어깨 등에서 압박감과 통증이 나타난다. 또한 통증이 가슴에서 왼쪽 어깨로 전도되는 특징을 보이기도 한다.

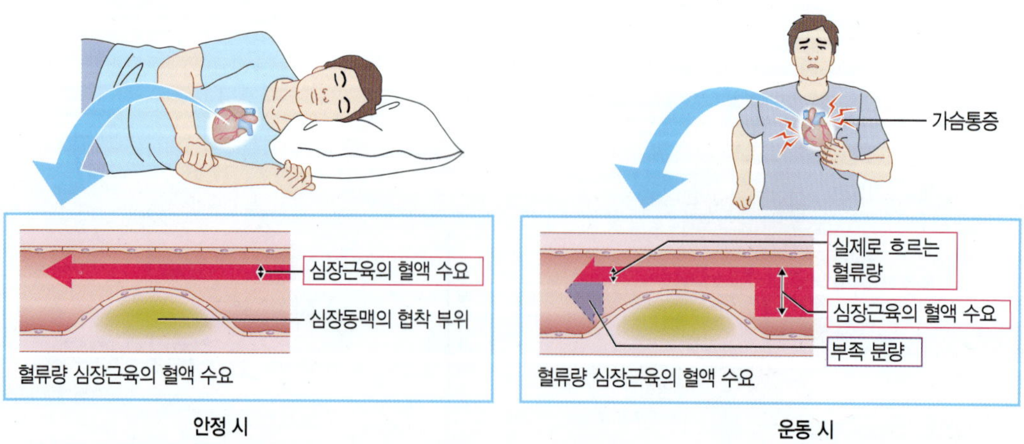

운동성 협심증은 안정상태에서는 증상이 없지만, 일정 수준 이상의 운동을 하면 가슴통증 등의 협심증 증상이 나타난다.

그림 4 운동성 협심증의 원인과 증상

– 이경희 교수

CHAPTER 15 삼킴생리

학습목표

1. 삼킴에 관련된 해부학적 구조 및 기능을 이해 할 수 있다.
2. 발달 과정에서의 삼킴에 관련된 해부학적 구조 및 기능을 이해 할 수 있다.
3. 삼킴에 관련된 뇌신경과 지배 근육을 이해 할 수 있다.
4. 삼킴에 관여하는 반사 작용을 이해 할 수 있다.
5. 성인과 소아에서 정상 삼킴의 생리학적 기전을 이해 할 수 있다.
6. 삼킴에서 기도 보호 기전을 이해 할 수 있다.
7. 삼킴에서 삼킴과 호흡 간의 기전을 이해 할 수 있다.
8. 정상 삼킴 생리의 다양성을 이해 할 수 있다.
9. 비정상적인 삼킴 생리의 기전을 이해 할 수 있다.

의학용어

1. 입천장혀활(palatoglossus arch), 단단입천장, 경구개(hard palate), 연구개(soft palate (velum))
2. 혀밑샘(sublingual gland), 턱밑샘(submandibular gland), 볼점막(buccal mucosa)
3. 아래턱뼈, 하악골(mandible), 목젖, 구개수(uvula), 입천장활(faucial arches (anterior and posterior)), 혀(tongue), 성대(vocal folds/cords), 후두덮개(epiglottis), 기관(trachea), 위턱뼈(maxillae), 입천장돌기(palatine process)
4. 인두(pharynx), 후두(larynx), 식도(esophagus), 기관(trachea)
5. 입안(oral cavity), 코안(nasal cavity), 코인두(nasopharynx), 입인두(oropharynx), 후두인두(laryngopharynx)
6. 입천장인두근(alatopharyngeus muscle), 상부인두수축근(superior pharyngeal constrictor muscle)
7. 입천장인두폐쇄(velopharyngeal closure), 앞입천장활(anterior faucial arch), 뒤입천장활(posterior faucial arch)
8. 턱목뿔근(myohyoid muscle), 턱끝목뿔근(geniohyoid muscle), 두힘살근앞힘살(anterior belly of digastric), 위목뿔근(superahyoid muscles),아랫목뿔근(infrahyoid muscles)
9. 목뿔뼈,설골(hyoid bone), 반지연골(cricoid cartilage), 방패연골, 갑상연골(thyroid cartilage), 모뿔연골(arytenoid cartilage)
10. 후두덮개계곡(valleculae), 조롱박오목(piriform sinus), 인두뒤벽(posterior pharyngeal wall), 모뿔덮개주름(aryepiglottic folds), 혀의 기저부(base of tongue)
11. 반지인두조임근(cricopharyngeal sphincter muscle), 상부 식도 괄약근(upper esophageal sphincter (UES))
12. 성대문위(supraglottic), 성대문(glottic), 성대문밑(subglottic space), 모뿔덮개주름(aryepiglottic folds), 거짓성대주름(false vocal folds), 참성대주름(true vocal cords),
13. 구강기(oral stage), 인두기(pharyngeal stage), 식도기(esophageal stage), 구강준비기(oral preparatory stage), 구강운반기(oral propulsive stage)
14. 침습(penetration), 흡인성 폐렴(aspiration pneumonia), 흡인 (사례) (aspiration)

삼킴은 삼킴장애와 같은 환자들의 최적의 치료와 평가를 위해서는 생리학과 해부학의 충분한 이해가 필요하다. 삼킴과정은 음식에 대한 인지 및 지각, 시각적 인식, 그리고 씹기, 삼키기 등의 다양한 모든 생리학적 반응이 관여하게 된다. 삼킴 치료사는 입안, 인두안과 식도 구조와 그들의 기능을 이해하는 것이 중요하다. 삼킴의 생리학적인 과정을 이해하는 것은 삼킴 질환과 환자들을 관리할 때 임상에서 빠르고 안전하게 치료하는 데 필수적이다. 삼킴의 생리학적 과정은 크게 입안준비단계, 입안(운반)단계, 인두단계, 식도단계 네 가지 과정으로 나눌 수 있다. 최근에는 삼킴 시작 전 과정으로 예측 단계를 포함하기도 한다. 정상적인 삼킴과정에서는 기도를 보호하고 입안과 인두에 잔여물이 없이 음식덩이를 모두 깨끗하게 넘기는 데 반해 비정상적인 삼킴에서는 삼킴 전, 삼킴 동안, 삼킴 후 잔여물이 관찰되거나 흡인이 관찰되게 된다. 음식의 점도와 양은 삼킴과정의 다양성을 설명할 수 있다. 삼킴장애는 주로 신경학적인 문제로 인하여 발생할 수 있는데 음식을 입에서부터 인두와 식도를 거쳐 위까지 옮기는 과정에서 일어날 수 있는 다양한 문제들이 발생한다. 이 단원에서는 정상 삼킴의 해부학적 구조 및 생리학적 기전을 알아보고자 한다.

01 삼킴 해부

1) 삼킴과 관련된 해부학적 구조

입안(구강, oral cavity), 인두(pharyngeal), 후두(laryngeal)와 근육신경지배의 해부는 다음 표 15-1과 그림 15-1에서 볼 수 있다. 입안, 인두 및 식도는 음식물을 적절히 처리하여 이동시키는 역할을 하며, 그 과정 중에 후두는 음식물의 기도 흡인을 방지(기도 보호)하는 역할을 한다. 입안에서 혀는 입과 인두 표면 모두에 있으며 입안의 목구멍기둥(구협지주, faucial pillar)은 인두로부터 떨어져 있다. 인두에 음식물을 압축해 밀어주는 근육들은 방패연골(갑상연골, thyroid cartilage) 앞쪽과 뒤쪽 정중솔기(후측중앙솔기, posterior median raphe)에 포함되어 있고 목뿔뼈(설골, hyoid bone)와 머리뼈에서 이는 곳을 형성하여 층으로 이루어져 있다. 턱(하악, mandible) 밑의 근육들은 아래턱에서 시작하여 목뿔뼈와 혀(tongue)에서 이는 곳을 형성한다. 반지인두근(윤상인두근, cricopharyngeus muscle)은 반지연골(윤상연골, cricoid cartilage) 앞쪽과 연결되어 있고 반지연골의 뒤가 압축되면 위 식도조임근(상부 식도괄약근, upper esophageal sphincter)이 닫히게 된다. 후두에서 유래한 후두덮개(후두개, epiglottis)는 위쪽과 거꾸로 각을 이루고 있다. 이것은 앞쪽 목뿔뼈에

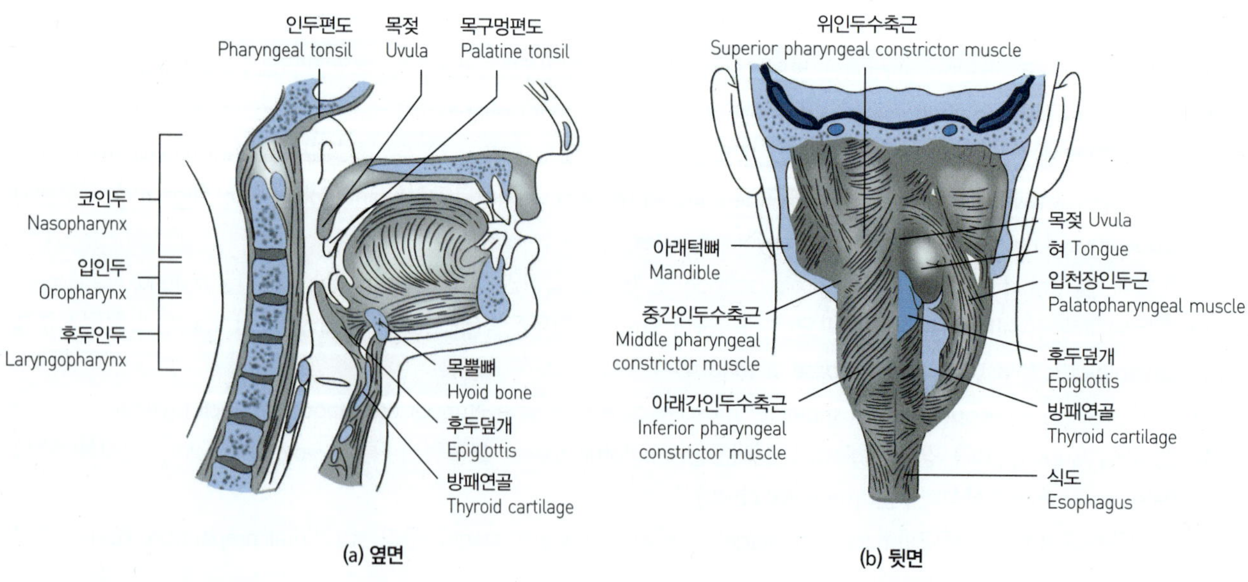

그림 15-1 입안과 인두의 해부학적 구조

표 15-1　삼킴에 연관된 대표적인 근육들의 신경지배(뇌신경)

뇌신경	지배 근육	기능		
		감각	운동	부교감신경
삼차신경(trigeminal nerve, V)	씹기근육(masticatory muscles) 턱목뿔근육(mylohyoid muscle) 입천장긴장근육(tensor veli palatini muscle) 두힘살근의 앞힘살근육(anterior belly of digastrics muscle)	– 눈신경 이마, 안구, 위눈꺼풀 및 코의 피부, 결막, 눈물샘에 분포해 감각 받아들임 – 위턱신경 얼굴의 중간부분, 아래눈꺼풀, 코의 바깥쪽, 윗입술의 피부와 물렁입천장, 단단입천장에 분포해 위치감각정보 입력 및 출력 – 아래턱신경 얼굴의 아래쪽, 뺨, 혀, 아래쪽 치아와 잇몸에 분포	– 지배 근육의 움직임	없음
얼굴신경(facial nerve, VII)	얼굴근육(facial muscle) 붓목뿔근육(stylohyoid muscle) 두힘살근의 뒤힘살근육(posterior belly of digastrics muscle)	– 바깥귀와 귓바퀴의 피부에 분포해 일반감각(통각, 온도감각 등)을 담당 – 혀 앞쪽 2/3의 맛봉우리에 분포해 미각을 담당	– 얼굴표정과 등자뼈 긴장, 목뿔뼈 위로 당김에 관여 – 입술 밖으로 음식물 유출 방지	– 눈물샘으로 연결되어 눈물분비기능을 담당, 턱밑샘과 혀밑샘에 연결되어 침분비 기능 담당
혀인두신경(glossopharyngeal nerve, IX)	붓인두근육(stylopharyngeus muscle)	– 가운데귀공간, 귀인두관, 편도, 인두, 물렁입천장 감각 관여 – 혀의 뒤쪽 1/3에 있는 맛봉오리에 분포하며 해당 부분의 미각 담당	– 물렁입천장 하강, 인두/후두 상승 – 평상시에는 식도입구를 닫다 삼킴시 이완하여 식도 입구 열림	– 귀밑샘에 분포하여 침분비에 관여
미주신경(vagus nerve, X)	입천장올림근육(levator veli palatine muscle) 입천장인두근육(palatopharyngeous muscle) 귀관인두근육(salpingopharyngeous muscle) 후두 내부근육(intrinsic laryngeal muscles) 반지인두근육(cricopharyngeus muscle) 인두수축근육(pharyngeal constrictors)	– 입천장, 뒤통수, 인두, 심장, 목동맥 팽대, 목동맥토리, 식도, 위, 소장, 간, 쓸개, 이자, 대장의 대부분, 기관과 기관지, 신장, 난소와 고환에서 오는 내장감각을 전달 – 후두덮개에 있는 맛봉오리에 분포하여 미각을 담당 (+ 일반감각)	– 내장기관(기관, 기관지, 식도, 위, 소장, 간, 쓸개 등)의 민무늬근육을 지배하여 운동 담당	– 후두, 식도의뼈대근육 지배 성대모음, 벌림
더부신경(accessory nerver, XI)	입천장인두근육(palatopharyngeus muscle)	없음	– 미주신경과 함께 입천장의 신경지배	없음
혀밑신경(hypoglossal nerve, XII)	혀 내재근육(intrinsic tongue muscles) 목뿔혀근육(hyoglossus muscle) 턱끝목뿔근육(geniohyoid muscle muscle) 턱끝혀근육(genioglossus muscle) 붓혀근육(styloglossus muscle) 방패목뿔근육(thyrohyoid muscle)	없음	– 혀의 운동과 모양 조절 – 수의적으로 음식으르 조작하는데 도움을 줌 – 삼킴중 목뿔뼈와 혀 위로 이동 – 목뿔뼈 하강, 방패연골 상승	없음

붙어 있다. 혀의 표면과 인두 사이에 공간이 있고 이 후두덮개 공간을 후두덮개계곡(후두개곡, vallecular)이라고 한다. 후두는 후두덮개의 표면뿐만 아니라 성대주름(진성대, true vocal folds)과 거짓성대주름(가성대, false vocal folds)도 포함되어 있다. 후두의 상단 끝이 인두의 아랫부분에서 열리고 후두 옆면에는 조롱박오목(이상동, pyriform sinus)이라고 불리는 두 개의 공간이 있다(그림 15-2). 삼킴에 이용되는 모든 복잡한 근육 활동은 뇌줄기와 대뇌겉질로부터 삼킴에 관여하는 삼차신경(V), 얼굴신경(VII), 혀인두신경(IX), 미주신경(X), 더부신경(XI), 혀밑신경(XII)(5번, 7번, 9번, 10번, 11번, 12번 뇌신경)에 의해 조절된다.

2) 입안-인두반사

입안-인두반사들은 다양한 기능을 가지고 있다. 빨기, 삼킴, 호흡, 말하기와 씹기뿐만 아니라 구역질, 구토, 기침과 코골기 등의 기능들을 포함한다. 이들 기능들은 턱근육, 얼굴, 입술, 혀, 입천장과 인두근육들에 관여한다(표 15-2).

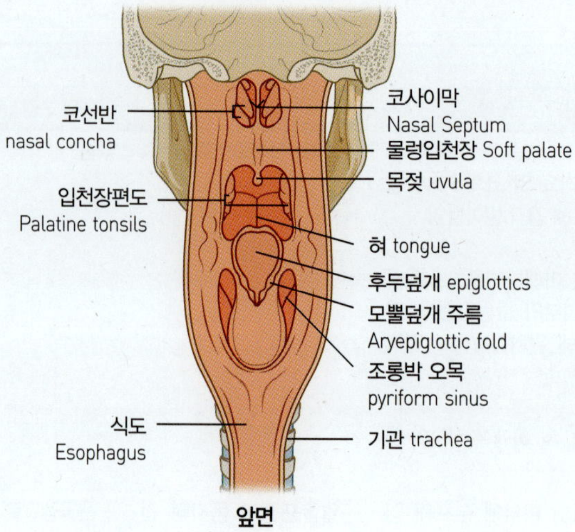

그림 15-2 인두의 구조

표 15-2 삼킴 활동에 관여하는 입안-인두부 반사

반사 분류		감각	운동	반응
구강반사(oral-reflexes)	삼차-목반사(trigeminal-neck reflex)	입안 주변 부위	목운동 신경원	머리에서 얼굴쪽으로의 자극을 지각
	혀-혀반사(tongue-tongue reflex)	혀에 닿는 감각	혀밑 운동신경원	혀끝에서의 자극을 지각
	입술과 얼굴에서 조절되는 반사			
	입술반사(lip-lip reflex)	윗입술을 누름	얼굴 운동신경원	입술근육 접촉
	입-입술반사(oral-lip reflex)	입안의 압각	얼굴 운동신경원	입술근육 접촉
	혀-얼굴반사(tongue-facial reflex)	혀밑신경	얼굴 운동신경원	얼굴근육 흥분
혀조절반사 (tongue modulating reflexes)	혀-혀밑반사 (lingual-hypoglossal reflex)	혀밑신경 또는 혀의 기계적 자극	혀밑 운동신경원	혀근육들의 흥분과 억제
	깨물-혀밑반사 (masseter-hypoglossal reflex)	씹기신경	혀밑 운동신경원	혀근육들의 억제와 혀 운반 근육의 흥분
	아래 이틀-혀밑신경 (inferior alveolar-hypoglossal reflex)	아래 이틀신경	혀밑 운동신경원	혀의 운반과 역운반 근육들의 억제
	혀인두-혀밑반사 (glossopharyngeal-hypoglossal reflex)	혀인두신경	혀밑 운동신경원	혀 운반 근육 흥분/ 몇몇 내부 근육과 역운반 근육 억제
	턱-혀밑반사(jaw-hypoglossal reflex)	턱을 열고 회전	혀밑 운동신경원	혀의 운반을 증가시키고 턱을 열림
	관자-혀밑반사 (temporalis-hypoglossal reflex)	관자근육	혀밑 운동신경원	붓혀근육의 활동이 증가하고 관자 근력이 증가
	미각-혀밑반사 (taste-hypoglossal reflex)	혀의 단맛	혀밑 운동신경원	혀의 가쪽 움직임/혀 내밀기/전체 혀 움직임/입 벌림
		자당, 염화나트륨, 염산	삼차 운동신경원	
턱조절반사 (jaw modulating reflexes)	입안/턱-폐쇄근반사 (oral-jaw-closing muscles reflex)	입안부위	삼차 운동신경원	턱을 닫는 근육을 억제
	턱-열림반사(jaw-opening reflex)	입안부위	삼차 운동신경원	아래턱을 열리게 하는 근육 흥분
	이틀-깨물반사 (periodontal-masseteric reflex)	치주부위	삼차 운동신경원	아래턱 움직임
	가쪽 턱반사 (lateral mandibular reflex)	앞니의 빠른 압각	삼차 운동신경원	반대측에서의 턱 움직임

표 15-2 삼킴 활동에 관여하는 입안-인두부 반사-계속

반사 분류		감각	운동	반응
인두반사 (pharyngeal reflexes) 인두 보호와 호흡체계	인두반사(pharynx reflex)	혀인두부위	혀밑 운동신경원	혀와 인두근육들의 활동 증가
	구토반사(gag reflex)	입인두부위	삼차 운동신경원 혀밑 운동신경원	음식물 방출을 위한 움직임
	삼킴반사(swollowing reflex)	인두와 입안 자극	삼차 운동신경원 혀밑 운동신경원	삼킴의 인두단계와 식도단계 움직임
	무호흡반사(apneic reflex)	혀쪽 신경이나 후두덮개 표면, 후두에서 물	가로막 운동신경원 혀밑 운동신경원	호흡의 정지
	기침반사(cough reflex)	삼차신경가지, 혀인두 신경가지	가로막 운동신경원	기침
	호흡반사(respiration reflexes)	인두부위 자극	갈비사이 운동신경원	강한 날숨

3) 발달에 따른 삼킴과 관련된 해부학적 구조와 기능

유아의 목과 머리의 해부학적 구조는 성인과 차이가 있다. 유아에서는 치아가 없고 단단입천장이 평평하며 후두와 목뿔뼈가 목부위에서 입안쪽으로 높게 위치하고 있다. 후두는 **코인두(nasopharynx)** 쪽으로 열리므로, 후두덮개가 물렁입천장의 뒤쪽에 붙어 있다. 하지만 기도는 연부조직 장벽(soft tissue barrier)에 의해 입안에서 분리되어 있다. 사람에서 인두 해부학적 구조는 발달과정 중에 서서히 변하게 된다. 목이 길어지게 되면서 후두는 목의 아래쪽으로 내려가게 되고 물렁입천장과 후두덮개의 접촉은 벌어지게 된다. 그리고 인두는 수직으로 길어진다. 이것은 발성의 발달과정에 관여한다. 인두는 음식이 지나가는 통로인 동시에 공기 통로인 기도의 일부로서, 이곳은 흡인(aspiration)에 매우 취약한 부분이다(그림 15-3).

표 15-3 성인과 영유아의 삼킴 구조의 차이

구조	차이점(영유아)
입안	혀로 가득 차 있어 공간이 좁음
아래턱	작고 뒤쪽으로 당겨져 있음
볼	지방덩어리가 많이 포함되어 볼록한 모양
혀	혀의 측면 움직임이 제한되면 빨기위한 앞뒤 움직임이 강함
물렁입천장	상대적으로 커서 혀와 맞닿는 부위가 넓음
후두	성인보다 높게 위치해 있으며 후두 상승 범위가 적음
목뿔뼈	후두 및 아래턱과 서로 근접함
식도	식도 역류가 빈번하게 일어남

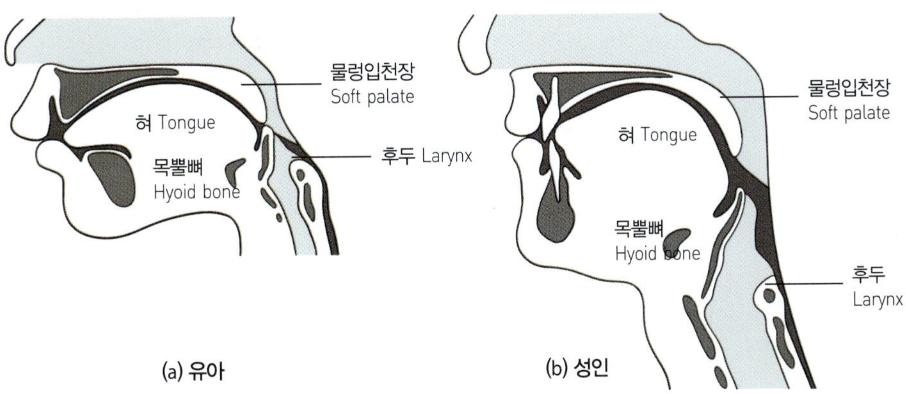

그림 15-3 유아와 성인의 인후두부 해부학적 구조

성인과 유아의 목과 머리의 시상부위. 음식의 이동 통로와 기도는 검은색과 밝은 회색 음영으로 표시.
(a) 유아에서, 작은 입안, 평평한 혀와 입천장. 후두덮개는 물렁입천장과 붙어 있다. 기도와 음식 이동 통로는 삼킬 때 제외하고는 떨어져 있다.
(b) 성인에서, 후두는 목 아래쪽에 위치하고 음식이 이동하는 통로와 기도는 인두에서 교차되어 있다.

02 정상 삼킴 생리

먹고 삼키는 복잡한 동작은 6개의 뇌신경이 지배하는 48쌍의 근육 활동에 의해 반사적으로 일어나게 된다. 이들은 두 개 이상의 생물학적 기능을 가지고 있다(입에서부터 기도를 보호하며 음식물을 운반). 삼킴 과정은 일반적으로 음식덩이의 위치에 따라 입안단계, 인두단계, 식도단계로 나누어져 있다. 입안에서 인두 중앙부로 음식물이 이동하는 것은 단단한 음식 또는 액체 형태의 음식을 먹는 것과 차이가 있다. 삼킴 장애는 입안, 인두, 후두나 식도의 기능적 또는 구조적 결손에 따라 다양하게 나타날 수 있다. 일반적으로 삼킴은 정상적인 먹기와 삼키기를 설명할 수 있다. 단단한 음식을 먹거나 삼키기 위한 과정과 액체를 마시는것과 삼키기 위해 네 가지 단계가 있다. 삼킴 과정은 음식물의 위치에 따라 입안전단계, 입안운반단계, 인두단계, 식도단계로 4단계 분류했다. 고형식을 삼키는 경우에는 입안 준비단계와 예측 단계를 포함하여 다시 5단계로 나누어 설명되고 있다(그림 15-4). 본 교과서에서는 정상적인 삼킴 4단계를 포함한 고형식을 삼키는 경우의 먹기의 처리모델(process model of feeding) 5가지 단계로 설명할 수 있다. 삼킴은 일련의 수의 및 불수의적인 운동을 통해 음식물이 특정 해부학적 구조물을 통과해야 한다. 음식물 통과하는 과정 중 위치에 따라 각각의 단계를 구분할 수 있다. 즉, 예측 단계(anticipatory phase), 입안(구강)준비기/입안 전 단계(transit phase), 입안(운반) 단계(oral (transit) phase), 인두단계(pharyngeal phase) 그리고 식도단계(esophageal phase)로 이루어진다(그림 15-4). 첫 번째는 예측 단계로 식사장소에 가기 전에 시작되는데 식사와 관련된 심리, 감정, 사회적 배경 등이 관여하게 된다. 음식이 입에 닿기 전 시각과 청각을 자극하여 태액의 분비 등 음식물을 받아들일 준비를 하는 과정이다. 두 번째는 입안 준비기/입안 전 단계로 필요한 경우 음식을 씹거나 입안에서 조작하는 단계로 삼킬 수 있는 농도와 형태로 만들어 내는 단계이다. 세 번째는 입안단계로 혀의 움직임이 증가하고 음식덩이를 인두로 보내며, 음식을 뒤로 밀어 넘겨 인두 삼킴이 유발되기까지의 단계이다. 네 번째로 인두 단계는 인두삼킴이 유발되고 음식덩이가 인두 안을 통과하는 단계이다. 모든 사람들은 삼킴 과정 중 인두단계 동안 호흡을 멈춘다. 이것은 기도 반사(airway-protection reflex) 기전이라고 한다. 마지막 단계인 식도 단계는 식도의 꿈틀운동(연하작용)으로 음식덩이가 경부식도와 흉부 식도를 지나 위장으로 운반되는 단계이다. 이러한 일련의 과정은 입안, 인두, 후두, 식도 주변 근육들에 의해 연속적으로 수축과 이완을 통해 일어나게 된다. 각 단계에서는 삼키게 되는 음식의 다양성에 따라 소요되는 시간이 달라지게 되고 자발적인 노력에 영향을 받는다. 따라서 음식의 특성에 따라 정상적인 삼킴의 유형은 다양하게 나타난다. 또한 삼킴 과정에서는 호흡 및 삼킴 기능과의 조화가 필요하다.

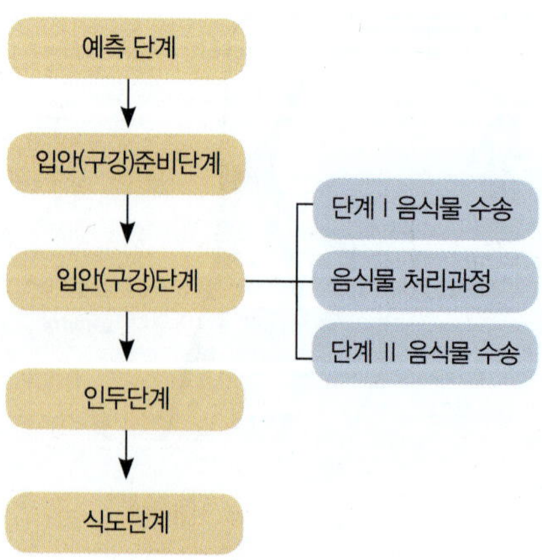

그림 15-4 삼키기의 생리학적인 과정(먹기의 처리 모델)

핵심돋보기

삼킴의 구성 단계

1. 예측단계: 음식에 대한 시각, 청각, 후각 등의 자극을 받는 시기
2. 입안 준비단계: 음식덩이를 형성하는 단계
3. 입안(운반)단계: 음식덩이를 입안에서 다음 인두 삼킴이 유발되기까지의 단계
4. 인두단계: 음식덩이가 앞쪽 입천장인두활을 지나 인두 안으로 들어가는 단계
5. 식도단계: 인두에서 넘어온 음식덩이들은 꿈틀운동을 통해 위로 이동하는 단계

1) 예측 단계

음식물에 입에 닿기 전까지의 시기이며 식사 장소에 가기 전부터 시작된다. 음식과 관련된 심리, 감정, 사회적 배경들이 영향을 미치게 되며, 음식물에 대한 시각, 청각, 후각 등의 자극에 대해 반응하게 된다. 음식의 다양성, 음식의 상태, 식사 동안 자세, 식사 도구와 식사 시간의 분위기 등의 특성을 파악하고 타액의 분비가 일어나며, 음식물을 받아들이기 위한 준비가 이루어지는 시기이다. 음식에 대한 습관과 인지 능력에 영향을 미치는 단계이다.

2) 입안 준비기/입안 전 단계

시각과 후각 정보를 통해 침분비를 자극하게 되고 입안의 음식물들이 밖으로 누출되지 않도록 입을 다물고 있다. 이 시기는 입안 전방부에서 음식물의 저작을 위해 준비하는 시기이다. 음식물을 음식덩이로 만들기 위해 혀로 조작하게 된다. 입안 전체에서 음식물의 맛, 질감, 온도 등의 감각 정보를 뇌에 전달하게 된다. 빨대나 컵에 있는 액체가 입안으로 들어간 후, 액체는 입바닥의 앞쪽 부분이나 위쪽 치아쪽에 둘러싸여 단단입천장과 혀의 표면에 접촉되어 모여 있게 된다. 입안에서는 단단입천장과 혀가 접촉하게 되고 삼킴 전에 **인두 중앙부위(vel-opharn)** 안으로 액체가 새어 나가는 것을 방지하기 위해 봉인된다. 완벽하게 봉인되지 않을 경우 인두 안으로 액체가 미성숙 유출 삼킴 전 조기 유출될 수 있고, 이러한 미성숙 유출은 고령일수록 증가하게 된다.

(1) 단단한 음식을 먹을 때 입안 준비기/입안 전 단계

사람에서 순차적으로 일어나게 되는 정상적인 먹기 과정을 몇가지 단계로 설명하기에는 제한적인 측면들이 있다. 특히 **입인두(oropharynx)**에서 음식 수송과 음식덩이 형성이 그것에 해당된다. 건강한 사람이 딱딱한 음식을 먹고 입인두(조롱박오목 포함)에서 죽 상태의 음식덩이를 형성하고 인두단계로 가기 몇 초 전에 미리 삼킴 시작이 이루어 진다. 음식을 추가해서 먹거나 입안에 음식물이 남아 있어도 음식덩이가 입인두를 통과하게 되고 계속 씹게 된다. 이러한 현상은 입안 준비단계와 운반단계가 인두단계에서 중복된다. 하지만 4단계 과정 모두에서 일치하는 것은 아니다. 단단한 음식을 먹는 것을 관찰한다면 먹는 과정을 자세히 설명할 수 있다.

3) 입안단계

음식물을 삼키기 좋은 상태로 준비하고 삼키기 적당해진 음식덩이를 이동하게 된다. 입안단계에서도 음식물이 인두단계로 넘어가는 과정 전까지를 여러 단계로 설명할 수 있다. 혀는 점차적으로 앞에서 뒤와 위로 올라가게 되고 동시에 입술은 닫고, 혀의 움직임이 증가, 코로 호흡하게 된다. 혀의 중앙 부위에 홈이 생기게 되고, 혓바닥 부위를 통과하는 아래턱 사이에 다다른다. 입안단계의 종점에서 인두기가 시작된다. 음식물의 이동 시간은 1~1.5초가량 소요된다. 입안 운반단계 동안(oral propulsive stage), 혀끝이 상승하며, 혀가 앞부분에서 뒷부분으로 공간을 줄여 밀어내고 혀와 단단한 입천장 사이의 압력을 높임으로써 음식덩이를 이동하게 하는 과정이다. 혀의 표면이 위쪽으로 움직이고, 앞쪽에서 뒤쪽으로 혀-입천장 접촉 영역이 점차 넓어지게 된다. 음식덩이를 인두 안으로 보내기 위해 입천장 앞을 지나 뒤쪽으로 짜주듯이 밀어준다. 액체를 마실 때 인두단계는 입안에서 음식물이 운반되는 동안 시작된다. 입안 단계는 몇 가지 단계로 다시 구분된다.

(1) 단계 I 음식물 수송

음식물을 입안으로 섭취하면 혀가 음식덩이를 뒤쪽으로 이동하게 되고 먹는 과정 동안 아래 치아 표면에 음식물을 보존하고 턱을 바깥쪽으로 회전(laterally rotation)하며 씹게 된다.

(2) 음식물 처리과정

음식물 수송단계에서 만들어진 음식덩이(bolus)는 저작에 의해 크기가 작아지고 침 분비에 의해 부드러워지며 삼키기 위한 최적의 상태로 만들어진다. 씹고 있는 모든 음식들은 삼키기가 준비될 때까지 계속된다. 이러한 과정에 아래턱의 주기적인 움직임은 혀, 볼, 물렁입천장과 목

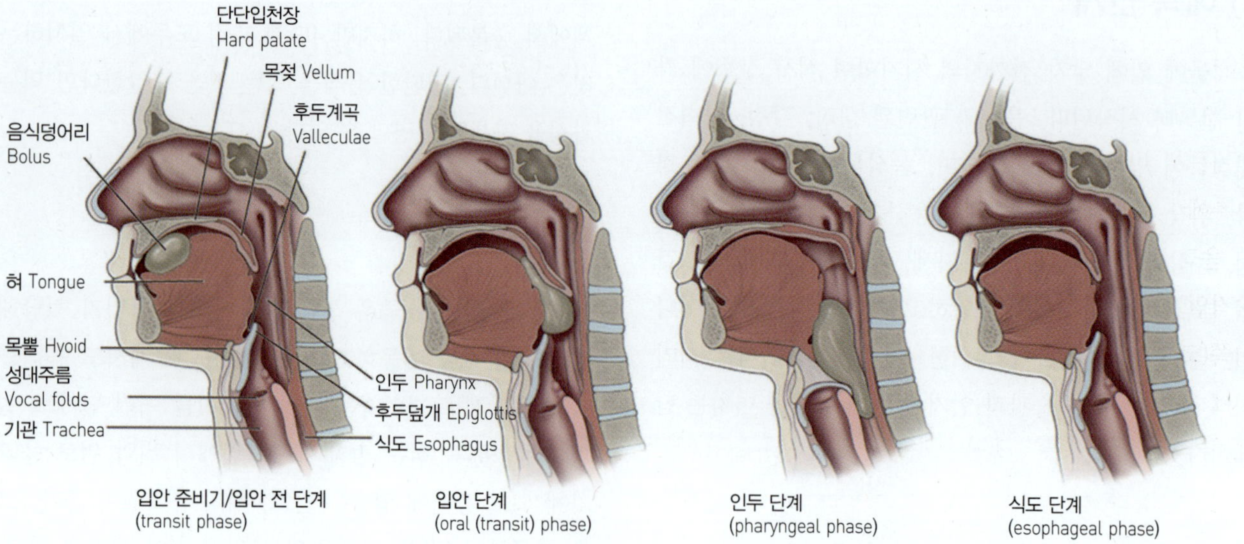

그림 15-5 정상 삼킴 과정

표 15-4 정상 삼킴에서 입안 및 인두기의 과정

입안 준비 단계(transit phase)	
움직임	**반응**
입술 닫음	입안 밖으로 음식물이 유출 되는 것을 방지
액체 음식덩이는 혀와 단단입천장 앞쪽에서 컵 컵모양으로 음식물을 잡아 입안 바닥 부위에 위치	액체 음식덩이를 유지
음식덩이가 삼켜지기 직전 혀의 앞쪽에서 머물고 단단입청장이나 혀의 앞쪽이 컵 모양으로 유지	음식덩이가 모아져 삼켜질 준비
고체형 음식을 씹기 위해 혀와 턱을 옆으로 움직이며 회전함	음식을 씹기 위해 치아 사이에 음식물을 넣고 침과 썩인 상태네 음식물을 모아 씹음
물렁입천장의 기저부와 혀의 뒤쪽이 만남	인두기가 시작되기 전으로 음식물이 조기에 인두로 흘러들어가는 것을 방지함
입안(운반)단계(oral (transit) phase)	
움직임	**반응**
혀는 점진적으로 앞에서 뒤위쪽으로 상승	입안 앞쪽에서 뒤쪽으로 음식물이 이동
혀의 중앙에 고랑이 형성	음식이 혀의 움직임에 따라 이동
음식물이 양쪽 앞입천장활 사이에 도달	입안단계의 끝과 인두단계가 시작. 삼킴반사의 반응
인두단계(pharyngeal phase)	
움직임	**반응**
물렁입천장과 인두 근육들이 상승하여 인두벽에 접근	음식물이 코안으로 역류하는 것을 방지
혀의 기저부가 인두뒤벽 쪽으로 수축하는 동시에 인두뒤벽이 혀의 기저부를 향해 수축	음식물이 인두를 통과하여 식도로 운반 될 수 있도록 압력을 형성
목뿔뼈와 방패연골의 앞위쪽으로 움직임(상승)	후두 폐쇄가 시작
후두가 진성대모음 → 기상대모음 → 후두덮개 기울임 순으로 닫힘	성대가 모아지고 기도가 폐쇄
후두가 앞위쪽으로 상승하여 최고점까지 올라감	기도가 보호된 상태에서 반지인두조임근의 이완(반지인두근은 항상 수축하고 삼킬 시 이완)
반지인두 또는 상부식도조임근이 이완되고 당겨서 열림	음식이 식도 안으로 통과

뿔뼈의 움직임에 긴밀하게 협동하여 움직이게 된다(그림 15-5).

① 액체를 삼킴

액체를 입안에서 머금고 있고 입안 뒤쪽은 혀와 입천장 접촉에 의해 닫히게 된다. 반면에 액체를 삼키는 동안 턱의 움직임과 연합하여 혀와 물렁입천장 양쪽이 지속적인 움직임이 일어난다. 그 결과, 액체를 마시는 중에는 입안 뒤쪽(코안)이 닫혀 있다. 코의 화학수용기에 의해 음식의 향에 대한 정보를 받게 되고 인두를 통해 코 안에서는 턱과 혀의 움직임이 공기 펌프 작용을 한다.

② 혀의 지속적인 움직임 동안 턱의 움직임

혀의 움직임 동안은 앞뒤 및 수직면 양쪽에서 턱에 움직임도 크게 일어난다. 턱의 움직임은 수직형태와 유사한 움직임이 일어난다. 턱이 열리는 동안, 혀는 앞과 아래쪽으로 움직이고 턱이 열리는 중간 또는 끝부분에서 혀는 앞쪽 지점에 도달하게 된다. 혀는 턱이 열리는 끝부분에서 뒤로 이동하게 된다. 그래서 우리가 먹을 때 혀를 깨무는 것을 방지하게 된다. 혀는 안쪽과 바깥쪽으로 움직이며 씹는 동안 턱은 앞뒤로 회전한다. 이러한 움직임은 아래 치아의 맞물림 표면(교합 표면, occlusal surfaces)에 음식물을 계속 볼쪽으로 보내주는 움직임이 일어나게 된다. 먹는 동안 목뿔뼈는 위, 아래로 끊임없이 움직이기도 하지만 턱이나 혀의 움직임 더 다양하다. 목뿔뼈(설골, hyoid)는 머리뼈(두개골, cranial bone), 아래턱뼈(하악골, mandible), 복장뼈(흉골, sternum), 목뿔위(설골상, suprahyoid)와 목뿔아래근육(설골하근, infrahyoid muscles)에 신경지배되는 방패연골이 기계적으로 연결되어 있다. 이 근육들의 연결은 목뿔뼈가 턱과 혀의 움직임 조절에 중요한 역할을 한다.

(3) 단계 II 음식물 운반

음식을 삼키기에 적절한 시기에는 혀에 음식물을 두고 인두 중앙부위에서 목구멍을 통해 뒤쪽으로 이동하게 한다(그림 15-6). 이 단계에서 기본적인 기전은 액체 형태의 음식덩이를 삼킬 때 입안 운반 단계로 설명하고 있다. 앞쪽 혀 표면이 처음으로 단단입천장 위쪽 앞니 뒤에 접촉하게 된다. 혀-입천장 영역은 점차적으로 뒤쪽으로 넓게 접촉되어지고, 분쇄된 음식을 압착하여 짜주듯

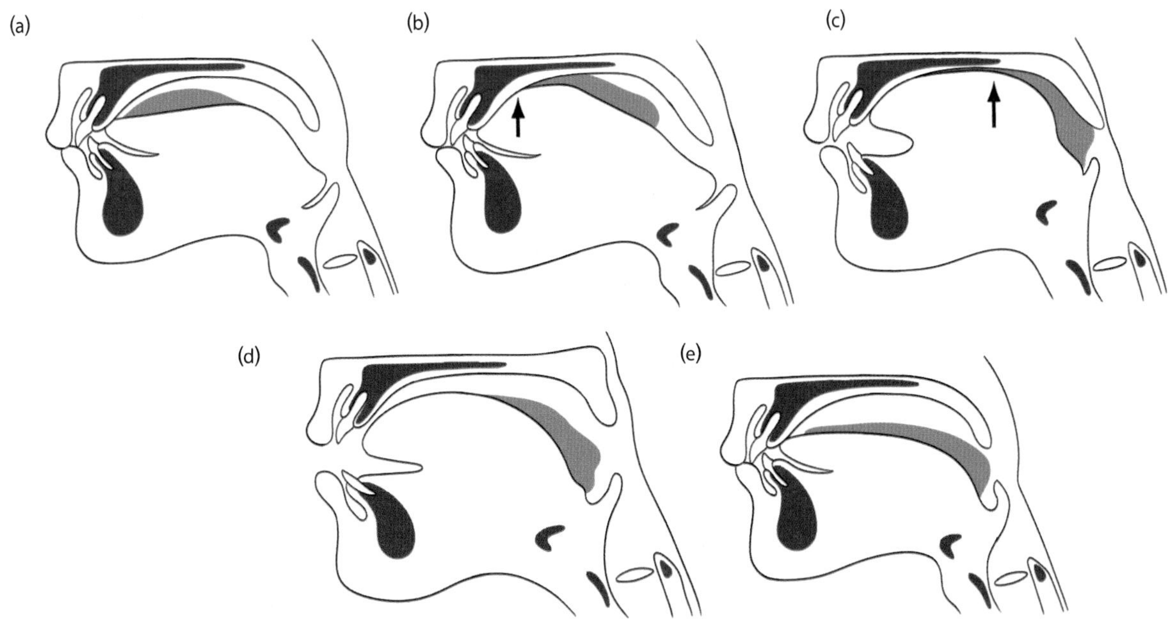

그림 15-6 단계 II 음식물 운반

(a~c) 초기에 입천장을 따라 혀가 짜주듯이 음식덩이를 뒤쪽으로 넘겨준다. 위와 아래 치아는 초기 입이 열리는 단계와 함께 닫힐 때 목구멍을 통해 인두 안으로 들어갈 수 있게 넘겨준다.
(d, e) 음식덩이들은 삼킴 과정 동안 후두덮개계곡에 도달한다.

이 밀어주게 된다. 이 단계에서는 주로 혀의 작용이 크며 중력의 역할은 필요 없다. 이동한 음식들은 혀의 인두 표면과 후두덮개계곡 안에 쌓이게 된다. 계속 씹고 있는 음식들은 입안에 남아 있고 인두 중앙부위의 음식덩이들은 위에서 설명된 단계가 반복적인 주기를 가지고 지속적으로 이동하게 된다. 정상적인 사람에게 단단한 음식을 먹을 때는 10초 내에서 두 번째 삼킴 주기가 일어나게 되고 인두 중앙부위 음식들이 이동하게 된다. 음식덩이가 앞입천장활(anterior faucial arch)에 도달하였을때 입안단계가 끝나고 인두단계가 시작된다.

핵심돋보기

점도의 증가

음식덩이의 점도가 증가하면 입안 부위 혀와 혀의 바닥 부위, 인두벽에 의해 발생되는 압력이 증가하고 근육의 활동도 증가한다.

음식의 농도	음식의 적합한 예
묽은 액체	물, 주스, 커피
진한 액체	토마토 주스, 탈지유, 버터밀크
진한 액체를 포함한 퓨레화된 음식	으깬 감자, 갈아놓은 사과, 푸딩
기계적인 부드러운 음식	삶은 콩, 잘게 만든 고기 덩어리
단단한 음식	쿠키, 크래커, 햄버거 또는 스테이크

• 퓨레식(Purée): 동질의 응집력 있는 푸딩 같은 형태로 되어 있어 씹는 동작이 거의 일어나지 않고 음식덩이를 조절할 수 있음.

4) 인두단계

인두삼킴은 1초 이내에 일어나며 순차적으로 빠르게 활동한다. 두 가지 생물학적 기능을 가지고 있다. 이 단계에서는 물렁입천장 및 인두근육들이 올라가면서 음식물이 코안으로 들어가는 것을 방지하고 혀바닥부위(혀기저부)가 뒤쪽인두벽으로 뒤당김(후퇴, retraction)하게 된다. 뒤쪽인두벽은 혀바닥부위와 함께 수축하여 음식 덩이를 인두쪽으로 옮기기 위해 압력을 형성한다. 이때 후두가 앞위쪽으로 움직임이 일어난다. 목뿔뼈가 상승하게 되면서 후두 덮개가 하강(후방 기울임)하여 기도를 보호하게 된다. 인두단계에서 삼킴 과정이 일어나는 동안 일시적으로 호흡을 멈추는 삼킴 무호흡(sleep apnea)이 일어나게 된다. 이때, 후두 닫힘의 순서로는 참성대주름이 닫히고 다음으로 거짓성대주름이 닫힌다. 마지막으로 모뿔덮개주름이 후두덮개의 바닥부분과 접촉하게 된다(후두 폐쇄 3단계). 인두기의 끝부분에서는 반지인두근(윤상인두근, cricopharyngeus muscle) 또는 위-식도조임근(upper-esophageal sphincter)이 이완되고 최대로 열리면서 음식물이 통과하게 된다.

(1) 음식물 통로

인두와 위 식도조임근을 통해 음식덩이가 이동하게 된다.

(2) 기도 보호

음식물이 기도 안으로 들어가는 것을 방지하기 위해 음식물이 통과하는 동안 인두로부터 후두와 기도를 보호하기 위해 분리된다.

인두단계 동안, 물렁입천장 상승과 인두의 뒤쪽 벽과 바깥쪽이 접촉하고 동시에 인두 중앙 부위에서 인두 안으로 음식덩이가 들어오게 된다(그림 15-7). 물렁입천장의 상승은 코안으로 음식덩이의 역류를 방지한다. 인두벽은 음식덩이를 밀고 **혓바닥 부위(혀기저부, tongue base)**가 반대로 **뒤당김(후퇴, retraction)**한다. 인두를 압축하는 근육들은 음식덩이를 위에서 아래쪽으로 순차적으로 밀어 준다. 또한 인두에서는 인두안의 용적이 감소하게 되며 길이는 짧아지게 된다.

후두의 전상방으로의 움직임은 목뿔뼈올림근에 의해 일어나며, 위로 약 2cm와 앞으로 약 1cm 정도 움직임이 일어난다. 후두덮개의 하강(후방 기울임)은 후두 입구를 막는 역할을 한다.

위 식도조임근이 열리는 것은 식도 안으로 음식덩이가 들어가기 위해 필수적인 요소이다. 인두수축근, 반지인두근 그리고 식도의 먼쪽부위에서부터 위 식도조임근이 이루어져 있고 긴장성 근육수축(tonic muscle contraction)으로 인해 안정기에 닫힌다. 반지인두근이 이완하여 위 식도조임근이 열리게 되고 인두의 직경이 증가하면서 음식물이 통과하게 된다. 위 식도조임근의 열림은 세 가지 중요한 요인에 기여한다.

① 반지인두근의 이완

반지인두근 근육의 이완은 위 식도조임근의 입구 또는 음식물의 출발보다 앞서 일어난다. **반지인두근(윤상인두근, cricopharyngeus muscle)**은 음식이나 액체가 위 식도조임근을 통과하는 순간에만 이완되고 삼키기를 하는 순간 외에는 항상 수축되어 있다. 반지인두근의 기능 장애는 삼킴작용이 일어날 때 긴장성 수축으로 인해 위 식도조임근을 이완되고 열리는 것에 어려움이 생긴다.

② 목뿔위근과 방패목뿔의 수축

목뿔위근(설골상근, suprahyoid muscle)과 방패목뿔(갑상설골, thyrohyoid muscle)은 근육들을 당겨 조임근을 열고 목-후두(설-후두, hyo-laryngeal) 복합체를 앞쪽으로 끌어당긴다.

③ 음식덩이를 내려보내는 압력

이러한 압력은 위 식도조임근을 팽창하게 하고, 열리는 것을 보조한다.

이러한 기전의 가장 중요한 것은 능동적으로 열리는 과정이다. 위 식도조임근을 열리게 하는 것은 다른 조임근들과는 많은 차이가 있다. 수동적으로 열리는 바깥쪽 식도조임근, 식도조임근의 이완 및 음식덩이를 내려 보내기 위해 열리는 것이다(그림 15-8).

> **핵심돋보기**
>
> **음식물 이동 시간**
> - 구강단계 통과시간 : 1~1분 30초
> - 인두단계 통과시간 : 1초 이내
> - 식도단계 통과시간 : 8~20초

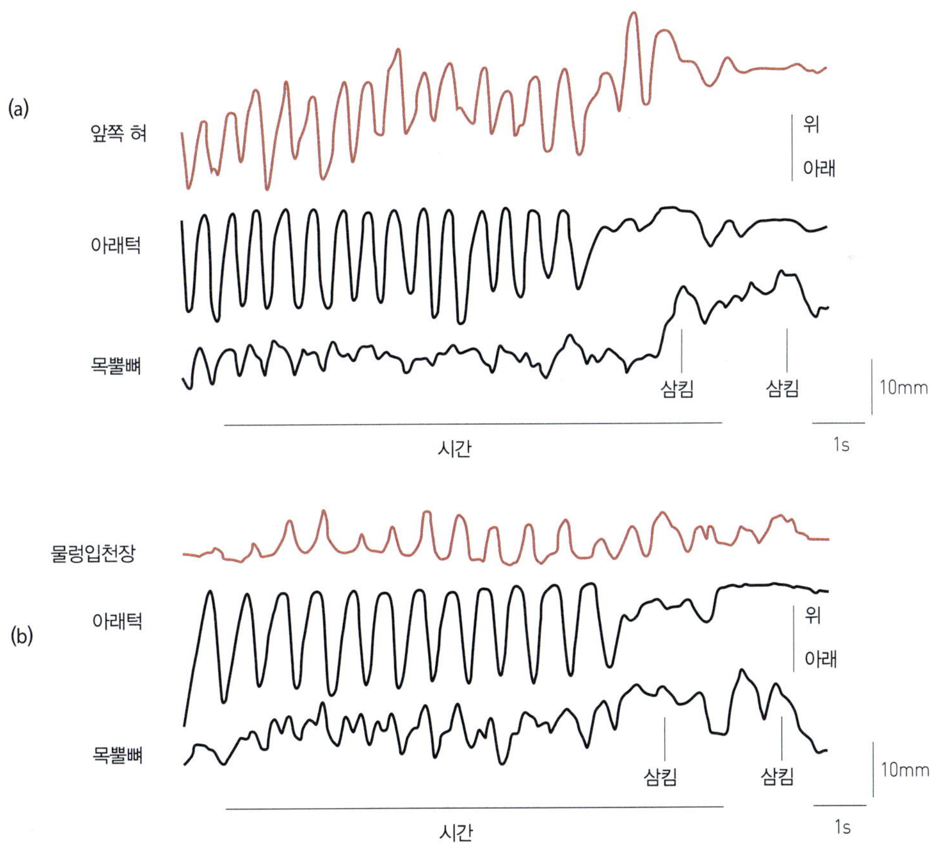

그림 15-7 아래턱, 목뿔뼈, 혀와 물렁입천장의 움직임

(a) 앞쪽혀(ATM), 아래턱과 목뿔뼈.
(b) 물렁입천장, 아래턱과 목뿔뼈. 구조물들의 위치는 위 턱을 기준으로 표시된다. 혀와 물렁입천장의 율동적인 움직임은 주기적인 아래턱의 움직임과 연결된다. 목뿔뼈의 율동적인 움직임. 목뿔뼈 움직임의 방향은 주기적인 과정에서보다 삼킬 때 움직임이 더 커진다.

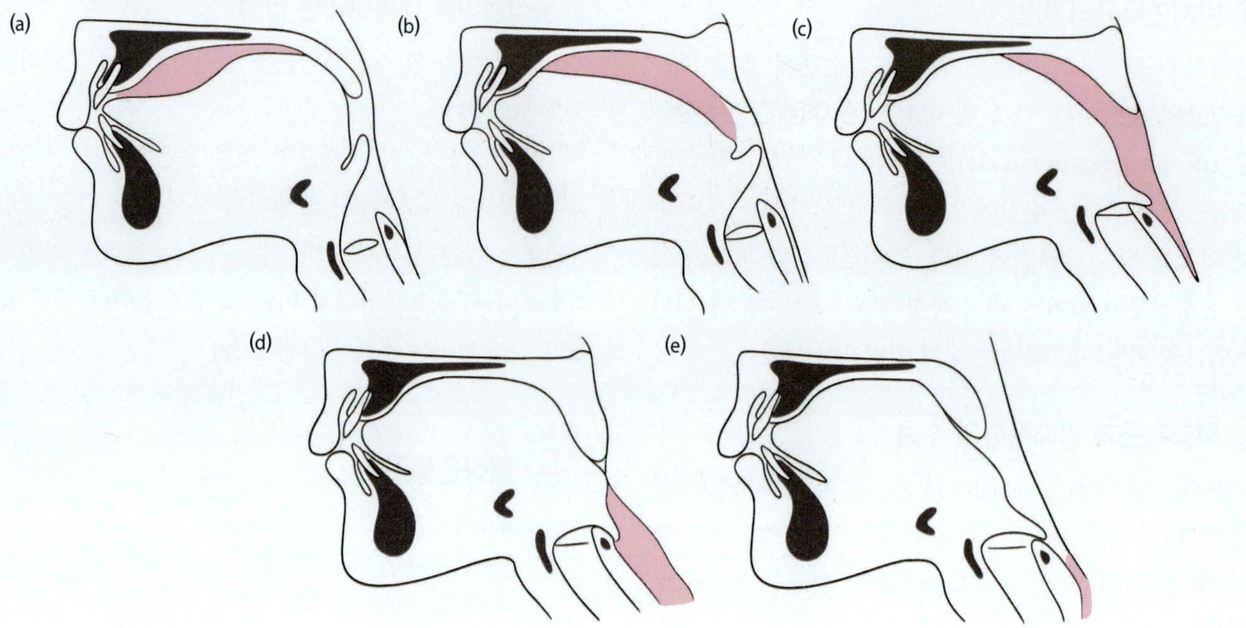

그림 15-8 액체 삼키기

(a) 입안 준비단계. (b) 입안 운반단계. (c, d) 인두단계. (e) 물렁입천장이 내려가고 후두와 인두가 다시 열림.

TIP 기찻길 교차로와 같은 삼킴의 과정

기찻길의 선로전환기는 삼킴생리에서 정상적인 삼킴과정으로 음식덩이가 이동하는 통로와 숨을 쉬는 공기 통로로 예를 들 수 있다. 기찻길 교차로는 달리는 기차가 왼쪽 또는 오른쪽으로 향할 수 있도록 선로전환기가 있다. 기차가 어느 한쪽으로 향할 때는 다른 한쪽이 닫히게 된다. 입안에서 씹기과정을 거쳐 인두를 지나는 음식덩이를 달리는 기차로 예를 들 수 있고 두 개의 길 중에 기차가 향하는 길은 식도라고 할 수 있다. 다른 하나의 길은 기도로 예를 들 수 있고, 삼킴과정 동안 후두덮개라는 조정장치를 통해 공기 통로가 차단된다.

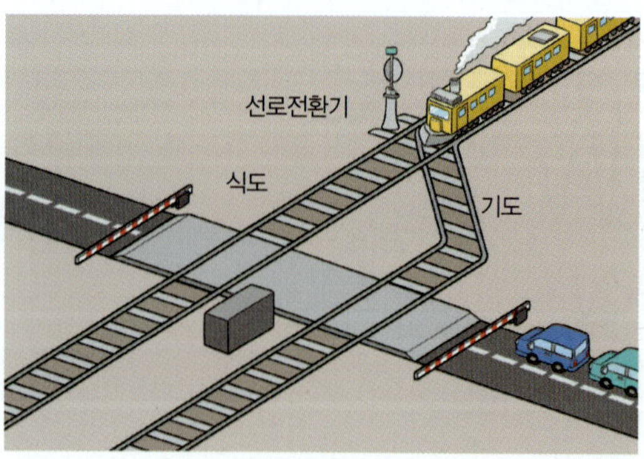

5) 식도단계

위-식도조임근이 이완되고 당겨지면 음식물이 식도를 통과하게 된다. 식도의 근육들이 이완되고 수축되는 꿈틀운동이 시작되며 **아래-식도조임근(low-esophageal sphincter)**이 이완되어 음식물이 위장으로 이동하게 된다. 식도는 위 식도조임근 아랫부분에서 아래 식도조임근으로부터 관 모양으로 이어진 구조이다. 아래 식도조임근은 위에서부터 역류를 방지하기 위해 안정 시에도 긴장되어 있다. 이것은 삼킴 동안 이완되고 위를 향해 음식덩이가 통과하게 된다. 목부위에 위치한 식도(상부 1/3)는 주로 가로무늬근육으로 구성되어 있지만 가슴부위에 위치한 식도(하부 2/3)는 민무늬근육이다. 가슴부위에 위치한 식도에서 음식덩이의 이동은 자율신경계에 의해 조절되는 꿈틀운동이기 때문에 인두와는 차이가 있다. 일단 음식물이 위 식도조임근을 지나 식도로 들어가게 되면 꿈틀운동파(peristalsis wave)가 아래 식도조임근을 통해 위 아래로 음식덩이를 운반한다. 두 가지 주요한 꿈틀운동의 파동은 음식덩이를 받아들이기 위해 초기 파동이 일어나고 운반하기 위해 수축하며 다음 파동이 뒤따르게 된다.

중력은 바른 자세일 때 꿈틀운동을 보조한다.

6) 삼킴과 호흡 간의 관계

먹고, 삼키면서 호흡하는 것은 긴밀히 협조된 관계이다. 삼키는 것은 정상적인 호흡과정에 중요한 역할을 한다. 삼키는 동안 짧은 호흡은 뇌간에서 신경 억제 역할을 하기도 하며 후두덮개가 기울고 물렁입천장 상승에 의해 기도가 물리적으로 폐쇄되어 일어나는 현상만은 아니다.

일반적으로 삼킴 현상은 호흡과정 중에 날숨 동안 일어나게 된다. 날숨 때 삼킴 동안 일시적으로 무호흡이 시작되고 삼키고 난 후에도 날숨이 계속 유지되어 성문하 공기 압력을 높여 음식물의 흡인을 방지하는 데 관여한다. 삼키는 동안 0.5~1.5초에 호흡은 잠시 멈추게 되고 일반적으로 삼킴이 끝날 무렵 다시 시작된다. 한 번 더 반복해서 삼키게 되는 것은 인두 주변에 삼킨 후 남아 있는 음식물의 흡인 방지 기전 중 하나로 예를 들 수 있다. 컵으로 물을 마시는 동안 순차적으로 삼킴반응이 일어나게 되고 호흡은 숨을 들이쉴 때 다시 시작된다. 단단한 음식을 먹을 때는 호흡의 리듬이 변하게 된다. 이러한 리듬은 음식을 씹을 때 불안정하게 나타난다. 씹는 동안 호흡주기는 감소하지만 삼킴은 일어나게 된다. "숨을 내쉬고-삼키기-다시 내쉬고"먹는 동안 지속적으로 나타나지만, 호흡이 멈춰지는 것이 길어지게 되면 삼킴이 시작되기 전에 호흡을 미리 하게 된다.

03 정상 삼킴 생리의 다양성

1) 영유아 및 아동과 노인에서의 삼킴의 해부학적 구조와 삼킴의 차이

(1) 영유아와 아동에서의 삼킴

태아 때부터 삼킴은 시작되는데 영유아와 아동의 삼킴생리는 성인과 다르다. 젖꼭지를 빨 때 반복적인 펌프 활동이 일어나고, 입천장이나 후두덮개에 모아둔다. 정상 영유아의 경우 젖꼭지를 빠는 펌프 활동이 2~7회 횟수를 보인다. 이러한 빠는 활동은 호흡과 관계가 있고 젖을 짜는 양과 관련이 있다. 적절한 양의 음식덩이가 만들어지면 인두삼킴이 유발된다. 이 활동은 성인과 비슷하나 다른 두 가지가 있다. 성인에 비해 후두의 상승 폭이 적으며 혀의 바닥 부위 아래까지 올라와 있어 상승 운동이 필요 없다. 또한 삼키는 동안 뒤쪽 인두벽이 앞쪽으로 이동하는 형태가 자주 나타난다.

(2) 노인에서의 삼킴

나이와 치아 상태에 따라 음식덩이를 형성하는 데 시간과 삼킴을 위한 준비단계가 길어지게 된다. 80세 이상인 노인들은 생리학적 변화가 나타난다. 나이가 들면 반지연골과 목뿔뼈의 뼈되기가 진행되기도 하고 후두가 일곱째목뼈(C7) 쪽으로 내려가기도 한다. 목뼈관절의 변화는 인두부위 수축력이 저하되고 인두 잔여물이 남게 되며, 이로 인해 후두침습과 흡인을 증가하게 되는 원인이 된다. 잔여물을 없애기 위해 여러 번 삼키는 행동을 보이게 된다. 노인들은 인후두부의 퇴행으로 인해 잔여물들이 증가하게 되고 또는 목소리의 변화를 보인다. 입안단계가 다소 길며 인두삼킴을 하는 데 지연되는 양상을 보인다. 식도의 기능 퇴화는 나이가 들면서 두드러지게 나타나며 음식덩이가 식도를 통과하고 깨끗하게 비워지는 데 오랜 시간이 걸리게 된다. 위-식도조임근의 직경의 감소, 후두상승의 정도가 감소하는 등의 영향으로 위와 같은 문제들이 발생하게 되며 흡인성 위험이 증가하게 된다.

(3) 정상 삼킴의 다양성

정상 상킴에서는 여러 가지 유형이 있으며 음식의 특성 등에 따라 삼킴의 다양성을 설명할 수 있다. 첫 번째, 양의 변화에 따라 입안 · 인두 부에 삼킴의 가장 큰 변화를 가져온다. 적은 양(1~3ml)을 순차적인 삼킴 단계를 보이는 반면, 많은 양(10~20ml)을 삼킬 때는 입안과 인두 움직임이 동시에 일어난다. 많은 양의 음식을 안전하게 삼키기 위한 필요한 것이다. 두 번째, 음식의 점도가 증가하면 혀와 혀의 바닥부, 뒤쪽 인두벽에 의해 형성되는 압력이 커진다. 세 번째, 컵으로 마시기 중 연속적으로 삼킴때는 삼키는 내내 기도가 닫혀 있게 된다. 컵으로 마시는 동안 고개다 뒤로 젖혀 있으므로 입안단계를 거쳐 바로 인두 단계로 이어진다. 네 번째 빨대로 삼키기에서는

표 15-5 노화로 인한 삼킴의 변화

삼킴 단계	삼킴의 변화	삼킴 전반의 변화
입안단계	치아의 감소(틀니 착용) 입안 감각 저하 입안과 인두에 잔여물의 증가 혀의 압력 감소 혀과 근육의 협응능력 감소 입안단계에서 인두단계로 이동하는 시간의 증가	삼킴 시간이 길어지면서 호흡이 멈추는 시간도 증가 식사 후 호기 대신 흡기 시간이 더 길어짐 분당 삼키는 운동 횟수의 감소 전신의 근력 감소 근육과 조직의 유연성 감소 근육이 수축하는 시간과 반응하는 시간이 증가 동반질환 및 동반질활에 의한 합병증 등
인두단계	인후두부 감각 저하 목뿔뼈와 후두의 전 상방 움직임 범위 감소 목뿔뼈와 후두의 전상방 움직임과 속도의 감소 흡인의 빈도 증가	삼킴 시간이 길어지면서 호흡이 멈추는 시간도 증가 식사 후 호기 대신 흡기 시간이 더 길어짐 분당 삼키는 운동 횟수의 감소 전신의 근력 감소 근육과 조직의 유연성 감소 근육이 수축하는 시간과 반응하는 시간이 증가 동반질환 및 동반질활에 의한 합병증 등
식도단계	반지인두근이 열릴 때 상부식도조임근의 직경 감소 연동 운동의 폭과 속도의 감소	삼킴 시간이 길어지면서 호흡이 멈추는 시간도 증가 식사 후 호기 대신 흡기 시간이 더 길어짐 분당 삼키는 운동 횟수의 감소 전신의 근력 감소 근육과 조직의 유연성 감소 근육이 수축하는 시간과 반응하는 시간이 증가 동반질환 및 동반질활에 의한 합병증 등

음식을 입안으로 빨아들여 삼키게된다. 물렁입천장은 혀의 뒷부분과 볼과 얼굴 근육을 수축하여 입 안으로 흡인한다. 들숨을 통해 빨아들이는 것으로 기도 흡인의 위험성이 높다. 다섯 번째 단숨에 마시기는 후두를 앞쪽으로 당겨 스스로 위-식도조임근을 열고 기도가 닫히는 것을 참고 중력을 이용하여 입안과 인두를 통해 음식물을 삼키는 것이다. 주로 음료를 마실 때 나타나는 삼킴 방법이다. 마지막으로 구강삼킴이 생략된 인두 삼킴은 씹는 동안 조금식 삼킴 반응이 나타난다. 많은 양의 음식을 씹으면서 삼키는 원리이다. 일반적으로 씹기를 멈추고 삼킨다음 다시 씹기를 시작하게 된다.

핵심돋보기

삼킴의 구성요소

삼킴은 항상 기도 보고를 하고 입안과 인두 잔여물 없이 음식물을 깨끗하게 삼키기 위한 생리학적 요소가 필요하다.

1. 음식덩이를 이동시키는 구강 운반력
2. 기도 닫힘
3. 위-식도조임근의 열림
4. 음식덩이를 인두과 식도로 운반하기 위한 혀의 바닥부와 뒤인두벽의 운반력

04 비정상적인 삼킴

비정상적인 삼킴은 질병과 장애에 따라 다양하게 나타난다(표 15-6). 입안, 인두, 후두, 식도나 식도조임근이 기능적 또는 구조적 문제로 삼킴장애가 발생할 수 있다. 삼킴장애는 탈수, 영양실조, 폐렴 또는 기도를 막는 등의 심각한 합병증으로 이어질 수 있다. 삼킴장애에 대한 재활 치료로 우리는 기도를 보호하며 비정상적인 기능으로 음식물을 어떻게 이동하게 할 것인지를 고려해야 한다.

1) 기도보호와 후두침습 및 흡인

기도보호는 삼키는 것에서 중요한 부분이고, 실패하였을 때는 심각한 결과를 가져올 수 있다. **후두침습(laryngeal penetration)**은 입으로부터 수송된 음식덩이나 식도에서 역류된 음식덩이들이 후두로 들어가 성대주름에 닿고 배출된 경우를 말한다. 후두침습은 정상적인 사람에게도 흔히 관찰된다. 미세한 정도의 흡인도 정상적인 사람에게도 발생한다. 흡인은 삼킴 전, 삼킴 도중이나 삼킴 후에 일어난다. 이러한 증상들은 **투시검사(fluoroscopy)** 또는 **내시경검사(endoscopy)**에 의해 관찰할 수 있다(그림

15-9). 흡인(aspiration)은 음식이 후두 및 기도 안으로 들어간 경우를 말한다. 주로 인후두 부위의 구조적 손상과 신경학적 질환으로 인한 마비, 약화이나 협착과 같은 손상으로 인해 유발된다. 삼킴 전에 흡인은 인두로 액체들이 너무 빨리 들어가게 되면서 유발되거나 후두폐쇄가 지연되어 유발되기도 한다. 삼킴 후에 흡인은 일반적으로 삼킴 후에 인두조직에 잔여물들이 쌓여 유발된다. 음식물들은 삼킴 후 호흡을 다시 하게 될 때 빨려 들어가게 될 수 있다. 흡인으로 인한 결과들은 매우 다양하지만 즉시 뚜렷한 영향을 미치는 것은 아니다. 하지만, 기도폐색이 되거나 흡인성 폐렴이 유발되는 등 이차적인 합병증을 유발할 수도 있다.

(1) 인두삼킴 유발 전에 나타나는 흡인

인두 삼킴이 없거나 지연되는 결과라고 할 수 있다. 삼킴 반사의 지연으로 인두 삼킴 지연이 일어난다. 기도 보호에 필요한 근육계의 순차적인 움직임이 지연되거나 물질들이 성대 아래 후두 안과 혀의 바닥 부위 위쪽으로 흘러 흡인이 일어날 수 있다.

표 15-6 삼킴장애를 유발하는 질환 및 질병

신경학적 질환	구조적 손상	정신적 질환
뇌경색(cerebral infarction)	갑상샘비대(thyromegaly)	정신성 삼킴장애(psychogenic dysphagia)
뇌줄기 경색(brain-stem infarction)	경추 뼈과다증(cervical hyperostosis)	
두개내 출혈(intracranial hemorrhage)	선천성 발샅(congenital web)	결합조직 질환(connective tissue diseases)
파킨슨병(Parkinson's disease)	젠커스 식도곁주머니(Zenker's diverticulum)	다발근육염(polymyositis)
다발경화증(multiple sclerosis)	골증식(osteophyte)	근이영양증(muscular dystrophy)
운동신경 질환(motor neuron disease)	종양(neoplasm)	
회색질척수염(poliomyelitis)		
중증근무력증(myasthenia gravis)		수술적 절제술(surgical resection)
치매(dementia)		방사선 섬유증(radiation fibrosis)

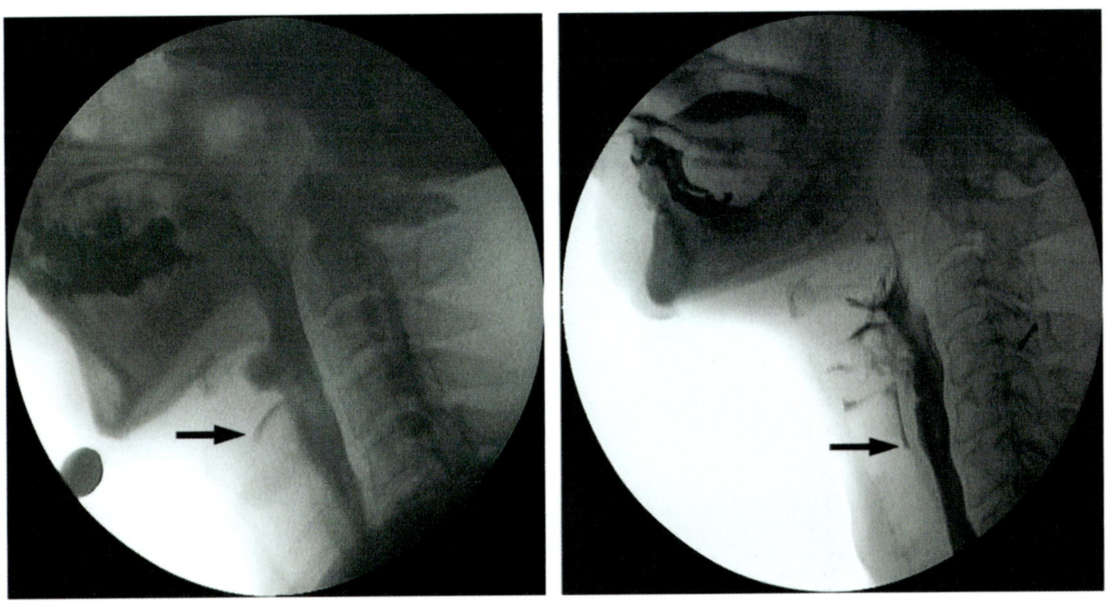

(a) 후두침습 (b) 흡인

그림 15-9 후두침습 및 흡인

삼킴장애 환자에서 비디오투시검사(Videofluorographic)를 이용한 후두침습과 흡인 사진. 후두침습은 인두단계에 음식덩이의 일부가 후두 안뜰로 침입하고 있으나, 참성대 아래까지 내려가지는 않고 있다. 흡인은 참성대 아래까지 흡인된 소견을 보인다.

(2) 인두삼킴 유발 동안 나타나는 흡인

후두 기전에서 판(판막, valve)의 움직임이 없거나 근육약화 및 삼킴 지연으로 인해 나타날 수 있다. 후두 상승과 앞쪽으로의 움직임은 물질이 기도에 들어가는 것을 방지하기 위해 후두를 들어 올리고 혓바닥 부위 아래쪽에서 후두를 굽히게 하는 데 필요하다. 후두판의 세 가지 폐쇄 효과(후두폐쇄 3단계: 진성대모음 → 가성대모음 → 후두덮개 기울임)는 기도를 충분히 보호하기 위해 중요한 역할을 한다. 그래서 인두 삼킴 동안의 흡인은 기도를 충분히 닫기 위한 근육들의 기능저하로 인해 발생 할 수 있다.

(3) 인두삼킴 후에 나타나는 흡인

전형적인 형태의 흡인이며 후두덮개계곡 또는 조롱박 오목 주변의 잔여물이 떨어져 열린 기도로 흘러 들어간다. 흡인이 있다면 후두덮개계곡으로부터 잔여물이 흐르고, 혀 기저부의 뒤당김의 감소, 편측 인두부 마비나 후두벽 수축이 감소(압력 감소)되는 질환의 근본적인 문제가 요인이 된다. 인두 삼킴이 유발된 후에 기도가 열리고 그 안으로 주변 조직의 잔여물들이 흐르는 것은 후두 상승의 감소로 인한 결과이다. 후두 상승 감소는 음식덩이가 목뿔뼈 움직임이 반지인두조임근에서 식도로 옮겨지기 전에 위 식도 조임근이 충분히 열리고 당겨지는 것을 방해한다. 인두 삼킴이 완료되고 남아 있는 음식덩이의 잔여물들이 다시 열리는 기도 안으로 흘러 들어갈 수 있다.

(4) 무증상 흡인

무증상 흡인(silent aspiration)은 일반적인 흡인과는 다르게 임상적인 징후가 나타나지 않는다(기침, 거글리한 목소리 등). 흡인과 같이 음식덩이가 후두 및 기도로 흘러 들어가지만 임상적인 징후가 나타나지 않으며 영상의학적 검사를 통해 확인 가능하다. 후두에서 감각 이상과 기침반사의 감소로 인한 결과이다. 인두와 후두에서 감소된 감각은 신경학적인 손상과 삼킴장애 환자에서 빈번하게 나타난다. 수정된 바륨 삼킴 검사(modified barium swallow)를 이용한 비디오 투시조영 검사를 객관적인 확인이 필요하다.

핵심돋보기

- 비디오 투시조영 검사(videofluoroscopy, VFSS): 음식덩이와 특정 구조물의 운동 패턴을 관찰할 수 있다.
- 수정된 바륨 삼킴 검사(modified barium swallow, MBS): 흡인 여부를 가려내기 위해 고안된 검사이다. 해부학적 이상을 밝히고 안전하고 효율적으로 먹을 수 있게 하는 치료기법을 찾아내고 평가하는 방법이다(방사선 검사에 이용).

>> 요 약

1. 삼킴에 이용되는 모든 복잡한 근육 활동은 뇌줄기와 대뇌겉질로부터 삼킴에 관여하는 삼차신경(V), 얼굴신경(VII), 혀인두신경(IX), 미주신경(X), 더부신경(XI), 혀밑신경(XII) (5번, 7번, 9번, 10번, 11번, 12번 뇌신경)에 의해 조절된다.
2. 먹고 삼키는 복잡한 동작은 6개의 뇌신경이 지배하는 48쌍의 근육 활동에 의해 반사적으로 일어나게 된다.
3. 삼킴 과정은 음식물의 위치에 따라 (　　　　　), (　　　　　), (　　　　　), (　　　　　)로 4단계 분류했다.
4. 첫 번째는 (　　　　　)로 식사장소에 가기 전에 시작되는데 식사와 관련된 심리, 감정, 사회적 배경 등이 관여하게 된다.
5. 두 번째는 (　　　　　/　　　　　)로 필요한 경우 음식을 씹거나 입안에서 조작하는 단계
6. 세 번째는 (　　　　　)로 혀의 움직임이 증가하고 음식덩이를 인두로 보내며, 음식을 뒤로 밀어 넘겨 인두 삼킴이 유발되기까지의 단계이다 수의적인 과정이며 명료한 의식이 필요하다.
7. 네 번째로 (　　　　　)는 인두삼킴이 유발되고 음식덩이가 인두 안을 통과하는 단계이다. 모든 사람들은 삼킴 과정 중 인두단계 동안 호흡을 멈춘다. 불수의적인 과정이며, 삼킴반응과 후두 닫힘이 일어나는 시기(　　　　　) 위 식도 조임근의 이완 및 열림 현상이 일어난다.
8. (　　　　　) 인두에서 넘어온 음식덩이들은 꿈틀운동을 통해 위로 이동하는 단계. 식도는 약 10인치의 관으로 인두에서 위까지 연결되어 있다.
9. 영유아 및 아동은 성인에 비해 (　　　　　)의 상승 폭이 적으며 혀의 바닥 부위 아래까지 올라와 있어 (　　　　　)이 필요 없다. 또한 삼키는 동안 뒤쪽 인두벽이 앞쪽으로 이동하는 형태가 자주 나타난다.
10. 80세 이상인 노인들은 생리학적 변화가 나타난다. (　　　　　)의 변화는 (　　　　　) 수축력이 저하되고 인두 잔여물이 남게 되며, 이로 인해 후두침습과 흡인을 증가하게 되는 원인이 된다.
11. 노인에서 (　　　　　)가 다소 길며 인두삼킴을 하는 데 지연되는 양상을 보인다. 음식을 삼키고 난 후 인두에 남아 있는 음식의 양이 증가되고 후두로 유입되는 음식의 양이 증가된다.
12. 노인에서 식도의 기능 퇴화는 나이가 들면서 두드러지게 나타나며 음식 덩이가 식도를 통과하고 깨끗하게 비워지는 데 오랜 시간이 걸리게 된다.
13. (　　　　　)은 입으로부터 수송된 음식덩이나 식도에서 역류된 음식덩이들이 후두로 들어가 성대주름에 닿고 배출된 경우를 말한다.
14. (　　)은 음식이 후두 및 기도 안으로 들어간 경우를 말한다.
15. 인두삼킴 유발 전에 나타나는 흡인은 (　　　　　)이 없거나 지연되는 결과라고 할 수 있다. 삼킴반사의 지연으로 인두 삼킴 지연이 일어난다.
16. 인두삼킴 유발 동안 나타나는 흡인은 후두 기전에서 (　　)의 움직임이 없거나 근육약화 및 삼킴 지연으로 인해 나타날 수 있다.
17. 인두삼킴 후에 나타나는 흡인전형적인 형태의 흡인이며 후두덮개계곡 또는 조롱박 오목 주변의 잔여물이 떨어져 열린 기도로 흘러 들어간다.
18. (　　　　　)은 일반적인 흡인과는 다르게 임상적인 징후가 나타나지 않는다(기침, 거글리한 목소리 등).
19. 후두 닫힘의 순서로는 (　　　　　)이 닫히고 다음으로 (　　　　　)이 닫힌다. 마지막으로 (　　　　　)이 후두덮개의 바닥 부분과 접촉하게 된다(후두폐쇄 3단계).

>> 참고문헌

1. After Banks et al., 2005, used with permission Two figures from "Atlas of Clinical Gross Anatomy"By Kenneth Moses et al. Elsevier; 2005. ISBN 0323037445 P104, Fig 10.1 Divisions of the pharynx P105, Fig 10.3 Posterior view of the pharynx.
2. C. Grunseich, C. Rinaldi and K.H. Fischbeck, Spinal and bulbar muscular atrophy: pathogenesis and clinical management,Oral Dis. 20(2014), 6-9.
3. K.F. Luchesi, S. Kitamua and L.F. Mourao, Amyotrophic Lateral Sclerosis survival analysis: Swallowing and non-oral feeding,NeuroRehabilitation. 35(2014),535-542.
4. K. Matsuo and J.B. Palmer, Anatomy and physiology of feeding and swallowing: normal and abnormal,Phys.Med.Rehabil.Clin.N. Am.19(2008),691-707,vii. doi: 10.1016/j.pmr.2008.06.001.
5. M.S. Khan, M. Bansal and A. Agarwal, Dysphagia due to cervical osteophytes,J.Ark.Med.Soc.108(2012),278-279.
6. Palmer JB, Monahan DM, Matsuo K: Rehabilitation of Patients with Swallowing Disorders. In: Braddom R (Ed): Physical Medicine and Rehabilitation. Philadelphia: Elsevier, 2006, pp. 597-616.
7. PART 1 Oral cavity, pharynx and esophagus GI Motility online (2006) doi:10.1038/gimo19 Published 16 May 2006.

사례
Case 1 » 뇌졸중(stroke)으로 인한 삼킴장애는 왜 일어날까?

환자병력

76세 남자 A씨는 고혈압과 당뇨병이 있던 환자로 25년 전 오른쪽 부전마비가 발생한 일이 있으나 그 후 거의 회복하여 생활에 별다른 지장이 없이 지내왔다. 어느 날, 저녁식사 도중 갑자기 음식물이 삼켜지지 않고 쉰 목소리로 변하였으며, 어지러워 일어나 중심을 잡기가 어려운 증상이 발생하여 병원 응급실로 들어갔다. 진단 결과 뇌졸중으로 인한 웰렌버그증후군(Wallenbarg's syndrome)으로 진단을 받았다. 또한 흡인으로 인한 폐렴의 소견하에 입원 치료를 받기 시작하였다.

- 원인

본 남자 환자는 뇌경색(cerebral infarction)으로 병소 위치는 가쪽 숨뇌(연수, medulla)이며, 삼킴 반응에 관여하는 해부학적으로 특징적인 위치이다. 이로 인해 입안, 인두 부위의 문제로 인하여 음식물이 삼켜지지 않고 쉰 목소리로 변하는 등 흡인으로 인해 기침 유발 또는 흡인성 폐렴이 발생한다. 웰렌버그증후군은 속질 위치에 혈관장애나 종양, 혀인두근이 마비되어 삼킴반사가 장애를 받게 된다.

- 증상

얼굴 및 뇌신경에 영향을 받아 감각을 소실하게 되어 얼굴의 같은쪽 또는 반대쪽에 온도감각 이상이 생기게 된다. 특히 삼킴에서 인후두 부위 움직임에 어려움이 발생하게 되는데 구음장애(dysarthria)가 동반하게 된다. 감각능력이 소실하게 되면서 삼킴에 관여하게 되는 반사들이 소실되고 증상이 진전되면서 무증상 흡인을 동반하기도 한다.

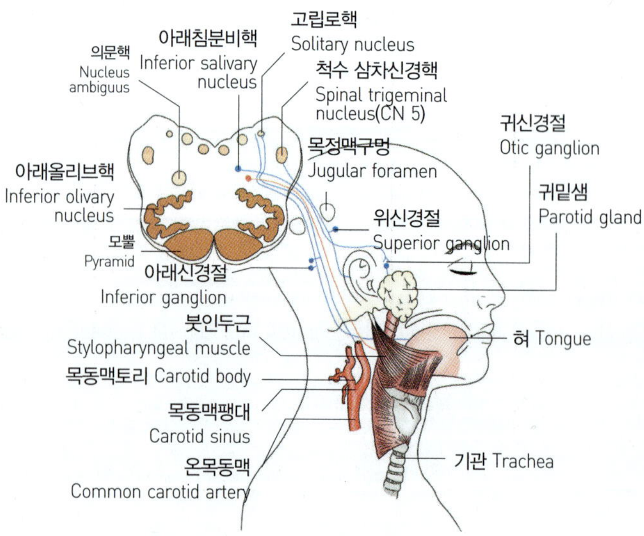

그림 1 가쪽 숨뇌

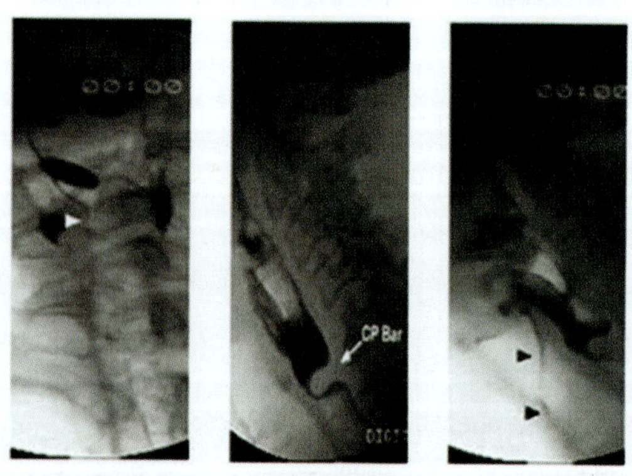

그림 2 웰렌버그증후군 환자의 형광투시검사 사진
(a) 음식덩이 조기 유출. (b) 반지인두근의 긴장성 수축 현상. (c) 흡인.

사례 Case 2 » 근육위축가쪽경화증(루게릭병, amyotrophic lateral sclerosis)에서 삼킴장애와 구근마비는 왜 일어날까?

환자병력

60세 남자 A씨는 1년 전부터 음식이 입안에서 뱅뱅 돌고 삼키는 것이 힘들어졌으며 약 7개월 전부터 말하기가 힘들어지면서 말소리가 이상해졌다. 일반식을 섭취하고 물에는 사례가 자주 걸려 겨우 숟가락으로 약간씩 먹고 있었다. 증세는 회복되지 않았고, 약 1개월 전에 병원에서 경피적 위루설치술(percutaneous gastrostomy)을 권고하였으나 환자의 거부로 시행되지 않았다. 환자는 침흘림이 많이 관찰되었으며, 입술을 열거나 닫는 등에 있어서 관절 가동범위가 상당히 저하되어 있다. 입안 내 이틀틈새가 감소, 혀의 구조상 위축 및 다발형성 등이 현저하게 관찰되었고 따라서 혀의 근력 및 움직임 속도, 관절 가동범위 등이 저하되었다. 음식물이 코로 역류하고 물렁입천장의 움직임은 "아, 아, 아–"라고 할 때 운동범위가 상당히 떨어져 있고 콧소리와 거친 목소리 음에 의해 발성장애(dysphonia) 및 구음장애(dysarthria)가 동반되었다. 상당히 지연된 삼킴반사의 반응과 흡인으로 인한 기침이 계속 나타나고, 지난 1년 전보다 10kg의 체중감소가 있었다.

– 원인

발병 원인은 아직 밝혀져 있지 않지만 지금까지 여러 가지 가설들이 있다. 21번 염색체에서 원인 유전자의 돌연변이가 확인되고 있고, 흥분 세포 독성에 의한 세포자멸사가 중요하게 작용할 것이라고 제기되고 있다. 척수의 아래운동신경세포가 파괴되면서 나타난다. 그로 인해 아래운동신경세포 손상의 증상과 징후로 삼킴장애가 동반된다.

– 증상

이 질환은 아래운동신경세포 손상의 증상과 징후가 함께 나타나는데, 특히 혀근육이 부분적으로 수축되는 구근마비(bulbar palsy)와 가로막이 약해지면서 배안 장기들이 가슴안에서 압박을 막지 못해 호흡곤란이 발생하며, 점진적으로 진행되다가 수년 내에 사망에 이르게 된다.

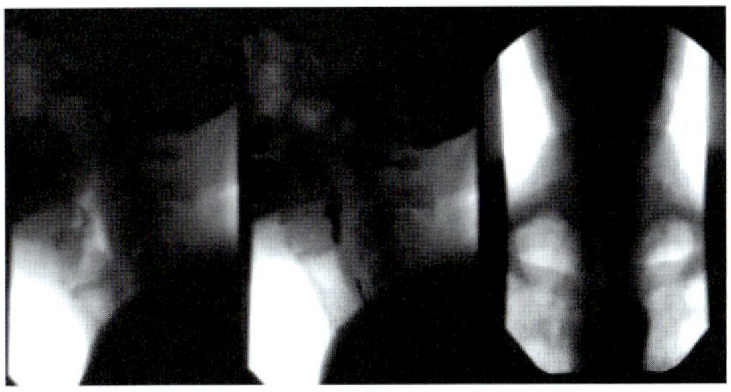

(a) (b) (c)

그림 3 루게릭병 환자의 형광투시 검사 사진

(a) 삼킴 전. (b) 삼킴 후. (c) 상부 식도에 음식덩이가 고여 있음.

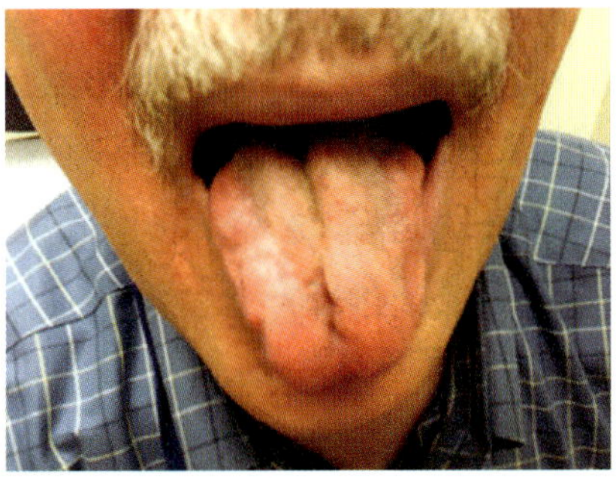

그림 4 구근마비 증상으로 인한 혀의 위축

찾아보기

한글

ㄱ

ㄴ

ㄷ

ㅅ

ㅇ

ㅈ

ㅊ

ㅋ

ㅌ

ㅍ

ㅎ

영문

A

B

C

D

Q R

S

T

U

V

W

X

Z

기타

저자와의
협의로
인지생략

사례생리학 제4판

CASE PHYSIOLOGY

발 행 일 2023년 8월 20일 4판 1쇄 인쇄
2023년 8월 30일 4판 1쇄 발행

저 자 고석신 김민희 김영준 김정선 김해동 김현주
박지환 서병도 성윤희 이경희 이문영 이지용
이진종 이현주 전용진 정선영 외

발 행 인 김재민

발 행 처 정문각 JMK
서울특별시 마포구 백범로 104, 봉화빌딩 4층

출판등록 2011년 1월 19일 제2011-000035호

전 화 02)713-0421~3

팩 스 02)704-6265

전자우편 jmk@jmkp.co.kr

홈페이지 www.jmkp.co.kr

정 가 **43,000원**

ISBN 979-11-6260-316-1 93510